儿童肠道菌群

——基础与临床

第2版

中华预防医学会微生态学分会儿科学组　编

武庆斌　郑跃杰　黄永坤　主编

科学出版社

北京

内 容 简 介

本书分 3 篇 26 章，第一篇为肠道菌群的基础，主要介绍小儿消化道的解剖生理特点、肠道菌群的形成和组成等，共 7 章；第二篇为益生菌药物，主要介绍几种主要的益生菌药物的药理学及临床应用安全性，共 8 章；第三篇为肠道菌群与临床，主要介绍肠道菌群在腹泻、炎性肠病等疾病的研究进展和应用，共 11 章。本书是对近十年肠道菌群基础研究和微生态制剂临床应用研究进展的总结，对新的研究热点，如肠道菌群与宿主相互作用、益生菌及粪菌移植等做了更为系统、详尽的阐述。

本书内容新颖、实用性强，可作为从事微生态领域的科研人员和各级医务人员的参考书，尤其适合儿科医务人员参考使用。

图书在版编目（CIP）数据

儿童肠道菌群：基础与临床 / 武庆斌，郑跃杰，黄永坤主编；中华预防医学会微生态学分会儿科学组编. —2 版. —北京：科学出版社，2019.9

ISBN 978-7-03-062110-8

Ⅰ. ①儿⋯ Ⅱ. ①武⋯ ②郑⋯ ③黄⋯ ④中⋯ Ⅲ. ①小儿疾病–肠道菌群失调–诊疗 Ⅳ. ①R725.7

中国版本图书馆 CIP 数据核字（2019）第 179191 号

责任编辑：康丽涛 / 责任校对：张小霞
责任印制：肖 兴 / 封面设计：吴朝洪

科 学 出 版 社 出版
北京东黄城根北街 16 号
邮政编码：100717
http://www.sciencep.com

北京画中画印刷有限公司 印刷
科学出版社发行 各地新华书店经销
*

2012 年 6 月第 一 版 开本：787×1092 1/16
2019 年 9 月第 二 版 印张：30 3/4
2023 年 3 月第五次印刷 字数：705 000
定价：128.00 元
（如有印装质量问题，我社负责调换）

《儿童肠道菌群——基础与临床》
编写人员

主　编　武庆斌　郑跃杰　黄永坤

编　委（按姓氏笔画排序）

万朝敏	四川大学华西第二医院
王　欣	浙江省农业科学院
王　梅	海口市妇女儿童医院
王文建	深圳市儿童医院
刘作义	重庆医科大学附属儿童医院
吴　斌	福建医科大学附属第一医院
张　琳	河北医科大学第三医院
武庆斌	苏州大学附属儿童医院
金忠芹	苏州大学附属儿童医院
郑跃杰	深圳市儿童医院
黄　瑛	复旦大学附属儿科医院
黄永坤	昆明医科大学第一附属医院
黄志华	华中科技大学同济医学院附属同济医院
葛　兰	华大精准营养（深圳）科技有限公司
蒋丽蓉	上海交通大学医学院附属上海儿童医学中心
程　茜	重庆医科大学附属儿童医院
戴文魁	深圳市微健康基因研究院

编　者（按姓氏笔画排序）

孙　桦	复旦大学附属儿科医院
郭　城	河北医科大学第三医院
葛海霞	苏州大学附属儿童医院

序

  很高兴为武庆斌、郑跃杰和黄永坤教授主编的《儿童肠道菌群——基础与临床》第 2 版作序，拜读之下欣喜万分，恰逢中华人民共和国即将迎来 70 华诞，儿科人献上了一份学术的贺礼。

  人体由 100 万亿个细胞组成，其中一半以上是人体微生物细胞，而 80% 的微生物又集中在胃肠道。胃肠道内寄居的微生物称为肠道菌群，肠道菌群的基因组比人体的基因组还要庞大，正常肠道菌群在人体的健康和疾病中发挥重要作用，它是机体重要的微生态平衡系统，构成肠黏膜生物屏障，能够阻止致病菌在肠上皮细胞黏附和定植，有助于预防肠道感染、调节免疫反应。针对微生物群采取有效措施有可能防治包括肥胖、糖尿病乃至胃肠道肿瘤在内的多种疾病。

  本书系统、全面地讲述了儿童肠道菌群的有关知识，从理论到实践，从基础到临床，有普及也有提高。三位主编分别来自苏州大学附属儿童医院、深圳市儿童医院和昆明医科大学第一附属医院，都是儿童微生态领域的专家，有着丰富的临床经验。我很高兴推荐这本书，希望本书能鼓励更多人开展儿童微生态方面的研究，以促进在已取得成就的基础上继续快速发展。

汪 健

2019 年 7 月

前　言

    人类始终在自然界微生物环境的压力下生存，从而形成了人菌共生体。人类基因组是第一基因组，而人体共生微生物的基因组则是第二基因组，其中以肠道菌群为最多。在胎儿期间人类基因组可以独立主导胎儿生理发育过程，但在出生后随着肠道菌群的定植和演替，人类基因组与人体共生微生物基因组之间不断进行"cross-talk"（交叉对话），共同参与人体发育、防御感染、维护屏障、免疫、营养和代谢等必要的生理功能。两者处于平衡状态时，维持着机体的健康；若两者失衡，即为病理状态，导致疾病的发生。

    近 10 余年来，肠道菌群研究成为世界热点。随着研究的日益深入，肠道菌群对人体健康的重要性更加明确，肠道微生态菌群结构或丰度改变与人体多种系统疾病的发病关系也逐渐清晰。肠道菌群在生命早期的定植和变迁对婴儿远期健康是至关重要的，如果这一过程出现延迟或紊乱，则与湿疹、哮喘、炎性肠病、肥胖、儿童糖尿病和孤独症等疾病的发生密切相关。通过补充微生态制剂、粪菌移植等方式改变肠道菌群结构，纠正菌群紊乱，并应用于某些疾病的治疗中，已取得令人信服的结果。因此，肠道菌群研究在医学上呈现出一个广阔的新领域，为某些疾病的防治展示了光明的前景。

    《儿童肠道菌群——基础与临床》第 2 版，是对近 10 年肠道菌群基础研究和微生态制剂应用研究进展的总结。书中对新的热点，如肠道菌群与宿主相互作用、益生菌及粪菌移植等做了系统、详尽的阐述，具有内容新颖、丰富、条理清楚、实用性强的特点，相信本书的出版将会对推动微生态学知识在儿科临床上的普及、提高和应用起到积极的作用。

    2019 年是中华预防医学会微生态学分会儿科学组成立 20 周年。20 年以来，我们承载着老一辈科学家康白教授、周殿元教授和医学家段恕诚教授、刘作义教授及黄志华教授的寄托和厚望，凝集着学组各位专家教授辛勤劳作的《儿童肠道菌群——基础与临床》第 2 版，将作为学组成立 20 周年的一份献礼呈现给广大读者。

编　者

2019 年 7 月

目　　录

第一篇　肠道菌群的基础

第二篇　益生菌药物

第三篇　肠道菌群与临床

第一篇

肠道菌群的基础

第一章

小儿肠道菌群概述

第一节　小儿胃肠道解剖生理学特点

　　哺乳动物的消化系统包括消化管和消化腺，婴幼儿消化系统的成熟度在出生后已经基本完善。消化系统的主要功能是食物的摄入、机械运动、机械消化、化学消化、分泌和吸收以及排泄等，摄取满足机体生长发育和生理活动所需的营养素。同时在维持体液平衡、驱除有害微生物及其他一些毒性物质等方面亦发挥着重要作用。消化系统还具有重要的内分泌、神经和免疫功能。

　　足月新生儿吸吮和吞咽动作的协调性、食管括约肌的张力、胃排空能力及小肠的动力系统已较成熟，为出生后的进食和喂养做好了准备。

一、食管的解剖和生理特点

（一）形态和位置

　　食管从第 6 颈椎水平咽部开始，中途通过上纵隔、后纵隔、膈肌终止于胸 11 水平，与胃贲门相连。其长度从出生时约 11cm，逐渐延长到成人时的 24~30cm，平均每年延长 0.65cm。小儿各年龄从门齿到贲门消化管总长度的正常值见表 1-1。

表 1-1　不同年龄门齿到贲门消化管的长度

年龄	1 月龄	3 月龄	15 月龄	2 岁	5 岁	6 岁	9 岁	11 岁	12 岁
长度（cm）	16.3	17.5	23.6	22.5	27.9	28.8	32.9	33.8	34.2

　　食管前后稍扁，管壁包括 5 层：黏膜层、固有层、黏膜肌层、黏膜下层和肌层。食管腔内覆有复层鳞状上皮。在解剖上食管可以分为 3 段及 3 个狭窄。3 段分别为：①颈部：从食管起始部至颈静脉切迹水平。②胸部：颈静脉切迹水平以下至膈肌以上一段。③腹部：从膈肌下进入腹腔到胃贲门相接的一段，长约 1.5cm。3 个狭窄部位分别为食管起端、食管

同支气管交叉处、食管过膈处。

（二）生理功能特点

食管有两个主要功能，一是推进食物和液体由口腔入胃，二是防止吞咽期间胃内容物反流。新生儿和婴儿的食管呈漏斗状，黏膜纤弱、腺体缺乏、弹力组织及肌层尚不发达，食管下段括约肌发育不成熟，容易发生胃食管反流。妊娠28周，胎儿食管括约肌的静态压力仅有4mmHg[①]，足月儿可达18mmHg，接近成人水平。

吞咽活动一般认为有3个阶段：①自主阶段（或口内阶段）；②非自主阶段（或咽内阶段）；③食管阶段。当食物进入口腔后，经过咀嚼和舌的活动，使嚼碎的食物到达咽部，刺激传入感受器，咽内阶段开始，几个非自主运动发生，即软腭关闭后鼻孔、声带关闭，会厌软骨向后向下摆动，附着在舌骨上的肌肉拉喉部向上向前，使食管入口开放，食物进入食管后7～10秒，即将其送入胃内。

食管的不同生理活动又分为3部分：

（1）食管上括约肌（UES）的生理活动。食管上括约肌位于颈5至颈7之间，新生儿位于自鼻孔开始7～9cm处，在胎儿32周时即出现，出生后即有完善的功能，其长度在新生儿为0.5～1cm，成人为2～4cm。该区的主要功能为防止吸气时食管扩张及防止呼气时胃内容物反流，休息时该括约肌关闭。

（2）食管体部的生理活动。吞咽开始前有短暂的吸气停止，食管内压力下降，食物入食管后，食管即向一定方向收缩蠕动。食物立即向下运行，运行速度在近端为3cm/s，中段为5cm/s，远端为2～5cm/s。食管的收缩蠕动有3种类型：①原发蠕动，自咽下开始伴有咽部收缩和食管上括约肌松弛。②继发蠕动，起始于食管被食团或气泡扩张时，咽部或UES区无变化，可防止胃内容物反流。③第三蠕动，起源于食管体部的自发收缩，为非生理性蠕动。

（3）食管下括约肌（LES）的生理活动。食管下括约肌是在食管和胃间的一个高压带，其长度随年龄而逐渐增加（<3个月的婴儿约为1cm，<1岁为1.6cm，成人为2～4cm），食管下括约肌的压力在新生儿时期较高，随年龄增长而下降，其作用主要是能防止胃内容物反流入食管，咽下时即松弛，使液体和食物进入胃。LES的压力由3个因素决定：①壁内平滑肌；②神经控制；③激素调节。在静息时由食管壁内平滑肌控制LES的压力。

二、胃的解剖和生理特点

（一）胃的形态和位置

胃是消化道膨大的部分，其形态和大小随着内容物的多少而不同。胃在大体解剖上有两壁、两缘和两口。两壁即胃的前、后壁；两缘即胃大弯、胃小弯，小弯最低处有明显的转角称为角切迹；两口指的是幽门和贲门（图1-1）。

---

①1mmHg = 0.133kPa

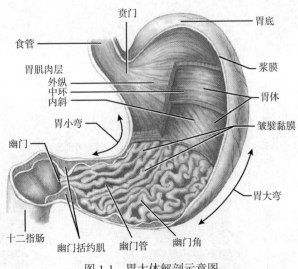

图 1-1 胃大体解剖示意图

胃容量在新生儿时为 30～60ml，1～3 个月时为 90～150ml，1 岁时为 250～300ml，5 岁时为 700～850ml，成人约为 2000ml，故年龄越小每天喂养的次数越多。哺乳后不久幽门即开放，胃内容物陆续进入十二指肠，故实际胃容量不受上述容量限制。婴儿胃略呈水平位，当开始行走时其位置变为垂直。胃平滑肌发育尚未完善，在充满液体食物后易使胃扩张。由于贲门和胃底部肌张力低，幽门括约肌发育较好，故易发生幽门痉挛而出现呕吐。胃排空时间随食物种类不同而异，稠厚含凝乳块的乳汁排空慢；水的排空时间为 1.5～2h；母乳为 2～3h；牛乳为 3～4h；早产儿胃排空更慢，易发生胃潴留。

（二）胃的组织结构

胃壁由内至外分为黏膜层、黏膜下层、肌层和浆膜层，其中黏膜层具有独特的组织学结构。

1. 黏膜层 黏膜层进一步可以分为上皮层、固有层及黏膜肌层。黏膜表面的上皮凹陷形成胃小凹（gastric pit），每个胃小凹处有 3～5 个胃腺开口。

（1）黏膜上皮：为单层柱状上皮细胞，与食管的复层鳞状上皮细胞分界明显。在胃小凹底部与胃腺相连。在光学显微镜（光镜）下，细胞顶部胞质内含有大量黏原颗粒（mucus granule）。PAS 染色呈阳性反应，H-E 染色时不易着色呈透明状。上皮细胞的基本功能是分泌黏液，黏原颗粒是其前体。分泌的黏液覆盖在黏膜表面构成胃黏膜保护屏障，以防止胃酸和蛋白酶的侵蚀。黏膜上皮细胞的更新速度一般为 72h，由胃小凹底部和胃腺颈部的未分化细胞来补充。

（2）固有层：含有大量的排列紧密的胃腺。根据所处部位和结构不同分为胃底腺、贲门腺、幽门腺。

1）胃底腺：广泛分布于胃底和胃体处。为分支管状腺，一般分为 3 段：峡部、颈部和底部。主要由壁细胞、主细胞、颈黏液细胞和内分泌细胞组成（图 1-2）。

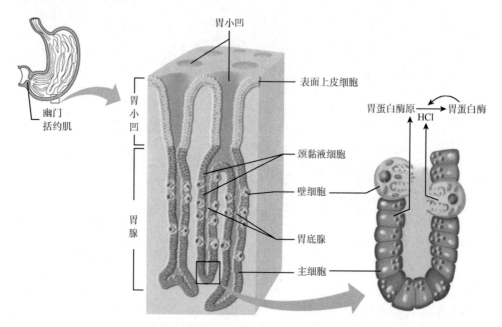

图 1-2 胃腺的组织结构

壁细胞 (parietal cell)：又称盐酸细胞 (oxyntic cell)。主要分布于胃腺的峡部和颈部，其主要功能是合成及分泌盐酸。主细胞 (chief cell)：又称胃酶细胞 (zymogenic cell)。分布于腺体的底部，是生产与分泌胃蛋白酶的场所。颈黏液细胞 (neck mucus cell)：位于腺体的颈部，其内充满 PAS 染色阳性的黏原颗粒，细胞分泌的黏液含有酸性黏多糖。颈黏液细胞具有再生能力，当胃黏膜受损时可分裂增殖，向上修复表皮，向下形成腺体。内分泌细胞 (enteroendocrine cell)：分散于腺体内，细胞底部有分泌颗粒，其中的内含物由细胞的底面和侧面释放。其作用方式常有 3 种：①经典的内分泌作用；②旁分泌作用 (paracrine action)；③神经内分泌作用 (neuroendocrine action)。

消化道的内分泌细胞都具有摄取胺前体、进行脱羧而产生肽类或活性胺的能力，这样的一类细胞统称为 APUD 细胞。近年来又扩大了 APUD 细胞的概念，认为凡是能够分泌肽类和（或）胺类活性物质的内分泌细胞均为 APUD 细胞，它们共同组成了 APUD 系统。

胃肠道激素有两大类。一类是胺类激素，包括 5-羟色胺 (serotonin)、组胺 (histamine)、多巴胺 (dopamine)。另一类是肽类激素，包括胃泌素 (gastrin)、生长抑素 (somatostatin)、血管活性肠肽 (vasoactive intestinal polypeptide，VIP)、胰高血糖素 (glucagon) 和胃泌素释放肽 (gastrin-releasing peptide，GRP)。

2）贲门腺：分布于贲门处，食管与胃连接处以下 1~3cm，为分支管状黏液腺，主要为黏液细胞，有少量的壁细胞、主细胞和内分泌细胞。

3）幽门腺：分布于幽门处，呈单管状或分支管状。有大量 G 细胞。分泌碱性黏液。

（3）黏膜肌层：由 2~10 层平滑肌纤维构成，每隔一定距离黏膜肌层向黏膜腺体发出少量肌肉纤维，肌纤维收缩有利于腺体分泌物的排出。

2. 黏膜下层 由疏松的结缔组织构成，内含胶原纤维束、弹力纤维、血管淋巴管和黏膜下神经丛。

3. 肌层　分为内斜、中环、外纵 3 层肌肉。

4. 浆膜层　为疏松的结缔组织，内含血管、淋巴管和神经纤维。浆膜与腹膜和网膜相连。

（三）胃的生理功能

胃具有以下 3 种功能：储存摄入的食物；将食物进行混合和研磨，形成半液体状的食糜；调节食糜进入十二指肠的速度。早产儿的胃排空较足月儿慢，妊娠 32～39 周的新生儿则能够适应能量密度的增加而降低胃的排空速率，渗透压的变化值在 279～448mOsm/kg·H_2O 等热量的配方奶粉，不会改变胃的排空速率。

根据胃的电生理及功能不同，将胃分为两部分。①头区（proximal stomach）：包括贲门、胃底及近端胃体的 1/3；②尾区（distal stomach）：包括胃体远端的 2/3 和幽门部。

1. 头区的功能　①储存摄入的食物；②控制液体的排出。头区对固体食物的排空调节几乎不存在。

2. 尾区的功能　①混合及研磨食物；②控制固体食物的排空。尾区的蠕动与固体食物的排空有直接的关系。

3. 胃运动的调节

（1）胃平滑肌的电活动：胃平滑肌的静息电位为 55～60mV。在尾区静电位上可以记录到一种自发的缓慢的节律性去极化，每分钟 3 次，这种变化称为慢波（slow wave），起自胃大弯的中部向胃远端扩布。在正常情况下峰电位只在慢波周期中发生，有了动作电位才能触发肌肉的收缩。头区缺乏峰电位，所以它的运动受自身活动的影响较少，更多地依赖于外来因素的控制。

（2）神经系统对胃运动的调节：通过中枢神经系统和胃壁内神经丛起调节作用，其传出神经纤维分为交感和副交感两种纤维。交感神经纤维末梢释放去甲肾上腺素，对胃的运动起抑制作用，在正常情况下这种作用较弱。迷走神经（副交感）纤维末梢的兴奋性纤维释放乙酰胆碱，加强胃的运动，抑制性纤维的释放物可能是嘌呤类或肽类物质，使胃壁扩张。头区运动主要受迷走神经纤维的调节控制，促使液体排空，而尾区受迷走神经兴奋性纤维的调节，形成固体食物的排空。

（3）激素对胃运动的调节：目前有关激素对胃运动调节的机制尚不清楚，但有试验表明对头区运动有兴奋作用的物质为神经加压素（neurotensin）和胃动素（motilin）；抑制性激素在生理水平上有胃泌素、胆囊收缩素（cholecystokinin，CCK），在实验室内观察到有生长抑素、雌激素（estrogen）、血管活性肠肽（VIP）和抑胃肽（gastrointestinal inhibitory peptide，GIP）。对尾区运动有兴奋作用的激素有 CCK、胃泌素、胃泌素释放肽（又称蛙皮素）和胃动素；抑制性激素有 VIP、GIP 和雌激素。

食物中的色氨酸是唯一起抑制作用的氨基酸。增加十二指肠内脂肪酸的含量，特别是 10～14 个碳链长的脂肪酸可以降低胃的排空。

在早产儿中可以观察到食物热量的高低对胃运动的影响。高热量的配方奶降低了胃排空的速度，但进入小肠的热量却增加了。

（四）胃的分泌

1. 胃酸 主要成分是盐酸。壁细胞是合成、分泌盐酸的场所。盐酸的主要功能：①使胃液呈酸性反应，pH 在 0.9～1.5；②能激活胃蛋白酶原，形成具有活性的胃蛋白酶；③能杀灭随食物进入胃的细菌；④进入小肠后能促进胰酶和胆汁的分泌；⑤能促进铁和钙的吸收。

成人每天胃酸的分泌量为 1.5～2.0L，其含量通常以单位时间内分泌盐酸的物质的量 mmol/h 表示。正常人空腹时盐酸排出量（基础排酸量）为 0～5mmol/h，最大量可达 20～25mmol/h。有关儿童的研究不多，有试验表明新生儿出生后立即吸净羊水，检测胃液的 pH 为 5.5～7.0，随后的 7～10 天胃酸分泌达到高峰，生后 2～3 个月达到成人水平。不同年龄胃酸的分泌量见表 1-2。

表 1-2　不同年龄胃酸的分泌量

平均年龄	平均体重（kg）	胃酸分泌量（ml/h）	H^+浓度（mmol/L）	H^+产量（mmol/h）	H^+产量（mmol/kg）
1 天	3.4	3.3	8.1	0.03	0.01
28 天	3.9	3.1	26.4	0.08	0.02
12 周	4.9	13.4	34.8	0.47	0.10
14 个月	9.2	41.0	38.5	0.77	0.08
16 个月	11.8	44.0	41.6	1.83	0.17
2 岁	13.0	64.0	49.2	3.15	0.24
4～9 岁	/	42.5	/	4.88	/
11 岁	30.0	/	/	5.25	0.20
成人	70.0	146		13.06	0.19

注：/ 表示无具体数据。

有关胃酸分泌的调节机制主要包括：①神经调节：味觉、视觉及嗅觉等神经活动均可激发兴奋或抑制中枢神经系统，从而调节胃酸的分泌。②激素调节：壁细胞表面有三种受体，乙酰胆碱、胃泌素和组胺受体。进食后可直接或间接经由这三种受体，通过神经内分泌、内分泌及旁分泌作用，引起细胞内一些生化反应，最终作用于质子泵而引起泌酸增加。

进食后胃酸分泌的调节：头期（cephalic phase），是由进食动作引起的。通过味觉、视觉及嗅觉等神经活动引起的条件反射，以及咀嚼、吞咽时刺激机械或化学感受器引起的非条件反射，作用于中枢神经系统，迷走神经是传出神经，其节后纤维释放乙酰胆碱增加胃酸分泌，另外可直接作用于 G 细胞，促使 G 细胞释放胃泌素使胃酸分泌增加。所以这一过程是神经-体液调节的过程，其分泌量占总量的 30%～50%。胃期（gastric phase），这一时期主要是胃内容物对胃的刺激引起的，通过以下几方面进行调节：扩张刺激胃底、胃体的感受器，通过迷走神经长反射和壁内神经丛的短反射引起胃腺分泌；扩张刺激胃窦部，通过壁内神经丛作用于 G 细胞或蛋白质、氨基酸等化学成分直接作用于 G 细胞引起胃泌素的释放而增加胃酸的分泌，其分泌量占总量的 40%～50%。肠期

（intestinal-phase），胃排空进入小肠的食物机械或化学性地作用于小肠黏膜，引起"激素"释放，使胃酸分泌增加。胃分泌的抑制性调节物主要有盐酸、脂肪酸及十二指肠内的高张性溶液。

总之，胃酸分泌的调节是一项极其复杂的过程，受神经系统、体液因素等多方面的影响，许多问题有待进一步研究。

2. 胃蛋白酶原 胃蛋白酶原（pepsinogen）是由主细胞合成、分泌的，不具有活性的酶原储存在细胞的顶部，分泌入胃腔的胃蛋白酶原在胃酸的作用下，分离出一小分子的多肽形成具有活性的胃蛋白酶。胃蛋白酶能水解蛋白质为胨及少量的多肽和氨基酸，其最适合的 pH 为 2，当 pH 大于 6 时，胃蛋白酶失去活性。

3. 胃泌素 胃泌素（gastrin）是由胃窦部的 G 细胞分泌的激素，是引起胃酸分泌的兴奋性激素。增加胃泌素分泌有两种神经作用：①乙酰胆碱能神经纤维通过抑制生长抑素而间接刺激胃泌素的分泌。②非胆碱能神经纤维通过释放胃泌素释放肽（GRP），引起 G 细胞的增生而使胃泌素分泌增加。引起胃泌素分泌抑制的激素有生长抑素、胰泌素、神经加压素、GIP 和前列腺素 E。胃膨胀对胃泌素分泌的影响：胃轻度扩张时，通过 VIP 神经元释放生长抑素及前列腺素 E 抑制胃泌素分泌。胃高度扩张时，通过兴奋胆碱能神经元引起胃泌素分泌增加。胃泌素对盐酸分泌的调节作用，是经血液循环后与壁细胞表面的受体结合，动员细胞内的钙离子作为第二信使而引起盐酸分泌增加。

4. 内因子 内因子是由壁细胞分泌的，与维生素 B_{12} 吸收有关的蛋白质，其分子质量为 60KDa。通过放射免疫技术证明孕 11 周时胎儿即可分泌内因子。

5. 黏液 胃黏液是由胃黏膜上皮细胞、颈黏液细胞分泌的，其主要成分为糖蛋白，具有黏滞性和形成凝胶的特征，厚度为 181～550μm，覆盖在胃黏膜上。黏液与细胞分泌的碳酸氢盐共同形成黏液-碳酸氢盐屏障，通过碳酸氢盐与氢离子中和，能阻挡氢离子向细胞层回渗，保护胃黏膜的完整性。

三、小肠与大肠的解剖和生理特点

小肠和大肠是消化道中最长的部分，其上端起自幽门，下端达直肠、肛门。小儿肠管的长度随年龄而异，新生儿肠管的长度为身长的 7～8 倍，婴儿为 6 倍，而成人肠管总长度仅为身长的 4.5 倍。小肠和大肠的主要功能为对各种营养素的消化、吸收，对液体和电解质的吸收、转运，以及各种重要的免疫和屏障功能。

（一）小肠

1. 小肠的大体解剖特点 小肠（small intestine）是消化管道中最长的部分，在腹腔内盘曲形成许多环状的肠袢。上连幽门，下端经回盲瓣接大肠。胎儿时期肠管的生长速度极快，从胚胎第 5 周开始到第 40 周肠管可延长达 1000 倍，新生儿出生时肠管的平均长度为 275cm，成人为 500～700cm。小肠又分为十二指肠、空肠和回肠 3 个部分。十二指肠为小肠的起始部，长约 25cm，其余部分为空肠和回肠，空肠占近端的 2/5，回肠占远端的 3/5。

2. 小肠的组织结构 小肠绒毛在妊娠第 16 周已经形成，新生儿的微绒毛形态上与成人相似，肠上皮的表面积可达网球场大小即 $2\times10^6\mathrm{cm}^2$。小肠肠黏膜有多种类型的细胞：吸收上皮细胞、帕内特细胞（Paneth cell，潘氏细胞）、杯状细胞及其他细胞（神经-内分泌细胞和免疫细胞）。

小肠壁的组织结构分为 4 层：黏膜、黏膜下层、肌层和外膜（图 1-3）。

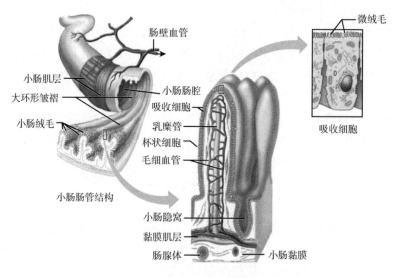

图 1-3　小肠的组织结构

（1）黏膜：小肠黏膜形成很多环状皱襞和大量小肠绒毛，其遍布黏膜表面，使黏膜的面积扩大许多倍，是小肠行使消化吸收功能的重要结构。小肠黏膜由肠上皮、固有层和黏膜肌层构成。

1）肠上皮：为单层柱状上皮。由吸收细胞、杯状细胞和少量内分泌细胞构成。吸收细胞（又称柱状细胞）的细胞游离面即刷状缘（brush border）有许多长的微绒毛（micro villous），使细胞游离面积增大约 30 倍，因此，环形皱襞、绒毛和微绒毛一起，可使小肠的吸收面积比一条光滑的肠管增加 600 倍。杯状细胞内充满大量黏原颗粒，能分泌黏液，有滑润和保护黏膜的作用。少数内分泌细胞单个分散在肠上皮其他类型细胞之间，产生胃泌素、胃动素、促胰液素等多种内分泌素。

2）固有层：由网状结缔组织或含很多网状纤维的疏松结缔组织组成，分布在肠腺周围和绒毛中轴。其对运输吸收的营养素、液体和电解质非常重要。同时，固有层内有大量弥散分布的免疫细胞，它们与肠道局部的防御功能有关。

3）黏膜肌层：是一层很薄的平滑肌细胞，平均 3～10 个细胞厚，紧贴黏膜下层。

4）肠腺：又称李氏隐窝，为单管状腺，位于固有层内，肠腺的上皮也是单层柱状上皮，由柱状细胞、杯状细胞、内分泌细胞、潘氏细胞和未分化细胞构成。肠腺分泌多种消化酶，肠腺中的内分泌细胞还可分泌多种内分泌素。

（2）黏膜下层：介于黏膜与肌层之间，由结缔组织构成，有黏膜下动脉丛、静脉丛、淋巴管丛和神经丛分布其间，丰富的血液供应保证了液体、营养素和电解质的吸收。在十二指肠黏膜下层含有十二指肠腺，又称 Brunner 腺，分泌蛋白，可保护十二指肠上皮不被胃酸侵蚀。

（3）肌层：由两层平滑肌组成，内层环行，外层纵行，两层之间有肌间神经丛，布满交感神经纤维和副交感神经纤维，即 Auerbach 神经丛。

（4）外膜：小肠的外膜实际上是腹膜和肠系膜的延续，而将肠管包裹住。十二指肠的外膜为浆膜或纤维膜，空肠和回肠的外膜为浆膜。

3. 小肠的生理功能特点 小肠是食物消化与吸收的最重要部位，小肠运动的机械作用和各种消化酶的化学作用，使食物最后变为可被吸收的小分子消化产物。所有营养物质的消化产物以及食入的电解质、维生素和水均在小肠吸收，其中大部分在十二指肠和空肠吸收，胆盐和维生素 B_{12} 在回肠吸收。

小肠液将消化产物稀释到与血浆的渗透浓度相等，以利于消化和吸收。小肠上皮细胞具有特殊的吸收功能，腺窝细胞具有分泌功能，可处理肠腔内各种离子的转运，以维持生理性内环境的稳定。

消化道的发育成熟过程十分复杂，涉及众多生长因子和转录因子，如内皮生长因子（EGF）、转移生长因子 β（TGFβ）、胰岛素样生长因子 Ⅱ（IGF-Ⅱ）、肝细胞生长因子（HGF）和胰高糖样多肽-2（glucagon-like peptide-2）等均存在于胎儿的肠道。胃肠动力功能是低体重儿喂养不耐受的主要问题。小于 34 周胎龄新生儿的肠神经系统发育落后，小肠动力紊乱，影响营养物的吸收及防御功能，肠道微生物和毒素可透过肠道屏障移位，引起炎症级联反应，导致坏死性小肠结肠炎（NEC）。

（二）大肠

1. 大肠的大体解剖特点 大肠又称结肠（colon），包括盲肠、升结肠、横结肠、降结肠、乙状结肠和直肠，全部形成一个长方形框架，将小肠袢紧紧围绕其中。成人结肠 120～150cm 长，新生儿约 60cm。食糜在小肠停留 1～6h 后，以液体状态进入盲肠，至此消化过程已全部完成。

需要指出的是，阑尾附着于盲肠下端的后内侧，开口于回盲瓣下方 2.5cm 处，形如蚯蚓，其位置的高低个体差异悬殊。婴儿阑尾及其开口相对宽大，易于排空，故阑尾炎的发病率低，但因大网膜短，局限能力差，发生阑尾炎后易造成弥漫性腹膜炎。升结肠大多位于腹膜后，与腹后壁固定较差，是婴儿易发生肠套叠的解剖因素。乙状结肠为降结肠的延续，与直肠相连，肠管的长度个体差异较大，如乙状结肠过长，系膜根部较窄时，容易发生肠扭转。

2. 大肠的组织结构 结肠壁可分 4 层：黏膜、黏膜下层、肌层和浆膜（外膜）。黏膜层由上皮细胞、固有层、黏膜肌层构成。结肠的黏膜层没有绒毛或皱襞，其光滑的吸收面积仅为小肠吸收面积的 3%。上皮细胞以柱状细胞和杯状细胞为主。柱状细胞有吸收水盐作用，亦能分泌分泌型 IgA。杯状细胞分泌黏液和黏蛋白，黏液作为滑润剂，利于肠内容物移动并有保护黏膜的作用，不受脱水的半固体内容物损害。结肠上皮细胞和小肠上皮细胞一样也是经常更新的，更新时间为 6 天左右。固有层和黏膜下层含有淋巴组织，多数以淋巴样结节形式出现，作为全身免疫系统的一部分，肠管的淋巴样组织和上皮一起，抵御那些已进入消化道的抗原、微生物和有害物质。

直肠壁由黏膜、黏膜下层和腹膜构成，直肠上 1/3 的前面及两侧盖有腹膜，中 1/3 仅前面有腹膜，下 1/3 则全无腹膜。直肠黏膜较厚，有 3 个半月形皱襞，内有环行肌束，称直肠横襞。当诊断性或治疗性插入器械时须避免碰损横襞。小儿直肠相对较长，黏膜与黏膜下层固定较弱，肌层发育不良，故易发生肛门黏膜脱垂。肛管的上部凸起 6～10 条皱襞称肛柱。

3. 大肠的生理功能

（1）水与离子的吸收：水与离子在结肠上皮细胞的转运基本与小肠相同。结肠黏膜的通透性不如空肠和回肠，结肠细胞的膜电位绝对值远高于空肠和回肠，因此结肠吸收水分和电解质的能力远远超过小肠。结肠无主动吸收营养物质的功能。

（2）形成粪便：食物残渣在结肠内形成粪便。食糜到达大肠时消化过程已完成，只有剩余的水分和盐类有待吸收。正常人每日排出粪便 150g（100g 水、50g 固体），粪便除含水及细菌外，还含有脂肪、氮和胆色素。

以粪便形式排出固体废物是大肠最重要的功能之一，通过十二指肠结肠反射、胃结肠反射及随后触发的排便反射将废弃物排出肛门。

正常排便过程：被储存的粪便将直肠扩张，直肠内压增加，直肠壁的受体被刺激，即引发了排便反射。肛内、外括约肌放松，腹肌和横膈收缩，腹压增加，乙状结肠和直肠猛力收缩，蠕动增强，推动粪便排出。

（3）细菌作用：停留在大肠内的细菌是无害的，且有助于合成维生素 K、维生素 B 复合物及维生素 B_{12}，并由肠黏膜吸收，为机体内源性维生素 B 和维生素 K 的重要来源。细菌在大肠内繁殖可产生气体而引起肠胀气，肠气中主要是氮、二氧化碳和氢，并有少量的氧、甲烷和硫化氢。大肠的肠腺（隐窝）细胞分泌大量碱性黏液，可中和肠道细菌产生的酸，并润滑肠腔，易于排便。

四、肝脏的解剖学和生理学特点

（一）肝脏的组织结构

肝脏呈红褐色，表面光滑，质软而脆，是人体最大的实质性器官和消化腺，其表面覆以致密的结缔组织被膜，被膜的结缔组织伸入肝内把肝分成很多结构单位，称为肝小叶。

肝细胞为较大的多边形细胞，单层排列成肝细胞索，由中央静脉向小叶周围辐射，整体上为肝板（hepatic cell plate）形式。细胞表面除彼此相邻外，大部分与血窦相邻。肝血窦（hepatic sinusoid）位于肝板之间，通过肝板孔相互吻合成网状管道，也称血管迷路。血窦壁中扁平内皮细胞和具有吞噬能力的库普弗细胞（Kupffer cell，枯否细胞），把肝细胞和血窦分开，两者之间的淋巴间隙称为狄氏腔（Disse's space）。窦壁外侧有贮脂细胞，其突起支持窦壁。窦壁外还有一些网状纤维。血窦中血流缓慢，以保证肝细胞和血流间的物质交换。肝脏细胞彼此相邻面之间形成毛细胆管，为胆管系统的始端，经小叶间胆管入肝胆管。

（二）肝脏的微细结构和功能单位

肝脏主要由无数的肝小叶（hepatic lobule）构成。经典肝小叶的概念是由 Kiernan 于 1883

年最早提出的。肝小叶是肝脏的结构和功能单位，呈六角形棱柱体，长约 2mm，宽约 1mm，中央静脉贯穿于小叶的长轴。被膜下的肝小叶排列较整齐，小叶长轴与被膜垂直，其他部分的肝小叶排列不规则。肝小叶周围的角缘处可有较多的结缔组织，为门管区或汇管区，内含小叶间静脉、小叶间动脉和小叶间胆管，三者总称为三联管，门管区还有淋巴管和神经纤维。通常在肝小叶周围有 3～4 个门管区，这几个门管区的连线可认为是此肝小叶的边界。

肝小叶可以划为 3 个带，位于小叶外周部的为周边带，最先获得血液供应；在中央静脉周围的为中央带，接受血液供应较晚；两者之间为中间带。周边带的肝细胞营养物质和氧的供应较丰富，细胞代谢活跃，再生能力也较强，所以糖原储存和消耗都是从周边带开始。中央带供血较差，此带细胞分化比较成熟，脂类物质的代谢主要在此进行。肝脏血液供应障碍时，可能首先影响中央带细胞。有些中毒性的肝损害，先出现于周边带细胞内。

（三）肝细胞的超微结构

电子显微镜下观察肝细胞，可以见到肝细胞具有相当复杂的微细结构（图 1-4）。

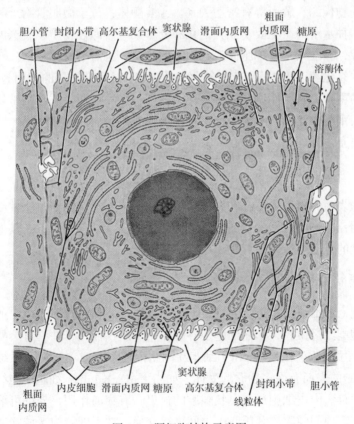

图 1-4　肝细胞结构示意图

1. 肝细胞膜　其包被整个肝细胞，除起保护作用外，还参与很重要的细胞功能。由于对周围环境和功能的适应，肝细胞膜又转化成 3 个面。①窦面：主要负责与血液进行物质交换。②肝细胞相邻的接触面：有紧密连接和桥粒，使相邻的细胞膜相互联结。③胆管面：相邻的 2 个或 3 个肝细胞膜形成毛细胆管，有微绒毛伸入毛细胆管腔内，毛细胆管壁含三磷酸腺苷酶，为胆汁的分泌活动提供能量。

2. 肝细胞核 有 1～2 个核，内有核仁。肝细胞核包有两层核膜，核膜上有不少核孔，便于物质交换。细胞核的功能为进行 DNA 复制，与细胞分裂有关，并以 DNA 为模板转录形成 mRNA，指导肝细胞合成蛋白质和酶。

3. 细胞质 内含丰富的细胞器和包含物，有多种功能。①线粒体：为肝细胞的能量转换器，内含极丰富的酶，可参与三羧酸循环、氧化磷酸化作用、脂肪酸的氧化作用、脂类合成，以及与本身复制有关的物质如 RNA 和 DNA。线粒体在汇管区数目较多，在近小叶中央较少，这种现象反映了血流供应的差别。②核糖体：附着于内质网膜或游离于基质中，核糖体是细胞内合成蛋白质的场所，只有 γ-球蛋白不是肝脏所产生。附着在内质网膜上的多核糖体，是分泌和输出蛋白的场所。③内质网：排列如网状的双层膜性的小管状或囊胞状结构，有粗面和滑面两类，在肝小叶周围带粗面内质网较丰富，而在近中央带滑面内质网更为发达。粗面内质网是肝细胞合成蛋白质的基地，并可将一种多余氨基酸转化为另一种较少的氨基酸。滑面内质网载有多种酶，与胆汁合成、糖原代谢、脂类代谢、激素代谢、胆红素代谢、药物代谢、解毒等有密切关系。④溶酶体：位于微胆管附近和高尔基复合体处，其中含有多种水解酶。主要功能为消化和分解某些外源性物质、衰老的细胞器，并参与肝细胞铁储存，胆红素从肝细胞向毛细胆管的排出，也需溶酶体参与。⑤微体：内含过氧化氢酶和多种氧化酶。氧化酶催化过氧化氢的生成。过氧化氢酶的作用为破坏过氧化氢，防止其在细胞内蓄积，将还原型辅酶 I 氧化，参与胆固醇代谢。⑥高尔基复合体：位于毛细胆管周围，与细胞分泌活动有关，加工肝细胞合成的蛋白质和脂蛋白，肝细胞分泌的胆汁也由高尔基复合体处理。

（四）肝细胞表面的受体

肝上皮细胞表面有多种受体存在，很多物质和肝代谢活动均通过这些细胞表面受体的运送而发挥作用：①调节激素的代谢；②溶质的运输；③结合蛋白；④其他，如清除具有特异性免疫活性的分子颗粒等。

（五）肝窦状隙细胞

窦状隙细胞（sinusoidal cell）约占肝小叶容量的 6%，却含有 50% 以上的脂小滴和吞饮泡。窦状隙细胞能滤过微粒，影响细胞的吞噬作用和胞饮作用，并具有溶酶体。它在许多疾病过程中的作用尚不清楚。Kupffer 细胞在网状内皮系统或单核吞噬系统中吞噬能力最强。Kupffer 细胞的表面有许多物质的受体，如脂蛋白；Kupffer 细胞还能结合脂类、变性蛋白、细菌或病毒。内皮细胞形成窦状隙腔的衬里，有穿通作用，允许可溶性物质和微粒物在窦状隙腔和窦周间隙腔（狄氏腔）之间进行交换，在不同腺泡区域穿通大小的变化可能决定了乳糜微粒残留物的大小和它们对肝细胞的递送率。贮脂细胞位于狄氏腔，能储藏身体大部分的维生素 A，在肝胶原纤维的形成中亦发挥重要作用。

五、肠神经系统

胃肠功能的神经调节主要依赖于：①中枢神经系统；②外来的交感神经、副交感神经（迷走神经和盆神经）和感觉神经元（来自迷走神经和脊髓通路）；③内在肠神经系统（enteric nervous system，ENS）。其调节机制非常复杂，中枢神经系统在控制食管和胃蠕动，以及调节不同情绪状态下的肠道功能方面起着至关重要的作用，而外来的外围神经通路则协调胃肠道间的活动。ENS 是整个胃肠道正常运作的关键（图 1-5）。

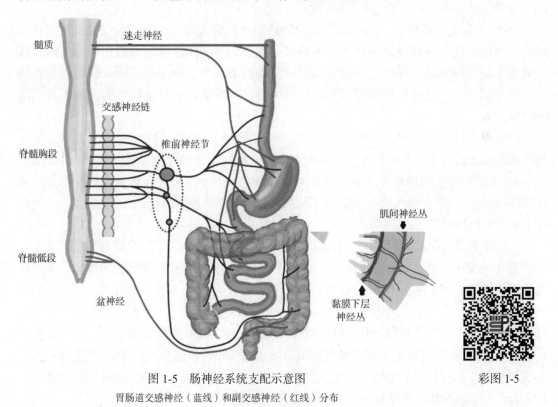

图 1-5　肠神经系统支配示意图

彩图 1-5

胃肠道交感神经（蓝线）和副交感神经（红线）分布

大多数 ENS 细胞来源于迷走神经神经嵴细胞（NCC），ENS 的发育经历了一系列的过程。早期过程包括来自迷走神经（尾部后脑）NCC 的 ENS 前体侵入前肠，随后完成喙至尾侧迁移定植到肠道肌层。此后的过程包括 ENS 前体定植肠道黏膜下（内部）区域，骶骨 NCC 衍生的 ENS 前体进入后肠，以及外来感觉和内脏运动神经元（来自迷走神经、背根、交感神经和盆神经节）的纤维投射到肠道。外来神经的到来，允许施万细胞（也称为神经膜细胞）的前体（SCP）进入肠道。此外，肌间神经节中的细胞亚群开始放射状（向内）迁移形成黏膜下神经丛，并且内在和外来神经支配扩展到黏膜区域。总之，在早期 ENS 发展期间，可检测到神经元和神经胶质细胞分化，并在出生后继续。ENS 的发育过程持续时间较长。

ENS 是由位于胃肠道壁（包括胰和胆囊）内的神经元、神经递质和蛋白质及其支持细胞所组成的网状结构系统。ENS 是自身拥有一组协调感觉和运动功能的神经元的独特系统。在 ENS 中，神经节相互连接，允许对信息数据进行集成和处理，而不是通过自主神经节，自主神经节只作为传输中枢神经系统（CNS）刺激的中继中心。基于 ENS 功能，其中含有三种不同类型的神经元：感觉神经元、中间神经元和运动神经元。感觉神经元感知热、化学或机械刺激，并将这些感觉转化为对神经系统的动作电位。中间神经元充当感觉和运动神经元之间的通道，中间神经元众多数量的突触建立了具有高度组织性的回路，处理来自肠道和神经系统其他部位的感觉输入，整合并产生对这些刺激的反射反应。运动神经元是最终的共同途径，可接收和转化信号到肠道（黏膜、肌肉、血管系统），基于递质的释放情况，这些信号影响消化和消化间期的功能。

ENS 为自主反馈控制，其神经元支配胃和肠道的模式非常相似，表现为反射回路，即对感觉信号的反射反应系统化，作为协调运动模式（移动性运动、消化活动、巨大移行收缩）的集成回路，或作为一种模式生成活动，由一个"命令神经元"驱动产生有节奏、重复的行为。这些神经控制都不必依赖中枢，具有高度的自主性，因此称作胃肠道的"微型脑"。

ENS 这些高度组织的神经元集中分布于两个主要层：黏膜下层神经丛和肌间神经丛，这些神经丛大约有 5 亿个神经元，每个神经元上有 2～3 个神经胶质细胞。ENS 神经胶质细胞与 CNS 星形胶质细胞相似，但是，比 CNS 中的 20～50 个神经胶质细胞要少得多。节段-节段功能的协调在很大程度上是由 ENS 调控的。ENS 拥有自己的血-神经屏障，类似于 CNS 的血-脑屏障。

人体胃肠道居住着大量细菌，消化道上部每 1 克肠内容物的细菌数量为 10^3～10^5 个。ENS 位于肠壁中，通过肠上皮屏障、黏膜层及离子和液体的分泌防护肠腔内容物，尤其是肠道微生物可能对其的伤害。宏基因组学研究证实，宿主和肠道微生物群之间的相互共生关系产生了一个称为全基因组（hologenome）的集合基因系统，包括宿主基因组、细胞器和微生物组在内的所有基因，其在结构组成、新陈代谢、免疫和发育等方面，都具有独特的生物实体功能。肠道微生物和ENS之间的直接或间接相互作用及交流可以通过多种方式，如细胞成分、独特分子的生物合成和饮食调整等影响宿主。微生物群、肠神经元与免疫细胞的分子间相互作用在维持胃肠内稳态中具有重要作用。

第二节　肠道菌群的形成和组成

在人体与外界相通的腔道和体表寄居着大约 100 万亿、1000 余种细菌，这些菌群与宿主处于共生状态，是细菌与人类经过亿万年互为环境、同步进化的结果。一方面，宿主为正常菌群的生存和繁殖提供了场所和营养，并且不对它们引起强烈的免疫反应（免疫耐受）；另一方面，正常菌群对宿主发挥着防御感染、维护屏障、免疫、代谢和营养等必要的生理功能。研究人体内正常微生物群与其宿主相互关系的学科称为人体微生态学（Human Microecology）。

美国"人类微生物组计划"（HMP）项目和欧盟的"人类肠道宏基因组计划"（MetaHIT）

研究揭示，依据人体中正常菌群的分布，可将人体微生态系统分为胃肠道、口腔、泌尿生殖道、皮肤和呼吸道 5 个系统，其中，肠道微生态系统是最主要和最复杂的系统。人体微生物总重量大约为 1271g，其中肠道微生物 1000g，占人体总微生物量的 78%。肠道定植的细菌具有数量巨大、多样化、复杂性和动态性的特点，构成了人体的肠道菌群（intestinal microflora）。健康成人的肠道栖息着约 10^{14} 个细菌，是人体细胞总数的 10 倍，而每 1g 大便的细菌数量达 $5 \times 10^9 \sim 5 \times 10^{10}$ 个，即人粪便湿重的 40% 以上是细菌。肠道菌群中可以培养的有 400 余种，采用分子生物学技术鉴定的有 1000～1150 种。在肠道菌群中约 99% 以上是专性厌氧菌，其余是以肠杆菌科细菌为主的兼性厌氧菌。

一、微生物菌群研究的词汇

随着 DNA/RNA、蛋白质和代谢物分析平台的进步以及越来越多的计算技术的出现，微生物群落分析领域已经发生了变化。这种变化明显地体现在描述人体内微生物群落组成、结构及功能的出版物数量的指数增加。这一领域的快速演变伴随着那些用来描述微生物群落及其环境的各方面词汇的混乱。诸如 microbiome（微生物组）、microbiota（微生物群）、metabolomics（代谢组学）、metagenome（宏基因组）和 Metagenomics（宏基因组学）等术语的不规范使用或滥用，导致科学界和一般大众对许多研究成果产生了误解。对每一个术语提出明确的定义，能够对临床医师在阅读相关文献及写作方面提供帮助。

1. 微生物群（microbiota）　指在所定义的环境中存在的微生物组合。Lederberg 和 McCray 首先定义了"microbiota"这一术语，他们强调了体内的微生物对人体健康和疾病的重要相关性。这种微生物普查是使用分子学方法建立的，其方法主要是首先对给定的生物样本中的基因进行放大和排序，进而对 16S rRNA 基因、18S rRNA 基因或其他标记基因和基因组区域进行分析。分类作业是使用各种工具来执行的，这些方法按不同的分类学级别从"门"到"种"将每个序列分配给微生物分类单元（细菌、古菌或低真核）。

2. 宏分类组学（metataxonomics）　"metataxonomics"是美国马里兰大学医学院微生物与免疫学系 Ravel 等提出和定义的一个术语，它不仅用于表征整个微生物群的高通量过程，而且用于创建一个可以显示所获得的所有序列之间关系的宏基因组谱。虽然病毒是微生物的一个组成部分，但没有任何通用的病毒标记基因可用于执行这些分类任务。

3. 宏基因组（metagenome）　指从微生物群的成员中收集的基因组和基因。此集合是通过对样本（metataxonomics 宏分类组学）中提取的 DNA 使用鸟枪测序获得的，随后集合或映射到引文数据库，后跟注记。宏基因组学分析依赖的是分类标记基因的扩增和排序，而不是宏基因组。宏基因组学是用于表征从宏基因组获得微生物群潜在功能信息的过程。宏基因组学是 Handelsman 等最先使用的。它是一种在功能宏基因组学的背景下，将环境中 DNA 的随机片段克隆至合适的载体，以便在宿主中进行功能性筛选并获得功能增益的方法。

4. 微生物组（microbiome）　指整个生态，包括微生物（细菌、古菌、低等和高等真核生物及病毒）、微生物的基因组（基因）和周围环境条件。这个定义基于"生物群系"，即给定环境的生物和非生物因素。该领域的一些人狭义地将"microbiome"定义为收集微生物群成员的基因和基因组。他们认为，术语的定义就是 metagenome（宏基因组）与环境相结合构成了"微生物组"。实际上，microbiome（微生物组）的特点是它是结合了临床或环境元数据的 metagenomics（宏基因组学）、metabonomics（代谢组学）、metatranscriptomics（元转录组学）和 metaproteomics（宏蛋白质组学）中的一种或多种组合的应用。

5. 代谢物组学（metabolomics）　其描述的是用于确定任何特定菌株或组织中代谢物概况的分析方法。在任何特定的菌株或组织所产生的代谢物的集成称为 metabolome（代谢组）。最常用于代谢组特征分析的研究平台，包括与液相色谱分离系统相关联的核磁共振（NMR）光谱和质谱（MS）技术。

6. 宏代谢组学（metabonomics）　metabonomics 是"metabolomics"（代谢物组学）另一种表达术语。它描述的是用于从复杂的系统中产生代谢物集成的方法。复杂的系统指的是不只一种菌株或组织，如粪便、尿液、血浆等。为避免混淆，这一术语避免了对 meta-metabolomics（宏代谢组学）的机械使用。

7. 宏转录组学（metatranscriptomics）　指通过相应 Meta-cDNAs 的高通量测序分析所表达的 RNAs（Meta-RNAs）组件。此方法提供有关复杂微生物群的调控和表达谱的信息。

8. 宏蛋白组学（metaproteomics）　metaproteomics 是由 Rodriguez-Valera 首先提出，然后得到了 Wilmes 和 Bond 的认同。它是在某一特定时间点对环境或临床样品的整个蛋白质组成的大范围表征。该方法无法鉴定和识别来自微生物和宿主/环境（宏基因组）中的蛋白质。其计算分析结果为这些蛋白质的生物学起源提供了依据。常用液相色谱分离耦合的质谱法进行多肽鉴定。

9. 用词不当和正确使用术语　在讨论基于 16S rRNA 基因测序和分析的宏分类组分析的研究中，经常发现用词不当。在文献中，可以见到如"16S survey"、"16S sequencing"或"16S analysis"的用法。16S 中的"S"为沉淀速率的非公制单位，代表斯维德伯格单元。斯维德伯格单元提供了一种基于其在高重力（g）作用下的管内移动速率的颗粒尺寸测量方法。细菌核糖体和古细菌核糖体的小亚基为 30S，包含一个结合 21 个蛋白质结构的 16S 核糖体 RNA（rRNA，约 1540 个核苷酸）。因此，我们认为恰当的术语应该是"16S rRNA 基因（16S rRNA gene）"或"16S rRNA 基因测序/分析（16S rRNA gene sequencing/analysis）"。

此外，"microflora"（微生植物群）这个词在科学和医学文献中已经使用了很长时间。它的定义随着时间的推移而演变，但仍然是"微观植物"或"微生态的植物或植物区系"。定义的起源可追溯到 20 世纪早期。此外，"flora"（植物群）一词的定义进一步突出了微生物群系科学文献中的用词不当："特定地区或时期的植物，按物种列出，被视为一个整体"或"一项工作系统地描述植物"或"植物，有别于动物群"。"flora"的定义可追溯到 17 世纪中叶，其起源于拉丁名"植物区"，罗马花卉女神的拉丁文名字"芙洛拉"，意思是花。这些定义及其起源表明"microflora"指的是植物而非微生物。尽管现在有些词典中包含微生物菌群的第三个定义："细菌、真菌和其他微生物的总和，通常发生在人类和其他动物的身体：肠道植物群。"笔者建议，描述生活在微生态中的微生物组合，可以使用"microbiota"

（微生物群）。有趣的是，"microflora"几乎完全用于指与人类或动物有关的微生物群落，但很少在与环境相关的文献中使用。"microflora"在大众文学或酸奶/益生菌广告中的地位仍然较高，但它并不应出现在科学和医学文献中。

总而言之，通过熟悉和理解标准化的微生物研究术语或词汇，能够使相关工作者在阅读相关文献及写作中，减少对研究成果的误解，把相关知识正确地传递给医学界和社会大众。

二、胃肠道菌群的形成

婴儿肠道菌群对宿主的发育起着至关重要的引导作用。以往认为胎儿在母体子宫内处于无菌的环境中，出生以后新生儿立即暴露于产道和其周围有菌的环境中，肠道很快被种类繁多的细菌定植。最近的证据表明，微生物群与宿主之间第一次相互作用是在子宫内开始的。传统观点认为，子宫内存在任何微生物对胎儿可能是一个致命的威胁，子宫内感染可导致早产。然而，无论早产还是足月妊娠，在胎盘基板组织结构上都可见到细胞内细菌的存在，而无细菌感染迹象。基板是与子宫壁接触的母体侧胎盘外周区域。另外，在正常妊娠无任何炎症或病理迹象情况下，进行择期剖宫产（CS）分娩后，在羊水、胎盘、脐带血和胎粪中可检测到细菌 DNA。新生儿的第一份粪便样本，即胎粪的肠道菌群结构，与 CS 分娩后收集羊水和胎盘样品中检测到的微生物群具有相同的特征。

肠道菌群一旦形成，将伴随着人的一生，直至生命结束。肠道菌群从少到多，多样性逐渐丰富，直到建立稳定的菌群，这一演变过程称为初级演替（primary succession），人体大约到 2 岁时完成肠道菌群的初级演替。稳定的菌群形成以后，由于自然、生理、病理、药物等因素引起的菌群演变，称为次级演替（secondary succession）。

在生命早期，肠道菌群是依据肠黏膜的成熟程度和食物的多样化按一定的顺序形成的。正常情况下，出生时肠道有少量细菌定植，出生后由于和空气、饮食及外界环境接触，细菌迅速从口、鼻及肛门侵入。生后数小时粪便中首先出现肠球菌、链球菌和肠杆菌等需氧或兼性厌氧菌，生后 48h 粪便中细菌数量可达 $10^8 \sim 10^9$CFU/g（湿便），肠道细菌出现的时间和种类受到内源性因素如肠黏膜的成熟程度、黏液、胎便中的生长促进或抑制因子，或外源性因素如分娩情况（自然产或剖宫产）、母亲情况（使用抗生素）和环境中细菌数量的影响。至出生后 7~10 天时，需氧菌或兼性厌氧菌首先定植和生长，消耗氧气，为肠腔创造了一个高度还原状态，利于厌氧菌的生长，专性厌氧菌如类杆菌、梭菌和双歧杆菌增多，并且逐渐占优势，约占细菌总数的 98%，这一时期食物是最主要的影响因素。在单纯母乳喂养的婴儿，双歧杆菌占优势；而在配方奶喂养的婴儿，双歧杆菌波动较大，通常类杆菌和梭菌占优势。开始添加辅食以后，母乳喂养和配方奶喂养婴儿肠道菌群的差别逐渐缩小和消失，随着双歧杆菌、类杆菌和优杆菌的增加，梭菌和链球菌也增多。断乳（大约 1 岁）以后，随着食物的多样化，肠道菌群的多样化逐渐增多，也越来越复杂，向成人型菌群过度，在 2~3 岁时形成以厌氧菌占绝对优势需氧菌占劣势的稳定菌群，维持至青年及中年。当进入老年期时，双歧杆菌数量减少，有害菌的腐败性细菌, 如大肠杆菌、梭菌、肠球菌等增多, 可能与肠道黏液的黏附力降低有关 (图 1-6, 图 1-7)。

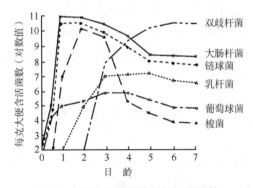

图 1-6　新生儿肠道菌群的初级演替

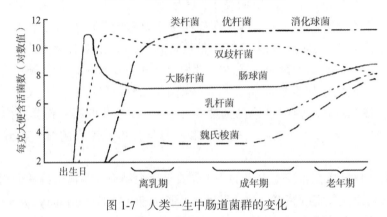

图 1-7　人类一生中肠道菌群的变化

　　出生至 2~3 岁婴儿期是肠道菌群形成并达到平衡的关键时期, 这一时期肠道菌群比较脆弱, 多样性差, 如在婴儿仅有 10 余种菌群, 而成人有 400 多种。目前的研究均支持出生后 2~3 年内的肠道菌群在保证机体以后的免疫应答和代谢向正确的方向发展等方面具有重要作用。肠道菌群的形成受许多因素的影响, 如胎龄、出生方式和环境、喂养方式和饮食、使用抗生素及卫生状况等。这些内容将在本书第二章详细讨论。

三、胃肠道菌群的组成

　　菌群的密集度 (bacterial density) 和菌群的多样性 (bacterial diversity) 是分析衡量菌群的两个主要指标。菌群密集度指标本 (微生境) 中细菌分布、排列的密集程度, 结合标本来源的微生境容积大小, 可以反映出某微生态区域中菌群总生物量的大小。密集度是量的概念, 通常由每克或每毫升标本中的菌落数 (CFU/g 或 CFU/ml) 表示。菌群多样性指某一菌群组成中细菌种类的多少, 主要反映了菌群所处微生境选择压力的大小。在胃肠道不同的解剖部位, 由于微环境 (微生境) 不同, 其定植菌群的数量 (密集度) 和种类有明显的差异 (表 1-3, 图 1-8)。

表 1-3　人类胃肠道菌群的空间分布（CFU/g 内容物）

菌群种类	胃	空肠	回肠	结肠
总菌数	$0\sim10^3$	$0\sim10^3$	$10^3\sim10^7$	$10^{11}\sim10^{12}$
需氧菌				
肠杆菌	$0\sim10^2$	$0\sim10^3$	$10^2\sim10^5$	$10^4\sim10^{10}$
链球菌	$0\sim10^3$	$0\sim10^4$	$10^2\sim10^6$	$10^5\sim10^{10}$
葡萄球菌	$0\sim10^2$	$0\sim10^3$	$10^2\sim10^5$	$10^4\sim10^7$
乳杆菌	$0\sim10^3$	$0\sim10^4$	$10^2\sim10^5$	$10^6\sim10^{10}$
厌氧菌				
类杆菌	稀少	$0\sim10^3$	$10^3\sim10^6$	$10^{10}\sim10^{12}$
双歧杆菌	稀少	$0\sim10^3$	$10^3\sim10^7$	$10^8\sim10^{12}$
消化性球菌	稀少	$0\sim10^3$	$10^3\sim10^4$	$10^8\sim10^{12}$
梭菌	稀少	稀少	$10^2\sim10^4$	$10^6\sim10^{11}$
优杆菌	稀少	稀少	$10^3\sim10^5$	$10^9\sim10^{12}$
韦荣球菌	稀少	$0\sim10^2$	$10^3\sim10^4$	$10^3\sim10^4$
真菌	$0\sim10^2$	$0\sim10^2$	$10^2\sim10^3$	$10^2\sim10^6$

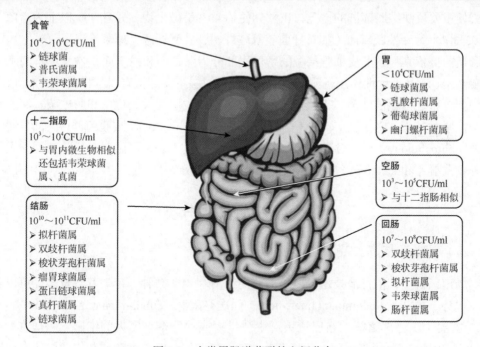

图 1-8　人类胃肠道菌群的空间分布

（一）胃和小肠近端（十二指肠和空肠）

胃腔是一个极端微生境，胃黏膜壁细胞分泌酸，使胃内酸度极高，空腹时胃液 pH 仅为 1～2，这样的微环境里细菌不但不能生长繁殖，而且绝大多数对酸耐受程度低的细菌均被杀死，但有少数耐酸的细菌（如幽门螺杆菌）和真菌可存活、定植。小肠近端（十二指肠和空肠）由于胆汁、肠液等的抑制作用，并且流动性较大，机械性清除作用较强，不利于细菌的定植和存留。因此，胃和小肠近端菌群数量比较低，为 $10^3\sim10^4$ CFU/ml 肠内容物，其种类也相对较少，以需氧菌或兼性厌氧菌为主，如白念珠菌、乳杆菌和链球菌。

（二）小肠远端（回肠）

回肠是小肠近端中稀菌群与结肠中大量菌群的分界区，其菌群的密度和种类介于胃和小肠近端与结肠之间，细菌数量为 $10^7\sim10^8$ CFU/ml 肠内容物，其种类较小肠近端更多，以需氧菌或兼性厌氧菌为主，如类杆菌、梭菌、肠杆菌和乳杆菌。

（三）大肠（结肠）

结肠是肠道菌群定植的主要部位，肠内容物停留时间长、营养供给充足、肠蠕动和消化液流动较慢、氧化还原电位较低等均有利于菌群的定植和繁殖。其菌群的密度和种类最高，细菌数量为 $10^{11}\sim10^{12}$ CFU/ml 肠内容物，种类复杂多样，厌氧性细菌占据绝对优势，其数量是兼性厌氧菌的 100～1000 倍，主要为类杆菌、优杆菌、双歧杆菌及消化性球菌等。

（四）粪便

粪便主要反映结肠菌群的情况，正常粪便约 40% 是微生物，并且 90% 以上为活菌，活菌的 95% 以上为专性厌氧菌（如真杆菌、双歧杆菌、乳酸杆菌、球菌等）。

肠道菌群依其与肠上皮细胞接触的密切程度分为深、中和浅 3 个层次，菌群与宿主细胞接触越密切，其生理性作用越明显。在肠道黏膜深层主要定植有双歧杆菌和厌氧乳杆菌；中层为类杆菌、消化链球菌、韦荣球菌和优杆菌等；浅层为大肠杆菌和肠球菌。深层和中层的菌群紧贴黏膜，比较稳定，称为固定菌群（indigenous flora）或膜菌群，大部分属于原籍菌群（autochthony）或常驻菌群（resident flora）；浅（表）层菌群又称腔菌群，大部分属于外籍菌群（allochthony）或过路菌群（transient flora）。

四、肠道菌群的分类

（一）根据可培养细菌的数量分类

在肠道菌群中，依目前技术可以培养到的细菌有 400 余种，依据其数量多少可以分为主要（优势）菌群（predominant microflora）和次要菌群（subdominant microflora）。

1. 主要（优势）菌群 指肠道菌群中数量大或种群密集度大的细菌，一般在 $10^7\sim10^8$ CFU/g 以上，包括类杆菌属、优杆菌属、双歧杆菌属、瘤胃球菌属和梭菌属等专性厌氧菌，通常属于原籍菌群。优势菌群是对宿主发挥生理功能的菌群，在很大程度上影响整个菌群的功能，决定着菌群对宿主的生理病理意义。

2. 次要菌群 数量在 $10^7\sim10^8$ CFU/g 以下，主要为需氧菌或兼性厌氧菌，如大肠杆菌和链球菌等，流动性大，有潜在致病性，大部分属于外籍菌群或过路菌群。

乳杆菌在数量上归为次要菌群，在回肠中含量较高，但是其具有较为重要的功能，因此在功能上归属于优势菌群。

　　优势菌群与微生境的特征密切相关，以厌氧菌为主的优势菌群，一般生存在清除速率较低、营养丰富的微生境如结肠，所以菌群密集度和多样性高；而兼性或需氧菌群一般生活在清除速率高的微生境，如小肠近端，其菌群密集度和菌群多样性较低，由于菌群密集度低，很难称得上是"优势菌群"；在酸性微生境中，耐酸、产酸的细菌成为优势菌群。微生境的改变，可使菌群中的优势菌群发生替换，如便秘时大便优势菌群主要是革兰氏阴性厌氧菌，慢性腹泻时常见革兰氏阳性杆菌为优势菌群，而在严重急性腹泻时大便中的优势菌群为致病性细菌或某些兼性/需氧细菌。在肠道中，尽管专性厌氧菌是主要菌群，占据优势，但这些菌群又依赖于需氧菌或兼性厌氧菌等次要菌群的存在，因为后者在增殖过程中消耗氧气，保证前者的生长条件。一个生理性组合的肠道菌群是有益的，而病理性组合的肠道菌群是有害的。

（二）根据肠道菌群与宿主的关系分类

　　1. 有益性菌群　主要是肠道专性厌氧细菌，包括类杆菌属、优杆菌属、双歧杆菌属等，这些菌群数量大，持续存在，与宿主处于共生状态。有益性菌群是构成生物拮抗和生物屏障的主要菌群，对宿主发挥着免疫、代谢和营养等生理功能，因此对宿主具有保持健康的作用。

　　2. 有害性菌群　主要是数量比较少的需氧菌，包括葡萄球菌、假单胞菌、变形杆菌等，这些菌群在正常情况下，不会对宿主致病，但如果数量增多，超出一定范围则可引起感染而致病。

　　3. 中间性菌群　数量介于有益菌群和有害性菌群之间，其作用也介于两者之间，是具有有益和有害作用的双向性菌群。中间性菌群增加，可导致腐败物质、致癌物质和毒素的增加，促进宿主的老化。

　　应该注意，以上菌群有益性与有害性的分类是在肠道菌群内部之间，并且与宿主维持平衡时（微生态平衡）的表现。如果发生了微生态失衡，各种菌群对宿主的作用可能发生转化，从而致病（图1-9）。

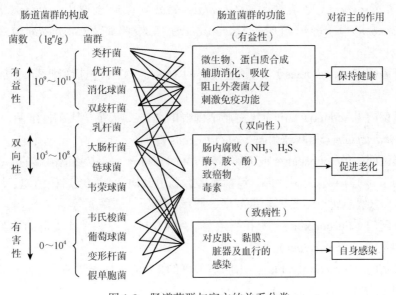

图 1-9　肠道菌群与宿主的关系分类

（三）根据菌群的分子进化分类

根据最新的分子生物学技术研究发现，人类肠道微生物中大约有 60% 以上是目前技术无法成功培养的。16S rDNA 序列分析结果表明，人体肠道中细菌的种类达 1000～1150 种，分属于 7 个菌门，其中厚壁菌门和拟杆菌门占 95% 以上，其他菌门所占的比例均比较少，肠道菌群的分子进化树见图 1-10。

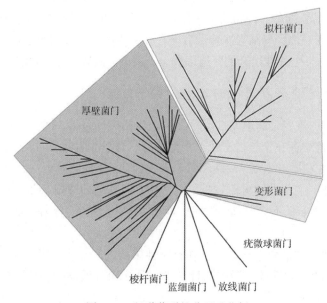

图 1-10　肠道菌群的分子进化树

1. 厚壁菌门（Firmicutes）　占肠道菌群的 65%～79.4%，是一大类细菌，多数为革兰氏阳性，包括芽孢杆菌属（*Bacillus*）、李斯特菌属（*Listeria*）、葡萄球菌属（*Staphylococcus*）、肠球菌属（*Enterococcus*）、乳杆菌属（*Lactobacillus*）、乳球菌属（*Lactococcus*）、明串珠菌属（*Leuconostoc*）、链球菌属（*Streptococcus*）、梭菌属（*Clostridium*）和优杆菌属（*Eubacterium*）等。

2. 拟杆菌门（Bacteroidetes）　占肠道菌群的 16.9%～32%，包括拟杆菌属（*Bacteroides*）、黄杆菌纲。

3. 放线菌门（Actinobacteria）　占肠道菌群的 2.5%，为革兰氏阳性细菌，包括双歧杆菌属（*Bifidobacterium*）和微球菌属（*Micrococcus*）等。

4. 变形菌门（Proteobacteria 或 Phylum Proteobacteria）　占肠道菌群的 1.0%，是细菌中最大的一门，均为革兰氏阴性菌，包括大多数肠道致病菌，如埃希氏菌属、沙门氏菌属、克雷伯菌属、志贺菌属、结肠耶尔森菌属、假单胞菌属、弧菌属等。

5. 梭杆菌门（Fusobacteria）　在肠道菌群中 <0.1%，是一个小类群的革兰氏阴性菌，包括梭杆菌属（*Fusobacterium*）等。

6. 疣微菌门（Verrucomicrobia）　占肠道菌群的 0.1%，包括疣微菌属（*Verrucomicrobium*）和突柄杆菌属（*Prosthecobacter*）。

7. 蓝细菌门（Cyanobacteria）　在肠道菌群中 <0.1%。

第三节　肠道菌群研究的方法

肠道菌群的组成可能包括 DNA 病毒、RNA 病毒、细菌和真菌，对应的微生态研究是还原每个样本真实菌群结构并比较不同样本间的差异，以及菌群差异和个体表型的关联机制。下面分别介绍几种常见的微生态研究方法或手段，包括 16S rDNA 扩增子、18S rDNA/ITS 扩增子、宏基因组、宏转录组、宏蛋白质组、宏代谢组、培养组学、肠道模拟器及类器官。

一、16S rDNA 扩增子

细菌核糖体 RNA（rRNA）普遍存在于细菌中，其中 16S rDNA（约 1540bp），包含 9 个高变区，间区有较强保守性，具有较好的功能同源性（图 1-11）。因此，16S rDNA 扩增可用于细菌物种的鉴定，并进一步还原环境样本中的细菌组成和丰度。

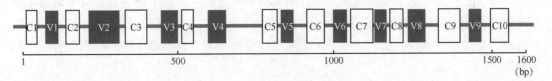

图 1-11　细菌 16S rDNA 序列组成示意图

目前的临床研究已开始大规模采用该技术，分析疾病状态下微生物结构的紊乱，预测疾病风险（发病前早筛、指导预防），以及辅助疾病治疗（病源诊断、辅助用药等）。但该方法的局限性在于两点：①因当前主流测序平台的限制，测序主要集中于几个特定高变区（如 V3-V4、V4-V5 等），且受限于公共数据库中有限的细菌分类信息，16S rDNA 的绝大部分鉴定主要为"属"水平；随着第三代测序技术的发展，目前已经有全长 16S 测序的报道，可以进一步推动细菌的鉴定和分类。②微生态中存在大量不常见或未知微生物组分，该技术无法对此进行评估，从而影响疾病预测/判断的准确性。

二、18S rDNA/ITS 扩增子

类似于细菌 16S rDNA 分类，18S rDNA/ITS 扩增子分析可用于还原环境中的真菌组成和丰度。真菌的核糖体 DNA 序列排布为 18S + ITS1 + 5.8S + ITS2 + 28S（图 1-12），其中 5.8S、18S 和 28S rDNA 序列进化上高度保守。18S rRNA 基因是编码真核生物核糖体小亚基的 DNA 序列，其中既有保守区，又含有 8 个可变区，可以通过可变区的测序分析鉴定真菌的不同种类；而 ITS 序列由于相对变异较快，表现出序列多态性，常被用于不同种属真菌之间的鉴定和系统发育分析。

因测序技术的不断发展，真菌性疾病更多地采用了宏基因组等方法来进行检测和鉴定，因此该技术较少有报道用于临床真菌性感染的研究和鉴定。

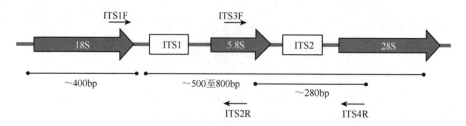

图 1-12　真菌核糖体 DNA 序列组成示意图

三、宏 基 因 组

宏基因组（metagenomics）又称元基因组，是通过提取和检测所有环境中的生物 DNA，还原 DNA 病毒、细菌、真菌及部分宿主基因组的组成，从而更准确和全面地分析微生物多样性、种群结构和进化关系。另外，通过 DNA 序列拼接/功能序列比对，还原所检测的样本中微生物基因的组成，能够更加准确地预测样本中所有微生物共同构建的功能网络和互作关系，发掘潜在的生物学意义。但在实际的研究过程中，样本处理方式对于细菌（革兰氏阴性及阳性菌）、病毒或真菌等的影响会有所不同，更多的实验研究倾向于细菌 DNA 的检测，但尚未有统一的实验标准，因此宏基因组技术对于各类微生物的检测也会存在部分偏差。

目前临床上对于宏基因组技术的应用，主要为未知病原体的快速检测，筛选微生物（或靶基因）作为疾病预测、治疗、恢复等过程中的生物标志物，以及从基因功能层面进行评估，通过了解各类物质的合成代谢，为疾病治疗提供微生态干预的参考。同时，宏基因组学技术还克服了传统的微生物分离培养的限制，为疾病治疗药物的发现和研究提供了更多潜在的途径。

四、宏 转 录 组

宏转录组（metatranscriptome）是指对特定时期、特定环境样品中微生物群落的所有 RNA 进行大规模检测，从而获得微生物群落所有基因在该时空下的表达情况，进而全方位探索微生物群落随环境因子动态变化的研究方法。宏转录组不仅克服了微生物分离培养困难的问题，还能检测出肠道菌群中行使功能的微生物及其活性转录本。目前，第二代高通量测序技术是检测肠道菌群宏转录组的常用方法（图 1-13）。

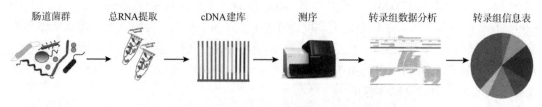

图 1-13　宏转录组测序实验流程

基于宏转录组，可以获得肠道菌群基因在不同环境下的差异表达和功能富集，挖掘肠道菌群的潜在新基因，揭示微生物在不同环境压力下的适应机制。基于肠道菌群与人体间的互作关系，宏基因组分析不仅能够找到与糖类、脂类、蛋白质等代谢相关的基因，还能够筛选肠道微生物中与肥胖、糖尿病、结直肠癌等疾病相关的分子标志物，从而为确定后续疾病的药物靶点奠定基础。但受限于 RNA 易降解的特性，宏转录组对样本的实验提取要求比较高。同时，由于影响肠道菌群的环境因素较多，研究结果也易出现稳定性低的缺点。

五、宏蛋白质组

宏蛋白质组（metaproteome），又称元蛋白质组，在 2004 年由 Rodriguez Valera 提出，它是指在特定时间下环境微生物群落中所有蛋白质的组成。肠道菌群的组成和功能非常庞大，但同一菌群在不同时空下所表现出的生物功能特点又各不相同，通过宏蛋白质组技术，能深入了解菌群在不同条件下的蛋白质表达及其生物功能。目前，宏蛋白质组常使用非标定量法（label free）来分析鉴定样本中的蛋白质组成及数量（图 1-14）。

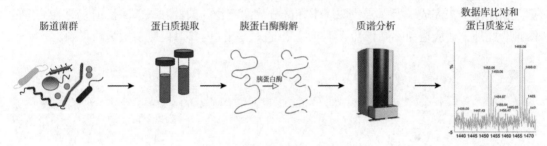

图 1-14　宏蛋白质组实验流程

随着肠道菌群研究的深入，宏蛋白质组作为了解特殊环境下细菌基因表达和特殊功能的研究方法，已经受到越来越多研究者的关注。宏蛋白质组不仅规避了分离培养对于微生物研究的限制，还有助于了解肠道菌群中未知但具有重要作用的活性蛋白质。此外，基于疾病状态下人体不同蛋白质丰度出现极大改变的事实，宏蛋白质组或可作为后续疾病提前诊断或精准治疗的潜在靶点。当然，宏蛋白质组的研究也充满了挑战：

（1）宏蛋白质组的研究依赖于相对完善且不断更新的蛋白质数据库。

（2）蛋白质功能受结构影响很大，但结构蛋白质组学的研究尚不成熟。

（3）蛋白质本身难以扩增，且受环境影响较大，因此宏蛋白质组研究的稳定性仍待提高。

六、宏 代 谢 组

肠道菌群作为长期与人类协同进化的重要"功能器官"，能够通过分泌代谢产物来参与人体神经、免疫、代谢等信号通路。越来越多的研究证据表明，肠道菌群可通过分泌短链脂肪酸（乙酸、丙酸、丁酸等）、5-羟色胺、胆碱代谢物等代谢产物，从而避免或介导肥胖、糖尿病、炎症性肠病、湿疹等疾病的发生。通过对菌群代谢产物的定性和定量分析，宏代谢组（meta-metabolome）能够帮助了解微生物的生理状态，探寻肠道微生物与宿主潜在的相互作用机制，进而对人体疾病的预防和治疗具有重要的意义。目前，基于色谱技术的靶向或非靶向代谢组学是了解人体和肠道菌群代谢产物的主要手段（图 1-15）。

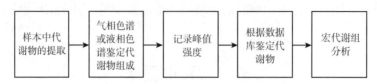

图 1-15　宏代谢组实验流程

通过对所有代谢物的定性和定量分析，宏代谢组能够帮助我们直观了解肠道细菌与人体相互作用后所有代谢物组分和浓度的变化，展示肠道的代谢状态，使我们更深入地研究肠道菌群和人体间复杂的代谢互作关系，并为疾病的预防和治疗提供新的思路（图 1-16）。但由于代谢物随时间和环境变化极快，且代谢产物种类繁多、浓度差异大，宏代谢组实验开展时样本提取的标准化操作对项目的后续分析至关重要。因为代谢产物的鉴定主要是根据数据库注释来完成，所以宏代谢组学在区分代谢产物的菌群和人体来源时仍存在一定的困难。此外，还应避免不同仪器、不同检测批次、不同内参对代谢物检测的影响。

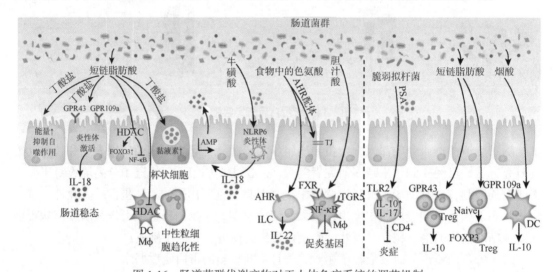

图 1-16　肠道菌群代谢产物对于人体免疫系统的调节机制

七、培养组学

宏基因组学揭示了肠道菌群在生长发育和疾病发生过程中的作用，但对于数量较少的微生物难以检测到；此外，通过宏基因组所检测到的 80%的微生物都植于肠道中，不可分离培养，这极大地限制了研究菌群功能及其与人体健康的关系，因此培养组学（culturomics）孕育而生。培养组学使用多重培养条件对环境特异微生物进行培养，再结合MALDI-TOF 质谱（matrix-assisted laser desorption/ionization time of flight mass spectrometry,

基质辅助激光解吸电离飞行时间质谱）检测和 16S rRNA 测序方法对发现的物种进行快速鉴定（图 1-17）。

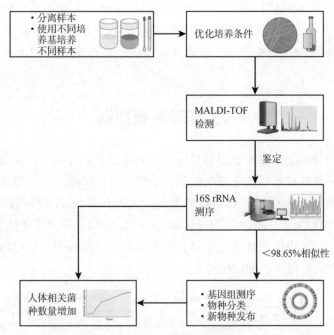

图 1-17　培养组学的研究流程

培养组学起源于环境细菌的培养，2007 年 Bollmann 等使用扩散盒法（diffusion chamber）提高了环境样本中可培养细菌的种类。随后发明的稀释培养法也被广泛用于人肠道菌群的培养与研究。随着技术的不断进步，新的培养方法和培养基不断出现在环境菌群研究领域，比如有研究者就通过混合组分成功培养出了海洋中的细菌 *Candidatus Pelagibacter ubique*。MALDI-TOF 质谱的应用使得培养组学进入快速发展时期：通过不同细菌化学组分不同的原理，使用质谱可以对环境中细菌的物种进行快速鉴定。由于 MALDI-TOF 质谱在种、属水平分类鉴定上的高效、低成本、高重复性和相对较低的技术培训门槛，很快就在临床上得到大规模使用。目前培养组学的主要应用方向有如下几方面。

（1）研究人肠道菌群与疾病的关系：虽然宏基因组在一定程度上可以解释肠道菌群和疾病关系，但是其很少能鉴定到株的水平，也不能提供代谢物相关的信息。细菌研究更多以株为单位，分类培养是研究细菌和人体关系的必需步骤，而培养组的方法能够鉴定分离得到潜在的致病菌株，再验证其功能代谢物，从而详细研究菌株与健康关系，更有可能寻找到治疗疾病的潜在靶标。

（2）增加已知可培养细菌的数量：在培养组学发展前，有 2172 种与人类相关的物种能够被培养，随着培养组学的发展，已经发现了 2671 种与人体有关的微生物。

（3）鉴定出更多的病原菌：由于物种鉴定技术精度有限，导致部分致病菌被鉴定为共生菌，如 *Christensenella minuta*，通过培养组学技术可确定这些共生菌与人体疾病发生的关系，从而增加能鉴定到的临床致病菌数量。

（4）鉴定出更多的细菌物种：16S rRNA 技术按照序列相似性获得可操作分类单元

（operational taxonomic units，OTU），将其与培养组学相结合，能够从中鉴定出更多的细菌，甚至是新的菌种。

培养组学有着巨大的应用潜力，通过与不同组学研究方法结合，培养组学还将应用于寻找肠道菌群核心菌株、研究机体免疫调节功能与菌群的关系，以及从人体肠道菌株中寻找新的抗生素等应用研究领域，将成为连接依赖培养型研究和不依赖培养型研究的纽带。

八、胃肠道模拟器

大部分微生物菌群的研究都需要通过体外实验来深化研究结果，而动物模型是在体外研究菌群和宿主关系的最重要的方法。但是，动物模型价格昂贵，且喂养过程中容易出现意外导致研究延期。随着生物工程材料的发展，人们开发出了体外模拟体内微环境的系统——胃肠道模拟器（gastrointestinal simulator）（图 1-18）。虽然其不能模拟肠道器官本身，但通过模拟不同部位肠道的内环境，能够反映出菌群在这些肠道部位中的真实情况。使用胃肠道模拟进行研究有以下方面的优势。

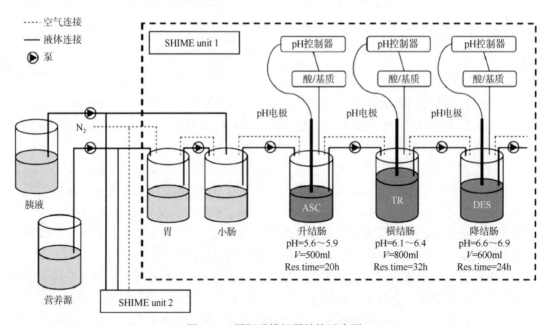

图 1-18　胃肠道模拟器结构示意图

（1）通过准确地控制模拟器的影响条件（如 pH、营养成分等），能够使研究者更加专注于周围环境的改变对菌群的影响，减少宿主器官因素的干预（如肠上皮的蠕动、食物残渣等）。

（2）可在不同部位的肠道模拟器中监控菌群及相关代谢产物的动态变化，而不必担心采集时间点不足导致研究数据的缺失。

近几年来，胃肠道模拟器从简单的批量发酵逐步发展为按照肠道不同部位模拟且相互联系的完整系统，使研究者更加专注于不同肠道影响因素下菌群的差异。最新的胃肠道模拟器更是将胃、小肠、升结肠、横结肠和降结肠进行分段模拟，在计算机的精密控制下，观察不同器官（部位）饮食成分的变化对菌群组成及其活性代谢物的影响。

九、类　器　官

为了研究微生物和宿主的互作关系，观察不同生理环境下微生物菌群的变化，体外研究的方法经常被使用。常见的体外研究方法包括动物模型、器官模拟器等，其最终目的是制造出与健康或疾病患者相同的内环境，而类器官就是其中发展最快的一种方法。类器官是三维细胞培养的结果，含有其所代表器官的关键信息（如类似的空间结构组织及部分功能）。目前，类器官培养已经应用于多种组织，包括肠道、肝脏、胰腺、肾脏等。其中肠道类器官是与肠道微生态研究最相关的技术，多用于体外研究在感染的情况下微生态致病菌与人体的互作关系，这些致病菌包括沙门氏菌（*Salmonella*）、幽门螺杆菌（*Helicobacter pylori*）、艰难梭菌（*Clostridium difficile*）等。此外，肠道类器官也为体外研究共生菌、益生菌及菌群提供了有力的平台：在体外回肠末端类器官的研究发现 *Bacteroides thetaiotaomicron* 可以增加岩藻糖基化的作用；在小肠类器官的研究发现鼠李糖乳杆菌（*Lactobacillus rhamnosus*）GG 可以增加 TLR3（Toll-like receptor 3）mRNA 的表达水平；*Akkermansia muciniphila* 和 *Faecalibacterium prausnitzii* 在肠道类器官中表现出能促进短链脂肪酸的产生。这些研究表明，肠道类器官已经越来越为微生态研究者所接受，逐渐成为体外研究的工具之一（图 1-19）。

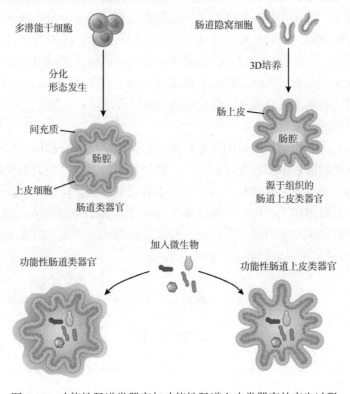

图 1-19　功能性肠道类器官与功能性肠道上皮类器官的产生过程

虽然类器官研究还在不断完善，但其在菌群和宿主互作、药物代谢、精准治疗、器官移植等方面表现出了巨大的应用潜力。随着类器官技术的不断发展，其必将成为基础研究、临床研究及转化的利器。

第四节　肠道菌群研究的方向和意义

在生命早期，肠道菌群经历发展和成熟，并与身体发育和健康息息相关，其作用已类似于人体的一个超级器官。而针对一个器官的研究主要在于 3 点：问题出现前的预防、出现问题时的诊治、衰竭后的移植。

首先来说预防。肠道菌群在生命早期发育迟缓，预示着营养不良、肥胖、哮喘、湿疹、呼吸道感染等多种儿童疾病的风险增高。通过前瞻性研究，分析出生时及出生后 1～3 年内肠道菌群组成和发展规律，并记录相关健康指标，可以构建早期肠道菌群和后续不同疾病风险的相关模型，如呼吸道感染发生频率，过敏性疾病发生风险，肥胖、哮喘发生风险等，从而更有效地指导临床进行微生态干预并"治未病"。

其次为诊治。近年来，大量研究证实过敏性疾病（如湿疹、儿童炎症性肠病）、营养代谢类疾病（如肥胖、儿童糖尿病）、神经类疾病（如难治性癫痫、孤独症）等各类疾病中都存在肠道菌群的紊乱。通过控制出生/喂养方式、抗生素暴露、饮食和生活环境等影响，分析患病和健康儿童的肠道菌群结构、微生物基因和功能上的不同，将差异的肠道菌群组分或基因作为疾病诊断指标之一，可以显著提高疾病诊断的准确率。Planer 等将患病和健康儿童的粪便接种于无菌动物，有效证实了肠道菌群紊乱可导致多种疾病的发生。同时，还可以开展微生态干预相关动物试验，评估食品、药物、益生菌等对患病儿童肠道菌群的恢复效果或治疗潜力。在动物试验之后，还可进一步进行人体干预试验，如评估膳食纤维或益生菌在缓解/治疗糖尿病、肥胖中的微生态机制，从而指导筛选新的益生菌或益生元产品。针对抗生素使用后的肠道菌群紊乱，则可以通过确定紊乱模式，指导更精准的益生菌/益生元等恢复肠道菌群的临床策略。

若器官衰竭到一定程度，最后的临床对策必然是移植。器官移植，第一个要解决的问题就是配型，而针对肠道菌群这个器官而言，最好是了解其自身的衰竭程度以及"适配"的肠道菌群结构。研究粪菌移植在不同适应证中的效果以及相应菌群的改变和宿主反应，并构建完善的参考数据库（类比中华骨髓库），后续遇到临床上需要接受粪菌移植的患者，则可将其肠道菌群检测结果与数据库比对，找出最适合的"粪菌"或人工配制的"粪菌混合剂"，进一步提升移植手术的效率和标准化程度。

（武庆斌　戴文魁　郑跃杰　黄永坤　金忠芹）

参 考 文 献

Backhed F, Roswall J, Peng Y, et al, 2015. Dynamics and stabilization of the human gut microbiome during the first year of life[J]. Cell Host Microbe, 17(6): 852.

Blutt SE, Crawford SE, Ramani S, et al, 2017. Engineered human gastrointestinal cultures to study the microbiome and infectious diseases[J]. Cellular and Molecular Gastroenterology and Hepatology, 5(3): 241-251.

Dai Z, Coker OO, Nakatsu G, et al, 2018. Multi-cohort analysis of colorectal cancer metagenome identified altered bacteria across populations and universal bacterial markers[J]. Microbiome, 6(1): 70.

Forsythe P, Kunze W, Bienenstock J, 2016. Moody microbes or fecal phrenology: what do we know about the microbiota-gut-brain axis? [J] BMC Medicine, 14: 58.

Fujimura KE, Sitarik AR, Havstad S, et al, 2016. Neonatal gut microbiota associates with childhood multisensitized atopy and T cell differentiation[J]. Nat Med, 22(10): 1187-1191.

Grigg JB, Sonnenberg GF, 2017. Host-microbiota interactions shape local and systemic inflammatory diseases[J]. J Immunol, 198(2): 564-571.

Hassa J, Maus I, Off S, et al, 2018. Metagenome, metatranscriptome, and metaproteome approaches unraveled compositions and functional relationships of microbial communities residing in biogas plants[J]. Appl Microbiol Biotechnol, 102(12): 5045-5063.

Jenmalm MC, 2017.The mother-offspring dyad: microbial transmission, immune interactions and allergy development[J]. Journal of Internal Medicine, 2282(6): 484-495.

Johnson AMF, de Paolo RW, 2017. Window-of-opportunity: neonatal gut microbiota and atopy[J]. Hepatobiliary Surg Nutr, 6(3): 190-192.

Lagier JC, Khelaifia S, Alou M T, et al, 2016. Culture of previously uncultured members of the human gut microbiota by culturomics[J]. Nat Microbiol, 1: 16203.

Lagier JC, Dubourg G, Million M, et al, 2018. Culturing the human microbiota and culturomics[J]. Nature Reviews Microbiology, 1: 540-550.

Levy M, Blacher E, Elinav E, 2017. Microbiome, metabolites and host immunity[J]. Curr Opin Microbiol, 35: 8-15.

Olesen SW, Leier MM, Alm EJ, et al, 2018. Searching for superstool: maximizing the therapeutic potential of FMT[J]. Nat Rev Gastroenterol Hepatol, 15(7): 387-388.

Simner PJ, Miller S, Carroll KC, 2018. Understanding the promises and hurdles of metagenomic next-generation sequencing as a diagnostic tool for infectious diseases[J]. Clin Infect Dis, 66(5): 778-788.

Tamburini S, Shen N, Wu HC, et al, 2016. The microbiome in early life: implications for health outcomes[J]. Nat Med, 22(7): 713-722.

Uesaka T, Young HM, Pachnis V, et al, 2006. Development of the intrinsic and extrinsic innervation of the gut[J]. Developmental Biology, 417(2): 158-167.

Wang H, Dai W, Qiu C, et al, 2016. Mycoplasma pneumoniae and streptococcus pneumoniae caused different microbial structure and correlation network in lung microbiota[J]. J Thorac Dis, 8(6): 1316-1322.

Xie G, Zhou Q, Qiu CZ, et al, 2017. Ketogenic diet poses a significant effect on imbalanced gut microbiota in infants with refractory epilepsy[J]. World J Gastroenterol, 23(33): 6164-6171.

Yarza P, Yilmaz P, Pruesse E, et al, 2014. Uniting the classification of cultured and uncultured bacteria and archaea using 16S rRNA gene sequences[J]. Nat Rev Microbiol, 12(9): 635-645.

第二章

小儿肠道菌群的建立及其影响因素

人类肠道内栖息着大量共生细菌，不同的部位菌群的构成也不同，它们共同构成一个"极其复杂的肠道微生态体系"。健康情况下，肠内正常微生物群与宿主间处于生理的、和谐的、相互依赖又相互制约的状态，维系着肠道的"微生态平衡"，这是健康的标志。肠道微生物群在人的一生中有两次重大变革：一是出生时新生儿肠道微生物群的逐步建立和完善；二是婴儿添加辅食断奶后，饮食结构变化后肠道微生物群的结构也发生多态性变化，更趋于稳定，"接近"成人结构菌群。婴儿时期是肠道微生物群完善和发展的一个重要时期，分娩方式、环境因素、饮食结构、孕龄以及抗生素的应用等均影响生命早期肠道微生物群的变迁。婴儿时期肠道菌群的初期定植可以抵抗病原体定植，促进免疫系统的发育成熟和宿主的新陈代谢，因此，肠道正常微生物群在生命早期的定植和变迁对于婴儿远期的健康是至关重要的，如果这一过程出现延迟或紊乱，则与以后的某些疾病的发生密切相关。

第一节　小儿肠道菌群的建立和演替

长期以来，人们一直认为"胎儿在宫腔内是无菌的"，肠道微生物群的初始定植发生在分娩时，表现为出生后数小时肠道中出现需氧或兼性厌氧菌如肠球菌、链球菌和肠杆菌等。出生后 24h 大肠杆菌占优势，双歧杆菌于生后第 2 天出现，增长迅速，于第 4~5 天时占优势，1 周后其数量可达细菌总数的 98%。阴道分娩儿最初定植菌群来源于所接触的母体菌群，包括母亲粪便、阴道及皮肤细菌，主要为不动杆菌、双歧杆菌、葡萄球菌、普雷沃菌属、纤毛菌属，而剖宫产儿则为环境中的细菌，如医疗器械、空气及护理人员的手所携带的细菌，主要为柠檬酸杆菌、大肠杆菌、艰难梭菌、棒杆菌属、丙酸杆菌属。近年来随着分子生物学技术及宏基因组学技术突飞猛进的发展，更多研究表明，在胎便及胎儿赖以生存的羊水、胎盘中均分离到微生物 DNA，提示肠道微生物群初始程序性定植"可能始于胚胎期子宫"，来源可能是母体口腔、肠道、泌尿生殖道等，且受母亲孕期环境及疾病等因素影响，这对胎儿免疫系统的发育及成熟至关重要。新生儿出生后的肠道微生物群的定植过程也受诸多因素的影响，如饮食、环境、药物等，直至 3 岁左右完全固体食物引入后，其肠道菌群结构趋于成人，形成稳定的肠道微生物群结构。

一、新生儿"肠道微生物的起源假说"

1886年Escherich在采用传统培养方法研究新生儿肠道微生物后指出："纯胎便不含微生物"，生后第8天时存在丰富的微生物群。1个世纪以来，这一"经典理论"一直被人们广泛接受。直至Jiménez等采用PCR技术检测了21个足月健康新生儿生后2h内母乳喂养前排出的胎便，发现胎便中存在细菌，优势菌主要为表皮葡萄球菌和大肠杆菌。Madan采用16S rRNA高通量基因测序技术研究发现，早产儿胎便样本中存在微生物，主要为乳杆菌属、葡萄球菌属、肠杆菌科。Moles等通过研究发现早产儿胎便微生物结构存在显著个体差异性，芽孢杆菌和厚壁菌门是胎便中的优势菌。总之，分子生物学技术为足月儿和早产儿"胎便中存在细菌"提供了初步证据，认为胎便微生物群多样性低，个体间差异大。

以往研究认为，羊水中微生物的侵袭与绒毛膜羊膜炎、早产、坏死性小肠结肠炎密切相关。早产儿羊水中检测到的解脲支原体、人型支原体、具核梭杆菌、阴道加德纳菌和拟杆菌属与早产存在关联，虽然这些微生物是低毒性的，但在子宫腔内会激活中性粒细胞，使促炎因子、前列腺素、基质金属蛋白酶生成和释放，从而导致宫颈成熟、胎膜早破、子宫收缩，最终引起早产。Ardissone等将早产儿胎便微生物群与独立分离到的羊水、阴道和口腔微生物群数据比较分析发现，胎便微生物群与羊水微生物群两者间存在很大重叠，提示羊水中的细菌可能通过胎便传递给胎儿。近期，研究者在没有羊膜腔感染或炎症的胎盘中也培养出了细菌，其中包括与泌尿生殖道不相关的类群。一项纳入195个研究对象的横断面研究分析，27%的胎盘样本的平板培养基中发现了革兰氏阳性和革兰氏阴性菌，在孕周<28周早产儿中很常见，而且在没有临床或病理绒毛膜羊膜炎证据的胎盘中也发现了细菌。Aagaard对320份胎盘样本全基因组测序发现，胎盘中存在着独特的微生物群，其丰度低、新陈代谢旺盛，主要为厚壁菌门、软壁菌门、变形菌门、拟杆菌门、梭杆菌门等共生微生物群，认为胎盘微生物与早产及产前感染如妊娠早期尿路感染有关。总之，从胎盘、羊水和胎便中检测到的微生物群具有共同的特征，提示胎儿可能在宫腔内就开始了微生物的定植和转移。

二、影响胎儿肠道微生物群落的因素分析

（一）孕母饮食结构

孕母的饮食通过各种途径影响自身和子代肠道菌群结构。一项前瞻性队列研究发现，均衡的膳食结构能够降低孕妇发生早产的风险。孕晚期高脂饮食可使子代肠道菌群中拟杆菌属明显减少，这种改变可持续至出生后6周，并影响婴儿能量摄取和早期免疫系统发育，其具体机制尚不清楚，可能是高脂饮食通过影响母亲口腔及肠道微生物群改变了胎盘及羊水中微生物群结构，间接影响了胎儿胎便中的微生物组成。

（二）抗生素的应用

近些年来，剖宫产率和孕期链球菌定植率有升高趋势，产时预防性抗生素应用越来越广泛。宫内预防性应用抗生素（intrapartum antimicrobial prophylaxis，IAP）已成为新生儿常见抗生素的接触源。Nogacka 等评估 IAP 对足月产婴儿的影响，发现 40 例 IAP 婴儿在生命第 1 周肠道微生物群建立的模式发生了改变，放线菌和类细菌定植比例较低，前杆菌和厚壁菌属增加。青霉素、氨苄西林或氨苄西林加红霉素用于分娩期间 B 群链球菌呈阳性的母亲，可以减少新生儿早期感染的发生风险。经母体 IAP 暴露的婴儿粪便样品中双歧杆菌科的含量显著降低，α 多样性降低。Azad 等发现产时预防性应用抗生素，婴儿 3 个月时肠道菌群中拟杆菌属低表达，肠球菌和梭菌属高表达，厚壁菌门增加，存在显著差异，特别是在紧急剖宫产儿，3 个月时肠杆菌科、链球菌、韦荣球菌、梭菌属增加，拟杆菌减少，这种改变可持续至 12 个月。研究者采用 logistic 回归分析发现，孕中晚期应用抗生素可增加子代 3 岁时哮喘的发生风险。并且母体肠道微生物携带的 β-内酰胺酶或四环素类耐药基因能够在宫内时期垂直传播给胎儿。IAP 对婴儿早期胃肠道微生物组成的影响效果与暴露持续时间的关系尚待确定。

（三）疾病

研究显示孕期体重过度增加，其肠道中拟杆菌属和普氏菌属水平较高，且数量随孕期体重的增加而增加，而双歧杆菌属的水平相对较低，认为母亲孕期的体重指数（BMI）及体重增加能影响婴儿肠道菌群的组成及丰度，从而影响婴儿远期过敏性疾病和肥胖等的发生风险。妊娠期糖尿病多见于孕期超重女性，合并糖尿病的妊娠母亲所生婴儿胎便微生物群 α 多样性更高，拟杆菌属、卟啉单胞菌、毛螺旋菌科丰度更高，且与糖尿病成人粪便中微生物组成类似，其原因可能是在母体糖尿病状态下易发生微生物转移。此外，产前感染、牙周疾病、母亲湿疹等也与胎便微生物群的改变有关。

（四）孕周

孕期肠道微生物群的组成和丰度是动态变化的，尤其孕晚期肠道微生物群的结构会发生巨大变化。研究发现，孕母肠道微生物群与胎便微生物类似，组间多样性明显增加，组内多样性减少，如变形菌门和放线菌门增加可能与孕母胰岛素抵抗、促炎因子的释放等代谢紊乱状态有关，也为胎儿的生长及机体哺乳提供了条件。早产儿出生时肠道菌群多样性较低，乳酸杆菌属、拟杆菌属、双歧杆菌属的丰度相对较低，直至出生 90 天后婴儿肠道中的这些差异才明显降低。足月阴道分娩儿出生时肠道菌群是放线菌门如双歧杆菌，变形菌门如大肠杆菌，拟杆菌门及少量的厚壁菌门如乳酸菌，这与低出生体重早产阴道分娩儿肠道中菌群不同，后者主要是厚壁菌门、软壁菌门及少量的放线菌门。因此，胎龄对婴儿出生时肠道菌群是有一定影响的。

（五）遗传背景

对一些单基因病的研究发现，特殊的宿主基因对于微生物的组成也会产生重要影响，

如 HLA 基因，与粪便中拟杆菌属和普雷沃氏菌属的丰度有关，MYD88 通过调节与 Toll
样受体的相互作用影响机体固有免疫系统，MyD88 缺乏与肠道中乳酸菌、理研菌科的丰
度有关。

三、新生儿肠道微生物群的建立和发展

　　肠道微生物的定植和演替是一个复杂的过程，受诸多因素的影响，如分娩方式、喂养
方式、孕龄、抗生素和遗传背景等。婴儿出生后 1 年内肠道微生物群变化较大，肠道微生
物群的多样性也差，随着辅食的添加、饮食结构的变化，其微生物群构成逐渐趋于稳定，
并接近成人。以往的研究采用传统细菌培养方法对婴儿肠道菌群进行定量检测，近年来研
究者采用 16S rDNA 技术对肠道中双歧杆菌、梭状芽孢杆菌、类杆菌等优势菌进行测定，
发现此项技术可以检测出生后 2 个月内婴儿粪便中 10% 尚未鉴定的菌种，1 岁小儿粪便中
30% 尚未鉴定的菌种。

　　肠道微生物群与宿主的和谐、稳定的关系是健康的基础。肠道细菌通过分泌各种酶参
与食物的消化、吸收及合成部分营养素等，参与肠黏膜生物学屏障的形成，阻止或抑制致
病菌、条件致病菌等入侵，并刺激机体免疫系统的发育和成熟，调节人体新陈代谢。肠道
正常菌群所分泌的这些"物质"可抑制宿主体内的致病菌及其代谢产物对宿主的危害，如
复合物质共轭亚油酸（CLA）、短链脂肪酸（SCFA）和 γ-氨基丁酸（GABA）等，在防治
某些疾病如肿瘤、肥胖症、心血管疾病方面发挥了重要作用。但微生物对宿主发挥作用的
生物化学通道，目前我们认识得不太深刻，因为缺乏对相应基因进行检测的手段。大量研
究证实，在生命早期肠道菌群的定植可影响免疫系统的成熟。所以，新生儿时期肠道菌群
的早期定植对肠道免疫应答乃至系统免疫的发育都是至关重要的。有研究表明，应用抗生
素可影响机体健康，增加免疫相关性疾病的发生，如湿疹、过敏性鼻炎、炎症性肠病等。
一些研究表明，患有过敏性湿疹的儿童肠道菌群构成与正常儿童不同，与成人比较，婴儿
肠道菌群构成更易发生变化，结构不稳定，提示人们在婴儿时期饮食中加入益生菌可以避
免上述问题的发生。目前益生菌和益生元广泛应用于婴儿奶粉中，大量研究证实它可以刺
激双歧杆菌生长，改变肠道菌群结构，因此可以作为预防和治疗某些疾病的手段。

四、小儿肠道菌群的演替

　　婴儿期肠道正常菌群的演替大致会经历以下五个阶段。

　　1. 胎儿期在子宫腔内微生物的暴露　研究表明，胎儿肠道微生物群的初始化程序定植
可能源于子宫腔内，母体肠道、口腔、泌尿生殖道等的微生物群通过多种途径传递到胎盘、
羊水，最终到达胎儿肠道，对胎儿免疫系统的发展和成熟起着重要的作用。孕期可通过
补充益生菌调整母体免疫和代谢状态，从而降低婴儿远期疾病的发生风险，但胎儿宫内
环境是否有菌、其来源和作用，以及益生菌干预的具体作用机制、远期影响等还有待进
一步研究。

　　2. 新生儿期肠道微生物群的建立与完善　新生儿出生后会接触大量的主要源于母体

和周围环境的微生物。阴道分娩时，新生儿接触了母体阴道和会阴区大量细菌，获得了与母体相同的菌群，母体阴道菌群的种类和数量与新生儿肠道菌群非常接近，主要是链球菌、葡萄球菌、杆菌、厌氧球菌、类杆菌、丙酸杆菌和真菌。新生儿生后的"污染"程度与母亲阴道微生物数量密切相关，而且来自母体阴道、会阴区的微生物可进入小儿的消化道，阴道分娩儿胃内菌群结构能反映出母亲宫颈的菌群状况。新生儿出生后同样接触了母亲或医务人员的手、皮肤和周围环境，加之生后自主呼吸、啼哭、吸奶等因素，致使生后数小时，肠道内即有细菌的定植。新生儿肠道的有氧环境导致最初定植的是需氧菌，需氧菌定植繁殖后逐渐消耗肠道内氧气，降低氧化还原电位，为厌氧菌的定植提供了良好的环境。张琳教授等在 1996 年对足月健康新生儿生后肠道菌群的定植进行了动态观察，发现生后第 1 天即有大肠杆菌等需氧和兼性厌氧菌的定植，专性厌氧菌如双歧杆菌在生后第 4 天出现，并在 1 周左右逐渐超过大肠杆菌成为优势菌，这一过程受到分娩方式、喂养方式和孕龄的影响。

3. 婴儿期肠道微生物群的演替　有关婴儿期肠道微生物群演替的研究报道较多，但结论存在差异。对母乳喂养儿肠菌群结构的研究表明，生后 1 周左右肠道内含有大量双歧杆菌、肠球菌和肠杆菌，1 个月后双歧杆菌成为优势菌，并伴有其他微生物的生长。德国的一项对生后第 7 天婴儿粪便菌群的研究发现，在 89% 的婴儿粪便中可检测到双歧杆菌，这种优势持续约 4 个月，同时发现存在大量的肠杆菌、肠球菌、类杆菌和乳杆菌。总之，在生后 1 周左右小儿粪便中含有大量的肠杆菌、肠球菌和葡萄球菌，随着时间迁移其数量逐渐减少，代之以双歧杆菌数量的逐渐升高，类杆菌数量较双歧杆菌低，乳杆菌数量随时间的推移逐渐增多。

4. 辅食添加时期肠道微生物群的变化　随着年龄的增长，婴幼儿从乳类食物中摄入的各种营养素的比例在逐渐减少，从辅食中摄入的营养素比例在逐渐增多，辅食添加对生长发育的需求非常重要，对肠道正常菌群的演替也很重要。添加辅食后肠道菌群数量增加，尤其是乳酸菌、肠杆菌和产气荚膜梭菌增加的比例相对较大，这与辅食添加时期的肠道菌群演变特点相一致。母乳喂养儿添加辅食后肠菌群结构发生变化，表现在肠球菌和类杆菌数量增加，肠杆菌和双歧杆菌持续存在，这种变化与粪便 pH 密切相关。人工喂养儿添加辅食时这一变化很小，因其肠道内已存在大量的需氧菌和类杆菌。豆类食物能提高肠道双歧杆菌、乳酸菌数量；蛋类食物能减少肠杆菌和拟杆菌的数量，提高肠道菌群的定植抗力；水果类食物能降低肠道产气荚膜梭菌数量，水果中含有一定量的食物纤维，可以促进肠道有益菌增殖，抑制有害菌产生；乳制品食物中的维生素 A、钙、磷的摄入能增加肠道拟杆菌的数量；摄入碘能降低肠道产气荚膜梭菌数量。

5. 断乳时期肠道微生物群的变迁　断乳后小儿肠道菌群组成越来越接近成人菌群结构。对爱沙尼亚和瑞典小儿断乳后肠道菌群结构的对比观察发现，两国断乳婴儿粪便中均含有大量肠球菌、双歧杆菌和类杆菌，而肠杆菌数量很少；爱沙尼亚婴儿乳杆菌数量高于瑞典婴儿。对 10～18 个月断乳小儿粪便菌群的研究发现，其构成不同于成人，主要含有大量的双歧杆菌、肠杆菌和肠球菌，部分小儿粪便中可分离到乳杆菌。丹麦的一项大型队列研究发现，断乳后婴儿肠道中以乳酸杆菌、双歧杆菌和肠杆菌科为主的微生物群逐渐被梭状芽孢杆菌和拟杆菌为主的种群所取代，较大婴儿饮食微生物群富含能够降解更复杂的糖和淀粉的微生物。18 个月时，肠道中产生短链脂肪酸的生物体比例与体重指数的增加呈正相关；36 个月时，微生物群组成接近成人。小鼠模型中，在断奶和微生物群转变的类似时期，Toll 样受体和白细胞介素-1 受体信号在调节肠道基因表达时几乎涉及肠道生理学的所有方面。总之，婴儿后期逐渐断乳后，其肠道双歧杆菌数量有所下降，而肠道 pH 随之有所升高，类杆菌、消化球菌、真杆菌、梭菌、乳杆菌、链球菌等数量有所增加。至此，肠道菌群结构趋于稳定，这种状态维持整个儿童期和青壮年期。

第二节　影响小儿肠道菌群建立的因素

婴儿期是肠道菌群快速演替的重要阶段，肠道菌群不稳定，易受外界因素影响，发生菌群失调。多种因素影响肠道正常微生物群的建立和构成，如分娩方式、胎龄、喂养方式、住院天数、卫生状况、地理环境及抗生素的应用等。尤其分娩方式对婴儿肠道菌群的定植发展具有重要影响，并且这种影响可持续到 6 个月甚至更久。孕后期的饮食习惯和分娩时母亲的紧张情绪均影响新生儿早期定植菌的质和量。新生儿肠道菌群是由多种细菌构成的、庞大的生态体系，这些菌群通过发挥各自独特作用影响肠道生态体系功能，对机体的生理作用主要反映在营养、代谢、免疫防御等多个方面。肠道菌群的代谢是个复杂的过程，通过内外因素直接影响微生物与宿主间的相互关系，外界因素如分娩方式、喂养方式、早产、应用抗生素，以及与父母、兄弟姐妹及医护人员接触等均影响新生儿肠道菌群的定植和代谢。

一、分娩方式对肠道菌群定植的影响

分娩方式对婴儿肠道菌群发展的影响是显著的。许多研究表明，消化道早期定植的肠道菌群在婴儿免疫系统的发育成熟过程中扮演着重要角色。通过阴道分娩可促进新生儿免疫系统细胞因子的产生，而剖宫产等非自然因素的存在可以改变或延迟新生儿肠道菌群的早期定植并增加特异性疾病的发生率。阴道分娩儿肠道定植菌源于母体的粪便和阴道环境，剖宫产儿肠道定植菌主要源于医院环境（医院人员的手、医院的空气、仪器设备和接触其他新生儿）。剖宫产儿肠道双歧杆菌数量较阴道分娩儿少，而且剖宫产儿肠道中类杆菌、双歧杆菌和大肠杆菌在肠道定植较阴道分娩儿延迟。Adlerberth 认为母亲的阴道、粪便、皮肤的菌群结构和婴儿所接触的环境因素是肠道初始菌群的来源。Fanaro 则强调环境因素对剖宫产儿肠道菌群定植的重要性，与阴道分娩儿比较，剖宫产儿肠道类杆菌、双歧杆菌和大肠杆菌定植延迟，双歧杆菌数量少而艰难梭菌等其他菌种数量高，这是因为阴道分娩儿初始定植菌源于母亲的粪便和阴道菌群，而剖宫产儿初始定植菌源于医院环境。

母亲的肠道和产道菌群的母婴传递在婴儿肠道菌群的定植形成过程中也具有重要的作用。Mikami 等研究表明，自然分娩和母体肠道的短双歧杆菌数量是影响婴儿肠道双歧杆菌定植发展的重要因素。而剖宫产儿分娩过程中接触环境的"过度卫生"，可能减少了母婴间正常微生物群的传递，从而影响了婴儿肠道菌群的定植发展。所以，分娩方式对新生儿生后肠菌群的建立影响很大，阴道分娩儿肠道菌群定植主要受母亲阴道和会阴区域菌群的影响，而剖宫产儿主要受医院环境的影响。剖宫产儿菌群的建立是延迟的，特别是双歧杆菌和类杆菌的定植，同时达优势化时间较迟。张琳等对不同分娩方式出生的新生儿肠道菌群定植的研究表明，剖宫产儿双歧杆菌定植及达优势化时间均较阴道分娩儿延迟。新生儿经产道时与来自母亲的阴道、羊水和粪便中的双歧杆菌接触，使阴道顺产婴儿更易定植双歧杆菌。John 等对肠道菌群进一步研究证实，与阴道顺产儿相比，剖宫产儿更易定植梭菌属，研究显示阴道菌群被认为是最初的定植者的来源。剖宫产分娩的婴儿暴露在外部环境的细菌与来源于母体的细菌有很大差别，从而导致正常肠道菌群定植的延迟。荷兰的一项出生队列研究（$n=1032$），采用 RT-PCR 分析 1 个月时婴儿粪便标本中的菌群种类，与剖宫产儿相比，阴道分娩儿（$n=826$）肠道中脆性芽孢杆菌数量相对较高，艰难梭状芽孢杆菌数量减少；而剖宫产儿（$n=108$）则显示出相反关系。在门分类水平上，剖宫产儿与阴道分娩儿相比，类杆菌丰度低。强调了分娩期间暴露于母体周围环境对婴儿的微生物特征中的早期遗传和建立类细菌的重要性。一些研究认为，分娩方式可导致肠道菌群结构发生变化，并与远期某些疾病的发生风险存在关联。剖宫产儿更易发生腹泻和食物过敏，这与肠道微生物结构的变化有关；但有些学者的研究并未得出两者间确切关系的结论，特殊菌群结构对过敏性疾病的保护作用方面也有待进一步研究，需大规模临床试验。

二、胎龄对肠道菌群结构的影响

胎龄与婴儿肠道菌群定植的关系尚不明确，早产儿肠道早期定植菌无论在时间、构成和数量上均不同于足月儿。早产儿肠道不成熟，尤其在新生儿重症监护病房（NICU）并应用抗生素均会延迟肠道正常菌群的定植，这为潜在致病菌定植提供了机会。早期应用抗生素可以抑制专性厌氧菌如双歧杆菌和类杆菌的生长。抗生素药代动力学不同、家庭环境不同和肠道微生物种属不同均对早产儿肠道菌群的定植产生影响。早产儿感染发生率高、病死率高主要是由于早产儿肠道双歧杆菌的定植及达优势化时间晚。张琳教授曾研究证实，早产儿肠道正常菌群的定植明显晚于足月儿，且达优势化时间也延迟，主要原因是早产儿吸吮力弱，开奶晚，摄入奶量少，加之消化道发育不成熟，使双歧杆菌赖以生存的环境不完善，不能使其定植和繁殖。加之早产儿生后长时间静脉补液、抗生素治疗及暖箱护理，这些措施可扰乱肠道微生态平衡和影响肠道菌群定植。近些年的研究显示，出生时胎龄与生后暴露因素会影响肠道早期菌群的建立，随访 6 周时早产儿与足月儿肠道菌群菌群 α 多样性存在差异，孕 33 周早产儿肠道菌群多样性明显下降。Ferraris 等发现早产儿肠道菌群与足月儿明显不同，肠道高定植主要是酪酸梭菌、艰难梭菌、产气荚膜梭菌等潜在致病菌，足月儿优势菌群则是大肠杆菌、肠球菌和拟杆菌类；而且出生 0～7 天时早产儿肠道菌群多样性显著低于足月儿，认为是由于 NICU 的环境和接受抗菌药物治疗所致。

三、喂养方式对肠道菌群定植的影响

饮食是肠道菌群定植和多样性形成的最重要的因素，奶类是产后进入胃肠道的第一种食物，奶类的成分直接影响早期胃肠道微生物群的形成。母乳营养成分随泌乳的进程而变化，母乳除了营养成分之外，还含有激素、生长因子、微生物、免疫球蛋白和酶。已确定母乳喂养和配方奶喂养婴儿，其肠道菌群的组成明显不同。早产母亲早期母乳的蛋白质含量高于足月分娩母亲，而这种蛋白质的含量随着哺乳期延长而稳定下降，并且与出生后 6 个月和 9 个月的乳量输出呈负相关。足月分娩的哺乳母亲乳汁中富含乳酸杆菌、链球菌、肠球菌、肽链球菌、葡萄球菌、棒状杆菌和大肠杆菌。母乳微生物组成根据产后时间在 β 多样性方面因母亲而异。Faag 等研究发现，母乳中双歧杆菌数量可通过母婴传递而影响婴儿肠道的双歧杆菌定植形成过程，母乳喂养可促进婴儿肠道以双歧杆菌和乳酸杆菌为主导的肠道菌群的形成。早期研究表明，母乳喂养儿肠道菌群以双歧杆菌占优势，而人工喂养儿菌群更具有多样化，大肠杆菌和类杆菌较多，也可能含较多的梭菌、双歧杆菌、葡萄球菌和其他肠道细菌。日本的一项研究发现，无论是母乳喂养儿或人工喂养儿，最初定植的均是需氧菌，后是厌氧菌，母乳喂养儿中双歧杆菌增长迅速，生后第 6 天时成为优势菌，双歧杆菌/肠杆菌比值约为 1000：1，人工喂养儿中生后第 6 天双歧杆菌仍不是优势菌，双歧杆菌/肠杆菌约为 1：10，其他细菌如肠杆菌、类杆菌、肠球菌均较母乳喂养儿高。母乳喂养婴儿肠道中以双歧杆菌占优势主要归功于母乳中含有一种能够促进双歧杆菌生长的寡糖（也称双歧因子），这是一种天然的益生元，在不同时期母乳中的含量不同，出生第 4 天最高，约为 2g/100ml，第 30 天和 120 天时分别下降 20% 和 40%。此外，母乳可直接为婴儿胃肠道输送早期定植菌。母乳中含有细菌约 $1×10^9$CFU/L，包括葡萄球菌、链球菌、双歧杆菌和乳杆菌，这些细菌可来自乳头、乳腺导管和乳晕皮肤。采集 7 对母亲-新生儿中母亲粪便、母乳和新生儿粪便样本，采用全基因测序技术研究，结果显示肠黏膜相关厌氧菌可通过母乳的垂直传播，由母亲肠道传至婴儿肠道，存在母亲-婴儿肠道菌群传递。最近的研究表明，母乳喂养儿与人工喂养儿厌氧菌群构成无显著差别，这是由于配方奶的改进，在配方奶粉中已经添加低聚果糖（FOS）、低聚半乳糖（GOS）等寡糖，使其更接近母乳。农村和城市妇女之间母乳相关微生物群的 α 多样性显示，农村妇女母乳中微生物多样性显著高于城市妇女，不同生活方式的妇女母乳相关微生物群 α 多样性的差异可能为婴儿胃肠道内的微生物种群的不同播种提供了可能。初乳中微生物组成与出生后第 1 个小时母乳喂养儿胎粪之间的相似性证实了母乳有助于生后婴儿肠道菌群的早期发展。母乳和婴儿粪便样品中存在共享细菌 DNA，如嗜热链球菌、表皮葡萄球菌和长双歧杆菌等的同源。Lee 等比较韩国母乳喂养儿和人工喂养儿肠道微生物群特征变化，两组婴儿粪便样品中均含有 5 种细菌即长双歧杆菌、唾液链球菌、乳酸链球菌、伪肺炎链球菌和加氏乳杆菌，但两组相对丰度存在差异，母乳喂养儿肠道菌群以放线菌门、双歧杆菌科、双歧杆菌属的长双歧杆菌种为主，而人工喂养儿放线菌门所占比例较小，硬壁菌门和蛋白菌所占比例及各分类水平的多样性均大于母乳喂养儿。

四、抗生素对肠道微生物群定植和演替的影响

抗生素对感染性疾病的治疗具有重大意义，但较多研究显示，母亲生产时或新生儿期接受抗生素治疗可延缓肠道菌群建立，并改变肠道菌群的组成。长期大量应用抗生素可导致肠道菌群失调和双重感染，降低正常菌群的定植抗力，有利于潜在致病微生物的生长，引起抗生素相关性腹泻或结肠炎及霉菌感染。围生期接触抗生素会增加远期疾病如哮喘、肥胖、炎

性肠病和其他过敏/炎性疾病的发生风险。产前、围生期，以及产后抗生素的暴露也被推测为自出生后 6～12 个月肠道微生物成熟延迟的原因。宫内抗生素预防（IAP）是新生儿期最常见的抗生素接触源，Nogacka 等评估 IAP 对 40 例妊娠后足月顺产婴儿的影响，发现 IAP 婴儿在生命第 1 周肠道微生物群建立的模式发生了改变，放线菌和类细菌的相对比例较低，前杆菌和厚壁菌属增加，显示了母体系统暴露于 IAP 对婴儿早期胃肠道微生物组成的影响。而影响作用的大小与暴露持续时间、不同药代动力学种类，以及剂量的关系尚待确定。

　　生命早期应用抗生素对肠道微生物的发展具有深远影响。使用抗生素的婴儿，其肠道微生物群的总体多样性降低，含有高丰度变形菌门和低丰度放线菌群，并选择出了耐药细菌。一些流行病学调查显示，生命早期应用抗生素，可增加远期哮喘、特应性疾病、湿疹和 1 型糖尿病等过敏性疾病的发生风险。Tanaka 对孕母产前 4 天口服广谱抗生素对新生儿粪便微生物群的影响进行了为期 2 个月的随访分析，发现生后第 1 周，粪便细菌群落尤其是双歧杆菌减少，肠球菌异常定植。在 1 月龄时，肠杆菌科细菌过度生长。结果表明抗生素在生命初期的暴露对新生儿肠道微生物的发育影响很大。Beunet 等比较不同药代动力学抗生素对足月儿和早产儿菌群的影响，发现生后 2 周左右没有应用抗生素小儿中约 90%有双歧杆菌定植，50%有类杆菌定植，抗生素可抑制厌氧菌生长，导致克雷伯杆菌的过度生长或单一艰难梭菌和产气荚膜梭菌生长。John 等也证实了上述观点，他们在试验中发现出生 1 个月内使用抗生素的新生儿肠道双歧杆菌和拟杆菌数量较未应用抗生素婴儿减少，应用抗生素可引起需氧菌如克雷伯杆菌的过度繁殖，80%～90%的患儿粪便中检测不到厌氧菌，5%～10%的患儿粪便中仅能检测到梭状芽孢杆菌，这可能是导致假膜性肠炎的来自医院环境难辨梭菌感染的源泉。应用抗生素改变了肠道正常菌群的定植，导致菌群失调，将在一定程度上影响婴幼儿机体健康，更易患哮喘、过敏性疾病、NEC 等。因此，提倡医生应当增强微生态意识，保护机体生态环境，严格掌握适应证和不良反应，合理应用抗生素。

五、环境因素对肠道微生物群定植的影响

　　在生命早期肠道发育过程中暴露于不同环境如子宫外环境有助于婴儿胃肠道微生物的早期定植和进化。目前研究认为早产儿和剖宫产儿易受到环境因素影响，尤其早产儿，由于胃肠道发育不成熟，暴露于环境中不同微生物、医疗操作和药物应用干扰，尤其抗生素的治疗可使住院早产儿的肠道中出现艰难梭菌的大量定植。生后因母乳喂养、家长及医护人员护理，母体及周围环境的接触，环境微生物可进入新生儿肠道开始定植。发展中国家与发达国家，以及不同医院、不同病房新生儿肠道细菌定植模式也不尽相同，许多研究证实环境因素在这一过程中起着重要作用。而不同医院出生的新生儿肠道定植的双歧杆菌菌种不同，证实了双歧杆菌菌种呈地域性丛集分布。不同国家或者同一国家不同医院之间出生的婴儿，其肠道菌群的构成也不尽相同。John 等的一项详细研究表明，除了分娩方式、喂养方式、应用抗生素对肠道菌群有影响外，有无姊妹也影响肠道菌群的定植，结果显示独生子女肠道双歧杆菌数量低于非独生子。不同国家如英、美等发达国家婴儿粪便中双歧杆菌和类杆菌数量较印度、乌干达儿童高，肠杆菌和链球菌的数量较低。在不同医院出生的婴儿其肠道菌群定植也有差异，这主要是与产科技术、消毒方法、卫生条件等客观条件

有关。另有研究表明，在农村出生与城市出生，在家庭出生和医院出生的新生儿肠道菌群的组成不同。农村儿童肠道微生物群以革兰氏阳性菌为主，城市儿童则以革兰氏阴性菌为主；农村儿童粪便菌群主要以拟杆菌门中富含纤维素酶和木聚糖酶的菌属为主，而城市儿童则主要以厚壁菌门中产短链脂肪酸（SCFA）的菌属为主；农村儿童肠道富含短链脂肪酸，城市儿童肠道则富含各种肠道致病菌。Parsifal 和 Gabriela 分别对德国、澳大利亚、瑞士等欧美国家共计 16 511 名的 6～13 岁农村儿童和城市儿童的横断面调查证实，农村儿童生活环境的细菌多样性高于城市儿童，队列研究提示，非洲儿童肠道拟杆菌较为富集而厚壁菌相对较低。不同地理纬度菌群构成特征也具有差异性，瑞典斯德哥尔摩等北欧城市儿童肠道细菌总量较高，以双歧杆菌、奇异菌属、产气荚膜梭菌及艰难梭菌的比例较高；西班牙格拉纳达等南欧城市具有较高比例的拟杆菌、肠杆菌及乳酸杆菌。Defilippo 等研究发现欧洲儿童微生物组富含厚壁菌和变形菌，而非洲儿童则主要为放线菌和拟杆菌。故不同地理环境、生活方式和饮食习惯同样影响生命早期肠道菌群的形成过程。

　　总之，出生至生后 1000 天（2～3 岁婴儿期）是肠道菌群形成并达到平衡的最重要时期，此期间肠道菌群不稳定，比较脆弱且多样性差，易受多种因素影响，包括孕期情况、出生途径、喂养方式、抗生素使用及生活环境等。对于多种因素不同程度影响肠道菌群定植过程的研究结论不尽相同，且与疾病的确切联系未完全明确，但可以确定它们与婴幼儿的生长发育和多种疾病的发生有着密切的联系，这就意味着人们要尊重人体的自然性、严格掌握剖宫产指征、合理应用抗生素，提醒临床医务工作者要从维护微生态平衡的角度考虑疾病的发展与治疗。

　　影响肠道菌群建立及其组成的因素见图 2-1。

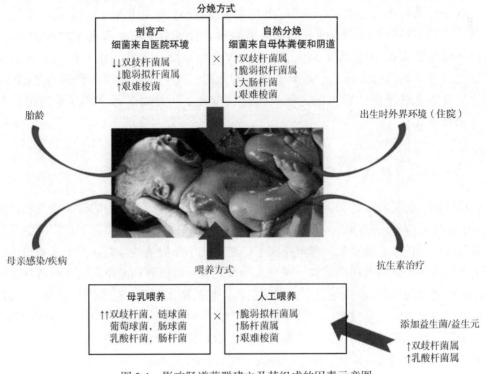

图 2-1　影响肠道菌群建立及其组成的因素示意图

第三节 母乳对小儿肠道菌群的影响

喂养和饮食方式是影响肠道微生物群，特别是生命初期肠道微生物群建立和定植的重要因素。母乳是婴儿生长和健康发展的最好的自然选择，是婴儿营养的黄金标准，母乳中含有非常广泛的保护性物质，包括碳水化合物、核苷酸、脂肪酸、免疫球蛋白、细胞因子、免疫细胞和免疫调节因子等。同样，母乳也是婴儿肠道细菌的可持续的源泉。存在于母乳中的共生菌包括葡萄球菌、链球菌、双歧杆菌和乳酸菌等，具有潜在益生菌作用的细菌已从母乳中分离出来，如 L-乳杆菌、鼠李糖乳杆菌、植物乳杆菌、屎肠球菌和双歧杆菌等。母乳的有益作用尤其体现在新生儿免疫系统的成熟方面，许多试验研究试图在婴儿配方奶中添加双歧杆菌等混合益生菌，以期达到生物模仿母乳的功效。

一、母乳中的细菌传递

母亲的饮食直接影响乳汁成分，同时也影响新生儿肠道定植菌的种类和黏附性。Perez 研究发现，母乳中的某些细菌菌种同样存在于新生儿的胎便和粪便中，表明通过母乳可将细菌直接传递到婴儿肠道。Pannaraj 等对 107 对健康母婴为期 12 个月的纵向研究发现，乳汁中以变形杆菌（莫拉菌科、肠杆菌科和假单胞菌科）为主，乳晕皮肤以硬杆菌（葡萄球菌科和链球菌科）为主，婴儿粪便中的变形杆菌（肠杆菌科）和放线菌（双歧杆菌科）占 50% 以上。人乳中含有共生菌，动物试验表明细菌可通过肠系膜淋巴结及肠道转移至乳腺，哺乳时共生菌通过乳腺导管定植于新生儿的皮肤和肠道，这些源于母亲肠道的细菌调节新生儿肠道的微生态系统，帮助其建立正常的肠道菌群模式以适应母子的健康需求。来源于母体的细菌通过哺乳传递给婴儿是最自然的方式，它能增强新生儿肠道正常菌群的定植。因此，母乳是一种对于母婴相互和谐的、独特的细菌来源方式。

二、母乳修饰新生儿肠道微生态体系

双歧杆菌和乳酸杆菌是母乳喂养儿肠道定植的基础细菌。母乳中的微生物与肠道微生物的竞争排斥效应是决定哺乳期及转奶期微生态连续性的因素。通过源于母亲的细菌的定植以及乳汁中的低聚寡糖成分，母亲扮演了给新生儿不断提供益生菌和益生元的角色。补充益生菌可修饰正常肠道菌群结构，研究表明母乳喂养可抵御病原微生物在肠道的定植，是保证肠道健康的基础。在影响新生儿肠道菌群定植的诸多因素中较为突出的是喂养方式，早期母乳喂养对新生儿肠道微生态体系影响很大，主要反映在双歧杆菌和其他细菌的构成上。早期接受母乳喂养的新生儿，其肠道菌群中双歧杆菌占绝对优势，而接受人工喂养的新生儿，其微生物组成多样化，这主要取决于配方奶的成分。

三、母乳喂养在婴儿胃肠道菌群形成中所起作用的争议

相对于母乳喂养儿来讲，配方奶喂养儿肠道双歧杆菌数量较低，需氧菌数量较前者高。张琳教授研究证实，母乳喂养儿肠道双歧杆菌定植早于未行母乳喂养儿，提示开始母乳喂养时间越早，双歧杆菌定植也越早，说明母乳可促进肠道双歧杆菌的定植和繁殖。其中可能的机制：①母乳中含有双歧因子，是酪蛋白的低聚糖部分，含有 N-乙酰-D-葡萄糖胺构成的糖类，为双歧杆菌合成细胞壁所必需，而且双歧杆菌细胞表面具有双歧因子的受体，故可促进双歧杆菌的生长。②双歧杆菌代谢产生大量乙酸，能够降低肠道 pH，抑制需氧和兼性厌氧菌的生长，有利于厌氧菌的生长。③母乳中含有乳铁蛋白，具有抑制肠道杆菌、促进双歧杆菌繁殖的功效，相当于自然被动免疫。也有报道称两种喂养方式婴儿菌群结构没有差别。Roberts 等观察到生后 1 周左右母乳喂养儿和人工喂养儿肠道菌群的构成是相同的，因这个时期菌群定植不依赖于饮食结构的变化。Pannaraj 等发现母乳喂养的婴儿在出生后的第一个月接受了 27.7%的母乳肠道细菌和 10.4%的乳晕皮肤细菌。细菌多样性和成分变化与每日母乳摄入量呈剂量依赖关系，包括引入固体食物后。Yoshioka 等对不同喂养方式日本儿童肠道菌群的研究发现，无论是母乳喂养儿或人工喂养儿，肠道最初定植的均是需氧菌，之后是厌氧菌。一般来讲，母乳喂养儿肠道优势菌是双歧杆菌，伴有少量兼性厌氧菌如链球菌、葡萄球菌、肠球菌、乳酸杆菌和肠杆菌，而人工喂养儿菌群构成多样化，除上述菌群结构外还包括类杆菌和梭状芽孢杆菌。但有关饮食对婴儿肠道菌群组成的影响，尤其是在母乳喂养儿中双歧杆菌是优势菌仍有争议。随着婴儿配方奶的不断改进，其在结构上和生物活性上也更加接近于母乳，一些研究认为两种喂养方式婴儿肠道菌群结构上没有不同。因此，建议奶粉中加入益生元成分如半乳糖寡糖（GOS）和低聚果糖（FOS），以增加人工喂养儿肠道中双歧杆菌和乳酸菌的数量。早产儿和足月儿母亲产生 HMO 的类型和数量不同，HMO 是益生菌的一种形式，能促进特定微生物生长，包括双歧杆菌和类杆菌，但不能促进致病菌如肠杆菌科的生长。虽然双歧杆菌在配方奶和母乳喂养儿中占优势，但它在配方奶喂养儿中出现的频率低于同年龄组母乳喂养儿。婴儿从母亲那里获得的双歧杆菌，能分解存在于母乳中的个体特异性 HMO，该菌株在婴儿早期发育期间最有可能在胃肠道中占据优势。

近年来人们对配方奶的研究不断深入，从而不断改进配方，在配方奶中添加了益生菌和益生元。对 28～90 天婴儿的研究显示，添加益生元的配方奶喂养儿和母乳喂养儿，其肠道乳酸杆菌的含量均显著增加，认为益生元可刺激乳酸杆菌生长。这些正常菌群可通过增加肠道黏液、降低肠道通透性、释放抗菌物质和免疫调节来抵御致病菌的侵入，用于治疗和预防各种类型腹泻，减少 NEC 发生，减轻乳糖不耐受的临床症状，预防过敏性疾病和食物过敏。传统观点认为母乳喂养更有利于早期肠道双歧杆菌的定植，最近研究发现生后 2 个月内添加配方奶喂养比纯粹母乳喂养更有利于脆弱拟杆菌和乳酸菌的定植。在生后 1 个月时检测配方奶喂养儿，其肠道中存在脆弱拟杆菌的定植，并高于母乳喂养儿。Chana 等研究结果的一个显著差别就是在任何年龄范围（从出生到成人期）粪便中双歧杆菌出现的频度和强度都较低。随着配方奶的不断研究与改进，其成分越来越与母乳相似，母乳喂养

和配方奶喂养的婴幼儿其肠道菌群定植差异逐渐减小。可以确定的是，对于肠道菌群的起源和发展，以及其对疾病和健康的影响，仍需要更加深入的研究。

第四节　新生儿时期肠道菌群定植与远期疾病

新生儿生后早期肠道菌群定植对其日后的生长发育和机体的健康状况发挥着至关重要的作用。肠道共生菌与许多疾病的发生关系密切，目前的研究所涉及的疾病主要为肥胖、糖尿病和过敏性疾病。

一、肠道菌群定植与肥胖之间的关系

引起肥胖的原因众多，如过度饮食、缺乏运动、机体代谢增强以及遗传因素等。但目前肠道微生物这一原因受到了人们越来越多的关注。肠道菌群也越来越被人们认识到是与基因、环境和免疫系统有关的重要因素。近年研究发现，儿童肥胖的发生率呈逐年增高趋势，在生命早期外界环境因素的影响非常重要，如分娩方式、喂养方式和应用抗生素均会影响肠道菌群的定植和构成，与小儿今后发生肥胖的危险性相关。关于微生物群在肥胖中致病作用的人类证据则更为有限和间接。据报道，消瘦和肥胖人群中微生物群的变化是相互矛盾的，但是肠道微生物基因（细菌丰富性）的数量与代谢标志物呈正相关，与肥胖和胰岛素抵抗相关的微生物基因计数较低。研究发现肠道微生物和人的新陈代谢存在特殊的关系。Gordon 首先提出了肠道菌群对脂肪储存和肥胖的影响。他在动物实验中发现，与瘦小小鼠微生物定植相比，胖鼠微生物定植会明显增加体脂的产生，而且胖鼠肠道微生物在食物中摄取的能量也会增加。Backhed 对无菌小鼠和饲养小鼠的研究揭示了肠道微生物在肥胖症中的病理生理作用，肠道微生物定植抑制了禁食诱导脂肪细胞因子（fasting-induced adipocyte factor，FIAF）的表达，导致血浆脂蛋白酯酶（LPL）抗体的表达，因而增加了 LPL 的活化。LPL 活化的增加能够促进脂肪细胞对脂肪酸和甘油三酯的摄入。对敲除 FIFA 基因的无菌鼠和野生型小鼠的研究进一步确立了 FIAF 生理上的重要性。与普通小鼠不同，敲除 FIAF 的无菌鼠同传统饲养小鼠一样肥胖，表明 FIAF 是诱导微生物增加脂肪储存中一个关键调节因子。Pang 等利用人源菌群（human flora-associated，HFA）仔猪模型拟人研究，把健康 10 岁男童的肠道菌群移植至无菌猪肠道，证实了肠道正常菌群参与机体新陈代谢和营养代谢过程，提出肠道菌群结构质和量的变化与肥胖发生存在关联。微生物移植与包括葡萄糖耐受在内的代谢健康的短期改善有关。Ley 等研究发现，肥胖者肠道中拟杆菌数量减少，给予低热量饮食 1 年后肠道中拟杆菌门比例较前增加，体重较前下降，认为维护肠道正常菌群结构对肥胖具有潜在治疗作用。儿童肠道菌群结构的变化，双歧杆菌减少、金黄色葡萄球菌增多可预示肥胖发生风险。Jeffery 通过对无菌小鼠和普通小鼠的比较，揭示出菌群的定植增加了宿主肠道内葡萄糖的吸收以及血清中的葡萄糖和胰岛素含量，从而影响两种基础转录因子即 ChREBP 和 SREBP-1，进而诱导了肝脏的脂肪合成，证实了 FIAF 是体内具有重要生理作用的 LPL 调控因子，而且是菌群诱导肥胖的重要中介因子。粪便普氏杆菌和外阴拟杆菌被证明可以促进支链氨基酸生物合成和胰岛素抵抗之间的联系。最新研究解释了无菌小鼠能够抵抗饮食诱导的肥胖的机制，两个独立的调控脂肪酸代谢的途径：①FIAF 水平的升高，诱导了过氧化物酶体增殖物激活受体辅助激活因子 Pgc-la（一种新型辅助转录激活因子，其与棕色脂肪细胞的分化及其生理活性功能关系密切）的表达，启动了脂肪氧化的代谢途径；②提高了腺苷-磷酸（AMP）活化蛋白激酶（AMPK）——控制细胞能量代谢的关键酶的活性。这些研究说明肠道菌群构成的异常是肥胖症发生的一个重要因素，增加了人们对肥胖症的认识，也为肥胖症的治疗提供了另一种思路，但这只是在动物试验中得到的结论，还需要进行进一步的研究。

肥胖能够对机体肠道菌群的数量和组成产生一定影响，一方面肥胖个体肠内细菌过度生长的可能性较高，主要与肥胖改变了肠的运动性有关；另一方面，肥胖会改变肠道菌群结构和组成。Gordon 分析了 5088 个来自于相同饮食结构的遗传性肥胖小鼠和瘦型小鼠肠道末端微生物的 16S rRNA 基因序列，发现肥胖小鼠肠道中拟杆菌门细菌的峰度下降了50%，而厚壁菌门细菌的比例升高。动物试验揭示了肥胖与肠道微生物的组成变化及功能性质有关。Kalliomi 等对从出生到 7 岁的粪便样品进行检测，7 岁时体重正常的儿童与超重的儿童相比，他们在 6～12 个月内的粪便样品中含有较多的双歧杆菌和较少的葡萄球菌，从一定程度上揭示了超重儿童与正常体重儿童肠道菌群之间的不同。另有一篇关于超重供体粪便微生物移植后体重增加的轶事报道。目前由于多种原因，学者对于肥胖和 2 型糖尿病患者肠道菌群的组成和体重下降对肠道菌群的影响所持观点不同，肠道菌群与肥胖之间的因果关系仍需在人体上得到验证。

二、肠道菌群定植与糖尿病之间的关系

肠道菌群对于维护人体的健康具有重要的作用，越来越多的证据表明，肠道菌群与肥胖症和糖尿病等代谢性疾病的发生密切相关，因而产生了许多新的研究思路和突破性的研究成果。最新研究表明肥胖症和胰岛素抵抗与全身的慢性低水平的炎症有关。研究证明，2型糖尿病患者较对照组含有更高的脂多糖（LPS）水平，肠道中革兰氏阴性菌产生的 LPS 是引发炎症反应的关键因子。代谢性内毒素进入血液后，通过依赖 CD14 的机制引起炎症因子如白细胞介素-1（IL-1）、IL-6 和肿瘤坏死因子-α（TNF-α）等表达。LPS 在脂多糖结合蛋白的转运作用下，与 CD14 及 TLR4 结合，从而引起表面能够表达 CD14、TLR4的免疫细胞（如巨噬细胞、嗜中性粒细胞等）的一系列信号传递，释放炎性因子。由此表明，LPS/CD14 系统控制着肥胖和糖尿病的开始。近年来的研究显示，健康人群和 1型糖尿病（T1DM）患者肠道菌群的组成结构不同，改变肠道菌群的结构组成会影响糖尿病的发生，提示肠道菌群很可能与糖尿病的发病相关。在病毒诱导的糖尿病模型中，Kilhan 大鼠病毒感染可导致肠道双歧杆菌属和梭菌属菌群短暂升高，抗生素处理可抑制肠固有层和胰腺淋巴结中的炎症，保护大鼠不患胰腺炎和自身免疫性糖尿病，提示肠道病毒可通过影响肠道菌群间接参与 T1DM 的发病；肠道菌群在环境因素与 T1DM 间发挥了重要的调节作用。当外界环境因素发生改变时，肠道菌群正常的结构分布受到影响，进而改变肠壁通透性及免疫平衡，使人体产生针对胰岛 B 细胞的自身免疫反应及炎症，

最终导致 T1DM 的发生。

糖尿病患者同样出现肠道菌群失调，表现为肠道内肠杆菌科细菌、肠球菌、酵母菌数量升高；乳酸杆菌、双歧杆菌和类杆菌数量下降，其中肠杆菌科细菌、双歧杆菌和类杆菌的改变其差异具有显著性。儿童期的糖尿病 98% 为 1 型糖尿病，2 型糖尿病（T2DM）甚少，但随着儿童肥胖症的增多而有增加的趋势。Wu 等通过检测 T2DM 患者与正常健康者粪便菌群组成，发现糖尿病组细菌组成不同于健康组，存在菌群失调。2012 年，Qin 等首次利用宏基因组测序方法分析了 345 例中国人的粪便，该研究对肠道微生物 DNA 进行两阶段宏基因组关联研究，结果显示 T2DM 患者以中度肠道微生物菌群失调为特征，一些常见的产丁酸盐细菌丰度下降，而各种条件致病菌增加，并且肠道微生物的还原硫酸盐和抗氧化应激能力增强。儿童期 1 型糖尿病与肠道菌的关系目前研究得较少，还没有得出关于两者关系的确切结论。

三、肠道菌群定植与过敏性疾病之间的关系

过敏性疾病主要包括变应性鼻炎、过敏性结膜炎、支气管哮喘、特应性皮炎、荨麻疹、变应性胃肠炎等 I 型变态反应性疾病。过敏是一种动态发展的疾病，这种现象也被称为过敏进程，婴幼儿以湿疹及胃肠道过敏为主，随年龄增长支气管哮喘、变应性鼻炎、过敏性结膜炎等占主要地位，约有 1/5 的儿童会经历这一进程。过敏性疾病在儿童多发，近年来粪便菌群分析及流行病学调查等研究提示儿童期过敏性疾病与早期肠道菌群的定植有关。但学者对肠道菌群与过敏性疾病的关系研究结论各异。Penders 等研究证实，大肠杆菌的存在可增加患湿疹的风险，随着大肠杆菌数量的增加风险性也增加。婴儿体内梭状芽孢杆菌的出现增加了患湿疹、周期性喘息和出现过敏反应的风险。此外，在家访期间，梭状芽孢杆菌的存在增加了特应性皮炎的风险性。有研究证实有哮喘风险的婴儿双歧杆菌量少，梭状芽孢杆菌量多；过敏婴儿 6 个月时双歧杆菌较少，梭状芽孢杆菌较多；24 个月时双歧杆菌较少，需氧菌量多，大肠杆菌多，金黄色葡萄球菌计数较多；以后发展为过敏性疾病的婴幼儿早期微生物（2~3 周或 1 个月）中双歧杆菌少，物种组成少，通常青春双歧杆菌和梭状芽孢杆菌较多，24 个月时差异类似，但并非显著，甚至在 5 岁时仍然存在。一些研究者对此做了研究，没有证实出生早期肠道菌群的组成与年长后过敏性疾病之间的确切关系。

总之，随着对新生儿肠道菌群定植研究的深入，肠道菌群定植对人体新陈代谢、免疫系统及人整体健康的作用越来越重要。肠道菌群定植与肥胖症、糖尿病和过敏性疾病关系的研究也增加了人们对这些疾病的认识并为疾病治疗提供了新的思路。

第五节　益生菌对新生儿时期肠道菌群的作用及其影响

益生菌是特殊的菌群，有助于疾病的管理或者降低疾病的风险。现已证明益生菌对于新生儿有几方面有利的影响，其中包括调节肠道菌群、降解抗原的建立、加强黏膜屏障功

能、抑制病原黏附、促进固有免疫和适应性免疫的成熟。临床试验结果表明，特定的益生菌可能有助于降低婴儿患坏死性肠炎和感染性疾病的风险。此外，新生儿时期补充益生菌可能会降低日后患过敏性疾病的风险。这些数据是初步的，在有关新生儿时期益生菌使用的一般准则得出之前，一些问题仍有待于解决。"益生菌"的概念是在 1965 年提出的，表示一种有助于肠道微生物平衡的生物体或者物质，对益生菌的定义随后演变成强调活的微生物对健康的影响，强调临床验证疗效的需求。大部分益生菌菌株是独立于人类健康肠道菌群的，其中研究最清楚的是乳酸菌和双歧杆菌属。

一、益生菌对肠道发育的刺激和肠道的免疫系统

出生时婴儿黏膜表面和皮肤接触到的外来抗原十分广泛，新生儿未受到刺激的成熟的黏膜以及免疫系统必须能够从潜在病原微生物中分辨出无害的食物和微生物抗原。新生儿的免疫系统依赖于外部的刺激来发展成熟的免疫能力。母乳和肠道都有菌群被认为是免疫成熟的最重要的刺激源。母乳为婴儿提供的不仅是生长和发育所需的营养，而且是给予婴儿免疫保护和促进黏膜免疫系统健康发育的一个重要来源。母乳中含有母源抗体和非特异性抗菌分子，如乳铁蛋白和溶菌酶，以及各种因子如脂肪酸、细胞因子和生长因子，认为其可直接影响肠道免疫的成熟。尽管这些相互作用的本质还不清楚，但母乳喂养对预防感染性疾病能够提供明显的保护作用，这对婴儿的健康至关重要。母乳喂养也可通过影响肠道固有菌群对婴儿健康起到作用。Harmsen 及其同事采用分子技术分析了母乳喂养和配方奶喂养婴儿的粪便微生物组成。母乳喂养婴儿肠道双歧杆菌为优势菌株，而配方奶喂养的婴儿有更复杂的微生物组成，包括肠杆菌、乳杆菌、类杆菌、梭状芽孢杆菌、双歧杆菌和链球菌。研究表明，母乳中含有多肽、低聚糖，能够促进双歧杆菌生长。母乳喂养似乎对肠道双歧杆菌的物种组成有重要影响，如双歧杆菌短菌、婴儿双歧杆菌和双歧杆菌长菌定植在母乳喂养婴儿肠道，然而此后青春双歧杆菌变得越来越常见。因此，大量研究工作旨在为婴儿补充含有益生元的配方奶粉。有数据表明，母乳也可能含有乳酸菌，但是这些研究结果需要得到确认，这种现象的生物学意义需要得到阐明。

二、益生菌对肠道菌群建立和发展的影响

人体肠道有一套复杂的固有微生物生态系统，称为肠微生物。肠道菌群存在于整个肠道，但以大肠居多。在过去的十年中，人们通过先进的分子技术对肠道菌群组成进行了深入的研究，认为肠道内存在大量未知的微生物。胃肠道系统菌群的定植在出生时就逐步而系统性地完成。从母亲传播到婴儿的肠道微生物构成第一细菌源，兼性革兰氏阳性球菌与肠杆菌是首先定植于肠道的菌群。来自母亲的阴道乳酸杆菌也可短时间定植于婴儿肠道，而后由其他来源的乳酸菌所代替。厌氧菌由生后第 2 天开始定植，随后双歧杆菌成为母乳喂养婴儿的优势菌群。虽然每个个体肠道存在有特殊和相对稳定的微生物群，但是在拟杆菌、乳酸杆菌、梭状芽孢杆菌、梭杆菌、双歧杆菌、真菌、消化球菌、链球

菌和韦荣球菌之中总有一种菌群趋于优势菌。众所周知，包括出生方式在内的一系列因素都会影响新生儿期的菌群定植。早产儿肠道菌群特点是存在大肠杆菌、肠球菌和拟杆菌，而双歧杆菌是缺乏的。此外，在新生儿重症监护病房住院治疗也和肠道菌群的异常发展有一定关系。

三、益生菌对宿主健康的影响

人类同菌群共同经历一个漫长的进化历史才形成了肠道菌群，最近称其为人类的"老朋友"。这种共同进化，导致宿主与肠道各种菌群之间存在着复杂的共生关系。事实上，通过无菌动物实验研究，已证明肠道微生物是肠道维持正常形态和免疫成熟所必需的条件。在分子水平，已证明肠道菌群能够调节宿主肠道相关功能基因的表达，包括营养吸收、黏膜屏障功能、代谢、血管生成和肠道成熟。植物乳酸杆菌是宿主固有的菌群，表明宿主与菌群间存在互惠互利的关系。在 Sudo 及其同事进行的一项里程碑式的研究中，生存于无菌条件下的老鼠表现出肠道免疫系统发展受损和口服免疫耐受缺陷。在新生儿期重组肠道菌群中的双歧杆菌可以恢复口服免疫耐受的能力。肠道菌群的类型形成有一个关键时间窗口，肠道菌群在较大年龄的相似重建并不能产生有益的影响。Mazmanian 通过一系列复杂实验证实了有免疫成熟缺陷的无菌小鼠可以通过脆弱杆菌单一定植来纠正，脆弱杆菌为小鼠固有的肠道菌群。已证明菌群的免疫调节能力依靠其表面多糖（PSA），同时纯化的 PSA 单一调节足以引起显著的免疫效果。综合这些研究，表明新生儿免疫系统的重要调节可通过选择特定的益生菌，同时旨在降低婴儿和儿童时期疾病风险的干预需要在新生儿期就开始。

宿主与肠道菌群的共存是对肠道菌群免疫耐受建立和维持的主动免疫过程的结果。固有免疫系统可通过病原体识别受体如 Toll 样受体，来识别病原微生物，其可识别保守的病原体相关分子模式包括细菌 DNA 的非甲基化的 CpG 基序和细菌细胞壁的分子化合物，如脂磷壁酸、多肽和细菌内毒素或脂多糖。类似结构也存在于肠道固有菌群，并已证明 Toll 样受体可识别肠道固有菌群，同时 Toll 样受体也是维持肠道无病状态所必需的，尽管已报道在体外培养的肠上皮细胞 Toll 样受体对肠道固有菌群的配体无反应。病原体通过 Toll 样受体识别引起通过 NF-κB 途径介导的炎症反应，然而肠道非致病菌群也可通过同样的途径，从而促进肠道免疫系统的抗炎反应。有趣的是，研究中发现双歧杆菌单一定植于无菌大鼠表现出瞬时的 Toll 样受体 2 激活的 NF-κB 途径，但是肠道却没有出现损伤性炎症的迹象。因此，最初的定植以可控制形式激活了固有免疫系统，这可能对随后的免疫耐受的形成至关重要。固有免疫系统通过 Toll 样受体信号控制适应性免疫应答，因此，微生物的刺激对于个体的免疫应答类型的成熟有重要作用。树突状细胞（DC）是专职的抗原提呈细胞，在决定免疫反应类型上有重要作用，同时认为 DC 的成熟依赖于 Toll 样受体。研究还发现，携带活性肠道固有菌群的 DC 可诱导黏膜局部保护性抗体 IgA 的产生，并且不出现有害的系统免疫应答反应。分泌 IL-10 的 DC 促进调节性 T 细胞的发展，其在通过产生 IL-10 和 TGF-β 抑制固有肠道菌群或食物抗原引起的有害免疫应答中起着重要作用。

四、益生菌在治疗和减少婴幼儿疾病中的作用

（一）小儿感染性疾病

　　益生菌对宿主具有多方面生理作用，包括调节肠道菌群，促进黏膜屏障功能，抑制病原黏附以及与宿主的固有免疫和适应性免疫系统的相互作用。肠道菌群是构成黏膜生物屏障的一个重要方面，可限制病原体的黏膜定植，防止病原体穿透黏膜，调节免疫反应。已证明在老鼠模型中乳杆菌菌株 CG 可恢复被轮状病毒感染破坏的肠屏障功能，同时发现在受轮状病毒感染儿童中应用相同益生菌菌株，可促进细胞分泌抗轮状病毒免疫球蛋白 IgA。特定益生菌可帮助宿主抵抗病原菌定植，是通过在黏附部位对营养物质的竞争、产生杀菌物质和（或）对宿主的免疫调节作用等机制实现。肠黏液是构成肠屏障的重要组成部分，同时已观察到在体外乳酸菌黏附于肠道上皮后，黏液分泌增多。在人类, 益生菌乳杆菌 GG、双歧杆菌 B420、嗜酸杆菌和嗜热链球菌的混合口服已被证明能够减少潜在致病菌金黄色葡萄球菌、肺炎链球菌和 b-溶血链球菌在鼻腔的定植，但是调节作用的机制尚不清楚。

　　对于益生菌在婴儿感染性疾病的预防和治疗方面的临床疗效已在腹泻病中得以全面验证。乳酸菌 GG 对医院内感染、发展中国家营养不良儿童和婴幼儿急性腹泻均显示出很好的疗效。乳酸菌 GG 可减少急性腹泻的持续时间和轮状病毒感染后病毒排泄的持续时间。双盲、安慰剂对照临床试验的 Meta 分析表明，益生菌特别是鼠李糖乳杆菌（LGG），对治疗婴幼儿急性感染性腹泻是有效的，益生菌对儿童抗生素相关性腹泻和急性腹泻具有一定的保护作用。而益生菌在预防和治疗呼吸道感染中所起作用的数据有限，在预防和治疗新生儿败血症中显示出较好的作用。Garland 等在澳大利亚和新西兰进行了一项多中心、随机双盲安慰剂对照研究，探讨对胎龄＜32 周且出生体重＜1500 克的早产新生儿补充含有婴儿双歧杆菌、嗜热链球菌和乳酸双歧杆菌的益生菌复合制剂预防迟发型败血症（late on setsepsis，LOS）的疗效。该研究纳入 1100 例早产新生儿，益生菌补充从开始喂养至出院或校正年龄足月为止，结果显示应用益生菌制剂可预防早产新生儿 LOS 发生。Uberos 等一项回顾性队列研究，对常规补充益生菌制剂前后早产新生儿 Ⅱ 期 NEC、LOS 发生率和死亡率进行比较分析，与没有补充益生菌组相比较，常规补充益生菌组 Ⅱ 期 NEC、LOS 发生率和死亡率明显下降，认为对于≤32 周早产儿，常规补充 LGG 或嗜酸乳杆菌+双歧乳杆菌复合制剂能降低 Ⅱ 期 NEC 和 LOS 发生率，降低其死亡率。Manzoni 等研究证实了新生儿出生后 1 个月内应用鼠李糖乳杆菌 GG 可明显减少真菌在肠道内定植。Awadh 等研究比较了嗜酸乳杆菌灭活菌（KP）与活菌（LP）在降低新生儿败血症及新生儿 NEC 发病率中的作用，发现与安慰剂组相比较，LP 组和 KP 组对 NEC 都具有预防作用，其绝对危险（AAR）分别降低 16%和 15%，新生儿败血症 AAR 降低 18%；而 LP 组和 KP 组新生儿败血症和 NEC 发病率的差别没有统计学意义；KP 组早产新生儿 NEC 发病率较安慰剂组显著降低。

（二）坏死性小肠结肠炎

　　坏死性小肠结肠炎（NEC）病因尚未阐明，目前认为本病是由多因素共同作用所致，

早产、感染、全身及黏膜免疫发育不成熟、配方奶喂养、肠黏膜缺血-氧合不足等是 NEC 发生的高危因素。近年来，研究发现早产儿肠道微生态失衡表现为肠道共生菌菌种定植缺少或出现异常菌种的定植，这种异常的定植模式被视为是 NEC 发生过程中的关键危险因素。益生菌可促进肠道微生态菌群多样化，协助建立正常的共生菌群，通过增加黏液分泌、增强肠上皮细胞紧密连接、降低黏膜通透性、增强黏膜屏障完整性，调节回肠 T 细胞数量，促进肠道黏膜分泌 IgA，抑制肠道细菌移位及致病菌的过度增殖，阻止潜在病原菌的侵袭，降低 NEC 发生率。Hoyos 等首先报道的一项队列研究显示，益生菌可降低 NEC 发生率。此后，关于益生菌与 NEC 的相关研究大部分支持益生菌降低早产儿 NEC 发病率、病死率的结论。Alfaleh 等分析 9 项随机对照试验（RCT）对 1425 例早产儿的研究结论，发现肠内补充益生菌能降低严重 NEC 的发生率。Christine 等对 20 项 RCT 研究结论进行分析，发现极低出生体重（VLBW）早产儿应用益生菌混合制剂（乳酸菌、双歧杆菌、布拉氏酵母菌）可明显降低 NEC 发生风险。3 项 RCT 对 771 例超低出生体重（ELBW）早产儿的研究显示，益生菌并不能显著降低 NEC 发生率，但能降低 NEC 病死率。Dilli 等对 NICU 中 400 例 VLBW 早产儿的研究发现，益生菌组 NEC 发生率明显低于对照组，缩短了达到完全肠外喂养的时间，并且败血症发生率降低，缩短住院时间，降低了病死率。PiPS 多中心 RCT 研究对 1315 例早产儿预防性应用短双歧杆菌（*B. breve*）BBG-001，结果显示 NEC 发生率、败血症发生率、病死率与对照组比较差异无统计学意义，认为没有证据表明 *B. breve* BBG-001 能预防 NEC。

（三）过敏性疾病

过敏性疾病目前已成为困扰婴儿和儿童的主要疾病，婴儿期食物过敏和特异性湿疹是最常见的过敏性失调。1 岁以前也会发生过敏性疾病，但其免疫病理损伤源于生命早期，甚至发生在子宫。更多研究认为婴儿期食物过敏是未能建立对食物抗原免疫耐受的一种"表象"，故降低过敏性疾病发生率应从围生期着手，以预防为主。随后益生菌被引入作为预防过敏性疾病的一种新方法，可潜在地影响宿主免疫方向，诱导免疫耐受。过敏性疾病的免疫病理机制是由 Th2 介导的炎症反应，对环境中广泛存在或饮食中的抗原进行免疫应答。Precostt 认为，与健康婴儿相比，新生儿期产生 Th1、Th2 细胞因子能力下降的婴儿具有高过敏性疾病遗传风险。出生后第一年，健康儿童倾向于 Th1 免疫应答的发展，而过敏性疾病婴儿更倾向于 Th2 免疫应答的发展。有趣的是，对食物过敏的婴儿肠道中，产生 TGF-β 的调节性 T 细胞数量减少，没有建立起基本的口服免疫耐受。在免疫成熟过程中，调节性 T 细胞产生 IL-10 和 TGF-β，在对抗 Th2 免疫反应引起的过敏性疾病中起重要作用。流行病学调查显示，婴儿期肠道菌群成分的改变与过敏性疾病的发生有关。一项前瞻性队列研究证实，过敏性疾病发生之前肠道菌群已出现紊乱。一项采用高通量测序技术对 20 例湿疹患儿和 20 例健康儿童的研究发现，2 岁时 IgE 相关的湿疹患儿在出生 1 个月时肠道菌群多样性减低，主要是拟杆菌门的多样性减少，12 个月时主要是由革兰氏阴性杆菌组成的变形菌门的多样性减低。另外一项研究结果显示，在 1 岁时对 1 种以上食物致敏的婴儿，在 3 个月和 12 个月时粪便中肠杆菌科明显增高，拟杆菌科明显减少，菌群丰富度降低，提示肠道菌群丰富度减少和肠杆菌科/拟杆菌科比例增高是日后发生食物致敏的高危因素。解释肠道菌群的改变与过敏性疾病的发生孰因孰果，还需大量的临床研究印证。较多动物实验研究证实，益生菌有助于降低和治疗婴儿期的过敏性疾病。一项体外研究试验发现，乳酸杆菌可水解牛奶中的乳酪蛋白，从而抑制淋巴细胞增殖和 Th2 细胞产生 IL-4。Zhang 等研究发现，口服双歧杆菌可降低卵清蛋白（OVA）致敏小鼠血清中 IgE 和 IL-4 水平，显著增加血清中 INF-γ、脾脏中调节性 T 细胞（Treg 细胞）及 IL-10 阳性细胞水平，还能够调整肠道菌群，增强肠道屏障功能和减少细菌移位。研究发现特异性 Th2 反应的抑制，一部分是由 Treg 细胞介导的，拟干酪乳杆菌也可抑制 Th1 和 Th2 细胞因子的分泌，同时诱导 T 细胞产生 TGF-β 和 IL-10。Digiacinto 等研究发现益生菌的联合使用（长双歧杆菌、短双歧杆菌、嗜酸乳杆菌、干酪乳杆菌、保加利亚乳酸菌、植物乳杆菌、嗜热链球菌）可诱导产生 IL-10 依赖的 Treg 细胞，从而保护小鼠肠道免受炎症反应。最近两项研究显示，酪酸梭菌 CGMCC0313-1 菌株和婴儿双歧杆菌 CGMCC0313-2 能明显减轻 β-乳球蛋白（BLG）诱发食物过敏小鼠症状，增加分泌型 IgA（SIgA）和 $CD4^+ CD25^+ Foxp3Treg$ 数量，恢复 Th1/Th2 和 Th17/Treg 的失衡，改善肠道病理组织学变化。对人类的研究发现，儿童口服乳酸杆菌可增加血浆 IL-10 水平，增强外周血单个核细胞产生 IFN-γ。哺乳期母亲补充益生菌可增加乳汁中 TGF-β 含量；在断奶期婴儿配方奶中添加乳杆菌和双歧杆菌可促进肠黏膜特异性 IgA 产生，有助于免疫耐受形成。一项对 159 名过敏体质婴儿的母亲孕期给予益生菌或安慰剂的随机双盲安慰对照研究发现，益生菌可降低过敏性疾病的发生风险。预产期前 2～4 周母亲补充益生菌或出生后婴儿补充益生菌直到 6 个月，可降低出生后 2 年内过敏性湿疹的发生风险。对过敏性湿疹的抵抗可持续 4 年，但对其他过敏性疾病如食物过敏、哮喘没有保护作用。最近一项临床研究证实对于牛奶过敏患儿，使用深度蛋白水解配方奶（EHF）联合 LGG 治疗优于单纯使用 EHF，联合治疗患儿粪便菌群改变明显，酪酸水平明显增高；随访 3 年后发现联合治疗组患儿出现其他过敏的百分率明显降低，提示益生菌能够加速对牛奶过敏的耐受。与这项研究一致的是，在防过敏的配方奶中添加鼠李糖乳杆菌，可显著缓解湿疹过敏症状和对牛奶过敏的婴儿肠道的炎症反应。

婴儿期口服有活力的细菌，人们会对它的安全性提出质疑。尽管含益生菌制品在很多国家被广泛应用，但乳杆菌引起的菌血症并没有增加。在 1995～2000 年间，芬兰每年乳杆菌菌血症的发生率为 0.3/100 000。对于乳杆菌菌血症，目前认为免疫抑制或缺陷、危重症患者、长时间住院及外科手术患者是引起乳杆菌菌血症的高危因素。更多临床研究证实含乳酸杆菌和双歧杆菌制品用于婴儿和儿童是安全的，近来研究发现干酪乳杆菌用于重症患儿也是安全的。临床试验证实添加有双歧杆菌、活性乳杆菌、嗜热链球菌的配方奶是安全、耐受的。临床追踪在早产儿中也未见严重副作用报道，但值得注意的是这些研究的初衷设计并不是监测益生菌的安全性。

总之，在新生儿和小婴儿中使用益生菌有几项目标，包括预防坏死性肠炎、降低和治疗感染性疾病及过敏性疾病、治疗急性腹泻等。不同益生菌株的使用，需要经过严格的临床追踪，对于治疗某种特定疾病所需要的最佳益生菌菌株，在搭配和核实剂量后，需要在分子水平上对益生菌的作用机制进行更细致的研究。一种菌株或多种益生菌的联合不可能完全满足所有治疗目的。需要透彻理解分子水平的病理生理和益生菌的作用，从基础研究建立益生菌的临床适应证。在益生菌预防上一个很重要的问题是要识别最有可能对此益生菌治疗获益的个体，以及对个体遗传倾向的监测，针对何种个体，什么时候开始应用，用多长时间，多少剂量等。但迄今为止均未得到确切的答案。需要今后大量基础和临床的大样本多中心的研究，以期得到循证医学的验证。

（张　琳　郭　城）

参 考 文 献

Arrieta MC, Stiemsma LT, Amenyogbe N, et al, 2014. The intestinal microbiome in early life: health and disease[J]. Front Immunol, 5: 427.

Bäckhed F, Roswall J, Peng Y, et al, 2015. Dynamics and stabilization of the human gut microbiome during the first year of life[J]. Cell Host Microbe, 17(5): 690-703.

Cani PD, 2018. Human gut microbiome: hopes, threats and promises[J]. Gut, 67(9): 1716-1725.

Chernikova DA, Madan JC, Housman ML, et al, 2018. The premature infant gut microbiome during the first 6 weeks of life differs based on gestational maturity at birth[J]. Pediatr Res, 84(1): 71-79.

Collado MC, Rautava S, Aakko J, et al, 2016. Human gut colonisation may be initiated in utero by distinct microbial communities in the placenta and amniotic fluid[J]. Sci Rep, 6: 23129.

Costeloe K, Hardy P, Juszczak E, et al, 2016. Bifidobacterium breve BBG-001 in very preterm infants: a randomized controlled phase 3 trial[J]. Lancet, 387(10019): 649-660.

De Muinck EJ, Trosvik P, 2018. Individuality and convergence of the infant gut microbiota during the first year of life[J]. Nature Communications, 9(1): 2233.

Dilli D, Aydin B, Fettah ND, et al, 2015. The propre save study: effects of probiotics and prebiotics alone or combined on necrotizing enterocolitis in very low birth weight infants[J]. J Pediatr, 166(3): 545-551.

Ferraris L, Butel MJ, Campeotto F, et al, 2012. Clostridia in premature neonates' gut: incidence, antibiotic susceptibility, and perinatal determinants influencing colonization[J].PLoS One, 7(1): e30594.

Jakobsson HE, Abrahamsson TR, Jenmaim MC, et al, 2014. Decreased gut microbiota diversity, delayed Bacteroidetes colonization and reduced Th1 responses in infants delivered by caesarean section[J]. Gut, 63(4): 559-566.

Lau CS, Chamberlain RS, 2015. Probiotic administration can prevent necrotizing enterocolitis in preterm infants: A meta analysis[J].J Pediatr Surg, 50(8): 1405-1412.

Milani C, Duranti S, Bottacini F, et al, 2017. The first microbial colonizers of the human gut: composition, activities, and health implications of the infant gut microbiota[J]. Microbiol Mol Biol Rev, 81(4): e00036-17.

Nogacka A, Salazar N, Suárez M, et al, 2017. Impact of intrapartum antimicrobial prophylaxis upon the intestinal microbiota and the prevalence of antibiotic resistance genes in vaginally delivered full-term neonates[J]. Microbiome, 5(1): 93.

Pannaraj PS, Li F, Cerini C, et al, 2017. Association between breast milk bacterial communities and establishment and development of the infant gut microbiome[J]. JAMA Pediatr, 171(7): 647-654.

Ross RP, Mills S, Hill C, et al, 2010. Specific metabolite production by gut microbiota as a basis for probiotic function[J]. Int Dairy J, 20: 269-276.

Tanaka M, Nakayama J, 2017.Development of the gut microbiota in infancy and its impact on health in later life[J].Allergol Int, 66(4): 515-522.

Vaidya YH, Patel SH, Patel RJ, et al, 2017. Human milk microbiome in urban and rural populations of India[J]. Meta Gene, 13: 13-22.

Wu XK,Ma CF, Han L, et al, 2010. Molecular characterization of the faecal microbiota in patients with type Ⅱ diabetes[J]. Curr Microbiol, 61(1): 69-78.

第三章

肠道菌群的定植抗力及其抗感染作用

正常人体肠道中寄居着 1000 多种细菌。依据细菌对宿主的作用，可以将肠道菌群分为有益菌群、有害菌群和中间菌群，其中有益菌群绝大多数为专性厌氧性细菌，其总数量在正常肠道菌群中占有绝对的优势。一方面，这些专性厌氧菌能够限制在数量上占少数的潜在致病菌的过度生长，维持肠道各种菌群之间的平衡；另一方面，一个正常的肠道菌群组合，能够对抗外源性致病菌的定植和入侵。这种对致病菌及潜在致病菌在体内定植和过度繁殖的阻抗力称为定植抗力（colonization resistance，CR），定植抗力是肠道菌群保护宿主免于感染的重要的生理功能之一，也是维持正常肠道菌群内部数量和比例稳定、相互制约的主要机制。定植抗力早在 50 年前就在动物实验中得到了证实：普通小鼠感染肠炎沙门菌的半数致死量为 10^5 个，而预先灌服链霉素，破坏肠道菌群后，其半数致死量显著降低，仅为 10 个。定植抗力的机制包括专性厌氧菌的黏附和定植、菌群间的生物拮抗（antagonism）和菌群介导的免疫抗感染作用。

第一节 双歧杆菌的黏附机制

定植（colonization）可被定义为微生物在身体特定部位长久存在和不断生长与繁殖，定植的微生物必须依靠宿主局部的微环境不断供给营养物质，一般定植的微生物不会导致宿主的病变，也不引起宿主的免疫反应。定植不同于感染（infection），后者是指微生物在体内长期停留并且引起宿主病变和免疫反应的可能。胃肠道是人体细菌定植最多的地方，胃肠道的细菌定植是一个复杂的由多因素决定的过程，是环境、食物、微生物和宿主相关因素动态作用的结果。双歧杆菌是人体肠道中最重要的生理性细菌，对宿主发挥生物屏障、营养、免疫、抗肿瘤、改善人体代谢等多种生理作用。但是双歧杆菌定植于肠黏膜上皮细胞上是它发挥上述生理作用的前提，故有关双歧杆菌定植的研究受到人们的关注。决定双歧杆菌能否在肠道中定植的条件：一是双歧杆菌必须先与肠道细胞发生作用而黏附于肠道上皮细胞上；二是黏附后的双歧杆菌进一步改变肠道环境而实现对肠道细胞的稳定黏附（定植）。

一、双歧杆菌黏附的一般特征

1985 年，Camp 等用 ^{14}C-油酸标记一株分叉双歧杆菌的脂磷壁酸（LTA），然后用酚提取 LTA，研究 LTA 与人肠上皮细胞的黏附。他们发现双歧杆菌的 LTA 与肠上皮细胞的黏附是特异的和可逆的，并且具有肠上皮细胞浓度及时间的依赖性，随着细菌浓度增加，黏附的 LTA 量增加；37℃ 60 分钟，黏附趋于饱和。每个肠上皮细胞具有约 8.3×10^8 个 LTA 结合点；双歧杆菌的 LTA 还能黏附于人红细胞，但红细胞上仅有 2.1×10^6 个 LTA 结合点。此后，Bernet 等研究了 13 株双歧杆菌对体外培养细胞系 CaCo-2 细胞的黏附，发现各株间黏附力有明显差异，并不是所有的双歧杆菌都具有较高的黏附力，但 3 株从人新鲜粪便分离的双歧杆菌均有较高的黏附力。他们还发现双歧杆菌的黏附具有种属特异性。Ouwehand 等观察了 4 株双歧杆菌对不同年龄组人肠黏液的黏附力，发现双歧杆菌对老年人和婴儿肠黏液的黏附力明显低于成人。Perez 和 Del 分别对人双歧杆菌及猪双歧杆菌的黏附与自身凝集进行研究，他们均证实了双歧杆菌的黏附力与自身凝集力高度相关，据此可把双歧杆菌分为具备黏附力自凝株与不具备黏附力自凝株。

二、双歧杆菌黏附素

革兰氏阳性细菌细胞壁中含有丰富的磷壁酸，因此，对其黏附素的研究绝大多数集中在磷壁酸。已有大量的研究证实，A 群链球菌的黏附素为其胞壁中的脂磷壁酸（LTA）。葡萄球菌的黏附素也可能是 LTA，且 LTA 可能是表皮葡萄球菌、金黄色葡萄球菌、腐生性葡萄球菌与酿脓链球菌间共同的黏附素。1985 年，Camp 等发现 LTA 能特异性地黏附于人肠上皮细胞，这种黏附能受到白蛋白的抑制；LTA 经碱处理脱脂后丧失其黏附力，据此提出 LTA 中的脂肪酸部分是双歧杆菌黏附于肠上皮细胞的主要介导物质。但 1993 年，Bernet 等用革兰氏染色法直接研究了双歧杆菌对体外培养肠上皮细胞系 CaCo-2 和 HT-29 的黏附，他们用胰蛋白酶对双歧杆菌或其耗尽培养液上清进行处理后，发现双歧杆菌的黏附力明显下降；用新鲜细菌培养液或磷酸盐缓冲液代替耗尽培养液上清悬浮细菌后，再进行试验，双歧杆菌的黏附力也明显降低，由此认为双歧杆菌的黏附素可能是细菌表面的一种不稳定的蛋白质样物质，这种物质存在于双歧杆菌培养液上清中。郑跃杰等用革兰氏染色法及激光共距式细胞仪研究青春双歧杆菌与体外培养肠上皮细胞系 LoVo 细胞间的黏附机制，也证实了双歧杆菌的黏附素为蛋白质；他们进一步应用硫酸铵沉淀、Superdex75 凝胶过滤及 Q-Sepharose 离子交换色谱从双歧杆菌培养液上清中对其黏附素进行提取及纯化，首次发现了一种 16kDa 的蛋白质，经证实其能介导双歧杆菌的黏附。1999 年，Fujiwara 等从双歧杆菌培养液上清中纯化出一种 52kDa 的蛋白质，此种物质能抑制致病性大肠杆菌对黏附受体 GA1 的黏附，可能也是双歧杆菌的黏附素。

三、黏附素受体

黏附是细菌的黏附素（配体）与宿主细胞相应受体之间的特异性结合过程，宿主细胞是否具有相应的受体及受体的类型，决定着细菌能否在特定的部位黏附及定植。现已发现肠上皮细胞及黏液中存在着细菌黏附素的受体，并阐明了一些病原菌黏附素受体的化学组成，这些受体多为糖类或糖蛋白。郑跃杰等研究了双歧杆菌对 LoVo 细胞的黏附，证实双歧杆菌黏附素可能会识别肠上皮细胞膜上特异的糖蛋白，因为 LoVo 细胞经胰蛋白酶和过碘酸钠处理后，与双歧杆菌的黏附明显降低。过碘酸钠能裂解糖的羟基基团间的 C—C 键，可能会破坏黏附素受体。用各种糖进行抑制试验的结果进一步表明，双歧杆菌黏附素的受体可能与 D-甘露糖有关。这一结果与多数病原菌黏附素受体的研究结果一致，即细菌黏附素主要识别肠上皮细胞或黏液中的特异糖类或糖蛋白。但 Camp 等研究了从双歧杆菌提取的脂磷壁酸和肠上皮细胞间的黏附，发现岩藻糖、葡萄糖、半乳糖、甘露糖、阿拉伯糖及木糖均不能抑制两者的黏附。由于实验仅用脂磷壁酸作为黏附素进行研究，且没有观察过碘酸钠和胰蛋白酶处理细胞对黏附的影响，所以不能否定双歧杆菌黏附素的受体为糖蛋白。

四、黏附和定植的生物学效应

黏附是细菌定植于宿主细胞的前提，黏附过程不仅是识别过程，而且能激发宿主细胞产生一系列生物学效应。

（一）形态学改变

已有研究表明，一些致病菌黏附于宿主细胞后，可引起宿主细胞一系列生理功能和形态结构的改变，如肠致病性大肠杆菌（EPEC）黏附于肠黏膜上皮，使肠上皮细胞刷状缘微绒毛局部变性，宿主细胞与 EPEC 接触处的胞膜形成杯状结构，称为"紧贴-退变效应"。幽门螺杆菌黏附于体外培养的胃黏膜上皮细胞，在黏附接触处也能引起类似现象。而对双歧杆菌与肠上皮细胞系 LoVo 细胞黏附的形态学进行电镜观察，发现双歧杆菌能黏附于LoVo 细胞的刷状缘，细胞的黏附接触处结构完整，提示双歧杆菌对宿主细胞的黏附与病原菌的黏附可能存在着本质上的差别。

（二）形成生物屏障

Bernet 用同位素标记肠道病原菌，分别与不同浓度的双歧杆菌及肠上皮细胞系 CaCo-2 细胞进行温育，发现双歧杆菌能抑制肠产毒性大肠杆菌（ETEC）、肠致病性大肠杆菌（EPEC）、弥散性黏附的大肠杆菌（DAEC）及伤寒杆菌对 CaCo-2 细胞的黏附，这种抑制作用具有浓度依赖效应。他们还发现双歧杆菌能抑制 EPEC、假结核耶尔森菌及伤寒杆菌对CaCo-2 细胞的入侵。国内的研究也表明，双歧杆菌黏附于 LoVo 细胞后能完全抑制 EPEC 和ETEC 的进一步黏附，其机制可能是由于双歧杆菌的占位性保护作用，在空间上阻止了病原菌与宿主细胞的进一步接近。这些研究都提示双歧杆菌的黏附参与了其生物屏障的形成机制。

（三）信号传递

叶桂安等在比较双歧杆菌和 EPEC 对 LoVo 细胞黏附的钙信号传递差异的研究中发现，双歧杆菌黏附能引起 LoVo 细胞内 Ca^{2+} 随时间延长而梯度升高，这种轻度升高主要源于细胞外 Ca^{2+} 内流，提示可能为双歧杆菌与肠上皮和谐共生的信号；而 EPEC 黏附则引起 LoVo 细胞内 Ca^{2+} 大幅升高，其升高主要源于细胞内钙储池中钙的释放，可能为 EPEC 致病的重要信号传递基础。研究还发现双歧杆菌黏附能引起 LoVo 细胞内环鸟苷酸（cGMP）明显增高，而对环腺苷酸（cAMP）无明显影响。关于双歧杆菌黏附于肠上皮细胞引起宿主细胞内 Ca^{2+} 及 cGMP 水平升高的具体作用尚不清楚。

以上关于双歧杆菌对肠道上皮细胞的黏附及其生物学效应的研究结果，提示正常菌群的黏附和定植参与了其对致病菌的定植抗力。

第二节 肠道菌群的生物拮抗机制

一、占位性保护作用

双歧杆菌等专性厌氧菌通过与黏膜上皮细胞紧密结合，形成一层生物膜菌群，通过占据上皮细胞的空间，参与致病菌之间生存与繁殖的时空竞争、定居部位竞争，以限制致病菌群的生存繁殖。同时，肠道菌群形成致密的膜菌群，构成微生物屏障，抑制外来细菌对肠道的黏附、定植和入侵。有研究表明，路氏乳杆菌 JCM1081 通过对肠上皮细胞的黏附占位，竞争性抑制致病性大肠杆菌对肠上皮细胞的黏附和侵袭，保护细胞膜的完整性和细胞活性。还有研究结果显示，双歧杆菌预先与肠上皮细胞系（LoVo 细胞）黏附后，几乎能完全抑制致病性大肠杆菌（EPEC）和产毒性大肠杆菌（ETEC）的进一步黏附（图 3-1）。正常肠道菌群的占位性保护作用见图 3-2。此外，黏附素受体在竞争排斥机制中也能发挥作用，肠道正常菌群通过与致病菌竞争肠上皮微绒毛上的脂质和蛋白质的相同复合糖受体，阻止致病菌定植，减轻肠上皮细胞损伤。同时，正常菌群与肠黏膜上皮细胞紧密结合，促进上皮细胞分泌黏液，使其在黏膜和微生物之间形成保护层，防止细菌移位。以往研究证明，益生菌能诱导肠黏膜上皮细胞表达黏蛋白，抑制致病菌黏附肠上皮细胞及在肠黏膜内移位，从而阻止肠道免疫细胞的激活和炎症因子的释放。

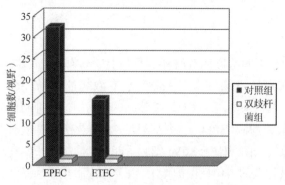

图 3-1 双歧杆菌抑制 EPEC 和 ETEC 的黏附

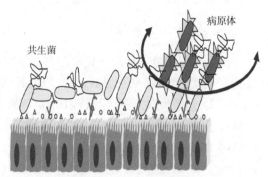

图 3-2 正常肠道菌群占位性保护作用示意图

二、营 养 竞 争

肠道正常菌群绝大多数是专性厌氧菌，其总数是潜在致病的兼性厌氧或需氧细菌的100～1000 倍，在肠腔厌氧条件下，它们的生长速度超过了兼性厌氧菌或需氧菌；因其数量巨大，在营养物质有限的情况下，专性厌氧菌可优势生长，通过争夺营养，而抑制兼性厌氧或需氧的潜在致病菌的生长与繁殖。

三、产生有机酸

肠道正常菌群，特别是双歧杆菌和乳杆菌，通常属于产乳酸菌，能够发酵糖和纤维素，产生乙酸、丙酸、乳酸、酪酸等有机酸，降低肠道的 pH，抑制外籍菌的生长与繁殖。体外研究表明双歧杆菌产生的短链脂肪酸如乙酸、丙酸具抗菌活性，对假单孢菌属、金黄色葡萄球菌有抗菌作用，从而抑制肠道中有害菌和致病菌的生长。Tohyama 等观察到，当小白鼠口服半乳糖基低聚糖和短双歧杆菌（用量 $>10^9$CFU/d）后，发现尿中的吲哚酚、硫酸盐、对甲酚、哌啶、胺含量下降，其原因可能是短双歧杆菌的生长抑制了有害微生物生长，进而使其代谢物减少。肠道正常菌群产生的有机酸还可通过直接或间接的途径促进胃肠道的蠕动，使外籍菌尚未在黏膜表面黏附、定植前就被排出。

四、产生抑菌物质

肠道正常菌群能产生细菌素、过氧化氢、抗菌肽等多种抑菌物质，对肠道内的潜在致病菌起抑制或杀灭作用。

细菌素为一种抗菌肽，包括由嗜酸乳杆菌产生的细菌素 lactacin B、由乳酸球菌产生的乳酸链球菌素（nisin）、由植物乳杆菌（*Lactobacillus plantarum*）产生的植物乳杆菌素等，在体外实验中，植物乳杆菌 DDEN 11007 产生的片球菌素 AcH（pediocin AcH）可抑制 *L. monocytogenes* 的生长。细菌素的抗菌谱窄，绝大部分细菌素通过膜渗透或者影响某些酶来杀死相关的微生物。双歧杆菌素（bifidoxin）由双歧杆菌的质粒而非染色体编码合成，分子质量为 104kDa，是一个均二聚体，由两个含 31 个氨基酸的分子质量均为 52kDa 的单体构成，其等电点为 5.9，用硫醇还原不改变分子大小，说明双歧杆菌素中不含二硫键。且胞外滤液中的双歧杆菌素对热稳定，在 3.8～4.8 时有活性。双歧杆菌素通过与 GA1 相互作用封闭黏附受体 GA1，从而抑制 ETEC 的定植，纯化的双歧杆菌素在浓度为 25μg/ml 时会使 ETEC 对 GA1 黏附能力降低 50%，对肠道腐生菌如李斯特菌属、芽孢杆菌属、肠球菌属等的生长起到抑制作用。Yildirim 等的研究还发现，双歧杆菌素 B 的 N 末端区域——Lys Tyr Tyr Gly Asn Glyal——与其他一些细菌素具有一致性，推测这些相同的区域可能是细菌素的功能区。这些区域可能直接引起杀菌作用，或者在识别细菌素的作用靶细胞上发挥重要作用。

双歧杆菌、乳杆菌产生的过氧化氢（H_2O_2）能激活机体产生过氧化氢酶，抑制志贺菌、沙门菌和杀灭革兰氏阴性菌。肠道中大肠杆菌的大肠菌素及其酸性产物能抑制志贺菌、金黄色葡萄球菌、白念珠菌等。肠道益生菌能产生一些抗菌肽物质如乳酸素、乳酸链球菌肽等，发挥其抗菌作用。

双歧杆菌产生的胞外糖苷酶可降解肠黏膜上皮细胞上的杂多糖。由于杂多糖既是肠道致病菌感染肠道的受体，也是细菌毒素与肠道结合的受体，故这种酶防止了致病菌和细菌毒素在肠黏膜上皮细胞的黏附。Yoh 等研究表明，双歧杆菌及长双歧杆菌 3 号株具有较高的 β-半乳糖苷酶活力，而长双歧杆菌 2 号株酶活力较低。

第三节　肠道菌群免疫介导的抗感染机制

除了肠道菌群的生物拮抗机制以外，肠道菌群及其代谢产物是肠道免疫的强有力的刺激剂，能够激活、促进和调节免疫反应来发挥其抗感染作用，即免疫介导或免疫协同的抗感染机制。

肠道正常道菌群的某些菌种能够促进分泌 IL-10 的 Treg 细胞和分泌 IL-17 的 Th-17/22 细胞的增殖，在抗感染免疫中发挥对机体的保护作用，具体的作用机制见本书"第五章 肠道菌群的免疫作用"。

2007 年黄鸿眉和程茜研究了双歧杆菌对轮状病毒（RV）感染 HT29 细胞过程中 IL-8、TNF-α 分泌的抑制作用，结果显示双歧杆菌能够明显抑制 RV 感染产生炎症因子 IL-8 和 TNF-α。

一、增强肠道屏障

肠道黏液层覆盖于肠上皮细胞表面，为专性厌氧菌的生长及黏附提供了适宜的环境，还能阻止潜在致病菌及其毒素的定植和移位。乳杆菌能诱导肠道上皮细胞黏蛋白的表达与分泌，防止细菌及病毒定植、感染。肠上皮细胞间的紧密连接主要由跨膜蛋白和细胞质蛋白组成，跨膜蛋白主要有闭合蛋白（occludin）和密封蛋白（claudin）。嗜酸乳杆菌能增加紧密连接蛋白的表达，从而保持肠道上皮细胞的紧密连接功能，保持黏膜完整性，降低细菌移位速率。

此外，肠道菌群中的双歧杆菌、乳酸杆菌等及其代谢产物（主要是短链脂肪酸）可以通过对肠上皮细胞的营养作用促进肠上皮细胞的增殖，有利于维持肠道上皮的完整性。最近的研究还发现，拟杆菌属的某些菌种产生的酪酸能够通过改变细胞内 pH，直接阻止沙门菌的定植和增殖。

二、抗微生物蛋白和多肽

肠上皮细胞产生和分泌大量的抗微生物蛋白和多肽（antimicrobial protein and peptide，APP），包括血管生成因子-4（angiogenin-4）、防御素和抗菌肽，这些成分形成了对所有单细胞微生物的先天的防御机制，并在所有的上皮表面产生，以阻止微生物的侵入。动物实验发现，常规小鼠在断乳时，其肠隐窝上皮中的潘氏细胞表达血管生成因子-4 的 mRNA 明显增高，而无菌小鼠的表达无明显变化，提示新生儿早期肠道菌群能够刺激潘氏细胞产生血管生成因子-4。防御素是一组能够耐受蛋白酶的分子，对细菌、真菌和有包膜病毒具有广谱的直接杀伤活性。人体内存在 α-防御素和 β-防御素，前者主要作用于某些细菌和有包膜病毒，后者主要由肠上皮细胞产生，是黏膜和上皮细胞抵抗微生物入侵的重要介质，在持续暴露于病原微生物的器官表面发挥重要抗菌作用。研究结果证实，APP 的表达和产生依赖于正常菌群的定植和调节。

三、分　泌　型　IgA

由肠黏膜固有层中的浆细胞产生的分泌型 IgA（secretory IgA，SIgA），与肠上皮细胞紧密黏合，分布于黏膜表面发挥重要的抗感染作用，包括阻止病原微生物黏附于黏膜上皮细胞、与溶菌酶补体共同作用引起细菌溶解、中和病毒及其毒素，以及免疫排除作用，即封闭抗原物质和限制抗原物质入侵机体。大量的研究已经证实，肠道正常菌群能够刺激肠道 SIgA 的分泌，从而有利于排除外源性致病菌和毒素，调节机体对它们的免疫反应。1995年，Isolauri 等应用酶联免疫斑点试验（ELISPOT）技术，检测了血液中 Ig 分泌细胞的数量和特异性抗体分泌细胞的频数，结果显示急性轮状病毒性肠炎患儿口服乳杆菌菌株 GG 后血中 IgG、IgA 和 IgM 分泌细胞数量明显增多，特异性抗轮状病毒 IgA 应答增强。提示肠道有益菌的存在能够提高机体对轮状病毒性肠炎的免疫作用。

四、微生物相关分子模式和模式识别受体

肠道微生物相关分子模式（MAMP）是肠道微生物表达的、反映微生物进化水平的分子，包括脂多糖、多糖 A、磷壁酸和肽多糖。MAMP 可被树突状细胞、M 细胞和肠上皮细胞（IEC）表面的模式识别受体（PRR）识别，PRR 包括 Toll 样受体（TLR）、甲酰化肽受体（formyl peptide receptor，FPR）和核苷酸结合寡聚化结构域（NOD）样受体（NLR）。PRR 作为感受器，根据识别的分子不同，产生不同的效应，包括保护性反应、炎症反应或触发凋亡，因此 PRR 在启动固有免疫和适应性免疫、维持肠道内环境稳定、维持黏膜免疫耐受的完整性方面具有重要的作用。肠道大部分微生物具有相同的 MAMP 分子，这些分子在人类长期的进化过程中，被宿主先天性免疫系统识别为无害，当作 "老朋友" 对待，被PRR 识别以后不引起强烈的免疫反应，而仅产生基础信号，使宿主对肠道菌群处于耐受状态或维持低水平的 "生理性炎症"。一方面维持机体免疫系统处于适度的 "激活或警觉" 状态，如增加树突状细胞表面共刺激分子（CD80、CD83、CD86 等）的表达，促进细胞成熟和分泌细胞因子；另一方面调节或抑制机体过度的炎症反应，如诱导产生调节性 T 细胞和调节性细胞因子如 IL-10 和 TGF-β 等，从而产生对机体的保护性免疫反应。显然肠道菌群在维持肠道黏膜免疫系统的稳定性方面发挥着重要的作用。此外，正常菌群的代谢产物，特别是酪酸（丁酸）作为 TLR 的配体，与正常肠道表面的 TLR 相互作用，也能够产生基础信号，使得肠上皮细胞耐受损伤的能力增强，获得肠道表面的动态平衡，有利于正常菌

群的抗感染作用。

（郑跃杰　黄永坤）

参 考 文 献

Buffie CG, Pamer EG, 2013. Microbiota-mediated colonization resistance against intestinal pathogens[J]. Nat Rev Immunol, 13(11): 790-801.

Caballero S, Kim S, Carter RA, et al, 2017. Cooperating commensals restore colonization resistance to vancomycin-resistant *Enterococcus faecium*[J]. Cell Host Microbe, 21(5): 592-602.

Jacobson A, Lam L, Rajendram M, et al, 2018. A gut commensal-produced metabolite mediates colonization resistance to *Salmonella* infection[J]. Cell Host Microbe, 24(2): 296-307.

Kamada N, Chen GY, Inohara N, et al, 2013. Control of pathogens and pathobionts by the gut microbiota[J]. Nat Immunol, 14(7): 685-690.

Kollmann TR, Kampmann B, Mazmanian SK, et al, 2017. Protecting the newborn and young infant from infectious diseases:lessons from immune ontogeny[J]. Immunity, 46(3): 350-363.

Lawley TD, Walker AW, 2013. Intestinal colonization resistance[J]. Immunology, 138(1): 1-11.

第四章

肠道菌群的肠道屏障作用

　　胃肠道是人体最早发育的组织器官之一，是人体的"母亲河"，也是人体最大的"外环境"、最大的细菌和毒素库、最大的免疫器官，并有非常丰富的内分泌细胞、自主神经、微血管和淋巴管，因此，专家们常把胃肠道屏障称为是人体内的"万里长（肠）城"。

　　胃肠道不仅是消化食物、传输和吸收营养物质的场所，而且是机体非常重要的屏障。肠道屏障是指肠道能防止肠腔内有害物质如细菌和毒素进入体内其他组织器官和血液循环的结构和功能的总和。肠道屏障不仅在防御外源性和内源性感染方面发挥重要作用，而且在维持肠道免疫稳定和平衡方面也具有重要的作用。肠道屏障功能障碍直接的结果是肠道细菌及内毒素移位，引起各种感染和过强的免疫反应，参与了许多危重疾病如脓毒症（sepsis）、多器官功能障碍综合征（MODS）、重型胰腺炎、严重肝病、严重创伤、烧伤等的发生和发展；长期的肠道免疫反应异常参与了炎症性肠病、坏死性小肠结肠炎、自身免疫性疾病（如糖尿病、过敏性疾病）的发生。

第一节　肠道屏障功能的组成

　　人体的肠道菌群是一个复杂的微生态系统，生理性肠道菌群可通过肠-肝轴、肠-肺轴、肠-脑轴、肠-肾轴、肠-心轴、肠-免疫轴、肠-内分泌轴等实现其几大生理作用，其中包括免疫发育和调节作用、营养物质的代谢、抗感染作用、黏膜屏障功能等，以保证儿童生长发育、维持机体稳态、防治肿瘤、预防衰老等。正常人体肠道屏障是由生物屏障、机械屏障、化学屏障、免疫屏障等构成，有学者认为肠蠕动也属肠黏膜屏障功能调节范畴，而这些肠道屏障功能与上述各种轴有着密切的互动关系。

一、生物屏障

　　肠道的生物屏障又称生态屏障，是由肠道中正常原籍菌群构成的，其中主要是厌氧性细菌，这些厌氧菌具有对抗肠道中潜在致病菌或外源性致病菌定植和繁殖的能力，又称作生物拮抗作用。肠道中的菌群包括厌氧菌、需氧菌、兼性厌氧菌、真菌等，其中以双歧杆菌和乳杆菌等专性厌氧菌占绝对优势（称为益生菌），其次是以大肠杆菌和链球菌为主的兼性厌氧菌（称为共生菌），为前者的 1/100～1/10，而具有机会致病性的需氧菌如变形杆菌、单孢菌等极少（称为过路菌）。黏膜表层主要是大肠杆菌和肠球菌，中层是以类杆菌为主的兼性厌氧菌，深层则是以双歧杆菌和乳杆菌为主的厌氧菌，它们与黏膜上皮表面特异性受体相结合或插入细胞间隙，形成相当固定的菌膜结构，构成抗定植力的生物屏障，可有效抵抗外籍菌和过路菌对机体的侵袭，即生物拮抗；同时，肠道内双歧杆菌、乳酸杆菌等益生菌还通过争夺营养、产生酸性代谢产物（乙酸、乳酸）降低肠道局部 pH，促进肠蠕动，加速细菌毒素等有害物质的排除，产生具有广谱抗菌作用的物质如亲脂分子小菌素、过氧化氢等，对肠内大肠杆菌、铜绿假单孢菌、沙门菌、链球菌等致病菌起抑菌或杀菌作用。此外，双歧杆菌还可显著抑制 *E. Coli* O157∶H7 对肠细胞株 Caco-2 上皮细胞的黏附。

二、机 械 屏 障

肠道的机械屏障又称物理屏障，包括肠道上皮细胞及细胞间紧密连接的完整性和黏液层。完整的肠道黏膜上皮细胞及细胞间的紧密连接能阻止细菌及大分子物质的侵入。肠道上皮细胞及细胞间紧密连接完整性的维持依赖于肠道局部的血液灌注、供氧及营养。肠道黏膜本身具有的高代谢特性，很容易遭受缺血缺氧性损伤，造成肠黏膜上皮细胞的脱落与坏死。肠道黏液形成的黏弹性胶层可以保护肠黏膜免受机械损伤和化学损伤，其杯状细胞分泌的黏蛋白为高分子量的糖蛋白，覆盖于肠上皮细胞表面，为专性厌氧菌的生长及黏附提供了适宜的环境，也能阻止潜在致病菌及其毒素的定植和移位。此外，肠道的正常蠕动能排除潜在致病菌，减少其在肠道中的停留。人体胃肠道内丰富的内分泌细胞、自主神经、微血管和淋巴管也是构成机械屏障的重要微结构，并有其重要的生理功能和作用。

（一）肠上皮细胞及细胞间紧密连接

肠上皮为单层柱状上皮，由吸收细胞、杯状细胞及潘氏细胞等组成。吸收细胞侧面和质膜在近肠腔侧与相邻的细胞连接形成紧密连接（TJ），主要包括两类：①绒毛上皮细胞间紧密连接，孔径较小，结构层次复杂，只允许水分子和小分子水溶性物质选择性通过；②腺管细胞间紧密连接，孔径较大而层次较简单，可容许较大的分子通过。上皮细胞间的紧密连接主要由跨膜蛋白和细胞质蛋白组成。跨膜蛋白主要有 occludin 蛋白和 claudin 蛋白。occludin 蛋白的细胞外结构域，在调节细胞间的通透性中具有重要作用。claudin 蛋白作为细胞间紧密连接通道（paracellular tight junction channel，PTJC），具有电通道的作用。TJ 的开放和关闭具有可控性，受肠腔内容物成分和细胞因子、黏附素的调控。潘氏细胞具有一定的吞噬细菌的能力，并可分泌非特异性的溶菌酶，调节肠道菌群。近年研究发现，潘氏细胞还分泌天然抗生素肽（antibiotic peptide）、人类防御素 5（human defensin 5，HD-5）和人类防御素 6（human defensin 6，HD-6），它们都是由 32～36 个氨基酸残基组成的小分子肽，其抗菌谱广，杀灭微生物作用强大。研究证实，HD-5 具有杀灭单核细胞性增生李斯特菌、大肠杆菌和白念珠菌的作用。肠上皮细胞可表达一种名为组织蛋白酶抑制素（LL-37/Cap18）的抗菌多肽类物质，其作用是保护肠上皮细胞免受致病菌的侵害。

（二）黏液层

杯状细胞分泌的黏液在黏膜表面形成疏水的黏液凝胶层，其主要成分是黏液糖蛋白，由于其本身的结构和带有负电荷的特性，覆盖于肠上皮表面，除可阻抑消化道中的消化酶和有害物质对上皮细胞的损害之外，还可阻止肠道病原微生物在肠道的黏附定植，包裹细菌，协同分泌型 IgA 在黏膜表面形成一个抗感染的抗体黏膜屏障，通过肠的蠕动将捕获在黏液层中的病原体和毒素排出体外。此外，研究发现，黏液糖蛋白还与病原微生物竞争抑制肠上皮细胞上的黏附素受体，抑制肠道病菌。有研究证实，黏液糖蛋白作为机械屏障能够阻止耶尔森菌、轮状病毒和福氏志贺菌的侵入。

三、化 学 屏 障

化学屏障是指机体肠道分泌的胃酸、胆汁、胰蛋白酶、溶菌酶和肠液等，以及肠道菌群产生的大量的短链脂肪酸（SCFA）如乙酸、丙酸、乳酸、酪酸等。这些化学物质可以抑制条件致病菌和过路菌的生长，在维持特定部位的菌群稳定方面发挥一定的作用：如胃酸、胆汁和肠液能够抑制结肠细菌向胃和小肠的移位，防止该部位细菌过度生长，胆汁中的胆盐还能与肠道中的内毒素结合，形成不被吸收的复合物，阻止内毒素的移位。Liévin-Le 等报道，肠道菌群通过产生乙酸、乳酸等有机酸降低肠道 pH，促进升高的肠道渗透性正常化，减少细菌毒素的吸收，从而减少内毒素入血。

四、免 疫 屏 障

肠道不仅是消化、吸收和营养物质交换的重要场所，也是人体最大的免疫器官。肠道黏膜免疫系统由肠上皮细胞、大量弥散性分布在肠黏膜上皮内和黏膜固有层（lamina propria，LP）的免疫细胞和免疫分子，以及派尔集合淋巴结和肠系膜淋巴结（MLN）等肠道相关淋巴组织（gut-associated lymphoid tissue，GALT）组成。肠道黏膜免疫系统构成了肠道的免疫屏障，其在结构和功能上与外周免疫不同。

（一）肠上皮细胞

肠黏膜表面是人体与外界环境接触面积最大的部分，排列着数量众多不同种类的肠上皮细胞（IEC），除上述机械屏障功能外，肠上皮细胞在固有性和特异性的黏膜免疫防御方面发挥着重要作用。不同种类的上皮细胞产生无机酸（HCL）、有机酸、黏蛋白、溶菌酶、乳铁蛋白和抗菌肽，起到保护宿主对抗微生物的作用，上皮细胞还分泌补体 C3、C4 和 B 因子，参与免疫激活的经典途径、替代途径和凝集素途径，并表达许多细胞因子受体，同时，上皮细胞也是一些在肠道内起重要生物调节功能的细胞因子的来源。体外实验观察发现，上皮细胞可以产生炎症性细胞因子（如 IL-1、IL-8）、调节性细胞因子（如 IL-6、IL-7、

IL-10、IL-15）和化学因子（如 RANTES、MIP-1β），并进一步促成 B 细胞向产 IgA 的淋巴母细胞和浆细胞分化，这些细胞因子和化学因子可由某些细菌病毒及其产物刺激生成。体外实验已证实，肠上皮细胞能将抗原递呈给激活的 T 细胞。小肠，甚至一小部分结肠的上皮细胞表达功能性 MHC II 分子，它们在肠系细胞中的表达水平可被上调。肠上皮细胞表面有一些细菌特异性受体，如 Toll 样受体家族，通过 Toll 样受体，上皮细胞与腔内菌群结合并相互作用，其中菌群可以促使上皮细胞产生细胞因子，而淋巴细胞对这种细胞因子传导信号的反应很可能具有调整菌群的作用，这种双向的联系可能促成已知的共生菌群对抗黏膜致病原的作用。

（二）肠上皮内淋巴细胞

肠上皮内（间）淋巴细胞（iIEL）是存在于消化道上皮内的庞大 T 细胞（CD3）群体（每 6～10 个细胞中就有 1 个），这部分细胞不同于潘氏小结和固有层，其中没有浆细胞和巨噬细胞，B 细胞也可以没有或不常见。表型上，按 T 细胞表面受体（TCR）不同，iIEL 分为 TCRαβ$^+$ T 细胞和 TCRγδ$^+$ T 细胞，按 T 细胞表面抗原不同则分为 CD4$^-$CD8$^+$ T 细胞、CD4$^-$CD8$^-$ T 细胞、CD4$^+$CD8$^-$ T 细胞和 CD4$^+$CD8$^+$ T 细胞。小鼠 TCRαβ$^+$ T 细胞和 TCRγδ$^+$ T 细胞大约各占一半，且大多是 CD4$^+$ T 细胞，而人的 iIEL 中多数是 TCRαβ$^+$、CD8$^+$、CD45RO$^+$ T 细胞；在发育上，iIEL 部分亚群（全部 TCRγδ$^+$ T 细胞和部分 TCRαβ$^+$ T 细胞）是胸腺外发育成熟 T 细胞，实验已证明 C-kit$^+$lin$^-$（配体标记）的 T 细胞存在于小肠，证明胸腺外发育的 iIEL 起源于它们自身的前体细胞，并维持长期的应答。iIEL 在宿主防御中具有多种功能，它具有完整的细胞毒能力，包括 NK、T 细胞的细胞毒性作用，因为寄生虫感染后 iIEL 数量增加，它们可能直接对寄生虫发挥细胞毒性作用；在实验性移植物抗宿主疾病中 iIEL 增加，从而提示可能是肠道内细胞介导的免疫反应的一个标志；iIEL 很可能通过局部 IFN-γ 及其他细胞因子的分泌来保护上皮免受细菌病毒感染；此外，iIEL 亚群能提供辅助，对经口免疫耐受的形成和调节上皮细胞功能起到一定的作用。

（三）派尔集合淋巴结

肠系膜相关淋巴组织中最具代表性的是派尔集合淋巴结（Peyer's patche，PP），它是位于黏膜固有层的疏松结缔组织中包含一个或多个淋巴滤泡的淋巴上皮集合体。在小鼠 PP 长 3～4cm，在大的动物如牛、羊等，PP 可达 4m；PP 因缺乏输入淋巴管而不同于其他淋巴组织，但它有输出淋巴管，取代输入淋巴管的是一种特化的上皮，它能通过活跃的胞饮作用摄取肠腔内的物质，并通过跨细胞转运和胞吐作用将这些物质输送入滤泡内，这种特化的滤泡相关性上皮（FAE）称为 M 细胞。目前已清楚，抗原穿透上皮屏障在黏膜防御和系统免疫中是至关重要的一步，肠上皮提呈抗原和微生物的能力与 FAE 有关，M 细胞的典型特点是它能形成上皮内的胞内囊与特定淋巴细胞接触，即在 M 细胞囊，iIEL 能较早地与抗原相互作用。因此，M 细胞的重要作用是运输抗原和微生物至基底淋巴细胞组织而激发免疫反应。PP 和相关的淋巴滤泡组织作为黏膜免疫反应的诱导区，具有特化的冠状上皮，可活跃地摄取抗原，同时，包含免疫诱导所需的所有细胞，即 B 细胞、T 细胞和抗原提呈细胞（树突状细胞和巨噬细胞）；T 细胞位于滤泡间区和冠状上皮下，这些 T 细胞已发育成熟，超过 95% 的细胞表达 TCR，主要是抗原特异的 Th1、Th2 和细胞毒性 T 细胞（CTL），这些细胞能够诱导和调整体液免疫和细胞免疫，是黏膜屏障的重要组成部分；B 细胞位于淋巴滤泡，其内的生发中心含有 SIgA$^+$B 细胞，占 PP 内 B 细胞的 8%～15%，并能在生发中心内发生亚型的转变。树突状细胞（DC）位于冠状上皮下层并延伸入滤泡中，也可见于滤泡间 T 细胞区域。PP 的 DC 与其他部位 DC 相比，不仅具有强有力的抗原递呈作用，还能产生大量 IL-10 并参与 CD4$^+$ T 细胞分化的 Th2 调节途径，这足以说明 PP 内的 DC 具有免疫调节的作用。Stagg 认为 DC 与细菌之间的相互作用是肠道免疫调节的中心，而细菌产物可以调节和影响 DC 的功能。

（四）固有层淋巴细胞

肠黏膜固有层含有丰富的固有层淋巴细胞（lamina propria lymphocyte，LPL），包括 B 细胞（20%）、T 细胞（60%）、浆细胞、巨噬细胞（5%）以及数量相对较少的其他类型细胞如嗜酸性粒细胞、肥大细胞和树突状细胞。PP 内的免疫细胞受到刺激后，最终进入肠道黏膜固有层，在这里 B 细胞分化为大量的浆细胞，其中产 IgA 的浆细胞占 70%～90%，产 IgM 的浆细胞占 5%～15%，产 IgG 的浆细胞仅占 3%～5%，产 IgE 和 IgD 的浆细胞不常见。事实上，产 IgA 的 B 细胞大多数出现在远处黏膜，换言之，抗原与一处黏膜表面接触可促生对远处黏膜的保护作用，即所谓公共黏膜免疫。例如，在肠道产生的免疫反应能启动肺内或阴道内的黏膜免疫反应，引发了人们对于利用口服疫苗来保护非肠道黏膜的思考。固有层内 T 细胞大约 2/3 是 CD3$^+$CD4$^+$ T 细胞（包括 Th1 和 Th2 细胞），1/3 是 CD3$^+$CD4$^-$CD8$^+$ T 细胞（细胞毒性/抑制性 T 细胞）。T 细胞一旦激活，就可产生大量的细胞因子如 IL-2、IL-4、IL-5 和 IFN-γ，辅佐其他因子对 B 细胞的刺激。刺激 T 细胞的抗原主要来自肠道菌群，有证据表明，无菌动物的 B 细胞出现死亡，而 T 细胞受体转基因小鼠，尽管有正常菌群存在，但在无相关抗原情况下，LPL 细胞仍处于初始阶段。在肠道病变时，T 细胞活化，释放 IFN-γ、TNF-α 和 Fas-L，其中 Fas-L 占主导地位；固有层内 T 细胞对肠道菌群的反应十分复杂，可生成效应 T 细胞和调节性 T 细胞，这些 T 细胞与黏膜免疫反应有密切的关系，其中效应 T 细胞主导正常防御性免疫反应并在炎性肠病中起作用，调节性 T 细胞-1（Tr-1）可使 TCR/CD3 复合物的信号传导反应消失，同时抑制 Th1 活性，分泌 IL-10 抑制炎症，介导口服耐受。

（五）SIgA

黏膜抗体的作用是保护肠道免受微生物和其他外来物质的感染，是肠道黏膜的重要防线。血清中的 IgA 大部分是 IgA1 单体，而黏膜 IgA 以 IgA2 为主，且多数为二聚体，由 2 个基本的四链免疫球蛋白亚单位构成，含 4 条 α 链和 4 条 L 多肽链。IgA$^+$B 细胞激活后经淋巴管进入体循环，最后回归固有层和远处黏膜效应部位，在 Th2 调节下发育为成熟浆细胞并分泌 IgA，再分泌入黏膜表面及黏液中。这些 IgA 抗体在抗感染中的免疫屏障/免疫排斥作用已被证实，IgA 抗体通过其低聚糖侧链与外源凝集素样细菌菌毛结合，防止细菌与肠上皮细胞多糖受体结合，干扰它们的动力及穿透上皮的能力；与抗原特异性结合调节免疫排斥；同时，IgA 抗体能中和细菌毒素，从而起到保护黏膜的作用。即使上皮屏障被微生物破坏，局部浆细胞分泌的 IgA 抗体仍然可以通过包被在完整的微生物表面或形成可溶性免疫复合物来与之结合，并穿过上皮清除微生物及其产物。糖皮质激素和胃肠外营养等均能干扰 IgA 合成，使之减少，导致肠道免疫功能下降，引发肠道感染甚至细菌移位而发生败血症。

细菌抗原刺激时，PP 中的 IgA⁺ B 细胞通过淋巴细胞归巢转移至肠基质层以产生 IgA 并将其分泌至肠腔中。SIgA 可以聚集潜在的和侵入性病原体，通过肠蠕动和黏膜纤毛运动来促进病原体的清除。此外，SIgA⁻病原复合物可被 M 细胞吞噬并被 DC 识别以增强免疫应答。该复合物还可以与 T 细胞结合诱导 IL-4、IL-10 和 TGF-β 的产生。然而，SIgA 将共生菌与有害菌区分的机制仍不清楚，需要更多的研究来探索潜在的途径。

IgA 也是维持宿主-细菌稳态的重要贡献者。在没有 IgA 的情况下，激活诱导的胞嘧啶核苷脱氨酶缺陷小鼠（AID-/-小鼠）肠道的厚壁菌门（Firmicutes）丰度更好，分段丝状菌（SFB）增加。另据报道，γ-变形菌门特异性 IgA 应答部分受到新生细菌向成熟细菌转化的调节。一项深入研究发现 IgA 介导的肠内稳态和细菌组成的改变是由肠道 T 细胞中的 MyD88 信号所引导的。此外，限制肠道共生菌的生长和炎症反应并维持其多样性可能是 IgA 调节细菌稳态的两种潜在机制。

五、肠-肝轴

肠-肝轴（gut-liver axis）是肠道免疫的一种特殊机制。由于胃肠道和肝脏之间存在着密切的解剖和功能联系，经过胃肠道消化吸收的各种营养和有毒物质在进入体循环前必须经门静脉系统进入肝脏，在肝脏中进行代谢和解毒。肝脏中的巨噬细胞又称 Kupffer 细胞，是体内固定型巨噬细胞中最大的细胞群体，占全身单核吞噬细胞系统的 80%～90%，Kupffer 细胞具有活跃的变形和吞噬功能，能清除来自肠道门静脉系统中的细菌及内毒素等微粒物质，构成了机体对逃逸胃肠黏膜免疫监视的抗原和毒素的第二道重要防线或生物转化器官。

第二节　肠道菌群在维持和增强肠道屏障中的作用

一、构建生物屏障

人体肠道中的细菌在肠腔内形成一个多层次的生物层，构成了一个相互依赖、相互作用又相互制约的微生态环境。其中构成生物屏障的主要菌群是专性厌氧菌，这些菌群是其他菌群的上百倍，通过占位性保护效应、营养竞争、产生有机酸和抑菌物质等机制发挥着生物屏障的功能。

二、维持和保护机械屏障

（一）促进肠上皮细胞的发育与成熟

动物模型研究显示，无菌环境下喂养的小鼠隐窝细胞生长率下降，且隐窝所含细胞数比结肠内具有正常菌群的小鼠明显减少，而喂饲单联丝状分枝菌后，隐窝细胞分化增快，肠绒毛处肠上皮细胞/杯状细胞的比值增加。进一步的实验表明，肠道菌群中的双歧杆菌、乳酸杆菌等及其代谢产物（主要是短链脂肪酸）通过对肠上皮细胞的营养作用，可以促进肠上皮细胞（IEC-6）DNA 的合成，从而促进肠上皮细胞的增殖。肠道正常菌群对肠上皮细胞的分化有影响，这种影响与细菌的数量呈明显的依赖关系，即细菌必须达到相当的数量（$>10^7$CFU）才能对肠上皮细胞分化产生影响。Yan 等研究发现，LGG 能够产生一种可溶性蛋白，促进肠上皮细胞生长，维护肠黏膜屏障功能。

（二）促进肠黏膜修复，维护机械屏障的完整性

肠道有益菌可通过增强肠上皮细胞紧密连接来加强肠上皮细胞的功能。有报道提出，嗜酸乳杆菌能增加紧密连接蛋白的表达，从而保持肠道上皮细胞的紧密连接功能，保持黏膜完整性，降低细菌移位速率。Zyrek 等用极化的单层 T_{84} 上皮细胞作模型，监测致病性大肠杆菌 E2348/69 菌株（EPEC）感染的影响，并研究益生菌的黏膜修复作用。当益生菌 EcN 与 EPEC 共培养，或 EPEC 感染后再加入 EcN 时，被破坏的上皮细胞层屏障功能和屏障完整性都得到了恢复，提示 EcN 可改变闭锁小带蛋白-2（zonula occludens-2，ZO-2）的表达量及分布，并影响 300 多个基因的表达。刘忠山等对严重烧伤后大鼠补充外源性双歧杆菌，与不应用双歧杆菌烧伤组的超微结构比较，具有肠黏膜细胞及细胞间连接损伤轻、修复快等表现。另外，双歧杆菌还可通过激活巨噬细胞合成并分泌碱性成纤维生长因子（bFGF）、TGF 和 EGF 等刺激成纤维细胞、上皮细胞向损伤部位移动，通过激活氨基酸运输、蛋白质合成等途径，使损伤肠黏膜得以再生及修复。

无菌（GF）小鼠的若干实验证实了共生细菌的必要性。据报道，肠道接触细菌是刺激黏液合成的充分途径。同时，黏液的成熟度和丰度也依赖于肠道细菌。类似的研究发现，在 GF 小鼠中，即使黏液结构与常规小鼠的相似，小肠黏液也会附着在上皮上，并且结肠内部黏液层可被细菌渗透。此外，GF 小鼠的 MUC2 *O*-聚糖水平较低，这可能与负责 *O*-聚糖延伸的糖基转移酶降低相关。有趣的是，考虑到聚糖是细菌的附着位点和能量来源，MUC2 *O*-糖基化的减少反而会阻碍细菌定植。

另外，在缺乏共生菌的情况下，肠上皮细胞（IEC）和紧密连接受损。在 GF 小鼠中，紧密连接蛋白即闭合蛋白（occludin）和闭锁小带蛋白-1（zonula occludens-1）的表达减少。与常规小鼠相比，刷状缘上的肠上皮细胞的排列更不规则。但是，在乳酸杆菌定居后，微绒毛的排列良好。益生菌对肠道屏障的修复功能和益处也在嗜黏蛋白-艾克曼菌（*Akkermansia muciniphila*）中得到了证实，其潜在机制可能与调节肠黏液的厚度以维持肠屏障的完整性有关。

（三）促进黏蛋白的合成与分泌

黏蛋白是一类大分子糖蛋白，由肠道杯状细胞和肠上皮细胞分泌，回肠、结肠黏蛋白的主要成分是杯状细胞表达的 MUC2 型黏蛋白。黏蛋白的网状结构使化学性刺激剂、消化的食物、毒素和细菌等攻击性大分子物质很难通过，可保护肠上皮细胞免受酸和肠腔内容物的损害；黏蛋白的羧基末端有微生物黏附的结合位点，可与肠上皮细胞上的结合位点竞争，以阻止病原体与肠上皮细胞结合，使之处于黏液层，并随肠蠕动而将其清除。一般认

为黏液层为专性厌氧菌提供了良好的生态环境，可以促进其生长。双歧杆菌、乳酸杆菌不仅不降解黏蛋白，其降解产物如短链脂肪酸、醋酸盐等还可通过受体调节机制促进肠道黏蛋白的分泌，因此，肠道双歧杆菌对维护肠黏液层屏障功能的稳定具有重要的意义。

已有研究发现，某些乳杆菌能增加黏蛋白 MUC3 mRNA 的转录和翻译，促进 MUC3 的分泌，从而增强肠道的化学屏障功能。此外，黏蛋白还有很多功能，如防止大分子物质、药物、毒素等的弥散；与黏膜表面的 SIgA 相互作用参与黏膜防御；参与上皮细胞的修复等。

三、激活和维持肠道免疫屏障

（一）先天性免疫

Toll 样受体（TLR）属于模式识别受体（pattern-recognition receptor，PRR）蛋白家族——Toll 样受体家族，作为感染的传感器触发炎症反应和宿主免疫反应。近年发现 TLR 在维持肠道内环境稳定方面发挥着重要的作用，而保持肠黏膜内环境稳定（免疫耐受）的基础是肠道菌群。由肠道共生菌群激活的 TLR 信号系统，能保护肠道免受炎症伤害，并减少由炎症伤害造成的死亡。动物模型提示，肠道共生菌和由它们产生的各种配体在肠黏膜保护和修复过程中起决定性作用，共生菌分泌的脂多糖、脂磷壁酸等，以及代谢产生的丁酸作为 TLR 的配体，与正常肠道表面的 TLR 相互作用，产生基础信号。这些信号使得肠上皮细胞耐受损伤的能力增强，同时也使肠道表面具有更强的修复能力，保持了肠道的健康和微生态的平衡。

在肠道内，嗜中性粒细胞和巨噬细胞通过模式识别受体（PRR）识别和响应微生物群落的异常变化以调控肠道菌群。PRR 可识别的微生物相关分子模式（MAMP）主要包括肽聚糖、鞭毛蛋白、脂多糖（LPS）和微生物的核酸结构。一些通过营养发酵的细菌代谢物也可被 PRR 识别，如丁酸盐。PRR 包括 Toll 样受体（TLR）、NOD 样受体（NLR）、RIG-Ⅰ样受体（RLR）、C 型凝集素受体（CLR）。PRR 是先天性免疫系统中不可或缺的成分，研究表明，PRR 同时参与适应性免疫反应。

NOD/CARD（nucleotide oligomerization domain/caspase recruitment domain）受体（NLR）是另一类细胞内重要的 PRR，目前已经确定有 20 余种 NLR，其中最有特征的 NLR 是 NOD1（CARD4）和 NOD2。这两种受体均能够识别肽聚糖片段。与 TLR 一样，NOD 在启动固有免疫和适应性免疫、维持黏膜免疫耐受的完整性方面具有重要的作用，并且两者的作用是相互独立的。动物实验显示，*NOD2* 缺乏小鼠肠上皮细胞分泌前炎症因子和细胞凋亡增加、肠道通透性增高，阻止致病菌定植的能力降低，可加重葡聚糖硫酸钠（DSS）诱导的结肠炎病变，而补充肠道菌群能够增加 *NOD2* 的表达。

（二）适应性免疫

无菌动物和悉生动物研究已经证实，肠道正常菌群的存在能够促进出生后肠道黏膜免疫系统如 GALT 的发育成熟，并且刺激肠道分泌 SIgA。PP 和其他次级滤泡是适应性免疫应答的主要作用部位。研究发现，在无菌环境中出生和饲养的动物其 PP 较小，同时伴有 CD4、CD8 和 IgA 分泌型淋巴细胞数目的减少，对正常饮食抗原免疫耐受的能力缺失。细菌植入后，可促进淋巴细胞的快速增殖和 PP 的增大，但对正常饮食抗原免疫耐受的能力仍无法恢复。这表明细菌和肠黏膜之间的接触在初始的先天性免疫和新生儿早期阶段的适应性免疫中具有极其重要的作用。"侵袭"的肠道细菌"感染"肠上皮细胞和 M 细胞，在 GALT 的发育中起着极其重要的作用。有研究表明，当肠道第一次接触肠道菌群时，有相当多的菌群穿过黏膜，并且可以从肠系膜淋巴结中或脾脏中培养出这些菌群。随着适应性免疫反应的激活，其免疫活性可自限性地升高从而维持正常微生物菌群局限于肠腔内。生发中心的反应在"感染"后 14 天达高峰，之后开始减弱。因此，GALT 在早期不成熟阶段，可以容许两种显著对立的结果：①适度、恰当地针对病毒和细菌病原体的炎症反应，调控免疫防御机制的发育；②促进对饮食抗原的耐受及其复杂的免疫机制的发生及发育。婴儿期肠道菌群在不断地进行构建和演替的过程中，除适应肠腔环境发生耐受外，还有助于以上两种免疫功能的发育。

研究还发现，补充外源性双歧杆菌和乳杆菌能够维持肠道免疫功能。王忠堂等研究发现，大鼠严重烫伤后肠道 SIgA 的产生明显受抑制，补充外源性双歧杆菌可促进肠道 SIgA 的合成与分泌。Vinderola 等用瑞士乳杆菌灌喂小白鼠，发现在小肠中 $SIgA^+$ 浆细胞的量有所增加。蔡玟等观察到，小白鼠摄入一定剂量含嗜酸乳杆菌 NCFM 和乳双歧杆菌 Bi-07 的益生菌补充剂，可增强细胞免疫、体液免疫功能及 NK 细胞的活性。此外，有报道双歧杆菌能诱导 IL-1、IL-2、IL-6、IL-10、TNF-α、TNF-γ 和 IFN-γ 等细胞因子的表达，从而调节机体免疫系统针对病原微生物感染的免疫反应，改善肠黏膜免疫屏障功能。

在肠道内，一些细菌或某些已知的细菌混合物可影响 T 细胞的生成和分化。最近的研究表明 SFB 可诱导 Th17 细胞在固有层的局部分化。SFB 与肠上皮细胞的黏附可通过产生血清淀粉样蛋白 A 和活性氧物质诱导 Th17 积聚。此外，DC 呈递的 SFB 的抗原依赖于 MHC II。一些共生菌，毛螺旋菌科（Lachnos pi）的 A4 菌可通过 CBir1 抗原诱导 TGF-β 的产生来抑制 Th2 细胞发育。几个团队也研究了梭菌定植对 T 细胞分化的影响，发现梭状芽孢杆菌（Clostridia）可诱导 Treg 细胞的扩增从而抑制结肠炎小鼠的炎症反应。相反，在 GF 小鼠中，定植的肠道菌和富含 LPS 的无菌饮食可诱导 PP 和 MLN 中 T 细胞和 B 细胞的增殖和分化，尤其是 MLN 中的 $CD4^+Foxp3^+$ T 细胞。

此外，细菌产物如多糖也可影响 T 细胞分化。来自脆弱类杆菌的多糖 A（PSA）可促进 Treg 细胞分泌，抑制 Th17 细胞的活性以增强其肠道定植。编码两性离子荚膜多糖（ZPS）的细菌的基因组筛选发现，ZPS 可以激活 T 细胞功能。产生 ZPS 的细菌的裂解物依赖于抗原提呈细胞（APC）刺激 Treg 细胞的分化和 IL-10 的产生。

此外，T 细胞的缺乏也会引起菌群的改变。据报道，Dishevelled-1(Dvl-1)是 Wnt/β-catenin 途径的重要蛋白质，可控制 T 细胞祖细胞的增殖并调节 T 细胞发育和 Treg 细胞活化。在 *Dvl-1* 敲除小鼠中，可以通过促进机会性病原体如螺杆菌（Helicobacter mastomyrinus）的生长和抑制共生菌生长来改变肠道细菌的组成。

基于上述研究，可以推测调节 T 细胞分化是肠道共生菌在肠道内维持自身生存的机制。同时，T 细胞的正常发育和分化对微生物群落的塑造也发挥着作用，并且是维持体内肠道微生物平衡所需的。

（黄永坤　郑跃杰）

参 考 文 献

黄志华, 郑跃杰, 武庆斌, 2014. 实用儿童微生态学[M]. 北京: 人民卫生出版社: 6-46.

Belkaid Y, Harrison OJ, 2017. Homeostatic immunity and the microbiota[J]. Immunity, 46(4): 562-576.

Honda K, Littman DR, 2016. The microbiota in adaptive immune homeostasis and disease[J]. Nature, 535(7610): 75-84.

Hotamisligil GS, 2017. Inflammation, metaflammation and immunometabolic disorders[J]. Nature, 542(7640): 177-185.

Leulier F, Macneil L T, Lee WJ, et al, 2017. Integrative physiology: at the crossroads of nutrition, microbiota, animal physiology, and human health[J]. Cell Metabolism, 25(3): 522-534.

Lin L, Zhang J, 2017. Role of intestinal microbiota and metabolites on gut homeostasis and human diseases[J]. BMC Immunol, 18(1): 2.

Lynch SV, Pedersen O, 2016. The human intestinal microbiome in health and disease[J]. N Engl J Med, 375(24): 2369-2379.

Ma N, Guo P, Zhang J, et al, 2018. Nutrients mediate intestinal bacteria-mucosal immune crosstalk[J]. Front Immunol, 9: 5.

Tropini C, Earle K A, Huang K C, et al, 2017. The gut microbiome: connecting spatial organization to function[J]. Cell Host & Microbe, 21(4): 433-442.

第五章

肠道菌群的免疫作用

肠道菌群是最重要的微生物刺激来源，它是驱动出生后免疫系统发育成熟和诱导免疫反应平衡的基本（原始）因素。目前研究显示，肠道菌群对免疫系统的作用是多方面的，既可对固有免疫反应，又可对适应性免疫反应；既可对黏膜免疫系统发挥作用，又可对全身免疫系统发挥作用。其作用可以归纳为：①促进出生后肠道黏膜免疫系统和全身免疫系统的发育成熟；②刺激肠道分泌SIgA；③参与口服免疫耐受的形成，包括对无害食物和肠道菌群的耐受；④均衡细胞因子合成和释放而调节肠道免疫炎症反应，并且通过抑制肠道黏膜过度生成炎症因子降低系统全身性免疫应答反应。更深入的研究表明，肠道菌群及其组分（细胞壁、DNA等）能够被固有免疫细胞（巨噬细胞和树突状细胞）和肠上皮细胞的模式识别受体（TLR、CD14、NOD等）识别，影响其信号传导，特别是核转录因子NF-κB（nuclear factor-κB）和AP1，进一步控制免疫反应基因的表达，从而发挥其对宿主的免疫调节作用。肠道菌群对免疫系统的作用具有一定的年龄依赖性，即在生命早期尤其重要，可能对以后许多免疫反应的结局起决定性作用。

关于肠道菌群对免疫系统作用的研究资料绝大多数来源于无菌动物或悉生动物模型。通过悉生小鼠模型可以研究肠道菌群中各种细菌在免疫反应中所起的特殊作用，已经证实，细菌的免疫调节作用有时具有菌种和菌株依赖性。给普通动物经过胃肠道或胃肠道外使用肠道有益菌或有益菌，观察其对免疫系统的影响也是研究肠道菌群的免疫调节作用的主要方法之一。在人体实验中，以有益菌对体外免疫细胞和肠上皮细胞的作用研究得比较深入，这为深入了解肠道菌群对免疫系统的作用机制提供了重要的途径。

流行病学调查和临床研究显示，近几十年来过敏性疾病、炎症性肠病和某些自身免疫性疾病及其发病率的增高与肠道菌群紊乱导致的免疫反应异常，特别是免疫耐受异常有关。针对这些疾病的预防和治疗，在临床上使用益生菌也取得了确切的效果，这些均直接证实了肠道菌群对人类免疫系统的作用。

第一节　出生后免疫系统发育与成熟

免疫系统（immune system）由免疫组织与器官（淋巴组织与器官）、免疫细胞和免疫分子组成。依据其功能，通常将免疫组织与器官分为中枢性免疫器官和外周性免疫器官，前者又称为初级淋巴器官，后者又称为次级淋巴器官。人类及哺乳动物的中枢性免疫器官由骨髓和胸腺组成；外周性免疫器官则包括包膜化的淋巴器官（脾和淋巴结）和非包膜化弥散性的淋巴组织（黏膜相关淋巴组织和皮肤免疫系统）。免疫系统的功能主要有两方面：①识别和清除侵入机体的微生物、异体细胞或大分子物质（抗原）；②监护机体内部的稳定性，清除表面抗原发生变化的细胞（肿瘤细胞和病毒感染的细胞等）。免疫分为固有免疫（又称天然免疫或非特异性免疫）和适应性免疫（又称获得性免疫或特异性免疫），免疫应答一般指适应性免疫。

一、全身免疫系统概述

（一）固有免疫

固有免疫（innate immunity）包括固有免疫屏障、固有免疫分子和固有免疫细胞。固有免疫屏障包括皮肤黏膜屏障和局部屏障结构，固有免疫分子包括补体、溶菌酶、细胞因子等，固有免疫细胞包括单核/巨噬细胞、树突状细胞（dendritic cell，DC）、自然杀伤细胞（NK）和中性粒细胞。固有免疫细胞是机体防御的第一道防线，这些细胞是机体的哨兵，能够识别到"危险"，并且通过合成一些分子如一氧化氮（NO）、细胞因子和趋化因子，杀伤病菌并且把信号传递给其他细胞。DC和巨噬细胞具有吞噬功能，并产生炎症趋化因子和细胞因子，调节其他细胞如中性粒细胞、多核粒细胞和嗜酸性细胞的功能，扩大炎症反应，最终影响B细胞和T细胞，建立适应性免疫应答。NK细胞主要发挥抗肿瘤活性。

固有免疫是机体接触抗原后首先出现的反应，快速、无特异性，不能产生记忆。但固有免疫中单核细胞、巨噬细胞和DC捕获抗原后，能够通过处理加工抗原，将抗原信息传递给T淋巴细胞，启动适应性免疫，该过程称为抗原提呈，参与这一过程的细胞称为抗原提呈细胞（antigen presenting cell，APC）。另外，固有免疫中合成的某些细胞因子也参与适应性免疫的效应过程，在指导适应性免疫应答中起着重要作用，因此固有免疫是适应性免疫的基础，APC对抗原的识别及信号传递是联系固有免疫和适应性免疫的桥梁。

哺乳动物的固有免疫系统能够通过模式识别受体（pattern recognition receptor，PRR），识别许多微生物中共有的、结构保守的分子结构，称为病原体相关分子模式（pathogen-associated molecular pattern，PAMP）。PRR可以存在于细胞表面，负责识别细胞外的PAMP；也可以存在于细胞内，负责识别进入细胞内的PAMP。Toll样受体（Toll-like receptor，TLR）是一种重要的细胞表面PRR，主要表达于具有免疫功能的组织和细胞如巨噬细胞和DC表面，目前发现至少有10种TLR，TLR2识别革兰氏阳性菌的肽聚糖（WPG）和胞壁酸（LTA），TLR4识别革兰氏阴性菌的脂多糖（LPS），TLR3特异性地存在于DC，可识别病毒双链RNA，TLR5识别细菌鞭毛蛋白，TLR7识别双链RNA，TLR9识别细菌基因库中的前炎症CpG DNA（非甲基化的胞嘧啶-磷酸-鸟嘌呤基序，一种免疫刺激序列），单核细胞和巨噬细胞还表达另一种与LPS结合的表面受体，即CD14。除巨噬细胞和DC外，肠上皮细胞也有TLR2和TLR4分布。NOD（核苷酸结合寡聚化结构域）样受体（NLR）是细胞内重要的PRR，目前已经确定有 20 余种 NLR，其中最有特征的是 NOD1（CARD4）和 NOD2。这两种受体均能识别肽聚糖片段。TLR 和 NOD 在启动固有免疫和适应性免疫、维持黏膜免疫耐受的完整性方面具有重要的作用，并且两者的作用是相互独立的。例如，LPS、肽聚糖和 CpG 基序（motifs）与 TLR 结合后能启动 MyD88 和 IRAK 信号级联，进而激活核转录因子 NF-κB 和 NF-κB 靶基因，使细胞合成并释放前炎症因子，如 TNF-α、IL-1 和 IL-6 等；NOD 也能够诱导 NF-κB 的激活或介导程序性细胞死亡。许多研究表明，NOD2 的多态性与克罗恩病有关，而 NOD1 的多态性与肠道慢性炎症、湿疹、过敏和哮喘相关联。CD14、TLR2 和 TLR4 基因多态性与特应性和高水平 IgE 密切相关。

（二）适应性免疫

适应性免疫（adaptive immunity）由抗原特异性体液介导的免疫应答和细胞介导的免疫应答组成（体液免疫和细胞免疫），分别表现为形成抗体和细胞应答。参与适应性免疫的细胞主要有 3 类：APC（主要为 DC 和巨噬细胞）、T 细胞和 B 细胞。细胞免疫主要需 APC 和 CD8$^+$ T 细胞参与，抗体形成主要需 CD4$^+$ T 细胞和 B 细胞参与。适应性免疫具有获得性、抗原特异性、自我限制、自我耐受和记忆性等特征。机体初次接触抗原后适应性免疫建立较慢（7~10 天），但可以产生记忆，当以后接触同一抗原时能迅速出现反应（1 天内）。诱导适应性免疫的第一步是 APC 提呈抗原，即抗原表位与主要组织相容性复合体（major histocompatibility complex，MHC）Ⅰ 类或 Ⅱ 类抗原分子一起形成 MHC-抗原复合物被 T 细胞表面的抗原特异性受体（TCR）识别（第一信号），同时 APC 表达共刺激分子和 T 细胞表面的相应受体结合[CD40 和 CD40 配体，B7-1/B7-2（CD80/CD86）和 CD28 等]，形成共刺激通路（第二信号），导致初始 T 细胞（naive T cell，Th0）激活和增殖，启动适应性免疫应答。Th0 细胞向辅助性 T 细胞 1（Th1）、辅助性 T 细胞 2（Th2）、Th17 细胞或调节性 T 细胞（Tr）的分化过程依赖于微环境中的 DC、细胞因子、抗原的性质和剂量等，其中微环境中的细胞因子作为第三信号可能起主导作用。IL-12 和 IFN-γ 诱导 Th0 向 Th1 细胞分化；IL-4 诱导 Th0 向 Th2 细胞分化；TGF-β 和 IL-6 或 IL-21 的共同作用诱导 Th0 向 Th17 细胞分化；而 IL-10 和 TGF-β 则诱导 Th0 向 Tr 分化（图 5-1）。随着免疫应答的完成，大量激活的细胞凋亡，存活的细胞则形成记忆细胞。

DC 是目前所知的在机体内功能最强的专职 APC，能够刺激 Th0 活化和增殖，在适应性免疫应答中起关键作用。正常情况下体内绝大多数 DC 以不成熟的形式存在于组织中，未成熟 DC 具有极强的摄取和处理抗原的能力，但仅表达低水平的 MHC Ⅱ 类分子、共刺激分子和黏附分子，刺激 Th0 增殖能力弱。在摄取抗原或受到某些刺激后，未成熟 DC 开始分化成熟。成熟 DC 表达高水平的 MHC Ⅱ 类分子、共刺激分子和黏附分子，而其摄取加工抗原的能力大大降低。DC 在成熟过程中同时发生迁移，由获取抗原信息的外周组织通过淋巴管和（或）血循环进入外周淋巴器官，并在外周淋巴器官提呈抗原，激发 T 细胞应答。作为专职的 APC，DC 能够给 Th0 细胞提供信号，启动和调整免疫应答，产生不同的结果：免疫反应和免疫耐受。DC 具有异质性，肠道中的 DC 在抗原提呈和分泌细胞因子方面有其特殊性。

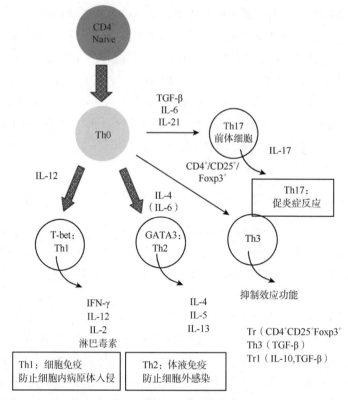

图 5-1　适应性免疫应答示意图

Th1/Th2 平衡：Th1 细胞主要分泌 IL-2 和 IFN-γ（一种前炎症因子），促进 T 细胞的增殖和巨噬细胞的活化，主要参与细胞免疫反应。Th1 细胞的过度反应可导致迟发型超敏反应、炎症性肠病和自身免疫性疾病的发生。Th2 细胞能分泌 IL-4、IL-5、IL-6、IL-10 和 IL-13，这些因子具有抗炎特性，能够诱导 B 细胞产生大量的同种型抗体及其亚类，包括 IgG1、IgG2b、IgA 和 IgE。Th2 细胞的过度反应可导致过敏反应。Th1 和 Th2 两类细胞的激活相互抑制，如 IL-10 能抑制 Th1 细胞，而 IFN-γ 能抑制 Th2 细胞。

Treg（Tr）细胞是一类不同于 Th1 和 Th2 的，具有免疫调节作用的 T 细胞群体，这些细胞多具有免疫抑制功能，参与多种免疫性疾病发生的病理过程。根据 Tr 表面标志及产生细胞因子的不同分为 CD4$^+$CD25$^+$Tr、Tr1 和 Th3 细胞，CD4$^+$CD25$^+$Tr 主要是通过细胞的直接接触，发挥免疫无能和免疫抑制两大功能；Tr1 也是 CD4$^+$ T 细胞，其增殖能力强，主要通过分泌 IL-10 发挥旁观者抑制效应；Th3 型 CD4$^+$ Tr 细胞主要分泌 TGF-β，对 Th1 和 Th2 细胞均具有抑制作用。

Th17 细胞是最近发现的 CD4$^+$ 效应 T 细胞的新亚群。Th0 细胞在 TGF-β 和 IL-6 或 IL-21 的共同作用下分化发育成为 Th17 细胞。Th17 细胞表达的细胞因子和生物学功能、分化过程完全不同于 Th1、Th2 细胞，分化成熟的 Th17 细胞可以分泌 IL-17、IL-21、IL-22、IL-6、TNF-α 等多种细胞因子，而 IL-23 在促进 IL-17 分泌、增强 Th17 细胞效应功能方面发挥重要作用。已经确认 Th17 路径在多种自身免疫性疾病、过敏性疾病和细菌免疫性疾病中具有关键作用。目前认为，Th1、Th2、Tr、Th17 细胞的分化之间存在微妙的调节关系,在体内共同维持免疫平衡,如果这一平衡被破坏,则引起过敏性疾病或自身免疫性疾病。

二、肠道黏膜免疫系统概述

肠道不仅是消化、吸收营养物质的场所,还是机体免疫系统与微生物相互作用的最大器官,大约80%的免疫细胞存在于肠道黏膜。有学者统计,肠道中淋巴细胞数量为10^{12}个/m,抗体产生多于身体其他部位,因此,肠道也是机体内最大的免疫器官。虽然肠道黏膜的免疫反应与全身其他部位有许多共同的特征,如抗原的捕捉与提呈、固有免疫和适应性免疫反应等,但在结构和功能上有其自身的特点。肠道时时刻刻接触大量的抗原、食物蛋白和肠道正常菌群,并且对它们不引起免疫炎症反应,但同时能保护机体不受到外来致病菌和毒素的侵害,这全依赖于肠道的免疫功能。

(一)肠道黏膜免疫系统的组成

肠道黏膜免疫系统(intestinal mucosal immune system)由大量弥散性分布在肠黏膜上皮内和黏膜固有层(lamina propria,LP)的免疫细胞和免疫分子,以及派尔集合淋巴结(Peyer's patche,PP)和肠系膜淋巴结(MLN)等肠相关淋巴组织(gut-associated lymphoid tissue,GALT)组成。肠道黏膜免疫系统在结构和功能上与外周免疫不同,主要位于小肠和结肠,依据其解剖和功能分为诱导部位和效应部位,诱导部位主要包括PP和肠系膜淋巴结;效应部位包括分布于绒毛固有层中大量的淋巴细胞(lamina propria lymphocyte,LPL)和上皮细胞间(内)淋巴细胞(interepithelial lymphocyte,IEL)(图5-2)。

1. 诱导部位 免疫反应的诱导即抗原摄取、加工和提呈给免疫细胞的过程。GALT是肠道黏膜免疫系统诱导免疫应答的部位,包括主要分布于回肠(也分布于小肠的其他部位)和结肠黏膜下层的PP和肠系膜淋巴结,其中PP是诱导免疫应答的极其重要的场所。PP具有典型的二级淋巴器官结构,有确定的B细胞和T细胞依赖区。PP中心区域富含B细胞,受抗原刺激后形成生发中心,类似于脾和淋巴结内的二级滤泡,B细胞主要为IgA$^+$细胞,少数IgM$^+$、IgD$^+$细胞位于滤泡间区。T细胞主要分布于滤泡间区,形成滤泡间T细胞区(IFR),包括CD4$^+$和CD8$^+$ T细胞,95%以上的T细胞表达αβTCR,少数表达γδTCR,PP中50%~60%的αβTCR T细胞为CD4$^+$ T细胞,其余为CD8$^+$ T细胞。

PP表面被特化的小肠上皮,即滤泡相关上皮(FAE)覆盖,其内含有M细胞(又称微折叠细胞,membrance cell or microfold cell)。M细胞在肠腔面形成微折叠,替代了存在于吸收性肠上皮细胞表面的微绒毛,并且缺乏厚的表面多糖被,不能分泌黏液,这有利于接近颗粒物质。M细胞通过内吞作用从肠腔摄取抗原(蛋白质、颗粒物质、细菌、病毒和寄生虫),然后将这些分子或颗粒以囊泡形式转运到细胞基底面,再释放到细胞外(转吞作用,transcytosis)。在其基底侧,APC摄取从M细胞释放的物质,再进行加工处理,提呈给T细胞识别。M细胞不引起抗原降解,不具有APC的作用。DC是目前已知的最强的APC,

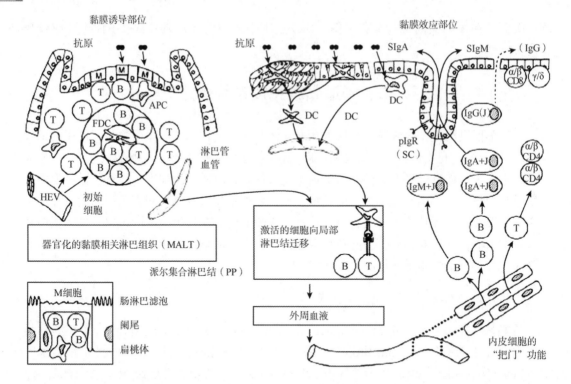

图 5-2 黏膜免疫系统示意图

诱导部位（inductive site）为高度器官化的黏膜相关淋巴组织（mucosa associated lymphoid tissue，MALT），在肠道为 GALT，由 PP 和肠系膜淋巴结组成。在诱导部位，外源抗原物质经过 M 细胞达到抗原提呈细胞（DC 等），DC 在肠系膜淋巴结中处理抗原，刺激 T 细胞，决定着免疫反应或免疫耐受。Naive B 细胞和 T 细胞经过高内皮静脉（high endothelial venule，HEV）进入 GALT，被激活后，形成记忆或效应细胞，经过淋巴管引流进入血液循环，随着血流再归巢到黏膜效应部位，在淋巴细胞的循环和归巢过程中，微血管内皮细胞的黏附分子和趋化因子发挥引导和"把门"作用。在效应部位有大量的 B 细胞、SIgA、IgM 和 IgG 的浆细胞及 CD4[+] T 细胞，产生免疫反应或免疫抑制（耐受）FDC，滤泡树突状细胞。

抗原经 M 细胞传递给 PP 的滤泡区后，在该处由 DC 细胞获得，经处理后和 MHC Ⅱ 类分子形成复合物，呈递给特殊的 T 细胞，激活免疫反应。DC 在 T 细胞激活和 B 细胞 IgA 转型及分化过程中起关键性的作用。APC 存在于整个肠道黏膜免疫系统，在 PP 中，未成熟 DC 紧邻于 M 细胞，具有向 PP 滤泡间区域（T 细胞区）和肠系膜淋巴结（MLN）迁移的能力，从而对这两个部位的 T 细胞起刺激作用。

近年还发现，肠上皮细胞（intestinal epithelial cell，IEC）除具有消化吸收和屏障功能外，在肠道黏膜免疫反应中还具有重要的整合作用。IEC 能通过表达细胞因子受体和 MHC Ⅰ 类或 Ⅱ 类分子以及 CD1 抗原发挥抗原呈递功能。IEC 也在肠道菌群与黏膜免疫交互作用的信号传导中起部分作用。此外，IEC 还可摄取和释放 SIgA，分泌细胞因子 TGF-β、IL-1、IL-6、IL-7、IL-8 等，通过释放这些细胞因子向肠黏膜上皮层内的潘氏细胞、IEL 等传递信息，激活树突状细胞、NK 细胞、巨噬细胞等，启动天然免疫和特异性免疫应答。

2. 效应部位 免疫反应的效应机制包括细胞免疫和体液免疫，肠道黏膜免疫的效应部位包括上皮细胞内淋巴细胞（IEL）、浆细胞和固有层淋巴细胞（LPL）。IEL 是人体内最大的淋巴细胞群，其数量相当于脾脏细胞数，或 40%～50% 的外周循环淋巴细胞数，人类 90%

以上 IEL 为 αβTCR CD8$^+$ T 细胞，少数为 γδTCR CD8$^+$ T 细胞、SIgA$^+$B 细胞和 NK 细胞。IEL 与脾脏等外周 T 淋巴细胞在表型和行为方面有着很大的差异，主要表现为 IEL 表达 CD69（CD69 为表达于活化 T、B 细胞的一种活化诱导分子）和整合素 α$_E$β$_7$，但缺少 CD2（CD2 为大多数 T 细胞所具有），对丝裂原刺激很少产生增殖反应。目前对 IEL 的确切来源、发育与分化部位、进入循环和回归等过程尚不完全清楚。有关 IEL 的功能，一般认为其具有抑制超敏反应及抗肠道感染的作用，并分泌 IL-2、IL-3、IL-4、IL-5、IL-10、TFN-α 和转化生长因子-β（TGF-β）等淋巴因子以发挥抗细菌、抗病毒及抗局部细胞癌变的作用。

在肠固有层内，LPL 主要为 CD4$^+$ T 细胞和 SIgA$^+$ B 细胞。CD4$^+$ T 细胞表现为免疫调节作用，能分泌 IL-10、TGF-β 等下调免疫反应的细胞因子，也可影响 B 细胞分泌 SIgA，此后大部分 T 细胞经历凋亡过程，这一机制在维持肠道自身平衡、防止针对肠腔内抗原引起免疫反应中起重要的作用。B 细胞主要通过分泌 SIgA 发挥免疫效应，B 细胞在由 IgM$^+$ 向 IgA$^+$细胞转型过程中受 IL-10、TGF-β 和 IL-4 等细胞因子，以及 PP 中的 DC 和 T 细胞携带的细胞信号的影响，SIgA$^+$ B 细胞能合成 IgA 二聚体和 J 链，然后借助肠上皮细胞表达的多聚 IgA 受体(pIgR)，穿过上皮细胞进入肠腔，在此过程中 IgA 二聚体与分泌成分(secretory component，SC，一种由 pIgR 衍生的蛋白）结合形成能抵抗蛋白酶水解的 SIgA。SIgA 可与病原微生物、毒素及抗原物质结合，阻止病原体的入侵和抗原物质的渗透，而不会激活强烈的炎症反应和细胞毒反应。

3. 黏膜淋巴细胞归巢　是指黏膜淋巴细胞从诱导部位归巢到效应部位的过程。在 PP 内的 T 细胞被抗原激活后，促使未成熟的 B 细胞进行型转换进而形成抗原特异性的 IgA$^+$ B 细胞。这些受刺激的淋巴细胞离开 PP，经肠系膜淋巴结、淋巴管，最终进入胸导管，再进入全身血液循环，此后淋巴细胞表面表达的整合素 α$_4$β$_7$ 与肠道特异性血管黏膜地址素（addressin）MadCAM-1 结合，诱导淋巴细胞穿过血管内皮到达肠固有层和上皮。

在 PP 中致敏的淋巴细胞进入体循环，再回归到黏膜部位发挥免疫效应具有重要的生理意义。已经证实，GALT 中激活的 T 细胞和 B 细胞，能够到达多个黏膜相关淋巴组织（MALT，包括肠道、呼吸道、生殖道等），发挥针对同一抗原的免疫反应，而与起始的诱导部位无关，这一系统统称为共同黏膜免疫系统（common mucosal immune system）。淋巴细胞特定的再循环及其选择性的分布是由淋巴细胞和黏膜血管的黏附分子所介导的。

（二）肠道黏膜免疫系统的生理功能

肠道黏膜免疫系统具有两类重要的生理功能（图 5-3）。一方面为抑制功能，即正常肠道黏膜免疫系统不会针对食物中的可溶性蛋白和肠道中的正常菌群抗原引起局部和周围免疫应答，机体针对食物蛋白或肠道菌群耐受的免疫调节机制不完全相同。另一方面为 SIgA 的免疫清除作用，保护肠黏膜免受致病菌的侵入和防止肠道正常菌群的移位，目前尚不清楚口服耐受的诱导中是否有 SIgA 的参与。肠道黏膜免疫系统功能出现障碍时，将发生肠道或全身感染、对食物蛋白的高敏反应和炎症性肠病（IBD）。

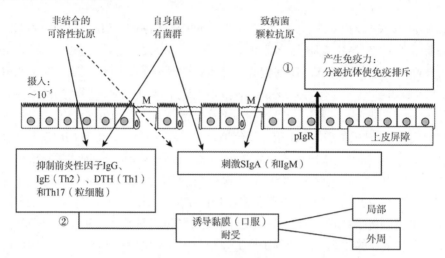

图 5-3　肠道黏膜表面的两种主要免疫机制示意图

①保护性免疫：SIgA（和 IgM）及各种非特异性保护因素能够限制致病菌在肠黏膜的定植，抑制有害外来物质的入侵。②免疫抑制作用：抑制针对无害的可溶性抗原和肠道正常菌群引起的体液免疫炎症反应（IgG 和 IgE），并且抑制 Th1 介导的迟发型超敏反应（DTH）和 Th17 依赖的粒细胞反应，形成口服耐受。肠道正常菌群对这两种免疫机制均发挥作用

1. 对可溶性蛋白的耐受　口服免疫耐受（oral tolerance，OT）是指口服可溶性蛋白抗原后，引起机体对该抗原不产生全身和黏膜免疫应答，而对其他抗原仍保持正常的免疫应答的状态。口服耐受现象的发现已有 90 多年的历史，说明肠道具有诱导耐受形成的特性。口服耐受涉及抗原特异性细胞免疫抑制和体液免疫抑制，小鼠实验显示一次喂服 20mg 卵清蛋白（OVA）抗原后，细胞免疫抑制能持续 17 个月之久，IgG 抗体反应的抑制也能持续 3～6 个月。影响口服耐受形成和持续时间的因素有抗原的性质和剂量，宿主的遗传、年龄及有无改变肠黏膜通透性的炎症性疾病，肠道菌群和细菌毒素等。

口服耐受的机制目前尚不十分清楚。肠道黏膜免疫系统对食物耐受性的机制可能为：①黏膜局部 APC（DC）或肝窦内皮细胞、Kupffer 细胞或类浆细胞提呈食物及其他经口进入的抗原肽给 T 细胞，诱导了抗原特异性 T 细胞的凋亡，此现象在经口摄取大剂量抗原的实验动物中已得到证实。②诱导 T 细胞的无能性（anergy），即由于无炎症反应产生，缺少协同刺激信号，使得识别抗原肽的特异性 T 细胞对该抗原肽的刺激不能形成反应（即耐受）。③诱导调节性 T 细胞的产生，抑制对再次抗原刺激的特异性应答产生。Th3 和 Tr1 细胞可分泌 IL-4、IL-10 和 TGF-β 等细胞因子，抑制 Th1 细胞的应答发生，同时局部抗体的产生水平也较低，形成所谓的抗原驱动性抑制或旁观者抑制（bystander inhibition）。④研究证实，CD11c+ CD103+ DC 变换成 CCR7 依赖方式，携带抗原从肠腔固有层移行到肠系膜淋巴结，是产生口服耐受决定性因素。抑制正常淋巴结引流和切除肠系膜淋巴结阻断，或 CCR7 缺失可阻止小鼠的免疫耐受产生。从牛奶过敏小鼠过继转移 CD11c+ B220 脾和潘氏细胞（包括 DC）到初始受体小鼠足以诱导牛奶特异性 IgE 生成。目前认为，有两条对可溶性食物抗原进行提呈的途径特定地诱导了上述免疫耐受的发生：一是可溶性食物抗原由肠道局部的 APC 提呈，如 PP 中的 DC 提呈抗原时，在缺少炎性刺激的情况下，有助于诱导耐受性。二是由肠上皮细胞（IEC）提呈食物抗原，IEC 表达 MHC Ⅰ 类和 Ⅱ 类分子，但缺乏协同刺激分子，在提呈抗原给 IEL 时，由于缺少共刺激分子的作用，将诱导 T 细胞的无能性。此

外，IEC 还可产生 IL-10 和 TGF-β，抑制邻近 T 细胞的免疫活性，发挥旁观者抑制效应，参与免疫耐受的形成。

2. 对肠道菌群的耐受　肠道内有大量的微生物定居，肠道生态系统的长期进化最终导致 GALT 下调针对正常存在的有益菌群的固有炎症反应，有人把它称为"生理性炎症"。GALT 对有益菌的低反应性主要是由有益菌自身的特点、IEC 表面的特性及肠道黏膜固有层（LP）内免疫细胞的特点三方面的因素所决定。

（1）有益菌自身的特点：与致病菌不同，有益菌不能表达黏蛋白酶及黏附、定居和侵入因子，因此不能分解肠道内保护性的黏液层，小肠蠕动形成的黏液层流可以将有益菌冲离肠道表面，使其不能黏附 IEC，破坏上皮屏障。

（2）IEC 表面可能缺少识别有益菌 PAMP 的 Toll 样受体（TLR），如 TLR2、TLR4 和 CD14，因此不能有效地识别有益菌的 PAMP。研究发现，诱导活化细胞核受体过氧化物酶体增殖子活化受体 γ（proliferator-activated receptor-γ，PPAR-γ）可抑制 TLR 诱导的 NF-κB 信号转导通路，从而抑制炎症反应的发生。

（3）LP 内含有特殊的耐受性 DC 和巨噬细胞。最近的研究表明，肠道巨噬细胞和 DC 的功能与外周免疫中的不同，在生理状况下，巨噬细胞和 IEC 不表达 CD14（针对细菌 LPS 的表面受体）和 CD89（IgA 受体），因此它们不能针对 LPS 合成炎症因子引起反应，由于巨噬细胞缺乏 CD89，则下调 IgA 介导的吞噬反应，使释放氧介质、白三烯和前列腺素等前炎症因子的能力降低。

除以上机制外，近年的研究还发现，来源于胸腺的 CD4 Foxp3 调节性 T 细胞（Treg）在肠道正常共生菌的免疫耐受机制中发挥着重要作用。同时研究也发现肠道菌群可以直接活化 Treg 细胞，其中乳酸杆菌和双歧杆菌在医疗中已经用于诱导 Treg 的生成。虽然肠道中 $CD4^+$ T 细胞能正常地识别局部有益菌群，但它们的反应能够被局部 Treg 以 IL-10 和（或）TGF-β 的方式抑制，$CD4^+CD25^+$Treg 在抑制细菌抗原的免疫应答中也起着重要的作用。此外，针对肠道有益菌的免疫耐受可能还存在其他调节机制，如针对细菌组分的特异性免疫应答，主要为对 NF-κB 通路的调节。

以上多种机制使肠道黏膜免疫系统对肠道菌群的反应处于较低的水平或耐受状态，维持着肠道内环境的稳定。一旦肠道内环境的稳定状态发生变化，就会改变 NF-κB 通路的抑制因素，导致前炎症因子的释放和（或）上调 CD14 表达。在肠道黏膜炎症过程中，血液中 $CD14^+$ 单核细胞可能回流到肠黏膜而加重炎症反应，这种情况常见于炎症性肠病（IBD），IBD 时肠道对有益菌群的耐受存在缺陷。

3. SIgA 抗体应答　肠道黏膜免疫系统的另一项重要功能是分泌 SIgA 抗体，SIgA 是黏膜表面最重要的抗体，在选择性 IgA 缺乏的患者，分泌型 IgM 也能起到黏膜保护作用。SIgA 发挥免疫清除（immune exclusion）作用，而不引起免疫炎症反应。SIgA 通过与微生物抗原结合，阻止其黏附与入侵，在防止肠道条件致病微生物（沙门氏菌、志贺菌、肠致病性大肠杆菌、弓形体、轮状病毒等）感染方面起重要的作用。SIgA 还能中和毒素和阻止病毒在肠上皮细胞中复制。此外 SIgA 能预防致病菌和非致病菌向肠道外移位。

肠道菌群对促进 SIgA 的产生起重要作用。动物实验显示，与普通小鼠比较，无菌小鼠的肠道中产生 SIgA 的细胞数减少为 1/10，并且其血清中检测不到 SIgA，这些小鼠肠道重新定植菌群 3 周内，SIgA 分泌细胞数恢复正常，其所产生的 SIgA 在塑造早期与微生物群的相互作用及维持微生物群多样性方面起着重要作用。

三、出生后免疫系统的发育与成熟

儿童不是成人的缩影，与其他系统一样，免疫系统在出生后也处于持续的发育过程中。出生时新生儿免疫系统虽已比较完善，但这一时期的免疫反应仍然处于低级的状态。首先，出生时新生儿 B 细胞能分化为产生 IgM 的浆细胞，但不能分化为产生 IgG 和 IgA 的浆细胞，因此出生时不能测出 SIgA，IgG 则来自母体。产生 IgA 的浆细胞要到 10 天左右才能分离到。2～4 周后，产生 IgM 和 IgG 的浆细胞数量迅速增加，而产生 IgA 的浆细胞要到 12 个月后才达到最高峰。其次，新生儿 T 细胞，包括 CD4$^+$ 和 CD8$^+$ 细胞的总数高于成人，但大多数在表型和功能上处于原始状态，90% 为 CD45RA$^+$。新生儿 T 细胞的激活阈值及共刺激依赖 IL-2 的程度较高，而产生 IL-4 和 IFN-γ 的水平低，CD40 表达存在缺陷。针对 T 细胞依赖和非 T 细胞依赖抗原的免疫反应也具有年龄相关性，但两者明显不同，一般非 T 细胞依赖反应在出生时缺乏，以后缓慢发育，4～6 岁时达到成人水平；而 T 细胞依赖反应代表 B 细胞受体多样性和激活 B 细胞记忆反应的功能，在出生时或出生后不久即可建立（表 5-1，表 5-2）。

表 5-1　在儿童早期与年龄相关的全身 B 细胞抗体反应特征

年龄	抗原		B 细胞反应	
	T 细胞依赖抗原		非 T 细胞依赖抗原	
出生	B 细胞受体多样性，记忆 B 细胞激活		缺乏	
2 个月	B 细胞对绝大多数抗原反应		对脂多糖抗原反应很低或无反应	
17～18 个月	B 细胞分化成熟和定居		对脂多糖抗原反应低	
4～6 岁	有效的应答		有效的应答，淋巴结边缘 B 细胞区	

表 5-2　新生儿期外周血抗体（Ig）分泌细胞的变化

出生天数 （IgSC/10^{6}PBMC）	样本数量（n）	样本阳性值（%）		
		IgA	IgM	IgG
0～5	67	0	0	0
6～14	24	58	38	46
15～21	15	67	33	40
22～31	13	78	31	39

PBMC：外周血单核细胞。

出生时胃肠道黏膜免疫系统的活性较低，在 PP 和其他黏膜免疫组织中，虽然在妊娠 19 周时即可以分离到 T 细胞和 B 细胞，但是象征 B 细胞活动的生发中心的次级滤泡尚处在静止状态，直到生后数周才逐步活跃起来（表 5-3）。

表 5-3　　人类派尔集合淋巴结（PP）中与年龄相关的细胞特征

	年龄	细胞特征	PP 细胞均数（范围）
胎儿-出生	10～11 周	原始小结 HLA-DR$^+$，CD4$^+$细胞	—
	11～16 周	CD8$^+$细胞，IgM$^+$、IgD$^+$ B 细胞	—
	16～18 周	CD5$^+$ B 细胞，IgA$^+$ B 细胞	—
	20～40 周	PP 可见 T 细胞和 B 细胞区	60（45～70）
	出生		60（50～90）
出生以后	24h 至 6 周	黏膜暴露抗原以后形成生发中心	94（70～150）
成人	12～15 岁		295（185～325）
	20 岁		180（100～285）
	90 岁		100（60～170）

　　由以上可见，出生后免疫系统持续的发育与成熟需要不断地接受过外界抗原的刺激，在接触各种抗原的过程中如感染、疫苗接种、肠道菌群的刺激等得以"学习"和接受"教育"，在这些因素中，肠道菌群是最重要的微生物刺激来源，它是驱动出生后免疫系统发育成熟，甚至是诱导免疫反应平衡的原始的基本因素。目前的研究表明，肠道菌群的作用具有一定的"年龄窗口期"，这也是为什么出生后肠道菌群的"程序化建立"对个体免疫系统的发育成熟及其免疫反应有如此重要性的原因。如果在出生后肠道菌群建立延迟或长期紊乱，由此带来的肠道黏膜免疫和全身免疫反应异常，与过敏性疾病、炎症性肠病、自身免疫性疾病等有着密切的关系，可能影响到一个人的终身健康（图 5-4）。

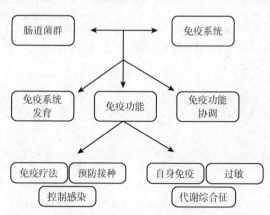

图 5-4　肠道菌群在哺乳动物免疫系统发育中的作用

第二节　肠道菌群对肠道黏膜免疫系统的作用

　　肠道菌群对宿主的肠道黏膜和全身免疫系统有明显的作用。这种作用可能是由全部肠道菌群发挥的，也可能是由肠道菌群中的某种主要细菌发挥的。而且在出生后的一段时期可能在肠道菌群与宿主重要的免疫功能发育之间的"对话"中起关键的作用，尤其是涉及免疫抑制应答方面。

一、肠道黏膜免疫系统的激活

目前的研究已经表明,肠道菌群的存在对肠道免疫系统的发育和激活有着重要的作用,甚至许多作用可能还没有引起注意。肠道菌群的这一作用在新生期尤其重要,能够对以后许多免疫反应的结局起决定作用。

(一)无菌动物研究

无菌小鼠的肠道免疫系统发育低下:派尔集合淋巴结(PP)发育差,SIgA 产生细胞和固有层(LP)CD4$^+$ T 的细胞数明显减少;除黏膜免疫系统以外,脾和淋巴结缺乏生发中心,T 细胞和 B 细胞的形成区域发育较差。所有这些异常在接种普通小鼠或人的粪便菌群后,几周内可恢复正常(图 5-5)。

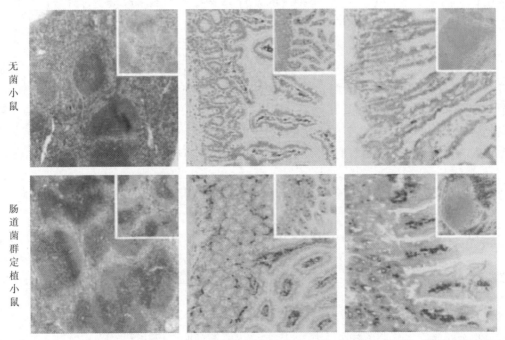

(a)脾CD4(插图:脾CD8)　　(b)肠CD4(插图:肠道CD8)　　(c)肠IgA(插图:派尔集合淋巴结IgA)

图 5-5　肠道菌群对肠道和全身淋巴组织的影响

脾和肠道组织切片显示,在无菌的野生 C57BL/6 小鼠中,脾少有 B 和 T 细胞带或区域,异常内皮微血管的过度增生,以致结构不完整;肠道黏膜固有层(LP)中 CD4$^+$ T 细胞和 SIgA 产生细胞数量明显减少;派尔集合淋巴结(PP)发育低下。C57BL/6 小鼠接种肠道菌群后几周,其结构异常得到恢复

1. IgA 分泌细胞　与新生期一样,成年无菌小鼠的 IgA 分泌细胞(IgA-SC)数量降低,接种肠道细菌后 3 周,IgA-SC 数量与普通小鼠相当。正常小鼠在 6 周龄或婴儿在 1～2 岁时 IgA-SC 数量才能达到成年水平,这种重要的发育延迟可能是由于新生期肠道免疫系统发育的不成熟和(或)母乳中存在的抗体的抑制作用造成的,但也可能与出生后直至断乳期按顺序建立的肠道菌群的刺激作用有关。为了排除肠道免疫系统发育不成熟和母乳因素的

影响，而只观察肠道菌群的作用，使用成年悉生小鼠模型进行研究，分别给成年悉生小鼠接种出生后 1～25 天（即断乳后 6 天）普通小鼠的全部肠道菌群，4 周后处死动物，使用免疫组织化学技术观察肠绒毛中 IgA-SC 的数量。结果显示，出生后 7～21 天普通小鼠肠道菌群对成年悉生小鼠的 IgA-SC 的数量起部分刺激作用，而出生后 25 天普通小鼠肠道菌群的刺激作用与成年普通小鼠作用相同（表 5-4）。

表 5-4　顺序建立的普通小鼠肠道菌群对悉生小鼠 IgA-SC 成熟的作用

成年悉生小鼠接种肠道菌群的来源	IgA-SC 数量/绒毛
成年普通小鼠	41 ± 1
成年无菌小鼠	4 ± 0.5
出生后 1～4 天普通小鼠	15 ± 2
出生后 7～23 天普通小鼠	23 ± 1
出生后 25 天普通小鼠	43 ± 1

上述结果明显表明了肠道菌群的顺序建立在肠道 IgA-SC 数量上的重要作用和断乳后肠道菌群多样性在这一过程中的关键作用，该结果也得到了此后其他研究的证实。考虑到细菌刺激与肠道 IgA-SC 应答之间存在 3 周的延迟，上述结果还表明在新生期动物出生后即具备形成 SIgA 应答的能力，反应的强度取决于抵御肠道中肠道菌群刺激的能力。

2. 树突状细胞（DC）　肠道中分布着特征性的 DC 亚群，在指导适应性免疫应答向耐受方向的发展中起关键作用。肠道菌群是否为决定这一过程的主要因素？目前此方面的研究较少。一些研究显示在无菌小鼠和小鼠新生期，炎症刺激是 DC 成熟的非常重要的因素，已经证实炎症刺激因子如 LPS 能够使 DC 快速向 MLN 转移。另一些研究显示，给大鼠腹腔内注射 IFN-γ 可以加快肠道 DC 的发育速度。由此得出炎症因子是维持 DC 活化的重要的生理因素，肠道菌群在此过程中可能发挥了重要的作用。

关于肠道 DC 的特殊功能，是在特殊的趋化因子或黏附因子控制下具有特殊功能的 DC 聚集至肠黏膜，还是这些因子到达局部组织后 DC 前体细胞发生了改变？Mowat 认为，由于 DC 在其他组织中具有可塑性，有理由支持后一种假说。DC 是整合遗传和环境因素以塑造 T 细胞对局部抗原的免疫应答，达到维持自身稳定的细胞。肠上皮细胞具有产生 TGF-β 的基本能力，通过该调节因子可以控制致炎细胞因子的分泌，发挥首要的调节作用。最近的研究显示绒毛固有层（LP）基质细胞在从肠道菌群吸收的生理水平的 LPS 作用下，能产生环氧化酶 2（COX-2）依赖的前列腺素 E_2（PGE_2），这些代谢物能下调针对食物抗原的免疫应答。并且在对 LPS 的应答中 DC 本身也可以表达 COX-2 和产生 PGE_2，由于 PGE_2 能使 DC 向产生 IL-10 的抑制表型极化，这可以解释在正常肠道中存在着较多的 DC。

p40 亚单位存在于 IL-12 和 IL-23 这两种诱导 Th1 细胞因子中，Becker 等使用表达 p40 受体的转基因小鼠进行研究，结果表明 LP 中表达受体的某些 DC 亚群仅存在于小肠，而结肠中无表达。采用荧光原位杂交技术显示，这种表达仅限于回肠并与细胞间没有降解的细菌相关，而在无菌小鼠的回肠则未发现表达。这些结果表明，在回肠中更为丰富的肠道菌群能影响肠道特殊部位的免疫应答。

3. 自然杀伤（NK）细胞　出生后，GALT 和固有层的淋巴组织诱导样细胞表达核 RORγt，但缺乏 NKp44。RORγt$^+$NKp46$^-$淋巴组织诱导样细胞可分化为 RORγt$^+$NKp46$^+$ NK 样细胞，不同于常规的 NK 细胞，其不分泌 IL-1β 或分化为杀肿瘤细胞。其分化需要激活的髓系细胞和上皮或内皮细胞分泌 IL-23 以及肠道微生物的存在，研究发现无菌鼠较普通鼠少有 RORγt$^+$NKp46$^+$ NK 样细胞。这些细胞分泌 IL-22，促进肠屏障的完整，通过信使转导子与转录活化子 3（STAT3）诱导上皮的修复，减少细菌的渗滤，并分泌抗菌蛋白。因此，肠道菌群通过调节黏膜的稳态促进肠黏膜屏障功能，可能是通过促进 RORγt$^+$NKp46$^+$ NK 样细胞的分化获得。

4. iNKT 细胞（invariant NK T cell）　是以表达一种稳定的 T 细胞受体 α 链为特征的 T 细胞亚群，肠道微生物群同时也对 iNKT 细胞的丰度进行调节。一旦分泌促炎 Th1 和 Th2 类型的趋化因子和细胞因子，包括 γ-IFN、IL-2、IL-4、IL-13、IL-17A、IL-21 和 TNF 等的激活，这些细胞即有促炎症作用。与 NK 样细胞比较，无菌鼠结肠的 iNKT 多于普通鼠，这意味着肠道微生物群通过减少这些促炎症细胞的数量维持肠道免疫的平衡。研究表明，肠道微生物群与 iNKT 细胞数量有年龄依赖的关系，即新生无菌鼠接种普通鼠肠道微生物群能使 iNKT 细胞数量正常，可保护小鼠免于恶唑酮诱发的结肠炎和卵白蛋白诱发的过敏性肺部炎症，而成年无菌鼠接种后却不能减少 iNKT 细胞数量。

有证据表明，肠道微生物群对肠道固有层和全身 T 细胞的布局进行了塑造。肠黏膜 T 细胞是肠道免疫平衡重要的"立法者"，这是由于 T 细胞不但能抵御肠道病原体，而且能够促进受损或感染肠黏膜的愈合、屏障修复及再生。依据 T 细胞产生的细胞因子和趋化因子，T 细胞或分化为促炎免疫反应 Th1、Th2 和 Th17 亚型，或分化为抗炎免疫反应 Treg（CD4$^+$CD25$^+$Foxp3$^+$ regulatory T）或 Tr1（CD4$^+$ CD25$^+$ Foxp3$^-$ type 1 regulatory T）细胞亚型。促炎和抗炎 T 细胞的平衡决定了整体的免疫平衡。研究发现，脆弱类杆菌（*Bacteroides fragilis*）可诱导肠黏膜固有层及血循环 CD4$^+$ T 细胞分化为可分泌 IL-10 的 Treg 细胞发挥抑制促炎 Th17 反应的作用。这个过程是由脆弱类杆菌外膜上的多糖（polysaccharide A，PSA）与 CD4$^+$T 细胞的受体 TLR2 结合，激活包括 MyD88 在内的级联信使诱导 Treg 细胞的分化。缺乏 PSA 的变异类杆菌，则不能诱导 Treg 细胞的分化，而纯化的 PSA 则具有和野生脆弱类杆菌相同的作用。

（二）普通动物研究

对普通动物使用肠道有益菌，观察其对肠道免疫系统的影响为研究肠道菌群的免疫作用提供了另外一种途径。许多研究同样证实了肠道菌群对肠道免疫系统的激活作用。de Simone 等报道普通小鼠经胃肠道摄入含活菌的酸奶（yogurt）或热灭活的酸奶，能增加 PP 中 B 细胞数量，增强其对刺激的增殖反应和抗菌活性，喂养含活菌的酸奶，小鼠能增强对沙门氏菌感染的抵抗力。Perdigon 等也观察到在 BALB/c 小鼠饲料中添加酸奶，小鼠小肠黏膜中浆细胞和淋巴细胞的数量增加；结肠和小肠中 IgA 产生细胞分别在第 5 天和第 7 天时增加；干酪乳杆菌也能产生相同的反应，而嗜酸乳杆菌可在第 5 天时增加黏膜中 IgA 产生细胞，第 7 天时该作用终止，提示这一作用的时间较短暂。研究还证实口服干酪乳杆菌、嗜酸乳杆菌、保加利亚乳杆菌和嗜热链球菌能增加小鼠肠液中的 Igs，但仅有干酪乳杆菌能增加针对沙门氏菌的特异性 Ig。熊菲等给 BALB/c 小鼠喂饲双歧杆菌活菌、死菌和培养液上清，观察小鼠肠道 DC 的数量，研究表明，喂饲 7 天后活菌、死菌和培养液上清组小鼠肠道固有层中 DC 的数量明显多于对照组，活菌组作用最明显，死菌组次之，提示外源性双歧杆菌能促进小鼠肠道 DC 的发育成熟，增加其数量。

一些研究已用于确定肠道有益菌的免疫刺激是否有助于预防和治疗肠道感染。Perdigon 等使用产乳酸杆菌（LAB）和致病性沙门氏菌喂饲小鼠，观察 LAB 对预防沙门氏菌感染的作用，结果显示，LAB 与致病性沙门氏菌一起（同时）喂饲无保护作用；预先喂饲保加利亚乳杆菌和嗜酸乳杆菌也无保护作用；预先喂饲嗜热链球菌 2 天或 5 天无保护作用，但喂饲 7 天有预防作用；预先喂饲干酪乳杆菌 2 天或 7 天有预防作用，而 5 天无保护作用。提示 LAB 的保护作用具有菌种依赖性和时间依赖性。Alak 等证实罗伊氏乳杆菌（*L. reuteri*）在控制免疫缺陷小鼠中微小隐孢子虫感染的作用，该研究首先给 C57BL/6 小鼠腹腔注射白血病病毒 LP-BM5，4 个月后小鼠出现淋巴结肿大和脾大，制备免疫缺陷动物模型。然后给予喂饲添加罗伊氏乳杆菌或常规饲料，接种微小隐孢子虫。研究结果显示添加罗伊氏乳杆菌的小鼠能从肠道中清除微小隐孢子虫，而未添加组则发展成隐孢子虫病。研究人员认为尽管这一作用的机制尚不清楚，但可能与免疫作用有关。Duffy 等的研究证实给哺乳期 BALB/c 小鼠及其幼仔使用两歧双歧杆菌能延缓轮状病毒诱发的腹泻，并缩短病毒排出期。

至于在普通小鼠肠道菌群中某种细菌的作用，研究显示某些革兰氏阴性细菌如大肠杆菌和类杆菌可能通过其细胞壁中含有的 LPS 对免疫发挥非特异的佐剂作用。这些研究已经显示出肠道菌群多样性在年幼时期对肠道免疫系统发育完全的重要性，进一步加深了人们对于食物改变与肠道菌群多样性之间的密切关系及对肠道免疫系统作用的认识，过早或过晚的食物改变可以影响肠道菌群平衡，进而影响肠道免疫系统的发育。

（三）人体研究

对新生儿肠道黏膜免疫系统的研究结果与上述动物研究是一致的。虽然在出生时，PP 及其他黏膜免疫组织已发育成熟，但是此时的胃肠道黏膜免疫系统活性较低，象征 B 细胞活动的生发中心的次级滤泡尚处在静止状态。出生 5 天内的新生儿，在外周血中几乎检测不到分泌 IgA 的 B 细胞，推测这种 B 细胞是由 PP 衍生出来的，然后随血流到达黏膜效应部位，出生 1 个月后，这些细胞数量显著增加。这意味着出生后需要有持续不断的微生物和外界环境对 GALT 进行刺激。

Gronlund 等在研究 0～6 个月健康的新生儿时，发现肠道内脆弱类杆菌和双歧杆菌定植的时间越早，外周血中 IgA 分泌细胞就可以越早地被检测到；而随着肠内脆弱类杆菌和双歧杆菌数目的增加，外周血中的 IgA 定向细胞的数量也逐渐增加。Forrest 认为，检测外周血中 IgA 定向细胞，是测定肠黏膜表面体液免疫反应的一种敏感有效的办法。婴儿 2 岁时 IgA 分泌细胞数量已发育完全，正好与稳定的肠道菌群形成时间一致。另外，Sjogren 最近的研究发现，在婴儿早期粪便样本中的双歧杆菌种属的数量与黏膜 SIgA 分泌的水平呈显著相关，提示双歧杆菌的多样性能促进黏膜 SIgA 系统的成熟。

二、对肠道特异性 SIgA 免疫应答的作用

产生和分泌 SIgA 是肠道黏膜免疫系统最重要的功能之一，目前的研究显示，肠道菌群能够明显增加特异性 SIgA 的生成，在针对肠道病原特异性 IgA 免疫应答中起着非常重要的作用。

（一）悉生动物

婴儿肠道菌群的多样性主要取决于乳汁的类型，母乳喂养婴儿肠道感染发生率明显低于配方奶喂养婴儿，母乳中含有丰富的生物活性因子，能够直接保护婴儿免受肠道病原感染，但母乳喂养也影响着婴儿肠道菌群的组成，能够促进双歧杆菌的生长。为了证实肠道菌群对肠道特异性 IgA 免疫应答的作用，一项研究，建立了抗轮状病毒 IgA 应答的小鼠模型，该实验使用成年悉生小鼠，排除了肠道免疫系统发育不成熟和母乳因素的影响。实验设计为首先从母乳和配方奶喂养婴儿粪便中分离出优势菌群，分别为双歧杆菌、大肠杆菌、链球菌和大肠杆菌、链球菌，然后将其定植于成年悉生小鼠肠道，两组小鼠除肠道中有或无双歧杆菌以外，其他饲养条件完全相同。之后同时给两组小鼠口服接种轮状病毒，3 周后使用 ELISA 方法检测粪便中抗轮状病毒 IgA 在 1 个月内应答的动态变化，处死后使用固相酶联免疫斑点技术（ELISPOT）观察抗轮状病毒 IgA 分泌细胞的数量。结果显示，两组悉生小鼠抗轮状病毒 IgA 应答的动力学相似，但在接种轮状病毒 20 天时 IgA 的最高水平具有显著差异，"母乳喂养"组较"配方奶喂养"组高 4 倍，两组抗轮状病毒 IgA 分泌细胞数量的差别与上述相同。为了进一步评价婴儿肠道中双歧杆菌（革兰氏阳性菌）和大肠杆菌（革兰氏阴性菌）这两种细菌的免疫调节作用，另设两组悉生小鼠进行实验，结果见表 5-5。

表 5-5　肠道定植不同细菌对悉生小鼠抗轮状病毒 IgA 应答的作用

成年悉生小鼠肠道定植细菌的来源	抗轮状病毒 IgA 水平（单位/g 粪便）
两歧双歧杆菌（来源于婴儿）	31 ± 7^a
双歧杆菌 DN173010（商业株）	21 ± 3^a
无菌小鼠（对照）	11 ± 2
婴儿双歧杆菌+假小链双歧杆菌+角双歧杆菌+拟杆菌（来源于成人）	4 ± 1^a
大肠杆菌（来源于婴儿）或普通拟杆菌（来源于成人）	4 ± 1^a

a. 与无菌小鼠比较差异非常显著（$P<0.001$）。

上述结果明显表明，两歧双歧杆菌对肠道抗轮状病毒 IgA 免疫应答有辅佐作用，而大肠杆菌对其有抑制作用，在婴儿肠道中存在的双歧杆菌对大肠杆菌的抑制效应有调节作用。

结果也显示，尽管无菌小鼠的肠道免疫系统发育较差，但仍具有产生抗轮状病毒 IgA 应答的能力，提示细菌定植后诱导的非特异性 IgA 应答与特异性抗轮状病毒 IgA 应答之间缺乏关联，这一结论同之前的研究一致。Cebra 等观察到 1 周龄新生儿口服接种脊髓灰质炎或乙型肝炎 B 病毒后具有产生保护性免疫的能力，但几个月后天然性 SIgA 才能发育完全。

因此产生高水平的抗轮状病毒 IgA 应答与肠道菌群的作用有关，而与肠道免疫系统发育无关。至于某些肠道细菌针对肠道病原的 SIgA 应答发挥作用的分子机制仍然需要进一步研究。表 5-5 的结果还表明，双歧杆菌对免疫的辅佐作用具有菌株依赖性，这与应用不同的乳杆菌菌株作为益生菌制剂在其他小鼠中进行的研究结果相一致。

（二）普通动物

Yasui 等观察了给小鼠喂饲短双歧杆菌 YIT4064 后，再进行口服轮状病毒免疫的作用，结果显示，双歧杆菌 YIT4064 能增强对轮状病毒诱发腹泻的保护作用，该菌株具有诱导 PP 细胞产生大量 IgA 的能力。这一研究还证实，口服使用肠道有益菌能增加小鼠乳腺中抗轮状病毒 IgA 的产生，从而保护哺乳幼仔免受感染。Qiao 等使用两歧双歧杆菌和婴儿双歧杆菌或添加益生元喂养轮状病毒感染 BALB/c 小鼠，观察双歧杆菌及益生元治疗轮状病毒感染的免疫反应，结果表明，喂服单一双歧杆菌组和同时添加益生元组，与对照组比较均能够显著缩短病程，明显增加小鼠血液和粪便中特异性抗轮状病毒 IgA 的水平，双歧杆菌组和同时添加益生元组之间无明显差异。

（三）人体研究

有研究表明婴儿口服活轮状病毒疫苗的同时，加服乳杆菌 GG 能明显提高抗轮状病毒 IgA 的阳转率。Mullie 等给刚出生的婴儿喂养含双歧杆菌的发酵配方奶持续 4 个月，其间口服接种 2 次脊髓灰质炎病毒疫苗，在第 2 次接种疫苗之前和 1 个月以后，检测婴儿体内特异性抗脊髓灰质炎 IgA 抗体，结果表明使用发酵配方奶喂养的婴儿特异性 IgA 抗体明显高于对照组。以上研究表明某些肠道有益菌具有佐剂效应，对口服疫苗有辅助免疫的作用，但这一效果并不是在所有有益菌和所有疫苗中出现。另外，多项随机对照研究证实口服鼠李糖乳杆菌 GG 能明显缩短儿童急性轮状病毒性肠炎的病程，其作用有免疫机制的参与。Isolauri 等应用 ELISPOT 技术检测了血液中 Ig 分泌细胞数量和特异性抗体分泌细胞的频数，结果显示急性轮状病毒性肠炎患儿口服乳杆菌菌株 GG 后血中 IgG、IgA 和 IgM 分泌细胞数量明显增多，特异性抗轮状病毒 IgA 应答增强。

综合以上结果提示，婴儿肠道中存在的某些菌株，如双歧杆菌菌株或具有益生作用的过渡菌株能激活免疫应答，为了更好地发挥其对肠道特异性免疫应答的作用，在婴儿出生后正常定植菌株或作为益生菌使用时，确定不同菌株的作用是非常重要的。

三、对肠道黏膜免疫应答的调节

（一）对可溶性蛋白的耐受（口服耐受）调节

使用无菌小鼠进行的各项实验已经证实了肠道菌群在口服耐受过程中的作用。在一项针对特异性抗原的免疫应答的研究中，小鼠被分为两组，耐受组在实施周围免疫之前先口服同一抗原，对照组口服缓冲液，测定血清中特异性抗体反应和迟发型超敏反应，评价两组的特异性免疫应答，与对照组比较，预先口服抗原组针对特异性抗原的免疫应答缺失或明显降低断定为耐受。在最初的一项研究中，Wannemuehler 等研究结果显示，与普通小鼠比较，无菌小鼠预先灌喂特殊的抗原（绵羊红细胞，SRBC）不能诱导血清对 SRBC 的免疫抑制，但灌喂抗原前使用 LPS 则能重新建立免疫抑制，他们认为革兰氏阴性细菌在口服耐受机制中起主要作用。另一项研究给成年无菌小鼠灌喂卵白蛋白（OVA），观察血清中抗 OVA IgG 抗体应答的抑制作用，结果显示在无菌小鼠可以诱导口服耐受，但作用非常短暂，仅持续 10～15 天，而普通小鼠则持续 5 个月以上，此后在使用人肠道菌群相关的无菌小鼠也观察到了同样的结果。Moreau 的研究显示，在无菌小鼠灌喂前仅定植大肠杆菌就足以恢复丢失的抑制作用，类杆菌也具有相同的作用，但定植婴儿粪便中的两歧双歧杆菌则对血清中抗 OVA IgG 的抑制作用无影响。

最近 Sudo 等研究发现，灌喂 OVA 后，无菌小鼠不能产生血清中抗 OVA-IgE 应答的抑制，而普通小鼠则可产生。给小鼠定植婴儿双歧杆菌后能够恢复抑制作用，但仅在新生小鼠有此作用，年龄大的小鼠则无影响。2005 年 Rask 的进一步研究发现，单一定植菌的悉生小鼠或无菌小鼠和普通小鼠比较，普通小鼠能通过上调小肠上皮的主要组织相容性复合体 II（MHC II）的表达诱导 OVA 的口服耐受，而单一定植菌或无菌小鼠则不能，提示口服耐受的诱导可能需要一个复合菌组成的肠道菌群。

Noverr 等使用头孢哌酮结合白念珠菌灌胃，建立了小鼠肠道菌群紊乱模型。结果发现，当首次吸入烟曲霉后，不需要之前的致敏，就可以诱导小鼠出现肺部典型的过敏性反应，而不使用抗生素的普通小鼠则不出现此反应。此后他们又使用两种基因背景的小鼠（BALB/c，C57BL/6），用两种致敏原（烟曲霉和 OVA）进行实验，结果显示肠道菌群紊乱的作用与基因背景和抗原无关，而需要 IL-13 的参与。这直接证实了肠道菌群紊乱能够导致肠道以外——呼吸道过敏反应的发生，提示气道耐受与口服耐受可能同时起作用。其他研究也提示出生后肠道菌群的存在与否在免疫抑制过程中起重要的作用。

以上实验资料均表明了婴儿肠道菌群中的单一细菌株在建立口服耐受机制中的重要性，那么是哪种细菌在起主要作用？大肠杆菌、类杆菌还是双歧杆菌的特定菌株？首先，根据以上研究结果还不能确定同型 IgG 和 IgE 受抑制的机制是否相同，同一种细菌对它们的作用是否一致；其次，如上所述，同一细菌的所有菌株并不具备相同的免疫调节特性，但可以确定某些双歧杆菌菌株对免疫过程的抑制具有调节作用。

（二）对肠道菌群的耐受

有关人体对肠道菌群的耐受，一个重要的问题是为什么肠道菌群不引起肠道的炎症反应，而在某些病理情况下如炎症性肠病（IBD）时这一状态会出现失衡。Cukrowska 等给予新生无菌小猪接种非致病性大肠杆菌 O86，观察肠道黏膜和全身 B 细胞反应，发现接种 4 天后，黏膜局部产生抗大肠杆菌抗体，主要为 IgA 抗体，11 天后肠道特异性抗体下降；而血清中特异性抗体在 4 天时与无菌动物相似，15 天以后明显增高；细菌定植后动物的脾、肠系膜淋巴结和 PP 中 IgM、IgG 和 IgA 分泌细胞的数量明显增高。以上结果提示肠道非致病菌定植初期能刺激肠道黏膜和全身体液免疫，但很快肠道特异性应答受到抑制，出现耐受。目前认为，免疫系统对肠道有益菌和非致病菌的免疫耐受可能是由细菌、肠上皮细胞（IEC）和免疫细胞之间的“交叉对话”所致。Ruiz 等研究了乳酸双歧杆菌对原始 IEC 和 IEC 系的相互作用，结果表明，无菌大鼠 Fisher F344 定植乳酸双歧杆菌菌株 BB12 后第 5 天，能诱导原始 IEC 暂时地出现 NF-κB 转录活性亚单位 Re1A 和丝裂原激活蛋白激酶（MAPK）p38 的磷酸化或激活，并且 IL-6 的基因表达明显增高，证实了在 IEC 存在着核转录因子的生理性活化；而在普通类杆菌关联的 Fisher 大鼠，仅出现 Re1A 磷酸化，不能诱导 IL-6 基因表达；此外，研究人员证实双歧杆菌能诱导 IEC 系 NF-κB-Re1A 和 MAPKp38 的磷酸化，IL-6 基因表达是通过 NF-κB 和 MAPK 信号转导途径实现的；双歧杆菌诱导的 IL-6 基因表达在 TLR2 缺失或 TLR2-TIR 鼠中完全受到抑制。以上结果提示有益菌在定植早期能够激活 IEC 固有免疫信号传导和促炎症因子基因表达。Haller 等对普通类杆菌诱导 NF-κB 通路激活的分子机制进行了研究，发现 IKKβ 和磷脂酰肌醇-3 激酶（PI3K）/AKT 信号途径在细菌诱导的 Re1A 磷酸化和 NF-κB 激活中起关键作用，有意义的是，普通类杆菌诱导的 IκB-α 降解和 NF-κB 活化能被存在的淋巴细胞所抑制。他们认为，普通类杆菌通过 IκB-α 降解和 Re1A 磷酸化来激活 NF-κB 信号途径，但免疫细胞介导 IEC 对有益菌的耐受。Neish 等的研究证实，一株非致病性沙门氏菌能够限制体外培养的 IEC 产生炎症性细胞因子，结果显示免疫抑制作用是由于阻断了 IκB-α 的降解而抑制了 NF-κB 通路的激活，这一研究的另一有趣的结论是不属于肠道有益菌的非致病性细菌也不能诱导炎症反应。另一项研究得出了相反的结论，研究人员使用几种肠上皮细胞系，证实有益菌——普通类杆菌能够通过 IκB-α 的降解和 Re1A 磷酸化而激活 NF-κB 信号通路，但是 TGF-β1 能抑制普通类杆菌介导的 NF-κB 转录活性，提示 IEC 对肠道细菌的反应依赖于免疫和上皮细胞及其分泌因子之间的交流网络。最近有研究证实，小鼠体内肠道菌群本身可通过另一种抑制因子——过氧化物酶体增长因子活化受体（PPARγ，一种由配体激活的核转录因子），在 NF-κB 活化途径中发挥调节作用，PPARγ 在结肠中高表达，其被激活后具有抗炎效应，对结肠炎有保护作用。PPARγ 激活剂能通过抑制 NF-κB 通路，限制炎症性细胞因子的产生，提示 PPARγ 在维持肠道特别是结肠的稳定中起重要的作用。既往的研究已经观察到，IBD 患者结肠上皮细胞中 PPARγ 表达存在障碍。在同一研究中，体内结果显示肠道菌群和 TLR4 能调节结肠上皮细胞 PPARγ 表达，实际上 PPARγ 在普通小鼠表达高而在无菌小鼠很少表达。当使用 TLR4 转化的 CaCo-2 细胞与 LPS 温育后，PPARγ 表达的增高提示这一过程有 TLR4 参与，PPARγ 可能是关闭结肠中富含 LPS 的细菌引起 TLR4 信号的调节因子。

在 IBD 动物试验中证实，肠道在无菌的环境下不会发生结肠炎，但如重新恢复肠道菌群，则出现肠道炎症。尽管各种 IBD 动物模型的病理组织学和发病机制各不相同，但它们的共同特征是肠黏膜炎症的发生都要依赖于肠道正常菌群的存在。肠道黏膜接触大量的食物抗原和肠道微生物，使宿主对肠道菌群处于耐受状态或维持低水平的"生理性炎症"，上述结果提示宿主对肠道正常菌群的免疫耐受异常可能在 IBD 发病中的起重要作用。进一步的关于益生菌对 IBD 的治疗效果已在动物模型及临床患者中得到了证明。Schultz 用胚芽乳杆菌 299V 治疗 IL-10 基因敲除的 UC 模型小鼠，发现炎症过程明显和缓，黏膜中 IgG、ITF-γ 和 IL-12 含量降低。如继续使用，则在组织学上可看到明显改善，在体外培养中还发现乳杆菌可增强血液中吞噬细胞和腹膜中吞噬细胞的活性。Pena 等使用肝螺杆菌诱导的 IL-10 基因敲除 IBD 小鼠模型观察乳杆菌的治疗作用，发现喂饲乳杆菌组与对照组肝螺杆菌的数量无显著差异，但乳杆菌组致炎细胞因子 IL-12 和 TNF-α 水平明显降低。其他的应用 IBD 动物模型也证实了不同的益生菌如罗伊氏乳杆菌和 VSL#3（内含乳杆菌、双歧杆菌和唾液链球菌）能够预防或缓解 IBD 病情，其机制可能与增加黏液分泌、下调促炎症因子（IL-6，INF-γ，TNF-α，IL-12）或促进抗炎因子 IL-10 产生、保持肠道屏障完整性有关。

以上结果证实，在防止肠道菌群引起的炎症反应的调节过程中，存在肠道免疫系统和肠道菌群之间的"交叉对话"。这一过程是通过对某些核转录因子，如 NF-κB 激活的调节来实现的，NF-κB 可能在肠道的不同部位存在差异，它们的作用是由肠道有益菌，也可能是由外源性非致病菌介导的。从营养的角度看这些结论具有重要的意义，我们每天从某些食物如发酵奶和奶酪中摄入大量的外源性细菌而没有引起有害的后果。从病理角度看，许多关于 IBD 发病机制的问题目前尚不清楚。在 IBD 患者中观察到 NF-κB 通路的激活，这可能是由于肠道菌群中某些细菌急剧增加打破了原来的菌群平衡，也可能是由于肠道致病菌在感染时激活了 NF-κB 通路，或由于肠道黏液分泌减少和改变导致过多的共生细菌黏附所致。

第三节　肠道菌群对全身免疫系统的作用

肠道菌群不仅对肠道黏膜免疫系统的发育和激活有着重要的作用，对肠道外的全身免疫系统也具有重要的作用。

一、免疫系统的激活

固有免疫在免疫系统的激活和适应性免疫应答的形成中起非常重要的作用。巨噬细胞和树突状细胞（DC）通过抗原提呈活性和合成大量的前炎症细胞因子（IL-8、IL-1、IL-6、TNF-α 和 IL-12）在调节免疫应答中起关键的调节作用。它们是宿主的"门卫"，产生对致病菌的固有抵抗，通过刺激 T 细胞免疫和调节 Th1/Th2 平衡产生特异性免疫应答。

（一）无菌动物

已有研究推测新生期免疫缺陷可能由抗原提呈细胞（APC）功能发育不成熟所致，肠道定植的细菌对 APC 的成熟起重要的作用。最近 Sun 等研究了生命早期外周 DC 的个体发育及其对微生物刺激的固有反应，结果显示新生小鼠脾脏 DC 能够产生具有生物活性的 IL-12，并且在体外受脂多糖（LPS）刺激后，能够上调 MHC 和共刺激分子的表达。因此新生期 DC 已经具备完整的固有免疫功能，但需要通过肠道菌群提供的细菌刺激经 TLR 识别后被激活。Nicaise 等发现普通小鼠相对于无菌小鼠和悉生小鼠，LPS 刺激脾脏来源的巨噬细胞而产生 IL-12 的作用明显增强，提示完整的肠道菌群是脾脏产生 IL-12 的基础。而 IL-12 是连接固有免疫和适应性免疫的一个重要纽带，能有效地提高机体的细胞免疫防御功能，促进 $CD4^+$ T 细胞向 Th1 细胞分化。

根据以上资料，可以推测在新生期肠道中首先定植的富含 LPS 的大肠杆菌及之后定植的富含肽聚糖和 CpG 双核苷酸的双歧杆菌发挥着关键的激活作用，肠道细菌定植的中止可能引起生理性炎症反应，导致肠道通透性增高、细菌移位和全身免疫细胞的激活。这在小鼠实验中得到了证实，肠道细菌的存在能诱导腹腔巨噬细胞合成 IL-1、IL-6 和 TNF-α，悉生小鼠仅定植大肠杆菌可以产生这一作用，而定植婴儿粪便中的两歧双歧杆菌则无影响（表 5-6）。

表 5-6　肠道菌群对腹腔巨噬细胞产生炎症细胞因子的作用

悉生小鼠	细胞因子（U/ml）		
	IL-1	IL-6	TNF-α
普通	18 200	6，33	72
无菌	8300[a]	2，62[a]	<50[a]
两歧双歧杆菌	8000[a]	2，46[a]	<50[a]
大肠杆菌	15 350[b]	7，24[b]	108[b]

与普通小鼠比较，a 差异显著（$P<0.001$），b 无明显差异。

其他非特异性因素在宿主抵御感染中也起重要作用，无菌和悉生小鼠模型显示涉及固有免疫的某些功能指标如吞噬功能、补体系统和调理素均低于普通小鼠。Woolverton 等证实给无菌小鼠口服肽聚糖-脂多糖能够恢复其细胞免疫应答至普通小鼠水平。Ruiz 等将乳酸双歧杆菌单联定植于 FisherF344 大鼠，在第 5 天时能短暂地诱导肠上皮细胞 NF-κB 转录活性亚单位 Re1A 和活性蛋白激酶 P38 的活化，增加 IL-6 基因的表达，说明乳酸双歧杆菌在定植早期可以触发天然信号转导和增强促炎症因子基因表达。

（二）普通动物

1. 胃肠道使用的作用　Conge 等把小鼠随机分为 3 组，分别给予标准喂养、添加含活的保加利亚乳杆菌和嗜热链球菌的酸奶或热灭活酸奶 13 周。结果显示，添加活菌组的动物脾脏和胸腺组织活性似乎更高，血清中 IgG2 水平增高，接种破伤风疫苗后，特异性抗体在添加酸奶组明显增高。Vesely 等也观察到给小鼠喂养含活菌的酸奶能增加血清中 IgG2 和 IgM，添加干酪乳杆菌 Danone 株 001 和 Shirota 株能提高循环中 IgA 水平和增加腹腔巨噬细胞 β-葡萄糖苷酸酶的活性和吞噬指数。Portier 等研究了添加发酵奶对 BALB/c 小鼠产生抗霍乱弧菌特异性抗体的动态作用，小鼠在接种霍乱疫苗之前分别使用常规喂养、添加含活菌的酸奶或热灭活的酸奶，或含干酪乳杆菌 Danone 株 002 的乳液，结果表明使用含活菌的酸奶或热灭活的酸奶，或干酪乳杆菌株的小鼠产生的抗霍乱弧菌特异性抗体的水平明显高于对照组。纪芳等研究了灭活的双歧杆菌和双歧杆菌活菌对免疫低下小鼠体内免疫的激活作用，结果表明，双歧杆菌灌胃后能提高小鼠血清中 IL-1、IL-6 和 INF-γ 水平，死菌与活菌的这一作用无差异。Perdigon 等进行了一系列有关肠道有益菌对小鼠全身和肠道免疫系统作用的研究，非特异性免疫测定采用分离的腹腔巨噬细胞酶活性和对伤寒沙门氏菌的吞噬活性来评价，体内评价采用碳清除试验。结果表明，干酪乳杆菌、嗜酸乳杆菌和保加利亚乳杆菌能有效地激活非特异性免疫，嗜热链球菌作用较弱；所有有益菌均能刺激细胞免疫，摄入菌的存活对免疫作用比较重要，这些作用可能是由细菌细胞壁成分引起的。Namba 等报道来自长双歧杆菌分离的细胞壁能刺激豚鼠的全身免疫和体液免疫。口服保加利亚乳杆菌的溶解物（Deodan®）能增强小鼠腹腔巨噬细胞的吞噬活性。

2. 胃肠道外使用的作用 许多研究表明，啮齿动物胃肠道外使用不同的细菌制剂对其免疫系统有刺激作用。Bloksma 等使用羊红细胞或乳杆菌活菌或死菌与羊红细胞混合物经腹腔或静脉注射免疫小鼠，结果表明，植物乳杆菌具有佐剂特性，而短乳杆菌无此作用，植物乳杆菌活菌与死菌的作用也不同，活菌仅刺激迟发高敏反应，而死菌仅增强抗体应答。

一些研究显示胃肠道外使用某些细菌制剂能增强宿主对感染的抵抗力。Sato 等进行了一系列实验，观察在小鼠静脉注射单核细胞增生李斯特菌之前不同间隔时间腹腔或静脉注射乳杆菌混悬液的作用，结果显示在 10 种乳杆菌中，干酪乳杆菌 YIT0003 具有剂量依赖性保护作用。进一步实验证实保护作用归于乳杆菌的细胞壁复合物，肽聚糖部分只起部分作用。另一项研究也观察到皮下注射热灭活的干酪乳杆菌 YIT9018 能增强小鼠对单核细胞增生李斯特菌的抵抗力，注射后使脾脏单核巨噬前体细胞的数量增加了 22 倍，并使血清中集落刺激活性增强，脾脏巨噬细胞对单核细胞增生李斯特菌的杀菌活性明显增强。腹腔注射干酪乳杆菌 YIT9018 也应用于对小鼠铜绿假单胞菌感染的研究，结果显示在铜绿假单胞菌感染 5 天前使用 YIT9018，能增加小鼠的存活，抑制腹腔和脾脏中致病菌的生长，经卡拉胶（Caraggeenan）处理可使保护作用丧失，提示其作用涉及吞噬活性。在确定干酪乳杆菌针对李斯特菌抵抗力的活性组成分析中，研究表明细胞壁成分活性最强，胞壁中多糖-肽聚糖复合物对单核细胞增生李斯特菌、伤寒沙门氏菌、铜绿假单胞菌和大肠杆菌具有潜在的抗感染活性。热灭活的干酪乳杆菌 YIT9018 和从细胞壁中分离的糖蛋白具有抵抗小鼠致死性巨细胞病毒感染的作用，这一保护作用仅在感染前 1～2 天使用有效，感染同时或 3 天前使用无效，提示使用的方案对其保护效果比较重要。其机制可能与增加 NK 细胞活性有关，因为脾脏 NK 细胞活性与小鼠的存活有关，在缺乏 NK 的变异小鼠保护作用降低。干酪乳杆菌处理组的 INF 水平和 2-5A 合成酶活性高于对照组。

另外一些研究显示，胃肠道外使用肠道有益菌还能抑制肿瘤细胞的生长改善实验动物的预后。Kato 等报道腹腔或静脉注射干酪乳杆菌 YIT9018 能增强腹腔和脾脏巨噬细胞对肿瘤细胞系的吞噬活性，抑制其生长。王立生等报道腹腔注射分叉双歧杆菌的 WPG 能显著抑制裸鼠皮下移植的大肠癌的生长，其机制除增强巨噬细胞和 NK 细胞的吞噬活性，分泌 IL-1、IL-6、IL-12、IL-18、TNF-α、INF-γ 及 NO 等细胞毒性效应分子外，可能还与其降低肿瘤细胞的增殖活性，诱导肿瘤细胞凋亡有关。

（三）人体研究

现有的研究已经证实某些有益菌菌株能够提高人体的非特异性免疫反应。两项研究表明，健康人摄入含约氏乳杆菌（*L. johnsonii*）LA1 发酵奶制品 4 周，血清中 IgA 轻度升高，但有统计学意义。De Simone 等研究了两歧双歧杆菌与嗜酸乳杆菌混合物（Infloran®）对老年人免疫指标的影响，结果与安慰剂比较，血清 Ig 水平无差异，但 B 细胞数量增高，TNF-α 在某些个体也增高。较多的研究显示大剂量摄入发酵奶细菌（10^{11}～10^{12}CFU/d），可刺激人 PBMC 产生 INF-γ，但这种作用的临床意义尚不明确。Trapp 等的研究显示，口服发酵奶 4

个月（200g/d）并没有降低感染的风险，对肺炎链球菌疫苗也没有作用，但能降低年幼志愿者的血清中 IgE 水平，减少过敏的发生。Wheeler 等对特应性患者以交叉方式使用发酵奶（16oz/d）[1 盎司（oz）=28.35 克]1 个月，比较了口服发酵奶前后的免疫指标，结果显示细胞免疫、体液免疫和吞噬功能无差异。Schiffrin 等观察了随机摄入含双歧杆菌或约氏乳杆菌 LA1 发酵奶 3 周对非特异性免疫的作用，结果显示摄入两种有益菌能明显提高白细胞的吞噬能力，但白细胞分类及 T 细胞激活与基础值比较无差别。另外一些研究表明，摄入鼠李糖乳杆菌（*L. rhamnosus*）HN001、乳双歧杆菌（*B. lactis*）HN109 和干酪乳杆菌（*L. casei*）亚种能够提高自然杀伤（NK）细胞的活力，增加其免疫监视功能。

另一些研究证实，有益菌菌株能够提高机体对疫苗的特异性免疫应答。Link-Amster 等证实了含有益菌的发酵奶对健康人口服伤寒沙门氏菌疫菌 Ty21a 的辅佐作用，30 名志愿者被随机分为两组，一组口服含约氏乳杆菌和双歧杆菌的发酵奶，另一组为对照，两组均口服伤寒沙门氏菌疫菌后评价血清中抗伤寒沙门氏菌抗体。结果显示口服发酵奶组特异性抗体呈 4 倍升高，而对照组升高 2.5 倍。另有研究证实，给出生 6 个月的婴儿口服益生菌混合物，能够明显提高针对 B 型流感嗜血杆菌菌苗的 IgG 抗体应答。Soha 最近的研究也证实，在婴儿进行乙型肝炎病毒免疫接种时，同时口服益生菌能够明显提高抗乙型肝炎 IgG 抗体的滴度。

二、免疫应答的作用和调节

（一）Th1/Th2 平衡

根据 T 细胞的免疫效应功能，T 细胞可分为辅助性 T 细胞（Th）、细胞毒性 T 细胞（CTL）及调节性 T 细胞（Treg）。辅助性 T 细胞又分为 Th1、Th2 和 Th17 细胞。Th1 细胞主要分泌 IL-2、IFN-γ、TNF-β 等 Th1 型细胞因子，介导细胞免疫、细胞毒性 T 细胞（CTL）分化与激活、巨噬细胞活化，抑制 B 细胞，在清除胞内微生物感染中发挥重要作用。Th2 细胞主要分泌 IL-4、IL-5、IL-6、IL-10、IL-13 等 Th2 型细胞因子，促进 B 细胞激活与分化并产生抗体，介导体液免疫反应，也是 IgG 和 IgE 类抗体生成的转换因子。IL-4、IL-2 及 IFN-γ 的相互作用是维持 Th1/Th2 平衡的关键。IL-2 和 IL-4 分别是诱导 Th1 和 Th2 细胞分化的主要细胞因子，促进它们的增殖分化，而 IFN-γ 可拮抗 IL-4 的作用。其他细胞因子也参与了 Th1/Th2 细胞分化的调控，可见 Th1/Th2 细胞的分化过程是由一系列细胞因子所构成的复杂的细胞因子网络调控完成的。

流行病学研究和临床试验结果提示，细菌环境通过不同的机制在 Th1/Th2 平衡中起关键作用，其中固有免疫细胞合成的细胞因子特别是 IL-12 和 IFN-γ 起决定性作用。目前认为，围生期和儿童早期在建立和维持正常的 Th1/Th2 平衡中起至关重要的作用，出生前 Th2 占优势，Th1 应答受到部分抑制，使胎儿在子宫内不发生排斥反应。出生后新生儿必须迅速通过发展 Th1 型免疫应答，以恢复 Th1/Th2 平衡。多个研究显示，在特应性婴儿没有发生这一转变，造成平衡仍然向 Th2 偏离，更容易产生 IgE 应答。因此新生期对 Th1/Th2 平衡的调整尤为重要，Th2 向 Th1 转变发生于生后 5 年内，特别是生后第

1 年。

Th2 向 Th1 转变依赖于多种因素，各种因素的相对重要性目前尚不清楚，但细菌刺激具有重要的作用。几年前认为感染可能对特应性疾病的发生有预防作用，即"卫生学说"，但目前尚存争议。最近的研究显示，婴儿期感染并没有降低过敏性疾病的发生率，而使用抗生素可能与过敏性疾病发病的增高有关。越来越多的证据提示并非感染，而是生命早期肠道菌群的组成变化是特应性状态重要的决定因素。一项研究显示给出生后 1 周的大鼠进行周围免疫，诱导出向 Th2 偏离的记忆应答，而同时应用细菌提取物经口服途径进行免疫，则产生 Th1 和 Th2 记忆应答。另一项研究观察到，在出生后 3 周的普通小鼠，经免疫可以诱导 Th1 和 Th2 应答；而使用卡那霉素造成肠道菌群紊乱则促进其 Th1/Th2 平衡向 Th2 偏离，出现以 Th2 为主的免疫应答；抗生素处理后 5 天摄入粪肠球菌又可以纠正向 Th2 偏离，恢复 Th1 和 Th2 应答。

一系列流行病学研究均支持出生后第 1 年内细菌环境在保证免疫应答向正确的方向发展，短期和长期预防过敏性疾病发生中的重要作用。最近的研究比较了在相同过敏原环境下，不同生活方式（即城市和乡村）中生长的儿童，结果显示只有出生后 1 年内暴露于马厩、牛棚和（或）生牛奶是哮喘、枯草热和致敏的保护因素，并且围生期母亲暴露也有明显的保护效应。这种作用涉及的细菌尚不知晓，一些研究提示富含 LPS 的革兰氏阴性细菌可能起重要作用，但革兰氏阳性细菌如双歧杆菌和乳杆菌也可能参与其中。

从以上的资料可以得出，为了能够最佳地建立和维持肠道菌群的完整性，应该考虑出生方式、婴儿喂养、婴儿期使用抗生素等所带来的问题。益生菌是能够减轻肠道菌群紊乱的比较好的制剂。因此，开展婴儿期肠道菌群的免疫调节机制以及涉及的细菌组分的研究，对预防当前某些疾病的急骤增多是至关重要的。

（二）Th17 细胞

近来对 IL-17 细胞因子家族和 IL-23 细胞因子的研究中发现了一种新的 Th 细胞亚群，即 Th17 细胞。Th17 细胞存在于肠黏膜表面及肠道固有层，与肠道细菌及病原体有密切的关系。Th17 细胞群能产生多种细胞因子，包括 IL-17A、IL-17F、IL-9、IL-22、IL-21、IL-26、粒细胞-巨噬细胞集落刺激因子（GM-CSF）、TGF-α、IL-9、IL-10 和 IFN-γ，其中 IL-17A 和 IL-17F 被认为是 Th17 细胞的主要效应因子，与炎症的发生有着密切的关系。

Th17 细胞的分化依赖于多种细胞因子和转录因子的协同作用。TGF-β1 和 IL-6 被视为诱导 Th17 细胞分化的起始因子，促使 Th0 细胞表达 IL-23R，IL-23 与其受体结合可激活信号分子 STAT3，从而诱导记忆性 T 淋巴细胞向 Th17 细胞分化。另外，在人体试验中已经证实 TGF-β1、IL-6 也可协同 IL-21、IL-23 诱导 Th17 细胞的分化，而 TGF-β 则被认为是原始 CD4$^+$ T 细胞转化为 Th17 细胞的首要条件。

目前认为，TGF-β 促进 Th17 细胞的分化可能通过解除细胞因子 IFN-γ 和 IL-4 的阻断作用实现，同时 TGF-β、IL-6 使 Th0 细胞的 IL-23R 表达上调还能在维持 Th17 细胞扩增中起重要作用。研究发现，缺乏 IL-23 的小鼠体内几乎没有 Th17 细胞的存在。调控 Th1 和 Th2 亚群的转录因子分别为 T-bet 和 GATA3，而影响 Th17 细胞分化的转录因子主要有转录因子孤核受体（retinoid-related orphan nuclear receptor）RORγT、STAT3 及干扰素调节因子 4（interferon regulatory factor 4，IRF4）。RORγT 能直接控制 IL-17A 和 IL-17F 基因的转录，且 IL-6 和 IL-23 对 STAT3 的上调作用也可诱导 RORγT 的表达，而 STAT3 缺失能增加转录因子 Foxp3 的表达，使得 Th17 细胞的分化减少。也有研究证实，在 IRF4 基因敲除的小鼠试验中，STAT3 的表达水平未见明显变化，但是 RORγT 的表达明显减少，而 Foxp3 的表达水平升高，Th17 细胞的分化明显减少，从而证实 IRF4 对 Th17 细胞分化具有正向调节作用。与所有免疫反应一样，Th17 细胞也存在复杂的负调控机制以维持免疫环境的内稳态及防止异常 Th17 细胞的过度表达，如 IL-25、IL-27、IL-2、维生素 D 均对 Th17 细胞的分化与扩增起到抑制作用。国内对于 IBD 的研究证实 IL-25 能下调 TNF、IFN-γ 和 IL-17A 的表达，其通过增强 $CD4^+$ T 细胞分泌 IL-10，介导减少 IL-17A 和 RORC mRNA 的表达，从而抑制肠黏膜上皮内 $CD4^+$ T 向 Th17 细胞的转化。IL-27 能与 IL-12 协同刺激 IFN-γ 的产生，促进 Th1 细胞的分化，但是也可能发挥着免疫抑制作用。研究证实，IL-27 抑制 Th17 细胞的分化通过诱导 STAT1 的磷酸化实现。IL-2 对致病性 Th17 细胞分化的抑制作用则是通过促进组织巨噬细胞释放 IFN-γ 及 IL-27 实现。维生素 D 被证实有免疫调节功能，已有研究发现 Th17 细胞可表达维生素 D 受体，维生素 D 与之受体结合后可抑制 IL-17A 及 IL-17F 的产生。

Th17 细胞能分泌 IL-17A、IL-17F、IL-22 等多种细胞因子，这些细胞因子近年来被证实既有促进炎症进展又有组织保护作用，而 Th17 细胞在肠黏膜中并非孤立地发挥作用，它和调节性 T 细胞、肠上皮细胞、抗原提呈细胞甚至肠道菌群紧密联系，共同参与或维持肠黏膜功能的状态。研究发现派尔集合淋巴结（PP）中的 Th17 细胞有助于 B 淋巴细胞分泌特异性 IgA，缺乏 Th17 细胞的小鼠肠黏膜表达抗原特异性 IgA 明显减少，证明 Th17 细胞的聚集是分泌高亲和力 T 细胞依赖的 IgA 的不可或缺的条件。

肠道固有层 Th17 细胞数量的稳定需要肠道共生菌群的存在，研究已证实在应用抗生素治疗及无菌环境下生长的小鼠其肠道中 Th17 细胞数量明显减少，肠道正常菌群参与 Th17 细胞的平衡主要通过两方面作用：①为肠道细菌 DNA 通过 TLR9 途径维持 Th17 细胞数量的稳定，在 TLR9 缺乏的小鼠模型中，黏膜固有层 Th17 细胞减少，导致感染的机会增加，由此可见 Th17 细胞数量的稳定对防御细菌侵袭有积极作用；②来自共生菌群的 ATP 也是 Th17 细胞的一个重要诱导因素，通过腹腔或者直肠灌入 ATP 则可增加肠道 Th17 细胞的数量。分段丝状菌（segmented filamentous bacteria，SFB）是人类肠道中的一种共生菌群，对 SFB 的研究发现，SFB 的抑制作用会导致小肠 Th17 细胞数量的减少，其机制尚不明确，目前推测 TGF-β1 和 IL-6 可能为 SFB 诱导 Th17 细胞分化的影响因素。总之，肠道共生菌群在维持 Th17 细胞数量方面发挥着至关重要的作用，从而增强肠黏膜免疫屏障的保护作用。

（三）Th17/Treg 细胞

Treg 细胞具有免疫应答无能（anergy）和免疫抑制（suppression）这两大特征。它们能通过抑制效应性 T 细胞活性来调节异常的免疫反应，从而维持机体的稳态。尽管 Treg 只占外周血 $CD4^+$T 细胞中 5%～10%的比例，但却与自身免疫病、感染和肿瘤等一系列疾病的发生发展密切相关。根据发育和分化的位置不同，Treg 细胞可以分为产生于胸腺的胸腺源性 Treg 细胞（thymus derived Treg，tTreg）、由初始 T 细胞在体外诱导分化的诱导 Treg 细胞（induced Treg，iTreg）和外周组织中由抗原性的刺激 T 细胞分化而来的内源性诱导 Treg 细胞（peripheral derived Treg，pTreg）。这三类细胞具有相似的关键因子表达谱（如 Foxp3、CTLA4、CD25、GITR、IL-10、TGF-β 等）和对效应性 T 细胞增殖功能的抑制活性，其中叉头状蛋白 P3（forkhead box P3，Foxp3）是 Treg 重要的转录因子，参与调控 Treg 的发育、分化及功能。

转化生长因子-β（TGF-β）可以促进 Treg 细胞的分化，同时也可以促进炎症性 Th17 细胞的分化，提示 Treg 和 Th17 的分化存在密切的联系。在小鼠和人的体内均发现有 $Foxp3^+ROR\gamma t^+CD4^+$ T 细胞的存在，小肠中 $Foxp3^+ROR\gamma t^+CD4^+$ T 细胞产生 IL-17 的能力比 $Foxp3^-ROR\gamma t^+CD4^+$ T 细胞弱，Foxp3 缺陷时 IL-17 的产生量增加，但是 RORγt 的表达水平不升高，提示胞核内 Foxp3 对 RORγt 诱导 IL-17 在细胞的表达有拮抗（抑制）作用。在体外极化条件 TGF-β 和 IL-6 作用下，仍然可以检测到 $Foxp3^+IL-17^+CD4^+$ T 细胞，在小肠黏膜中有 1/4 的 $IL-17^+$ 细胞表达 Foxp3。$Foxp3^+IL-17^+CD4^+$ T 细胞主要发挥抑制性作用，是否具有经典的 Th17 细胞的免疫功能还不明确。也有观点认为 $Foxp3^+ROR\gamma t^+CD4^+$ T 细胞是细胞分化的一种中间阶段，可进一步分化为 Treg 细胞或 Th17 细胞。Treg 细胞和 Th17 细胞之间的平衡还受到许多其他转录因子的调控。干扰素调节因子 4（IRF4）是 Th17 细胞分化所必需的另一种转录因子，IRF4 调控 RORγt 的表达，并直接与 Foxp3 结合抑制 Treg 细胞的分化发育。转录因子 Runx1 在 Treg 细胞和 Th17 细胞间有双向调控作用，Runx1 与 RORγt 形成复合物促进 Th17 细胞的分化；也有报道称 Runx1 可以与 Foxp3 结合，抑制 Treg 细胞中 IFN-γ 和 IL-2 的产生，上调 Treg 细胞相关分子的表达，维持天然调节性 T 细胞（nTreg）和人工诱导型调节性 T 细胞（iTreg）中 Foxp3 的表达。炎症因子 IL-6/IL-21/IL-23 信号通路诱导产生的 STAT-3 是 Th17 细胞分化的另一个至关重要的转录因子，磷酸化后的 STAT-3 抑制 Foxp3 的表达而促进 RORγt 的表达，并直接与 IL-17 基因位点结合促进 IL-17 的转录。

Th17 细胞和 Treg 细胞中都有重要细胞因子 TGF-β 的参与，二者也存在复杂的相互作用，目前认为它们在机体的免疫和疾病过程中发挥着完全不同的作用。Th17 细胞主要通过产生细胞因子促进炎症反应，而 Treg 细胞起着免疫抑制作用，二者相互制约，也存在类似于 Th1/Th2 细胞、Th17/Treg 细胞的平衡，细胞因子 TGF-β 可使成熟 T 细胞转化为的 Treg 细胞，从而防止了自身免疫性疾病的发生。然而，在大量 IL-6 存在的情况下，发现 TGF-β 可促进成熟 T 淋巴细胞向 Th17 细胞的分化，而导致自身免疫和炎症的发生，提示 Th17/Treg 细胞平衡的破坏是许多炎症和自身免疫性疾病的关键因素。

细胞分化过程本质上是细胞基因的顺序及选择性表达的结果，细胞的信号通路起着重要的中介作用。近年来，对 Th 细胞分化机制的研究进展迅速，已认识到各 Th 细胞具有各自不同的信号通路和特异的转录因子，但在特定的细胞因子等因素的作用下，各 Th 细胞之间可相互转换。T 细胞分化漂移向 Th17/Th1，而非 Treg/Th2，可能导致自身免疫病及移植排斥反应，阻断病理免疫反应中的关键细胞因子可逆转 Th17/Th1 极化，使 T 细胞向 Treg/Th2

偏移，从而使机体的整体免疫状态平衡。进一步研究它们之间的相互关系对于防治自身免疫性疾病等临床问题具有重要意义。

（四）天然 IgG

在缺乏免疫的情况下，血清中存在着一定水平的天然的免疫球蛋白（Ig），称为"天然 Ig"或"天然抗体"。这些抗体在免疫应答中所起的作用目前尚未完全清楚，但已知其在体液免疫应答特别是针对自身抗原的应答中起重要的调节作用。目前还证实，小鼠天然 Ig 在周围水平（脾脏）的 B 细胞库容（B repertoire）的发育过程中起作用，能够扩大针对胸腺依赖抗原的抗体应答。在人类，天然抗体在某些自身免疫性疾病中的作用正在研究之中。

内源性和外源性因素，特别是肠道菌群对天然 Ig 的同种型和亚类水平有明显的影响。无菌小鼠 IgM 水平正常，但 IgG 和 IgA 水平仅为普通饲养小鼠的 5%。研究已经证实天然 IgG 能够扩大 B 细胞库容，后者可以通过采用探针测定某些编码 Ig 重链可变区（VH）基因表达来评价。分析 VH 基因表达为全面评价抗体库容提供了定量的工具，基因的选择性使用（表达）意味着库容的多样性差。

在个体发育早期（新生普通小鼠），B 细胞能频繁地结合多种抗原，其中包括发现自身抗原，这一情况与选择性使用 VH 基因家族，即 VH7183 有关。在成年普通小鼠这种多反应性 B 细胞随机使用 VH 基因的频率明显减少，即使用 VH7173 基因家族减少，表明其具有多样性库容，提示成年普通小鼠免疫系统的成熟。这种情况不存在于成年无菌小鼠，它们的 B 细胞与新生普通小鼠一样，高度表达 VH7183 基因。给无菌小鼠注射来源于成年普通小鼠血清中纯化的天然 IgG 能降低外周 B 细胞上 VH7183 基因家族的使用（与普通小鼠相同）。从以上资料可以得出：如果最初引起重排和表达的非随机的阳性依赖选择基因控制了 VH 库容的建立，以后受环境抗原和 Ig 刺激后 B 细胞库容使用的范围将扩大。无菌小鼠仍然维持"胎儿样"VH 库容，但可以通过使用来源于正常非免疫的普通小鼠的 IgG 而改变，这一发现确定了肠道菌群在这一功能上的关键作用。

Butler 等对新生小猪的抗体库容的发育进行了系列研究，发现与无菌新生小猪相比，胃肠道定植菌群的动物能显著增加黏膜淋巴组织中的 IgM 和 IgA 的多样性和库容，但对外周血淋巴细胞无明显影响。进一步的研究显示，给无菌新生小猪定植非致病性大肠杆菌（G58-1）和肠出血性大肠杆菌（933D，具有侵袭力的致病性大肠杆菌）后，血清中 IgG、IgA 和 IgM 水平增高，并产生抗胸腺依赖性抗原（TD-Ag）、胸腺非依赖性抗原（TI-2-Ag）和定植细菌的特异性抗体；定植 933D 动物血清中总 IgG 和 IgM 及特异性 IgG 抗体的水平明显高于 G58-1 定植动物；而血清中 IgA 水平、PP 中 B 细胞的多样性和血清中 IgG 和 IgM 的特异性在两种定植细菌的动物中无差异；抗原驱动的全身性免疫应答（特异性抗体的增高）仅出现于针对 TD 抗原和定植致病性大肠杆菌的动物。以上结果提示，在 B 细胞识别 TD-Ag 和 TI-2-Ag 抗原表位，产生抗体之前接受肠道细菌的刺激是必需的，抗体产生的水平取决于定植细菌的性质。

三、肠道菌群失调对免疫功能的影响

针对肠道菌群失调动物模型的研究发现，肠道菌群失调可以造成免疫功能紊乱，这从另一个角度，证实了肠道菌群对免疫系统的作用。Oyama 等连续 7 天给 3 周大小的 BALB/c 小鼠服用卡那霉素导致小鼠肠道菌群失调，发现可以增加 Th2/Th1 型免疫反应，如血清中总 IgE 和 IgGl 升高，IgG2 水平降低；脾细胞体外经抗 CD3 抗体刺激后 IL-4 分泌增加而 IFN-γ 降低。对这些抗生素处理小鼠重新摄入正常菌群后，能够防止 Th2 型免疫反应。梁庆红等的研究证实，肠道菌群失调的 BALB/C 小鼠溶血空斑数、巨噬细胞吞噬率、酯酶染色阳性的 T 淋巴细胞数量及血清白细胞介素-2（IL-2）含量均明显低于对照组；并且实验组脾脏重量较轻，血清白细胞介素-3（IL-3）、粒细胞-巨噬细胞集落刺激因子（GM-CSF）含量、外周血白细胞总数和中性粒细胞比例均较对照组低。提示肠道菌群失调可以降低机体体液免疫、细胞免疫及非特异性免疫功能，可以降低机体造血功能。刘崇海等的研究则进一步证实，肠道菌群失调的 BALB/c 小鼠脾指数、PHA 诱导的小鼠淋巴细胞转化率、迟发型变态反应（DTH）、抗体生成细胞数和脾脏的 TLR2 和 TLR4 基因表达水平均低于对照组。说明由于缺乏肠道正常菌群的刺激和营养作用，影响了外周免疫器官的正常功能，机体的免疫功能下降。

第四节　肠道菌群对免疫细胞的作用

在体外直接观察肠道有益菌及其组分对免疫细胞的影响为深入研究肠道菌群对免疫系统的作用机制提供了重要的途径，但这些研究是在体外人工实验条件下进行的，远比不上体内的复杂的情况。

一、巨 噬 细 胞

许多体外研究已经证实，有益菌及其组分能够活化巨噬细胞，并且增加其吞噬能力。Hatcher 和 Lambrecht 的研究显示巨噬细胞经嗜酸乳杆菌和长双歧杆菌处理后能增强其对沙门氏菌的吞噬能力。Kitazawa 等报道从小鼠分离的巨噬细胞与格氏乳杆菌或嗜酸乳杆菌的某些活菌或死菌接触后能产生 INF-α/β，LAB 能使脾脏巨噬细胞和 PP 黏附细胞表达编码 INF-α 的 mRNA。同一研究还观察到产乳乳酸球菌的磷酸化多糖能刺激巨噬细胞产生 INF-α 和 IL-1α。1993 年，Sekine 等观察到婴儿双歧杆菌的完整肽聚糖（whole peptidoglycan，WPG）能使小鼠腹腔巨噬细胞的 IL-1 和 TNF-α 的 mRNA 表达增强，同时被激活的巨噬细胞形态上表现为细胞表面积增大，皱褶增多，功能上表现为抑瘤活性增强。国内蓝景刚等（1998）则证实分叉双歧杆菌的 WPG 能促进小鼠腹腔巨噬细胞分泌多量的 IL-6 和 TNF-α。王立生等对双歧杆菌 WPG 的免疫作用进行了较系统的研究，相继报道了分叉双歧杆菌的 WPG 能增强巨噬细胞的吞噬能力，提高其能量代谢水平，并促使其分泌多量的 IL-12 和 IL-18，同时亦能提高诱导型一氧化氮合酶的表达和合成，进而催化底物精氨酸产生多量的 NO。

王立生等进一步探讨了双歧杆菌 WPG 激活 SD 大鼠腹腔巨噬细胞的机制，研究发现 WPG 作用于巨噬细胞后，其 NF-κB 的 DNA 结合活性明显高于对照组，并且随着 WPG 刺激浓度的增加, NF-κB 的 DNA 结合活性逐渐增强, 提示分叉双歧杆菌的 WPG 可通过活化 NF-κB 来激活巨噬细胞，这一作用可能是由双歧杆菌的 WPG 与巨噬细胞 TLR2 结合介导的。同时研究还观察了分叉双歧杆菌 WPG 对 LPS 激活的裸鼠腹腔巨噬细胞胞质内 $[Ca^{2+}]i$ 浓度的影响，结果显示 WPG 刺激后巨噬细胞胞质内 $[Ca^{2+}]i$ 浓度的升高也参与了巨噬细胞的激活。最近他们还发现双歧杆菌 WPG 能刺激 SD 大鼠腹腔巨噬细胞，增加其转录因子 AP1 活性，认为这也是激活巨噬细胞的途径。因此双歧杆菌 WPG 可能是通过多种信号途径参与了巨噬细胞的激活。

另外有研究证实，双歧杆菌 DNA 可作为免疫刺激序列，激活和调节巨噬细胞。Li 等将双歧杆菌纯化的 DNA 与小鼠腹腔巨噬细胞共培养，结果显示双歧杆菌 DNA 能够明显增加培养液上清中 IL-1β、IL-6、IL-12P$_{40}$ 和 TNF-α 的水平，还可增强巨噬细胞的吞噬能力。目前认为双歧杆菌 DNA 中含有的 CpG DNA，可与巨噬细胞表面的 TLR9 结合，诱导其激活。王立生等进一步观察了青春双歧杆菌 DNA 对小鼠腹腔巨噬细胞中 6 种蛋白激酶(PKC)(PKCα、PKCβⅠ、PKCβⅡ、PKCγ、PKCε 和 PKCζ) 和 NF-κB 的影响。结果显示双歧杆菌 DNA 注射组巨噬细胞中 PKCα 和 PKCβ 明显增高，NF-κB$^+$细胞的密度也显著高于对照组，提示双歧杆菌 DNA 与 TLR9 结合后可能是通过活化 PKCα、PKCβⅡ 和 NF-κB 来激活巨噬细胞。

二、外周血单核细胞

早在 1993 年，De Simone 等报道了产乳酸杆菌(LAB)能与人外周血单核细胞(PBMC)包括 CD4 和 CD8 细胞结合，活的乳杆菌还能增加刀豆素（ConA）刺激 PBMC 产生 INF-γ。Karlsson 等将来源于人脐血和成人血中的 PBMC 分别与青春双歧杆菌、粪肠球菌、胚芽乳杆菌、轻型链球菌、微小棒状杆菌、产气荚膜梭菌、普通类杆菌、大肠杆菌和铜绿假单胞菌共同培养，检测培养液上清中的 IL-12、TNF-α、IL-10 和 IL-6，发现由革兰氏阳性菌诱导产生的 IL-12 和 TNF-α 显著高于革兰氏阴性菌，其 IL-12、TNF-α 和 IL-10 水平在脐血和成人血细胞中大致相同，而脐血细胞诱导产生的 IL-6 水平明显高于成人血细胞。提示新生儿对有益菌的刺激具有很强的天然免疫反应，不同细菌株对婴儿免疫系统的成熟具有不同的效应。

许多研究证实了肠道有益菌细胞壁组分对 PBMC 的作用。Solis-Pereyra 和 Lemonnier 观察了保加利亚乳杆菌和嗜热链球菌对人 PBMC 产生 IL-1β、TNF-α、INF-γ、INF-α 和 IL-2 的作用，结果显示两种菌均能诱导产生 IL-1β、TNF-α 和 INF-γ，但对 INF-α 和 IL-2 无影响，反应取决于 PBMC 的来源，干酪乳杆菌、嗜酸乳杆菌和双歧杆菌也能诱导产生 IL-1β、TNF-α 和 INF-γ，其作用主要由细菌细胞壁引起，而胞质无此作用。人 PBMC 与保加利亚乳杆菌溶解物温育导致膜结合和胞质中 IL-1、TNF-α 的产生，也支持细菌细胞壁成分的作用。Miettinen 等检测了 LAB 活菌或甲醛固定死菌或 LPS 对人 PBMC 产生 TNF-α、IL-6 和 IL-10 的作用，LAB 包括长双歧杆菌 E505（一种动物双歧杆菌株）、两株副酪乳杆菌、嗜酸乳杆菌 E507、两株鼠李糖乳杆菌和两株乳酸球菌，结果显示细胞因子的产生在各菌株间有明显差异，但均高于 LPS。活菌诱导 TNF-α 优于死菌，提示在刺激中表面结构的作用比较重要，肽聚糖的大小及三维结构在诱导 TNF-α 产生方面非常重要。为了了解 LAB 经过胃肠道（如细菌细胞壁的改变等）是否对其作用产生影响，同一条件下使用新鲜培养的或经过上消化道刺激模型的 LAB 再次进行研究，结果表明经过胃刺激后，仍能检测出 TNF-α 和 IL-6，但活性较低。

有益菌的 DNA 也是其对 PBMC 发挥作用的主要组分。Lammers 等将来源于健康志愿者外周血的 PBMC 分别与双歧杆菌纯化的 DNA 和志愿者口服双歧杆菌前后粪便中总菌 DNA 共培养，发现双歧杆菌 DNA 能诱导 PBMC 分泌 IL-10，双歧杆菌口服后粪便总菌 DNA 可通过降低 IL-1β 和增加 IL-10 调节免疫反应。另有研究表明，双歧杆菌 DNA 能激活树突状细胞（DC），上调其表面分子和共刺激分子（如 CD69、MHC I 类和 MHC II 类分子、CD80 及 CD86 等）的表达，同时还能激活 NK 细胞和 B 细胞，使之产生较多量的 IFN-γ 和抗体。不同的益生菌菌种，甚至不同的菌株具有不同的作用，如 2007 年 Medina 等研究了 7 株长双歧杆菌（BB 536，NCC 2705，W11，NCIMB 8809，ATCC 15707，BIR 324 和 BIF 53）及其表面分子和基因组 DNA 对健康志愿者 PBMC 分泌细胞因子的影响，结果显示，一些菌株能够刺激 PBMC 分泌 Th1 型细胞因子（IL-2 和 IFN-γ）和前炎症因子（TNF-α），而另一些菌株则能够刺激 PBMC 分泌 IL-10，细菌表面分子及其基因组 DNA 的作用基本与全菌一致，提示同种细菌不同菌株对免疫细胞的作用具有特异性。不同的益生菌菌株对免疫细胞作用的差别，甚至出现相反的作用，可以解释为什么在临床上有的益生菌药物治疗效果好，而另一些药物效果不佳，因此在应用于临床之前，对益生菌菌株的免疫调节作用进行筛选是非常必要的。

三、树突状细胞

许多研究证实了肠道有益菌具有调节 DC 表型和分泌细胞因子的能力。有学者研究双歧杆菌对正常成人外周血单核细胞来源的 DC 刺激淋巴细胞增殖及分泌细胞因子的影响，结果显示双歧杆菌死菌诱导后的 DC 刺激同种异体 T 细胞能力明显增强，且具有剂量依赖效应，高剂量双歧杆菌刺激后的 DC 分泌 IL-12 和 IFN-γ 的水平明显提高，低剂量双歧杆菌组与 LPS 组分泌 IL-12 和 IFN-γ 的水平相当，但都与阴性对照组有显著性差异，提示双歧杆菌能促进 DC 功能成熟，还能提高刺激 T 淋巴细胞增殖的能力。Young 等将来自 25～35 天的婴儿粪便的两歧双歧杆菌、长双歧杆菌、假链双歧杆菌和婴儿双歧杆菌分别与从脐血获得的 DC 共培养，随后检测 DC 表面标志及其分泌的细胞因子，结果显示除婴儿双歧杆菌外，其他双歧杆菌均能增强 DC 表达 CD83，增加 IL-10 的分泌。Braat 等则研究了志愿者和克罗恩病患者体内使用鼠李糖乳杆菌刺激成熟的 DC 对初始 CD4[+] T 细胞的成熟及分泌细胞因子的作用，结果显示，无论在健康人或患者，鼠李糖乳杆菌刺激成熟的 DC 在体内和体外均能降低 T 细胞的增殖反应，减少 CD3/CD28 T 细胞分泌 IL-2、IL-4 和 IL-10，提示有益菌通过调节 DC 功能而降低 T 细胞反应这一作用不是通过上调调节性 T 细胞因子实现的，可能另有机制。

目前的研究证实，有益菌对过敏性疾病患者的 DC 具有调节作用。国内马红玲等研究了青春双歧杆菌对过敏性哮喘儿童外周血单个核细胞来源的 DC 表面表达 CD86、HLA-DR，以及 DC 分泌 IL-1β、IL-6、IL-10、IL-12、IL-23 和 IFN-γ 的影响。结果显示：①青春双歧杆菌能够增加哮喘患儿 DC 表面 CD86 表达，而对 HLA-DR 表达无影响，对健康儿童的 CD86 和 HLA-DR 表达也无明显影响。LPS 则可明显增加哮喘患儿和健康儿童的 CD86 和 HLA-DR 表达。提示双歧杆菌能适度上调 DC 表面 CD86 的表达，在 DC 的成熟过程中可能起调节作用。②双歧杆菌能刺激哮喘患儿 DC 分泌 IL-1β、IL-6、IL-12 和 IFN-γ 水平增高，而对健康儿童的 DC 分泌 IL-6 和 IFN-γ 水平无明显影响；LPS 则能刺激哮喘患儿 DC 分泌 IL-6、IL-12 和 IFN-γ 水平增高，并且对非哮喘儿童也有同样的效果；双歧杆菌和 LPS 均能够刺激健康儿童 DC 分泌 IL-10 水平增高，而对哮喘患儿则无明显影响，提示过敏性哮喘儿童 DC 分泌 IL-6、IL-10、IL-12 和 IFN-γ 可能存在缺陷，双歧杆菌能不同程度地刺激其分泌，从而改变 Th2 优势分化，纠正 Th1/Th2 失衡。程茜等研究了两歧双歧杆菌和两歧双歧杆菌完整肽聚糖（WPG）对脐血来源树突状细胞（CB-MDDC）形态及分泌细胞因子的影响。结果表明，脐血单核细胞在双歧杆菌或其 WPG 与 GM-CSF、IL-4 协同诱导作用下，能成为形态上具有典型树突状突起的 DC；诱导后的 CB-MDDC 刺激同种异体 T 细胞的增殖能力及分泌 IL-12p70、IL-10 的水平显著增高，且细胞表面标志物 CD83 及 CD1a 的表达增加。提示双歧杆菌及其 WPG 能够促进 CB-MDDC 的成熟，WPG 是双歧杆菌主要免疫活性成分。她们进一步研究了双歧杆菌及其 WPG 对正常和过敏孕妇 CB-MDDC 分泌细胞因子的影响，发现过敏孕妇的新生儿 CB-MDDC 分泌 IL-12p70 和 IL-10 的水平明显低于正常孕妇，而双歧杆菌及其 WPG 则能够显著提高这两种因子的水平。目前已有较多的体内外试验表明，乳杆菌和双歧杆菌能抑制过敏病患者 T 细胞增殖，减少 Th1 特别是 Th2 细胞因子（IL-4、IL-5）释放，同时能诱导调节性 T 细胞产生 TGF-β 和 IL-10，进一步实现对 Th1/Th2 细胞免疫应答的调节。

现有的研究表明革兰氏阳性菌与革兰氏阴性菌、有益菌与致病菌对 DC 有不同的作用。Rigby 等从正常小鼠的结肠组织分离出 DC，将其分别与长双歧杆菌和大肠杆菌共培养，结果显示长双歧杆菌能够使 IL-10 和 IL-12 的产量明显增高，而大肠杆菌仅能使 IL-12 的产量增高。Drakes 等观察了 VSL#3（内含乳杆菌、双歧杆人菌和唾液链球菌）对人骨髓来源的 DC 表面抗原表达及其分泌细胞因子影响，研究显示，大剂量有益菌能上调 DC 表达 CD80、CD86、CD40 和 MHCⅡ类分子；低剂量有益菌处理则不能增加 B7-DC 和 B7RP-1，但革兰氏阴性菌——大肠杆菌刺激 DC 后使其 B7RP-1 表达增加；在功能上有益菌处理的 DC 缺乏促进同种 T 细胞增殖的能力，而大肠杆菌处理的 DC 具有此能力；有益菌处理 DC 3 天后其上清中 IL-10 水平明显增高。Braat 等比较了鼠李糖乳杆菌和肺炎克雷伯杆菌对 DC 表型和功能的作用，发现单个核细胞来源的未成熟 DC 在两种细菌存在的情况下均能发育成熟，表达 CD83 和 CD86，但激活 Th1 细胞的受体主要在肺炎克雷伯杆菌刺激的 DC 上表达，而乳杆菌刺激后，未成熟 DC 产生 TNF-α、IL-6 和 IL-8，成熟 DC 产生 IL-12 和 IL-18 降低，并且鼠李糖乳杆菌刺激可导致 T 细胞发育，但缺乏典型的 Th 表型特征，而肺炎克雷伯杆菌刺激能诱导主要依赖于 IL-12 的 Th1 型免疫应答，这一结果证实有益菌与致病菌诱导不同的免疫反应可能是由 DC 调节的。

为了观察有益菌和致病菌对不同部位来源的单核细胞和 DC 的作用，O'Mahony 等把从急性结肠炎患者肠系膜淋巴结（MLN）和外周血中分离的单核细胞和 DC 分别与唾液乳杆菌、婴儿双歧杆菌和鼠伤寒沙门氏菌共培养，检测 IL-12、TNF-α、TGF-β 和 IL-10，结果显示，PBMC 和 PBMC 衍生的 DC 在乳杆菌、双歧杆菌和沙门氏菌的刺激下能分泌 TNF-α，而 MLN 细胞和 MLN 衍生的 DC 仅在沙门氏菌的刺激下产生 TNF-α，PBMC 和 PBMC-DC 与沙门氏菌或乳杆菌共培养后能分泌 IL-12，而 MLN 衍生的 DC 仅在与沙门氏菌共培养后分泌 IL-12；PBMC 在受到双歧杆菌刺激后能分泌 IL-10，但沙门氏菌或乳杆菌无此作用；MLN 衍生的 DC 在受到双歧杆菌或乳杆菌刺激后能分泌 IL-10，沙门氏菌无此作用。以上结果表明，有益菌能够诱导 MLN 细胞产生调节因子，而致病菌则诱导向 Th1 极化的因子产生。有益菌与致病菌在诱导细胞因子分泌方面的差异，在黏膜免疫较 PBMC 更显著。

不同的有益菌菌株对 DC 的调节作用也不完全相同。2008 年 Latvala 等观察了 LGG（ATCC53103）、双歧杆菌（Bb12）、LGG（LC705）、长双歧杆菌（1/10）、短双歧杆菌（Bb99）、嗜热链球菌（THS）和嗜酸乳杆菌（ARH74）对健康成人 PBMC 来源的 DC 成熟及其分泌细胞因子的影响，结果表明，尽管嗜酸乳杆菌（ARH74）、短双歧杆菌（Bb99）和嗜热链球菌（THS）能够与致病菌一样，诱导 DC 表达 CD86 和 HLA-DR，促进其成熟，但刺激 DC 分泌的细胞因子不同，嗜热链球菌（THS）能够诱导 DC 高表达前炎症因子（TNF-α、IL-12、L-6 和 CCL20）和 Th1 型因子（IL-12、IFN-γ），而短双歧杆菌（Bb99）和嗜酸乳杆菌（ARH74）则能诱导 DC 高表达抗炎症因子 IL-10。2007 年 Niers 等研究了 2 株双歧杆菌（W23、W52）和 2 株乳杆菌（W24、W58）对脐血来源的 DC 的表面共刺激分子及其分泌细胞因子，以及有益菌菌株刺激后 DC 对初始 T 细胞极化的影响，发现这些菌株仅能够刺激 DC 的部分成熟，W52 株可以降低产生 IL-4 T 细胞的比例，提高产生 INF-γ T 细胞的比例，并且增加 IL-10 的分泌。

进一步研究表明肠道细菌对 DC 的作用是通过 TLR 或 DC-SIGN 介导的。Smiths 等观察了乳杆菌在体外通过对 DC 的活化诱导 IL-10 分泌性调节性 T 细胞的作用，结果显示，罗伊氏乳杆菌和干酪乳杆菌能够活化人单个核细胞来源的 DC，诱导产生调节性 T 细胞，而植物乳杆菌无此作用，产生的调节性 T 细胞能分泌高水平的 IL-10，抑制旁观 T 细胞的增殖，这种抑制效应具有 IL-10 浓度依赖性。更为重要的是他们发现罗伊氏乳杆菌和干酪乳杆菌能结合 DC 表面 C 型凝集素——DC 表面的特异性细胞间黏附因子 3 结合非整合素分子（DC-SIGN），对 DC-SIGN 进行抗体阻断可以抑制乳杆菌诱导产生调节性 T 细胞，提示乳杆菌对 DC-SIGN 的结合可以活化 DC，诱导产生调节性 T 细胞。几项研究证实了有益菌对 DC 的作用是由 TLR 途径介导的。Hoarau 等观察了短双歧杆菌培养液上清对 DC 成熟、活化和存活的作用，结果表明，短双歧杆菌 C50（BbC50）培养液上清与人单个核细胞来源的 DC 共同培养后，能诱导 DC 成熟，使其表达 CD83、CD86 和 HLA-DR；与 LPS 活化的 DC 相比较，BbC50 能延长 DC 存活，其 DC 产生的 IL-10 增高，IL-12 降低，并且 BbC50 能够抑制 LPS 诱导 DC 产生 IL-12 和使其存活的作用；最终 BbC50 能诱导 TLR2 转染细胞的激活，而对 TLR4、TLR7 和 TLR9 转染细胞无此作用，这一研究结果进一步提示，BbC50 能通过 TLR2 诱导 DC 成熟并延长其存活，分泌较多量的 IL-10，可能是其限制 Th1 型免疫应答和控制过敏患者向 Th2 极化的机制。这一结果与之前的一项研究相符，该研究观察了肽聚糖（PGN）、LPS 和脂磷壁酸（LTA）对 TLR2 敲除小鼠和 TLR4 基因突变小鼠（C3H/HeJ）DC 成熟的作用，结果表明 PGN、LPS 和 LTA 均可诱导对照组 DC 的成熟，使其表达 MHC Ⅱ 类分子、CD86 和产生细胞因子，而 PGN 和 LTA 仅在 TLR2 敲除小鼠无此作用，LPS 仅在 TLR4 基因突变小鼠无此作用。

第五节　肠道菌群对肠上皮细胞的作用

宿主维持其与微生物群稳态关系的一个核心策略是尽量减少微生物与肠上皮细胞表面的接触，从而限制组织炎症和微生物易位。胃肠道中寄生有最大密度的肠道菌群，通过上皮细胞、黏液、免疫球蛋白A（IgA）、抗菌肽和免疫细胞等联合作用将肠道微生物菌群局限或隔离在肠腔。肠道黏液形成一个主要的防御盾牌，限制肠道菌群和宿主组织之间接触，并防止微生物易位。除杯状细胞产生黏液之外，肠道上皮细胞可产生抗菌肽，这些抗菌肽在限制与共生微生物菌群暴露中起重要作用。这些抗菌分子中的一些，如 α-防御素，由上皮细胞结构性表达，而在其他情况下，它们的产生需要共生菌衍生物与模式识别受体（PRR）结合。

最具特征的黏膜抗微生物肽之一是 RegⅢγ，其在出生后不久或在无菌小鼠定植后表达。Reg 家族属于钙依赖性植物凝集素超家族，与 C 型植物血凝素的碳氢化合物功能域有序列同源性，分为 4 个亚型（Ⅰ、Ⅱ、Ⅲ、Ⅳ），其中 RegⅢ 主要在肠道高表达，在消化道上皮细胞的再生过程中起作用。RegⅢγ 的产生受到 MyD88 依赖性菌群的严格控制，并且对革兰氏阳性细菌具有直接的杀灭作用。黏液中抗微生物肽的累积有助于维持微生物菌群与宿主之间的隔离，这种隔离形成一个无菌隔离区。在某种程度上，这种隔离作用是通过上皮细胞直接感知微生物菌群或微生物衍生产物来控制的，而上皮细胞整合了多个信号，以确保屏障完整性和组织稳态，包括来自 Toll 样受体、Nod 样受体和短链脂肪酸受体的信号。此外，肠道上皮细胞也间接受到微生物菌群定植诱导固有和适应性免疫细胞产生的细胞因子的影响。

多项研究表明，肠上皮细胞（IEC）是肠道菌群与宿主相互作用的最前线，IEC 能通过抗原提呈和分泌细胞因子等，参与肠道黏膜免疫系统释放 SIgA 和调节免疫反应的作用。肠道有益菌可以通过多种方式影响 IEC，如调节 IEC 间的紧密连接和促进产生黏液蛋白而增强肠道屏障功能；促进 IEC 分泌 β-防御素、促进浆细胞产生 SIgA 和直接阻断病原体"劫持"的信号途径而抑制或杀灭病原体；调节痛觉受体的表达和分泌神经递质分子，导致肠道运动性改变和痛觉感受变化；调节 IEC 分泌细胞因子，从而影响 T 细胞分化为 Th1、Th2 或 Treg 等。

肠道有益菌对 IEC 保护性反应的可能机制为 IEC 针对有益菌不出现炎症应答作用，而对致病菌有炎症应答。O'Hara 等研究了 HT29 细胞与有益菌（婴儿双歧杆菌、唾液乳杆菌）

和致病菌（伤寒沙门氏菌）共培养后，HT29 针对鞭毛的免疫应答，使用基因芯片检测炎症基因表达，测定 NF-κB 激活、IL-8 分泌及致病菌对 IEC 的黏附能力等。结果表明，伤寒沙门氏菌能够上调 847 种免疫相关基因中 36 种的表达（包括 NF-κB 和 IL-8），而有益菌不能诱导任一高表达；但婴儿双歧杆菌和唾液乳杆菌能够降低基础水平时和伤寒沙门氏菌诱导的促炎症反应中的 IL-8；婴儿双歧杆菌还能限制鞭毛诱导的炎症反应中的 IL-8 的分泌；有益菌对致病菌与 IEC 之间的黏附无影响。提示有益菌一方面在正常情况下维持肠上皮细胞处于适度的炎症状态，但对机体不构成损害，另一方面，在致病菌感染时又能够抑制过度的炎症反应。

　　进一步研究显示，有益菌与 IEC 之间的相互作用涉及多种信号途径，如 NF-κB、丝裂原激活蛋白激酶（MAPK）、磷脂酰肌醇 3-激酶（Akt/PI3K）和过氧化物酶体增殖子活化受体 γ（PPARγ）等。Neish 等发现，IEC 在与非致病性沙门氏菌直接接触后，受到促炎症因子刺激时，其炎症效应分子的合成明显减少，其机制是细菌干扰了 IκB 的降解，IκB 是封闭 NF-κB 的分子，IκB 不降解就无法使 NF-κB 激活，不能合成一系列炎症因子。但 Haller 等的研究证实，在体内外，非致病性革兰氏阴性细菌能诱导 IEC 细胞 Re1A 磷酸化，活化 NF-κB 和表达促炎症因子基因。他们进一步研究了免疫-肠上皮细胞在细菌诱导 NF-κB 途径和促炎症因子基因表达中的相互作用机制，结果发现分化的 HT29/MTX 细胞对有益菌的刺激无反应性，大肠杆菌刺激的 IEC 与 PBMC 和固有层单核细胞（LPMC）共培养能诱导 IEC 表达 IL-8 mRNA 明显增多，而普通类杆菌刺激的 IEC 无此效果；PBMC 的存在能刺激大肠杆菌和普通类杆菌诱导 TLR4 附属蛋白 MD-2 基因表达和内源性 IκBα 磷酸化，但普通类杆菌在 PBMC 的存在下不能激活 IκBα 降解和活化 NF-κB。这一结果提示非致病性革兰氏阴性细菌在免疫细胞的作用下对 IEC 细胞 NF-κB 活化和 IL-8 基因表达存在不同的调节，使 IEC 对某些有益菌处于反应低下状态。

　　有益菌和 IEC 的相互作用涉及极其复杂的反应网络。每一种特定的有益菌能够以其特定的多种方式调控这一反应网络的信号途径。研究表明，枯草杆菌产生的表面活性素能够抑制 IκB-α 的磷酸化及其降解，并抑制 IκB 激酶、Akt、JNK 和 p38 激酶的活化。酪酸梭菌则在信号转导途径中对多个靶点发挥作用，在这一方面的研究比较深入。2009 年，Heo 等的研究表明，在 LPS 刺激的小鼠胚胎结缔组织细胞中，丁酸同时在多个靶点发挥作用，既抑制 p38 MAPK 和 JNK 的活化，也抑制 IκB 的降解和 NF-κB 的活化，从而抑制半胱天冬酶 11 的表达。这些研究表明，丁酸是 NF-κB 活化的抑制剂。

　　肠道菌群对免疫细胞作用的总结见图 5-6。在肠上皮细胞水平，益生菌定植或释放一些生物活性组分，通过增强肠道屏障功能和直接对上皮细胞的功能进行调节，包括细胞因子和趋化因子的释放，发挥有益作用。一定限度的益生菌进入 LP 后，可以通过激活单核/巨噬细胞释放细胞因子影响固有免疫和适应性免疫。益生菌被 PP 的 M 细胞及 DC 摄取和处理后，可以将微生物抗原递呈给 PP 和 MLN 中的初始 T 细胞，引发 IgA 介导的黏膜免疫反应，既可以限制细菌的过度增殖，又能够阻止其从 MLN 的播散。在这一过程中，益生菌通过诱导调节性 T 细胞的产生，使免疫反应向非炎症、免疫耐受的方向发展，起到了关键作用。

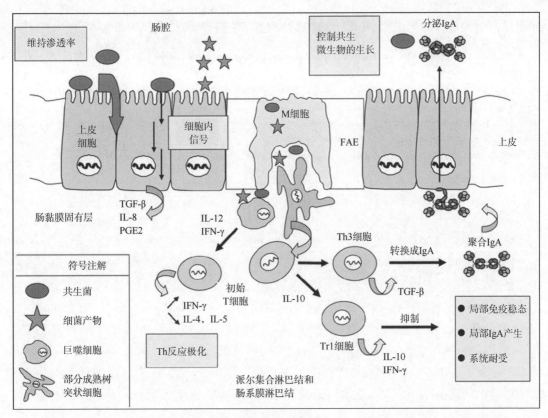

图 5-6　肠道有益菌对免疫细胞的作用示意图

（郑跃杰　武庆斌）

参 考 文 献

董兴高, 2012. Th1/Th2、Th17/Treg 细胞的平衡与临床[J]. 湖北民族学院学报(医学版), 29(1): 67-69.

沙万里, 宋永利, 李雨宸, 等, 2015. RegⅢγ 分子参与肠道黏膜免疫应答分子机制的研究进展[J]. 中国兽医杂志, 51(9): 78-79.

余思菲, 吴长有, 2016. 辅助性 T 细胞可塑性及其分化的调控机制[J]. 生命科学, 28(2): 162-169.

袁帅, 陈强谱, 2015. Th17 与肠黏膜免疫关系的研究进展[J]. 世界华人消化杂志, 23 (19): 3094-3100.

赵彬彬, 伊刚, 王帅威, 等, 2017. Treg 细胞功能调节与抗肿瘤免疫治疗[J]. 生命科学, 29(9): 833-844.

Belkaid Y, Hand TW, 2014. Role of the microbiota in immunity and inflammation[J]. Cell, 157(1): 121-141.

Belkaid Y, Harrison OJ, 2017. Homeostatic immunity and the microbiota[J]. Immunity, 46(4): 562-576.

Brandtzaeg P, 2010. Homeostatic impact of indigenous microbiota and secretory immunity[J]. Beneficial Microbes, 1(3): 211-227.

Chinthrajah RS, Hernandez JD, Boyd SD, et al, 2016. Molecular and cellular mechanisms of food allergy and food tolerance[J]. J Allergy Clin Immunol, 137(4): 984-997.

Flandroy L, Poutahidis T, Berg G, et al, 2018. The impact of human activities and lifestyles on the interlinked microbiota and health of humans and of ecosystems[J]. Sci Total Environ, 627: 1018-1038.

Fung TC, Olson CA, Hsiao EY, et al, 2017. Interactions between the microbiota, immune and nervous systems in health and disease[J]. Nature Neuroscience, 20(2): 145-155.

Honda K, Littman DR, 2016. The microbiota in adaptive immune homeostasis and disease[J]. Nature, 535(7610): 75-84.

Hotamisligil GS, 2017. Inflammation, metaflammation and immunometabolic disorders[J]. Nature, 542(7640): 177-185.

Kollmann TR, Kampmann B, Mazmanian SK, et al, 2017. Protecting the newborn and young infant from infectious diseases: lessons from immune ontogeny[J]. Immunity, 46(3): 350-363.

Kollmann TR, Marchant A, 2017. Immunity and immunopathology in early human life[J]. Seminars in Immunopathology, 39(6): 575-576.

Koppel N, Rekdal VM, Balskus EP, et al, 2017. Chemical transformation of xenobiotics by the human gut microbiota[J]. Science, 356(6344).

Mahida YR, 2004. Microbial-gut interactions in health and disease. Epithelial cell responses[J]. Best Pract Res Clin Gastroenterol, 18(2): 241-253.

Nguyen QN, Himes JE, Martinez DR, et al, 2016. The impact of the gut microbiota on humoral immunity to pathogens and vaccination in early infancy[J]. PLOS Pathogens, 12(12): e1005997.

Wu HJ, Wu E, 2012. The role of gut microbiota in immune homeostasis and autoimmunity[J]. Gut microbes, 3(1): 4-14.

第六章

肠道菌群的代谢和营养作用

消化系统最重要的生理功能是对食物进行消化吸收。机体从外界所摄取的营养物质包括糖类、脂类、蛋白质、维生素、矿物质和水等。其中糖类、脂类和蛋白质主要是以大分子形式存在，不能被机体直接吸收利用，只有在消化道中被分解为小分子，变成单糖、脂肪酸、氨基酸等，才能供机体吸收利用，为机体提供必需的营养素来源。小肠具有强大的吸收能力，食物中绝大部分营养成分都是在小肠被吸收的。由于胃酸的作用和小肠运动较强细菌较难定植，所以正常人的胃及上段小肠细菌定植数量很少。小肠蠕动有很强的清扫作用，加上胆汁酸盐有一定的杀菌作用，因此小肠内的细菌相对结肠为少。参与小肠消化吸收过程的肠道菌群的作用尚未见研究。既往认为结肠是吸收水和矿物质，存储和排泄废物的器官，但现在已经明确结肠通过对上消化道未被消化的碳水化合物及蛋白质进一步消化，在利用能量和氮等方面发挥着主要的作用，这是由肠道厌氧菌的代谢所完成的，这一过程称为结肠发酵。结肠的内容物为吸收后的食物残渣和大量的肠道菌群，结肠运动力较低，所以肠道菌群主要集中在结肠。下段回肠细菌数量也明显比其他部位增加，主要由结肠经回盲瓣反流而来。肠道菌群参与营养物质的分解、消化和吸收作用目前的主要证据显示都以在结肠为主。

第一节 肠道菌群对能量代谢的作用

能量是一切生命活动的动力，人类通过食用动物性或植物性食物中的宏量营养素，即碳水化合物、脂肪和蛋白质来获取能量。儿童由于处在生长发育的快速阶段，能量需求相对成人大。机体能量摄入过多或消耗太少，可以导致肥胖发生，反之则会发生营养不良。肠道菌群在儿童体内的定植是渐进的过程，随着儿童与外环境的接触增多，肠道菌群的种类、数量逐渐接近成人。既往的研究显示，肠内细菌可刺激后肠发酵，从而导致挥发性脂肪酸产能和细菌发酵终产物增加，进而增加向人体提供能量（表6-1）。而营养不良模型小鼠补充益生菌后，体重有明显增加。近年来，科学家们还发现，肠道菌群控制的生物学功能似乎不仅涉及参与能量的利用，还包括对机体能量摄入和消耗的调节作用。

表 6-1　不同发酵途径的能量产率

底物	裂解方式	产物	形成的丙糖-P 分子数	净 ATP 产率（mol）
己糖	FBP-醛缩酶	2 乳酸	2	2
己糖	磷酸解酮酶	1 乳酸，2 乙酸，1CO_2	1	1
戊糖	磷酸解酮酶	2 乳酸，1 乙酸	1	2
己糖	KDPG-醛缩酶	2 乙醇，2CO_2	1	1
醛糖糖酸	FBP-醛缩酶+KDPG-醛缩酶	1.83 乳酸，0.5C	1	1.33

注：a. FBP-醛缩酶：果糖-1,6-二磷酸酸醛缩酶；b. KDPG-醛缩酶：2-酮-3-脱氧-6-磷酸酸葡萄糖酸醛缩酶；c. 静息细胞产生 1.5 乳酸和 0.5C（实际上这 0.5C 丢失了，但在通过磷酸解酮酶时被计算为乙酸，1.83 乳酸是在亚砷酸盐存在的情况下产生的）。

Backhed 等发现，常规饲养的幼鼠 40%以上的体内脂肪含量和 47%的性腺脂肪含量比无菌幼鼠高。在同一条件下，把正常小鼠肠道菌群移植入无菌小鼠肠道内，无菌小鼠脂肪量增加了约 60%，2 周后产生胰岛素抵抗。有研究还显示，肠道有正常菌群的小鼠食物摄入量较无菌小鼠低。体重明显增加的机制表明：①肠道葡萄糖吸收可能增加；②难以消化食物通过被发酵产生短链脂肪酸而提供了能量；③与高血糖和胰岛素血症两个关键的代谢因素有关的脂肪生成。有趣的是，这个过程还可提高脂蛋白脂酶（LPL）的活性，催化肌肉和脂肪组织中的脂肪酸分解成甘油三酯与脂蛋白。研究者提出，这种机制最终抑制肠道内禁食诱导脂肪细胞因子（FIAF）的生成。FIAF 抑制 LPL 的活性，因此，在常规喂养的无菌小鼠体内减少 FIAF 可导致甘油三酯在脂肪组织内堆积。这些实验都证明，肠道菌群可能参与调节能量的存储。

Ley 等指出在啮齿类动物模型中肥胖与肠道微生态密切联系。研究者将 5000 多个 ob/ob 小鼠肠道细菌肥胖基因 16S RNA 基因序列和纤瘦小鼠的基因序列比较，发现肥胖动物肠道内减少了 50%的细菌，并且厚壁菌门（Firmicutes）细菌的比例增加。对纤瘦小鼠和肥胖小鼠肠道菌群变化的观察发现肠道菌群是影响能量平衡的因素。此外，为调查人类体脂含量和肠道菌群的关系，研究者还对肥胖人群的肠道菌群与正常人群进行了比较。他们把 12 个肥胖志愿者随机分成 2 组，分别进行高脂饮食限制和碳水化合物限制低能量饮食，发现饮食干预前肥胖者肠道内较正常对照组具有低的细菌数量和高的厚壁菌门细菌，干预后肥胖者体重有所下降，拟杆菌门细菌数量有所增加。在啮齿类动物和人类研究结果中发现，肥胖会改变肠道菌群的组成，但是尚不能证明肠道菌群的变化会导致体重变化。为了检测这一假说，研究者把 ob/ob 小鼠肠道菌群转移至正常体重无菌小鼠肠道内，2 周后发现移植了肥胖小鼠肠道菌群的无菌小鼠体内脂肪增加，较移植了纤瘦小鼠肠道菌群的小鼠能从食物中摄取更多的能量，从而表明两组小鼠脂肪、体重增加可能与肠道菌群的变化有关。然而，在肠道菌群移植研究中，能量摄入发生小的变化是否能使体重在短时间内发生变化目前尚不清楚。事实上，接受肥胖小鼠肠道菌群的无菌小鼠和接受纤瘦小鼠肠道菌群的无菌小鼠脂肪含量的差异很小，这种差异的原因亦可归因于能量提取率本身的差异，而不是食物摄入量的不同。还有研究发现，含丰富的不易消化的食物纤维可降低体重、脂肪含量和糖尿病的严重程度。这些纤维在肠道内高度发酵，细菌充分利用纤维发酵的能量，反过来又增加了肠道中细菌的含量。这种观点不完全赞同通过肠道细菌消化纤维/多糖增加机体能量供应使体重增加这一假说。但是它支持肠道菌群的特殊变化对机体有利这一事实，尽管目前尚不知肠道菌群是如何变化的。有研究指出，肠道菌群在消化道分解难以消化的食物而获取能量并不是能量的主要来源。研究者发现，给无菌小鼠或正常小鼠喂食高脂肪/高碳水化合物饮食（西方饮食）以后，正常小鼠体重和脂肪含量比无菌小鼠高，并具有较高的血糖和胰岛素血症。值得注意的是，与先前正常饮食的无菌小鼠的结果相反，西方饮食的无菌小鼠和正常饮食的小鼠有相似的能量输出。所有这些证据表明，细菌是与饮食诱导肥胖和糖尿病相关的一个重要因素。

目前有以下解释肥胖个体中与肠道菌群有关的代谢转向能量储存的机制。①肠道菌群加强人类在食物中摄取能量的能力；②肠道菌群控制甘油三酯的代谢（FIAF 理论）；③肠道菌群变化促进引起炎症反应，导致肥胖和 2 型糖尿病的血浆脂多糖（LPS）水平增高。

第二节　肠道菌群对碳水化合物的代谢作用

碳水化合物广泛存在于谷类、水果和蔬菜中，淀粉、低聚果糖和膳食纤维等都属于碳水化合物，是人类生存最重要的和最廉价的能量来源。根据碳水化合物的结构，一般可以将碳水化合物分为糖类和非糖类，糖类分为单糖类（丙糖、丁糖、戊糖、己糖、庚糖）和低聚糖（双糖、三糖、四糖），非糖类分为多糖类（高聚糖、杂聚糖）和复合碳水化合物（糖脂、糖蛋白）。

食物中碳水化合物的消化过程是从口腔开始的。小肠是碳水化合物消化吸收的主要场所。但是由于小肠中肠道菌群比较少，由肠道菌群参与的消化吸收主要发生在结肠。进入结肠的碳水化合物，有些是尚未消化和吸收的食物残渣，有些是黏蛋白及宿主的分泌物，其数量和类型主要取决于食物消化吸收的程度，这些物质都可以被微生物水解发酵，然后被机体利用。在那些没有提供足够的富含碳水化合物的膳食作为细菌群底物的机体内，黏蛋白和宿主的一些产物为肠道细菌提供了丰富的底物。细菌学研究表明，双歧杆菌、瘤胃球菌和一些其他细菌在这些底物的降解过程中扮演了重要的角色。黏多糖如硫酸软骨素可以支持细菌的生长。

一、对单糖类的分解利用

进入结肠的单糖或结肠细菌发酵产生的单糖不能被吸收，这是由于结肠细胞缺乏单糖运载体（SGLT），而后迅速被细菌进一步酵解。肠内菌群对单糖类的分解主要经过己糖降解途径（EMP 途径）、单磷酸己糖降解途径（HMP 途径）、2-酮-3-脱氧-6-磷酸葡萄糖酸裂解途径（ED 途径）以及磷酸解酮酶途径中的一种或几种进行代谢。

不同细菌种别之间对糖类的分解代谢途径不同，其代谢终产物也不同。例如，己糖磷酸解酮酶反应仅存在于双歧杆菌中，在其他发酵的微生物中没有发现类似途径，在厌氧糖酵解生物中没有发现磷酸解酮酶的存在。对糖类的发酵是细菌的一种重要特性，表 6-2 列出了主要的解糖细菌及其主要发酵产物。

表 6-2　主要的解糖细菌及其主要发酵产物

属	粪便中平均指数（lgn/g 干重）	主要发酵产物
拟杆菌属	11.3	乙酸、丁酸、琥珀酸
双歧杆菌属	10.2	乙酸、乳酸、乙醇、甲酸
真杆菌属	10.7	乙酸、丁酸、乳酸
瘤胃球菌属	10.2	乙酸
消化链球菌属	10.1	乙酸、乳酸
乳杆菌属	9.6	乳酸
梭菌属	9.8	乙酸、丙酸、丁酸、乳酸
链球菌属	8.5	乳酸、乙酸

二、对双糖的分解利用

（一）乳糖

进入结肠的乳糖首先被含有 β-半乳糖苷酶的细菌水解成葡萄糖和半乳糖，由于结肠细胞缺乏单糖运载体（SGLT），葡萄糖和半乳糖不能被吸收利用，迅速被细菌酵解。半乳糖通过 Leloir 途径转化为葡萄糖，随后将其发酵转化。降解过程中，产生一些中间体，如乳酸、乙醇和琥珀酸，然后进一步代谢成小分子有机酸（SCFA）。SCFA（主要是乙酸、丙酸和丁酸）和气体[CO_2、氢气（H_2）和甲烷（CH_4）]是乳糖细菌发酵的最终代谢产物。结肠细菌对单糖降解产气有两种模式：①发酵不产气途径，婴儿期每天接触大量乳糖，产生很少的 H_2，此途径不会产生胃肠胀气。②发酵产气途径：发酵乳糖产生 CO_2、H_2 和 CH_4，其中 CO_2、H_2、CH_4 大部分在肠腔吸收，CO_2 吸收率高于后两者。这些气体超过肠腔吸收量，则产生腹胀、肠鸣和失气。有研究显示，1 个葡萄糖和 1 个半乳糖分子发酵转化产生 3 分子乙酸、2 分子乳酸和 5 分子 ATP。如果乳酸发酵过快会形成累积。SCFA 吸收部位分别是乙酸在回盲部和近端结肠吸收；丙酸在近端和远端结肠吸收。其主要吸收途径：①通过结肠细胞的 Na^+-偶联单羧酸转运蛋白（SMCT，SLC5A8）和 H^+-偶联（低亲和力）单羧酸转运蛋白（SLC16A1）被吸收利用；②结肠细胞利用（丁酸）。大约 5% 的 SCFA 通过粪便排泄。

研究证实，大肠杆菌利用乳糖需要诱导出专一性的通透酶用以运输乳糖，以及 β-半乳糖苷酶用以将乳糖裂解为 D-半乳糖和 D-葡萄糖，D-半乳糖被磷酸化为半乳糖-1-磷酸并通过 Leloir 途径代谢产生果糖-6-磷酸，果糖-6-磷酸最终通过 EMP 途径被利用，D-葡萄糖也是通过 EMP 途径代谢。另有研究认为，双歧杆菌发酵乳糖产生半乳糖，是构成脑神经系统中脑苷脂的成分，与婴儿出生后脑的迅速生长有密切关系。

（二）麦芽糖

大肠杆菌利用麦芽糖需要诱导出淀粉麦芽糖酶和麦芽糖糊精磷酸化酶，淀粉麦芽糖酶将麦芽糖水解为 D-葡萄糖和麦芽糖糊精，麦芽糖糊精被麦芽糖糊精磷酸化酶转化为 G-1-P，磷酸葡萄糖变位酶将 G-1-P 异构化为 G-6-P，这两种产物经 EMP 途径被利用。

三、对多糖类的分解作用

多糖是不能直接消化的物质，多糖的消化与肠内菌群有关，经肠内细菌分泌的酶（包括 α-糖苷酶、β-糖苷酶、半乳糖苷酶及葡萄糖醛酸酶）的作用，使这些大分子物质变成小分子的葡萄糖后才能被吸收。

（一）淀粉的分解

约 20%的食物淀粉不能被胰淀粉酶水解，这类淀粉称为抵抗性淀粉，这些不能被胰淀粉酶水解的淀粉被输送到回、结肠中被细菌酵解，酵解产物给菌群提供所需的能量和碳源，因而对菌群的组成和代谢活性影响较大。

水解淀粉的酶称为淀粉酶，淀粉酶分为液化型淀粉酶和糖化型淀粉酶。液化型淀粉酶主要由放线菌、霉菌、地衣芽孢杆菌等产生，该酶可将淀粉水解为麦芽糖和双糖等。糖化型淀粉酶主要由乳酸杆菌、双歧杆菌、链球菌、粪杆菌、梭状芽孢杆菌、枯草芽孢杆菌等菌属产生，该酶可将淀粉分解为麦芽糖、葡萄糖。

（二）纤维素和半纤维素的分解

膳食纤维的一个重要特征是不能在上消化道所消化吸收，可以在大肠内被结肠的细菌发酵。哺乳动物体内没有分解纤维素的纤维素酶，能利用纤维素生长的细菌均具有纤维素酶，常见纤维素分解菌有黏细菌、梭状芽孢杆菌、产琥珀酸拟杆菌、丁酸弧菌及反刍动物瘤胃中的一些分解纤维素的菌类。

（三）果胶的分解

菌群中的芽孢杆菌、栖瘤胃拟杆菌及溶纤维拟杆菌等可分解果胶，产物为半乳糖醛酸，半乳糖醛酸最后进入糖代谢途径被分解成挥发性脂肪酸（VFA）并释放能量。人类肠道微生态系中发现的一种 G-厌氧菌多形拟杆菌，也能降解果胶和其他植物多糖。

四、人乳低聚糖

人乳是婴儿最佳的食品。大量的研究已经证明，人乳具有保护新生儿、预防感染、促进免疫系统发育的功能。水（87%）、脂肪（4%）、蛋白质（1%）、碳水化合物（7%）是人乳中的主要成分。在碳水化合物中乳糖含量最高（4.6%～6%），其中人乳低聚糖（human milk oligosaccharides，HMO）的含量是 1%～2.4%。HMO 含量受到哺乳期、母亲营养程度、遗传易感性，甚至地域和经济环境的影响。HMO 在初乳中含量较高，为 22～23g/L。出生 2 个月后浓度稳定下降，成熟人乳中含量为 10～20g/L。HMO 的结构异常复杂，目前分离纯化出来的就有 200 多种。而且这种复杂结构的低聚糖只在人类中存在，除了人类之外的其他哺乳动物母乳中都没有发现低聚糖，可见 HMO 在促进人类婴儿健康发育过程中起着重要的作用。

（一）HMO 的结构

虽然 HMO 结构异常复杂，但构成 HMO 的基本单糖只有 5 种，即葡萄糖（Glc）、半乳糖（Gal）、N-乙酰氨基葡萄糖（GlcNac）、岩藻糖（Fuc）和唾液酸（Sia）。唾液酸，学名为"N-乙酰基神经氨酸（Neu5Ac）"。乳糖核心基团（Gal-β-1，4-Glu）是 HMO 合成的基本单元，其作为还原端，通过 β-1,3-或 β-1,6-反复连接乳-N-生物糖（lacto-N-biose，LNB）或 N-乙酰乳糖胺（N-acetyllactosamine）而延伸。HMO 的 4 个主要结构包括乳糖-N-四糖（lacto-N-tetraose，LNT）、乳糖-N-岩藻戊糖 I（lacto-N-fucopentaose I，LNFP I）、乳糖-N-二岩藻己糖 I（lacto-N-difucohexaose I，LNDFH I）和 2'-岩藻基乳糖（2'-fucosyllactose，2'-FL）。如果在乳糖的非还原端连接上唾液酸，就形成了 3'-唾液乳糖[3'-sialyllactose，3'-SL；Neu5Ac（α2-3）Gal（β1-4）Glc]和 6'-唾液乳糖[6'-sialyllactose，6'-SL；Neu5Ac（α2-6）Gal（β1-4）Glc]。再在乳糖上连接 I 型单元寡糖[Lacto-N-biose，LNB；Gal（β1-3）GlcNAc]或者 II 型单元寡糖[N-acetyllactosamine，Gal（β1-4）GlcNAc]就形成了更加复杂的 HMO。迄今为止，共有 19 种通过直链或支链连接的 HMO 的核心单元，这些核心单元再通过进一步的岩藻糖和唾液酸修饰即构成了极为复杂的、数量巨大的 HMO。

（二）母亲遗传背景与 HMO 种类

母亲的遗传背景是影响母乳中 HMO 含量和种类的最重要的因素。路易氏血型（Le）和分泌型（Se）基因的多样性控制母亲中 α-1,2-岩藻糖基转移酶（fucosyl-transferases，FUT$_2$）的表达。前期研究已经证明，FUT$_2$ 的单核苷酸多态性（single nucleotide polymorphisms，SNP）影响着 HMO 的种类和含量。在欧美母亲中，SNP 位点 rs601338 是控制 α-1,2-岩藻糖基寡糖的关键位点。而对于中国母亲，rs1047781 是主要控制位点。张君卓等对中国 110 名健康母亲的研究发现，中国人 FUT$_2$ 基因在 rs1047781 位点出现 A/T 2 种变异，产生 AA、AT、TT 3 种基因型，在中国母亲中分别约占 26.7%、48.6% 和 24.8%。母亲遗传背景与 HMO 种类见表 6-3。

表 6-3　母亲遗传背景与 HMO 种类

母亲基因型		母乳中主要 HMO 种类	母乳类型
分泌基因	Lewis 血型		
Se/–	Le/–	2'FL，3'FL，LNT，LNFP I，LNnT，LNFP II，LNDFH I，LNDFH II	I 型
Se/Se	Le/–	3'FL，LNT，LNnT，LNFP II，LNFP III，LNDFH II，3'SL，6'SL	II 型
Se/–	Le/Le	2'FL，3'FL，LNT，LNnT，LNFP I，LNFP III，3'SL，6'SL	III 型
Se/Se	Le/Le	3'FL，LNT，LNnT，LNFP III，3'SL，6'SL	IV 型

注：FL=岩藻基乳糖；LNT= 乳糖-N-四糖；LNFP I =乳糖-N-岩藻戊糖；LNnT=乳酰-N-新四糖；LNDFH=乳糖-N-二岩藻己糖；SL=唾液乳糖。

（三）HMO 的生物活性

由于 HMO 的种类和结构异常丰富，其对婴儿的健康生长呈现出多种多样的功能。综合起来，主要表现在以下 5 个方面。

（1）HMO 可以直接中和病毒及细菌，保护新生儿免受病原菌的感染。其中的机制可能是 HMO 可以伪装成受体与病毒结合，降低病毒和细菌黏附到婴儿肠道黏膜上皮细胞。已有研究证实中性或者酸性的 HMO 能够体外中和诸如病毒，降低病毒的侵染能力。而且 HMO 还能够中和大肠杆菌的黏附蛋白，降低大肠杆菌对上皮细胞的黏附。因此，已经有临床报道 2'-FL 能够通过阻止病原菌的定植来有效地降低婴儿腹泻发病率。

（2）HMO 具有益生元的功能，能够选择性地促进婴儿肠道内双歧杆菌的生长。例如，2'-FL、3'-FL、LNDFH 能够选择性地刺激双歧杆菌的生长，抑制产气荚膜梭菌和大肠杆菌的生长。与配方奶中添加的其他益生元，如 GOS 和 FOS 相比，婴儿双歧杆菌具有吸收 HMO 进入细菌内部，降解 HMO 的功能。体外生长试验也证明大肠杆菌不能在含有 2'-FL 和 6'-SL 的培养基中生长。

（3）HMO 具有促进肠道屏障成熟的功能。Coco2 和 HT-29 细胞株的体外试验证明，HMO 具有加快肠上皮细胞分化、免疫因子表达，建立成熟的肠上皮细胞屏障的功能。

（4）HMO 具有促进婴儿肠道免疫系统成熟的功能。已有研究证明，在母乳喂养的婴儿肠道和外周血中发现了 HMO 中的 2'-FL、3'-FL、6'-SL 和 LNT，提示 HMO 能够直接作用于宿主免疫细胞，影响免疫细胞的发育和成熟。同时，HMO 能够影响促进肠淋巴结成熟的细胞信号通路，调节 Th1/Th2 的平衡。另有体外细胞系研究显示 2'-FL 能够降低促炎因子如 IL-8 的表达，诱导 INF-γ、IL-12 和 IL-10 的表达。

（5）HMO 另外一个重要的功能是调节肠上皮细胞 Toll 样受体（TLR）的功能。例如，2'-FL 能够调控肠道细胞 CD14 的表达，从而降低内毒素（LPS）引起的炎症反应。更多的研究结果证实 HMO 可以和 CD 细胞直接作用，增强获得性免疫系统对病原菌的免疫识别和清除。

HMO 作为婴儿的全营养食品，在保护人类婴儿正常发育、减少病原菌感染方面起到了重要的作用。但是 HMO 的研究结果大部分来源于体外试验，缺乏大规模的人体临床试验。从目前有限的临床试验来看，HMO 在抑制病原微生物感染、促进婴儿免疫系统发育方面起到了重要的、不可替代的作用。

第三节 肠道菌群对蛋白质的代谢作用

蛋白质是一切生命的物质基础，蛋白质既是构成机体组织细胞的基本材料，又与人的生命活动紧密连接。食物蛋白质是分子结构复杂的有机物，不能直接被人体所利用，必须先经过消化分解，变成小分子的氨基酸和简单的肽类才能吸收入血，供人体组织利用。肠道菌群可以分解存在于消化道的，来自食物或是宿主本身组织的所有含氮化合物。

一、对蛋白质的分解作用

日常食用的蛋白质经胃、小肠蛋白水解酶消化后，一般不会进入结肠，而能进入结肠肠腔的主要是内源性蛋白（如黏液素、肠道的消化酶、脱落的上皮等）及少量逃过小肠消化酶的食物蛋白。

肠道菌群对蛋白质的分解主要通过其产生的蛋白酶水解蛋白质分子内部的肽键，形成各种短肽。结肠肠腔中的细菌酶将上述黏液素、肠道的消化酶、脱落的上皮及少量逃过小肠消化酶的食物蛋白分解为寡肽、小肽和自由氨基酸，并全部被细菌利用。

变形杆菌、梭菌、芽孢杆菌、假单胞菌、脆弱拟杆菌等是可以水解蛋白质的细菌。枯草杆菌可以水解明胶和酪蛋白，是因为其含有明胶酶和酪蛋白酶，大肠杆菌只能分解蛋白质的降解产物。

肠道内容物分析表明，结肠中蛋白酶的活性较小肠中降低，有研究者认为与结肠中细菌的作用有关。有实验显示，无菌动物粪便中胰蛋白酶活性明显高于正常动物。还有报道在使用抗生素的患者粪便标本中，胰蛋白酶活性明显高于对照组。粪便中不同细菌成分对蛋白质的分解作用不同，细菌细胞中蛋白酶的活性较高，当细胞溶解时，大量蛋白酶释放出来，会使结肠对蛋白质的分解能力提高。肠道中大部分细菌都能够分解蛋白质，但有研究者发现脆弱拟杆菌是消化道中分解蛋白质的主要菌群，其次为梭菌、丙酸杆菌、肠球菌、芽孢杆菌和葡萄球菌。

二、对氨基酸的代谢作用

细菌分解氨基酸主要通过以下两个途径：脱羧基作用和脱氨作用。大肠杆菌、粪链球菌、腐败性梭状芽孢杆菌、产气杆菌、变形杆菌等都有对氨基酸的脱羧作用，而乳酸杆菌、链球菌、葡萄球菌、假单胞菌等细菌一般没有这种作用。

对氨基酸的脱羧基作用，是细菌氨基酸代谢的最初反应。脱羧酶广泛分布于乳杆菌、双歧杆菌、类杆菌和梭菌等肠道细菌中。细菌胞内氨基脱羧酶催化氨基酸脱羧生成有机胺（包括甲胺、乙胺、腐胺等）和 CO_2，有机胺在胺氧化酶作用下生成醛，醛氧化为酸，提供能量和小分子化合物。

消化道下端的氨来源于氨基酸的脱氨作用、尿素的分解和细菌细胞的自身溶解。细菌胞内的脱氨酶作用于氨基酸，产生氨、饱和脂肪酸和不饱和脂肪酸、α-酮酸等。产生的肠内氨代谢途径为①通过肠肝循环、尿素循环产生尿素，尿素一部分经泌尿系排出，一部分经肠肝循环再回到肠内，经肠内菌的尿素酶（肠内发酵乳酸杆菌、产气真杆菌、多酸类杆菌等均有较强的尿素酶活性）作用产生氨，氨被肠内菌群作为氮源利用，肠内优势菌中的类杆菌、真杆菌、梭状芽孢杆菌、肠杆菌、链球菌等均能利用氨合成菌体蛋白质。②通过谷氨酸脱氢酶作用，生成谷氨酰胺，在氨基转换酶作用下生成非必需氨基酸的氨基，从而成为蛋白质的氨基酸源。细菌对氨基酸的脱氨作用的差别，取决于细菌的类型、氨基酸的种类和环境条件。脱氨作用的主要最终产物是氨、饱和脂肪酸、不饱和脂肪酸，

α-酮酸等。

氨基酸的发酵产物有短链脂肪酸（SCFA）、氨、胺、酚和吲哚。大肠中的氨主要来自氨基酸的脱氨反应，许多研究已经证实，氨对人体健康不利，它可以影响细胞代谢和 DNA 的合成，缩短细胞寿命，加快上皮细胞更换，并增加细胞对遗传损伤的易感性。机体中氨过多，还可以导致肝昏迷。人体肠道中的细菌大部分都有产生胺的能力，如梭菌、拟杆菌、乳杆菌、链球菌和肠杆菌等；由于这些细菌的活动，有多种多样的胺通过不同代谢途径在结肠内产生，其中，大肠内氨基酸的脱羧可能是产胺的最重要的途径。对于患胃肠炎的儿童粪便的研究显示，酪胺与苯乙胺的浓度明显增高，人工喂养儿粪便中的酪胺浓度较母乳喂养儿高。酚类和吲哚类化合物也是对人体健康不利的化合物，结肠内多种细菌，如拟杆菌、乳杆菌、梭菌等，都能发酵酪氨酸、苯丙氨酸、色氨酸，形成多种多样的酚类和吲哚类化合物。

（一）吲哚苷及吲哚酸衍生物

人体新陈代谢需要吸收膳食中含有的色氨酸合成蛋白质或激素、血清素等神经递质类物质。同时肠道病原菌如大肠杆菌 EHEC 或 EPEC 也能够利用色氨酸作为生长的氮源和碳源。因此，如果肠道内有益菌和共生微生物能够充分利用色氨酸，就可以减少肠道中色氨酸的含量，限制病原菌的生长。肠道微生物降解色氨酸后的代谢产物包括吲哚、吲哚苷和吲哚酸衍生物（吲哚基-3-乙酸、吲哚基-乙酰基-谷氨酰胺、吲哚基-丙酸、吲哚基-乳酸、吲哚-丙烯酸和吲哚基-丙烯酰-甘氨酸等）。肠道内能够代谢色氨酸生产吲哚的细菌很多，主要包括拟杆菌属、双歧杆菌属、梭菌属，其他还有大肠杆菌、变形杆菌（*Proteus vulgaris*）、副乳杆菌（*Paracolobactrum coliforme*）和无色杆菌（*Achromobacter liquefaciens*）等。细菌色氨酸酶（tryptophanase）是细菌用来转化色氨酸产生吲哚、氨和丙酮酸的主要酶，在细菌中广泛存在。近几年来的研究结果证明，吲哚本身具有保护黏膜的功能。吲哚能够刺激黏液素的分泌，通过增强上皮细胞间紧密连接蛋白的功能增强上皮细胞的抵抗力，降低肠道的通透性。吲哚还能够减少 TNF-α 引起的 NF-κB 通路的活性。因此，肠道共生菌产生的吲哚是维持肠道上皮细胞稳态的重要信号分子。同时在调控细菌生物膜形成及病原性大肠杆菌、志贺菌产生毒力因子方面起到了重要的作用。

（二）生物胺

生物胺是一系列具有正电荷，带有 2 个以上氨基（—NH$_2$）的脂肪族烃分子。由于带有正电荷，生物胺在细胞生长、分化、DNA、RNA 和蛋白质合成方面起到了重要的作用。肠道中主要的生物胺是由肠道微生物代谢蛋白质产生的，包括精脒（spermidine）、腐胺（putrescine）、精胺（spermine）和尸胺（cadaverine）等。有研究报道，肠道中的细菌如多形拟杆菌（*Bacteroides thetaiotaomicron*）和变形梭杆菌（*Fusobacterium varium*）是精胺和精脒的主要产生菌。生物胺的主要功能包括通过抑制巨噬细胞和肠上皮细胞产生促炎的白细胞介素来降低肠道的系统性炎症反应。同时可以作为活性氧（reactive oxygen species，ROS）的清除剂调节基因表达，减少癌症发生。精胺通过抑制 NF-κB 活性和促炎白细胞介素的合成来达到抑制炎症的效果。动物双歧杆菌亚种乳酸 LKM512 菌株（*B. animalis* subsp.

lactis LKM512）具有转化精氨酸生成精胺的能力。小鼠口服精氨酸和动物双歧杆菌亚种乳酸 LKM512 菌株后，粪便中精眯、腐胺、精胺和尸胺等生物胺的含量增加，慢性炎症指标显著下降。在另一个试验中，给刚出生的、配方粉喂养的 BALB/c 小鼠喂饲生物胺，肠道内有益菌的数量，包括 *Akkermansia muciniphila*、乳杆菌、双歧杆菌、拟杆菌-普氏菌和梭菌等与母乳喂养的小鼠相同。人们对生物胺在肠道内所起作用的关注才刚刚开始，无论有益菌还是病原菌都可以利用生物胺。生物胺在新生儿、婴儿肠道中的作用鲜有报道，今后更多的研究会有助于我们了解氨基酸、蛋白质及其代谢产物在促进免疫系统发育过程中的作用。

三、为机体提供氮源

有研究证实，双歧杆菌可向宿主提供蛋白质。双歧杆菌的菌体蛋白可以进入宿主（婴幼儿）血蛋白池中，其中，双歧杆菌所含氮的 80%可为宿主吸收，75%可成为宿主蛋白池中的组分。

第四节　肠道菌群对脂类的代谢作用

脂类是脂肪和类脂的总称。花生油、豆油、芝麻油等植物油以及猪油、牛油和羊油等动物油均为脂肪，主要成分是三酰甘油，是人体能量的主要来源。类脂包括磷脂（卵磷脂、脑磷脂和神经磷脂）、糖脂、胆固醇及其酯，是构成生物膜脂质双层的基本骨架和生物膜的重要组分。脂类难溶于水，其分解消化不仅需要各种水解酶，还需要胆汁酸，使脂类分子分散成为细小的乳胶体，利于与酶的接触及消化。

肠道微生物对肠道内脂质与固醇类物质的代谢起着重要的作用。肠道内微生物可直接作用于食物脂质和内源脂类，或间接改变胆固醇及其主要衍生物胆盐的代谢，肠道菌群还参与脂类代谢。胆囊所分泌的胆酸盐也经受肠道菌群的多种作用，其代谢物是可再吸收的。

一、胆汁酸代谢

结肠内多数细菌能产生胆汁酸代谢酶，以类杆菌属、双歧杆菌属和梭状芽孢杆菌属的酶活性最强，而只有在微生物酶的作用下，结合型胆汁酸才能分解。正常人胆汁酸的细菌代谢只出现于回肠下段和盲肠中，当肠内容物运送到横结肠时，胆汁酸已被细菌代谢完毕。

二、胆红素代谢

肠道微生物在胆红素代谢中起着重要的作用，胆红素代谢过程中，每一步都涉及特异性的酶和特异功能的蛋白质，如 β-葡萄糖醛酸酶，只有少量由机体本身产生，绝大多数是由肠道微生物产生，它可以使结合胆红素脱去葡萄糖醛酸，这是胆红素代谢的重要环节。

三、胆固醇代谢

未被吸收的食物胆固醇在肠道被细菌还原为粪固醇排出体外，转化胆固醇的微生物是一类严格厌氧，革兰氏阳性，无芽孢球杆菌。无菌大鼠不论肝脏或血清内的胆固醇水平，均较普通大鼠要高，是因为没有肠道微生物降解胆固醇的途径。

第五节　肠道菌群产生短链脂肪酸

短链脂肪酸（short chain fatty acid，SCFA）也称为挥发性脂肪酸，是由 1～6 个碳原子组成的有机脂肪酸，主要包括乙酸、丙酸、丁酸、异丁酸、戊酸、异戊酸、己酸和异己酸。人体内的短链脂肪酸有两种来源，一是食物直接供给，二是肠道内细菌发酵，其中肠道细菌发酵为主要来源。肠道细菌发酵主要是由肠道内的细菌菌群（主要指厌氧菌包括乳杆菌属、拟杆菌属和双歧杆菌属等）利用经小肠未吸收利用的非淀粉多糖、抗性淀粉和低聚糖等，通过糖酵解途径和磷酸戊糖途径酵解产生 SCFA，其中以乙酸、丙酸、丁酸含量最高。人体大部分细菌可以产生乙酸，但是目前所鉴定的产生丙酸和丁酸的细菌大约有 33 种和225 种。表 6-4 显示了人体肠道内重要的乙酸、丙酸、丁酸产生细菌和对应的短链脂肪酸产生通路。

表 6-4　肠道菌群短链脂肪酸产生通路

短链脂肪酸（SCFA）	产生通路	主要产生细菌
乙酸（acetate）	通过乙酰辅酶途径	大部分肠道细菌
	从丙酮酸产生	嗜黏蛋白艾克曼菌
		拟杆菌属
		双歧杆菌属
		普雷沃菌属
		瘤胃球菌属等
	Wood-Ljungdahl 途径	*Blautia hydrogenotrophica*
		链球菌属
		梭菌属
丙酸（propionate）	琥珀酸途径	拟杆菌属
		琥珀酸考拉杆菌属
		小类杆菌属
		韦荣球菌属
	丙烯酸途径	埃氏巨球形菌
		灵巧粪球菌
	丙二醇途径	沙门氏菌属
		罗斯氏尹琳妮佛伦菌
		卵形瘤胃球菌

续表

短链脂肪酸（SCFA）	产生通路	主要产生细菌
丁酸（butyrate）	磷酸转乙酰酶/丁酸激酶途径	陪伴粪球菌
		灵巧粪球菌
	丁酰辅酶 A-乙酸辅酶 A 转移酶途径	毛螺旋菌属（A，L）
		灵巧粪球菌（A）
		直肠真杆菌（A）
		霍氏真杆菌（A，L）
		普氏粪杆菌（A）
		罗氏菌属（A）

注：A：乙酸为底物转化成丁酸；L：乳酸为底物转化成丁酸。

　　成年人体肠道中 SCFA 含量在结肠部位最高，可达 100mmol/L 左右。其中，乙酸、丙酸、丁酸所占比例大约为 60%、25% 和 15%。有关新生儿结肠中 SCFA 含量的研究比较少。1994 年 Edwards 等报道发现正常足月新生儿粪便中丁酸含量较低，SCFA 以乙酸为主。喂养方式如母乳喂养还是配方奶喂养对新生儿肠道内 SCFA 种类和含量影响比较大。母乳喂养 2 周龄的新生儿肠道内以乙酸为主，丙酸含量比较低，丁酸为 0。SCFA 含量随着月龄增加而增加，但 4 周龄时丁酸含量还是为 0。配方奶喂养 2 周龄的新生儿粪便中，丙酸和丁酸已经出现，4 周龄时丙酸含量已经接近成人（表 6-5）。新生儿肠道 SCFA 种类的差异和肠道菌群的类型相关。母乳喂养的新生儿肠道中以双歧杆菌为主，双歧杆菌是典型的乙酸和乳酸产生菌，这就解释了母乳喂养的新生儿粪便中乙酸和乳酸为主要 SCFA。而配方奶喂养的新生儿中，菌群结构过早成熟，在 2 周龄时粪便中出现了成人肠道中才有的较高浓度的丙酸和丁酸，4 周龄时 SCFA 含量接近成年杂食人群。特别需要注意的是，丁酸是上皮细胞维持正常呼吸的主要能量来源，能够增加上皮细胞间 T 连接蛋白的表达，保护肠道屏障，减少肠"漏"现象的发生。丁酸对维持上皮细胞稳态的影响是成年正常人群肠道特征，不应该发生在新生儿阶段。因此，推测正常生理状态的新生儿，在生命的早期阶段（第 1 个月）肠道上皮细胞间生理性地保持了一定的间隙，为的是有效吸收母乳中的免疫球蛋白等大分子营养物质。有报道母乳中也存在一定浓度的丁酸，而且丁酸含量随着从初乳到成熟乳的时间推移也逐步提高。这一结果也进一步提示新生儿肠道上皮细胞存在着生理性"肠漏"窗口期，母乳中营养上皮细胞的物质如丁酸和谷氨酰胺随着新生儿月龄的增加而增多，为的是促进肠上皮细胞的发育成熟。配方乳喂养的新生儿由于丁酸产生菌的早期定植，生理性"肠漏"窗口期过于短暂，可能会影响新生儿对初乳中大分子物质的吸收，因此而造成的对生长后期免疫系统的影响还需要进一步的深入研究。

表 6-5　不同喂养方式下新生儿粪便 SCFA 含量变化

浓度（mmol/L）	母乳喂养		配方奶喂养	
	2 周龄	4 周龄	2 周龄	4 周龄
总 SCFA	148.3（31.9~483.9）	231.1（44.1~504.8）	206.8（59.6~455.2）	206.4（49.9~588.4）
乙酸	75.1（21.0~428.1）	141.8（25.0~374.0）	132.2（21.0~350.0）	143.9（26.0~479.0）
丙酸	2.5（0~25.0）	3.5（0~62.0）	42.1（1.0~145.0）	60.6（95.0~184.0）

续表

浓度（mmol/L）	母乳喂养		配方奶喂养	
	2周龄	4周龄	2周龄	4周龄
丁酸	0（0~0.6）	0（0~30.6）	4.9（0~35.1）	6.6（0~89.9）
乳酸	17.6（0~153.0）	41（0~150.0）	0（0~139.0）	0（0~0.8）

人体结肠上皮中有 3 种感受 SCFA 的特殊受体，包括 GPR43（G-protein coupled receptor43，又称 FFAR2）、GPR41（FFAR3）和 GPR109 受体。乙酸是肠道细菌发酵膳食纤维后产生的最大量的 SCFA，产生后快速被机体吸收，在肠道内代谢得比较少。乙酸吸收后成为人体胆固醇的主要合成底物，参与人体的脂肪代谢。丙酸被人体吸收进入外周血后具有降血脂的作用。动物试验显示丙酸能够抑制胆固醇合成，促进食物食用后的满足感，保护肝脏防止脂肪肝，降低胆固醇和降低肠道内致癌物质的活性。但是自闭症大鼠模型研究中发现丙酸能够诱导大鼠的自闭症样表现，并证实了丙酸可导致神经炎症和线粒体损伤。丁酸在人体健康中起着重要的作用。首先，结肠上皮细胞 60%~70%的能量来源为细菌产生的丁酸，事实上细菌产生的 90%的丁酸都被肠道上皮细胞代谢，与同是上皮细胞能量来源的葡萄糖和谷氨酰胺相比，上皮细胞似乎更"喜欢"通过丁酸提供的能量来完成有氧呼吸。因此，如果没有足够的膳食纤维提供给肠道细菌发酵产生丁酸，就极易造成上皮细胞因能量供给不足导致有氧呼吸减弱，上皮细胞进而转入无氧的糖酵解通路，产生乳酸。乳酸刺激肠道细胞产生活性氧，最终造成肠道内有氧呼吸减弱，氧分压升高。因此，丁酸在维持肠上皮细胞正常生理功能、减少"肠漏"、调控细胞繁殖和分化方面起到了重要的作用。此外，体外细胞试验和动物试验都显示丁酸能够抑制组蛋白脱乙酰基酶（histone deacetylase，HDAC）活性，影响宿主基因表达，具有诱发癌细胞凋亡的能力。因此，丁酸是维持上皮细胞和免疫细胞稳态最重要的 SCFA。肠道细菌代谢碳水化合物后产生的 SCFA 不仅影响消化道局部的功能，同时对神经系统、骨骼肌、呼吸系统、脂肪组织和血液系统都具有重要的影响。

第六节　肠道菌群促进多种维生素合成

20 世纪上半叶，维生素（vitamin）在人类和动物的饮食中发现。大多数产维生素细菌通过 2-甲基-D-赤藓醇 4-磷酸途径合成维生素和异戊二烯，肠道厌氧菌可合成多种维生素，如维生素 B_1、维生素 B_2、维生素 B_{12}、维生素 A、维生素 E、维生素 K 等，肠道微生物能合成维生素 K 及 B 族维生素已经是肯定的事实。现已证实，肠内脆弱类杆菌和大肠杆菌能合成维生素 K。乳酸杆菌和双歧杆菌能合成多种维生素，如烟酸（尼克酸）、叶酸、维生素 B_1、维生素 B_2、维生素 B_6、维生素 B_{12}。肠道细菌产生的必需维生素见表 6-6。

维生素 K 是肝脏合成凝血酶原和血凝蛋白的辅因子，其生化功能为参与维生素 K 依赖羧化酶催化的羧化反应，不直接参与具体的凝血过程，而是以羧化酶形式发挥作用。机体维生素 K 有两种不同的来源：食物摄入的叶绿醌（维生素 K_1）和肠道菌群合成的甲基萘醌

（维生素 K_2）。维生素 K_2 占维生素 K 的 50%，在血液凝固中具有重要作用，特别是膳食缺乏维生素 K 时。无菌生物学实验显示，无菌小鼠定植双歧杆菌后其组织和粪便中均不能检测出维生素 K_2，而定植大肠杆菌的小鼠粪便含有丰富的维生素 K_2（大量 MK-8 和少量 MK-7），肠道合成的维生素 K_2 可以被人体吸收利用。动物实验和婴儿保留灌肠表明维生素 K_2 可以由回肠末端及结肠以被动扩散的方式吸收。内源性维生素 K 对维持凝血活性具有重要作用。大剂量广谱抗生素的使用，肠道正常菌群遭到破坏，可以引起维生素 K 依赖性因子缺乏，继而导致继发性出血。

表 6-6　人类和（或）动物肠道细菌产生的必需维生素

维生素	来源	功能
维生素 K	食物：绿叶青菜；结肠细菌合成	参与肝内凝血因子合成；缺乏引起出血性疾病
维生素 C	食物：水果和青菜；肠道细菌合成	参与羟脯氨酸合成（胶原，软骨，骨，牙齿，血管，伤口的愈合）；缺乏引起维生素 C 缺乏症（坏血病）
烟酸(尼克酸)	食物：肉类，绿叶青菜，土豆；肠道细菌合成	辅酶Ⅰ（NAD）和辅酶Ⅱ（NADP）的前体（参与糖酵解、三羧酸循环和氧化磷酸化）
泛酸	食物：谷类，豆科，鸡蛋，肉类；肠道细菌合成	辅酶 A 的前体（碳水化合物和脂肪酸的氧化及合成）
生物素	食物：蛋类，乳类，豆科，坚果，肝；肠道细菌合成	羧化、脱羧和脱氨过程中的催化酶的辅酶
维生素 B_{12}	细菌合成是自然界唯一来源；食物：动物性食物	多种代谢途径的辅酶；缺乏引起贫血
叶酸	食物：深绿叶青菜，牛肉，鸡蛋，肉类，全谷类；肠道细菌合成	氨基酸、嘌呤核酸和嘧啶核苷酸合成的辅酶；缺乏引起生长障碍和贫血

第七节　肠道菌群促进钙等矿物质吸收

1. 增强钙的吸收　食物中的钙在肠道中的吸收过程主要发生在酸性强的小肠上部，复合钙首先解离为离子钙形式，再以主动和被动吸收的方式进入血液循环系统。钙吸收的细胞机制为：钙首先通过肠黏膜上皮细胞的刷状缘膜进入上皮细胞，随后在高尔基体钙结合蛋白、维生素 D 等的作用下进行细胞内转运，最后钙通过细胞基底膜和侧膜转运至细胞外。许多动物实验结果表明益生菌、益生元和合生元能加强钙的吸收，预防胃切除术和卵巢切除术后的骨质疏松。2006 年 Macfarlane 等总结了一些临床研究，大部分资料特别是青少年的资料显示益生元可加强钙的吸收。传统上认为乳糖可以促进钙的吸收，尽管有些研究与此观点不一致。益生菌刺激矿物质的吸收和提高骨矿物质含量及骨结构是由于以下因素：①提高矿物质的溶解度：食物中的结合钙必须溶解变成离子钙后才能被吸收。双歧杆菌和乳酸杆菌是两种最重要的肠道益生菌，膳食中不消化性碳水化合物可以经它们的发酵产生大量的短链脂肪酸，主要有乙酸、丙酸、丁酸等，降低结肠内 pH，提高离子钙的浓度，增加 Ca^{2+} 通过细胞旁路的被动扩散而促进钙的吸收。②促进肠上皮细胞增殖，增强吸收功能：喂饲果糖和菊粉后，普通鼠较无菌鼠有更长的绒毛和更深的隐窝。低聚果糖和菊粉混合喂饲后杯状细胞数量增加，结肠上皮黏液层增厚。黏液层中酸性黏蛋白主要是硫黏蛋白的增加，使黏膜层变得更加稳定。这些变化增强了肠道的吸收功能。③维生素 D 受体表达增加：维生素 D 是哺乳动物钙代谢的关键调节因素，可增加饮食中钙的吸收、细胞内钙储存和骨骼牙齿钙的沉积。实验发现，肠道菌群依赖短链脂肪酸，增强维生素 D 受体在肠上皮细胞的表达，并调节 MAPK 和 PKC 介导的肠上皮细胞上的钙转运通路，将钙储存在细胞内，使肠道中钙转运增加，体内钙离子增多。有研究用共生菌和益生菌治疗以骨质疏松症为主要病程的慢性关节炎症动物模型，发现病情缓解，肠道钙转运增加，反映骨骼钙化的骨密度指数和离体骨直接钙含量恢复到正常水平。④钙离子结合蛋白的表达增加：钙结合蛋白由肠上皮细胞特定基因表达并释放到肠腔内，与游离的钙结合。钙结合蛋白是钙在肠道被吸收的特异载体，直接影响钙的吸收率。Ohta 等报道，在大鼠膳食中添加低聚果糖能提高结肠中钙结合蛋白的浓度。小鼠和人肠道中 TRPV6 蛋白仅在肠上皮细胞表达并且靠近细胞顶端表面。在十二指肠 TRPV5 蛋白和 TRPV6 蛋白覆盖于绒毛膜表面，是钙离子主要的吸收场所。口服含乳酸杆菌 R389 的发酵牛奶上清液的小鼠，其 TRPV6 蛋白表达增加，表明钙的摄取能力增强。有研究发现共生菌和益生菌可通过 MAPK 依赖途径产生肠道细胞内钙转运蛋白 TRPV6。⑤细菌植酸酶对植酸的抑制作用降低：在谷类食物特别是全谷物制品中植酸盐可以络合矿物质。植酸盐饮食的人类和动物体内微量元素如铜、锌和铁显著降低。植酸并不会降低青少年钙的吸收，但是动物实验证实植酸可以影响青年和中年鼠钙的吸收。⑥释放骨调节因子：雌激素是影响钙吸收的重要因素。肠道菌群还参与雌激素的代谢。肠道菌群失调时，雌激素再吸收能力下降，粪便中的雌激素高出 60 倍，可加重骨质疏松。低聚糖能促进肠钙的吸收，可能与低聚糖通过调整肠道菌群来调节雌激素的代谢有关。FOS 可以增加卵巢切除鼠的植物雌激素骨保护功能，这是因为其改变了异黄酮的生物利用度。黄酮类化合物游离式较苷结合式更易被吸收。FOS 使肠道内双歧杆菌和乳酸杆菌繁殖，从而使水解异黄酮糖苷键的 β-糖苷酶活性增强，黄豆苷元转化成具高骨保护功能的牛尿酚。

2. 促进铁、镁和锌的吸收利用　有学者报道，由于双歧杆菌在肠道能产生大量的酸性代谢产物，故能促进铁、镁和锌的吸收利用。

第八节　肠道菌群对酶代谢的作用

正常微生物群在生长繁殖过程中，可以产生许多酶，这些酶对机体产生的作用尚未完全清楚。但是部分酶如肠道菌群产生的 β-半乳糖酶、β-葡萄糖苷酶、β-葡萄糖醛酸酶、硝酸还原酶、偶氮还原酶、硝基还原酶、氨基脱羧酶、氨基酸脱氨酶、硫化酶，以及胆汁代谢酶和各种短链脂肪酸酶及其产物等，在机体的消化、代谢等方面发挥了重要作用。

例如，哺乳动物中乳糖消化酶缺乏较为常见，乳糖不能在缺乏该酶的患者小肠内被消化吸收，而进入结肠后由众多的细菌发酵，产生 SCFA、氢及 CO_2 从而发生腹泻。给予这类患者口服乳酸菌和双歧杆菌制剂可以缓解症状，是因为这些细菌可以产生 β-半乳糖酶，从而促进乳糖的消化吸收。

（程　茜　王　欣）

参 考 文 献

黄勤雯, 陈铁涛, 肖金忠, 2018. 亲和人体与非亲和人体双歧杆菌之间的生理特征差异[J]. 中国乳品工业, 46(6): 24-30.

赵洁, 孙天松, 2017. 母乳对婴儿肠道菌群及免疫系统影响的研究进展[J]. 食品科学, 38(1): 295-302.

Andreas NJ, Kampmann B, Ledoare KM, et al, 2015. Human breast milk: A review on its composition and bioactivity[J]. Early Hum Dev, 91(11): 629-635.

Byrne CS, Chambers ES, Morrison DJ, et al, 2015. The role of short chain fatty acids in appetite regulation and energy homeostasis[J]. Int J Obes(Lond), 39(9): 1331-1338.

Flint HJ, Scott KP, Louis P, et al, 2012. The role of the gut microbiota in nutrition and health[J]. Nat Rev Gastroenterol Hepatol, 9(10): 577-589.

Karav S, Parc AL, Bell JM, et al, 2016. Oligosaccharides released from milk glycoproteins are selective growth substrates for infant-associated bifidobacteria[J]. Appl Environ Microbiol, 82(12): 3622-3630.

Kirmiz N, Robinson RC, Shah IM, et al, 2018. Milk glycans and their interaction with the infant-gut microbiota[J]. Annu Rev Food Sci Technol, 9(1): 429-450.

Koh A, De Vadder F, Kovatcheva-Datchary P, et al, 2016. From dietary fiber to host physiology: short-chain fatty acids as key bacterial metabolites[J]. Cell, 165(6): 1332-1345.

Milani C, Duranti S, Bottacini F, et al, 2017. The first microbial colonizers of the human gut: composition, activities, and health implications of the infant gut microbiota[J]. Microbiol Mol Biol Rev, 81(4): e00036-17.

Mosca F, Gianni ML, 2017. Human milk: composition and health benefits[J]. Pediatr Med Chir, 39(2): 155.

Munblit D, Peroni DG, Boix-Amoros A, et al, 2017. Human milk and allergic diseases: An unsolved puzzle[J]. Nutrients, 9(8): 894.

Plaza-diaz J, Fontana L, Gil A, et al, 2018. Human milk oligosaccharides and immune system development[J]. Nutrients, 10(8): 1038.

Smilowitz JT, Lebrilla CB, Mills DA, et al, 2014. Breast milk oligosaccharides: structure-function relationships in the neonate[J]. Annu Rev Nutr, 34: 143-169.

Toscano M, De Grandi R, Grossi E, et al, 2017. Role of the human breast milk-associated microbiota on the newborns' immune system: A mini review[J]. Front Microbiol, 8: 2100.

第七章

肠道菌群与宿主 Cross-Talk

"吃得好，睡得香"，说的是饮食对人体健康的重要性，同时也揭示了人体多种功能之间的紧密联系。

当前大多数人都已经意识到拥有健康的肠道对健康的重要性，其实这取决于健康的肠道菌群。人体的胃肠道菌群构成了一个复杂的微生态系统，大约由 10^{14} 个细菌组成，是人体内所有细胞总数的 10 倍，重量约 1271 克，相当于肝脏的体积；正常微生物群已经成为机体不可分割的组成部分。人体是一个由正常微生物群和人体细胞共同组成的超级生物体，因此胃肠道菌群又被称作"被遗忘的器官"。

肠道微生态承载着人类后天获得基因，参与人类正常生理和疾病病理过程，与人体健康密不可分。研究表明，肠道菌群能防御感染与增强肠道屏障功能，对外来致病菌及条件致病菌的入侵具有较强的生物拮抗作用；肠道菌群可合成维生素并促进营养素吸收；肠道菌群所生成的氨、硫化氢、胺、毒素等代谢产物是有害的，可促使机体完善免疫机制以将其清除，刺激宿主免疫器官及其功能的发育。

肠道菌群被誉为人类的"第二基因组"，是驱动出生后免疫系统发育成熟和诱导免疫反应平衡的基本（原始）因素。全身 70%～80% 的免疫细胞分布在肠道相关淋巴组织（GALT）中，研究证实 GALT 的生成和成熟，$CD4^+$ T 细胞、调节性 T 细胞、Th1 或 Th2 细胞的反应及 Th17 细胞的扩增都需要肠道菌群的参与。

肠道细菌还具备强大的内分泌功能。目前已知肠道细菌可以分泌上千种分子，包括次级胆酸、三甲胺、儿茶酚胺、短链脂肪酸，神经递质类分子如多巴胺、5-羟色胺（5-HT）、γ-氨基丁酸（GABA）、色氨酸、乙酰胆碱、去甲肾上腺素等，可以把它当作人体最大的内分泌器官；这些小分子信号物质进入血流再作用于远处的其他细胞来发挥作用，可以全方位地影响人体健康。

人体的发育始终是处于自然界微生物环境的压力下进行的，从而形成了人菌共生体。人类基因组系统是第一基因组（OS/1），而人体共生微生物的基因组系统则是第二基因组（OS/2），其中以肠道菌群为最多。在胎儿期间人类基因组可以独立主导胎儿生理发育过程，但在胎儿出生后人类基因组系统（OS/1）需要不断与人体共生微生物基因组系统（OS/2）之间进行"cross-talk"（交叉对话），肠道菌群（基因组系统）就会自然而然地直接介入人体生理系统的控制之中。正常微生物群与宿主的共生关系是经过亿万年互为环境、同步进化的结果，两者处于平衡，维持机体的健康；两者失衡，即为病理状态，导致疾病的发生。机体在健康情况下，肠内正常菌群与宿主之间处于生理的、和谐的、相互依赖又相互制约的状态，维系着肠道内的微生态平衡。

胃肠道微生物生态系统终生与宿主共同发展，并受到复杂的相互作用。遗传基因、分娩方式、喂养模式、居住环境、年龄大小、感染暴露及抗生素使用等为影响宿主肠道菌群的定植因素；肠道菌群借助免疫、内分泌作用和多个脏器发生联系。这种相互影响的关系被形象地称为"对话"，核心是肠道微生物与脏器间的相互作用，两者之间相互影响、相互调节的双向信息交流网络关系常被描述为各式各样的"轴"：目前研究较多的是"肠-肝轴"、"肠-脑轴"、"肠-肺轴"及"肠-肾轴"等，它们不仅体现生理上和病理上的相互关联，也丰富了相关疾病的发病机制和治疗措施。

所谓"轴"是指互相影响的关系。肝-肠轴就是肝影响肠道，肠也影响肝脏。来自肠道的信号可以通过神经元、激素以及免疫系统从肠道传递到身体的其他部位，肠道微生物分解产物、淋巴细胞和细胞因子可以通过门脉进入肝脏，影响肝脏免疫功能；肝脏可以通过胆汁分泌和肠肝循环影响肠道功能，对肠道来源的免疫细胞和细胞因子具有调节作用。肝脏和肠道在生理上和疾病状态都是相互作用的，两者互为因果。肝病与肠道菌群的定性（失调）和定量（过度生长）改变密切相关，菌群失调可引起肠道炎症、肠屏障破坏以及细菌性产物移位，进而加剧肝损伤和炎症；研究发现一些细菌甚至可以用来作判断肝硬化发病的标识。

肠-脑轴是肠和脑之间的信息交流系统，是近年来研究最多进展最快的领域。肠道菌群和大脑之间的沟通途径是一个复杂的网络，肠道菌群通过神经途径、内分泌途径、免疫途径及代谢途径参与了肠道和中枢神经系统的双向调节。肠道菌群又被称为"第二大脑"，甚至有人提出了"菌心说"和"菌脑双心论"。很多精神疾病患者同时患有肠道疾病，如果治愈了肠道疾病，人的精神状态也会改善。一些精神疾病如焦虑、抑郁、自闭、精神分裂及神经退行性疾病等都和肠道微生物密切相关，临床试验补充益生菌能改善重度抑郁症状和阿尔茨海默病患者的认知能力，降低过度的应激反应并增强意识和注意力。

肠-肺轴是指肺和肠道在生理上相互关联，在病理上亦可相互影响。哮喘和慢性阻塞性肺病等慢性肺疾病患者大多同时患有炎症性肠病或肠道易激综合征，肠黏膜通透性显著增加；炎症性肠病患者即便没有急慢性呼吸道疾病史也常存在肺部炎症或者肺功能损伤。中医理论"肺与大肠相表里"较早揭示了肺脏和胃肠道的关联性，肺病肠治是具体的实现形式。消化道菌群构成和功能的改变通过共同黏膜免疫系统影响呼吸道，而呼吸道菌群紊乱也通过免疫调节影响消化道，肠-肺轴的基础是共同黏膜免疫系统，黏膜淋巴细胞的"归巢"是肺肠免疫相关的重要途径。

肠道菌群与宿主的相互"对话"，揭示了肠道菌群更为重要的生理功能和病理过程，这为"肝病肠治""脑病肠治""肺病肠治"提供了科学依据。研究表明，肠道菌群与感染性疾病、肠道慢性炎症性疾病、过敏性疾病、自身免疫性疾病、神经系统及代谢性疾病等密切相关，对于疾病的治疗不仅要关注患病的靶器官，还要保护肠道黏膜屏障，改善肠道菌群、调节微生物稳态有望成为未来疾病干预的重要途径。

第一节　肠-肝轴

作为消化系统的重要成员，肝脏与肠道关系密切。解剖学上，两个器官通过门脉相互关联：盲肠、阑尾、升结肠、横结肠的静脉汇入肠系膜上静脉；降结肠、乙状结肠和直肠上 1/3 段的静脉则汇入肠系膜下静脉，两者注入门静脉系统。门静脉系统是肝脏的功能血管，收集食管、胃、小肠、大肠和脾的静脉血，经肝门后部入肝，占肝血液量的 75%。吃进的食物首先通过食管而进入胃，在此由消化酶及微生物加以消化、分解、合成，经过复杂作用后再进入小肠、到达大肠，肠壁吸收消化物中的营养素、腐败物或毒物，然后通过门静脉系统送到肝脏。肝脏将门静脉系统带来的营养物质在肝细胞内进行加工处理，转化为人体可利用的物质，而对有毒的物质进行分解、解毒，变成无害的物质；肝脏还生成并分泌胆汁，胆汁存于胆囊而排泄入十二指肠帮助消化；由肝脏进行解毒形成的代谢产物会再回到肠内排泄出体外，这一功能称作肠肝循环。

健康状态下，肠黏膜屏障构成了人体免疫的第一道防线，而对于逃逸肠黏膜免疫防御的致病因子，肝脏则提供第二道防线；肠道和肝脏中的免疫组织共同参与了机体对食物抗原的免疫耐受和对病原体的清除。肠道和肝脏在解剖学及胚胎起源上存在密切关系，两者在对机体免疫防御功能上也是相互影响、相互调节，密不可分，由此演替出一个新概念"肠-肝轴"（gut-1iver axis）。

一、肠-肝轴的概念

来自胃肠道的血液在流入体循环前必须经门静脉系统进入肝脏，这一独特的解剖学构成使得肝脏在代谢、免疫监视、排泄胃肠道毒素等方面都发挥着关键作用。肝脏是人体内最大的器官，具有一系列复杂的代谢和免疫功能，其中肝脏中和、清除外来毒素的功能与其对细菌毒素和其他大分子的免疫反应间存在着微妙的平衡关系，而这种关系的失衡会引起局部甚至全身的中毒反应和组织损伤。马歇尔（Marshall）于 1998 年提出了"肠-肝轴"的概念，即一方面肠屏障功能受损，肠道细菌移位和内毒素进入门静脉系统；另一方面，肝脏内的免疫细胞等被这些致病因子激活，释放大量炎性因子，多种炎性因子相互作用，进而造成肠黏膜及其他远隔器官的损伤。

近年来在"肠-肝轴"研究中，肠肝免疫间的密切关系成为热点。肠道和肝脏有共同的胚胎起源——前肠，肠道淋巴细胞起源于发育中的肝脏。肠黏膜淋巴细胞可在两个脏器之间迁移，防御病原体，它们穿过肠黏膜屏障到达肝脏。肠道免疫反应所释放的大量促炎因子可以通过门静脉进入肝脏，肠道的淋巴细胞会因为其黏附分子表达异常而迁移至肝脏，而肝脏自身对肠道来源的淋巴细胞具有一定的调节功能。微生态学研究证实人体消化道生存着大量的肠道菌群，它们构成复杂的肠道微生态系统，是驱动出生后免疫系统发育成熟和诱导免疫反应平衡的基本因素。肠道微生物产生的大量代谢产物及其组分作用于肠道黏膜免疫系统，而肠黏膜屏障可分泌 IgA 控制细菌过度生长，并且对病原体和抵达肠屏障的细菌产生应答，刺激肠道相关淋巴组织释放促炎因子，以调节微生物稳态。

肠道微生态与肝脏疾病的关系受到越来越多的关注，有专家将其形象地称为"肠-肝对话"。肠道微生物产生的大量代谢产物及其组分作用于肠道黏膜免疫系统，其分解产物、淋巴细胞和细胞因子可以通过门静脉系统进入肝脏，影响肝脏免疫功能；肝脏可以通过胆汁分泌和肠肝循环影响肠道功能，对肠道来源的免疫细胞和细胞因子具有调节作用。基于肠道菌群的"肠-肝轴"是指肠道和肝脏间通过代谢产物、淋巴细胞及细胞因子等密切关联，形成两者之间代谢、免疫等多种生理功能的相互影响和相互调节。"肠-肝轴"理论提供了肠道来源的因素影响肝脏疾病发生和发展的新证据，"肠-肝轴"的发病机制和临床应用将成为未来的研究热点之一。

二、肠-肝轴的组成

（一）肠道机械屏障

正常情况下，肠道上皮细胞间的紧密连接完好，能够阻止细菌、毒素及一些其他大分子进入人体，从而阻止上述物质发生移位。当上皮细胞间的紧密连接遭到破坏时，肠黏膜的通透性增加，革兰氏阴性细菌细胞壁的脂多糖成分通过门静脉系统进入肝脏，一旦内毒素超过肝脏 Kupffer 细胞的内毒素清除能力，内毒素大量溢出进入体循环，进而形成内毒素血症。内毒素不仅对肝细胞具有直接的毒性作用，还能够刺激 Kupffer 细胞增殖，使 Kupffer 细胞的形态和数量发生变化，Kupffer 细胞还会通过分泌肿瘤坏死因子-α 等炎性因子参与肝脏疾病的进程。

（二）肠道化学屏障

肠腔有胃酸、各种消化酶、肽类及胆盐等，不仅具有消化分解食物的功能，同时也在肠道黏膜表面形成黏液层，构成了肠道的化学屏障：胃酸可杀灭细菌，防止有害细菌破坏胃肠道上皮的完整性；抗菌肽能杀死肠上皮和肠腔中的病原微生物；黏多糖构成黏液层的基质，保护肠黏膜不会受到物理性及化学性的损害；胆汁酸是肠道化学屏障最重要的组成成分，不仅在脂肪类食物的乳化和脂溶类维生素的吸收中起重要作用，还能抑制肠道细菌的过度生长和移位，帮助人体维持肠黏膜功能并创造出一个稳定的肠道内环境。肠道微生物也通过影响胆盐的合成进而影响胆汁酸代谢，导致脂质代谢和能量代谢通路紊乱，从而引起脂质过氧化和脂肪酸在肝脏中沉积，最终导致肝脏疾病的发生。

（三）肠道免疫屏障

全身 70%~80% 的免疫细胞分布在肠道相关淋巴组织中，肠道相关淋巴组织是抗原提呈细胞的抗原递呈部位，它的结构能够影响淋巴细胞的功能包括引起炎症和诱导免疫耐受等。肠道黏膜可以直接产生分泌型免疫球蛋白 SIgA，SIgA 可限制细菌和细菌脂多糖（LPS）

等进入上皮，对已穿过上皮细胞壁的抗原可形成抗原-抗体复合物转运至肠腔清除。肠道细菌化合物的促炎能力是通过一类特定的模式识别受体调节的，这类受体被命名为 Toll 样受体（TLR），TLR 是一种在进化上保守的 I 型跨膜糖蛋白，它通过两种模式识别配体，即病原体相关分子模式（PAMP）和内源性损伤相关分子模式（DAMP）。TLR 在不同的细胞内均有表达，包括肝细胞、造血干细胞和 Kupffer 细胞等。

（四）肠道生物屏障

人体消化道生存着大量的肠道菌群，肠道菌群的主要功能是营养作用、代谢活动、免疫和保护宿主免受外来微生物的入侵。有益菌（双歧杆菌、乳酸杆菌等）抵制需氧菌的优势繁殖，通过分泌抗菌物质或通过营养竞争来抑制外源致病菌的生长。肠道菌群本身对外来致病菌及条件致病菌的入侵具有直接的生物拮抗作用；细菌水解发酵蛋白时的产物多酚具有诱导抗炎、抗氧化、抗衰老作用。肠道菌群的代谢产物也具有抗感染作用，短链脂肪酸（SCFA）通过细胞因子、花生酸类和细胞趋化因子的生成来实现白细胞向炎症部位迁移和破坏病原微生物的作用。

三、肠道菌群与肠-肝轴的关系

肠道菌群是指寄居在人体肠道内各个部位的所有细菌群落，是一个组成复杂、时刻动态变化的微生物群体。胎儿出生后细菌就会迅速由口及肛门侵入，之后随着饮食摄入，肠道会渐渐形成较为稳定的菌群种类分布。通常情况下，一个成人肠道中的细菌总数达 10^{14} 个，其中双歧杆菌、类杆菌及消化道链球菌等专性厌氧菌约占肠道总菌量 99%，而肠杆菌、肠球菌、乳酸杆菌等兼性厌氧菌约占总菌数量的 1%。正常微生物群对宿主发挥着十分重要的生理功能，包括防御外来感染、促进免疫系统发育成熟和调节免疫反应、合成营养物质、参与宿主物质及能量的代谢以及增强黏膜屏障功能等。随着研究的不断深入，研究者发现肠道菌群不仅可以直接影响肠道环境的稳态，还可以导致很多肠外的病变。肠道菌群微生物通过肠-肝轴，在肝脏炎性反应、肝损伤、慢性肝纤维化、肝硬化以及肝肿瘤发生、发展中起着至关重要的作用。

肠道微生物从无到有，其建立与完善的过程直接或间接影响着许多疾病的发生和发展，特别是消化系统疾病。在创伤、感染、重症全身性疾病等因素作用下，肠内菌群失调，革兰氏阴性菌过度繁殖产生大量代谢产物和毒素，肠黏膜通透性增加，直接破坏肠黏膜结构，致病菌大量繁殖产生毒性物质，导致上皮细胞与肠道黏膜生物屏障受损，诱发肠道炎症。由于器质性或功能性原因引起小肠淤滞导致远端肠道菌群易位进入小肠，引起小肠细菌过度生长（SIBO），表现为正常时仅有少量细菌菌落生长的小肠内定居着大量异常的结肠厌氧菌和需氧菌菌群，导致营养吸收不良、腹泻和腹胀等症状表现的临床综合征。小肠细菌过度生长以及由其引起的菌血症、败血症、肠源性内毒素血症是很多疾病的严重状态，而一些疾病由于抵抗力下降也容易合并 SIBO，从而形成一种恶性循环。近年来研究认为，SIBO 与肠易激综合征、非酒精性肝病（NALD）、胰腺炎、克罗恩病、小肠憩室、短肠综合征等疾病密切相关。

　　肝脏是人体最大的腺器官，肝脏功能的发挥依赖于肝脏实质细胞与非实质细胞，并与肠道菌群有密切的关系。正常状态下，经肠道吸收的各种营养物质由肝脏代谢，合成人体所需的白蛋白、糖类、脂肪、胆固醇、凝血因子，B 族维生素等诸多物质，同时将肠道菌群中由腐败菌产生的有害物质如内毒素、氨、吲哚、酚等代谢为无害物质，或为机体利用，或排出体外。肠道正常菌群代谢与肝脏代谢密切相关，肝脏功能异常可影响肠道菌群结构，肠道细菌失调又反过来直接影响肝脏功能。肠道菌群的存在是维持 Kupffer 细胞激活的前提：悉生动物研究表明，无菌动物肝脏中 Kupffer 细胞数量明显减少，接种菌群以后其数量恢复。肠道菌群对维持正常肝脏巨噬细胞的反应性是相当重要的：无菌大鼠肝脏 Kupffer 细胞数量少时对内毒素不产生反应，但当给予大肠杆菌后，肝脏 Kupffer 细胞数量上升，逐渐恢复到正常水平，并对内毒素产生反应。

　　肠道正常菌群具有降解胆固醇，促进其形成胆汁酸的作用。胆汁是调节肠道菌群的重要因素，其结合胆汁酸后可对肠道的外袭菌起到抑制作用，对肠道原籍菌则无抑制作用。肠道细菌的尿素酶能将尿素转化为二氧化碳和氨，并利用部分氨中的氮维持自身的生存，大部分氨经门静脉回吸收入肝脏，在肝脏重新合成尿素。肠道是革兰氏阴性杆菌分泌的内毒素池，正常情况下低水平内毒素能提高机体免疫功能。当肠道内需氧革兰氏阴性杆菌增多时，会释出大量内毒素进入肝脏，一旦超出肝脏网状内皮系统功清除能力，内毒素就会进入体循环，形成内毒素血症。急性肝功能衰竭大鼠的肠道微生态研究证实，急性肝功能衰竭大鼠门静脉血内毒素升高与肠道微生态密切相关，肠道微生态菌群恢复的同时，门静脉血内毒素水平随之下降。肠道微生物及其产物在肠道中与宿主相互作用，通过门静脉系统进入肝脏，促进酒精性肝病、NALD、病毒性肝病和肝硬化的发生、发展，甚至促进肝癌进展。

四、肝和肠道的相互影响

　　共同的胚胎起源使肝与肠道保持着"天然的"密切关系。在正常情况下，肠道屏障（机械、生物、免疫及化学屏障）"构筑"了人体同外源性物质接触的第一道"防线"；对于逃逸胃肠黏膜免疫监视的抗原和炎性因子，肝脏则提供第二道"防线"。如果肠黏膜出现萎缩、损伤、肠道菌群失调，就会导致细菌或内毒素移位从而形成肠源性内毒素血症，进而直接损伤肝脏并诱发和加重全身炎症反应和多器官功能障碍。而肝脏功能不全可引起肠道分泌、吸收、运动、屏障、循环等方面的功能障碍；反之肠功能不全也可影响肝损伤的修复，甚至加重肝脏的损伤程度。

　　肝脏疾病患者通常合并恶心、呕吐及腹泻等胃肠道症状，这些症状的出现与肝脏疾病可诱发肠道功能紊乱相关。对肝硬化患者十二指肠黏膜内镜下活检，半数患者存在十二指肠黏膜超微结构改变：黏膜上皮细胞微绒毛减少、变短，胞核固缩，肠黏膜上皮细胞紧密连接间隙增宽及线粒体肿胀，其发生率随肝硬化病情加重而增高。对肝硬化伴内毒素血症大鼠的病理检查可存在小肠绒毛明显缩短、小肠黏膜微绒毛受损、细胞紧密连接缺损、细胞间隙增宽、终末网消失等细胞超微结构改变。肝脏功能紊乱时可能降低肠道的蠕动，动物模型肠蠕动受阻和升高的门脉压力阻碍了肠道的肌电活动。相关研究提示，肝硬化会降低肠道的蠕动，但肠道活动能力受阻的程度和肝功能的分级不呈正相关。肝脏病变会导致肝功能不全，造成肝脏合成功能下降，血浆中的白蛋白急剧下降，因此易产生水肿，如腹水等，而胆汁的合成分泌不足会使肠道内胆盐缺乏，门静脉系统高压形成，导致胃肠道淤血、缺氧，出现门脉高压性胃病及肠病。同样，由于肝功能受损合成凝血因子减少，可导致胃肠道出血。

肝脏功能紊乱时肠道蠕动能力受阻，会进一步诱发其他肠道功能紊乱，肠腔内细菌可能因此而过度生长。肝病患者肠道细菌的异常增长可能和患者的胃酸分泌减少、肠腔 IgA 缺乏、营养失调及肠蠕动异常相关；慢性肝病患者肠道细菌异常增长的发生率和肝脏疾病的严重程度具有一定相关性。此前的研究显示，肝硬化患者与健康人比较肠道大肠杆菌、链球菌等病原菌增多，而双歧杆菌及毛螺菌等有益菌属明显减少。非酒精性脂肪性肝病患者的肠道菌群在门的水平上，粪便中厚壁菌门和拟杆菌门丰度升高，肠道黏膜中变形菌门丰度升高；在属的水平上，粪便和肠道黏膜中埃希菌属丰度升高。肠道细菌异常增长可诱发维生素 B_{12}、碳水化合物、脂肪和蛋白质的异常吸收，增加肝脏细菌毒素的积聚，导致肝脏胆汁酸的分泌异常，从而进一步加重肝脏损伤。动物肝硬化模型实验还发现肝硬化时肠道菌群数量显著上升，并转移到肠系膜淋巴结，从而导致自发性腹膜炎。严重肝脏疾病引起的门脉高压可导致肠道淤血，不仅影响营养物质的吸收还会造成优势肠道细菌异常增长，导致肠道微生态平衡失调。概言之，肝脏疾病会通过多种途径间接地导致肠道功能的紊乱。

多种胃肠疾病会导致胃肠黏膜屏障的损伤，大量细菌及毒素经门静脉移位至肝脏，破坏肝脏的免疫耐受，使肝脏成为最先被攻击的器官。移位的毒素过度激活肝脏的固有免疫系统，会产生炎症级联反应，导致菌血症和内毒素血症，诱发肝损伤。肠道感染常会影响到肝脏，如某些细菌引起的感染性腹泻可导致进入肝脏的内毒素增加，进而引起明显的肝功能异常。消化道肿瘤是多发疾病，由于肝脏和肠道密切的解剖关系，很多肠道肿瘤首发转移到肝脏，特别是结肠及直肠肿瘤。炎症性肠病是一种特发性肠道炎症性疾病，包括溃疡性结肠炎和克罗恩病，40%～50%的炎症性肠病患者合并脂肪肝，克罗恩病患者常合并肝肉芽肿，部分出现瘘管及肛周病变的克罗恩病患者可合并肝淀粉样变性。肠黏膜屏障功能障碍与酒精性肝病发病有关：乙醇可导致肠黏膜屏障受损，引发肠道通透性增加，这是酒精性肝病中内毒素血症发生的主要原因；在肠腔内乙醇代谢为乙醛，损伤肠上皮，引发细菌脂多糖（LPS）进入门脉循环，激活 Kupffer 细胞，加重肝损伤。给予酒精性肝病患者补充表皮生长因子、谷氨酰胺，膳食中给予燕麦和锌等，均可通过增强肠黏膜屏障功能而改善肝功能。

五、肠-肝轴的作用机制

肝脏和肠道在生理和疾病状态都是相互作用的，两者互为因果。良好的肠道稳态和肝脏的保护功能对维持内环境的稳定起重要作用，一旦肠-肝轴的交互通路被阻断，病变随之而来；"肠-肝对话"涉及肠道微生态、肝脏和肠道免疫调节、胆汁酸代谢 3 种途径以及 3 种途径之间的联系。

（一）胆汁酸代谢途径

胆汁酸代谢在肠道与肝脏疾病之间扮演了重要的角色，胆汁酸参与机体代谢稳态的调控，也参与肠道微生态的调节。

胆汁酸具有许多重要的生理功能：可作为乳化液促进脂肪酸和脂溶性维生素的吸收，而脂肪酸是婴儿主要的能量来源；通过与卵磷脂、胆固醇形成微胶粒促进胆固醇溶解；促进胆汁酸、胆色素、胆固醇、重金属、卵磷脂的排泄；刺激肠蠕动、吸收营养物质。胆汁酸可作为信号分子与褐色脂肪细胞表面受体、肠道和肝脏的法尼醇 X 受体（FXR）参与机体代谢紊乱时的脂质和胆汁酸代谢。通过激活这些不同的信号转导途径，胆汁酸可以起到调节体内能量代谢平衡、控制肥胖及抑制肠道细菌过度增殖的作用。当出现胆道梗阻时，胆汁酸的肠肝循环受到影响，胆盐无法发挥抑制内毒素吸收的作用；胆汁的缺乏会显著降低食欲，由于缺少食物、消化液和各种消化酶的刺激，肠道黏膜修复、更新能力下降，肠道的化学和免疫屏障损伤，此时胆汁的抑菌和抗菌作用无法发挥，出现肠道细菌过度繁殖、菌群失调、细菌移位。胆汁酸对细菌的抑制机制包括：使菌体膜内外的 pH 差消失，导致质子驱动的生物能量消失；对细胞膜造成直接损伤。肠道细菌对于胆汁酸的转化很重要，此外，还可以十分有效地水解已被胆汁酸清除的生物体内结合的寄生物或异源物质，促进这些物质的活化或肠肝循环。

（二）肝脏和肠道免疫调节途径

肠黏膜屏障构成了人体免疫的第一道防线，肝脏则提供第二道防线；肠道和肝脏中的免疫组织共同参与了机体对食物抗原的免疫耐受和对病原体的清除。肝脏和肠道都有对抗原的耐受能力，同时具备有效的抗菌反应；两者的耐受反应又由其微环境的抗原提呈细胞所介导。肝脏对经过肠道进入的病原体进行免疫监视，肠道来源抗原和细胞因子可直接通过门静脉入肝，肝脏内的 Kupffer 细胞、肝窦内皮细胞和胆管细胞均表达模式识别受体，使其能够对肠源性细菌产物产生反应，诱导肝脏免疫耐受或免疫反应。胆道系统通过胆汁分泌 IgA 和细胞因子防御胆系和胃肠道感染，抑制细菌和刺激黏液分泌。胆道上皮细胞具有固有免疫系统，对细菌 PAMP 如脂多糖产生应答耐受。肝脏中的 Kupffer 细胞数量大，占人体内单核巨噬细胞的 80%，具有活跃的吞噬功能，能清除来自肠道门静脉系统中的细菌及内毒素等微粒物质，肠道菌群的存在是维持 Kupffer 细胞激活的前提。正常情况下门静脉系统中有极少量的肠道细菌移位和微量的肠源性内毒素，这对保持 Kupffer 细胞处于"觉醒"状态具有重要作用。

肠道黏膜免疫系统由大量弥散性分布在肠黏膜上皮和黏膜固有层的免疫细胞、免疫分子，以及诸如派尔集合淋巴结和肠系膜淋巴结等肠道相关淋巴组织（GALT）组成。肠道黏膜免疫系统具有两类重要的生理功能：一是抑制功能，即正常肠道黏膜免疫系统不会针对食物中的可溶性蛋白和肠道中的正常菌群抗原引起局部和周围免疫应答；二是 SIgA 的免疫清除作用，保护肠黏膜免受致病菌的侵入和防止肠道正常菌群的移位。SIgA 是黏膜表面最重要的抗体，SIgA 通过与微生物抗原结合，阻止其黏附与入侵，在防止肠道条件致病微生物（沙门氏菌、志贺菌、肠致病性大肠杆菌、弓形体、轮状病毒等）感染方面起重要的作用。SIgA 还能中和毒素和阻止病毒在肠上皮细胞中复制。此外，SIgA 能预防致病菌和非致病菌向肠道外移位，SIgA 发挥免疫清除作用，而不引起免疫炎症反应。

肝肠免疫的基础是肝肠间淋巴细胞归巢/再循环，肠黏膜淋巴细胞可在两脏器间相互迁移，肝肠之间在免疫层面存在相互交叉。肝肠间淋巴细胞归巢出现紊乱时，可发生肝肠病变及其相关并发症。Hara 教授团队的研究结果显示，某些肠道微生物及其分泌的炎性因子可能通过 Toll 样受体 2（TLR2）-环氧化酶 2（COX2）信号通路激活肝脏炎性反应，同时使肝癌细胞逃脱免疫监视作用，进而导致肝功能损伤和肝癌的发生。肠道菌群变化具有调节肝脏免疫系统清除病原体和有害代谢产物的作用，而肝脏的免疫系统失衡也会影响肠道微生物组成。肠道微生态紊乱时高表达 CX3C 趋化因子受体的单核巨噬细胞能够携带肠道细菌迁移到肠系膜淋巴结，CX3CR1 缺失小鼠的单核巨噬细胞不能及时携带细菌迁移到肠系膜淋巴结诱导相应的免疫反应；肠道来源的淋巴细胞能够穿梭进入肝脏，诱导肝脏炎性反应和肝损伤的发生、脂质代谢紊乱，导致肠道免疫细胞归巢异常。提示肠道免疫反应和免疫细胞的肠肝穿梭在调控肝脏稳态中具有重要作用。

（三）肠道微生态及其代谢产物途径

肠道微生物群落的主要功能是保护宿主免受外源微生物的侵袭，肠道菌群通过分泌抗菌物质或通过营养竞争来抑制外源致病菌的生长。细菌水解发酵蛋白时的产物多酚具有诱导抗炎、抗氧化、抗衰老作用。肠道微生物群通过分解碳水化合物产生短链脂肪酸如丁酸盐，其通过调节紧密连接蛋白和黏蛋白的表达维持肠黏膜屏障的完整性，通过调节中性粒细胞的免疫功能加固肠黏膜屏障。更深入的研究表明，肠道菌群及其组分（细胞壁、DNA等）能够被固有免疫细胞（巨噬细胞和树突状细胞）和肠上皮细胞的模式识别受体（TLR、CD14、NOD 等）识别，影响其信号传导，发挥其对宿主的免疫调节作用。

最近研究发现，肠道微生态的改变会影响胆盐合成和胆汁酸代谢，导致脂质和能量代谢通路紊乱，从而引起脂质过氧化物和脂肪酸在肝脏中沉积，最终导致肝脏疾病的发生。肠道微生态对维护胆管生理功能具有一定的作用，原发性硬化性胆管炎的小鼠模型在无菌状态下呈现出更加严重的血清生物化学和组织学表型，给予肠道微生物代谢生成的次级胆酸熊去氧胆酸后，可减少胆管细胞的衰老。肠道细菌必须耐受肠道环境内的高胆汁酸浓度，这些革兰氏阴性菌外膜的孔蛋白等在对胆汁酸的抗性中发挥了重要作用，阻碍了更多的胆汁酸进入菌体内。宿主拥有一些抑制细菌过度增殖的机制，包括快速转运、利用抗菌肽、蛋白水解肽及胆汁酸抑菌等；这些机制的缺失将会引发细菌在小肠内过度生长。适应并耐受胆汁酸的毒性是人及动物肠道细菌保证自身存活的主要因素，有些细菌在进化中会形成一些抗性机制避免这些胁迫。

六、肠-肝轴失衡相关疾病及临床应用

尽管肠-肝轴这一领域的研究尚处于起步阶段，"肠-肝轴"的概念日益广泛地被接受和认可。肠道和肝脏之间可以通过肠-肝轴相互影响，肠-肝轴在肠道及肝脏疾病的发生机制中起重要作用，尤其是在肝损伤发生发展机制的研究中，肠道的作用越来越受到重视，对

于肝脏疾病的治疗不仅要关注患病的靶器官，还要改善肠黏膜屏障，保护肠道黏膜屏障可能成为开创性和辅助性的治疗方法，调节微生物稳态成为现阶段可行的措施之一。

肝性脑病是肠-肝-脑轴最具代表意义的病理表现，其临床分型包括显性和隐性肝昏迷，高血氨是其中核心的内在介质，而血氨的产生、代谢、转化和清除与微生物息息相关。脑病发病机制复杂，血氨升高是肝性脑病发病机制之一，假性神经递质、短链脂肪酸增加也是其原因之一，这三种物质多来自肠道，由肠道细菌代谢产生，并与肝脏功能下降、清除功能下降有关。肝硬化患者肠道细菌过度生长，尤其是小肠内拟杆菌和梭菌（为肠道内两种主要产氨菌）的定居繁殖，可显著增加上述毒物的产生和吸收而诱发肝性脑病。临床研究发现，肝硬化并发肝性脑病者较无肝性脑病者结肠内肠球菌和梭菌数量明显增多；使用乳果糖可增加肝硬化患者肠道内乳酸杆菌、双歧杆菌比例，而拟杆菌、梭菌和厌氧菌总数不变，临床上可明显降低血氨水平和改善肝性脑病的临床症状。上述研究结果均提示肝硬化肠道菌群失调与肝性脑病的发生有关。

酒精性脂肪性肝病（AFLD）是一种与长期过量饮酒密切相关的肝脏疾病，它的疾病谱包括脂肪肝、酒精性肝炎、肝纤维化、肝硬化和肝癌。乙醇（酒精）可导致肠黏膜屏障受损，引发肠道通透性增加，这是酒精性肝病中内毒素血症发生的主要原因。酒精及其代谢产物可以通过多种方式破坏肠黏膜，从而影响肠道紧密连接的完整性；不仅慢性酒精吸收可以引起肠黏膜屏障功能障碍，急性酒精代谢同样会造成肠道屏障损害。酒精单独或与其代谢产物一起可以通过多种机制破坏肠壁的完整性，包括紧密连接蛋白的破坏、诱导型iNOS的变化、肠道菌群的改变，使细菌或微生物转位入肠壁内，最终导致门静脉内毒素浓度增高。肝内积聚的毒素刺激肝免疫，引起多种炎性细胞因子的产生、释放，最终导致肝脏炎症的发生。

非酒精性脂肪性肝病（NAFLD）是一种与胰岛素抵抗有密切联系的肝脏疾病，其特征在于非酒精引起的肝细胞内脂肪过度沉积。肥胖和高脂饮食可改变肠道菌群，非酒精性脂肪性肝病患者的肠道菌群在门的水平上，粪便中厚壁菌门和拟杆菌门丰度升高，肠道黏膜中变形菌门丰度升高；在属的水平上，粪便和肠道黏膜中埃希菌属丰度升高。机械、化学、免疫、生物因素共同"打击"肠道黏膜，一旦肠黏膜屏障被破坏，肠道细菌及其产物将移位到肝脏并引起一系列免疫损伤和炎症反应，最终导致肝脏脂肪代谢异常。NAFLD的患者和动物模型中均可见到小肠细菌过度生长，并与严重脂肪性肝炎有关；肠道细菌来源的LPS诱导产生的促炎细胞因子在非酒精性脂肪性肝炎进展中具有重要作用。因此，可通过抗生素、益生菌和益生元等药物调节肠道菌群，改善肠道黏膜屏障，抑制小肠细菌过度生长，降低外周血和门静脉内毒素水平，以达到控制非酒精性脂肪性肝炎向肝纤维化进展的目的。

肝硬化是慢性肝脏炎症所导致的创伤愈合反应，肝硬化患者肠黏膜屏障存在异常，易产生肠源性内毒素血症及感染。肝硬化可导致形成门脉高压，进而引起肠道动力性改变，出现肠道菌群失调。门脉高压和肠黏膜屏障的破坏一起促使肠道细菌通过双重血运系统移位至肝脏，激活免疫细胞，产生炎性因子，诱导肝脏固有免疫应答，加重肝脏炎症，促进肝硬化进展。严重肝硬化伴有肠黏膜通透性升高，随后出现的细菌移位将加速肝硬化患者病情恶化，引发肝硬化常见并发症——自发性腹膜炎；在肝硬化评分Child-Pugh C级患者中，1/3的患者存在肠道细菌移位。肠道微生物在肝纤维化和肝硬化进程中发挥了积极的作用，应用抗生素可减少细菌移位及内毒素产生，从而减少静脉曲张出血的发生。2014 年，中国科学家李兰娟院士及其团队在《自然》杂志上发文章，其研究发现肝硬化患者的肠道微生物与病情发展紧密相关，有一些细菌甚至可以用来作为判断肝硬化发病的标识，可用于临床诊断和病情评估。

肝细胞癌代表了大多数慢性肝病患者的终末阶段期，与长期的肝脏炎症、不断发生的细胞增殖和细胞凋亡有关。在致癌化合物和肝炎病毒转基因诱导的小鼠肝癌模型中发现，肠道微生态与肝癌形成风险密切相关；肠道微生态和 TLR4 通过增加肝脏有丝分裂原免疫调节的表达和阻碍凋亡来促进肝癌进展，而肠道无菌状态则有效抑制肝癌的发展，明显减少肝癌体积；小鼠肝癌模型中，高脂肪饮食会增加肿瘤的发生率。高脂肪饮食改变了肠道细菌的组成，导致"脱氧胆酸"生成增加，后者是微生物胆汁酸代谢的副产品，会造成 DNA 损伤。这些发现表明饮食、微生物群和癌症之间存在复杂的机制性联系，也提示了以肠道微生态为靶点的新型治疗方法。目前有关临床肝癌患者肠道微生态的变化还鲜见报道，但理论上广谱的非特异性地杀灭肠道细菌，达到"消毒"的水平，能够延缓肝细胞癌病理的进程，从而阻断肝细胞癌的形成，提示肠道微生物有可能成为预防肝脏疾病发展为肝细胞癌的辅助手段。

原发性硬化性胆管炎（PSC）是一种慢性胆汁淤积性肝病，以肝内外胆管弥漫性炎症和纤维化所致的多灶性胆管狭窄为特征，患者合并炎症性肠病，呈隐匿性起病，最终进展为胆汁性肝硬化和肝功能衰竭。PSC 与肠道间的关系密切，肠道微生态对维护胆管生理功能具有一定的作用。国外学者发现在无菌饲养环境中，敲除 *Mdr2* 基因的小鼠碱性磷酸酶、转氨酶、胆红素等生化指标升高更明显，病理上纤维化、胆管缺失等表现更严重，提示肠道菌群对胆道健康具有重要作用，粪菌移植或可成为 PSC 潜在的治疗手段。口服万古霉素在相关肝胆疾病的临床应用在国外已日益广泛，尽管万古霉素的使用缺少高质量用药指南，其调节肠道菌群，扭转异常 T 淋巴细胞对于炎症的响应和调节免疫功能的作用不容小觑。

结直肠癌是最常见的恶性肿瘤，因结肠上皮细胞突变的积累发展而来，主要包括结肠癌和直肠癌。约翰霍普金斯大学彭博基梅尔研究所一项研究发现，患有遗传性结肠癌的患者体内存在两种细菌物种：一是大肠杆菌（*Escherichia coli*），二是脆弱拟杆菌（*Bacteroides fragilis*），这两种菌群协作促进了结直肠癌的发展，而在散发性结直肠癌中也发现了相同的肠道菌群。大多数细菌不能通过结肠保护性黏液层，这两种细菌可以侵入黏液形成黏性生物膜；脆弱拟杆菌是一种能产生毒素的亚型菌种，其在结肠上皮细胞中触发某些致癌或促癌途径并导致结肠炎症；而大肠杆菌则产生一种称为 colibactin 的物质，引起 DNA 突变。当这两种菌群联合作用时，就会促进结肠癌的发展。研究人员还发现这两种肠道菌群主要在幼儿体内进行繁殖生长，而这可能是导致年轻人结肠癌的发病率上升的原因之一。这两项新研究提示可以通过保持结肠免受这两种菌群的侵袭，或者通过设计靶向毒素的药物或疫苗来预防这种疾病。

目前学者们已广泛认同肠黏膜屏障在肝脏疾病的发病中具有重要作用，很多研究已开始应用谷氨酰胺、抗生素、益生菌等调整肠道黏膜屏障的药物防治肝脏疾病。当前治疗措施包括：应用肠道微生态制剂防止肠内致病菌过度生长，维护肠内微生态屏障；采用精氨酸、谷氨酰胺、L-色氨酸、ω-不饱和脂肪酸等肠内外营养改善肠道免疫功能，保护肠黏膜的结构与功能；使用肠道清洁剂和合理应用抗生素减少肠道中革兰氏阴性杆菌和真菌数量，清除肠道微生物与内毒素；使用肠动力药如西沙必利降低细菌移位和细菌过度生长；采用表皮生长因子、胰岛素样生长因子、生长激素、转化生长因子、肝细胞生长因子等保护肠道上皮细胞和肝脏细胞等。

　　大量研究证实，通过给予益生元、益生菌调节肠道菌群以及通过谷氨酰胺等加强肠黏膜的生物屏障为肝脏疾病的治疗带来了更好的疗效。动物试验中给予益生元和膳食纤维可以减轻代谢性内毒素血症、脂肪组织炎症、氧化应激损伤，改善糖耐量异常，减轻体重。乳杆菌能刺激 IL-10 的释放，抑制 NF-κB 的活性，抑制 TNF-α 和巨噬细胞炎性蛋白 2（MIP-2）mRNA 的表达，减轻肝内中性粒细胞浸润和肝内水肿，从而阻断巨噬细胞的渗出和炎症细胞的进一步聚集。嗜酸乳杆菌菌体及其代谢产物可增强机体免疫功能和肝脏解毒功能，从而使肝脏对急性期反应的调节因子的灭活能力也相应增强；嗜酸乳杆菌不仅能下调细胞对 TNF-α 的反应，还能增强 IFN 诱导巨噬细胞产生活性氮的能力。2003 年 Solga 首次提出益生菌治疗肝性脑病的假设，益生菌能降低血氨的机制包括：通过抑制细菌尿素酶活性，降低肠腔 pH，减少肠源性氨生成；降低肠道通透性，抑制其他肠源性毒物吸收；改善肠道上皮营养状态；抑制肝细胞炎症反应和氧化应激，提高肝细胞解毒功能等。临床研究给予 22 例 NAFLD 患者、20 例肝硬化患者及 36 例丙型肝炎患者益生菌治疗，结果显示 3 组患者肝功能均有好转。益生菌不仅可以吸收内毒素，减少致病菌毒素的产生，其代谢产物（如细菌毒素、短链脂肪酸等）还能抑制致病菌的生长和活性，调节肠道微生态平衡，减少有害代谢产物产生和进入肝脏，从而预防 NAFLD 的发生，减轻 NAFLD 临床症状。一项前瞻性临床研究表明酒精性肝病患者存在菌群失衡，而在常规治疗时给予口服双歧杆菌和乳酸杆菌，肠道菌群恢复正常，益生菌治疗组肝功能的改善更为显著。

　　完整的肠黏膜屏障和肝脏防御功能在保持机体内环境稳定中起着重要作用。一旦肝脏与肠道之间的平衡被打破，肠黏膜屏障破坏、细菌移位致使肝脏和循环系统内毒素升高引起炎症传导信号级联反应，将会导致肝脂肪变性、肝炎等肝脏疾病；肝损伤也会反作用于肠道黏膜屏障。探究肠道微生态、肝脏和肠道免疫调节、胆汁酸代谢三者之间的联系，进一步明确肝肠免疫信号通路和肠道菌群在"肝-肠轴"中的作用，将有利于临床深入了解肝脏及胃肠疾病的病理机制和发现新的治疗措施。

第二节　肠-脑轴

　　人们早已认识到肠道与大脑存在联系，当胃肠功能改变时，通过自主神经反射导致的恶心、饱腹感和疼痛实际上就是大脑与之联系的反映；反之，当人产生压力和焦虑等情绪反应时，也会影响胃肠道功能，出现胃肠分泌功能和运动功能的紊乱。肠道中最多的微生物是肠道细菌，肠道菌群是生活在机体肠道中的微生物菌群，这类特殊的微生物在机体营养物质代谢、机体发育、免疫力以及多种疾病的发生等方面都非常重要。漫长的协同进化过程中，肠道菌群与宿主形成了紧密的共生关系，在功能上相当于宿主的一个器官。腹腔已被称为人体的"第二大脑"，通过改变肠道微生物群能够影响大脑的生理、行为和认知功能。近年来，越来越多的动物和临床研究表明肠道菌群在胃肠道与中枢神经系统双向应答中发挥了重要作用，尤其是与中枢神经的功能发育、疾病发生等密切相关。有关动物和人的大量证据显示肠道微生物可通过激素、免疫因子和肠道细菌产生的代谢产物影响大脑功能，提示通过调节肠道微生物可能会改善或治疗大脑疾病。肠道微生物与大脑间相互影响，存在双向信息交流网络，其作用的确切机制尚未被完全理解和阐明，该领域已成为发育和神经科学关注的焦点。

一、肠-脑轴的概念

肠道微生物可保护宿主免受病原菌的侵染，参与饮食消化、营养摄入、代谢药物和致癌物，并影响脂肪的吸收和分布。肠道菌群不仅与感染性疾病、肠道慢性炎症性疾病、过敏性疾病、自身免疫性疾病及代谢性疾病等密切相关，还与机体能量代谢、神经递质的信号传递密切联系。肠道是有大量免疫细胞聚集，上亿肠道神经元和肠道细菌共存的器官，肠道细菌、神经元与免疫细胞可以通过各种神经信号物质[如单胺类神经递质 5-HT、去甲肾上腺素（NE）等]的变化，通过免疫细胞、各种细胞因子和相关的激素[如促肾上腺皮质素释放因子（CRF）、促肾上腺皮质素（ACTH）、肾上腺皮质酮等]来实现脑和肠的双向交流。

胃肠道与中枢神经系统在不同层面的联系和信息交流体系被称为肠-脑轴（gut-brain axis，GBA），也称脑-肠轴；肠-脑轴包括脑和脊髓、自主神经系统、肠道神经系统及下丘脑-垂体-肾上腺轴，涉及神经、激素、神经肽和细胞因子等；肠-脑轴进行双向信息交流，外源性信息（如视觉、嗅觉等）或内感性信息（如情感、思维等）通过中枢神经系统传出神经冲动影响胃肠道感知、运动及分泌功能，而内脏感应也可以通过肠神经系统影响中枢神经系统的感知、情绪和行为。临床和实验室证据均表明肠道菌群作用于肠-脑轴，不仅在局部作用于肠道细胞和内脏神经系统，还通过神经内分泌和代谢产物直接作用于中枢神经系统。正常情况下，菌群可以通过自身或代谢产物影响机体，机体也可以通过神经、免疫和内分泌等途径监控、调节肠道菌群的变化，使其顺应环境变化，保持微生态的平衡，因而称之为微生物-肠-脑轴（microbiome-gut-brain axis，MGBA）。目前的证据显示，肠道微生物群和中枢神经系统通过神经解剖通路、神经内分泌、免疫系统和肠道细菌产生的代谢产物等途径相互发挥作用，这一观点开辟了一条崭新的途径来认知大脑的功能与健康和疾病的关系。

二、肠-脑轴的组成

狭义的肠-脑轴包括脑和脊髓、自主神经系统、肠道神经系统及下丘脑-垂体-肾上腺轴，涉及神经、激素、神经肽和细胞因子等。中枢神经系统可通过交感和副交感神经调节肠道和肠神经系统，也可通过下丘脑-垂体-肾上腺轴、交感-肾上腺轴和下行单胺能通路来影响胃肠道的功能并接受肠道的反馈调节。

广义的肠-脑轴是指微生物-肠-脑轴，其组成包括肠道微生物群及其代谢产物、肠道神经系统、自主神经系统中的交感和副交感支、神经免疫系统、神经内分泌系统和中枢神经系统；脑的各级中枢和脊髓接受内外环境变化时传入的各种信息，经过整合再由自主神经系统和神经-内分泌系统将其调控信息传送到肠道神经系统或直接作用于胃肠效应细胞；肠道菌群及其代谢产物不仅维持神经系统的正常发育，也参与了多种精神疾病和心身疾病的病理生理过程，甚至影响个体社交行为和认知功能。微生物-肠-脑轴正逐步取代肠-脑轴在神经系统疾病预防与治疗方面发挥更精准的调节作用。

三、大脑对肠道功能及肠道菌群的影响

胃肠运动受中枢神经系统调控，如电刺激猫的前乙状回、后乙状回可引起胃的兴奋性改变，刺激大脑皮层边缘前叶可抑制胃窦运动、增强胃体的运动等。一般认为，中枢神经系统对胃肠道的调节主要是由脑的各级中枢和脊髓接受体内、外环境传入的信息，经整合后由自主神经和神经内分泌系统将调控信息传递到胃肠道的肠道神经丛或直接作用于胃肠道平滑肌细胞，以调整胃肠道各段平滑肌的活动而共同完成的。大脑对肠道功能具有重要的调节作用，包括胃肠蠕动、消化液的分泌及肠黏膜免疫反应等，肠道蠕动的快慢影响细菌定植，蠕动快肠道细菌不容易停留，蠕动慢则菌群容易过度生长；大脑还可以通过改变肠黏膜的通透性进而调节肠道菌群的构成。研究报道，在应激状态下肠上皮细胞通透性改变更易出现细菌移位和诱导肠黏膜的免疫炎性反应，在慢传输型便秘患者中自主神经可降低巨大移动波的形成；而在腹泻患者中自主神经可增强结肠巨大移动波，结肠腔内菌群明显失衡。长期过度的精神紧张、劳累等均可使迷走神经反射性亢进，造成胃酸分泌增加、胃运动增强。交感神经兴奋可使胃黏膜血管收缩，促进胃肠疾病的发生。对功能性胃肠疾病患者进行精神因素调查发现大多数患者存在焦虑、抑郁等情绪异常。例如，功能性消化不良患者的情绪应激变化可通过大脑边缘系统和下丘脑使自主神经功能发生改变，导致胃肠功能失调，并影响内脏感知；其焦虑和抑郁评分显著高于正常人群，且消化不良症状与焦虑、抑郁评分呈正相关。

影响宿主早期肠道菌群定植的因素有分娩方式、喂养模式、居住环境、年龄大小、遗传基因、感染暴露及抗生素使用等。肠道菌群的种类和饮食习惯有直接关系，不同地域饮食习惯有所不同，同一地域也有喜盐喜辣口味的差异，取决于大脑中枢的选择。摄食是动物的一种反射性活动，动物摄食后营养物质接触胃肠道从而刺激脑肠肽的释放，通过迷走传入神经元将信号传递给中枢神经系统，神经中枢将信号整合后经传出神经到达效应器官以促进或抑制摄食。人为改变饮食模式不仅影响营养物质的吸收，也直接影响肠道菌群的组成结构：西方高脂、高蛋白饮食能够抑制肠道微生物发酵，而富含多糖类和淀粉类的饮食结构作用则相反，摄取大量动物性食品的人会增加对胆汁耐受性较好的细菌，而能分解碳水化合物的厚壁菌门细菌则相对减少。宿主的情绪状态也可以影响肠道菌群组成，精神应激诸如与母亲分离、拥挤、环境炎热及声响等均可激活中枢神经系统相关部位的神经活动，同时将信号通过脑-肠轴下传，改变胃肠道动力，激活肠黏膜免疫，破坏肠道黏膜屏障功能，导致肠道菌群结构改变。有研究发现仅仅应激暴露2个小时即可发现主要类群的肠道菌群有所减少；小鼠在慢性应激下会有明显的抑郁行为，其大脑神经活性增强，肠道免

疫激活出现低度炎症浸润，同时肠道菌群亦发生改变；长期处在压力下会导致小鼠肠道厌氧菌增多和肠道菌群多样性降低。

四、肠道菌群对脑及中枢系统的影响

肠道正常微生物作为重要的环境因素影响着大脑的发育和功能，肠道微生物可以影响行为和中枢神经系统功能。来自美国加利福尼亚大学旧金山分校、亚利桑那州立大学和新墨西哥大学的研究者们得出结论，肠道微生物群释放的化学信号会经迷走神经传递，沿着神经系统"高速公路"，从消化系统一路传导至脑底。这些信号可能会影响情绪和食欲，并促使我们食用最有利于细菌生长的特定营养物质。

肠道菌群不仅调控肠道活动及对食物的选择，还参与调控脑发育、应激反应、焦虑、抑郁、认知功能等中枢神经系统活动。在无菌动物研究中发现正常肠道菌群对神经系统正常发育尤为必要，缺少肠道菌群，神经系统功能难以发育成熟。Collins 等研究发现在缺少肠道菌群的条件下，肠神经系统（ENS）神经元密度降低，神经元神经节数量减少，肠肌层氮能神经元比例增加。肠道细菌可能在生理生长的同时帮助塑造大脑的结构，并且当成年时可能影响我们的情绪、行为和感觉。国外学者用 MRI 扫描来研究数以千计志愿者的大脑来比较大脑的结构和肠道内不同细菌类型的关系，发现大脑区域间的连接是不同的，是依哪类细菌主导性地寄生于个人的肠道中而定的，所以推断出特定的不同微生物混合在我们肠道中可能帮助塑造了大脑的某些类型。这一观点开辟了一条崭新的途径来认知大脑的功能和健康与疾病的关系。

无菌小鼠（GF）与无病原菌且维持正常肠道菌群的小鼠（SPF）相比更容易表现出肌动活动增加和焦虑行为减少，而无菌小鼠的去甲肾上腺素、多巴胺和终脑皮层纹状体的 5-HT 的含量都显著增高；当使无菌小鼠具有正常肠道微生物菌群时，它与 SPF 小鼠的肌动活动和焦虑行为一致，表明微生物的定植过程激发了参与肌动活动和焦虑行为的神经细胞线路的信号机制，胃肠道菌群的定植影响大脑的发育。肠道菌群改变可以影响肠-脑轴的功能，进一步影响抑郁和焦虑等行为。给予小鼠连续使用混合抗生素 1 周，小鼠肠道微生物菌群组成改变同时小鼠焦虑性行为减少，探究性行为增加；停止使用抗生素 2 周后，小鼠肠道微生物菌群恢复正常，行为也正常。研究还证实肠道菌群对神经调节和行为影响有相应的时间窗，当无菌鼠在生命早期接触到肠道菌，它们将表现出与普通成年鼠相似的行为特征和基因表达，无菌鼠成年后才接种同样的肠道菌，则无法改变它们的行为。

大量的动物实验证实了肠道菌群对中枢神经系统的作用。在无菌条件下小鼠体内参与突触形成和神经递质释放的重要蛋白突触素和突触后致密物质-95 的表达明显增高，伴有小鼠神经兴奋性升高，焦虑行为减轻。脑源性神经营养因子（BDNF）是一种活跃的蛋白质，存在于大脑海马区、皮质层、小脑和某些负责学习记忆的重要区域；海马内 BDNF 水平与焦虑和抑郁有关，海马内 BDNF 增加时，具有抗焦虑和抗抑郁作用。无菌动物大脑中 BDNF 表达减少而出现记忆障碍；给无菌小鼠定植来自普通小鼠的菌群，无菌小鼠的行为变得与普通实验室小鼠相似（焦虑程度增加），对其海马组织分析表明 BDNF mRNA 的表达下调；与 SPF 大鼠相比无菌大鼠在急性应激状态下表现出更明显的焦虑行为和更大幅度的下丘脑

-垂体-肾上腺（HPA）轴神经内分泌活动，肠道菌群对行为的影响可能与BDNF有关。

小鼠肠道感觉细胞通过血清素直接与肠道神经元进行"对话"，使大脑知道某些化合物是否存在。研究证实肠道菌群的代谢产物短链脂肪酸（SCFA）具有调节肠内分泌细胞分泌血清素的功能。来自美国加州大学旧金山分校的研究人员通过研究小鼠肠道类器官和肠道组织切片中一种关键的肠道感觉细胞（即肠嗜铬细胞），揭示分子信号如何激活肠嗜铬细胞以及这些细胞如何将这些化合物的存在传递到中枢神经系统。肠嗜铬细胞是一种肠上皮内分泌细胞。它们仅占肠上皮的不到1%，但是负责产生身体90%的血清素，这些细胞发挥着化学传感器的作用，能够检测肠腔中的分子，并且做出反应，分泌血清素来触发神经元控制的肠道运动、收缩和疼痛。但这些肠腔分子可能是什么，血清素如何发挥它对神经元的影响，仍然是未知的。

在中枢神经系统控制下人为改变饮食模式能够改变肠道菌群组成，而饮食引起的肠道菌群变化反过来也会影响机体的焦虑、记忆或认知灵活性；有关这方面的研究发现，相比于正常饮食组小鼠，高糖饮食组小鼠拟杆菌明显下降，小鼠的空间偏差在早期发展过程中明显受损，梭菌目较高及拟杆菌较低与较低的认知灵活性有关，提示肠道微生物的变化可能会导致认知功能的改变。补充益生菌可以直接改变肠道菌群的构成和功能：研究发现乳双歧杆菌、保加利亚乳杆菌、嗜热链球菌、乳酸乳杆菌4种益生菌的联合使用可以改变健康的志愿受试者脑岛中后部的脑活性，而脑岛是大脑中调节来自肠内感受信号非常关键的区域，并且在焦虑症发生中具有重要作用；给予含瑞士乳杆菌R0052和长双歧杆菌R0175混合物处理慢性应激下的小鼠，它们的焦虑、抑郁、自闭等异常行为能够得到恢复；而人体试验证实摄入乳酸菌可以通过迷走神经调节中枢GABA受体进而影响人体的免疫和情绪变化。

五、肠道菌群对中枢神经系统的调节机制

肠道菌群之所以能对大脑产生一系列的影响，有赖于肠道菌群和大脑之间互通的信号通路。肠道菌群和大脑之间的沟通途径是一个复杂的网络，其中涉及免疫、神经、内分泌等多个系统的相互交叉作用，而确切的机制尚不明确。目前得到认可的是肠道菌群通过神经途径、内分泌途经、免疫途径及代谢途径参与了肠道和中枢神经系统的双向调节。

（一）迷走神经途径

肠道神经系统可以通过自身的肠神经（自主神经系统分支）和迷走传入神经将肠道所感觉的信息直接传入大脑。事实上，迷走神经途径是肠道菌群对中枢神经系统产生影响的主要途径，在迷走传入神经上分布着大量肠道调节肽和肠道代谢产物的受体，可将信号传到大脑。肠道微生物菌群可以产生儿茶酚胺类、GABA、5-HT、褪黑激素、乙酰胆碱等神经信号物质，通过迷走神经影响中枢神经系统。迷走神经是肠腔到延髓孤束核的主要通路，也是肠道微生物与中枢所调节的行为之间神经交流的重要途径，可通过选择性迷走神经切断术预防微生物引起的相应机体应激效应。中枢神经GABA受体的异常表达与焦虑、抑郁有关；研究发现益生菌可通过迷走神经调节大脑皮质GABA受体表达，从而减轻焦虑、抑

郁行为；切断迷走神经后，食用鼠李糖乳杆菌小鼠不再表现出抗焦虑和抗抑郁效应，同时中枢 GABA 受体 mRNA 表达不再发生改变。Bercik 等发现长双歧杆菌 NCC3001 可以逆转小鼠炎症和结肠炎诱导的焦虑以及海马 BDNF mRNA 的水平，将小鼠迷走神经切断后，长双歧杆菌 NCC3001 对小鼠不再具有抗焦虑效应，表明益生菌的这种抗焦虑效应是依赖于迷走神经系统实现的。

（二）神经内分泌途径

肠道被认为是人体内最大的内分泌器官。首先，肠道微生物菌群可以调节肠道内分泌细胞分泌多种激素，如脑肠肽、瘦素、促肾上腺皮质激素释放因子、促肾上腺皮质激素、肾上腺皮质酮等激素类物质，实现肠和脑之间的信息交流。例如，肠道菌群可以调节肠嗜铬细胞释放 5-HT，调节大脑的情绪活动。其次，肠道微生物代谢过程也可产生多种信号物质，如 γ-氨基丁酸、多巴胺、褪黑激素、乙酰胆碱等神经信号物质，激活肠神经系统，进而通过迷走神经上行传入中枢神经系统。5-HT 是最重要的神经递质，肠道细菌在肠道和多个脑部区域的 5-羟色胺能通路中发挥作用。无菌小鼠血浆中 5-HT 和 5-羟吲哚乙酸水平显著升高，其中 5-HT 升高水平是抗抑郁药所引起的 5-HT 升高水平的 1.3 倍，并且即使这些小鼠在之后的生活中定植了正常微生物，却仍保持 5-HT 升高的水平。肠道微生物群的缺乏和肠道 Toll 样受体（TLR）表达低或缺乏本身就可使肠道产生对致病源的神经内分泌反应；TLR4 敲除小鼠对革兰氏阴性细菌产生的脂多糖反应性降低。与 SPF 小鼠相比，轻度束缚应激导致无菌小鼠的肾上腺酮和促肾上腺皮质激素明显增加。无菌小鼠的应激反应能够被 SPF 小鼠的粪便微生物部分逆转，而且能够被婴儿双歧杆菌（B. infantis）完全逆转。表明含有肠道微生物的粪便对于出生后应激反应的发育至关重要。

肠道微生物代谢的其他产物，如短链脂肪酸类，多为肠道厌氧菌发酵产物，可被肠上皮细胞和肠内分泌细胞上的受体识别，也可影响神经系统；而氨基酸代谢产物多胺类（包括腐胺、精胺、亚精胺、尸胺等）可影响个体的应激反应。肠道微生物菌群通过调节肠道内分泌细胞激素的分泌，生成脑肠肽、瘦素、促肾上腺皮质激素释放因子（CRF）、促肾上腺皮质激素（ACTH）、肾上腺皮质酮等激素类物质直接作用于脑。胃饥饿素、胃泌素、胰多肽肠、促胰酶肽、瘦素等肠多肽类可以调节宿主的多种生理行为诸如摄食、能量平衡、生理节律、觉醒和焦虑等。

肠道微生物群还可以通过改变神经递质前体物质的水平来调节关键的中枢神经递质的含量，已有报道称细菌可以合成和分泌神经递质，乳酸杆菌和双歧杆菌可合成抑制性神经递质 γ-氨基丁酸；大肠杆菌、芽孢杆菌和酵母菌可合成去甲肾上腺素；含珠菌、链球菌、大肠杆菌和肠球菌可合成 5-HT；芽孢杆菌可合成多巴胺；某些种类的乳酸杆菌可合成乙酰胆碱，这些微生物合成的神经递质可穿过肠黏膜层，可能会调节脑的生理效应。

（三）肠道免疫系统途径

肠道菌群是驱动出生后免疫系统发育成熟和诱导免疫反应平衡的基本（原始）因素。肠道黏膜淋巴组织含有的免疫细胞占整个机体免疫细胞的 70%～80%，肠道黏膜免疫系统同肠道菌群拥有非常复杂的相互关系。肠道免疫系统的发育依赖于肠道微生物群，无菌小鼠几乎无免疫活动,但给予其一定的微生物便能产生免疫功能。肠道内分段丝状杆菌(SFB)能够恢复肠道 B、T 淋巴细胞的全部功能。小胶质细胞是大脑中最丰富的免疫细胞,小胶质细胞作为巨噬细胞的一种,在中枢神经系统免疫功能中发挥重要作用,包括吞噬作用、抗原提呈、细胞因子的产生和激活炎性反应。微生物群可影响小胶质细胞的成熟和功能:与正常小鼠相比,无菌小鼠在皮质、胼胝体、海马、嗅球、小脑灰质、小脑白质等部位中不成熟小胶质细胞的数量明显增加。

细菌通过多种途径与宿主交流,其中宿主细胞的 Toll 样受体(TLR)发挥着关键的作用;人体固有免疫系统细胞上存在 10 种 TLR,这些受体的激活是固有免疫系统的途径,是产生细胞因子反应的第一步,同时这些受体也广泛分布在神经元上。细胞表面的 TLR 可以与微生物相关分子结合,激活一系列胞内反应,刺激促炎细胞因子的释放,引发炎症。一方面,肠道菌群诱导产生的细胞因子可以穿过肠道黏膜进入循环系统,通过血脑屏障上的转运系统至人脑,直接对大脑功能产生影响;另一方面,脑实质内存在的被视为大脑中固有免疫系统的小胶质细胞和脑脊液中的白细胞以及在室周、脉络丛和脑膜内存在的巨噬细胞和树突状细胞等细胞表面存在 TLR,能与 MAMP 产生应答并释放细胞因子,同时血管周围的巨噬细胞和脑小血管上皮细胞上的 IL-1 受体可以和肠道菌群产生的 IL-1 结合,对中枢神经系统产生影响。肠道微生物菌群还可以作用于免疫系统,使血液中促炎细胞因子和抗炎细胞因子水平发生改变,可能影响中枢神经系统从而改变脑功能。研究表明,外周血中 C-反应蛋白、白细胞介素-1(IL-1)、白细胞介素-6(IL-6)等炎症标志物升高均可影响大脑导致抑郁。

(四)肠道代谢调节途径

肠道微生物代谢产物会对肠-脑轴及机体免疫系统产生调节作用。肠道微生物菌群代谢产物短链脂肪酸(short chain fatty acid,SCFA)类,多为肠道厌氧菌发酵产物,如乙酸、丙酸、丁酸等,可被肠上皮细胞和肠内分泌细胞上的受体识别,并能影响宿主神经系统。SCFA 可以作为信使物质通过血液循环至大脑,帮助小胶质细胞快速有效地应对炎症反应,SCFA 还有调节肠内分泌细胞分泌血清素的功能。SCFA 不仅通过 G 蛋白偶联受体 GPR41 及 GPR43 影响交感神经及自主神经系统,还可调节血脑屏障通透性维持中枢神经系统内环境的稳定,影响大脑发育及行为,该机制被证实与自闭症的发生发展有关;不仅如此,SCFA 同时参与神经胶质细胞的稳态调节,在维持脑部发育及脑组织自稳态中发挥重要作用。相关实验表明无菌小鼠神经胶质细胞比例发生改变而表现出成熟表型,对中枢神经系统表现出天然免疫损伤,SCFA 同样能够调节肠内分泌细胞释放肽,反向调节肠脑间激素沟通。

肠道微生物能影响色氨酸的代谢,色氨酸是 5-羟色胺的前体,微生物通过激活吲哚胺 2,3-双加氧酶使色氨酸通过犬尿氨酸途径而耗尽色氨酸,5-羟色胺水平降低,从而引发抑郁;犬尿氨酸途径还会产生喹啉酸等代谢产物损害神经。2016 年 12 月加州理工学院的科学家们首次证实肠道菌群的改变可能是导致帕金森病(PD)中运动能力恶化的罪魁祸首之一。在过表达 α-突触核蛋白(α-Syn)的 PD 模型小鼠中,无菌小鼠的运动技能明显优于那些肠道具有完整微生物组的小鼠,移除肠道菌群可恢复 PD 模型小鼠的运动技能;同时也发现肠道细菌分解膳食纤维时所产生短链脂肪酸（SCFA）分子将促进神经炎症的发生，进一步使 PD 恶化。与移植来自健康个体粪便样品的无菌小鼠相比，被移植 PD 患者肠道菌群样本的无菌小鼠表现出更强的 PD 的症状，而且这些小鼠的粪便中含有更高水平的 SCFA。这些研究结果提示科学家们或许可以通过调控肠道菌群及其代谢产物来治疗帕金森病。

六、肠-脑轴相关中枢神经系统疾病及临床应用

肠道菌群组成的变化对正常生理的影响及其在疾病中的作用受到越来越多的关注。肠道微生物菌群失调不仅会产生如腹泻、便秘、腹痛、溃疡性结肠炎等多种胃肠道疾病，还会诱发肥胖、衰老、代谢综合征、糖尿病及癌症等。随着对肠道菌群调控作用研究的深入，研究发现肠道菌群失调可能是孤独症谱系障碍、多发性硬化症、抑郁症、帕金森病和阿尔茨海默病等精神神经疾病的重要原因。

益生菌是一类对宿主有益的活性微生物，补充益生菌可以直接改变肠道菌群的构成和功能。口服益生菌可以逆转应激所导致的焦虑和抑郁；摄入瑞士乳杆菌可以预防小鼠高脂肪饮食导致的焦虑行为；而服用乳酸杆菌可以减轻柠檬酸杆菌属感染引起紧张性刺激的严重度，给予婴儿双歧杆菌则能缓解因母子分离带来的沮丧和抑郁。研究表明，乳双歧杆菌、保加利亚乳杆菌、嗜热链球菌、乳酸乳杆菌 4 种益生菌的联合使用可以改变健康受试者脑岛中后部的脑活性。脑岛是大脑中调节来自肠内感受信号的非常关键的区域，并且在焦虑症发生中有重要作用。由于益生菌可以积极地改善抑郁症或焦虑的症状，因此被称为"精神型微生物"。

（一）孤独症谱系障碍

孤独症谱系障碍（autism spectrum disorder，ASD）是婴幼儿时期一种严重的广泛性发育障碍疾病，也称为自闭症（autism）或孤独症，主要表现出三大症状：社交障碍、交流障碍、刻板行为及兴趣。孤独症谱系障碍一般在 3 岁前发病，有的患者在 6～24 月就表现出孤独症症状。孤独症谱系障碍是一类多因素导致的综合征，基因等遗传因素的病因已经得到证实，多种因素如病毒感染、免疫异常、营养缺乏、重金属代谢异常、出生时父母年龄、父母疾病等也与其相关。Finegold 等采用焦磷酸测序法对 33 例自闭症患儿的肠道菌群进行观察，发现严重自闭症患儿拟杆菌门、放线菌门明显增高，而粪便中呈现较高水平的脱硫孤菌属（*Desulfovibrio*）和普通拟杆菌（*Bacteroides vulgatus*）。后者的特殊变化为发病的原因抑或是疾病的结果尚不能判定，但肠道菌群异常所致代谢紊乱可能是发病机制之一。研究发现，当人体肠道菌群中的一种芽孢杆菌数量占优势时，会分泌神经毒素，造成腹泻或对神经的侵害，水解突触囊泡的小突触泡蛋白，抑制神经递质的释放，从而引起各种行为表现；实验证实肠道微生物的代谢产物丙酸，可引起大鼠患孤独症。

给 ASD 小鼠模型口服罗氏乳杆菌后，小鼠的社交行为得到明显提升；而给 ASD 小鼠模型口服脆弱拟杆菌，可降低肠道通透性，并改善小鼠的重复刻板行为和焦虑样行为等。给患有自闭症的小鼠喂食一种拟杆菌后，小鼠肠道的渗透性得到改善，其肠道内微生物种群更接近正常小鼠，小鼠行动不灵活及焦虑等症状减轻。通过代谢组学分析小鼠血清中的

代谢物谱，发现肠道细菌通过影响一些代谢物的水平来影响小鼠行为，给正常小鼠注射其中的一种代谢物可以导致小鼠行为不正常。有报道给予自闭症患儿服用复合益生菌（VSL#3，含 10 种益生菌）4 周并随访 4 个月，于治疗前、治疗中及治疗后共 6 次进行孤独症诊断观察量表（ADOS）评定，结果发现益生菌治疗可以减轻自闭症胃肠症状的严重度，2 个月后 ADOS 积分由 20 降为 18，4 个月后降到 17（通常 ADOS 积分是非常稳定且极少有波动的），研究者认为益生菌治疗自闭症可以取得意想不到的疗效，尽管这方面需要进一步研究。

（二）多发性硬化

多发性硬化（multiple sclerosis，MS）是一种以中枢神经系统白质脱髓鞘为主要病理特征的自身免疫性疾病，源于神经系统多处斑片状的脱髓鞘，从而表现为多个区域的硬化（硬化斑）。多为急性或亚急性起病，临床表现依病灶的分布部位及大小而异，往往体征多于症状，常见有疲劳、麻木、不协调、眩晕、视力丧失、疼痛、排尿及排便障碍、抑郁等。

动物研究提示肠道菌群在神经脱髓鞘疾病中扮演了重要角色，调整肠道菌群可以导致疾病症状减轻或者加重恶化；肠道菌群被认为是多发性硬化等疾病发生脱髓鞘的初始炎症介导因子。研究证实 MS 患者肠道中厚壁菌、拟杆菌及变形菌等与正常人有差别，厚壁菌门明显减少，而产丁酸盐菌（*Butyricimonas*）也同样减少；古生菌明显增高，甲烷短杆菌（*Methanobrevibacter smithii*）则有潜在的致炎作用；儿童早期 MS 患者肠道中与感染相关的志贺菌、埃希氏肠杆菌、梭菌属增多，棒状杆菌和优杆菌则减少。益生菌对 MS 的干预作用已获得实验证实：单独使用乳酸杆菌或联合双歧杆菌均可以调节炎症因子介导的反应，从而减轻实验性自身免疫性脑脊髓炎模型大鼠的症状。

（三）帕金森病

帕金森病（parkinson's disease，PD）又称"震颤麻痹"，是一种常见于中老年的神经系统变性疾病，患者主要表现为动作缓慢，手脚或身体的其他部分的震颤，身体失去柔软性，变得僵硬。帕金森病是老年人中第四位最常见的神经变性疾病，也可在儿童期或青春期发病。最新研究表明帕金森病的发生可能开始于胃肠道，并通过迷走神经传播到大脑。他们对大约 15 000 名之前接受了胃部迷走神经切断术治疗的患者进行调查，结果发现进行了迷走神经切断治疗的患者可以一定程度地避免发生帕金森病，患者在手术治疗 20 年后，发生帕金森病的风险降低了一半；神经性病变与胃肠道病变可能通过迷走神经联系在一起，可共同作为早期诊断帕金森病的重要标志。

帕金森病最主要的病理改变是中脑黑质多巴胺（DA）能神经元的变性死亡，由此引起纹状体 DA 含量显著性减少而致病。导致这一病理改变的确切病因目前仍不清楚，遗传因素、环境因素、年龄老化、氧化应激等均可能参与多巴胺能神经元的变性死亡过程。许多帕金森病患者在得到诊断之前都曾饱受胃肠道疾病的困扰，提示肠道菌群与帕金森病之间存在关联。来自芬兰的研究者通过比较正常人与帕金森病患者肠道微生物成分特征，发现相比于正常样本，帕金森病患者肠道微生物群中普雷沃氏菌科的丰度发生了明显的下降；而相关的肠科杆菌与姿势不稳定和步伐艰难的严重度呈正相关，提示肠道菌群不仅参与了帕金森病还与疾病运动表现型有关。他们认为如果进一步的研究能够证明帕金森病是由于肠道这种特定微生物的缺失而引发的，那么向患者体内补充此种微生物就可能减缓疾病的恶化，甚至阻止疾病的发生。

（四）焦虑与抑郁症

焦虑（anxiety）是由预先知道但又不可避免的、即将发生的应激性事件引起的一种预期反应，以恐惧、担心、紧张等精神症状为主要表现，同时多伴有心悸、多汗、手脚发冷等自主神经功能紊乱，其核心症状为担忧。抑郁症（depression）是一种情感障碍性疾病，核心症状是情感低落、兴趣和愉快感缺乏及意志行为减退，还包括有不适宜的负罪感、自杀念头、注意力不集中、失眠、食欲障碍等症状。该病具有发病率高、难治愈和高复发率等特点。

抑郁症发生机制除了应激性生活事件和个性特征等心理学解释外，还有单胺类神经递质失衡假说、BDNF 假说及细胞因子假说等。目前越来越多的研究发现肠道与抑郁症密切相关：微生物可能影响色氨酸的代谢，导致 5-羟色胺水平降低，从而引发抑郁，色氨酸的代谢还会产生喹啉酸等神经毒性的代谢产物损害神经；肠道菌群影响宿主的营养吸收和代谢，其中果糖吸收不良与抑郁症的早期标志有关。各种形式的应激，不管是心理、社会的还是生理、物理的，都能够改变肠道菌群，引起乳酸杆菌和双歧杆菌数量减少，特别是双歧杆菌对应激尤其敏感。应激下的小鼠肠道拟杆菌明显减少而梭菌属明显增多；在人体，抑郁症不仅与拟杆菌减少有关，还伴有毛螺旋菌下降。空肠弯曲菌（*C. jejuni*）或柠檬酸杆菌（*C. rodentium*）等病原微生物入侵可引起小鼠焦虑样行为。微生物环境的改变引起宿主免疫系统发育不完善，免疫调节功能受损，机体炎症反应途径过度活化而抗炎症途径发育不完全，使得机体长期处于炎症状态，促炎细胞因子水平上升，抗炎细胞因子水平下降；炎症倾向于影响 Th2 时易出现焦虑症状，倾向于影响 Th1 时易出现抑郁症状。

在最近的一项研究中，研究者给两组大鼠喂食额外的脂肪和无纤维食物，其中一组大鼠还摄入了含有益生菌的饮用水；12 周后进行游泳测试，没有摄入益生菌的大鼠研究组表现出较多的抑郁症症状，而且大鼠大脑组织中的白细胞水平较高，这是机体慢性炎症的一种迹象；而在摄入富含益生菌饮用水的大鼠大脑中，研究人员并未观察到白细胞水平的升高。这或许就表明益生菌能够对机体免疫系统进行"重编程"，未来或有望帮助开发治疗抑郁症的新型疗法。

（五）慢性疲劳综合征

慢性疲劳综合征（chronic fatigue syndrome，CFS）是指一组以不能通过休息得到缓解的疲劳为主要特点，并伴有头痛、咽喉痛、肌肉关节痛、记忆力下降、注意力不集中等症状的综合征，常规检查没有异常发现。随着社会竞争的日趋激烈，生活节奏加快以及工作压力的增大，CFS 将成为 21 世纪影响人类健康的一个重要问题。临床研究发现，CFS 患者胃肠道功能失调，黏膜免疫异常，循环促炎细胞因子水平升高。与健康受试者相比，CFS 患者肠道菌群发生了改变，包括双歧杆菌和大肠杆菌的数量减少，粪链球菌大量增加，部分患者表现出 *Lactonifactor* 和 *Alistipes* 属菌增多。补充有益菌的制剂对 CFS 患者具有一定的治疗价值，一项随机双盲安慰剂对照组的研究选取 39 名 CFS 患者，每天接受干酪乳杆菌治疗，持续 2 个月；结果表明服用乳酸杆菌组不仅乳杆菌和双歧杆菌显著增加，焦虑症状也明显减轻。

（六）癫痫

癫痫（epilepsy）是大脑神经元突发性异常放电，导致短暂的大脑功能障碍的一种慢性疾病。国内癫痫的总体患病率为 7.0‰，约有 900 万的癫痫患者，其中 500 万～600 万是活动性癫痫患者，癫痫已经成为我国神经科仅次于头痛的第二大常见病。难治性癫痫通过药物、饮食、手术、迷走神经刺激等方法仍然无法得到控制，而生酮饮食治疗难治性癫痫已取得确切疗效，从微生态角度探讨难治性癫痫的病理机制具有理论基础。来自加州大学洛杉矶分校的研究人员首次发现了癫痫发作的易感性和肠道菌群之间的因果联系。在一项以小鼠为模型的研究中，研究人员发现，在不到 4 天的时间内，生酮饮食对肠道菌群就产生了很大的影响，生酮饮食小鼠癫痫发作次数明显减少。他们发现在无菌实验室环境中饲养的无菌小鼠或者用抗生素处理清除了肠道细菌的小鼠，生酮饮食不再能够有效地防止癫痫发作，提示生酮饮食的抗癫痫作用需要有肠道菌群的参与。肠道菌群分析发现，嗜黏蛋白阿克曼氏菌（*Akkermansia muciniphila*）和副拟杆菌属某种细菌（*Parabacteroides*）的水平在生酮饮食后显著上升，而这在生酮饮食的抗癫痫作用中发挥了至关重要的作用。

深圳儿童医院王文建课题组采用高通量测序分析难治性癫痫患儿的肠道菌群结构，探讨难治性癫痫的菌群特点和生酮饮食前后的变化。临床研究发现患儿生酮饮食治疗 1 周后癫痫发作有缓解；肠道菌群分析显示癫痫组拟杆菌和放线菌降低，而厚壁菌和变形菌增多；癫痫患儿 *Cronobacter* 属（阪崎肠杆菌）和 *Erysipelatoclostridium* 属的比例增高，但拟杆菌和双歧杆菌的比例下降，表明婴幼儿难治性癫痫存在肠道微生态失衡。随着生酮饮食的治疗患儿肠道菌群中有益菌逐渐增加，有害菌比例减少，开始向健康儿童肠道菌群的结构靠近：拟杆菌属比例增加了 24.42%，普氏菌属增加了 5 倍，阪崎肠杆菌占比从 23.3% 减少到 10.44%。研究证实了难治性癫痫患儿肠道存在微生态失衡且在生酮饮食后可以部分逆转，这为生酮饮食疗法丰富了作用机制，也从全新角度开始探讨难治性癫痫的发病机制，或许可以尝试益生菌或粪菌移植等微生态疗法干预难治性癫痫。

（七）肝性脑病

肝性脑病（hepatic encephalopathy，HE）又称肝性昏迷，是严重肝病引起的、以代谢紊乱为基础的中枢神经系统功能失调的综合病征，其主要临床表现是意识障碍、行为失常和昏迷。肝性脑病肠道菌群的变化较早受到关注：胃肠蠕动减慢和肠道内微绒毛受损，降低了肠道清除能力，增加了过路菌接触和黏附的机会进而导致细菌过度生长；肠道淤血水肿、缺血和缺氧，而肠黏膜内 pH 下降，肠腔内 pH 升高，影响正常菌群的生长；继发感染而长期使用广谱抗生素等因素均可能引起菌群失调；肠道内厌氧菌（双歧杆菌、拟杆菌等）减少，需氧菌及兼性厌氧菌（肠杆菌、梭菌）数量增多。

无论在肝性脑病初期还是极期，肠道菌群的变化都与认知受损、内毒素血症及炎症相关：在初期数量较多的唾液链球菌影响认知、血氨变化，在极期粪便中产碱杆菌及紫单孢菌科细菌和认知障碍相关；初期使用利福西明治疗可以改善认知功能而菌群没有明显改变，在极期则可表现出乳果糖和肠道菌群的变化；乳果糖和利福西明治疗肝性脑病既可以改善肠道微生态失衡也能促进微生物的代谢功能。最近的研究对表现出肝性脑病风险的肝硬化患者进行随机试验，将益生菌试验组和安慰剂组进行对比，发现益生菌组患者的肝性脑病发生率普遍下降；益生菌的补充并不会引发任何副作用，而且没有一个患者表示需要终止治疗，研究结果表明益生菌疗法同当前的标准疗法（乳果糖）非常相似，都可以有效抑制肝硬化患者肝性脑病的发生。

（八）药物成瘾和酒精依赖症

药物成瘾，也称作药物依赖，是一种慢性复发性脑病，其主要的临床特征为强迫性用药行为和反复发生的复吸行为。酒精依赖症（alcohol dependence）是长期过量饮酒引起的中枢神经系统严重中毒，表现为对酒的渴求和经常需要饮酒的强迫性体验，停止饮酒后常感心中难受、坐立不安，或出现肢体震颤、恶心、呕吐、出汗等戒断症状，恢复饮酒则这类症状迅速消失。长期饮用酒精可产生慢性中毒，其病理改变是神经细胞的炎性改变及变性改变，严重者出现脑萎缩、脑的体积减小、周围神经同样受累，并可导致其他脏器的病理改变。

临床观察发现，成瘾人群常伴有便秘等消化道症状，这提示肠道菌群与药物成瘾之间同样存在一定联系。长期使用吗啡可改变肠道菌群组成，肠道屏障功能受损并导致细菌移位，肠道细菌作用于肠神经胶质细胞上 Toll 样受体（TLR）后，引起 TLR 活化及紧密连接蛋白表达降低，肠神经胶质细胞释放的促炎因子通过背根神经节中的传入神经，引起机体对阿片类药物的耐受。酒精依赖患者肠道通透性增加，肠道菌群组成具有一定的特征，与健康人群相比，酒精依赖患者在属水平表现为柔嫩梭菌属、小球菌属和颤杆菌属丰度降低。酒精导致的菌群失调在小鼠表现为厚壁菌和瘤胃球菌减少，拟杆菌数增多；在人体则主要是双歧杆菌和乳杆菌下降。酒精还导致肠道黏膜损伤致使渗透性增加，进而出现肠道细菌过度生长，菌群结构改变。酗酒者肠道拟杆菌较少而变形菌非常高，这样的改变与血清高浓度的内毒素有关；在酒精性肝硬化患者肠道梭杆菌属也非常丰富。另一项研究也证实酒精依赖症存在肠黏膜通透性增高，肠道菌群的构成变化与黏膜功能障碍有关，渗透性较高的患者更易发生肠道菌群的改变；瘤胃球菌属、梭菌属显著减少，而毛螺旋菌、巨球菌属及 Blautia 属则增多。

（九）阿尔茨海默病

阿尔茨海默病（Alzheimer's disease，AD）是一种最常见的老年痴呆疾病，主要表现为渐进性记忆障碍、认知功能障碍等症状，严重影响社交及生活功能。患阿尔茨海默病的风险受多种因素的影响，阿尔茨海默病有两个关键特征：其一是脑内淀粉样蛋白斑块的形成，其二是在中枢神经系统负责免疫系统功能的小胶质细胞出现炎症状态增加。淀粉样蛋白斑块的形成对阿尔茨海默病的发病起主要作用，而有研究认为神经炎症状态会影响阿尔茨海默病，导致认知下降的速率加快。

近日瑞典隆德大学的一项研究表明，肠道细菌可以加速阿尔茨海默病的进展。研究人员通过测序细菌 16S rRNA 发现，与对照组相比，阿尔茨海默病模型小鼠（淀粉样前体蛋白 APP 转基因小鼠）具有不同的肠道细菌组成；与对照组相比，无菌小鼠脑中 β-淀粉样蛋白斑块数量明显更少，而神经元中 β-淀粉样蛋白的聚集是阿尔茨海默病的一个典型病理特征之一；研究显示了肠道细菌和阿尔茨海默病之间的直接因果关系。另一项研究中研究人员给小鼠进行了 5～6 个月的高剂量广谱抗生素处理，结果显示抗生素处理后肠道菌群的多样性发生了巨大改变，而且抗生素处理小鼠的淀粉样蛋白斑块下降了 2/3 甚至更多，而脑内小胶质细胞的炎症状态显著增加，血液循环中一些重要信号分子水平也出现升高。芝加哥大学的研究人员发现广谱抗生素长期治疗能够使小鼠的淀粉样蛋白斑块减少，同时激活脑内的炎症性小胶质细胞。该研究还发现抗生素治疗后肠道菌群发生显著变化，这表明肠道菌群的组成和多样性可能通过调节免疫系统活性进而影响阿尔茨海默病的进展。虽然导致上述变化的机制仍不清楚，但是该研究为进一步探索肠道菌群如何影响脑部和神经系统提供了线索。

伊斯兰阿萨德大学等机构的研究人员首次发现益生菌能够改善人类大脑的认知功能，在最新的临床试验中他们共招募了年龄在 60～95 岁的 52 名患阿尔茨海默病的男性和女性，其中一半患者每日摄入 200ml 富含四种益生菌的牛奶，而另外一半研究对象则摄入不含益生菌的牛奶，这四种益生菌分别是嗜酸乳杆菌、乳酸菌、酵母菌和双歧杆菌（每种细菌约含 4000 亿个）。在为期 12 周的研究中，随机、双盲临床对照试验设在研究开始和结束时，研究人员对参与者的血液样本进行生化分析，同时利用简易智能精神状态量表（MMSE）对参与者进行认知功能测试，结果在接受益生菌的研究组中，参与者的 MMSE 问卷调查得分明显升高，从 8.7 分增加到了 10.6 分，但对照组个体的得分则从 8.5 分降低到了 8.0 分。

（十）其他

已有研究在亨廷顿舞蹈症\肝豆状核变性、精神分裂症、唐氏综合征及格林巴利综合征等疾病中也发现了菌群紊乱及代谢产物异常的证据，但资料较少。

基础和临床研究都证实了肠道菌群-肠-脑轴的存在，肠道共生微生物菌群可通过多种直接或间接途径影响宿主大脑和行为并与中枢神经系统互为影响；但关于微生物-肠-脑轴及肠道菌群引起神经精神疾病的确切机制目前尚不明确，这一领域尚需更多、更深入的研究。与人体自身基因组相比，肠道菌群更容易受到外界环境的影响而发生改变；所以可以有针对性地对肠道菌群结构进行优化，以改善肠道菌群对宿主的影响。相信肠道菌群可以作为一种干预"靶点"在预防和治疗神经系统疾病方面发挥重要的作用。

第三节　肠-肺轴

说到"肺"和"肠"的关系，首先会想中医"肺与大肠相表里"这句话，这是祖国医学较早揭示肺脏和胃肠道关联性的理论。肺主宣发则大肠得以濡润，肺主肃降则大便得以传导。肺气肃降功能与大肠传导功能生理上互为动力，表现为肺气肃降，津液敷布，则肠腑传导正常且大便通畅，同样，肠腑传导有力则大便畅通，也有利于肺气之肃降。这段话说得很透彻，但"肺"的定位主要与呼吸系统相关，"大肠"的定位主要与整个肠道相关；

"肺"负责呼吸换气，"肠"承担消化吸收营养，对于没有学过中医的人可能还是看不出直接的关系。

随着现代研究尤其是微生态学对肺的非呼吸功能、肠的非消化吸收功能的揭示，两者之间联系的途径不断被发现。从解剖生理学角度看，肠源性内毒素经下腔静脉回到右心，并经肺动脉和毛细血管首先到达肺脏，而后经左心和动脉及毛细血管灌流到其他脏器，所以肺脏受内毒素的影响较大；因而重症胃肠病患者常有呼吸道感染并出现呼吸困难。在肺部发生感染时容易发生腹泻，这是由于合并肠道菌群紊乱；在非感染性疾病中也有类似发现，哮喘和慢性阻塞性肺病等患者常同时患有炎症性肠病或肠道易激综合征等胃肠道疾病，而近 50% 的成人炎症性肠病患者或 1/3 的肠道易激综合征患者疾病虽没有明确的急慢性呼吸道疾病史，也常存在肺部炎症或者肺功能损伤；哮喘患者存在肠黏膜功能或结构的改变，慢性阻塞性肺病患者的肠黏膜通透性显著增加。鉴于肺和肠道在生理上相互关联，在病理上亦可相互影响，把肠道和肺部这种相互影响的作用称为肺-肠轴（gut-lung axis）。

一、肠-肺轴的概念

肠道是机体最大的免疫器官，消化道菌群构成和功能的改变通过黏膜免疫系统影响呼吸道，而呼吸道菌群紊乱也通过免疫调节影响消化道，这种肠道和肺部相互影响的作用称为肠-肺轴。

和"肠-肝轴""肠-脑轴"一样，"肠-肺轴"也具有一定的生物学基础：肺与大肠在组织发生学上具有某种程度的同源性；在呼吸功能与消化功能上都具有排泄的特征；肠道菌群/内毒素移位可能是肺与大肠相表里的介导物；都有大面积的黏膜，黏膜免疫可能是联系肺和大肠的效应物质基础；神经-内分泌可能是肺和大肠之间信号通路调控的物质基础。

二、肠-肺轴的生物学基础

虽然成熟的胃肠道和呼吸道存在于不同的环境，行使不同的功能，但它们来源于相同的胚胎起源。组织胚胎学研究发现，胚胎内胚层的腹侧是肺发育的起始部位，消化道的表皮也是由内胚层发育而来。从胚胎发育的角度来看，原肠的前肠发展为肺，原肠内胚层分化为呼吸道上皮和腺体，肺、气管与肠的结构来源是相同的。肺表面活化蛋白 A（SP-A）及肺表面活性物质通过降低肺泡表面张力而维持肺泡稳定，增加肺顺应性，其在肺内含量极其丰富且曾被认为在肺内特有。之后研究发现，肠道炎症疾病中 SP-A 相似分子分布在肠道上皮、肠道绒毛表面，连接组织血管和某些炎症细胞，且 SP-A 相似分子和 CD68 阳性表达的巨噬细胞数量在炎症区域明显增加，高于正常组织。SP-A 这种肺部功能性蛋白在肠道组织中的表达被看成是肺肠具有共同胚胎起源的结果。

从黏膜免疫系统看，肺肠具有免疫相关性。呼吸道、胃肠道具有典型的黏膜结构，它们都是人体与外界进行接触的场所；能大量产生分泌型 IgA（SIgA），是 SIgA 免疫反应的主要场所。黏膜免疫系统是由呼吸道、胃肠道、泌尿生殖道及某些外分泌腺黏膜相关的淋巴组织共同构成的一个相对独立的体系。目前研究提出健康的肠道菌群通过结构性配体，如脂多糖 LPS 和（或）肽聚糖的接触来维持局部免疫反应的平衡，分泌代谢物如短链脂肪酸（SCFA）。微生物的入侵和代谢产物的吸收影响淋巴细胞的循环，并且促进机体免疫反应的调节；成熟的淋巴细胞进入外周免疫器官后，不同种类的淋巴细胞定位于淋巴器官不同部位，其中有些淋巴细胞离开淋巴器官进入淋巴液、血液在体内循环，最后携带抗原再返回淋巴器官，这一过程称为淋巴细胞再循环，亦称淋巴细胞"归巢"。呼吸道和消化道可以通过黏膜淋巴细胞"归巢"及共同免疫系统相联系，使两者发生相关性病理生理表现。有研究者发现，进行异体小肠移植后发生排异反应只局限于小肠与肺，而肺也是最早发生排异反应的远隔器官。

大量研究证实肺与肠道均具有内分泌功能。由肠道分泌的物质，过去重在对其消化吸收功能的研究，现在发现许多新的作用，有些物质可对肺产生影响。例如，由回肠、结肠的 H 细胞分泌的血管活性肠肽，能刺激呼吸和松弛气管，诱发肺通气过度。胆囊收缩素（CCK）具有调节肝肠运动及胆囊收缩、保护胃黏膜的作用，在 SD 大鼠肺组织中有 CCK 受体的表达，外源性 CCK 对 SD 大鼠内毒素血症的肺动脉高压有明显的减轻作用，可改善由此引起的呼吸功能障碍；肠三叶因子的主要生理作用是肠道上皮的保护和修复，同样在呼吸道中的表达高于结肠组织中的表达，且与肺功能密切相关。

三、肺和肠的微生态

（一）呼吸道疾病微生态特点

呼吸系统通常以环状软骨下缘为界，分为上、下呼吸道，上呼吸道包括鼻、鼻窦、咽、咽鼓管、会厌及喉；下呼吸道包括气管、支气管、毛细支气管、呼吸性细支气管、肺泡管及肺泡。呼吸道可以理解为一个与外界开放的盲管结构，内容物为空气，这就决定了呼吸道正常微生物群的密集度和多样性远低于胃肠道。由于呼吸运动菌群不断地经受吸入和呼出，经过进化和选择，使得只有具有较强对抗清除能力的菌群才能够在呼吸道定植。鼻腔主要微生物依次为葡萄球菌属、丙酸杆菌属、棒状杆菌属、莫拉氏菌属及链球菌属；鼻咽部主要微生物依次为莫拉氏菌属、葡萄球菌属、棒状杆菌属、*Dolosigranulum* 属、嗜血杆菌属及链球菌属，与皮肤菌群类似；口咽部主要微生物依次为链球菌属、罗氏菌属、韦荣球菌属、普氏菌属及纤毛菌属；声门水平的菌群种类和分布与口咽部位类似；肺部主要微生物依次为普氏菌属、韦荣球菌属、链球菌属及 *Tropheryma* 属。下呼吸道（BAL 和 PSB）的菌群类型和分布与口咽部菌群类似，只是数量低 2～4 个数量级，没有发现下呼吸道特有的菌群；整个呼吸道菌群存在高度的同源性，下呼吸道菌群仅仅是上呼吸道菌群的一种延续，体现为生物量的不同，从上呼吸道到下呼吸道，菌群数量逐渐减少。

与胃肠道相比，呼吸道表面微生物的生长所需的营养物质较少，不利于微生物的生长，因而菌群较少。呼吸系统的微生物菌群组成主要取决于三个因素之间的平衡：微生物的迁移、微生物的消除、微生物的繁殖。在健康状态下，呼吸系统的微生物菌群组成主要取决于移入及移出，而微生物的自身繁殖所占比例较小。肺泡表面积大，且充分暴露于环境中，同时具备有效的抗菌机制。这些微生物有可能通过呼吸来源于口腔，因此这两个部位的菌群分类是相似的。和周围其他部位相比较，肺泡的普氏菌属大量减少，变形菌门增多，特别是肠杆菌科、罗尔斯通氏菌属和嗜血杆菌菌属。多项研究支持呼吸系统微生物菌群随气流进出和选择性清除是决定肺部微生物菌群组成的主要因素，并非定植和自身繁殖的微生物菌群；有关不同微生物菌群组成和呼吸系统疾病之间的相关性，研究证实在无临床症状的健康人中也存在呼吸系统微生物菌群的变更。肺泡的微生物菌群丰度较低，和周围环境有明显的相似性，肺泡持续不断地存在微生物的进出，并且和身体其他部位相比其生存环境明显不同。肺组织清除微生物菌群是一个活跃且持续的过程，健康的呼吸道有黏膜纤毛层，可以促使微生物菌群沿着纤毛柱状上皮的推动而移动。患者连续性的咳嗽可能会促使整个呼吸道的微生物趋向同质化，也可以造成下呼吸道微生物群的改变。

刚出生的新生儿口咽部微生物来源于母亲阴道，均为母体阴道的正常菌群。随着时间的推移，链球菌属已完全替代母亲产道来源的大肠杆菌等细菌占据主导地位，出生 28 天（1个月龄）时，咽部定植细菌形成以甲型溶血或 α 溶血性链球菌为主要优势菌群，奈瑟菌为亚优势菌群，包括由棒状杆菌属、葡萄球菌属、白念珠菌、厌氧链球菌群和梭杆菌属组成的鼻咽部菌群，此时的菌群组成已基本达到正常成人水平。鼻咽部的优势菌群对维持上呼吸道的菌群稳定起主要的作用，如甲型溶血性链球菌能够抑制肺炎链球菌和化脓性链球菌的过度生长，化脓性链球菌（A 族 β 溶血性）能够抑制金黄色葡萄球菌的过度生长，乳糖奈瑟球菌能够抑制脑膜炎奈瑟球菌的入侵和过度繁殖等。鼻咽部肺炎链球菌、流感嗜血杆菌、卡他莫拉菌和金黄色葡萄球菌既是共生菌群，又是条件致病菌，是目前引起儿童呼吸道和侵袭性感染如血流感染和脑膜炎的主要病原体，因此这些菌群在婴儿和儿童的定植及其影响因素受到临床极大的关注。

（二）呼吸道疾病肺部菌群变化

国外资料显示，儿童及成人社区获得性肺炎（CAP）的主要细菌病原体为肺炎链球菌和流感嗜血杆菌。较早的国内临床流行病学研究显示我国儿童 CAP 的主要病原菌也是肺炎链球菌和流感嗜血杆菌；这与鼻咽部富含肺炎链球菌和流感嗜血杆菌相一致，提示儿童 CAP 的病原体是鼻咽部定植菌群移位引起的。但近年来多项研究表明，儿童 CAP 的主要病原菌以革兰氏阴性杆菌占优势，特别是大肠杆菌和肺炎克雷伯菌。有学者推测国内儿童 CAP 中革兰氏阴性杆菌特别是肠杆菌科细菌占优势可能主要与患者在入院前已经广泛使用抗生素，特别是头孢菌素有关。广泛使用抗菌药物后造成鼻咽部敏感细菌的减少或消失，对抗菌药物不敏感的细菌则得以增殖，而病原体的变化是抗菌药物影响鼻咽部正常菌群定植的结果。不同病原所致的肺炎证实肺炎患儿鼻咽菌群的丰度和多样性明显低于正常儿童，病毒性肺炎患儿鼻咽中优势菌为莫拉菌；非病毒性肺炎患儿鼻咽优势菌可以分为 3 种类型，分别为以肺炎链球菌、流感嗜血杆菌和卡他莫拉菌为主的复合型；病原不明的肺炎则为流感嗜血杆菌为主的复合型。

呼吸道菌群构成和疾病严重度有关。最近一项涉及 383 名 6 个月至 18 岁 CAP 住院患儿的研究，对诱导痰、鼻咽和口咽（NP/OP）样本进行 16S rDNA 测序，结果发现较多的放线菌属、韦荣球菌属、罗氏菌属和乳杆菌科与住院时间大于 4 天呈负相关；而嗜血杆菌属和巴斯德菌较高的相对丰度及链球菌属较低的丰度与转入 ICU 呈正相关。在毛细支气管炎的病例则发现呼吸道合胞病毒（RSV）与咽部菌群的相互作用既可调节宿主的免疫反应，又能决定病情轻重：采用 16S rDNA 测序技术对 1005 例（2011～2014 年）1 岁以下住院的毛细支气管炎患儿住院 24h 内鼻咽菌群进行检测，探讨鼻咽菌群与病情严重程度的关联，结果提示以嗜血杆菌为主要的菌群组入 PICU 次数多，且住院时间长；以葡萄球菌为主的菌群与住院呈负相关；而以莫拉菌为主的患儿，病情最轻但该规律只发生于血清中抗菌肽浓度较低的患儿（LL-37≤46ng/ml）。以嗜血杆菌或链球菌为主的菌群与 RSV 感染及其住院呈正相关，宿主的 TLR 受体、嗜中性粒细胞和巨噬细胞激活信号相关基因表达增加；RSV 感染患儿宿主的干扰素基因表达量上升与菌群无关。

不伴发热的哮喘患者也存在下呼吸道菌群紊乱。高通量测序发现呼吸道的主要菌群包括普雷沃菌、链球菌、葡萄球菌、奈瑟菌、棒状杆菌、韦荣球菌和嗜血杆菌 7 个属，与健康人比较变形菌门，特别是嗜血杆菌属在哮喘（包括儿童和成人）患者支气管定植明显；多元回归分析表明气道中菌群的组成和多样性与患者的支气管高反应性密切相关，特别是变形菌门中的丛毛单孢菌科，草酸杆菌与支气管高反应性呈明显的正相关。这一结果首先提示支气管菌群的异常可能增加气道反应性，参与哮喘的发病机制；而支气管树细菌感染的存在，很可能是吸入激素治疗反应不佳或者以中性粒细胞浸润为主的持续喘息或哮喘的原因。

（三）呼吸道疾病肠道菌群变化

疾病会使下呼吸道内微生态环境发生改变，引起宿主体内微生物组群的变迁和失衡，同时伴随着屏障、免疫功能的受损，进一步促进疾病的发生发展。最为常见的是肺炎儿童存在肠道菌群紊乱，提示肺炎时各种因素所致的肠道菌群失调可能是其并发腹泻的主要机制。当肺部患有感染性疾病时，肠道菌群亦会改变。一项细支气管炎患儿病例对照研究显示，健康对照的肠道菌群主要由大肠埃希菌属、双歧杆菌属、肠球菌/韦荣球菌属及类杆菌属构成；而细支气管炎患儿的肠道菌群中，类杆菌属的比例高，肠球菌/韦荣球菌属比例较低。肺结核感染小鼠的肠道菌群主要表现为菌群多样性减少以及丰度降低，隶属于厚壁菌门的毛螺菌科、瘤胃菌科减少。

过敏性疾病患儿存在肠道菌群紊乱，横断面研究证实在过敏性疾病的高发和低发地区，或同一地区的过敏性疾病患儿和正常儿童之间，其肠道菌群的组成明显不同：过敏患儿粪便中双歧杆菌数量减少或型别存在差异，而大肠杆菌、梭状芽孢杆菌的比例增高；队列研究发现粪便中大肠杆菌及艰难梭菌增加，是婴儿罹患多种过敏性疾病的危险因素。

四、肠-肺轴的机制

（一）肠道菌群与免疫

肠道菌群是驱动出生后免疫系统发育成熟和诱导免疫反应平衡的基本（原始）因素，肠道相关淋巴组织（GALT）是抗原提呈细胞的抗原递呈部位，其结构能够影响淋巴细胞的功能包括引起炎症和诱导免疫耐受等，全身 70%～80% 的免疫细胞分布在肠道相关淋巴组织中；研究发现，GALT 的生成和成熟，CD4$^+$ T 细胞、调节性 T 细胞（Treg）、Th1 或 Th2

反应以及 Th17 细胞的扩增都需要肠道菌群的参与。

共生菌的肠道定植可以驱动新生鼠的肺部免疫反应。肠道共生菌通过促进产 IL-22 的 3 型天然淋巴细胞（IL-22$^+$ILC3）进入新生小鼠的肺部来抵御肺炎感染。肠道菌群与肠道树突状细胞（CD103$^+$CD11b$^+$ DC）之间的互作，会诱导肠道的 IL-22$^+$ILC3 过表达 CCR4 归巢受体，介导肠道 IL-22$^+$ILC3 选择性地进入肺部。肺上皮细胞表达的趋化因子 CCL17 激活 CCR4 受体，促进 IL-22$^+$ ILC3 进入新生小鼠的肺部传播，而肺中高水平的 IL-22 会抑制病原体的增殖。

树突状细胞是一种极其重要的免疫细胞，肠内物质可刺激树突状细胞表达 CD86 和 HEHLA-DR，促进其成熟。微生物菌株特异性对宿主免疫的作用也有不同。肠道菌群还调控着 NK 细胞、嗜酸性细胞、Treg 细胞等 T 细胞亚群的分化成熟。肠道的革兰氏阳性菌群是诱导 IL-17 分化成熟的刺激剂，分段丝状菌（SFB）是诱导 IL-17 分化成熟的主要菌种，能增强小肠对病原菌鼠类柠檬酸杆菌的拮抗。研究证实双歧杆菌能通过刺激免疫细胞分泌 IL-1 和 IL-6 来促进 B 淋巴细胞的分化成熟，增强 NK 细胞的杀伤功能和 T 淋巴细胞的增殖。

短链脂肪酸（SCFA）被认为是影响炎症的一组代谢物，它是肠道菌群分解膳食纤维的代谢产物；SCFA 在免疫细胞如单核细胞的生成中起作用，这些单核细胞迁移到肺部，在那里它们成为能抑制初始 T 细胞分化为 Th2 细胞的树突状细胞，SCFA 也可促进幼稚 T 细胞分化成 Treg 细胞；Th2 细胞过度活跃会引发针对过敏原的抗体细胞因子的大量释放，而 Treg 细胞的抑制会导致对过敏原的免疫反应的失控。

（二）肠道菌群对肺的作用

肠道菌群通过调节下列通路而影响全身免疫系统：增加肠道外 T 细胞的数量、产生短链脂肪酸、增强口服耐受及控制炎症等。肺组织对外来感染的早期固有免疫是肠道菌群通过 NOD 样受体进行系统调节的，肠道菌群还通过调节肺树突状细胞控制 IgA 的生成。

肠道菌群也参与肠道外组织的抗感染过程，目前研究较多的是肠道菌群在肺部感染中的免疫作用。研究表明健康的肠道细菌对肺部健康有益，20% 的肠道菌群耗竭的小鼠在感染肺炎后的 50h 内死亡，而所有肠道菌群保留完整的小鼠在相同时间内仍存活。研究证实肠道菌群缺失的小鼠对于肺部肺炎克雷伯杆菌的清除能力有明显缺陷，同时伴有 IL-6 和肿瘤坏死因子-α（TNF-α）等炎症因子减少，提示肠道细菌对于肠道外其他器官黏膜的抗菌功能有影响。

有学者在小鼠耐甲氧西林金黄色葡萄球菌急性肺部感染模型中观察肠道分段丝状菌（SFB）含量对宿主肺部防御的作用。他们在耐甲氧西林金黄色葡萄球菌感染小鼠前分别给予不同剂量的 SFB 灌服，观察指标包括细菌载量、肺泡灌洗液细胞计数、细胞类型和细胞因子浓度等，发现缺少 SFB 的小鼠有较重的肺部炎症，肺部细菌载量、肺部炎症及死亡率都明显增高；肠道有 SFB 的小鼠肺部 Th17 介导的免疫因子在感染后升高，肠道没有 SFB 的小鼠在给予 SFB 后肺部 Th17 介导的免疫因子也可以增加。结果表明肠道菌群尤其是 SFB 可以促进肺部 Th17 介导的免疫反应并对抗耐甲氧西林金黄色葡萄球菌的感染。

肺炎球菌是肺部感染的最常见病原，研究结果表明正常的肠道菌群在呼吸道肺炎球菌感染过程中具有保护作用，肠道菌群能提高肺泡巨噬细胞的吞噬功能。研究者将 C57BL/6 小鼠肠道细菌清除后经鼻腔滴入肺炎球菌制造呼吸道感染，接着给予肠道菌群移植，观察炎症指标和肺泡吞噬细胞的功能变化。结果发现粪菌移植后鼠肺部细菌载量和肿瘤坏死因子-α、白细胞介素-10 等炎症指标趋于好转，而缺乏正常菌群的小鼠肺泡灌洗液中巨噬细胞全基因图谱显示代谢途径上调，反映在对细菌脂多糖和脂磷壁酸的反应减弱；与对照组相比，肺泡巨噬细胞对肺炎球菌的吞噬清除功能降低。肠道菌群还参与调节肺部 Th17 介导的抗真菌免疫，肠道菌群在肺部真菌感染时可以通过调节 CD4 T 细胞的极化实现肺部适应性免疫反应。

肠道菌群还能促进肺部的抗病毒防御功能。动物模型发现无菌小鼠或抗生素处理的小鼠其抗流感病毒的固有免疫和适应性免疫反应显著下降，肠道共生菌能够通过刺激炎性小体和诱导固有免疫分子来提高机体的抗病毒免疫反应；流感病毒感染后肠道菌群通过上调 Toll 样受体 7（TLR7）信号通路激活炎症小体而发挥呼吸道黏膜抗病毒免疫作用。肠道菌群的代谢产物也具有抗病毒作用：研究发现异体造血干细胞移植的患者肠道丁酸盐含量越高，患者产生的病毒引发病毒性下呼吸道感染(LRTI)的风险也越低，甚至可降低多达 80%；高表达丁酸盐的细菌与异体造血干细胞移植患者对呼吸道病毒感染诱发的下呼吸道感染的抵抗力增强相关。来自佐治亚州亚特兰大埃默里疫苗研究中心的研究者发现，饲养在无菌环境中小鼠和抗菌药物处理的小鼠对疫苗产生免疫反应的抗体效价降低，当对此类小鼠给予口服带鞭毛的大肠杆菌以重建肠道菌群之后，其针对疫苗的抗体反应恢复正常；肠道细菌会表达一种称为鞭毛蛋白的蛋白质，可激活免疫细胞中的 TLR5 受体，从而发生对流感疫苗的免疫应答，增加抗体的产生。

（三）肠-肺轴的作用途径

呼吸道的免疫功能分为固有免疫（非特异性免疫）和适应性免疫（特异性免疫）功能。呼吸道的适应性免疫反应是由抗体和免疫淋巴细胞所介导。与全身免疫反应相比较，呼吸道免疫反应具有相对的独立性，属黏膜免疫反应的范畴。黏膜免疫系统是指广泛分布于胃肠道、呼吸道、泌尿生殖道黏膜下及一些外分泌腺体处的淋巴组织，是发挥局部免疫功能的主要场所，其中肠道是机体内最大的免疫器官。各个部位的黏膜免疫不是孤立的，而是相互紧密联系的，肠道黏膜免疫系统中激活的 T 细胞和 B 细胞，能够到达多个黏膜相关淋巴组织（包括肠道、呼吸道、生殖道等），发挥针对同一抗原的免疫反应，这种情况称为共同黏膜免疫系统。

肺-肠轴的实现主要通过淋巴细胞"归巢"机制：黏膜淋巴细胞从诱导部位"归巢"到效应部位的过程。黏膜淋巴细胞"归巢"作为黏膜免疫重要活动之一，具有选择性，当一处黏膜发生病变时，产生免疫应答，可能通过黏膜免疫的途径影响传变至另一处，使这种免疫应答被泛化，造成不同黏膜部位对局部刺激产生程度不一的免疫应答。这种黏膜免疫的相互联系，又可能成为病理传变的途径。肠道发生免疫后，产生的大量含 IgA 的 B 细胞由肠道向呼吸道和其他效应部位迁移，这可能是肺部发生移植物抗宿主反应的原因所在，表明肺、肠具有某种共同的生理病理联系及相互影响。因此，黏膜淋巴细胞的"归巢"成为肺肠免疫相关的重要途径。

五、肠-肺轴的应用

近年来对于肠-肺轴的研究，研究人员正在寻找治疗肺部感染而不干扰肠道共生菌群的抗生素，临床探索通过调控肠道细菌影响肺部健康，应用益生菌药物治疗和预防过敏性疾病受到广泛的重视。

（一）益生菌对呼吸系统的作用及机制

益生菌是指给予一定数量的、能够对宿主健康产生有益作用的活的微生物。目前几乎所有的益生菌药物均是通过口服发挥作用的，其机制包括：①通过占位竞争、营养竞争、产生抑菌物质等拮抗病原菌，防治感染；②通过生物转化、合成维生素等参与宿主的代谢；③通过刺激固有和适应性免疫应答，增强宿主的免疫功能；④通过调节树突状细胞（DC）、Toll 样受体（TLR）和 NOD/CARD 的表达，诱导产生调节性 T 细胞（Treg）等发挥免疫调节作用。和肠道菌群一样，益生菌不仅在胃肠道发挥免疫作用，还可以影响全身免疫系统，此作用是由益生菌促进黏膜免疫系统发育成熟和对黏膜免疫系统的调节作用介导的，这是口服肠道益生菌能够对呼吸道黏膜免疫发挥作用的基础。

动物模型证实了口服益生菌有助于增强肺部抗菌作用。败血症模型鼠补充鼠李糖乳杆菌和长双歧杆菌可以减轻全身败血症感染时肺部的炎性细胞浸润，并减少 IL-6、TNF-α 的表达；给予无活性乳酸杆菌的肥胖鼠其肺内细胞因子和其他免疫分子 mRNA 表达显著增加，表明摄入乳酸杆菌可以促进肺部免疫从而抵抗肺部的感染。体外研究发现瑞士乳杆菌和唾液链球菌 ST3 能有效黏附到咽上皮细胞，拮抗化脓性链球菌，并通过刺激促炎细胞表达肿瘤坏死因子来调节宿主免疫。

益生菌同样对呼吸道病毒感染具有防御作用。美国乔治亚州立大学的研究人员用干酪乳杆菌 DK128 对小鼠进行预处理并使其感染了甲型流感病毒，结果显示小鼠产生了抗流感病毒的免疫反应：肺和呼吸道中肺泡巨噬细胞增加，早期诱导病毒特异性抗体出现能够降低促炎细胞因子和先天性免疫细胞的水平。随后进行了对照实验证实，接受低剂量的 DK128 处理的小鼠体重减轻了 10%～12%，但在 H3N2 或 H1N1 病毒致命感染中存活了下来。接受乳酸菌预处理的小鼠，其肺部感染的流感病毒为照组小鼠的 1/18。结果表明用乳酸菌预处理能使小鼠对广泛的原发性和继发性甲型流感病毒感染均具有保护性免疫力。此前的研究证实喂食加氏乳杆菌 SBT2055 可以诱导鼠体内抗病毒基因 Mx1、Oas1a 的表达，通过抑制病毒复制对抗呼吸道流感病毒感染；喂食乳酸杆菌可以减少流感病毒感染小鼠鼻腔的病毒滴度，同时伴有 NK 细胞活性、IFN-γ 及 TNF-α 浓度的增加。

摄入益生菌可减少呼吸机相关性肺炎的发生率，减少健康儿童和住院儿童的呼吸道感染，缩短感冒的病程。益生菌预防呼吸道感染的作用机制包括增强在正常情况下巨噬细胞的吞噬能力、抑制过敏时的吞噬功能，增加抗原特异性 IgG 和 IgA 抗体，抑制炎症时单核细胞的增殖，减少肺部病原菌负担并阻止组织病原菌扩散至血液，增加肺泡液中的 INF-γ、IL-6、IL-4、TNF-α 和 IL-10 浓度，增强 NK 细胞的活性等。

（二）益生菌在呼吸系统的临床应用

儿童呼吸道感染是儿童最常见的疾病，也是目前最常使用抗菌药物的疾病，而抗菌药物必然会影响肠道菌群和呼吸道菌群，是目前引起菌群紊乱的最常见的因素。值得强调的是，呼吸道感染特别是病毒感染既是儿童哮喘急性加重和发作的主要触发因素，又是哮喘形成的重要因素，所以益生菌在哮喘中潜在的有益作用应该受到重视。

1997 年有学者采用随机双盲对照研究，证实了鼠李糖乳杆菌能够显著改善特应性湿疹和可疑牛奶蛋白过敏婴儿的症状。在此后的许多研究中，绝大多数显示乳杆菌和双歧杆菌制剂对 IgE 介导的儿童特应性皮炎有一定的治疗效果，但也有无效的报道。对过敏性鼻炎和过敏性哮喘的治疗研究也有报道，但例数比较少，结果存在差异，初步的结果提示乳杆菌和双歧杆菌制剂对缓解过敏性鼻炎症状具有一定的作用，对过敏性哮喘作用不明显。最近一项有关孕期和婴幼儿早期给予益生菌预防过敏性疾病的荟萃分析纳入了 17 项研究，涉及 4755 名婴儿（其中 2381 名接受益生菌治疗，2374 名作为对照组），与对照组比较，接受益生菌治疗的婴儿有较低的湿疹发病率，尤其是使用混合多种益生菌的婴儿更为明显；但是在出现哮喘、喘息或过敏性鼻炎这方面没有差别；提示孕期和婴幼儿早期应用益生菌能有效预防婴儿期的湿疹，该结果与此前益生菌主要用于湿疹预防的结论相一致。

国内外均有临床研究证实，住院患儿口服益生菌能够降低医院内感染，包括呼吸道和肠道感染的发生率。国内一项对 1503 例住院患儿的医院内感染预防的前瞻性、随机对照研究显示，儿科住院患者常规加用双歧杆菌、乳杆菌、肠球菌三联活菌能显著减少医院内感染的发生，认为与益生菌制剂具有保持肠道微生态平衡、提高局部和全身的免疫功能有关。国内两项大样本、多中心、随机对照临床研究观察应用益生菌药物预防和治疗婴幼儿肺炎继发腹泻的效果，一项使用双歧杆菌、乳杆菌、肠球菌三联活菌胶囊，一项使用酪酸梭状芽孢杆菌和婴儿双歧杆菌活菌散剂，结果均证实预防性使用益生菌能使肺炎继发腹泻的发生率降低 50% 以上，对发生腹泻的患儿治疗性使用也能够明显缩短病程，并减轻病情的严重程度。

国外一项小型随机试验表明益生菌能够预防或治疗呼吸机相关性肺炎。呼吸机相关性肺炎的发病机制复杂，但是通常涉及呼吸道致病菌的定植、生物膜的形成以及口咽分泌物的渗漏对气管插管周围和肺的污染。益生菌预防呼吸机相关性肺炎的确切机制尚不完全清楚，可能与益生菌能产生消除细菌病原体的抗微生物产物，阻断毒素介导的应答，并增强体液免疫和细胞免疫来调节全身免疫应答有关。

一项益生菌用于健康儿童和成人急性呼吸道感染的荟萃分析选取了 2012 年 6 月前发表的 20 篇随机对照研究，Meta 分析显示给予乳杆菌、双歧杆菌益生菌干预可以明显缩短急性呼吸道感染的病程，缩短疾病发作时间，减少日托、上学和工作缺席时间。国内季伟等进行了一项大样本、多中心、随机对照临床试验，评价酪酸梭菌 588 对 6 个月至 3 岁的反复呼吸道感染患儿的预防效果，口服酪酸梭菌 588 或匹多莫德 2 个月，观察 4 个月。结果显示，与空白对照组比较，酪酸梭菌 588 或匹多莫德均能够有效减少呼吸道感染的发生次数，缩短发热、咳嗽和喘息的持续时间，降低抗生素的使用率和使用时间，并且酪酸梭菌 588 在一些方面优于匹多莫德，与国外研究结果相近。

　　近年来国内外许多临床研究和 Meta 分析显示，服用益生菌能够明显减少儿童患上呼吸道感染（包括流感和中耳炎）的次数，明显缩短发热、咳嗽、使用抗菌药物和缺课的持续时间。给予 3～6 岁幼儿口服益生菌（包括嗜酸乳杆菌、双歧杆菌和乳酸菌）联合维生素 C 6 个月，发现干预组上呼吸道感染发病率和呼吸道症状持续天数均明显减少，因病缺席的概率下降；而因病使用抗生素、镇痛剂和止咳药、喷鼻剂等也少于安慰剂组。有关 LGG 的荟萃分析纳入 4 个 RCT 研究，共涉及 1805 名儿童，结果表明 LGG 干预可减少中耳炎和上呼吸道感染的发生率，减少感染后抗生素的使用，分层分析提示 1 岁以上儿童呼吸道感染的次数均有减少。

　　人们也在尝试将益生菌应用于流感的预防。一项包括 1783 名小学生的研究观察了短乳杆菌 KB290 对冬季流感的预防作用，干预组每天口服含有益生菌的饮品 8 周，与对照组比较流感发生率明显降低，这种结果在没有接种流感疫苗的儿童中尤为明显。

　　益生菌药物在儿童呼吸系统疾病的应用可能有更为广阔的前景。目前已有许多临床研究证实了益生菌药物在预防呼吸道感染、预防婴儿早期的过敏性疾病方面具有一定的效果。除了经消化道摄入益生菌外，还可以通过鼻腔和口腔喷雾给予呼吸道共生菌，合适的益生菌菌株、剂量和足够疗程都会对临床产生较好的影响。有关"肠-肺轴"的具体机制及呼吸道微生态制剂的疗效仍然需要大规模的临床试验和基础研究来进一步探索。

（王文建）

参 考 文 献

邓琦蕾, 申元英, 2017. 肠道微生物群在脑-肠-微生物轴中作用机制的研究进展[J]. 实用医学杂志, 33(14): 2404-2407.

贾昊宇, 杨长青, 2018. 胆汁酸在肠-肝轴中的作用[J]. 肝脏, (7): 574-575.

李伟然, 汪志凌, 万朝敏, 2017. 肠道菌群与"肠-肺"轴之间的关系[J]. 中华实用儿科临床杂志, 32(7): 548-551.

刘丹丹, 刘银辉, 唐立, 2017. 肠道菌群与神经精神疾病[J]. 中国微生态学杂志, 29(7): 850-854.

刘玉兰, 2018. 肠肝对话：新篇章[J]. 中华消化杂志, 38(2): 78-80.

皮宇, 高侃, 朱伟云, 2017. 机体胆汁酸肠-肝轴的研究进展[J]. 生理科学进展, (3): 161-166.

王红星, 王玉平, 郭晓欢, 2016. 肠道微生物群-大脑轴及其含义[J]. 中华精神科杂志, 49(4): 265-269.

王文建, 郑跃杰, 2016. 肠道菌群与中枢神经系统相互作用及相关疾病[J]. 中国微生态学杂志, 28(2): 240-245.

Acharya C, Bajaj JS, 2017. Gut microbiota and complications of liver disease[J]. Gastroenterol Clin North Am, 46(1): 155-169.

Ahluwalia V, Betrapally NS, Hylemon PB, et al, 2016. Impaired gut-liver-brain axis in patients with cirrhosis[J]. Sci Rep, 6: 26800.

Brandl K, Kumar V, Eckmann L, 2017. Gut-liver axis at the frontier of host-microbial interactions[J]. Am J Physiol Gastrointest Liver Physiol, 312(5): G413-G419.

Budden KF, Gellatly SL, Wood DL, et al, 2017. Emerging pathogenic links between microbiota and the gut-lung axis[J]. Nat Rev Microbiol, 15(1): 55-63.

Buie T, 2015. potential etiologic factors of microbiome disruption in autism[J]. Clin Ther, 37(5): 976-983.

Chakradhar S, 2017. A curious connection: Teasing apart the link between gut microbes and lung disease[J]. Nat Med, 23(4): 402-404.

Chung L, Orberg ET, Geis AL, et al, 2018. Bacteroides fragilis toxin coordinates a pro-carcinogenic inflammatory cascade via targeting of colonic epithelial cells[J]. Cell Host Microbe, 23(3): 421.

Dejea CM, Fathi P, Craig JM, et al, 2018. Patients with familial adenomatous polyposis harbor colonic biofilms containing tumorigenic bacteria[J]. Science, 359(6375): 592-597.

Dickson RP, Erb-Downward JR, Martinez FJ, et al, 2016. The microbiome and the respiratory tract[J]. Annu Rev Physiol, 78: 481-504.

Fond G, Boukouaci W, Chevalier G, et al, 2015. The "psychomicrobiotic": Targeting microbiota in major psychiatric disorders: A systematic review[J]. Pathol Biol(Paris), 63(1): 35-42.

Grossi E, Melli S, Dunca D, et al, 2016. Unexpected improvement in core autism spectrum disorder symptoms after long-term treatment with probiotics[J]. SAGE Open Med Case Rep, 4: 2050313X16666231.

Harach T, Marungruang N, Duthilleul N, et al, 2017. Reduction of Abeta amyloid pathology in APPPS1 transgenic mice in the absence of gut microbiota[J]. Sci Rep, 7: 41802.

Hov JR, Karlsen TH, 2017. The microbiome in primary sclerosing cholangitis: current evidence and potential concepts[J]. Semin Liver Dis, 37(4): 314-331.

Luna RA, Foster JA, 2015. Gut brain axis: diet microbiota interactions and implications for modulation of anxiety and depression[J]. Curr Opin Biotechnol, 32: 35-41.

Magnusson KR, Hauck L, Jeffrey BM, et al, 2015. Relationships between diet-related changes in the gut microbiome and cognitive flexibility[J]. Neuroscience, 300: 128-140.

Olson CA, Vuong HE, Yano JM, et al, 2018. The gut microbiota mediates the anti-seizure effects of the ketogenic diet[J]. Cell, 174(2): 497.

Sampson TR, Debelius JW, Thron T, et al, 2016. Gut microbiota regulate motor deficits and neuroinflammation in a model of Parkinson's disease[J]. Cell, 167(6): 1469-1480.

Schmidt C, 2015. Mental health: thinking from the gut[J]. Nature, 518(7540): S12-S5.

Schneider KM, Albers S, Trautwein C, 2018. Role of bile acids in the gut-liver axis[J]. J Hepatol, 68(5): 1083-1085.

Wu X, Tian Z, 2017. Gut-liver axis: gut microbiota in shaping hepatic innate immunity[J]. Sci China Life Sci, 60(11): 1191-1196.

第二篇

益生菌药物

第八章

微生态制剂

微生态制剂（microecological preparation）又称微生态调节剂，是根据微生态学原理，利用对宿主有益的正常微生物或其促进物质制备成的制剂，具有维持或调整微生态平衡，防治疾病和增进宿主健康的作用。微生态制剂的研制和应用是微生态学理论在临床实践中的最直接体现，极大地推动了微生态学的发展。微生态制剂包括益生菌、益生元和合生元。益生菌（probiotics）是指给予一定数量的、能够对宿主健康产生有益作用的活的微生物；益生元（prebiotics）是指能够选择性地刺激宿主肠道内一种或几种有益菌的活性或生长繁殖，又不能被宿主消化和吸收的物质；合生元（synbiotics）是指益生菌与益生元制成的复合制剂。

研究揭示，宿主-肠道菌群相互作用的原理，是通过肠道菌群分泌、降解的各种代谢物介导，驱使生态系统在不同生理环境中稳定或恢复。这些代谢产物被称为后生素（postbiotics）。应用后生素可以增强免疫细胞的活性，促使肠道 IgA 浆细胞的产生，从而杀灭侵入体内的细菌和病毒，纠正肠道菌群紊乱，能够对宿主产生有益影响。这是微生态疗法的一个重大进展。

微生态制剂已经广泛地应用于医疗、保健、食品、农业、畜牧业和水产等领域，其中作为药物在临床使用的主要为益生菌。益生菌药物中应用较广泛的菌种有双歧杆菌（*Bifidobacterium*）、乳杆菌（*Lactobacillus*）、酪酸梭状芽孢杆菌（*Clostridium butyricum*，简称酪酸梭菌）和布拉氏酵母菌（*Saccharomyces boulardii*）。

第一节 益 生 菌

一、人类对益生菌的认识过程

人类对益生菌的认识应归功于俄国微生物学家梅契尼可夫（Élie Metchnikoff）和法国儿科医生亨利·蒂萨（Henry Tisser）。20 世纪初期，诺贝尔奖获得者，Élie Metchnikoff（1907年）首先从保加利亚酸奶中分离出保加利亚杆菌（可能为现在的保加利亚乳杆菌），并观察到这些细菌可对人体发挥积极的作用，提出了通过食物补充有益菌可能改变肠道菌群和取代体内有害微生物，而促进健康的观点。Henry Tisser（1906年）首先观察到腹泻儿童大便中一种古怪的、"Y"字形细菌（之后由他命名为双歧杆菌）比正常儿童减少，他提出给患者补充这些细菌可以恢复正常肠道菌群。但直到 1965 年，才提出益生菌的概念，其英文"probiotics"一词来源于希腊文，意思是"为了生命"（for life），益生菌最初的含义为能刺激一种微生物生长的另一种微生物物质（Lilley 和 Stillwell，1965），其反义词为抗生素（antibiotic），或能够促进微生物生长的组织提取物（Sperti，1971），但这一定义均没有被普遍接受。1974 年 Parker 定义益生菌为"能够促进肠道菌群平衡的微生物和物质"。1989年 Fuller 把益生菌定义为"能够通过促进肠道菌群平衡，对宿主发挥有益作用的口服的活的微生物"，此定义指出益生菌应该为活的微生物，去除了包括抗生素和此后称为益生元的物质。1996 年 Arameo 等对益生菌做出进一步定义：益生菌是含生理性活菌或死菌（包括其组分和代谢产物），经口服或经由其他途径投入，旨在改善黏膜表面的微生物或酶的平衡，或刺激机体特异性或非特异性免疫机制，提高机体定植抗力或免疫力的微生物制剂。大量的研究证实，益生菌的死菌体、菌体成分或其代谢产物（培养乏液）也可促进微生态平衡，对宿主产生有益的作用，这一定义当时被多数国内外学者所接受，但该定义范围比较广，不够确切。2001 年 10 月，联合国粮食及农业组织（FAO）和世界卫生组织（WHO）召集专家，制定了《食物中益生菌健康及营养评价指南》，该指南将益生菌重新定义为"给予一定数量的、能够对宿主健康产生有益作用的活的微生物"，其强调两点，即"活的微生物"和"给予一定数量并对宿主有益"。并不是所有的经食物摄入的活的微生物均为益生菌，该指南建议，在某一菌株被称为益生菌之前，至少应按以下方法及标准评价。

1. 益生菌株的属/种/株的鉴定　应明确益生菌的菌株及其种属。目前的证据表明益生菌的作用具有菌株特异性，因此鉴定某一菌株对健康的特异性作用非常重要，能够准确地实现对该菌株的监测及流行病学研究。菌株特性鉴定应采用目前通用的、确定的方法，推荐联合使用表型及基因型。系列的糖发酵试验及葡萄糖发酵的终产物测定是确定表型的关键方法。基因型测定推荐使用脉冲场凝胶电泳（PFGE）。

2. 益生菌株的体外试验　目前应用的体外试验包括①对胃酸的抵抗力；②对胆汁的抵抗力；③对人肠上皮细胞及细胞系和（或）黏液的黏附力；④对潜在致病菌的抗菌活性；⑤降低致病菌的黏附力；⑥胆盐水解酶活性；⑦对杀精子避孕药物的抵抗力（阴道使用的益生菌）。

3. 益生菌株的安全性　长期的观察证实，在食物中的乳杆菌和双歧杆菌是安全的。肠球菌最近已成为医院内感染的重要病菌，并且对万古霉素耐药菌株日益增多，因此生产厂家有责任证实该益生菌株没有传播耐药性和其他机会致病的危险性。

4. 益生菌株的动物及人体体内试验　标准的临床评价包括四个阶段：第一阶段（安全性）、第二阶段（有效性，使用随机双盲安慰剂对照试验）、第三阶段（与标准治疗方法比较的效果）和第四阶段（监测）。

5. 益生菌的声明及标识　在益生菌对健康有益的声明中，应注明该菌株的具体作用。标识应包含益生菌的属、种、株，贮存期末的最少活菌数量，发挥作用的使用剂量，健康功效及贮存条件等。

二、益生菌菌株的筛选标准

益生菌药物的生命力，完全有赖于其所选菌种菌株是否严格按照微生态学规律精心筛选和制备。早在 1992 年 R. Fuller 就在他主编的专著《益生菌的科学基础》中提出了相应标准，我国学者袁佩娜也提出有关益生菌质量的标准，可归纳为安全性、有效性、稳定性和生产实用性。

（1）安全性：①微生物安全的先决条件是菌株的鉴定。FAO/WHO 联合专家委员会提出首先要对待评价的益生菌菌株进行生物学上的分类，即利用生化与遗传学的方法明确菌株的属、种、株。②应用于人类的益生菌应来自人体，且来源于健康人。③菌株必须无致病性和无毒副作用，有安全应用的历史。④明确菌株的抗生素耐药性谱图，不能携带可以转移的抗生素耐药基因。⑤不能使胆盐早期分离。

（2）有效性：应根据使用目的、用途，通过动物实验证实其有效功能和通过体外拮抗试验证实对致病性细菌的抑制作用等，选择有效的菌种，包括①菌株能耐受胃酸和胆汁酸盐；②菌株能在消化道表面黏附定植；③菌株有免疫刺激作用，但没有促炎症反应作用；④菌株对幽门螺杆菌、沙门氏菌、艰难梭菌等致病菌有拮抗作用。

（3）稳定性：制品中活菌的生物学、遗传学特性稳定（制品在使用贮存期间，应保持稳定的存活状态）。

（4）生产实用性：生产用菌种应易于培养生产，适合于大规模工业生产，尽可能使生产工艺和流程简易化，还包括①菌株在生产处理过程中存活力强，对各种工艺条件的耐受能力强；②在产品的使用和保藏过程中保持稳定的存活状态。

作为益生菌的乳酸菌必须是那些被公认为安全的微生物，如果使用的是不具备生物安全性有案可查的新菌种，在实际应用以前必须进行严格的毒理学和耐受性研究。筛选的第二个重要依据是菌株的来源，主要由益生菌产品的用途所决定。作为人使用的益生菌通常需要满足以下的要求。

（1）人体来源，有可考证的安全和耐受记录。

（2）能在胃酸和消化道胆汁存在的情况下存活。

（3）能改善肠道功能，纠正相关各种肠道异常症状。

（4）产生维生素，能释放有助于食物消化、促进基本营养物质吸收、能够减少肠道内的致癌物和有毒物的各种酶。

（5）能黏附到人肠上皮细胞、在黏膜表面定植并能在消化道内生长繁殖。

（6）能产生抗菌物质，并且对各种人体致病菌具有广谱抗菌作用。

（7）具有能刺激免疫功能、增强宿主网状内皮细胞的防御功能。

已有多项研究结果表明，益生菌菌株至少能暂时性地定植于人的胃肠消化道。在筛选新的益生菌时，着重考虑以下几个方面。

（1）免疫学评价：肠相关淋巴组织（GALT）是人体内最大的免疫器官，能与进入体内的黏附性益生菌发生长时间的接触，而益生菌对黏膜的黏附是激发免疫作用的途径之一。益生菌的免疫激活功能对人急性胃肠炎的发生有预防和稳定作用，而且在研究其对大肠癌或膀胱癌的治疗作用时所观察到的益生菌功能也与其免疫调节作用有关，因此，对于潜在的益生菌菌株，需要进一步研究其有益的免疫调节功能，并将体外试验获得的结果与人体临床试验结果进行比较。

（2）产生抗菌物质：乳酸菌通常能产生包括细菌素、类细菌素物质、抗生素、短链脂肪酸（如乙酸、丙酸、丁酸和乳酸等）和 H_2O_2 等在内的一系列抗菌物质，这些物质有助于提高益生菌对胃肠道原有菌群的竞争力，增强益生菌的定植能力。

（3）黏附能力：对于益生菌的部分应用领域而言，益生菌对小肠细胞的黏附作用非常重要。在新的筛选标准中，要求至少用2种不同的方法来研究益生菌对人肠细胞株或人回肠肠黏膜的黏附作用。

（4）工艺方面的要求：很显然，益生性乳酸菌在食品中的应用还需要满足某些加工工艺的要求，如能达到比较高的活菌浓度、不需要苛刻的生长条件、能形成令人愉悦的风味与滋味等，这些特点对于生产功能性食品非常重要。此外，益生性乳酸菌在连续化培养或工业生产过程中作为菌种的遗传稳定性，以及在食品贮藏、运输过程中的存活性能也是不容小视的问题。

（5）新增选择标准：除其他的免疫学评估指标外，新增的一些指标主要是以周围血液淋巴细胞或吞噬细胞的活化作用来衡量益生菌对免疫功能的增强或抑制作用，预计今后在这方面会出现更多新的选择标准。

理想的益生菌应符合的要求见图8-1。

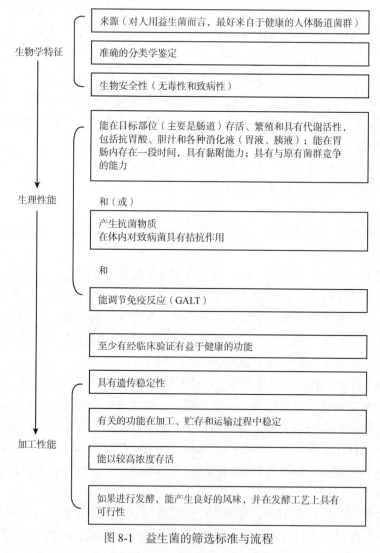

图 8-1　益生菌的筛选标准与流程

三、益生菌的药理学特点

（一）益生菌的药效学特点

与化学药物、传统的生物制品及中成药不同，益生菌是一类新型药物，其作用方式和机制、剂量的标识和疗效评定等均有显著的特点。

1. 菌株特异性　益生菌药物的最大特点是其作用和疗效具有菌株特异性，也就是说，某些特定的益生菌菌株具有的作用并不代表所有该种或该属的益生菌均具有这一作用。菌株（strain）是指由不同来源细菌分离的同一种、同一亚种或同一型的细菌，也称为该菌的不同菌株，如青春双歧杆菌 DM8504 株等。有的实验显示，同一菌种不同菌株的作用差别很大，甚至可能出现相反的作用。

2. 剂量依赖性　益生菌药物的另外一大特点是其作用和疗效具有剂量依赖性。体外研究和临床试验证实，益生菌要具备足够剂量才能够发挥作用，益生菌药物剂量不同，其效果有明显的差异。与化学药物的剂量标识不同，益生菌药物的剂量是以每个包装（片、袋）含有的细菌菌落数（又称集落形成单位，colony forming unit，CFU），即活菌的数量来标识的，一般在 1 亿～10 亿 CFU/包装。各种产品和所使用的菌株不同，其发挥作用的剂量存在很大的差别。有的产品低剂量即可发挥作用，而另外的产品则需要较高的剂量，如婴儿双歧杆菌在每天 1 亿剂量时即可以缓解肠预激综合征（IBS）的症状，VSL#3（一种混合制剂）则需要每天 3 亿～4.5 亿。实际上，不可能制定统一的益生菌剂量标准，治疗所需的剂量只能依靠临床研究确定。

基于益生菌作用的以上特点，在选择和评价益生菌药物时，应该注意药物所含的菌株、剂量及上市后的临床效果评价。

（二）益生菌的药物代谢动力学特点

研究益生菌的药物代谢动力学（简称药动学）应遵循与其他药物相同的原则，但是这类药为活的微生物，具有自我繁殖的能力，因此要考虑以下特点。

1. 给药途径　益生菌药物的作用部位基本全部在胃肠道，尤其是结肠，因此使用途径一般是口服或灌肠。此外需要考虑所使用的菌株在胃肠道中定植、存活和自我繁殖等多种影响因素，如是否能耐受胃酸和胆汁的灭活、对胃肠道中抗生素浓度的敏感性等。

2. 吸收和移位　一般认为胃肠道是益生菌作用的活性部位，不会出现因胃肠道消化、吸收而造成移位，但应该注意的是，在机体免疫功能严重受损的情况下，益生菌菌株有可能移位至肠道以外，引起系统感染。

3. 清除和排泄　目前认为，摄入的益生菌菌株不可能永久定植于人类和动物肠道，其清除和排泄是由两个环节组成的：第一是消灭，细菌细胞的死亡很大程度依赖于胃肠道微生态的组成、酶、灭活剂（胆盐）、上消化道的胃酸攻击、抗生素和抗真菌药物的应用、益生元的应用及药物的剂量等；第二是排泄，即通过粪便排出体外，粪便中回收率是指从粪便中回收的活细菌数量的占比。

目前对益生菌的药动学特性的研究仍处在初始阶段，还需要大量工作以更好地研究益生菌在动物和人体内的时效和量效关系及影响因素等。

四、益生菌的分类

依据益生菌所使用的微生物不同，分为细菌制剂和真菌制剂，前者又可根据菌株的来源和作用机制，分为原籍菌制剂和共生菌制剂。

1. 原籍菌制剂　所使用的菌株来源于人体肠道原籍菌群，服用后可以直接补充原籍菌，发挥作用，如双歧杆菌、乳杆菌、酪酸梭菌、粪链球菌等。

2. 共生菌制剂　所使用的菌株来源于人体肠道以外，与人体原籍菌有共生作用，服用后能够促进原籍菌的生长与繁殖，或直接发挥作用，如芽孢杆菌等。

3. 真菌制剂　目前主要是布拉氏酵母菌，其作用机制类似原籍菌制剂。

此外也可根据益生菌药物所使用细菌的种类是否单一分为单一菌株制剂和多种菌株的混合制剂，如三联制剂、四联制剂等。

第二节　益　生　元

益生菌的应用已有上百年的历史，而益生元（或称益生原）的发现要推迟很多。20 世纪 80 年代日本科学家发现低聚果糖等寡糖类碳水化合物食用后可以逃逸小肠的消化，完整进入结肠，促进结肠中双歧杆菌的增殖，增加肠道中短链脂肪酸的产生量，抑制卵磷脂酶阴性的芽孢梭菌等有害细菌的数量，以及降低蛋白代谢后腐败类代谢产物的含量，有利于机体的健康。随后 20 世纪 90 年代初英国科学家完成了低聚果糖的人体试验，证明低聚果糖具有刺激结肠双歧杆菌生长的功能。由此，开启了益生元类功能食品的时代。1995 年 Gibson 和 Roberfoid 将这种可以促进肠道双歧杆菌等有益菌增殖的物质命名为益生元（prebiotics），也称双歧因子（bifidus factor）。

一、益生元的概念和特性

在 1995 年第一版定义中，益生元是指在上消化道不能被分解的食物成分，进入结肠后可选择地刺激结肠中一种或几种有益细菌（通常是双歧杆菌和乳杆菌）的生长，进而发挥对宿主有益的作用。从 1995 年由 Gibson 第一次提出"益生元"概念之后，20 多年来益生元的定义随着人类对肠道微生态作用与功能的深入了解也在不断更新。国际益生菌和益生元科学协会（ISAPP）2017 年在《自然综述》（Nature Review）杂志中对益生元的定义做了最新版的修订。修订后的益生元定义为可以被宿主微生物选择性地利用，从而对宿主起到健康促进作用的底物。和早期定义相比，益生元的新版定义在应用范围方面做了如下几点扩充和说明。

（1）新版益生元的定义是个广义概念。益生元不仅仅可以选择性地调控肠道中的微生物，同时也可以调控机体其他部位，如阴道和皮肤微生物，并发挥健康促进作用。因此，早期定义的益生元概念相对狭窄，特指口服后通过调控肠道菌群起到健康促进作用的益生元。在上消化道不能被消化酶分解是口服益生元必须满足的基本条件。新版的益生元定义由于在应用部位更为广泛，在上消化道不能被消化酶分解的特征没有提及。

（2）益生元对宿主的健康促进作用①在消化道系统中抑制肠道中病原菌的生长，提高肠道免疫等；②在心血管系统中降低血脂和胰岛素抵抗等；③在精神系统中可以产生对脑神经、能量代谢和认知有调控作用的代谢产物；④在骨骼系统中改善矿物质的生物利用度等。

（3）对益生元功能的认定存在一定的争议。如果人体和动物实验能够证明服用一种底物后宿主临床症状的改善是通过改变肠道微生态的结构和功能来实现的，就可以认定该底物具有益生元的功能。动物实验和人体试验是益生元功能验证中的必需证据。动物实验必须证明调节肠道菌群和促进宿主健康之间有着明确的因果关系，而人体试验要求是具有合理入组和排除标准的双盲试验。

（4）早期的益生元主要包括碳水化合物类物质，如果其他物质，如多酚、不饱和脂肪酸符合上述益生元筛选标准也可以算作益生元。

近10年来随着分子微生态学技术的进展，高通量测序技术和代谢组学技术已经成为肠道菌群研究中最准确的技术手段。越来越多的证据显示丁酸产生菌在维持人体健康方面起到了重要的作用。因此，和益生元早期定义相比，新定义的益生元在选择性调控宿主肠道微生态方面，从过去强调必须促进双歧杆菌和（或）乳杆菌生长，扩充到促进其他肠道有益菌生长，特别是促进丁酸产生菌：罗斯氏菌（*Roseburia*）、真细菌（*Eubacterium*）和 *Faecalibacterium* 的生长。在 ISAPP 对益生元的新版解释中，强调了采用分子微生态学手段，主要是宏基因组学测序技术评估益生元对肠道菌群全面的调控作用，不能仅仅关注双歧杆菌和乳杆菌两种细菌的生长促进作用。饮食中可发酵性膳食纤维对肠道菌群结构与功能的影响是多方面的，从目前益生元对丁酸产生菌的研究中已经发现，有一些益生元可以直接刺激丁酸产生菌的生长，被称为益生元的直接作用。而益生元选择性地刺激部分有益菌生长后产生的代谢产物进一步促进丁酸产生菌的生长，被称为细菌之间的"互养"（cross-feeding），也是益生元选择性刺激有益菌生长的机制之一。因此，必须采用高通量测序手段评估益生元对宿主肠道微生态的调控作用，但是无论采取何种机制，只要能够证明促进宿主肠道内的有益菌生长，都可以被称为益生元。当然，益生元选择的另一个重要条件是不能够促进宿主肠道内病原菌的生长。

益生元选择性地促进肠道中有益细菌的生长是益生元概念的核心。因此，益生元必须是细菌生长的底物，被细菌分解利用后促进其生长，而不是通过作用于宿主免疫或者肠道生理而起到健康促进作用的酶类或者其他生物活性物质。那些可以被细菌利用、促进肠道有益细菌生长的可发酵膳食纤维应该属于益生元的范畴。而不可发酵的膳食纤维，虽然也有可能通过改善食糜在肠道中的转运时间或者改善肠道内容物的含水量来影响微生物的生长，但不能算作益生元。根据前期人体与动物实验，目前公认的益生元主要包括低聚果糖（fructooligosaccharide，FOS）、低聚半乳糖（galactooligosaccharide，GOS）、低聚木糖、乳果糖、菊粉（inulin）、聚葡萄糖等。图 8-2 显示了 Gibson 等根据益生元的新定义区别的益生元和非益生元类物质。

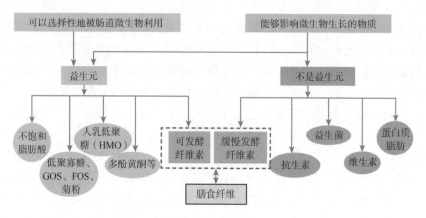

图 8-2　益生元的定义

　　益生元通过促进肠道内有益菌的生长而改善肠道健康的作用已经得到大量的实验证实。由于益生元的功能是通过作为有益菌的底物促进其生长而实现的，益生元的使用剂量就成为是否能真正起到益生元作用的关键。正确的益生元使用剂量是提供益生元功效的前提，过高剂量的使用可能会引起胃肠胀气、腹痛、肠鸣或者腹泻等临床不适症状。益生元的推荐剂量是经过多个实验室的反复临床试验获得的，与益生元的种类相关。目前成年人低聚果糖的日推荐剂量为 12～15g，低聚木糖的推荐剂量为 2～4g，菊粉的推荐剂量为 15g。特别要指出的是除了乳果糖以外的其他益生元在我国均属于功能食品的范畴，不能作为药物使用。而乳果糖高剂量时可以作为治疗便秘、降低肝性脑病患者血液中氨含量的药物使用，低剂量时具有益生元的效果。乳果糖是横跨药物和功能食品的寡糖类产品，使用剂量是关键的因素。作为缓泻药物使用的乳果糖剂量为 30～60g/d，作为益生元使用的剂量为每日小于 10g。由于个体之间肠道微生态的结构和功能因受试者年龄、饮食、健康及其他因素而异，因此，不同个体益生元的功效可能有明显差异。同时益生元在长期食用下由于肠道菌受到驯养，对其降解会增强，导致益生元用量增加但功效可能逐渐减弱。

　　益生菌是可以直接补充的有利于机体的活的菌种，用于维持肠道的微生态平衡；与益生菌相比，益生元作为食品添加剂具有贮存期长，对酸或热稳定性强，有良好的口感和质感，可以耐受消化道内酸、蛋白酶及胆汁消化的特点。经过 20 多年的深入研究，益生元在改善肠道微生态失衡、降低肠道 pH、产生短链脂肪酸方面的作用已经得到了广泛的认可。

二、益生元的生理作用及机制

　　越来越多的证据显示随着社会工业化的发展，特别是近 30 年食品加工业的进步，食品中膳食纤维含量逐年降低，导致人体肠道微生态的多样性显著下降，伴随着人类慢性疾病的发病率逐年升高。提高肠道菌群的多样性，提高肠道内有益菌如双歧杆菌、丁酸产生菌的数量已经成为改善社会居民健康水平、减缓慢性代谢性疾病发生的重要手段之一。益生元的生理功能是促进肠内有益细菌繁殖，优化菌群平衡。一个健康平衡的肠道微生态群落，能够产生平衡的、多种多样的对机体健康有重要作用的代谢产物，对维持机体的免疫力及促进钙、镁、铁等营养物质的吸收起到重要的作用。表 8-1 总结了在世界各国不同种族人群中完成的人体临床试验，证实了益生元在预防人类疾病发生中的作用。

表 8-1　人体试验已经证明的益生元的健康功效

健康功效	益生元
代谢性疾病：干预超重和肥胖、2 型糖尿病、代谢综合征、血脂异常、炎症	FOS、GOS、菊粉
获得食物满足感	FOS
刺激肠道中细菌生长，这些细菌能够分泌影响中枢神经系统活动的代谢产物	GOS
促进钙和其他离子吸收，改善骨骼健康	菊粉、FOS
改善皮肤健康，保湿和减少皮肤红斑	GOS
改善过敏症状	FOS、GOS
预防及缓解炎性肠病	菊粉、乳果糖
促进泌尿生殖系统健康	GOS
改善婴儿排便习惯，改善肠道健康	FOS、GOS
抗感染和增强疫苗应答	FOS、GOS、聚葡萄糖
早产儿坏死型小肠结肠炎	FOS、GOS
预防及缓解肠易激综合征	GOS
防治旅行者腹泻	GOS
改善便秘	菊粉
免疫调节作用	FOS、GOS

注：GOS，低聚半乳糖；FOS，低聚果糖。

从表 8-1 可以看出，人体临床研究多集中在 GOS、FOS 及菊粉这三种益生元当中。这三种益生元是目前世界各国研究最多，功能方面最获肯定的益生元。益生元的单糖组成结构和分子量展现出不同的刺激双歧杆菌生长的效果。菊粉和 FOS 的对比研究已经证实，短链 FOS 的主要发酵部位是盲肠和升结肠，具有明显的促进双歧杆菌生长的功能。相比之下，长链菊粉可以在全结肠进行发酵，但对双歧杆菌的促生长效应不如短链 FOS。和果聚糖类益生元相比，聚葡萄糖对双歧杆菌的生长刺激作用不强，但是对免疫系统具有调节作用。多个临床试验已经证实聚葡萄糖具有增强疫苗免疫应答的功能，而且聚葡萄糖和 GOS 组合能够改善婴儿的排便习惯，增加配方奶喂养婴儿的排便次数。

随着肠道宏基因组学测序技术的进步，人们逐步认识到丁酸产生菌在维持肠道微生态平衡、保护黏膜完整性、提高宿主免疫力、降低炎症反应方面均起到重要的作用。人体肠道内的主要丁酸产生菌来源于厌氧梭状芽孢杆菌亚群 Clostridia IV 和 Clostridial XIVa，主要包括 *Faecalibacterium* spp.、*Eubacterium* spp.、*Roseburia* spp.、*Anaerostipes* spp. 和 *Butyricicoccus*。其中 *Faecalibacterium prausnitizii* 能够产生具有抗炎效果的多肽，抑制核因子 NF-κB 的激活，减少促炎细胞因子 IL-8 的产生，对维持肠道生理稳态起到重要的作用。成年人肠道内 *Faecalibacterium prausnitizii* 含量可以达到总细菌含量的 14%。特别需要指出的是正常 6 个月内的新生儿肠道内丁酸产生菌，特别是 *Faecalibacterium prausnitizii* 含量很低，*Faecalibacterium prausnitizii* 在肠道内的数量从 6 个月到 2 岁之间逐步增高，在儿童期后期和青春期达到高峰。促进肠道丁酸产生菌生长的底物包括抗性淀粉、菊粉、低聚木糖(XOS)、阿拉伯木寡糖（arabinoxylan-oligosaccharide，AXOS）和阿拉伯木聚糖。除了菊粉和 XOS 以外，阿拉伯木寡糖和阿拉伯木聚糖还没有获得欧洲食品安全局（EFSA）对其作为益生元的认可。

三、婴儿益生元

大量的研究已经证明母乳喂养和配方奶喂养的婴儿肠道菌群在结构方面存在着明显的差异。母乳喂养婴儿的肠道菌群以双歧杆菌为主，在早期肠道菌群的多样性比配方奶喂养的婴儿低，而配方奶喂养的婴儿肠道菌群更接近于成年人，菌群成熟提前。造成母乳喂养婴儿肠道菌群和配方奶喂养的主要差异在于母乳中含有大量的低聚糖，又被称为人乳低聚糖（HMO），是婴儿发育生长初期维持肠道菌群正常发育的一种重要的益生元。母乳中的人乳低聚糖是仅次于乳糖和脂肪的第三大固态物质，其浓度为 12～13g/L，是牛奶的 100 倍，在初乳中更高达 22～23g/L，是婴儿的天然食物。目前分离纯化出来的人乳低聚糖有 200 多种，而这些种复杂结构的低聚糖只有在人乳中存在，在除了人类以外的其他哺乳动物中都没有发现。人乳低聚糖的作用有很多种，除了直接作用在婴儿免疫系统，促进婴儿免疫系统的发育外，它还是婴儿肠道有益菌双歧杆菌直接生长的底物，可以促进婴儿双歧杆菌的生长。因此，人乳低聚糖是典型的益生元。

通过对人乳低聚糖的研究，笔者获得了两方面的重要发现。第一，人乳低聚糖在其他哺乳动物母乳中都没有发现，只有人乳中含有，说明低聚糖类化合物在婴儿消化道系统和免疫系统健康发育方面起到了重要的作用；第二，配方奶中需要补充低聚糖类底物，为婴儿肠道微生物中有益细菌的正常繁殖提供营养底物。正是基于对人乳低聚糖的研究结果，在配方奶中添加低聚糖类益生元促进婴儿双歧杆菌生长已经获得市场的广泛接受。和成年人可以使用的益生元相比，婴儿配方奶中允许使用的益生元种类比较少，主要包含低聚半乳糖（GOS）、低聚果糖（FOS）和聚葡萄糖（polydextrose）。GOS 和 FOS 是配方奶粉中最常添加的益生元。大量的临床双盲试验已经证明配方奶粉中添加 8g/L 的 GOS 和 FOS 的混合物（GOS：FOS=9：1）喂养后，肠道菌群结构和母乳喂养的婴儿非常相似，其中双歧杆菌的数量和母乳喂养的婴儿没有差别，证明了低聚糖类益生元在刺激双歧杆菌生长方面起到了和人乳低聚糖一样的作用。同时，采用 GOS 和 FOS 的混合物喂养的婴儿粪便 pH 接近母乳喂养的婴儿；粪便中短链脂肪酸，特别是乙酸的含量显著增加。酸化的肠道环境有利于降低肠道内病原菌的数量。已经有多篇研究报告证明 GOS 和 FOS 的混合物喂养的婴儿粪便中厌氧芽孢梭菌（*Clostridia*），特别是艰难梭菌（*Clostridium difficile*）的数量显著降低。

越来越多的研究显示婴儿早期肠道菌群的正常发育对于建立正常的肠道功能和免疫系统成熟有着重要的作用。配方奶中添加益生元后婴儿排便次数明显增加，粪便变软，接近母乳喂养的婴儿。由于益生元添加后增加了肠道中双歧杆菌的含量，调节了肠道菌群，进而可影响婴儿免疫系统的活性。一项多中心的双盲临床试验证实，婴儿服用含有 GOS/FOS 益生元的奶粉 26 周后粪便中 SIgA 的含量明显增加，接近正常母乳喂养的婴儿。多项双盲随机对照研究显示服用含益生元的婴儿配方奶能显著降低高危婴儿湿疹的发病率，证实了益生元对婴儿过敏性疾病的预防作用。

四、益生元的使用剂量与安全性

益生元被摄入后不能被人体肠道消化及吸收，到达结肠被有益菌发酵产生短链脂肪酸和二氧化碳、氢气等气体。有观察显示每天摄入益生元 20g 以上可引起腹胀、肠鸣、嗳气等临床不适症状；太低剂量的益生元又不能达到促进肠道有益菌生长的功效，因此，益生元合理服用剂量是必须考虑的一个重要因素。

第三节 合 生 元

一、合生元的概念

合生元（synbiotics），是益生菌和益生元的混合制剂，可以同时发挥益生菌和益生元的作用，既可发挥益生菌的生理性细菌的活性，又可选择性地刺激肠道内有益菌的生长，产生短链脂肪酸，使益生作用更显著、持久。合生元的最初引入是为了更好地增加益生菌在肠道内的数量和活性，减少由于胃酸造成的益生菌数量和活性的减弱。合生元并非一种或几种益生菌和一种或几种益生元的简单相加，合生元中添加的益生元必须有实验数据证实能够增加制剂中益生菌在肠道中的存活率和促进其在肠道内的定植，也兼具促进宿主肠道中有益菌生长的作用。其发挥的功效远大于益生菌和益生元各自作用的总和，这样的制剂才可以称为合生元。由于市场上益生菌和益生元的种类繁多，能够形成多种组合，不同的组合可能对宿主肠道微生态产生不同的调节作用，因此设计合理有效的合生元才可以达到调控人体肠道菌群的目的。

二、合生元的作用机制和产品设计

合生元产品中常用的益生菌包括双歧杆菌、乳杆菌属的菌株，布拉氏酵母菌和芽孢杆菌等。常用的益生元包括 GOS、FOS、XOS 和菊粉等。由于益生菌和益生元种类繁多，合格的合生元是有效促进制剂中益生菌生长的对应益生元品种。如果产品中有多种益生菌菌株，要评估组合的益生元是选择性地刺激其中一种还是所有益生菌菌株的生长。同时要证明人体服用后合生元制剂中的益生菌抵抗肠道内险恶环境的能力比益生菌产品要强，在肠道内的存活数量更高。

在评估合生元产品的有效性同时要考虑服用后对宿主肠道和血液内代谢产物的影响。主要考虑的标准包括能够降低肠道内亚硝胺类化合物和致癌物质的含量，提高宿主短链脂肪酸、酮体、乙酸甲酯等对人体有健康作用的代谢产物的水平。减少病原菌生长、降低肠道内致癌物质的含量，降低宿主的过敏反应是合生元产品在设计过程中主要考虑的健康功效。目前市场上的合生元制剂比较公认的健康促进功能包括①提高肠道内双歧杆菌和乳杆菌含量，调节失衡的肠道菌群使其恢复平衡，改善便秘和腹泻；②改善肝硬化患者肝脏和神经系统的功能；③调节免疫系统的活性；④减少住院患者肠道菌群移位的风险；⑤降低血糖和血脂；⑥预防和治疗骨质疏松症。

三、合生元的应用

目前合生元产品已广泛应用于动物饲养及人类保健和疾病临床预防治疗过程中。合生元已逐步取代畜禽养殖中在饲料添加抗生素的习惯，这对于减少细菌的耐药性有重要作用，同时合生元也可以促进畜禽对营养物质的吸收。在人类合生元以保健食品多见，常用于补充婴儿的益生菌源不足、肠道功能不健全者及老年人的抗衰老及心血管疾病或肠道肿瘤预防；临床主要用于急性胰腺炎、肝性脑病、自发性腹膜炎、胃肠道疾病的防治及烧伤、手术患者等。

（一）作为保健品应用

1. 预防心血管疾病和肥胖　血脂、胆固醇的升高是导致冠心病等多种心血管病的重要诱因，合生元具有调节脂肪代谢的作用，可以降低血脂，服用合生元对冠心病、肥胖等都有预防作用。

2. 抗衰老　俄国微生物学家梅契尼可夫认为肠道中的梭菌等有害菌能分解食物产生致病毒素，引发各种疾病及老化，从而提出了"自身中毒"学说；乳酸菌等有益菌则能有效抑制肠道中有害菌增生，减少体内毒素的产生并促进其排出体外。益生菌减少并排除肠道中吲哚、硫化氢、胺或氨等有害物质，清除自由基和刺激并维持免疫功能，从而减少氧自由基对体细胞的损害，延缓细胞的老化过程。

3. 儿童保健　早产儿和新生儿食用含合生元的食品有利于恢复或维持正常肠道菌群，增强胃肠功能，减少过敏性疾病的发生；免疫力水平较低的儿童服用合生元冲剂可明显提高儿童唾液 SIgA 水平；对于免疫力较好的儿童，服用后可帮助维持唾液 SIgA 的有效浓度，增强抗病能力；合生元乳制品可明显减少肠道干粪，降低乳酸浓度等。合生元现常用于改善早产儿、肠道菌群不健全、体质弱、食欲不振、大便干燥等。

（二）临床疾病预防和治疗

1. 胃肠道疾病　调节肠道菌群、润肠通便是合生元最直接最根本的一项功能。合生元不仅可以纠正肠道菌群失衡，拮抗炎症，还能调控肠蠕动，加速食物通过小肠，提高水和粪便的黏合力，增加粪便的容量和重量。因而对于腹泻、便秘、胃肠胀气均有防治作用，细菌性急性传染病儿童日常饮食中添加合生元，完全治愈率显著增高；合生元还作为生态治疗手段用于炎性肠病。

2. 烧伤、创伤及外科手术后　烧伤或创伤多伴有内源性细菌感染，细菌的来源多为肠源性，肠屏障的维护有重要作用。含有合生元（戊糖片球菌、肠膜样明串珠菌、类干酪乳杆菌、植物乳杆菌、β-葡聚糖、菊粉、果胶和抗性淀粉）的早期肠内营养不仅可以改善重度以上烧伤患者机体的营养状况，而且可能通过改善肠道内环境，降低重度烧伤患者炎症应激反应和血浆内毒素水平，并对控制感染有潜在功效；添加合生元、膳食纤维及谷氨酰胺的肠内营养影响创伤患者肠道通透性，胃内潴留的合生元有助于抑制胃肠道中的病原菌，减少继发感染；通过使胃肿瘤术后患者服用合生元（乳酸杆菌和多聚糖）微生态肠内营养制剂可短期提高患者的机体免疫力，同时还可有效降低患者术后感染的发生率。

3. 结肠癌　结肠癌与高脂食物有较大关系，脂肪可促进胆汁分泌而引起肠道中胆酸和胆固醇的增加，它们经肠道细菌作用被转化成为次级胆酸、雌激素、环氧化物、芳香族碳氢化物等具有致癌性的物质，而蛋白质则可在腐败细菌作用下转化为胺类、亚硝基化合物、吲哚、酚类、硫化氢等各种有毒致癌物。合生元能抑制致病菌的生长同时促进肠道蠕动，加快肠内毒素及致癌物的排出，从而减少结肠癌危险因素；合生元还通过影响癌细胞的分化、减少 ras-p21 癌基因表达及增加环加氧酶-2 合成等抑制结肠癌。结肠癌患者服用一定量的合生元（双歧杆菌、乳酸杆菌和菊粉），可以通过提高干扰素的合成而影响癌细胞的致病性；Rafter 等使结肠癌患者服用合生元 12 周后发现合生元可以显著降低结肠的增殖，减少粪便中有毒水分，提高肠屏障的功能。

4. 急性胰腺炎　合生元可以抑制急性胰腺炎的内毒素或细菌移位，并减轻肝脏损伤，其在胰腺炎的治疗过程中不仅能够传递营养素，更可以作为炎症、感染及免疫调控的方法。Bengmark 报道对急性重症胰腺炎早期给予合生元联合肠内营养，不仅可以减轻全身炎症反应综合征，还降低多脏器功能衰竭的发生率，疾病早期应用更为重要；Oláh 等将 45 例重症急性胰腺炎患者分别鼻饲合生元和（或）纤维加热灭活的乳酸菌，发现合生元可以减少胰腺脓肿和坏死发生率。

5. 肝硬化、肝性脑病　肝硬化会导致肝功能障碍、体内有毒物质增加，血氨等代谢产物浓度过高损伤中枢神经系统则产生肝性脑病。合生元可抑制肠内腐败菌、病原菌增殖，能降低血液中内毒素和氨的含量，改善肝脏蛋白质代谢，减轻肝脏解毒的负担；它能刺激肠道蠕动，促进排便，其酵解产生有机酸，使肠道 pH 下降可阻断氨的吸收，减少内毒素的蓄积和吸收。

6. 过敏性疾病　研究报道合生元饮食干预能减轻牛奶过敏的皮肤急性反应，降低过敏反应评分及过敏的发生率，抑制肥大细胞脱颗粒作用。日本学者采用人体试验和老鼠模型均证实含有乳杆菌和右旋糖苷的合生元制剂可以有效减轻尘螨所致过敏反应，作用机制是通过降低血液 IgE、细胞因子浓度，并减少嗜酸性粒细胞的数量；合生元还可减轻相关的过敏症状。

随着人们生活水平的逐渐提高与疾病治疗复杂性的日益攀高，无毒、无副作用、无残留的微生态制剂需求量将日益增加，合生元产品需求量也越来越大。近几年国内外对合生元的开发应用研究速度也将逐渐加快，从益生菌低聚多糖合生元到母乳天然合生元，再到益生菌中草药合生元，正向着高效、多样化的方向发展。

第四节　后　生　素

后生素（postbiotics），也称为"益生素"，或代谢产物、生物源素（biogenics），或去细胞上清液，是指由活菌代谢活动分泌（代谢产物）或细菌死亡溶解后释放的可溶性因子，能够对宿主产生有益影响。可溶性因子包括短链脂肪酸（SCFA）、酶类、多肽类、磷壁酸、胞壁肽（肽聚糖衍生物）、内源性和外源性多糖、细菌外膜蛋白、维生素、胆汁酸、缩醛磷脂及长链脂肪酸等。肠道菌群所形成的代谢产物可分为三大类：①由肠道菌群直接从饮食成分中产生的代谢物，如 SCFA（主要指乙酸、丙酸和丁酸）、吲哚及其衍生物和多胺类；②由宿主产生并经肠道菌群生物化学修饰的代谢物，如次级胆酸和牛磺酸；③由肠道菌群重新合成的代谢物，如腺苷三磷酸（ATP）和多糖。

一、后生素的作用机制

肠道菌群的生长和繁殖，完全依赖宿主肠道提供营养素。微生物组学研究表明，数量庞大的肠道菌群与宿主肠上皮细胞和肠黏膜免疫系统存在复杂的相互作用，它们之间相互协同、维护和促进胃肠道菌群平衡和内环境稳态。在这个系统中，细菌及细菌衍生的代谢物作为重要的信号，不断促进上皮屏障和免疫细胞的正常功能。但是，细菌-宿主相互作用的机制研究还处于初级阶段，大多数的肠道细菌代谢物仍然是未知的，许多已知的代谢物还不具有功能特征。

细菌在繁殖生长过程中，产生分子量小的代谢产物。这些化合物在调节自我生长、繁殖，刺激其他有益菌生长，细胞间的交流和抗压力等方面起着关键作用。肠道菌群在宿主肠道内可分泌（或死亡溶解后产生）一些可溶性代谢物，这些代谢物通过改变细胞过程和代谢途径发挥生理效应。这些具有生物活性的代谢产物，可直接作用于菌群紊乱后宿主受损途径，或者选择性改变病原菌群途径，实现向非致病菌群转换，或上述两个过程协同发挥作用，克服益生菌个体菌株之间的差异。例如，SCFA 是益生元（包括纤维素）在结肠被细菌酵解产生最多、最常见的代谢物，为宿主提供部分能量，并且在调节细胞代谢及细胞分裂和分化中发挥作用。SCFA 还是肠道上皮的特殊营养因子，可维护肠上皮细胞的完整性和杯状细胞的分泌功能，发挥对胃肠道的调节作用，降低 pH 和氧化还原电位等，进而影响肠道菌群的构建和组成，阻止外源性病原菌的定植。最近研究发现，SCFA 作为信号分子参与宿主的生理和病理作用：①丁酸作为组蛋白脱乙酰酶抑制剂，具有抗炎和免疫抑制功能，是肿瘤和免疫稳态调节器，维持免疫系统对肠道有益菌的低反应性；②作为 G 蛋白偶联受体配体，包括 GRP41、GRP43、GRP109A 等，SCFA 参与血糖、脂肪和胆固醇代谢，激活激素和神经系统而影响外部脏器功能及免疫细胞调节等。

由不同益生菌来源获得的后生素，其生物活性或对健康的作用也不同。研究表明，后生素主要的生物活性是免疫调节、拮抗病原体、抗炎、抗增殖、抗氧化、降胆固醇、抗高血压和护肝等。例如，体外实验表明，利用罗伊氏乳杆菌（*L. reuteri*）-17938 产生 IL-10，使黏膜树突状细胞促进调节性 T 细胞的分化。通过对三硝基苯磺酸诱导结肠炎动物模型证实，普拉梭杆菌（*F. prausnitzii*）细胞内提取物和上清液可通过增加 IL-10 和降低 IL-12 发挥抗炎症作用，推测其抗炎症作用是通过丁酸途径实现的。由乳杆菌菌株和双歧杆菌菌株所获得的后生素，可改变肠道菌群结构及相应的代谢产物，恢复肠屏障功能，抑制内毒素血症和降低肾脏交感神经活性。后生素的抗菌活性成分包括细菌素、酶类、小分子物质和有机酸等，对革兰氏阳性和阴性微生物具有抑菌或杀菌特性。鉴于益生菌菌株特异性，理论上存在利用先进的生物工程技术，设计重组益生菌在肠道表达的具有生物活性的代谢物，从而对机体产生多种有益作用的可行性。

二、后生素的应用前景

益生菌作为功能性食品或药品，已经得到广泛应用，主要用于菌群紊乱所导致的疾病和维护菌群稳态而起到预防保健作用。但是，宿主肠道菌群定植抗力因素影响益生菌疗效。而且，已经有不少益生菌应用有害的病例报告，如腹胀和肠胀气、益生菌相关移位、菌血症、真菌血症和抗生素耐药基因的传递等，不过这些病例均存在基础疾病，如免疫抑制、早产及器官移植等。后生素具有类似于益生菌样的作用，同时又可避免摄入活的微生物。因此，后生素可能是一种有效、安全的选择，可以避免益生菌相关的风险，成为治疗许多疾病的重要选择。

后生素治疗菌群失调是通过抑制内源性病原微生物群，增强外源性微生物在肠道的定植能力，进而改变肠道的定植抗力，有助于治疗菌群失调或由病原生物、病原体介导的疾病。后生素的优势在于克服了益生菌、粪菌移植和益生元在肠道定植抗力的阻力。炎性肠病和结肠炎是微生物组相关失调性疾病，其病理生理机制可能是 SCFA-肠上皮细胞相互作用受损。一系列开放式和随机临床对照研究验证了后生素，如丁酸和 SCFA，对炎性肠病和结肠炎患者的疗效。开放式研究结果表明，SCFA 灌肠治疗可改善结肠炎患者组织学和内镜疾病评分。然而，虽然动物实验证实，SCFA 可通过诱导黏膜细胞因子表达和反应性氧化物代谢减轻炎性肠病的炎症。但是，针对活动性远端溃疡性结肠炎患者的随机临床对照研究结果显示，与安慰剂相比，SCFA 灌肠改善临床疾病指数的效果并无显著性差异。此外，使用 *Clostlidium scindens* 菌株，可使肠道次级胆酸合成的途径恢复，从而抑制艰难梭菌生长繁殖。由此推测，次级胆酸可作为代谢物治疗艰难梭菌感染，或可增强粪菌移植的效果。

近几年，发酵食品重新引起人们重视。发酵食品种类繁多，依据发酵的主要代谢产物和微生物可划分为乙醇和二氧化碳（酵母菌）类、乙酸（醋酸杆菌）类、乳酸（乳酸菌属，如明串珠菌、乳酸菌和链球菌）类、丙酸（费氏丙酸杆菌）类及氨和脂肪酸（芽孢杆菌）类等。发酵食品具有储存时间长、改善食品感官质量及改善食品营养特性等特点，对健康有一定的促进作用。发酵婴儿配方粉的应用已引起关注，一项对乳酸菌发酵婴儿配方粉（不含乳酸菌）与标准婴儿配方粉的系统分析比较显示，使用发酵配方粉婴儿的体重和身长增长与使用标准配方粉婴儿相似。一项大数据随机临床对照研究表明，发酵配方粉对预防和治疗急性腹泻有效。在发酵配方粉中加入比例为 9：1，浓度为 8g/L 的短链 GOS/长链 FOS，可显著降低配方喂养婴儿肠绞痛的发生率，并且有较好的耐受性。体外研究表明，副干酪乳杆菌 CBA L74（灭活细菌）发酵奶可抑制促炎细胞因子释放，预防结肠炎和肠道致病菌感染，保护宿主免受病原体侵害。2018 年第 51 届欧洲儿科胃肠病学、肝病学和营养协会会议上，有研究提出，采用双歧杆菌 B. Breve C50 和嗜热链球菌发酵配方粉（后生素）喂养婴儿，通过增加 IgA 分泌和双歧杆菌数量可以预防婴儿急性腹泻，并且增强脊髓灰质炎病毒特异性肠道抗体的反应。这些研究为婴儿营养提供了新的视角，显示出后生素在营养学上具有强大的生命力，也是临床微生态疗法一个里程碑式的突破。

（黄永坤　王文建　王　欣　武庆斌）

参 考 文 献

Aguilar-Toala JE, Garcia-Varela R, Garcia HS, et al, 2018. Postbiotics: An evolving term within the functional foods field[J]. Trends Food Sci Tech, 75: 105-114.

Buffie CG, Bucci V, Stein RR, et al, 2015. Precision microbiome reconstitution restores bile acid mediated resistance to *Clostridium difficile*[J]. Nature, 517(7533): 205-208.

Chua KJ, Kwok WC, Aggarwal N, et al, 2017. Designer probiotics for the prevention and treatment of human diseases[J]. Curr Opin Chem Biol, 40: 8-16.

Doron S, Snydman DR, 2015. Risk and Safety of Probiotics[J]. Clin Infect Dis, 60(S2): S129-S134.

Gill PA, Van Zelm MC, Muir JG, et al, 2018. Review article: Short chain fatty acids as potential therapeutic agents in human gastrointestinal and inflammatory disorders[J]. Aliment Pharmacol Ther, 48(1): 15-34.

Gille D, Schmid A, Walther B, et al, 2018. Fermented Food and Non-Communicable Chronic Diseases: A Review[J]. Nutrients, 10(4): 448.

Haileselassie Y, Navis M, Vu N, et al, 2016. Postbiotic modulation of retinoic acid imprinted mucosal-like dendritic cells by probiotic lactobacillus reuteri 17938 In Vitro[J]. Front in Immunol, 7: 96.

Hill C, Guarner F, Reid G, et al, 2014. Expert consensus document: The International Scientific Association for Probiotics and Prebiotics consensus statement on thescope and appropriate use of the term probiotic[J]. Nat Rev Gastroenterol Hepatol, 11(8): 506-514.

Koh A, De Vadder F, Kovatchevadatchary P, et al, 2016. From dietary fiber to host physiology: Short-chain fatty acids as key bacterial metabolites[J]. Cell, 165(6): 1332-1345.

Markowiak P, Ślizewska K, 2017. Effects of probiotics, prebiotics, and synbiotics on human health[J]. Nutrients, 9(9). pii: E1021.

Netzker T, Fischer J, Weber J, et al, 2015. Microbial communication leading to the activation of silent fungal secondary metabolite gene clusters[J]. Front Microbiol, 6: 299.

Ouwehand AC, 2015. The role of probiotics in digestive health[J]. Nutr. Diet Suppl, 2015: 103-109.

Postler T S, Ghosh S, 2017. Understanding the holobiont: How microbial metabolites affect human health and shape the immune system[J]. Cell Metab, 26(1): 110-130.

Robles-Vera I, Toral M, Romero M, et al, 2017. Antihypertensive effects of probiotics[J]. Curr Hypertens Rep, 19(4): 26.

Rodriguez JM, Murphy K, Stanton C, et al. 2015. The composition of the gut microbiota throughout life, with an emphasis on early life[J]. Microb Ecol Health Dis, 26(1): 26050.

Sánchez B, Delgado S, Blanco-Miguez A, et al, 2017. Probiotics, gut microbiota, and their influence on host health and disease[J]. Mol Nutr Food Res, 61(1). doi: 10. 1002/mnfr. 201600240.

Suez J, Elinav E, 2017. The path towards microbiome-based metabolite treatment[J]. Nat Microbiol, 2(6).

Szajewska H, Skórka A, Pieścik-Lech M, et al, 2015. Fermented infant formulas without live bacteria: a systematic review[J]. Eur J

Pediatr, 174(11): 1413-1420.

Vandenplas Y, De Greef E, Veereman G, 2014. Prebiotics in infant formula[J]. Gut Microbes, 5(6): 681-687.

Vandenplas Y, Ludwig T, Bouritius H, et al, 2017. Randomised controlled trial demonstrates that fermented infant formula with short-chain galacto-oligosaccharides and long-chain fructo-oligosaccharides reduces the incidence of infantile colic[J]. Acta Paediatr, 106(7): 1150-1158.

Young VB, 2017. The role of the microbiome in human health and disease: an introduction for clinicians[J]. BMJ(Online), 356, j831.

第九章

双歧杆菌药理学

双歧杆菌是 1899 年由法国儿科医生 Henry Tisser 发现的，是发现最早的生理性细菌，从这个意义上讲，双歧杆菌的发现及其深入研究开辟了生理性细菌的新纪元，构成了微生态学的研究核心之一。目前已知双歧杆菌属（*Bifidobacterium*）是人类和动物肠道内正常菌群的主要成员之一，在人结肠中其数量为 $10^9 \sim 10^{10}$CFU/g，普遍认为，双歧杆菌属是体内不致病、无毒无害的最重要生理性细菌。双歧杆菌属对人体具有许多生态效应或生理功能，如直接参与宿主的消化、吸收、代谢、免疫及防御感染等，因此，双歧杆菌是目前益生菌药物中最常使用的菌种之一。随着分子生物学的发展和各项技术的应用，已发现的双歧杆菌属被分类成 58 个种和 10 个亚种，研究和应用比较多的种类包括短双歧杆菌（*B. breve*）、婴儿双歧杆菌（*B. infantis*）、分叉双歧杆菌（*B. bifidum*、*B. animalis*、*B. lactis*）、长双歧杆菌（*B. longum*）和青春双歧杆菌（*B. adolescentis*）等。

第一节　双歧杆菌的鉴定与分类

一、鉴　　定

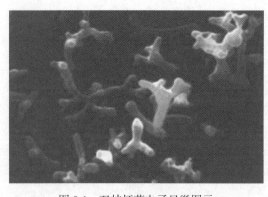

图 9-1　双歧杆菌电子显微图示

双歧杆菌是一类球杆形、不运动和不形成芽孢的革兰氏阳性菌，见图 9-1，除少数种以外，行严格的厌氧生活。细胞外形不规则，通常在细胞表面产生突起，在极端情况下细胞表面会形成一到数个驼峰状突出，但是，卵圆形和很长或短的杆状菌体也比较常见。进行革兰氏染色时，在分叉或驼峰处出现染料不均匀分布。采用不同成分的培养基培养时，可观察到"V"、"Y"或"X"形的细胞。采用经典的表型性状分类方法很难区分双歧杆菌与其他厌氧的革兰氏阳性菌，因此，其分类地位在不断发生变化。在 1986 年《伯杰氏系统细菌学手册》中，根据其细胞内 DNA（G+C）mol%组成，被归入放线菌中的高G+C 簇。除 *Bifidobacterium inopinatum*［（G+C）mol% 45）外，其他双歧杆菌的（G+C）mol%在 55～67。随着新的分类和鉴定方法的应用，尤其是分子分类技术如 DNA-DNA 杂交、全细胞蛋白组成、特定蛋白［如糖代谢双歧途径的关键酶 6-磷酸果糖-磷酸酮糖酶（F6PPK）］的电泳行为、16S rRNA 和 23S rRNA 序列分析及特定蛋白如热激蛋白（Hsp）基因序列的比较，双歧杆菌的发育关系趋于明朗。到目前为止，已鉴别和发表的双歧杆菌共有 34 种（13 种来源于人、15 种来源于其他温血动物、3 种来源于蜜蜂、2 种来源于废水、1 种从乳品中分离），其中来源于人的双歧杆菌有 *B. adolescentis*、*B. infantis*、*B. longum*、*B. bifidum*、*B. breve*、*B. catenulatum*、*B. pseudocatenulatum*、*B. angulatum*、*B. gallicum*、*B. scardovii*、*B. inopinatum*、*B. dentium*、*B. denticolens*，后 3 种主要存在于口腔中。

从双歧杆菌 DNA（G+C）mol%的分布跨度而言，不同种之间的差异远远超过同一属内不同种之间的正常差异。Jian（2001）等通过对双歧杆菌中一种分子质量为 60kDa 的 Hsp基因的部分序列进行比较后发现，同一种内不同菌株之间 Hsp60 基因的相似值为 99.4%～100%，亚种之间为 96%，不同种之间为 73%～96%（平均值 85%）。但对于两组亲缘关系非常近的双歧杆菌，即 *B. animalis* 和 *B. lactis*、*B. infantis*、*B. longum* 和 *B. suis*（16S rRNA的序列相似值＞99%），其中 Hsp60 基因的相似性为 98%。尽管采用 Hsp60 基因相似性绘制的双歧杆菌发育树的拓扑结构与采用 16S rRNA 相似性得到的结果基本相同，但前者对种的划分似乎更清晰。与 16S rRNA 相似性所得到遗传簇与细胞 DNA（G+C）mol%分析的结果更相符。在根据 Hsp60 基因所绘制的发育树中，所有细胞 DNA 高（G+C）mol%（56～67）的种构成一个簇；DNA 低（G+C）mol%的 *B. inopinatum*（G+C 45%）与双歧杆菌相近的 *Gardnerella vaginalis* 构成一个独立的簇；而由 *B. denticolens*（G+C 55%）所构成的簇则位于这两者之间。由于 *B. inopinatum* 和 *B. denticolens* 与其他双歧杆菌之间的亲缘关系非常远，有人建议将其从双歧杆菌属（*Bifidobacterium*）中移出，作为新的属归入到双歧杆菌科（*Bifidobacteriaceae*）。此外，DNA-DNA 杂交结果表明，*B. lactis* 和 *B. animalis* 标准菌株之间的亲缘性达到 85.5%～92.3%，属于同种异名，前者可能是后者适应环境的生理变种。

二、分　　类

与经典的表型性状分类方法相比，部分已发表的双歧杆菌在采用分子遗传分类方法重新测定后，其分类地位出现了比较大的变动。Sakata 等（2002）采用糖发酵方式、DNA-DNA杂交、核糖体分型（RP）及随机扩增多态 DNA 聚合酶链反应（RAPD-PCR）等方法对*B. infantis*、*B. longum* 和 *B. suis* 的亲缘关系分析后发现，被测试的 3 种双歧杆菌菌株之间的 DNA 同源性在严苛条件下（52℃）为 63%～85%，而在合适条件下（42℃）则为 67%～81%。尽管其糖发酵方式有所差异，但根据 DNA-DNA 杂交、核糖体分型（RP）和 RAPD-PCR分析的结果，*B. infantis* 和 *B. suis* 可以合并到 *B. longum* 中。合并后的 *B. longum* 分为 3 个生物型，即 *longum*、*infantis* 和 *suis* 型；此外，*B. globosum* 也被认为是 *B. pseudolongum* 的同种异名，两者合并后，分别作为 *B. pseudolongum* 的两个亚种，即 *B. pseudolongum* subsp.

globosum 和 *B. pseudolongum* subsp. *pseudolongum*。

目前作为益生菌应用最重要的两种双歧杆菌是 *B. longum* 和 *B. animalis*（*B.lactis*），尽管在实际应用时可能通过特殊的生化反应如松三糖（melezitose）发酵来鉴别常用的几种双歧杆菌，但有时效果并不理想，采用种特异性的 16S 和 23S rRNA 探针获得的结果更可靠。

实时定量 PCR（real-time quantitative polymerase chain reaction）法能够应用从标本中提取的细菌 DNA 来直接进行定量和定性分析。因 16S rDNA/RNA 具有在细胞中相对稳定，同时含有保守序列及高变序列等优点，近年来一直是微生物系统分类的一个重要指标，还根据其设计属种特异 PCR 引物。

三、亲和人体双歧杆菌与非亲和人体双歧杆菌

定植在人体肠道和口腔内的双歧杆菌被归类为亲和人体双歧杆菌（人类寄宿性双歧杆菌，human-residential *Bifidobacteria*，HRB）。双歧杆菌作为人类肠道菌群的重要组成部分，随着婴儿出生后迅速增殖并成为优势菌种，特别是在母乳喂养的婴儿肠道里双歧杆菌占有很大的比例。断奶以后肠道中双歧杆菌的数量开始下降，特别是在成年高龄者的肠道中其数量更为减少。HRB 可分为婴儿型 HRB 和成人型 HRB，其中普遍分布于婴儿肠道的婴儿双歧杆菌（*B. longum* subsp. *infantis*）、长双歧杆菌（*B. longum* subsp. *longum*）、短双歧杆菌（*B. breve*）和两歧双歧杆菌（*B. bifidum*）被归类为婴儿型 HRB，而主要分布于成人肠道的菌种如青春双歧杆菌（*B. adolescentis*）、假链双歧杆菌（*B. pseudocatenulatum*）、链状双歧杆菌（*B. catenulatum*）、长双歧杆菌（*B. longum* subsp. *longum*）等则被归类为成人型 HRB。值得一提的是，长双歧杆菌是唯一普遍分布于婴儿及成人肠道内的菌种。

定植于动物肠道或其他生态环境的双歧杆菌被归类为非亲和人体双歧杆菌（non-human-residential *Bifidobacteria*，非 HRB），其中包括动物双歧杆菌（*B. animalis* subsp. *animalis*）、乳双歧杆菌（*B. animalis* subsp. *lactis*）、嗜热双歧杆菌（*B. thermophilum*）、假长双歧杆菌（*B. pseudolongum*）等。其中，有报道表明，普遍应用于各种乳制品的乳双歧杆菌亦可从人的粪便中分离得到。但很多研究表明其分离与人们在饮食中摄取该菌有关系，因此乳双歧杆菌被视为非自然寄宿于人体的菌种。

基因组学研究发现 HRB 菌株普遍具备完整的从头合成叶酸的途径，然而非 HRB 菌株如动物双歧杆菌和乳双歧杆菌则缺乏合成 6-羟甲基-7,8-二氢蝶呤焦磷酸（DHPPP）的关键基因及结合 DHPPP 和对氨基苯甲酸（PABA）的二氢叶酸合成酶（dihydrofolate synthase）的基因，从而导致非 HRB 不能有效地从头合成叶酸。结肠是叶酸的主要贮藏库，而由双歧杆菌合成的叶酸还能起到维持肠黏膜细胞中维生素的动态平衡并预防结肠癌发生的作用。因此，相比于非 HRB，具有叶酸合成能力的 HRB 菌株在维持肠内维生素动态平衡及改善宿主的健康方面应该更为优越。

HRB 菌株具有代谢各种多聚糖的重要基因簇和糖苷酶，可有效代谢多种糖类碳水化合物如人乳低聚糖（HMO）、黏蛋白（mucin）及膳食来源的碳水化合物，从而反映出它们

与人体宿主共同进化的关系。相比之下，非 HRB 菌株则缺乏可代谢如上所述人类肠胃道中各种碳水化合物的能力。

研究证实母乳是影响婴儿肠道菌群组成的关键因素，Minami 等在一项评估 37 种双歧杆菌菌株在人类母乳中增殖能力的体外研究中表明，婴儿型 HRB 菌株中的短双歧杆菌和婴儿双歧杆菌均在人类母乳中增殖良好，而长双歧杆菌和两歧双歧杆菌则显示出菌株间的差异，但大部分菌株能够增殖。与之相反，大部分的成人型 HRB 菌株和非 HRB 菌株在人类母乳中不但不能增殖反而会失去活性。近期研究证实了溶菌酶可影响双歧杆菌菌种在母乳中的增殖，并且表明人乳溶菌酶可能是影响婴儿肠道中双歧杆菌组成的关键因素。Minami 等进行的体外研究显示，大部分婴儿型 HRB 菌株对高浓度溶菌酶具有良好的耐受性，而成人型 HRB 菌株具有中等耐受性，反之，非 HRB 菌株则对溶菌酶具有较差的耐受性。总体来说，HRB 菌株将会是更理想的人类益生菌，特别是对于婴幼儿，对宿主也有更多的功效。

第二节　双歧杆菌的体内过程

一、定植部位和能力

动物研究表明，外源性双歧杆菌能够在肠道中定植。把两歧双歧杆菌 B_{11} 加入饮水中饲养小鼠 4 周，在盲肠和结肠组织中两歧双歧杆菌超过 10^8 CFU/g。把母乳喂养婴儿粪便接种给小鼠[0.1ml 悬浮液，含有大约 10^7 CFU/ml 两歧双歧杆菌和其他菌种（类杆菌、梭菌、屎肠球菌、大肠杆菌和表皮葡萄球菌）]，双歧杆菌在盲肠和小肠都能定植。在大鼠中，天然双歧杆菌菌种可定植于空肠组织，服用人乳可以增加盲肠和粪便中双歧杆菌的浓度。

有研究显示，双歧杆菌的定植具有宿主特异性，人的菌种不易在其他动物体内定植。如给无菌小鼠（成熟）接种人类粪便（含有双歧杆菌）后，双歧杆菌和其他几种人类菌种不能在小鼠肠腔中定植。

二、在胃肠道中存活

一般来说，外源性双歧杆菌通过酸奶摄入后能够在健康志愿者的胃肠道存活。有研究显示健康志愿者在 400g 酸奶中摄取了（10.0±0.2）lg CFU/g 双歧杆菌 8h 后，末端回肠回收率是 23.5%±10.4%。当 6 名健康志愿者摄入含有双歧杆菌（10^7 CFU/g）酸奶 100g，8h 后通过口-回肠插管发现收集回肠液中双歧杆菌有（8.8±0.1）lg CFU/g，占摄入量细菌的 37.5%。

对人类而言，菌种的存活能力是有差异的，如在新生儿的研究提示短双歧杆菌通过胃肠道存活率要优于长双歧杆菌。

三、排　　泄

健康志愿者摄入含有 BOSR（一种对链霉素和利福平耐菌的双歧杆菌）和标志物的发酵奶制品（$10^{9.2}$CFU/g），其标志物为 BSS（$10^{5.4}$CFU/ml）（125g，每日 3 次，8 天），发现在第 2 天标志物 BSS 和 BOSR 均出现在粪便中，并在第 5 天达到稳定水平。BOSR 在第 3 天粪便浓度是（9.0 ± 0.1）lg CFU/g，在第 3～8 天，稳定水平是（8.8 ± 0.1）lg CFU/g，此后粪便中活菌数量开始下降，到第 10 天不能测到。在研究期间，总的 BOSR 在粪便中活菌回收率是 29.7%±6.0%，对于总双歧杆菌量（自然产生和同源性摄入），在治疗期间，粪便中浓度从治疗前的（8.3 ± 0.2）lg CFU/g 提高到治疗后的（9.9 ± 0.1）lg CFU/g，在停止摄入 BOSR 7 天后回到原来的基础水平。因此，30% 的摄入 BOSR 能够在胃肠道生存，在总剂量为 $125\times10^{9.2}$CFU 的情况下，能够使每日平均排泄的双歧杆菌升高 20 倍。

类似的研究也发现，给健康志愿者摄入含有"抗生素耐药"的双歧杆菌（10^{9}CFU/g）的酸奶（125g，每日 3 次，8 天）后，在摄入期内，粪便中稳定水平是 $10^{6.8\pm0.3}$CFU/g，在终止治疗 8 天后，不再能测到外源性双歧杆菌，8 天期间平均粪便回收率是 10^{12}CFU/g，是摄入细菌数的大约 29.7%。

四、吸　　收

一般认为，口服外源性双歧杆菌是不会突破肠黏膜屏障吸收入血的，但在临床上也有个别关于双歧杆菌导致严重感染的报道，如菌血症、腹膜炎、肺脓肿、肉芽肿、骨盆脓肿、硬膜外脓肿、脑膜炎。这可能与宿主的免疫功能不全及肠黏膜屏障功能障碍有关。

五、抗生素的影响

体外自然状态的双歧杆菌对广谱抗生素包括青霉素 G、克林霉素、万古霉素和杆菌肽等敏感，而在体内是否有影响取决于胃肠道中抗生素的抗菌浓度。当口服给予抗生素或胃肠道外途径给予但经过胆汁中大量排出的抗生素（如头孢哌酮和头孢嘧啶）时，能够达到较高的胃肠道浓度，通常对肠道菌群（包括双歧杆菌）有显著作用。在较小剂量时，口服氨苄西林能够比静脉注射更大幅度降低粪便中双歧杆菌水平。在一项健康志愿者的研究中，在服用含有嗜酸乳杆菌和两歧双歧杆菌（细菌总数 4×10^{9}CFU/d，共 21 天）胶囊之前 2h，有 10 名受试者口服氨苄西林（500mg，每日 3 次，共 7 天）。氨苄西林在治疗期间使粪便中总双歧杆菌回收率下降，但是在中止氨苄西林（500mg，每日 3 次）7 天之内，粪便中双歧杆菌水平恢复到治疗前水平，大约 1×10^{5}CFU/g。

相反，当抗生素以胃肠道外途径给予并且以相对低浓度在胆汁中排泄时，如静脉使用氨苄西林和头孢他啶等，由于胃肠道中浓度一般较低，对肠道中双歧杆菌的影响较小。

第三节　双歧杆菌的作用机制

双歧杆菌是结肠主要的原籍菌群之一，作为益生菌使用的菌种，其作用机制与正常菌群的生理作用基本相同，包括调整肠道微生态平衡、增强肠道黏膜屏障功能、营养及代谢作用、免疫刺激和免疫调节作用。

一、调整肠道微生态平衡

双歧杆菌的重要作用机制之一是恢复肠道菌群的微生态平衡。双歧杆菌在肠道内定植后，不仅能通过占位效应抑制肠道内致病菌对肠上皮细胞的黏附，减少肠黏膜受损的机会；而且能通过营养竞争、分泌抑菌或杀菌物质、产生有机酸、刺激 SIgA 的分泌等阻止致病菌及毒素的黏附，抑制或拮抗致病菌和其他微生物的生长，恢复肠道的微生态平衡。

二、增强肠道黏膜屏障功能

双歧杆菌参与膜菌群构成，坚固肠生物屏障。通过细胞壁上的脂磷壁酸与肠黏膜上皮细胞特异结合，形成紧密连接，在肠上皮细胞表面形成一层细菌膜，形成定植抗力，阻止致病菌定植和入侵。双歧杆菌还具有以下作用：促进肠黏膜修复，维护屏障完整性；控制内毒素血症，减轻内毒素所致肠黏膜炎症反应；改善肠黏膜营养和肠道微循环，促进损伤修复；减轻氧自由基对肠黏膜的损伤，维护肠黏膜结构和功能的完整性；加速损伤黏膜再生。

三、营养及代谢作用

（一）合成多种维生素

双歧杆菌可以合成多种维生素，$VitB_1$、$VitB_2$、$VitB_6$、$VitB_{12}$、VitK、烟酸和叶酸等，被机体利用，还参与这些维生素、钙、镁和铁的吸收。最近的动物实验证实，双歧杆菌对癫痫发作有明显的抑制作用，其机制可能与其合成 $VitB_6$ 有关。许多实验证明癫痫的发作与脑内 γ-氨基丁酸（GABA）密切相关，故许多抗癫痫药物都是通过改变脑内 GABA 水平或调节 GABA 受体而发挥作用的。脑内 GABA 是在谷氨酸脱羧酶（GAD）作用下脱羧而成的，此反应需 $VitB_6$ 作辅酶。在实验模型中观察到外源性 $VitB_6$ 并无明显的抑制效应，但投喂双歧杆菌的实验动物却对癫痫症发作有明显的抑制效应，这可能与双歧杆菌在肠道内产生大量 $VitB_6$ 有关。

（二）产生短链脂肪酸

短链脂肪酸（SCFA）是指含 2~4 个碳的直链或支链脂肪酸，主要为乙酸、丙酸、丁酸、丁二酸、乳酸等。双歧杆菌能分解食物中的纤维素、半纤维素、果胶、非消化性低聚糖等不能被人体消化酶消化的食物成分，其分解后的产物主要是 SCFA。SCFA 作为营养物质和能量物质被利用，对机体生理功能有十分重要的意义。此外，乳酸和乙酸等有机酸能够促进排便，起到解除便秘的作用，其机制如下：有机酸一方面可使肠管内渗透压增高，水分分泌亢进，粪便中水分增高；另一方面使肠道呈酸性，刺激肠蠕动，控制由有害菌引起的异常发酵。

（三）改善糖代谢

双歧杆菌可通过释放糖苷酶、β-糖苷酶、半乳糖苷酶及葡萄糖醛酸酶、淀粉酶等，分解大分子的糖类、糖苷、淀粉及纤维素，提高营养物质的消化吸收率，改善全身和局部肠黏膜的营养代谢和免疫保护状况。最近的研究还证实，双歧杆菌发酵乳糖产生的半乳糖，是构成脑神经系统中脑苷脂的成分，与婴儿出生后脑的迅速生长有密切关系。

长期大量的事实证明，双歧杆菌、乳杆菌（德氏乳杆菌、保加利亚乳杆菌）和嗜热链球菌含有 β-半乳糖苷酶，能够分解乳制品中的乳糖（益生菌发酵酸乳），减轻乳糖不耐受患者的症状，或在肠道中迅速分解乳糖，使乳糖不耐受患者不易发生腹泻等症状。

（四）改善蛋白质代谢

双歧杆菌可向宿主提供蛋白质。双歧杆菌的菌体蛋白可以进入宿主（婴幼儿）血蛋白池中，其中，双歧杆菌的氮 80%可为宿主吸收，75%可成为宿主蛋白池中的组分。研究还发现，双歧杆菌产生的磷蛋白磷酸酶可将乳中 α-酪蛋白降解，有益于乳蛋白的吸收。

（五）参与胆汁酸和胆固醇的代谢

肝脏利用胆固醇合成初级胆酸，通过肝胆系统进入肠腔，初级胆酸在肠道中经类杆菌、双歧杆菌、优杆菌、乳杆菌等脱羟作用形成次级胆酸。肠道中胆汁酸（初级胆酸、次级胆酸）大部分被门静脉重吸收进入肝脏（肠肝循环），另一部分则经类杆菌、双歧杆菌等作用，降解转变为粪胆原、尿胆原排出体外。已证实双歧杆菌能减少胆汁酸的重吸收和增加胆汁酸的排出。胆汁具有双重作用，一方面作为消化液促进脂类消化与吸收，另一方面作为排泄液将体内代谢产物胆红素、胆固醇通过大便排出，这可能与临床上应用双歧杆菌降低血胆固醇和胆红素水平有关。目前已从双歧杆菌、嗜酸乳杆菌和屎肠球菌中筛选出能够降低胆固醇的菌株，这些菌株另外还可以使外源性胆固醇转化为人体不吸收的粪固醇排出体外，从而减少食入胆固醇的吸收；还可以抑制内源性胆固醇的合成，并增加组织中胆固醇的转化和利用，从而使血胆固醇水平下降。

（六）促进胆红素代谢

已有研究表明，双歧杆菌对新生儿黄疸、母乳性黄疸及婴儿肝炎综合征有一定的治疗效果。相关的人体及动物实验证实其机制可能为①口服双歧杆菌能迅速建立正常肠道菌群，发挥其参与胆汁代谢的生理功能，促进胆红素排泄；②降低肠道中 β-葡萄糖醛酸糖苷酶（β-GD）活性，减少胆红素的肠肝循环；③产生有机酸，降低肠道 pH，促进肠蠕动，增加胆红素从粪便中排泄；④促进肝酶活性，使结合胆红素增多。

（七）降低血氨，改善肝功能

肠道内腐败性细菌如类杆菌、韦荣球菌和梭菌能够分解食物中的蛋白质和尿素产生大量吲哚、硫化氢、胺、氨等，这些代谢产物需在肝脏中解毒，随后以葡萄糖醛酸盐和硫酸盐等形式排出，若不及时解毒将导致肝功能紊乱和循环系统失常，干扰神经系统并影响睡眠。研究已经证实，双歧杆菌和乳酸菌可以降低血氨的水平，其机制为①双歧杆菌和乳杆菌能够抑制肠道腐败菌和产生脲酶细菌生长与繁殖，减少肠道中氨等有毒物质的产生；②降低肠道中 pH，酸化肠道，促进肠蠕动，加快肠道内氨等毒性物质的排出，从而减轻肝脏负担，促进肝细胞的功能恢复。

（八）改善钙、镁、锌等吸收

双歧杆菌在人体肠内发酵后可产生乳酸和乙酸，可以促进钙、镁、锌和铁的吸收，能提高钙、磷、铁的利用率。

四、免疫刺激和免疫调节作用

双歧杆菌在肠道内通过诱导免疫原反应增强人体免疫功能，如将双歧杆菌及其表面结构成分作为生物应答剂经口服或非胃肠途径增强宿主的免疫监视功能，可增强各种细胞因子和抗体的产生，提高 NK 细胞和巨噬细胞活性，提高局部或全身的防御功能，发挥自稳调节、抗感染、抗肿瘤效应。据 Tejada-Simon 等研究报道说明了分叉双歧杆菌活菌、死菌、裂解成分，可溶性提取物脂磷壁酸（LTA）、细胞壁肽聚糖（WPG）都能增强小鼠脾 NK 细胞、淋巴因子激活的杀伤细胞（LAK 细胞）杀伤肿瘤靶细胞的活性。WPG 是双歧杆菌细胞壁中的骨架成分，由多糖和肽聚糖聚合而成，它保持了全菌重要的生物学特性，如免疫赋活、抗感染、延缓衰老和抗肿瘤作用，目前已知 WPG 是巨噬细胞强有力的激活剂。Hatcher 等发现青春双歧杆菌的 WPG 能增强小鼠腹腔巨噬细胞吞噬活的沙门氏菌的能力，并提高其能量代谢水平。Sekine 等则观察到婴儿双歧杆菌的 WPG 能使小鼠腹腔巨噬细胞 IL-1、IL-6、IL-2、TNF-α 的 mRNA 的表达水平明显升高。王立生等也证实分叉双歧杆菌的 WPG 能诱使裸鼠巨噬细胞分泌大量的 IL-12、NO 及 IL-18，同时提高其胞质内游离钙离子的水平。IL-6 能诱导 B 淋巴细胞的分化成熟及分泌抗体，也能直接诱导静止的 T 淋巴细胞的增殖与活化。IL-2 能激活 T 淋巴细胞及 NK 细胞，使之产生大量的 IFN-γ，也可诱生 LAK 细胞及细胞毒性 T 淋巴细胞（CTL 细胞），它们在体内均有广谱的杀瘤活性。NO 能通过诱导肿瘤细胞凋亡及使其 DNA 合成限速酶核糖核酸还原酶失活等多种途径来抑制肿瘤的生长。目前已知 IL-18 是一种多功能的免疫调节蛋白，不仅能诱导 $CD4^+$ T 淋巴细胞产生 TNF-α，增强 NK 细胞的杀瘤活性，而且还选择性地增强 FasL 介导的 $CD4^+$ T 淋巴细胞的细胞毒作用，因而在机体的抗肿瘤免疫方面起重要作用。Osaki 等发现不论在肿瘤细胞接种前还是接种后注射 IL-18 都能使黑色素瘤 CL8-1 细胞 BALB/c 鼠的成瘤能力明显丧失，显示出 IL-18 极强的抗肿瘤作用，并且证实 IL-18 的抑瘤途径主要是增强 NK 细胞的细胞毒性。Tasaki 等也证实 IL-18 在体内对 HT-29 结肠癌细胞生长有明显的抑制作用，其抑瘤机制主要是激活 CD4$^+$淋巴细胞，同时抑制肿瘤新生血管的形成。已知双歧杆菌在体内能显著抑制多种肿瘤的生长，如 Meth A 纤维肉瘤、结肠癌、肝癌及黑色素瘤等。各种研究报道也提示双歧杆菌可通过调节机体的免疫系统发挥抗肿瘤的作用。由此可见，利用双歧杆菌作为一种免疫调节剂，通过提高宿主的免疫力还可以开展对系列性疑难病症如类风湿、强直性脊髓炎乃至癌症等的防治。双歧杆菌等细菌对宿主有免疫调节作用，可不同程度地增强固有免疫和适应性免疫功能。

肠道免疫系统由上皮细胞、上皮间淋巴细胞和 SIgA 产生细胞组成。严重烧伤后补充外源性双歧杆菌，可改善肠道的免疫功能，这可能与以下因素有关：肠道微生态平衡与肠道局部免疫状态尤其是 SIgA 的合成与分泌密切相关；双歧杆菌可在肠道定植，拮抗某些肠道革兰氏阴性兼性厌氧菌的过度增生，减少细菌、内毒素移位，从而使肠道局部和全身免疫抑制状况得到缓解；补充双歧杆菌后，血浆内毒素及 IL-26 水平下降，以维持机体促炎、抗炎反应平衡，从而有利于 IL-24 介导的 SIgA 合成与分泌；双歧杆菌自身可与肠黏膜上皮细胞微绒毛上的一种糖蛋白受体黏附，并能激活抗原提呈细胞，释放多种信号效应分子，调节免疫功能。因严重烧伤后小肠 SIgA 合成与分泌减少，补充外源性双歧杆菌后肠道 SIgA 明显增加，提示严重烧伤、创伤等应激情况下，外源性补充双歧杆菌可有效增强肠道局部免疫，是防治肠源性细菌、内毒素移位的重要手段之一。Yasui 等发现口服短双歧杆菌可激活小鼠体液免疫系统，提高抗轮状病毒 IgA 或抗流感病毒 IgG 的产生，能分别保护小鼠免受轮状病毒和流感病毒的感染；且母鼠饲喂双歧杆菌后乳汁和粪便中的 SIgA 抗体的含量增加明显，幼鼠轮状病毒感染的发病率也明显降低。随着年龄的增长、环境污染及抗生素的使用等影响，该菌在人体内的数量逐渐下降，从而造成肠道内微生态平衡破坏，导致各种疾病或衰老的发生。

体外研究表明，双歧杆菌（*B. bifidum*）对小鼠脾脏 B 细胞具有丝裂原样作用，能使 B 细胞免疫球蛋白合成显著增加，此外，还可诱导脾脏 B 细胞对 TGF-β1 和 IL-5 产生反应，增加 SIgA（3 倍）和总 IgA（20 倍以上）的产生。这在消化道感染的防御方面起重要作用。又如，分离事先服用过双歧杆菌或乳杆菌（HN017）的小鼠脾细胞，经活丝裂原 ConA 作用后，IFN-γ 产生显著增加，而对照组增加不显著。此外，经悉生动物对照研究发现肠道细菌可增强脾脏巨噬细胞 IL-12 的合成及分泌。IL-12 可促进 Th0 细胞向 Th1 细胞方向分化，这对增强细胞免疫、加强宿主抗细胞内感染起重要作用。动物研究表明双歧杆菌（*B. lactis*）和嗜酸乳杆菌还可增强小鼠的固有免疫功能，如服用双歧杆菌（*B. lactis*）或嗜酸乳杆菌（HN017）后，其外周血白细胞和腹腔巨噬细胞的吞噬活性显著增强。老年人通常免疫功能低下，服用双歧杆菌制剂能显著增强老年人的免疫功能。一项双歧杆菌（*B. lactis*）制剂的随机双盲安慰剂对照临床试验表明，健康老年人（平均 69 岁）服用双歧杆菌制剂后，其外周血单核细胞经刺激后产生干扰素的量显著增加，中性粒细胞吞噬活性及吞噬介导的杀菌活性较对照组均显著增强。

Tsuyuki 等测定了长双歧杆菌单独定植的小鼠胆汁与小肠内容物中特异性 IgA 和总 IgA，结果发现长双歧杆菌在小鼠肠黏膜定植 1～2 周以后，小鼠血清和胆汁中总 IgA 双歧杆菌产生和分泌增强。双歧杆菌经小鼠口服摄入后能使肠道对 β-乳球蛋白的 IgA 抗体产生增加，用短双歧杆菌与派尔集合淋巴结（又称派尔斑）细胞一起培养，发现双歧杆菌能在体外促进 IgA 的产生，并诱导 IL-1、IL-4、IL-5 的产生，这在局部肠道感染防治中起非常重要的作用。

双歧杆菌的免疫赋活作用的可能机制是双歧杆菌在肠道具有抗原识别部位派尔斑作为免疫佐剂，提高免疫识别力，同时活化肠系膜淋巴结、黏膜内和黏膜固有层等肠相关淋巴组织，其结果是抗体产生增强，诱导 T/B 细胞和巨噬细胞产生细胞因子，再通过淋巴循环活化全身免疫系统。双歧杆菌的移位作用是免疫赋活作用机制的另一方面。无菌小鼠腹腔注射双歧杆菌 2 周后在肠系膜淋巴结、肝、肾都可以发现该菌，1 周以后胆汁中抗双歧杆菌 IgA 增加。对双歧杆菌蛋白抗原的细胞免疫反应和巨噬细胞活性在细菌移位作用停止后仍然可测到。因此，双歧杆菌也可以通过细菌移位作用直接赋活全身性免疫。

近年的研究发现，双歧杆菌和乳酸菌能够调节肠道黏膜的炎性反应。这些益生菌能够激活 Toll 样受体（TLR）信号系统，保护肠道免受炎症伤害，并减少由炎症伤害造成的死亡。益生菌与肠上皮细胞相互作用，能降低由多种促炎刺激引起的炎性效应分子的合成。益生菌还可通过直接抑制 NF-κB 通路或间接转运 NF-κB 亚基而减少 NF-κB，从而调节 TLR 活性，减轻肠道炎症。

综上所述，双歧杆菌是人肠道正常菌群中占优势的有益菌，被机体摄入后可激活宿主的免疫系统，对机体有明显的免疫促进作用，可以促进新生儿免疫系统的成熟，也可以促进肠黏膜局部和系统的免疫功能，对特异性和非特异性的免疫应答均有调节作用。通过免疫排斥、免疫清除和免疫调节作用加强肠道的各条防线，可发挥抗感染和抗肿瘤作用，维持机体在健康状态时免疫功能的正常水平，促进在疾病状态时免疫功能的增强。

（黄永坤　武庆斌）

参 考 文 献

黄勤雯, 陈铁涛, 肖金忠, 2018. 亲和人体与非亲和人体双歧杆菌之间的生理特征差异[J]. 中国乳品工业, 46(6): 24-31.

Gibson GR, Hutkins R, Sanders ME, et al, 2017. Expert consensus document: The International Scientific Association for Probiotics and Prebiotics(ISAPP) consensus statement on the definition and scope of prebiotics[J]. Nat Rev Gastroenterol Hepatol, 14(8): 491.

Kato K, Odamaki T, Mitsuyama E, et al, 2017. Age-related changes in the composition of gut *Bifidobacterium* species[J]. Current Microbiology, 74(8): 987-995.

Lau ASY, Xiao JZ, Liong MT, 2015. *Bifidobacterium* for Infants: Essence and Efficacy[M]//Liong MT. Beneficial Microorganisms in Medical and Health Applications. Microbiology Monographs, vol 28. Springer: 39-72.

Leblanc JG, Milani C, De Giori GS, et al, 2013. Bacteria as vitamin suppliers to their host: a gut microbiota perspective[J]. Curr Opin Biotechnol, 24(2): 160-168.

Minami J, Odamaki T, Hashikura N, et al, 2016. Lysozyme in breast milk is a selection factor for bifidobacterial colonisation in the infant intestine[J]. Benef Microbes, 7(1): 53-60.

Morelli L, Capurso L, 2012. FAO/WHO guidelines on probiotics: 10 years later[J]. J Clin Gastroenterol, 46: S1-S2.

Mueller NT, Bakacs E, Combellick J, et al, 2015. The infant microbiome development: mom matters[J]. Trends Mol Med, 21(2): 109-117.

Pacheco A R, Barile D, Underwood MA, et al, 2016. The impact of the milk glycobiome on the neonate gut microbiota[J]. Annu Rev Anim Biosci, 3: 419-445.

Parte AC, 2014. LPSN-list of prokaryotic names with standing in nomenclature[J]. Nucleic Acids Res, 42(D1): D 613-D616.

Rockova S, Rada V, Nevoral J, et al, 2012. Inter-species differences in the growth of bifidobacteria cultured on human milk oligosaccharides[J]. Folia Microbiol(Praha), 57(4): 321-324.

Sugahara H, Odamaki T, Hashikura N, et al, 2015. Differences in folate production by bifidobacteria of different origins[J]. Biosci Microflora Food Health, 34(4): 87-93.

Sugahara H, Odamaki T, Xiao JZ, et al, 2015. Genotypic and phenotypic evaluation revealed the appropriateness of human-residential bifidobacteria for human Use[J]. Milk science, 64(3): 261-269.

第十章

乳杆菌药理学

乳酸菌（lactic acid bacteria，LAB）是一类能利用可发酵糖（主要指葡萄糖）主要产生乳酸的细菌通称，目前已发现 LAB 在细菌分类学上至少包括 23 个属，主要有乳杆菌属（*Lactobacillus*）、链球菌属（*Streptococcus*）、肠球菌属（*Enterococcus*）、乳球菌属（*Lactococcus*）、片球菌属（*Pediococcus*）、明串珠菌属（*Leuconostoc*）、漫游球菌属（*Vagococcus*）、四联球菌属（*Tetragenococcus*）、气球菌属（*Aerococcus*）、肉食杆菌属（*Carnobacterium*）等。双歧杆菌属（*Bifidobacterium*）最初也被归入 LAB，但由于该属的细菌对糖的发酵有自己非常独特的方式，目前已不再属于 LAB。LAB 已经广泛应用于乳酸发酵工业、食品及饲料的添加发酵中，作为益生菌药物使用的菌种主要是乳杆菌属和链球菌属，其中以乳杆菌最多。乳杆菌是人类正常肠道菌群之一，特别是在小肠，尽管在数量上不属于优势菌群（为 $10^7 \sim 10^8$CFU/g），但在功能上归入优势菌群，对机体发挥着重要的作用。乳杆菌属有 30 余个种类，但用于益生菌的菌种主要有嗜酸乳杆菌（*L. acidophilus*）、干酪乳杆菌（*L. casei*）、鼠李糖乳杆菌（*L. rhamnosus*）、植物乳杆菌（*L. plantarum*）、罗伊氏乳杆菌（*L. reuteri*）、德氏乳杆菌（*L. delbrueckii*）和保加利亚乳杆菌（*L. bulgaricus*）等。

应该明确，乳杆菌（*Lactobacillus*）是目前应用最多的 LAB 之一，但不能代表所有的LAB，本章第一节叙述 LAB 的鉴定与分类，第二、三节则主要叙述乳杆菌的药理学。

第一节　乳酸菌的鉴定与分类

一、一般描述及所包括的属

由于目前尚没有一种关于乳酸菌非常明确的定义，对于"典型"的乳酸菌比较贴切的定义是"革兰氏阳性、不形成芽孢，触酶阴性，细胞色素缺失，生活在厌氧环境中，但对氧有一定的耐受性；营养需求苛刻，耐酸，在糖发酵时行严格的发酵方式，其终产物以乳酸为主的细菌"。乳酸菌通常生活在营养丰富的环境中，如各种食品（乳、肉、饮料和蔬菜），但其中相当一部分是组成哺乳动物口腔、肠道和阴道正常微生物菌群的成员。该定义中的

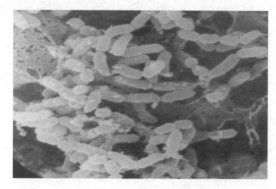

图 10-1　乳杆菌（电子显微镜）

绝大多数性状会随其生活环境的变化产生一定的改变，唯一无可争议的是它们为革兰氏阳性菌。

根据以上典型乳酸菌的定义，最符合的属有（根据 1986 版《伯杰氏细菌学系统手册》中的分类系统）：气球菌属（*Aerococcus*, *A.*），乳杆菌属（*Lactobacillus*, *L.*）（图 10-1），明串珠菌属（*Leuconostoc*, *Ln.*），片球菌属（*Pediococcus*, *P.*）和链球菌属（*Streptococcus*, *S.*）。部分研究者将孪生球菌属（*Gemella*）和丹毒丝菌属（*Erysipelothrix*）两个属也归入乳酸菌。而双歧杆菌（*Bifidobacterium*）在传统上也被认为属于乳酸菌[在 1957 年版的《伯杰氏细菌鉴定手册》（第 7 版）中曾被划作 *Lb. bifidum*]，它们从遗传起源的角度而言，属于革兰氏阳性菌中的放线菌群；此外，该属的细菌对糖的发酵有自己非常独特的方式，从而将它们与乳酸菌群分开。然而，由于双歧杆菌在人和动物胃肠道中具有重要的作用，部分双歧杆菌被广泛用作改善和促进人或动物健康的益生菌。在 1986 年《伯杰氏细菌学系统手册》出版以后，乳酸菌中各属的分类情况又发生了重大的变动，而乳杆菌属、明串珠菌属、片球菌属的分类情况基本没有大的变动，但是其中部分以前被归入乳杆菌属的棒型乳酸菌（*Carnobacterium*）被划分到一个新的属：肉食杆菌属。1986 年以后乳酸菌分类的变化主要是依据化学分类和遗传学方面的数据。

二、属水平上的分类

如前所述，对各种乳酸菌在属（genus）水平上分类的总原则基本上还是按照 Orla-Jensen 等 1919 年提出的方法进行。然而，随着对新的属或种的描述不断增多，这些经典的分类试验逐渐不再适用于新属的鉴定。不过，这些表型性状仍然是进行更为复杂鉴定试验的出发点。尽管形态学特征作为细菌分类的一个关键指标受到质疑，在目前对乳酸菌属的性状描述中，仍然是一个非常重要的指标。唯一的例外是新设立的魏斯氏菌属（*Weissella*），这是乳酸菌中第一个从定义的角度而言既有球菌又有杆菌的属。此外，在单一平面两个垂直方向的细胞分裂形成四聚体，可作为鉴别球菌的关键特征。乳酸菌中形成四聚体的属有气球菌属、片球菌属和四联球菌属。

对乳酸菌进行属水平上分类时一个非常重要的指征是在标准条件下，即在限制氧气、不限制葡萄糖浓度和生长因子（氨基酸、维生素和核酸）的情况下，乳酸菌对葡萄糖的发酵方式。在这种情况下，乳酸菌可以分成两种类型：①同型发酵，几乎将葡萄糖定量地转化为乳酸；②异型发酵，发酵葡萄糖产生乳酸、乙醇/乙酸和 CO_2。在实际操作中，利用葡萄糖的产气试验就可以区分这两种类型的乳酸菌。明串珠菌、葡萄酒球菌、魏斯氏菌和一小部分乳杆菌属于异型发酵型，其他的乳酸菌则属于同型发酵型。葡萄糖发酵过程中所产生乳酸的立体构型可以用来区分明串珠菌和异型的乳杆菌，前者只产生 D-乳酸，而后者则产生消旋体（DL-乳酸）。

目前对乳酸菌的分类越来越倚重于一些更加复杂的方法，其中 rRNA 序列分析可能是在属水平上分类最精确的方法。已知的 rRNA 序列还可以用作鉴别属的特异性工具。

三、种水平上的分类

目前对乳酸菌的准确分类越来越倚重于分子生物学的方法，尽管 Orla-Jensen 所使用的部分方法仍有生命力，尤其是在同一属内不同种之间的分类更是如此。在部分情况下，只有在核酸水平的分析才能解决种（species）的分类问题。不过，经典的表型/生物化学特性在进行初步分类时仍然是一种非常重要的指标，可以增加对被研究对象的了解。进一步的鉴别包括分子/化学分类方法，如肽聚糖中二氨基氨基酸的类型、是否存在磷壁（酸）质及其类型、是否存在甲基萘醌（menaquinone）及其种类、DNA 分子中（G+C）mol%、细胞脂肪酸的组成及乳酸脱氢酶的电泳移动性等。

（一）乳杆菌的分类

在乳酸菌中，乳杆菌是最大的一个属。乳杆菌属内种之间的差异也比较大，由一系列在表型性状、生化反应和生理特征方面具有明显差异的种组成。从该属内不同种的（G+C）mol%的差异就可以反映出种与种之间的亲缘关系。该属细菌（G+C）mol%的范围为 32%～53%，几乎超过了作为单一菌属可接受范围的 2 倍。然而，在球形乳杆菌中早就发现其在形态上的差异，所以被分成了几个不同的属。尽管这种情况对杆形乳杆菌要困难得多，Orla-Jensen（1919）还是按照球形乳杆菌分类的模式将乳杆菌属分成几个亚属：*Thermobacterium*、*Streptobacterium* 和 *Betabacterium*。分群时所采用的生理学试验的基础在于是否存在与糖进行同型发酵或异型发酵有关的关键性酶，即果糖 1,6-二磷酸醛缩酶和磷酸酮糖酶。在有关该属的描述中，仍然保留了采用生理学性状将其分成三个群的原则（分别被称为 A、B、C 群），但在每个种的后面分别加上了 a、b 或 c 等后缀，以反映它们属于何种遗传簇。

对乳杆菌属内不同种进行鉴别时所采用的经典分类试验有碳水化合物发酵方式、所产生乳酸构型、精氨酸水解、生长需求及在不同温度的生长特性等，尽管这些方法在种鉴别时仍然非常有用，但对乳杆菌的准确分类还需要进行细胞壁肽聚糖分析、乳酸脱氢酶（LDH）电泳泳动性分析、（G+C）mol%及 DNA 同源性分析等试验。现在已经设计出针对多种乳杆菌的种特异性寡聚核苷酸探针（根据 rRNA 序列制备），使对乳杆菌进行日常鉴定和分类的工作变得相对容易。

乳杆菌在自然界中分布广泛，有相当多的乳杆菌应用于食品工业。它们通常是乳杆菌中最耐酸的那些种，从而可以使一些天然性的乳酸发酵过程（如蔬菜和青贮饲料的发酵）得以完成。乳杆菌也存在于人与动物的口腔、胃肠道及阴道。有一些种，如短乳杆菌（*Lb. brevis*）、干酪乳杆菌（*Lb. casei*）和植物乳杆菌（*Lb. plantarum*）则可以从多种生境中分离到；部分种则存在于一些特定的环境中如 *Lb. sanfranscisco* 存在于酸面团中，*L delbrueckii* subsp. *bulgaricus*（保加利亚乳杆菌）则主要存在于酸奶中。

由于越来越多的乳杆菌被作为益生菌使用，而且随着细菌分类学的进展，经常会发生在食品或药物制剂中所使用的乳杆菌出现同物异名或分类名称更替的现象。

1. 嗜酸乳杆菌（*Lb. acidophilus*）**组**　除严格意义的 *Lb. acidophilus* 外，本组还包括另外 5 个种。

新设立的鼠李糖乳杆菌（*Lb. rhamnosus*）仅包含原属于 *Lb. casei* subsp. *rhamnosus* 的菌株，在鼠李糖乳杆菌的细胞壁中含有鼠李糖，该菌也是少数能发酵鼠李糖的种之一。目前从生物化学的角度，还无法区分干酪乳杆菌（*Lb. casei*）与副干酪乳杆菌（*Lb. paracasei*）。

2. 干酪乳杆菌（*Lb. casei*）**组**　詹氏乳杆菌（*Lb. jensenii*）、干酪乳杆菌（*Lb. casei*）、副干酪乳杆菌（*Lb. paracasei*）和鼠李糖乳杆菌 4 种，后 3 种被广泛应用作人或动物的益生菌。

3. 罗伊氏乳杆菌（*Lb. reuteri*）/**发酵乳杆菌**（*Lb. fermentum*）**组**　罗伊氏乳杆菌使人感兴趣之处在于，它是一种可以产生细菌素的益生菌，被应用于动物营养及酸奶产品与医药制剂中。罗伊氏乳杆菌和发酵乳杆菌在表型性状上非常接近。

（二）肠球菌、乳球菌、链球菌和漫游球菌的分类

肠球菌属（*Enterococcus*）、乳球菌属（*Lactococcus*）、链球菌属（*Streptococcus*）和漫游球菌属（*Vagococcus*）曾经同属于链球菌属，目前已经各个独立成属。

目前在食品工业中应用的唯一的链球菌是嗜热链球菌（*S. thermophilus*），主要用于酸奶生产，个别益生菌中也含有嗜热链球菌。嗜热链球菌被 Schleifer 和 Kilpper-Balz 等（1987年）及 Hardie（1986 年）归入"其他链球菌"群，但现在则归入"口腔链球菌"群（Hardie 和 Whiley，1995）。Farrow 和 Gollins（1984 年）建议将嗜热链球菌作为唾液链球菌（*S. salivarius*）的一个亚种（*S. salivarius* subsp. *thermophilus*），因为两者之间的 DNA-DNA 同源性超过了 70%。然而，通过对大量菌株的调查发现，部分菌株之间 DNA-DNA 同源性非常低，所以这一建议未被采纳。此外，两者之间在表型性状上存在明显的差异，也可以证明它们是不同的种。基于嗜热链球菌对热的耐受性、能在 52℃生长及只能发酵少数碳水化合物的特性可以很方便地将其与其他链球菌分开。现已经设计出一种能对嗜热链球菌进行种特异性检测的探针。

乳球菌与乳制品存在密切的联系，在目前已知的 5 种乳球菌中，只有一种即 *Lc. lactis* 在乳品工业中应用。*Lc. lactis* 可分成 3 个亚种：*Lc. lactis* subsp. *lactis*、*Lc. lactis* subsp. *cremoris* 和 *Lc. lactis* subsp. *hordniae*，只有前 2 个亚种常用于乳品加工。

肠球菌在食品工业中并不是特别重要。屎肠球菌（*E. faecium*）（曾被命名为屎链球菌 *S. faecium*）和粪肠球菌（*E. faecalis*）（曾被命名为粪链球菌 *S. faecalis*）应用于一些益生菌药物中，但是肠球菌尤其是粪肠球菌，是一种条件致病菌，因此，通常不在食品中使用，另外目前肠球菌已成为医院内感染的重要病菌，并且对万古霉素耐药菌株日益增多，因此 FAO/WHO 建议益生菌中不宜使用肠球菌。

四、乳酸菌的遗传学分类

目前认为比较 rRNA 序列是确定不同细菌真实遗传亲缘关系的最佳手段。最初，这种

序列的比较是通过 DNA-rRNA 杂交或寡核苷酸片段法（即测定 rRNA 裂解片段的序列）来完成的。随着分子遗传学技术的进展，已经能直接对大的 rRNA 片段进行序列分析。对 rRNA 序列的分析最初采用逆转录酶的方法，现在则可以利用 PCR 技术直接测定 rRNA 的序列。通过计算机处理，可以对获得的大量核酸序列数据进行分析比较，从而绘制能反映整个细菌界（原核生物界）的遗传发育树及其中部分细菌之间详细的遗传进化树。

无论是从采用寡核苷酸片段比较法还是 rRNA 测序法获得的数据来看，所有的革兰氏阳性菌之间均具有强烈的发育亲缘关系。在真细菌的 11 个主要的门中，所有的革兰氏阳性菌集中于其中的一个门［然而，在该门中并非所有细菌的细胞壁都是革兰氏阳性类型（Woese，1987）］。革兰氏阳性菌可以进一步分成两个群或簇，通常将它们称为高 G+C 亚门和低 G+C 亚门［G+C 是指 DNA 中的（G+C）mol%］。其"分界点"通常定在 50%，但有时也将其定在 53%～55%，因为如果按后一数值进行比较，有些种（如 *Lb. fermentum* 和 *Lb. pontis*）则显然属于低 G+C 亚门。高 G+C 亚门或放线菌亚门包括双歧杆菌属（*Bifidobacterium*）、节杆菌属（*Arthrobacter*）、微球菌属（*Micrococcus*）、丙酸杆菌属（*Propionibacterium*）、细杆菌属（*Microbacterium*）、棒杆菌属（*Corynebacterium*）、放线菌属（*Actinomyces*）和链霉菌属（*Streptomyces*）等属；低 G+C 亚门或梭状芽孢杆菌亚门则包括芽孢杆菌属（*Bacillus*）、葡萄球菌属（*Staphylococcus*）、李斯特菌属（*Listeria*）和厌氧梭菌属（*Clostridium*）、消化球菌属（*Peptococcus*）及瘤胃球菌属（*Ruminococcus*）等属。Collins 采用逆转录酶或 PCR 测序技术对乳酸菌各属之间的遗传发育关系或低 G+C 亚门其他属之间的遗传亲缘关系进行了深入研究。Kander 等认为，乳酸菌自身构成了一个"超级簇"，其遗传亲缘关系处于严格厌氧的细菌（如梭状芽孢杆菌）和兼性或严格好氧（如葡萄球菌和芽孢杆菌）之间，与其生活方式保持一致，即"处在好氧和厌氧生活的门槛上"。图 10-2 为乳酸菌遗传发育树示意图。

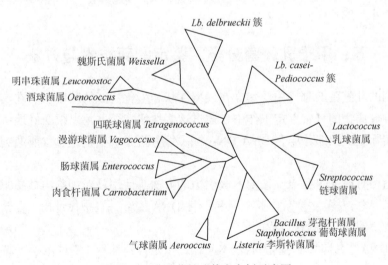

图 10-2 乳酸菌的遗传发育树示意图

乳酸菌中大多数属的定义至今还不是非常确切，有些是在遗传测定的基础上定义的，如 *Enterococcus*、*Lactococcus*、*Leuconostoc sensu stricto*、*Oenococcus*、*Streptococcus sensu stricto*、*Tetragenococcus*、*Vagococcus* 和 *Weissella* 等就是最好的证明，这些属自身构成了一个相对独立的遗传发育单位。在乳酸菌中，也存在不同的属成簇的现象，如 *Carnobacterium*、*Enterococcus* 和 *Vagococcus* 就形成了一个紧密的遗传簇，它们之间的亲缘关系比与其他任何乳酸菌都近。最近新设立的 *Lactosphaera* 也属于该遗传簇（Janssen，1995），而 *Aerococcus* 和 *Tetragenococcus* 则可以作为该遗传簇的边缘成员。此外，与其他的乳酸菌相比，本簇内各个属的乳酸菌从遗传发育的角度而言，更接近于低 G+C 亚门中的好气和兼性厌氧细菌。与跟其他乳酸菌的亲缘关系相比，*Lactococcus* 和 *Streptococcus* 之间的亲缘关系更近（尽管其程度不及肠球菌组内各属之间的亲密关系）。"明串珠菌样"乳酸菌，即 *Weissella* 和 *Leuconostoc sensu stricto* 相互之间的亲缘关系较密切。

从乳酸菌遗传发育的研究中得到如下结论：①在研究不同属之间的亲缘关系远近时，形态学特征是一种作用非常差的指标，这一点从乳杆菌属（*Lactobacillus*）和片球菌属（*Pediococcus*）的遗传发育树结构及魏斯氏菌属（*Weissella*）属内的细菌具有不同形态可以很清楚地证明；②尽管在过去 20 年里根据遗传学分析、蛋白指纹图谱等方法对乳酸菌的亲缘关系及各个属的描述做了很多的工作，但仍需要对目前的乳酸菌分类系统进行修订。存在的主要问题是如何处理 *Lactobacillus* 和 *Pediococcus* 这两个属，正如 Woese（1987）所提出的那样，最好能在菌株或种的遗传发育位置与其表型性状之间建立某种联系，其本质是如何才能找到那些能反映其真实亲缘关系的有关性状特征。在 1983 年时，曾有学者建议将 *Pediococcus* 纳入"扩展的"*Lactobacillus*。从遗传发育的角度而言，这无疑是正确的。另一种解决方法是，将更小级别的遗传簇设立成新的属。如此一来，许多典型的乳杆菌如 *Lb. acidophilus*、*Lb. plantarum* 和 *Lb. fermentum* 将被归入不同的属，这一点恐怕难以得到认同。

从遗传发育的角度而言，乳酸菌是低 G+C 亚门中革兰氏阳性菌中需氧菌和兼性厌氧菌属发育位置的相互掺合体。

五、用于乳酸菌分类、鉴定的新技术与方法

前面提到的乳酸菌的分类主要建立在表型性状和生化特征的基础上。在实际操作时，尤其是对各种分离物的日常鉴定工作中，通过这些性状特征不足以很明确地将菌株鉴定到特定的种。实际上，在部分场合 DNA-DNA 同源性分析是解决鉴定过程所遇到难题唯一的方法。

在鉴定菌种时比 DNA 杂交法更有吸引力的方法是使用针对细胞内核酸靶序列的特异性 DNA 探针，该方法的主要优点是这种特异性 DNA 探针一旦被设计出，在鉴定时就可以省去耗时而费事的 DNA 制备过程。

在设计 DNA 探针时，要解决的基本问题之一是找到某种（有时甚至是特定的菌株）细菌所特有的 DNA（或 RNA）片段。由于 rRNA 分子，特别是 16S 和 23S rRNA 由各种保守性或高或低的序列所组成，因此，根据所选择遗传簇的水平变化，可以设计出适合于从界-特异性到种-特异性的各种寡核苷酸探针。此外，采用 rRNA 还有一个重要的优点，即它们在细胞中的拷贝数较多（可多达 10^4 拷贝）。因此，采用以 rRNA 为靶位的寡核苷酸探针

法灵敏度比以 DNA（染色体或质粒）为作用对象的探针高得多。

　　以 16S 或 23S rRNA 为作用靶位的寡核苷酸探针，已被用于对不同生境来源的乳球菌、肠球菌和乳杆菌及肉制品来源的肉食杆菌进行鉴定，而且该方法可成功地将漫游球菌与其他乳酸菌或嗜热链球菌分开，甚至能成功地对 *Lc. lactis* 的两个亚种 *lactis* 和 *cremoris* 进行区分。

　　PCR 技术在菌种分类的作用越来越大。采用该技术，可以从某一属或种的少量细胞获得充足的 DNA，以完成随后的 DNA 测序。DNA 扩增的靶位之一显然是 rRNA 基因，这种方法可以替代分析细菌遗传发育关系过程中测定 rRNA 序列时所采用的逆转录酶技术。伴随自动测序仪的出现及 PCR 直接测序方法的简便化，可以在很短的时间内非常方便地完成对任何一种细菌 16S rRNA 序列（至少是其部分序列）的测定工作。PCR 技术还可以与寡核苷酸探针的方法合用，与寡核苷酸探针法直接测定相比，其检测的灵敏度要高得多。PCR 技术另一个应用领域是通过随机扩增多态 DNA（RAPD）的方法获得特定菌株（或种）的杂交带排列方式或指纹图谱。该方法相对简便，但需要采用高度标准化的实验条件才能获得重现性较好的结果。

　　限制性核酸内切酶分析（REA）也可用于对乳酸菌进行分类。染色体首先被一套限制性内切核酸酶切断，获得的 DNA 片段经过琼脂糖凝胶电泳后，观察其电泳带的排列方式。然后，可以对不同菌株的 DNA 限制性内切核酸酶电泳带的排列方式进行多种比较。这种方法也需要采用高度标准化的实验条件，但是具有很高的分辨率，可以作为亚种、种和属水平的分类工具。

　　在乳酸菌分类中另一种非常有用的方法是细胞可溶性蛋白组成方式（CSPP）。首先将全细胞蛋白进行聚丙烯酰胺凝胶电泳，将所获得的蛋白电泳带组成方式进行统计分析。采用该方法，已经构建了针对多种乳酸菌的数字化和正常的蛋白电泳带组成方式的数据库。由蛋白组成方式相似性构建的分类簇与采用遗传学数据，如 rRNA 序列、DNA-DNA 同源性分析构建的分类簇具有非常清晰的相关性。将某种菌株的可溶性蛋白组成方式与乳酸菌蛋白组成数据库进行比较，可以作为将某种菌株归入特定种的直接筛选方法。此方法具有简单、不需要先进仪器等特点，相当多的实验室愿意以少数参考菌株为基础，建立自己关于乳酸菌细胞可溶性蛋白组成方式的数据库。

第二节　乳杆菌的体内过程

一、在胃肠道中定植和存活

　　在对胃酸的耐受力方面，即便认为乳杆菌可耐受酸，但不同菌种对胃酸的耐受能力有所差异。在体外研究的菌种中，干酪乳杆菌能耐受胃酸，可在胃酸中存活 3h，嗜酸乳杆菌和植物乳杆菌耐受性相似，而保加利亚乳杆菌耐受力很差，在胃酸中存活不到 1h。一种经过筛选的干酪乳杆菌 LGG 和从胃中分离的干酪乳杆菌菌种有差异，但特点相近，在 pH3.0～7.0 人体胃酸中孵育 4h 以上活性毫不降低，但是当 pH 降到 1.0 时，其活性就会迅速消失，提示当胃中 pH 升至 3.0 或更高时，LGG 能够在通过胃的过程中存活。这些研究说明乳杆菌在胃酸和通过胃时的生存能力取决于菌种和环境（尤其是 pH）。

关于在胃肠道中定植方面，给禁食和非禁食志愿者服用嗜酸乳杆菌和保加利亚乳杆菌以后，在 3h 和 6h 分别抽取胃和小肠液培养，发现在禁食者服用 3h，非禁食者服用 6h，胃、小肠抽吸液中都可检测到乳杆菌升高。另一个相似的研究（针对禁食健康的志愿者）也显示，健康志愿者摄取含有嗜酸乳杆菌（10^8CFU/g）的酸奶 100g，通过口-回肠插管收集 8h 以上的回肠液，以回收嗜酸乳杆菌，发现回收菌占摄入菌的 1.5%。在健康志愿者中嗜酸乳杆菌 N_2 或嗜酸乳杆菌 ADH 和保加利亚乳杆菌以乳酸菌混悬液（10^{10}CFU/ml）的形式通过胃管给予，发现细菌存活率（ADH 菌显示出较好的存活率）与 pH 和寄居在人回肠细胞的菌种黏附能力都有关。在胃中细菌的添加剂可升高 pH，从而提高乳酸菌在胃酸中的总存活率。另外有报道在一例回肠切除患者中，通过胃和小肠分析嗜酸乳杆菌存活率大致有 1%，当患者摄取了含有保加利亚乳杆菌或嗜酸乳杆菌的酪乳、酸奶，在回肠切除流出物中乳酸菌数量没有增加，但是当其摄取了源自人体的嗜酸乳杆菌浓溶液大约 1.5h 后，回肠的流出物都可检测到乳酸菌水平短暂升高，在 3.5h 达到最高浓度，在 4.5h 超过 99.5% 的可测细菌通过胃和小肠。

以上研究表明，乳杆菌口服 3～6h 后可以在小肠中定植，但存活率约占摄入细菌的 1%，其存活依赖于菌种、摄入方式和胃酸的 pH。

二、排　　泄

通过酸奶摄取大量嗜酸乳杆菌（$5×10^{10}$～$5×10^{12}$CFU/d）以后，在第 4 天，粪便中嗜酸乳杆菌水平显著升高，并能在摄入期间保持此水平。中断 2 天后粪便水平下降，8 天以上就无法检测到。但是 LGG 在停止摄入后 7 天粪便中回收率仍然有 33%。

三、吸收和移位

一般情况下，外源性乳杆菌不会被吸收和移位，但有一些实例报道因乳杆菌引起系统感染，包括菌血症、肝脓肿及干酪乳杆菌和嗜酸乳杆菌所致心内膜炎。有 1 例需要进行主动脉外科置换术的患者发生干酪乳杆菌鼠李糖亚种感染，对多种抗生素耐药。另外，有许多报道关于免疫缺陷患者的乳杆菌菌血症，人类免疫缺陷病毒（HIV）阳性肾移植后口服免疫抑制剂的患者，在移植后 5 个月出现菌血症等。

四、抗生素的影响

广谱抗生素如头孢菌素（静脉或口服）、克林霉素、氯霉素、红霉素、甲硝唑（口服）等均可能减少肠道中乳杆菌的数量。针对健康志愿者的研究发现，给予口服氨苄西林（250mg，每日 4 次，1～7 天），其后 30min 每日口服含有 LGG 的浓溶液（每日剂量 $4×10^{10}$CFU）或酸奶（每日剂量 $3.6×10^{11}$CFU），LGG 共给予 10 天，氨苄西林对粪便中

LGG 回收率几乎没有影响。而在体外 LGG 对氨苄西林非常敏感，所以其机制还有待探讨。针对健康志愿者同时口服依诺沙星（400mg，每日 2 次，共 7 天）和含有嗜酸乳杆菌 NCFB（NCD0 前体）1748 添加剂的酸奶产品（$2\times10^4\sim5\times10^8$CFU/ml，250ml，每日 2 次，1～14 天）的研究中，在依诺沙星治疗期间与自然状态相比，乳杆菌排泄量有轻度增加，服用依诺沙星者粪便乳杆菌水平明显降低，当单独给予乳杆菌后，粪便中乳杆菌水平有明显增加。

　　当健康志愿者服用含有嗜酸乳杆菌 NCFB 1748 添加剂的酸奶产品（$3\times10^9\sim5\times10^8$CFU/ml，250ml/次，每日 2 次）或安慰剂共 7 天（第 8～14 天），之前服用克林霉素（150mg，每日 2 次，第 1～7 天）时，克林霉素治疗组与自然状态相比，受检者粪便中乳酸菌水平轻度下降，在补充嗜酸乳杆菌期间，所有治疗组受检者粪便中嗜酸乳杆菌水平均显著升高，在第 14 天稳态水平为 $10^{5.5}\sim10^7$CFU，而安慰剂组粪便中嗜酸乳杆菌水平直到第 21 天仍未回到治疗前水平。但在另一项研究中得到了阴性结果，23 名健康志愿者随饮食一起服用克林霉素（150mg/次，每日 4 次，1～7 天），受试者服用活菌胶囊 3 粒（含有 3×10^9CFU/g 活菌胶囊冻干粉，包括嗜酸乳杆菌 LA-CHS，双歧杆菌 Bb-12、德氏乳杆菌、保加利亚乳杆菌 Lb-127 和嗜热链球菌 ct-31 菌株，相当剂量为总量 2×10^{10}CFU/d，第 1～14 天）和服用 3 粒不含活菌的安慰剂。结果在克林霉素治疗期间，第 7 天粪便中乳酸菌水平从自然状态的 10^4CFU/g 降至 10^2CFU/g，终止抗生素治疗后，在 7 天之内安慰剂组和乳杆菌添加治疗组，乳杆菌水平均恢复到治疗前的 $1\times10^{4.5}$CFU/g。提示在克林霉素治疗同时使用非特异性添加剂不能加速乳酸菌水平恢复到自然状态水平。此外，有研究显示大环内酯类和其他广谱抗生素对干酪乳杆菌和嗜酸乳杆菌的影响还是较明显的。

第三节　乳杆菌的作用机制

　　乳杆菌是肠道主要的原籍菌群之一，作为益生菌使用的菌种，其作用机制与正常菌群的生理作用基本相同，包括增强生物屏障功能、营养及代谢作用、免疫刺激和免疫调节作用。

一、增强生物屏障功能

　　乳杆菌在肠道中具有很强的定植能力，当其进入肠道以后，能与其他肠道内的微生物竞争作用于小肠上皮细胞，使得其他有害菌株不能长期定植于肠道内，从而调整肠道内菌群关系，维持肠道内微生态平衡。另一方面，乳杆菌能够产生乳酸菌素（laetocidon）、嗜酸杆菌素（acidophilin）、细菌素（bacteriocin）等抑菌物质，阻止其他微生物定植生长，拮抗致病菌和有害微生物生长及毒素的分泌。此外，乳杆菌属于产乳酸菌，能够发酵糖和纤维素，产生大量的乙酸、丙酸、乳酸、酪酸等有机酸，一方面降低肠道的 pH，抑制外籍菌的生长与繁殖；另一方面有机酸可以刺激肠道蠕动，促进有害物质和外源致病菌的排出。

　　完整的肠上皮细胞及细胞间的紧密连接构成肠黏膜的机械屏障。益生菌通过维护机械屏障的完整性，防止细菌和毒素经上皮及细胞旁道移位，从而减少肠黏膜屏障功能障碍的发生。有研究报道，嗜酸乳杆菌能增加紧密连接蛋白表达，从而保持肠上皮细胞的紧密连接功能，保持黏膜完整性，降低细菌移位速率。Yan 等研究发现，LGG 可产生某些可溶性蛋白，促进肠上皮细胞生长，维护肠黏膜屏障功能。

　　肠道黏液形成黏弹性胶层保护肠黏膜免受机械和化学损伤，其杯状细胞分泌的黏蛋白与细菌结合阻挡条件致病菌的种植，是构成肠黏膜屏障的重要成分之一。David 等研究发现某些乳杆菌能通过增加肠上皮细胞 MUC3 mRNA 的表达及 MUC3 蛋白的翻译，促进黏蛋白的分泌，可抑制肠致病性大肠杆菌（EPEC）的黏附，从增加黏液层的角度增强肠道的屏障功能。

二、营养及代谢作用

　　乳杆菌能分解食物中的纤维素、半纤维素、果胶、非消化性低聚糖等不能被人体消化酶消化的食物成分，其分解后的产物（如短链脂肪酸）作为营养物质和能量物质被利用，对机体生理功能有十分重要的意义。

　　乳杆菌（德氏乳杆菌、保加利亚乳杆菌）还含有 β-半乳糖苷酶，能够分解乳糖生成半乳糖，其是构成脑神经系统中脑苷脂的重要成分，尤其是新生婴儿所必需；同时减轻乳糖不耐受患者症状。嗜酸乳杆菌还能产生维生素 B，促进神经细胞发育；在人的肠道内预消化食物，提高钙、磷及铁的吸收。

三、免疫刺激和免疫调节作用

　　动物及人体试验均证实，某些乳杆菌及其胞壁肽聚糖具有以下作用：①激活巨噬细胞，分泌大量的 IL-1、IL-2、IL-6、IL-12、IL-18、TNF-α、IFN-γ 和 NO；②激活并增强 NK 细胞功能；③刺激特异性和非特异性 IgA，特别是 SIgA 的分泌，如已证实 LGG 能刺激肠道分泌抗轮状病毒、抗霍乱毒素等的特异性 SIgA 产生增多；④为肠相关淋巴组织（GALT）的成熟提供刺激信号；⑤乳杆菌能够激活 TLR 信号系统，调节肠道黏膜的炎性反应，保护肠道免受炎症伤害。

（黄永坤）

参 考 文 献

蔡玟, 崔岸, 黄琼, 2008. 摄入含嗜酸乳杆菌 NCFM 和乳双歧杆菌 Bi-07 的益生菌补充剂增强免疫功能的动物实验研究[J]. 中国微生态学杂志, 20(1): 17-18.

康白, 2002. 微生态学原理[M]. 2 版. 大连: 大连出版社: 181-206.

王斌, 但国蓉, 袁静, 等, 2006. 乳杆菌黏附抑制致病性大肠杆菌对肠上皮样细胞侵袭的初步研究[J]. 解放军医学杂志, 31(6): 550-552.

熊德鑫, 2008. 肠道微生态制剂与消化道疾病的防治[M]. 北京: 科学出版社: 93-109.

Guarner F, Khan AG, Garisch J, et al, 2008. World Gastroenterology Organisation Practice Guideline: probiotics and prebiotics[J]. J Clin Gastroenterol, 46(6) : 468-481.

Mack DK, Ahrne S, Hyde L, et al, 2003. Extracelluar MUC3 mucin secretion follows adherence of *Lactobacillus* strains to intestinal epithelial cells in vitro[J]. Gut, 52(6): 827.

Ménard S, Candalh C, Bambou JC, et al, 2004. Lactic acid bacteria secrete metabolites retaining anti-inflammatory properties after intestinal transport[J]. Gut, 53(6): 821-828.

Yuan KL, Salminen S, 2009. Handbook of Probiotics and Prebiotics[M]. 2nd ed. John Wiley & Sons, Inc: 52-75, 79-81.

第十一章

酪酸梭菌药理学

酪酸梭状芽孢杆菌（*Clostridium butyricum*）属于厚壁菌门（Firmicutes）梭菌纲（Clostridia）梭菌目（Clostridiales）梭菌科（Clostridiaceae）梭菌属（*Clostridium*）中的一种可形成芽孢的、厌氧革兰氏阳性梭形细菌（以下简称酪酸梭菌）。早在 1877 年就发现和开始研究酪酸梭菌，但长期以来研究者们把该菌种与芽孢杆菌（*Bacillus*）相混淆，导致曾经先后用了 10 多种不同的名称记录，检索较早期的研究文献须注意同物异名的现象，1980 年系统分类学国际委员会规范地将其统一命名，1995 年又进一步将酪酸梭菌划入梭菌属下具有高度同源性的第一簇内。早有研究文献报道酪酸梭菌是人体的正常肠道菌，直到 1999 年 2 月由 FAO 和 WHO 联合在罗马召开的第 52 次食品添加剂专家委员会颁布的文件中正式指出，酪酸梭菌是人的正常肠道菌群。

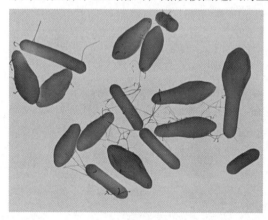

图 11-1　酪酸梭菌 C588

日本是最早研究和临床应用酪酸梭菌的国家。1933 年，日本千叶医学院卫生学系的宫入近治（Miyairi）博士报道了从粪便中分离得到的酪酸梭菌，所以也称为宫入菌（*C. butyricum* MIYAIRI 588）。1940 年酪酸梭菌首次在日本实现商业化生产，1944 年日本首次上市酪酸梭菌制剂进入临床应用。2004 年我国青岛东海药业研制的酪酸梭菌（*C. butyricum* DF 96101 或 CGMCC0313-1 菌株）获得国家批准，在全国上市应用。2013 年欧洲食品安全局（EFSA）经过完全充分评价后，批准酪酸梭菌 MIYAIRI 588 菌株（图 11-1）作为人用益生菌制剂的新食品成分进入欧盟市场。自 1877 年到现在，经过 130 年的研究和开发，酪酸梭菌已经作为人用处方药、非处方药、兽药、饲料添加剂、食品添加剂等在全世界范围内广泛应用。

第一节　酪酸梭菌的特点

酪酸梭菌为革兰氏阳性厌氧菌，菌体宽 $0.5\sim1.7\mu m$，长 $2.4\sim7.6\mu m$，周身鞭毛能运动；酪酸梭菌在琼脂平板上形成白色或奶油色、圆形不规则的凸状湿润菌落；在一定条件下内生形成圆形或卵圆形芽孢，使菌体偏末端部膨大呈梭状；酪酸梭菌含有多种高分子碳水化合物的发酵酶，其生长发育不仅能利用葡萄糖、果糖、麦芽糖、甘露醇、乳糖、核糖，还可以利用人体不吸收的寡聚糖、果胶、棉籽糖、抗性淀粉和纤维素，不发酵肌醇也不分解蛋白质、明胶和吲哚类物质。发酵代谢产物为短链脂肪酸（酪酸、乙酸、丙酸），并释放二氧化碳（CO_2）和氢气（H_2），代谢产物短链脂肪酸中酪酸占 60%～80%。

一、释 放 酪 酸

酪酸梭菌的最大特点是主要代谢终产物为丁酸，也称为酪酸。酪酸作为短链脂肪酸（SCFA）的重要成分在近几年是肠道菌群代谢产物的研究热点之一，目前认为酪酸对肠道功能发挥如下生理功能：①酪酸是肠道黏膜上皮细胞的主要能量来源，能够促进肠黏膜上皮的增殖分化和再生修复；②酪酸降低肠腔 pH，刺激肠道蠕动，在抑制肠道致病菌、保持肠道菌群平衡中起着决定性作用。③酪酸通过抑制 NF-κB 和胞外信号调节激酶（ERK）磷酸化激活发挥抗炎作用。此外，最新研究显示，酪酸是唯一具有抗肿瘤作用的短链脂肪酸，人体结肠黏膜有特异性的酪酸受体和载体，已初步阐明酪酸抗肿瘤的作用机制如下：通过抑制组蛋白脱乙酰化干扰肿瘤细胞增殖；通过 COX-2 途径抑制肿瘤组织的血管生成；通过调节组织细胞的基因表达促进淋巴细胞趋化性。酪酸对结肠细胞的作用取决于细胞的表型状态，对于低分化高增殖的腺瘤细胞，酪酸发挥抗癌细胞增殖和促进分化作用，但不影响正常结肠上皮的增殖和修复更新。

肠道乳酸菌（乳酸杆菌、双歧杆菌、链球菌等）发酵释放的短链脂肪酸主要为乳酸，不释放酪酸，通过乳酸杆菌和双歧杆菌的基因序列研究表明，肠道乳酸菌不含有酪酸合成相关酶；乳酸是酪酸生物合成的前体分子，因而肠道乳酸菌的重要作用在于和酪酸菌的"互养"。

二、稳 定 性 好

由于酪酸梭菌在益生菌药物中以芽孢形式存在，使得酪酸梭菌能够耐受强酸、强碱、高温和辐射，90℃处理 10min，100℃处理 5min 不会失活。pH1.0 时仍能存活，pH4.0～9.8 时能较好生长。其最佳生长 pH 为 7.2，最低和最高生长 pH 分别为 4.6 和 10.6。最适生长温度为 36℃，最低和最高生长温度分别为 16℃和 44℃，最高耐受胆酸盐浓度可达 4g/dl。酪酸梭菌芽孢在胃肠道内不受胃酸、胆汁的影响。固体活菌制剂在室温干燥情况下可保存 3 年以上。

第二节 酪酸梭菌的体内过程

一、在胃肠道中发芽、分布和排泄

体内外实验表明，酪酸梭菌芽孢能够耐受胃酸和胆汁，胃十二指肠通过率可达100%。采用选择性培养基、ELISA和针对酪酸梭菌C588滋养体的单克隆抗体，对酪酸梭菌C588在大鼠胃肠道的发芽、分布和排泄的研究显示，喂饲酪酸梭菌后30min，空肠末端和回肠处芽孢体数量超过投入量的10倍；2h后空肠处发现滋养体，5h后在盲肠和结肠处发现滋养体；9~12h后在盲肠和结肠处滋养体细胞数量是投入量的100倍；3天后粪便中测不出滋养体。以上结果说明，口服酪酸梭菌在小肠上端萌发，主要在小肠远端和结肠增长繁殖。人体试验也显示，服药后1~2天粪便中可检出酪酸梭菌，终止服用3~5天后粪便检测不出酪酸梭菌。

二、抗生素的影响

体外实验证实，酪酸梭菌能够耐受青霉素类、头孢菌素类、大环内酯类、氨基糖苷类和喹诺酮类抗生素。给予大鼠同时服用酪酸梭菌C588和头孢克洛、红霉素、氨苄西林、氧氟沙星和卡那霉素，结果也显示，这些抗生素没有减少体内酪酸梭菌的数量。

第三节 酪酸梭菌的作用机制

一、抑制病原菌和促进有益菌的生长

Kuroiwa等发现，酪酸梭菌与致病菌混合培养时，对霍乱弧菌、嗜水气单胞菌、弗氏志贺菌、空肠弯曲菌、出血性大肠杆菌O157、鼠伤寒沙门氏菌和金黄色葡萄球菌的生长有明显的抑制作用；却促进双歧杆菌、嗜酸乳杆菌、粪链球菌等益生菌的生长。酪酸梭菌和产胺和氨的腐败梭菌（*Clostridium putrificum*）共同培养时，抑制后者的生长，并减少对肠道有害的胺和氨的产生。

吕存女等研究了试管内酪酸梭菌LCL166对产气荚膜梭菌的抑制作用，结果发现，产气荚膜梭菌与酪酸梭菌混合培养后，从8h开始，产气荚膜梭菌数逐渐减少，而且其减少的趋势持续到24h。同时，与相同培养条件下单独培养的产气荚膜梭菌相比，酪酸梭菌与艰难梭菌混合培养时，产气荚膜梭菌总量低于单独培养的总量，表明产气荚膜梭菌的生长受到了酪酸梭菌的抑制。

酪酸梭菌不仅抑制致病菌的生长，而且能够促进益生菌的生长。朱晓慧等2004年研究了酪酸梭菌对肠道有益菌的增殖作用，结果发现，酪酸梭菌能与双歧杆菌、嗜酸乳杆菌和粪链球菌这些肠道有益菌共生。在混合培养过程中，培养液中有2种菌活菌数都增加一个

数量级以上。但由于营养物质的竞争，使这 3 种菌在 24h 比对照组活菌数都略低一些。

二、促进损伤黏膜的再生修复

2004 年，Yoshio Araki 等发现酪酸梭菌产物主要有短链脂肪酸、碳水化合物、蛋白质和脂类等。短链脂肪酸中，丁酸含量 19.86mmol/L，乙酸含量 19.15mmol/L。这样的酪酸梭菌产物能够抑制右旋葡聚糖硫酸钠（DSS）诱导的小鼠结肠炎，减轻实验性肠炎对黏膜的损伤。酪酸菌产物处理组和对照组比较，结肠湿重没有显著差别；在两组实验中，直肠上都可见充血、侵蚀并偶见小血块，但是酪酸梭菌产物处理组的黏膜损伤面积显著减少。

日本 Towa Kasei 公司的三联菌剂 Biothree 由酪酸梭菌、乳杆菌（*Lactobacillus*）和粪链球菌（*Streptococcus faecalis*）组成。Fukuda 等的研究证实，三联菌剂 Biothree 在 DSS 诱导的小鼠结肠炎治疗中的确有积极作用。

Venkatraman 等发现，小鼠经口服 4% DSS 1～7 天诱导结肠炎进程中，口服 DSS 2 天后，结肠局部发生轻度炎症，肠上皮细胞脱落；口服 DSS 5 天后，邻近区域内具有扁平上皮细胞的隐窝消失；口服 DSS 7 天后，结肠发生纤维化。早在口服 DSS 仅 1 天后，黏膜通透性就显著增加，而电阻值显著降低；用 ^{14}C 核素标记的甘露醇在浆膜-黏膜的流量显著增加。特别重要的是，在有丁酸存在时，用甘露醇在浆膜-黏膜的流量表示的黏膜通透性和黏膜电阻都明显恢复到对照组的水平。因此，Venkatraman 等认为，在 DSS 诱导结肠炎的早期，黏膜通透性就开始增加，并伴随着细胞存活率的下降，同时也可以检测到组织学的变化。产丁酸的酪酸梭菌能够治疗炎性肠病，其重要原因之一，可能就在于丁酸能够修复肠道黏膜，逆转黏膜通透性的增加。

Moreau 等发现，DSS 处理后的急性结肠炎小鼠，其结肠内的丁酸吸收减少。因此，结肠细胞所需要的能量来源减少。这使得结肠细胞受到多种影响，如细胞成熟受阻、黏液合成减少、脂肪形成减缓、细胞膜组装变慢等。由于这些影响，结肠内丁酸吸收减少的总体效果就是黏膜的完整性受到了破坏。Sakata 等近 10 年的连续研究发现，丁酸、乙酸等短链脂肪酸既促进小鼠空肠的上皮细胞繁殖，又刺激其回肠的上皮细胞繁殖；2002 年，他们用短链脂肪酸滴注法，进一步证实丁酸不仅促进大肠和小肠上皮细胞繁殖，而且具有修复肠道黏膜的功能。

三、促进黏蛋白的分泌

覆盖在肠道黏膜上的黏液层是阻止肠腔中致病菌入侵的第一道防线。黏液层中的主要成分是高分子量的黏蛋白（mucin）。它们在翻译后被糖基化，所以是一类糖蛋白。由于种类较多，而被分别称为黏蛋白 1（MUC1）、黏蛋白 2（MUC2）、黏蛋白 3（MUC3）等。研究表明，丁酸能够促进某些黏蛋白的分泌。2004 年，E. Gaudier 等在富含葡萄糖或者缺乏葡萄糖的培养基中培养结肠杯状细胞系 HT29-Cl.16E，研究丁酸对结肠杯状细胞表达各种黏蛋白的影响。结果发现，在富含葡萄糖的培养基中，2mmol/L 丁酸显著增加 MUC3 和 MUC5B 基因的表达，其表达是基线水平的 1.6 倍；MUC5AC 基因表达趋向降低，而 MUC2

基因的表达不受影响。在缺乏葡萄糖的培养基中，当丁酸作为唯一的能源物质时，MUC3和MUC5B基因表达同样被促进，而MUC5AC基因表达显著增强，是基线水平的3.7倍；MUC2基因表达极显著增强，是基线水平的23倍。因此，E. Gaudier等认为，丁酸的确能在转录水平调节黏蛋白基因的表达，尤其是在丁酸作为主要能源物质的情况下，这种上调基因表达的效果更为显著。他们还认为，结肠细胞中的丁酸与基因表达的调节密切相关；丁酸通过调节黏蛋白基因的表达而影响黏液的组成和特性，从而显示出保护肠道的功能。

四、调整肠道黏膜免疫活性

肠腔内有益菌群以多种方式保护宿主健康，如改变免疫调节状态，刺激黏膜免疫活性就是其中一种重要的方式。Murayama等在1995年用酪酸梭菌饲喂无菌鼠，发现模型鼠的小肠中IgA增加。因此，他们认为酪酸梭菌能够刺激黏膜免疫活性。

研究表明，克罗恩病（CD）患者的肠黏膜、粪便、血清、固有层单核细胞（LPMC）、外周血单个核细胞（PBMC）中，TNF-α和TNF-β含量增加，如果能控制TNF-α保持在正常水平，就能降低其他促炎症因子的表达，因此，TNF-α被认为是一个很好的治疗炎症的靶标。实验研究表明，丁酸具有下调TNF-α/TNF-β表达的作用，进而通过抑制TNF-α的产生，抑制CD患者的Th1免疫反应。

丁酸还能够刺激抗炎症细胞因子的分泌，如IL-10的产生，即促进Th2免疫反应；同时下调Th1免疫反应中的细胞因子，如IFN-γ。现在较为确定的是，Th1免疫反应涉及CD，而Th2免疫反应涉及溃疡性结肠炎（UC）。所以，丁酸可能更适合治疗CD。这也可能是用丁酸给UC患者灌肠并不总是有效的一个原因。王文杰和崔云龙等用牛结肠黏膜蛋白诱发大鼠免疫性溃疡性结肠炎，然后用酪酸梭菌（阿泰宁）治疗这种模型动物。结果发现，用阿泰宁治疗后，IL-8、TNF-α及IgG的表达下调，T淋巴细胞转化增加，肠黏膜溃疡被修复。

五、对信号转导途径的调节

益生菌和肠上皮细胞（IEC）之间的相互作用涉及多种信号途径。2010年，美国Versalovic教授等指出，益生菌及其产物的作用靶标是那些生物学上关键的信号途径，如NF-κB、丝裂原激活蛋白激酶（MAPK）、Akt/磷酸肌醇3-激酶（PI3K）和过氧化物酶体增殖物激活受体γ（PPARγ）等。IEC是防御病原菌的最前线，益生菌以多种方式影响IEC。例如，调节IEC间的紧密连接和促进产生黏液蛋白而增强肠道屏障功能；促进IEC分泌β-防御素、促进浆细胞产生IgA和直接阻断病原体"劫持"的信号途径而抑制或杀灭病原体；多种益生菌抑制NF-κB抑制蛋白α（IκBα）的磷酸化或泛素化，或者阻止NF-κB向细胞核内的迁移等，从而阻止NF-κB的活化，调节IEC、巨噬细胞、树突状细胞分泌细胞因子；改变信号途径影响靶细胞的增殖和生存；与树突状细胞相互作用，影响T细胞分化为Th1、Th2或Treg；调节痛觉受体的表达和分泌神经递质分子，导致肠道运动性改变和痛觉感受变化等。

　　益生菌和 IEC 的相互作用涉及极其复杂的反应网络。每一种特定的益生菌都能够以其特定的多种方式调控这个反应网络的信号途径。法国、比利时和德国学者研究表明，在革兰氏阳性菌引起的免疫反应或炎症反应中，TLR2 介导的信号转导途径发挥了重要作用；TLR2 的配体可以是磷壁酸或脂磷壁酸；脂磷壁酸中甘油磷酸单位被去 D-丙氨酸化而显著促进抗炎症因子的分泌。韩国 Park 等 2009 年发现，枯草杆菌产生的表面活性素在信号转导途径发挥了重要作用，抑制 IκBα 的磷酸化及其降解，并抑制 IκB 激酶、Akt、JNK 和 p38 激酶的活化。尤其值得注意的是，研究表明酪酸梭菌在信号转导途径中对多个靶点发挥作用。

（一）酪酸梭菌的作用靶点之一——TLR4

　　TLR4 参与了肠道菌中革兰氏阴性菌细胞壁成分 LPS 的识别。Ortega-Cava 等发现，活动性 UC 患者肠道上皮和结肠炎小鼠模型都显著增加 TLR4 的表达。2007 年，日本 Isono 等发现，酪酸梭菌培养液的上清液显著抑制人结肠上皮细胞 TLR4 mRNA 的表达，并确证具有这种抑制作用的活性成分是酪酸梭菌产生的丁酸。丁酸抑制人结肠上皮细胞转录因子 PU.1 与 TLR4 启动子区的结合，从而使得 TLR4 蛋白的产生显著减少，因此证实了 TLR4 是丁酸的重要靶标。因为 TLR4 既有外源性配体 LPS，又有内源性配体，所以，酪酸梭菌作用于 TLR4 这一靶点，可能正是它能抑制多种致病菌的重要原因。

　　益生菌既可能以 TLR4 又可能以 TLR2 作为靶点。例如，人 T 细胞与大肠杆菌 Nissle 1917 一起培养时，其 TLR2 和 TLR4 的表达量增加。Grabig 发现，给予野生型小鼠大肠杆菌 Nissle 1917，能缓解其实验性结肠炎并减少促炎症细胞因子的产生，但是将大肠杆菌 Nissle 1917 给予 TLR2 和 TLR4 基因敲除小鼠时，益生菌并不能改善其结肠炎，也不能介导细胞因子的产生。这说明大肠杆菌 Nissle 1917 的作用靶点在宿主的 TLR2 和 TLR4。

（二）酪酸梭菌的作用靶点之二——JNK

　　奥地利的 Diakos 等发现，丁酸抑制 TNF-α 的产生。而 TNF-α 转录被抑制与信号转导途径中的 JNK 密切相关。也就是说，JNK 也是丁酸的作用靶点之一。与丁酸抑制 JNK 相伴生的结果是，活化蛋白 1（AP1）和 NF-κB 家族的另一个成员活化 T 细胞核因子（NF-AT）的活性都被抑制。因此，丁酸的实质作用在于通过抑制 JNK，从而阻断 AP1 和 NF-AT 结合到 DNA 上，最终抑制转录作用，减少促炎症因子的产生。

（三）酪酸梭菌的作用靶点之三——NF-κB

　　NF-κB 在免疫和炎症作用中起枢纽作用，对 TNF 等许多细胞因子基因有转录调节作用。因此，它也被认为是一个很好的治疗炎症的靶标。促炎症细胞因子、细菌的脂多糖（LPS）等能激活 NF-κB，引起更多的促炎症细胞因子基因的转录。研究表明，CD 患者的结肠活体样本中，NF-κB p65 的活性增强。而在实验性结肠炎的小鼠模型中，用 NF-κB p65 的反义寡核苷酸处理小鼠，则可以抑制其肠道炎症。Nenci 等 13 位来自德国、意大利和美国的科学家在《自然》杂志发表文章，认为 NF-κB 信号通路在结肠上皮的炎症反应中具有决定性的作用。NF-κB 信号通路被损坏将导致 TNF 调节上皮细胞凋亡、减少抗菌肽的产生，从而影响由上皮细胞组成的结肠黏膜的完整性。因此，细菌能够移位进入黏膜。细菌进入结肠黏膜后，通过依赖于 MyD88 的 TLR 信号途径，激活固有免疫细胞，触发 TNF 和 IL-1β 这类促炎症细胞因子的表达。促炎症细胞因子又进一步破坏结肠黏膜，诱导包括 T 淋巴细胞在内的更多免疫细胞的募集，最终导致炎症的发生。因此，利用益生菌抑制 NF-κB 活化，可能是有效防治肠道疾病的重要方法之一。

Segain 等深入研究了 NF-κB 在免疫和炎症作用中所起的重要作用。在他们的研究中，受试者为 17 名 CD 患者（9 男 8 女，18~75 岁）和 6 名（3 男 3 女，27~65 岁）健康对照者。4 名 CD 患者用类固醇、6 名 CD 患者用 5-氨基水杨酸（5-aminosalicyclic acid）、1 名 CD 患者用硫唑嘌呤（azathioprine）治疗；6 名 CD 患者及 6 名对照的健康受试者不接受任何治疗。全部受试者都进行内镜检查并做肠黏膜的活体标本检测。Segain 等发现，发生炎症的黏膜比正常黏膜产生更多的 TNF。但是，培养基中存在丁酸时，无论是发生炎症的黏膜还是正常黏膜，其 TNF 含量都减少，而且表现出剂量依赖关系。培养基中丁酸浓度为 10mmol/L 时，TNF 的含量降低到和对照相同的正常水平。与此类似，CD 患者和健康受试者的 PBMC 在 LPS 诱导下产生 TNF 被 2mmol/L 丁酸强烈抑制。在研究丁酸抑制 TNF 表达的同时，Segain 等也证实了丁酸的这种抑制作用发生在 mRNA 转录阶段。

由于 NF-κB 的活化与 IκBα 的降解密切相关，只有 IκBα 被降解后，NF-κB 才能活化。既然丁酸能够抑制 NF-κB 的转录活性，在理论上应当也可以调节 IκBα 的降解。因此，Segain 等也研究了丁酸对 IκBα 降解的影响。结果发现，丁酸的确能够抑制 IκBα 的降解作用。而且，他们用 CD 患者的 PBMC 和 LPMC 进行研究，同样发现，丁酸的确能够抑制这些细胞中 IκBα 的降解作用。Segain 等研究不仅表明了丁酸能够在体外条件下抑制单核细胞系 THP-1、CD 患者的 PBMC 和 LPMC 的 NF-κB 的转录活性，而且对实验性结肠炎小鼠用丁酸灌肠的方法，表明在体内条件下，丁酸也能够抑制 NF-κB 的转录活性，并且表明丁酸灌肠的确减轻了炎症反应。Lei Yin 等用 4mmol/L 丁酸预处理 HT-29 24h，再用 TNF-α 处理 30min。结果发现，丁酸不仅抑制由 TNF-α 引起的炎症转录因子 NF-κB p65 亚基向细胞核内的转移，而且也抑制 NF-κB 和 DNA 的结合，还减少了 IκBα 的降解。总之，丁酸是一种强有力的炎症抑制剂。

（四）酪酸梭菌的作用靶点之四——组蛋白脱乙酰酶

染色质中的组蛋白被乙酰化或者去乙酰化对于基因表达有极其重要的关系。组蛋白被乙酰化时，染色质的结构更加开放，基因转录所需要的各种因子和酶都容易接近 DNA，因而转录易于发生，基因得到表达。与此相反，组蛋白被去乙酰化时，基因表达被抑制。在乙酰化或去乙酰化的过程中，组蛋白脱乙酰酶的活性是决定因素。而丁酸是组蛋白脱乙酰酶的抑制剂，所以丁酸对于某些基因的表达起着决定性的作用。早在 1997 年，Huang 等就认为，丁酸有效治疗 UC 的机制可能在于其增加组蛋白的乙酰化，并抑制肠上皮细胞中促炎症细胞因子的产生。Ogawa 等表明，LPS 刺激人肠道微血管内皮细胞表达 IL-6 和环加氧酶-2（COX-2），而丁酸抑制这种表达。组蛋白脱乙酰酶抑制剂曲古菌素 A（trichostatin A）能够取代丁酸，完全重现丁酸的这种抑制作用，提示丁酸抑制 IL-6 和 COX-2 表达的机制在于其对组蛋白脱乙酰酶的抑制。值得注意的是，在 Ogawa 等的研究中，尽管丁酸抑制 IL-6

和 COX-2 的表达，却并不影响 IκBα 的降解和 NF-κB 的活化。2009 年，韩国世宗大学 Heo
等的研究表明，在 LPS 刺激的小鼠胚胎结缔组织细胞中，丁酸同时在多个靶点作用，既抑
制 p38 MAPK 和 JNK 的活化，又抑制 IκB 的降解和 NF-κB 的活化，从而抑制胱天蛋白酶
11 的表达。由此可见，丁酸并不一定同时作用于所有靶点，而更可能在不同情况下作用于
不同靶点。

　　肠道细胞与细胞之间，肠道细胞与肠道菌群之间，肠道菌群的有益菌与病原菌之间形
成了一个极其复杂的网络。肠道病原微生物致病的原因不尽相同，但是，其最终结果都是
动员炎症细胞发生一系列反应。无论是某一种还是很多种致病菌引起的炎症，其致病过程
中的信号系统和各种反应途径都是极其复杂的，往往是某一个反应引起一连串的几个甚至
几十个反应，即炎症级联反应（inflammatory cascade）。益生菌的作用在于，在这样一个极
其复杂的网络中，通过介导多种信号转导途径，在分子水平、细胞水平、器官水平调节机
体各种反应，特异地启动那些抑制炎症的反应，维持肠道稳态，促进宿主健康。

第四节　酪酸梭菌的临床应用

一、急　性　腹　泻

（一）感染性腹泻

　　日本 Kurata 等用酪酸梭菌治疗 868 例腹泻患者，有效率高达 91.4%。程留芳等的多次
临床研究均表明，酪酸梭菌治疗急性、慢性腹泻效果良好，治疗急性腹泻总有效率为 98.0%。
2010 年，Chen 等将 304 名 3 个月到 6 岁的急性腹泻住院患儿随机分组，处理组受试者日
服 3 次益生菌 Bio-Three［酪酸梭菌、粪链球菌、肠系膜芽孢杆菌，2.5×10^7CFU/（kg·d）］，
持续 1 周。对照组用安慰剂。结果发现，处理组（$n=150$）受试者腹泻病程长 60.1h，对
照组（$n=143$）86.3h，组间差异显著（$P=0.003$）；处理组患儿住院时间显著缩短（$P=0.009$），
而且便样中双歧杆菌和乳酸杆菌数量增加，血清中和细胞培养上清液中的 IL-10 水平提
高，而 TNF-α 水平降低，IFN-γ 和 IL-12 水平略有提高。国内柴昶虹最近的研究显示，酪
酸梭菌联合抗菌药治疗小儿急性细菌感染性腹泻的疗效优于单用抗菌药，值得临床推广
应用。

（二）轮状病毒腹泻

　　陈汶等将 184 例轮状病毒性肠炎患儿随机分组，观察组（$n=96$）用酪酸梭菌联合炎琥
宁进行治疗，对照组（$n=88$）仅用炎琥宁治疗，发现观察组总有效率为 86.46%，对照组总
有效为 62.50%，组间差异显著（$P<0.01$）。王红榕和史贤艳的临床研究也显示，酪酸梭
菌治疗小儿轮状病毒性腹泻疗效显著，且未见不良反应。

（三）抗生素相关性腹泻

　　2003 年，Seki Hiromi 等将 110 个上呼吸道感染或者胃肠炎儿童分为 3 组，第 1 组 27

名患者仅用抗生素治疗，第 2 组 38 名患者在抗生素治疗中期同时用酪酸梭菌治疗，第 3 组 45 名患者在治疗开始即同时使用抗生素和酪酸梭菌。结果发现，第 1 组抗生素相关性腹泻（antibiotic associated diarrhea，AAD）发生率 59%，粪便中厌氧菌总数，尤其是双歧杆菌数都显著下降；第 2、3 组的 AAD 发生率分别仅 5%、9%；第 3 组的特点是，不仅增加了粪便中厌氧菌总数，而且阻止了双歧杆菌数量的减少。由此可见，酪酸梭菌能够恢复抗生素破坏的肠道菌群平衡，从而有效地治疗和预防 AAD。国内周慧等最近发现，酪酸梭菌与抗菌药序贯治疗肺炎，能显著降低小儿 AAD 的发生率，具有积极的临床意义。2014 年国内马春英观察 101 例肺炎住院婴幼儿在接受静脉抗生素治疗时每天口服酪酸梭菌散（500mg，每日 3 次），抗生素停用后继续服用至少 7 天，预防组患儿腹泻发生率显著低于对照组（12.5% vs 39.6%，$P<0.05$），腹泻患儿相关症状轻微。凌宗欣等通过 AAD 模型鼠实验发现，酪酸梭菌和婴儿双歧杆菌可促进 AAD 鼠肠道菌群重建，改善 AAD 大鼠肠黏膜结构，减少全身促炎细胞因子，促进抗炎细胞因子分泌，疗效与口服益生菌疗程相关，口服 15 天的疗效优于 5 天。

艰难梭菌相关性腹泻（*Clostridium difficile*-associated diarrhea，CDAD）是由肠道致病性（产毒性）艰难梭菌过度增殖并释放毒素，引起的以肠道为主要表现的感染性疾病，是严重肠道菌群失调的表现之一。由于广谱抗生素的大量使用，AAD 或抗生素相关性肠炎（antibiotic associated colitis，AAC）的发病日益增多，CDAD 是目前已知的 AAC 的主要原因之一，占 AAC 的 20%～30%。日本的一项研究显示，在使用抗生素的同时，合并应用酪酸梭菌能够明显降低艰难梭菌及其毒素的检出率，有可能预防 CDAD。

二、新生儿坏死性小肠结肠炎

韩炳超等 2008 年发现，早期服用酪酸梭菌可以降低早产儿坏死性小肠结肠炎（NEC）发病率，并能缩短 NEC 病程，减轻 NEC 病情，降低 NEC 并发肺部感染的发病率，有助于早产儿体重恢复增长。

国内的另外一项研究证实，酪酸梭菌可以调节早产儿肠道细菌平衡。任亚方等将 70 例早产儿随机分成治疗组和对照组，每组 35 例。对照组仅常规护理和治疗，治疗组在此基础上于生后 24h 内口服或经胃管注入酪酸梭菌二联活菌散，250mg/次，2 次/天。于入院时、入院后第 5 天、第 12 天及出院前行直肠拭子培养。收集每位早产儿的临床及实验室资料，进行统计学分析。结果发现：治疗组肠道细菌定植率入院后 12 天及出院前分别为 60% 和 51%，低于对照组的 83% 和 80%，两组比较差异有统计学意义（$P<0.05$）。两组排在前 3 位的定植菌均为肺炎克雷伯菌、大肠杆菌、屎肠球菌。治疗组发生腹泻 7 例（20%），对照组 16 例（46%），两组比较差异有统计学意义（$P<0.05$）；治疗组发生败血症 2 例（6%），对照组 9 例（26%），两组比较差异亦有统计学意义（$P<0.05$）。研究认为，酪酸梭菌二联活菌散可降低早产儿肠道病原菌的定植率，减少早产儿腹泻及败血症的发生。

三、新生儿黄疸

国内姚建宏等完成了一项前瞻性多中心随机对照试验，将 543 例出生后黄疸的门诊新生儿随机分两组，在蓝光照射等常规治疗基础上，干预组给予口服酪酸梭菌散剂（宝乐安，500mg/次，3 次/天），干预前及干预后 48h、72h、96h 分别测定血胆红素，研究发现 72h 开始干预组新生儿血胆红素水平（单位：μmol/L）持续显著低于对照组（干预后 72h，228.8±35.5 vs 158.09±41.6，P=0.0005，干预后 96h，165.8±32.2 vs 117.9±29.6，$P<$0.0001），酪酸梭菌提高蓝光照射疗效，缩短治疗时间。

李娅和刘玲等的两项研究都相继表明，在常规治疗的基础上加用酪酸梭菌治疗母乳性黄疸，可迅速降低胆红素水平，缩短治疗时间。薛慧敏等的研究也表明，酪酸梭菌联合光疗治疗母乳性黄疸能够缩短光疗时间和快速降低血清胆红素。

对于预防新生儿黄疸，一项研究将正常足月新生儿 212 例随机分为两组，均在生后半小时内开始喂奶，预防组（n=106）喂服酪酸梭菌 500mg/次，3 次/天，至黄疸消退。结果发现，出生后 48h 内胎便转黄率预防组为 56.6%，对照组为 26.4%（$P<0.01$）；高胆红素血症发生率预防组为 7.5%，对照组为 21.7%（$P<0.01$）。两组间各指标差异均具有统计学意义。

四、儿童功能性便秘

便秘是婴儿期最常见的疾病之一，发病率为 3%～8%，占胃肠门诊的 20%～25%，95% 就诊患儿为功能性便秘。林梅芳等观察 100 例功能性便秘患儿（罗马Ⅲ诊断标准）在接受用开塞露排出宿便、日常饮食指导等基础治疗基础上，连续口服酪酸梭菌散（米雅，500mg/次，2 次/日）4 周后，患儿排便的 Bristal 评分显著优于对照组（治疗后 Bristal 评分 4.80±0.89 vs 3.97±0.80，$P<0.05$），排便间隔时间较对照组明显缩短[（1.90±0.17）天 vs（2.40±0.23）天，$P<0.05$]，观察组 3 例患儿发生一过性水状、无固体块状大便，剂量减半后症状消失，两组患儿均未见明显不良反应。张大强观察发现酪酸梭菌散联合乳果糖治疗小儿功能性便秘疗效确切。

五、溃疡性结肠炎

江学良等研究了酪酸梭菌（阿泰宁）联合美沙拉嗪治疗慢性反复发作型溃疡性结肠炎（UC）患者的疗效。阿泰宁（1260mg，3 次/天，8 周）联合美沙拉嗪（0.5g，3 次/天）治疗 20 例活动期 UC 患者，并与单纯应用美沙拉嗪治疗（0.5g，3 次/天）20 例作随机对照研究。结果发现，临床总疗效：阿泰宁联合美沙拉嗪治疗组（完全缓解 15 例，有效 4 例，无效 1 例）显著优于应用单纯美沙拉嗪组（完全缓解 10 例，有效 5 例，无效 5 例，$P<0.05$）。临床症状缓解情况：阿泰宁联合美沙拉嗪治疗组（完全缓解 14 例，部分缓解 5 例，无效 1 例）显著优于单纯美沙拉嗪组（完全缓解 10 例，部分缓解 7 例，无效 3 例，$P<0.05$）。

肠镜缓解情况：阿泰宁联合美沙拉嗪治疗组（完全缓解 10 例，部分缓解 9 例，无效 1 例）显著优于单纯应用美沙拉嗪组（完全缓解 6 例，部分缓解 9 例，无效 5 例，$P<0.05$）。组织学缓解情况：阿泰宁联合美沙拉嗪治疗组（完全缓解 12 例，部分缓解 7 例，无效 1 例）显著优于单纯应用美沙拉嗪组（完全缓解 7 例，部分缓解 12 例，无效 3 例，$P<0.05$）。胃肠道反应情况：阿泰宁联合美沙拉嗪治疗组上腹部不适、胃灼热、恶心等反应例数少于单纯应用美沙拉嗪组，未见其他不良反应，而单纯美沙拉嗪组则有水样大便次数增多、皮疹各 1 例不良反应。复发情况：随访 6 个月至 1 年，阿泰宁联合美沙拉嗪治疗组 20 例中有 2 例复发，而单纯应用美沙拉嗪 20 例中有 7 例复发。因此研究者认为，阿泰宁联合美沙拉嗪治疗慢性反复发作型 VC 患者的疗效及其安全性优于单纯应用美沙拉嗪，并且可减少复发。

六、肠易激综合征

张达荣等应用酪酸梭菌治疗肠易激综合征（IBS）患者 30 例。患者平均病程 4.3 年。口服酪酸梭菌颗粒剂 1g/次，3 次/天，10 天为 1 个疗程。治疗前，日腹泻（6.0 ± 5.6）次，治疗后降至（1.7 ± 1.1）次（$P<0.001$）；从服药到开始止泻的时间平均为（4.5 ± 3.2）天；便秘、水样便、黏液便消失率分别为 87.5%、85.7% 和 86.6%；腹痛治疗有效率为 83.3%。治疗 IBS 的总有效率为 86.7%。这个研究组在另一项研究中，用酪酸梭菌制剂对 21 例 IBS 患者进行治疗，治疗后腹泻次数明显减少，总有效率为 83.4%，并且肠道双歧杆菌和乳酸杆菌数量显著增加。此后，聂昭华和崔云龙等用酪酸梭菌（阿泰宁）治疗 IBS，治疗 14～21 天后，50 例患者的腹泻和便秘等症状均有显著的改善。腹泻患者由 68% 降为 6%（$P<0.05$），便秘患者由 16% 降为 0（$P<0.05$），腹痛患者由 74% 降为 24%（$P<0.05$）。总有效率（痊愈+显效）达到 94%。

江学良等评价益生菌和奥替溴铵治疗 240 例腹泻型 IBS（IBS-D）患者的疗效及卫生经济学，研究结果提示，治疗 28 天后酪酸梭菌组患者临床症状缓解率和总有效率均优于奥替溴铵组（临床缓解率 97.5% vs 58.0%，$P<0.001$；总有效率 99.2% vs 87.4%，$P<0.001$），停药后随访 3 个月复发率显著低于对照组（6.7% vs 76.8%，$P<0.001$），卫生经济学评价后认为，酪酸梭菌每治疗 1 例患者可节约 256.9 元药费，IBS-D 患者服用 28 天酪酸梭菌胶囊显著改善疗效，成本效果比及增量成本效果比优于对照药物。

七、幽门螺杆菌感染

幽门螺杆菌（Hp）感染是慢性胃炎和消化性溃疡的主要致病因素，也和胃癌的发生密切相关。日本的研究证实酪酸梭菌及其产生的丁酸，一方面能够抑制 Hp 的增殖及与胃上皮细胞的黏附，阻止 Hp 的持续感染；另一方面可以减轻由于根除 Hp 治疗带来的腹泻等不良作用。酪酸梭菌与 Hp 根除疗法联合应用可以提高疗效，减少不良反应。2016 年许玲芬等在一项前瞻性随机对照试验中，选取 144 例初诊幽门螺杆菌感染合并消化道疾病患儿随机分为两组，一组接受标准三联方案（奥美拉唑、阿莫西林、克拉霉素），连续治疗 10 天，干预组在标准三联方案基础上，口服酪酸梭菌二联活菌散（常乐康，420mg，2 粒/天，2 次/日，14 天），观察发现干预组 *Hp* 根除率高于对照组（80.6% vs 58.6%，*P*=0.009），上消化道症状缓解率高于对照组（90.3% vs 74.1%，*P*=0.04），患儿治疗期间消化道不良反应发生率低于对照组（16.1% vs 25.8%，*P*=0.03），酪酸梭菌二联活菌辅助治疗儿童 *Hp* 感染可以提高临床症状缓解率，增加 *Hp* 根除率，减少不良反应发生率。

（郑跃杰　葛　兰）

参 考 文 献

江学良，姜开通，许刚，2016. 酪酸梭菌活菌胶囊治疗腹泻型肠易激综合征的临床疗效及卫生经济学评价［J］. 中国微生态学杂志，28(9): 1075-1079.

马春英，姚晶晶，2015. 宝乐安预防抗生素相关性腹泻的临床疗效［J］. 中国微生态学杂志，72(2): 178-181.

眭颖，林梅芳，2017. 米雅治疗婴儿功能性便秘的疗效观察［J］. 中国现代医生，55(22): 63-66.

许玲芬，杨晓琳，郭静，等，2016. 酪酸梭菌二联活菌辅助治疗儿童幽门螺杆菌感染的随机对照临床试验［J］. 中国微生态学杂志，28(4): 413-416.

姚建宏，李小艳，张新华，等，2016. 酪酸梭菌活菌散辅助治疗新生儿黄疸的随机多中心临床疗效观察［J］. 中国微生态学杂志，28(10): 1174-1180.

张大强，2018. 酪酸梭菌活菌散联合乳果糖治疗小儿功能性便秘的临床疗效［J］. 临床合理用药，11(3C): 50-51.

Ling Z, Liu X, Cheng Y, 2015. *Clostridium butyricum* combined with *Bifidobacterium infantis* probiotic mixture restores fecal microbiota and attenuates systemic inflammation in mice with antibiotic-associated diarrhea［J］. BioMed Res Int, 2015: 582048.

Vuyst LD, Leroy F, 2011. Cross-feeding between bifidobacteria and butyrate-producing colon bacteria explains bifidobacteria competitiveness, butyrate production, and gas production［J］. Int J Food Microbiol, 149(1): 73-80.

第十二章

布拉氏酵母菌药理学

酵母菌（yeast）是人类应用得最早的微生物，已经广泛地应用于面包和食品发酵、酿酒等。作为益生菌药物使用的菌株目前仅有布拉氏酵母菌，国内临床上已经使用的酵母片是啤酒酵母菌的干燥菌体，为死菌，不属于益生菌的范畴。布拉氏酵母菌（*Saccharomyces boulardii*）是 1923 年由法国科学家 Henri Boulard 从印度尼西亚的荔枝和山竹中分离到的一种非致病的酵母菌，自从被发现以来，在临床应用已经有 60 余年的历史，循证医学证明布拉氏酵母菌对治疗腹泻，特别是预防抗生素相关性腹泻等疾病有明确的效果。近 30 年来的大量基础实验研究证实，布拉氏酵母菌对人体内正常菌落、对抗致病微生物、保护肠道黏膜及对胃肠道免疫系统等，均具有明显的作用。

第一节　布拉氏酵母菌的特点

布拉氏酵母菌最初被确认属于半子囊菌种、酵母菌属的一个亚株，1994 年 Cardinali 和 Martini 采用比较电泳法的细胞遗传图像分析和晶型多变量分析将布拉氏酵母菌从啤酒酵母菌属中分离出来；后来，随着近几年分子发生学的发展，采用分子技术法又把布拉氏酵母菌归入啤酒酵母菌种属。最近，Edwards Ingram 与其同事采用比较学基因杂交法进行菌株全部基因序列分析，同样得出结论：啤酒酵母菌与布拉氏酵母菌的种属相同。但是布拉氏酵母菌的基因与啤酒酵母菌是不同的，Hennequin 等研究证实，布拉氏酵母菌具有独特的小随体等位基因，这项特点有别于啤酒酵母菌的其他亚株。最近，采用寡核苷酸微阵列法配对、精确统计学分析的比较染色体杂交法揭示了布拉氏酵母菌的相关基因组特性（如第九对染色体的三染色体序列和单个基因排序）研究者认为，布拉氏酵母菌在酸性环境下能够繁殖和生存与其蛋白合成相关基因的过度表达有关。实际上从代谢和生理学指标衡量，布拉氏酵母菌与啤酒酵母菌的不同之处主要在于布拉氏酵母菌具有更强的耐高温和耐酸特性，啤酒酵母菌生长繁殖的最佳温度是 30℃，布拉氏酵母菌属于耐热酵母菌，最佳生长繁殖温度是 37℃，这正是人类的生理温度。最近有研究显示，布拉氏酵母菌与啤酒酵母菌亚株 W303 在序列化酸性环境下，布拉氏酵母菌具有更好的耐受性。然而，有研究表明，布拉氏酵母菌基因的过度表达并非与该真菌对宿主肠道上皮细胞黏附率提高，以及在小鼠胃肠道内滞留时间延长存在明显的关联。

一、体积大，稳定性好

在人体胃肠道共生的微生物约有 10^{14} 个，绝大多数为细菌，真菌数量不到全部微生物总量的 0.1%。正常胃肠道分离出的绝大多数真菌为白念珠菌，少数情况下可分离出球拟酵母菌和念珠菌属的 *tropicalis* 亚株，尽管胃肠道中的真菌只占微生物菌落的微小部分，但真菌的体积是细菌的 10 倍，并对细菌构成了空间屏障效应（图 12-1）。

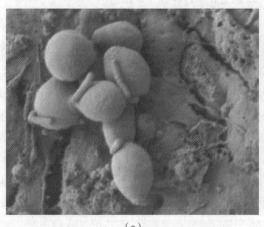 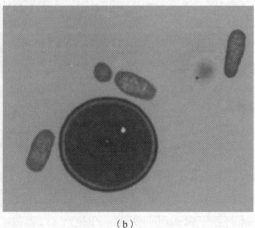

（a） （b）

图 12-1 电子显微镜下示布拉氏酵母菌吸附沙门氏杆菌（a）及电子显微镜下示布拉氏酵母菌和沙门氏菌（b）

人体胃肠道内微生物菌落的数量和种类随着肠道环境变化而有所不同，胃属于高酸性环境，pH 为 2.5～3.5，能杀灭绝大多数细菌；随着胃下部幽门出口进入十二指肠，肠腔内 pH 逐渐升高，此处有胆汁和胰液分泌的各种蛋白酶和淀粉酶，导致十二指肠处有极少数微生物存在。由于真菌对胃肠酸碱度变化高度耐受，因而在胃和结肠可有真菌存在；事实上，如果真菌能够在 pH7～8 条件下生存，则其最佳生长繁殖环境是 pH4.5～6.5；绝大多数真菌可在 pH3.0 环境下生存，部分真菌可耐受 pH1.5 的高酸环境。鉴于真菌类能够耐受胃肠道恶劣环境，如胃肠道黏膜分泌的各种消化酶、胆汁、胃酸，以及不同部位 pH 和温度变化，因而真菌作为益生菌菌株，在胃肠道能够保持很高的稳定性。

二、对抗生素天然耐药

由于临床抗生素的大量使用，引起致病菌对抗生素产生耐药，从而导致抗生素无效，这已经成为重要的公共卫生问题。而真菌对抑制和杀灭细菌的抗生素具有天然耐药性，因而对于接受抗生素治疗的患者，真菌类益生菌制剂有特别的优势。细菌的耐药性存在纵向和横向两个方面，纵向耐药性是指部分细菌株天然对抗生素耐药，而横向耐药性是指细菌之间存在携带基因的质粒传播而产生的后天性耐药；由于哺乳类动物胃肠道存在大量不同种属的细菌，这为细菌之间耐药质粒的传播提供了便利条件，耐药质粒不仅在胃肠道原籍菌之间相互传播，也可能在外来性细菌类益生菌制剂与原籍菌之间传播。最近有研究者推测，包括肠道乳酸杆菌在内的胃肠道原籍菌可能充当着抗生素耐药基因的传播者，就像致病菌传播耐药基因一样。目前在乳杆菌和肠球菌，以及用于发酵奶制品和益生菌药物的乳酸菌中检测到了四环素、万古霉素和琥乙红霉素的耐药基因，这些菌株的主要威胁是其耐药基因有可能直接通过质粒传播给其他细菌。目前尚未发现细菌和真菌之间耐药基因的相互传播，提示临床应用抗生素的同时，给予真菌类益生菌制剂是安全的。

三、刺激宿主免疫反应的特有细胞壁成分

细菌和真菌的细胞壁成分的不同是其影响宿主产生不同免疫应答的关键因素。所有的细菌均含有一种高分子量的、构成细菌坚硬细胞壁的成分，称作"肽聚糖"，革兰氏阴性菌和革兰氏阳性菌的区别在于细胞壁所含的脂类浓度不同，革兰氏阴性细菌的细胞壁脂类成分多，约占 20%，所构成的细胞壁称为"脂多糖"（LPS），革兰氏阳性菌细胞壁的脂类含量少，但含有较多脂磷壁酸（LTA）。而真菌细胞壁至少由两层组成，外层由甘露糖和蛋白质构成的复合物[phosphopetidomannan（PPM），一般被称为"甘露聚糖"]或甘露糖和脂类构成的复合物[phospholipomannan（PLM）]组成；内层是由几丁质和1,3-β-葡聚糖及1,6-β-葡聚糖共同构成。哺乳动物天然具备拮抗微生物侵袭的第一道免疫屏障，这种天然的免疫屏障有赖于模式识别受体（PRR）与致病菌的病原体相关分子模式（PAMP）结合后产生的抗原识别过程。细菌的肽聚糖、LPS 和 LTA，真菌的 PLM、PPM 和葡聚糖均是 PAMP，能够被不同的 PRR 识别，从而产生不同的免疫反应。

酵母菌属于简单的真核类细胞，与属于原核细胞的细菌类益生菌制剂完全不同，表 12-1 列出了真菌与细菌之间的差异。

表 12-1　真菌和细菌之间的区别及意义

	细菌	真菌	实际意义
人体内存在的原籍菌	99%	<1%	
细胞大小	1μm	10μm	
细胞壁	肽聚糖,脂多糖（LPS,G⁻菌），脂磷壁酸（LTA,G⁺菌）	几丁质,甘露糖（PPM、PLM），葡聚糖	通过 TLR、凝集素受体刺激免疫反应
最佳生长繁殖条件			
pH	6.5～7.5	4.5～6.5	在胃肠道不同部位发挥
温度（℃）	10～80℃	20～30℃	作用
对抗生素耐药性	不耐药	耐药	与抗生素同时合用的安
质粒传播特性（抗生素耐药）	有	无	全性

第二节　布拉氏酵母菌的体内过程

一、在胃肠道中定植和存活

与双歧杆菌和乳杆菌不同，在正常人体和动物胃肠道中没有发现布拉氏酵母菌。人体和小鼠体内的药代动力学研究显示，单一剂量口服布拉氏酵母菌后 36～60h，布拉氏酵母菌在宿主结肠处达到最高浓度，2～5 天则迅速从粪便中清除。多次剂量口服以后，布拉氏酵母菌能够在肠道中维持存活，保持稳定的水平，但在终止服用后 7 天左右，粪便中检测不出布拉氏酵母菌。因此，布拉氏酵母菌不能持续定植于人和动物的肠道中，口服摄入布拉氏酵母菌后，该菌仅以活菌状态一过性通过人体胃肠道，影响其在肠道内活菌浓度的因素有摄入剂量、重复摄入的间隔时间、饮食成分和肠道微生态菌群的状态等。

二、排　　泄

给大鼠和志愿者多次剂量口服布拉氏酵母菌，发现第 2～3 天粪便中布拉氏酵母菌即可达到稳定的浓度，其中大部分为死细胞，活的布拉氏酵母菌占 0.2%～1.5%，说明布拉氏酵母菌在经过粪便排出之前，大部分已经被灭活。

三、吸　　收

对健康志愿者的研究显示，口服布拉氏酵母菌后，没有发现吸收和移位。但临床上观察到，在某些情况下，如肠道使用抗生素脱污染、静脉留置管的患者发生布拉氏酵母菌菌血症的危险性增高。目前全世界范围内共有 37 例布拉氏酵母菌菌血症的案例报告，一旦确诊，使用普通抗真菌药物即可有效控制。

四、抗生素和抗真菌药物的影响

尽管布拉氏酵母菌对抗生素不敏感，但抗生素能够改变肠道菌群的微生态，因此可以改变布拉氏酵母菌的分布。一项研究显示，志愿者同时口服阿莫西林和布拉氏酵母菌以后，其粪便中布拉氏酵母菌的稳定浓度提高了 2～4 倍，其总的回收率提高了 2 倍。

布拉氏酵母菌对不能被吸收的抗真菌药物敏感，如制霉菌素，但是对吸收良好的抗真菌药物如氟康唑，当其与布拉氏酵母菌同时服用时，几乎对布拉氏酵母菌无影响。

第三节　布拉氏酵母菌的作用机制

一、对肠内致病菌的作用

几项基础实验选用动物模型和细胞模型研究了布拉氏酵母菌对各种常见腹泻致病菌的

作用，如艰难梭菌、霍乱弧菌、沙门氏杆菌、结肠耶尔森菌和致病性大肠杆菌；实验结果证明，布拉氏酵母菌主要通过两种机制发挥对肠道致病菌的抑制作用：①释放特殊蛋白酶，中和/钝化致病菌毒素；②调节宿主肠黏膜细胞的信号途径，改变肠道黏膜对致病菌的炎症反应。

1. 分泌特异性蛋白酶，中和细菌毒素 布拉氏酵母菌可分泌释放两种蛋白酶，一种分子质量是 120kDa，另一种分子质量是 54kDa。54kDa 的丝氨酸蛋白酶通过水解作用降解毒素，并阻断毒素与受体结合部位，从而抑制肠毒素和艰难梭菌毒素的活性。Pothoulakis 等通过体内动物实验研究证实，54kDa 蛋白酶可抑制艰难梭菌所致的水和电解质分泌，但对该致病菌导致的细胞损伤死亡无保护作用。与布拉氏酵母菌共同培养时，肠黏膜对甘露醇的通透性了降低 93%。另外，Castagliuolo 等研究证实，54kDa 蛋白酶抑制艰难梭菌毒素 A 和 B 与小肠隐窝处上皮特异性受体的结合。

120kDa 蛋白酶虽然没有蛋白降解作用，但可以特异性对抗霍乱弧菌引起小肠上皮细胞内 cAMP 水平增高所致的水和电解质过度分泌。如果之前给予布拉氏酵母菌，可抑制这种霍乱毒素所致的肠黏膜代谢改变（图 12-2）。120kDa 蛋白直接作用于小肠上皮细胞，通过改变细胞信号通路，调节细胞分泌。

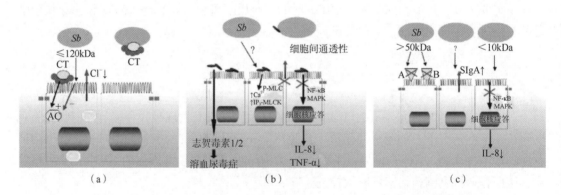

图 12-2　布拉氏酵母菌对抗霍乱毒素、艰难梭菌毒素及致病性大肠杆菌示意图

（a）布拉氏酵母菌对抗霍乱毒素的作用机制示意图；（b）布拉氏酵母菌对抗艰难梭菌毒素的作用机制示意图；（c）布拉氏酵母菌对致病性大肠杆菌（EPEC 株和 EHEC 株）的作用机制示意图。布拉氏酵母菌产生一种 120kDa 的蛋白，该蛋白作用于宿主肠黏膜部位，抑制霍乱毒素（CT）A 诱导的腺苷酸环化酶（AC）活性增高及 Cl⁻分泌；布拉氏酵母菌还与霍乱毒素直接结合；布拉氏酵母菌与宿主肠黏膜上皮细胞结合，抑制细胞间紧密连接处肌球蛋白轻链（MLC）在产毒性大肠杆菌释放的肌球蛋白轻链激酶（MLCK）作用下引起 MLC 磷酸化造成紧密连接的断裂；以及抑制 NF-κB 和丝裂原激活蛋白激酶（MAPK）活性，阻断这两种前炎症物质导致的炎性介质 IL-8 和 TNF-α 的释放；布拉氏酵母菌释放一种 54kDa 蛋白酶分解艰难梭菌毒素 A 和 B，抑制毒素诱导的炎性物质 IL-8 的合成释放；布拉氏酵母菌刺激胃肠黏膜合成释放 SIgA

布拉氏酵母菌还可以释放一种蛋白磷脂酶，可引起大肠杆菌 055B5 释放的内毒素（脂多糖）发生脱磷脂反应，导致内毒素失活。

另外，最新研究报道布拉氏酵母菌菌体表面包含有活性的选择性 α（2-3）-唾液酸残基的神经氨酸酶，神经氨酸酶消除了表面 α（2-3）-唾液酸，唾液酸为结合 Hp 黏附素的配体，反过来可抑制 Hp 在十二指肠黏膜上皮细胞的黏附，促进 Hp 从十二指肠上皮脱落。

2. 对宿主细胞信号途径的调节修饰作用 肠致病性大肠杆菌（EPEC）和肠出血性大

肠杆菌（EHEC）所致的 T84 型细胞感染都有一个共同的病理途径，即致病菌先黏附在肠上皮细胞膜上，激活不同信号途径，如 MAPK、胞外信号调节激酶 1 和 2（ERK-1 和 ERK-2）、p38MAPK、JNK。这些激酶不影响益生菌对肠黏膜上皮的黏附，也不影响小肠细胞的通透性。布拉氏酵母菌通过激活细胞内 ERK-1 和 ERK-2，增强肠黏膜上皮细胞对营养因子（如胰岛素、胰岛素样生长因子-1）的应答反应，加速肠黏膜感染细胞凋亡，减少肠黏膜被感染细胞的数量，刺激肠黏膜上皮细胞增殖和分化。p38MAPK 参与了被感染细胞程序化死亡（凋亡）的调节，所有上述作用机制均有 IL-8 合成和 Th1 的参与。实验室研究表明，肠黏膜上皮细胞在与 EPEC 或 EHEC 共同培养之前，预先与布拉氏酵母菌共同培养，EPEC 或 EHEC 对肠黏膜上皮细胞间紧密连接的破坏受到抑制，EPEC 或 EHEC 所致的 IL-8 分泌增高被抑制。基础实验观察到布拉氏酵母菌可抑制黏附性致病菌的黏附性，使得研究者将注意力转移到布拉氏酵母菌对宿主细胞间信号途径上，布拉氏酵母菌可抑制 EHEC 感染时肠上皮细胞释放肿瘤坏死因子-α（TNF-α）。实验研究同样观察到布拉氏酵母菌对于沙门氏杆菌和志贺菌具有相同抑制作用，且布拉氏酵母菌不能够抑制这些肠道致病菌的生长繁殖，而是抑制对黏膜上皮的黏附和侵袭作用。

上述对于布拉氏酵母菌合成抗毒素因子、抑制宿主细胞内炎性物质合成的信号途径还不能完全解释布拉氏酵母菌保护宿主对抗细菌性感染的其他作用机制（图 12-2），布拉氏酵母菌细胞壁还具有吸附霍乱毒素和 EHEC 的特性。有研究报道，在艰难梭菌性感染时，布拉氏酵母菌可吸附艰难梭菌，以及提高胃肠道 SIgA 水平[图 12-2（c）]。

二、提高肠道免疫屏障功能

口服布拉氏酵母菌可提高小鼠胃肠道 SIgA 和其他免疫球蛋白的含量。Buts 等研究发现小鼠口服布拉氏酵母菌（0.5mg/g 体重，3 次/天）可使小鼠胃肠隐窝处分泌型球蛋白含量提高 80%，绒毛膜处分泌型球蛋白含量提高 69%，回肠处 SIgA 含量提高 57%，而且隐窝处多聚免疫球蛋白受体含量提高 63%。

三、肠道黏膜营养作用

健康成年受试者服用布拉氏酵母菌后，观察到其对小肠黏膜上皮的厚度没有影响，但可显著提高小肠黏膜上皮处多种代谢酶（乳糖酶、α-葡萄糖苷酶、碱性磷酸酶）的活性，布拉氏酵母菌可刺激小肠绒毛膜分泌二糖酶，这种酶参与了糖类物质代谢吸收（图 12-3）。布拉氏酵母菌刺激小肠分泌大量的蔗糖酶，刺激分泌的量在临床意义上可有效治疗家族性麦芽糖酶-异麦芽糖酶缺乏性疾病；最新研究发现，布拉氏酵母菌还可刺激肠腔中一种锌金属蛋白酶家族中的亮氨酸-氨基肽酶活性；动物实验结果显示，布拉氏酵母菌可使肠切除远端肠黏膜对 D-葡萄糖的转运吸收提高 50%。

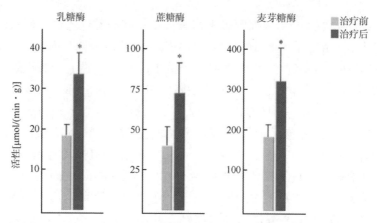

图 12-3　7 位健康受试者连续 14 天口服布拉氏酵母菌散剂后，小肠绒毛膜刷状缘处蔗糖酶、乳糖酶和麦芽糖酶活性变化

*$P < 0.05$（Wilcoxon 配对单侧秩和检验）

布拉氏酵母菌还可刺激小肠绒毛膜刷状缘产生大量糖蛋白，如水解酶、转运子、SIgA 及多聚免疫球蛋白受体。

布拉氏酵母菌最重要的药理作用是直接释放或间接刺激小肠上皮释放多胺物质，包括精胺、亚精胺和腐胺，直接提高小肠绒毛膜刷状缘处多种代谢酶（如水解酶、蛋白酶）的活性。

实验用猪摄入抗生素后引起肠道菌群严重破坏，给予布拉氏酵母菌后可维持肠腔中短链脂肪酸（SCFA）浓度处于正常水平，初步试验观察到布拉氏酵母菌同样可提高胃肠外营养患者肠腔中 SCFA 浓度。SCFA 可提供肠道厌氧菌群生长繁殖所需的重要营养物质，有助于结肠黏膜对水和电解质再吸收，布拉氏酵母菌的作用直接关系到治疗抗生素相关性腹泻的疗效。

布拉氏酵母菌还具有抗分泌作用，通过抑制一氧化氮合酶（iNOS），调节 NO 信号途径来发挥作用。

四、抗炎作用和免疫调节作用

机体内在固有免疫系统是对抗致病微生物侵袭破坏的第一道免疫防御机制。益生菌制剂通过促进肠上皮细胞间紧密连接、提高黏膜防御功能而发挥抗炎作用，肠道细菌释放肽胨、脂多糖、脂磷壁酸，以及酵母菌释放的磷酸甘露糖、磷酸肽甘露糖（PPM）。多聚糖都属于致病菌相关抗原分子，并被肠黏膜上皮的各种抗原识别受体所识别，这些抗原分子有助于机体对致病菌的不同免疫反应。

几项基础实验结果显示，益生菌制剂通过提高肠上皮细胞功能（如提高黏膜屏障功能、促细胞因子分泌、抗微生物定植作用）而发挥抗炎作用。此外，最新研究显示，益生菌制剂可刺激调节性 T 细胞活性，抑制引起炎症反应的效应性 T 细胞活性。

布拉氏酵母菌抑制 MAPK 和 NF-κB 信号转导途径，抑制前炎症细胞因子 IL-8 分泌。布拉氏酵母菌还在肠腔中释放一种小分子（<1kDa）、耐热性、水溶性抗炎因子，取名

为"布拉氏酵母菌抗炎因子"，该因子可抑制艰难梭菌毒素所致的 NF-κB 依赖信号途径的激活（图12-4）。布拉氏酵母菌还抑制肠黏膜上皮细胞的凋亡，可能机制是抑制 TNF-α 的合成。

服用益生菌制剂确实导致调节性 T 细胞活性增高，从而发挥肠道保护作用。这似乎是通过与黏膜下树突状细胞相互作用，进一步激活调节性 T 细胞活性，从而产生抗炎作用的结果。最近有研究者提出假设：布拉氏酵母菌可抑制树突状细胞诱导的 T 淋巴母细胞的激活，调节慢性 IBD 动物模型中肠道黏膜淋巴细胞迁移；新近一项研究

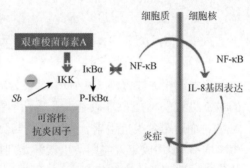

图 12-4　布拉氏酵母菌通过分泌释放一种小分子可溶性抗炎因子抑制 NF-κB 炎症途径
IKK，IκB 激酶

发现布拉氏酵母菌的上清液可调节淋巴细胞对肠道黏膜上皮细胞的黏附性，增强淋巴细胞的迁移性和黏附力。

最近完成的几种炎症动物（或细胞）模型（白念珠菌感染小鼠、柠檬酸杆菌感染小鼠、痢疾志贺杆菌感染的肠黏膜上皮细胞 T84）的基础实验结果证实，布拉氏酵母菌确实具有抗炎症作用。

通过实验已经很清楚地证明，布拉氏酵母菌可刺激小肠上皮和隐窝细胞分泌 SIgA，证实了其对肠道的营养和免疫刺激作用（图 12-5）。

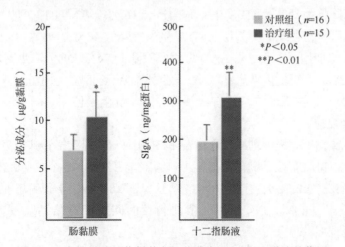

图 12-5　布拉氏酵母菌刺激小肠黏膜分泌 SIgA 和黏液的作用

第四节　布拉氏酵母菌的临床应用

目前研究发现益生菌制剂对机体健康的有益作用越来越多，然而通过 RCT 证实的临床功效却只有少数几种，尤其对于儿童这个特殊的群体。

一、抗生素相关性腹泻

抗生素相关性腹泻（AAD）定义为应用抗生素后发生的未能解释的腹泻，引起 AAD 的最常见致病菌是艰难梭菌，几乎所有抗生素，尤其是杀灭厌氧菌的抗生素，均可引起 AAD，而青霉素类抗生素、青霉素类与克拉维酸联合、头孢菌素和克林霉素引起 AAD 发生率增高。平均成年人应用抗生素开始到抗生素停药后 2 个月内 AAD 发生率在 5%～30%，接受广谱抗生素治疗的儿童 AAD 发生率在 11%～40%。艰难梭菌相关性腹泻（CDAD）是 ADD 中的严重结肠炎类型，是严重医院内感染性腹泻的主要病原菌。研究表明，10%～20% 的 ADD 与艰难梭菌感染有关。有效预防 AAD 的措施就是应用益生菌制剂。

Szajewska 等完成了布拉氏酵母菌预防 AAD 的系统综述和荟萃分析，纳入符合标准的、包含 4780 例受试者的 21 项 RCT，荟萃分析结果显示，布拉氏酵母菌显著降低各种 AAD 发生率 53%［相对危险（RR）=0.47，95%置信区间（CI）：0.38～0.57，$P<0.000\ 01$］，其中对儿童的保护作用更明显，基于 5 项 RCT 的森林图显示，它可使儿童 AAD 风险降低 64%（RR=0.36，95%CI：0.21～0.61，$P=0.0002$）。基于三项 RCT 的森林图显示，CDAD 风险降低 75%（RR=0.25，95%CI：0.08～0.73，$P=0.01$）；Hp 根除治疗 AAD 风险降低 47%（RR=0.53，95%CI：0.38～0.74，$P=0.0002$）。

此外，方峰等（2017）完成的国内 10 家医院的多中心 RCT（$n=408$）结果也显示，布拉氏酵母菌显著降低婴幼儿 AAD 发生率（2.4% vs 16.4%，$P<0.05$）；进一步分析发现，预防性应用布拉氏酵母菌使≤1 岁患儿 AAD 发生风险降低 52%，>1 岁患儿 AAD 发生风险降低 91%；抗生素使用≤5 天患儿 AAD 发生风险降低 74%，抗生素使用>5 天患儿 AAD 发生风险降低 63%；单用抗生素患儿 AAD 发生风险降低 66%，联用抗生素患者 AAD 发生风险降低达 65%。布拉氏酵母菌能有效预防婴幼儿抗生素使用期间和停用后 14 天内的 AAD，且无不良反应。

林晓晓等（2018）完成的前瞻性单中心 RCT 中，168 例支气管肺炎患儿在接受常规抗感染治疗基础上，口服布拉氏酵母菌散剂（口服剂量：年龄<6 个月，0.25g/d；6 个月至 1 岁，0.5g/d；1～3 岁，0.5g/d，疗程 7～10 天），观察结束后，干预组患儿腹泻发生率显著降低（18.89% vs 43.39%，$P<0.01$），腹泻持续时间短于对照组［（3.73±1.33）天 vs（4.84±1.32）天，$P<0.01$］。

Johnston 等基于 23 项高质量 RCT（$n=3938$，其中布拉氏酵母菌 4 项 RCT，$n=1611$）的荟萃分析结果显示，含双歧杆菌、乳酸杆菌、酪酸梭菌、乳酸球菌、明串珠菌属、酵母菌和链球菌的益生菌可显著降低儿童 AAD 发生率（↓68%），推荐布拉氏酵母菌日服用活菌量 50～400 亿 CFU。

布拉氏酵母菌在预防儿童 AAD 方面获得丰富的高质量临床试验验证，由欧洲儿科胃肠病学、肝病学和营养协会（ESPGHAN）（2016）发布益生菌预防儿童 AAD 临床实践指南指出，推荐布拉氏酵母菌用于儿童 AAD 预防（中等证据，强烈推荐）和 CDAD 预防（低等证据，考虑推荐）。由中华预防医学会微生态学分会儿科学组（2017）颁布的《益生菌儿科临床应用循证指南》最高级别推荐布拉氏酵母菌用于 AAD 和 CDAD 的预防治疗。欧洲儿科学会和欧洲国家儿科学会联合会（2018）颁布的特定临床条件和特定弱势群体儿童的临床实践中益生菌应用指南推荐临床医生用布拉氏酵母菌和 LGG 预防儿童 AAD，在预防 CDAD 时推荐用布拉氏酵母菌。

二、感染性腹泻

腹泻定义是个体肠蠕动频率增加，伴随着体液分泌容量增加，临床上表现为大便次数增加。绝大多数患儿的急性腹泻都是微生物感染所致，其中在发达国家均是由轮状病毒感染所致，对于脱水为主要表现的急性胃肠炎的治疗，目前主流性治疗措施是口服补液盐，然而，补充丢失的水分和电解质无助于缩短腹泻病程，也无助于减少大便体液丢失，因而临床医生更多地选择辅助治疗。

（一）小儿急性胃肠炎

一项旨在评价布拉氏酵母菌治疗儿童急性感染性腹泻疗效的荟萃分析结果显示，选择布拉氏酵母菌和急性感染性腹泻两项关键词，在下列电子数据库检索至 2006 年 8 月的所有临床试验：MEDLINE、EMBASE、CINAHL 和 Cochrane 数据库，同时收集综述性文献最后的参考文献。最后有 5 项 RCT 入组本次荟萃分析（入组患儿 619 例）。基于 4 项 RCT 汇总分析结果，布拉氏酵母菌可显著缩短腹泻病程，加权平均缩短腹泻时间 1.1 天（95%CI：–1.3～–0.8 天）。

布拉氏酵母菌显著降低患儿第 3 天、第 6 天、第 7 天发生腹泻的危险；此外，布拉氏酵母菌可显著降低腹泻超过 7 天的风险[一项 RCT，$n=88$，RR=0.25；95%CI：0.08～0.83；需要治疗的病例数（NNT）=5，95%CI：3～20]。荟萃分析显示，经过多项 RCT 的重复验证，健康婴幼儿罹患急性感染性腹泻后，服用布拉氏酵母菌制剂具有中度治疗作用（缩短腹泻病程、提高治愈率、降低腹泻迁延风险、减少大便次数、缩短住院时间）（表 12-2，图 12-6）。

表 12-2　与对照组比较布拉氏酵母菌治疗小儿急性腹泻的疗效

观察指标	RCT 的数量	样本量（n）	统计值	试验结果	NNT
治愈情况					
第 2 天	1	130	RR	4（1.8～9.1）	4（3～8）
第 8 天	1	130	RR	1.9（1.4～2.8）	3（2～5）
腹泻危险性					
第 3 天	1	101	RR	0.71（0.56～0.90）	4（3～12）
第 4 天	1	88	RR	0.73（0.5～1.1）	N.S.
第 6 天	1	101	RR	0.49（0.24～0.99）	6（3～98）
第 7 天	1	88	RR	0.39（0.20～0.75）	4（3～11）
7 天以上	1	88	RR	0.25（0.08～0.83）	5（3～20）

续表

观察指标	RCT 的数量	样本量（n）	统计值	试验结果	NNT
大便次数					
第 1 天	1	130	WMD	−0.32（−1.1～0.43）	
第 3 天	3	331	WMD	−1.3（−1.9～−0.63）	
第 4 天	2	218	WMD	−1.1（−1.6～−0.64）	
第 6 天	2	201	WMD	−1.7（−2.4～−1.0）	
第 7 天	1	88	WMD	−0.9（−1.4～−0.43）	
住院时间（天）	1	200	WMD	−1（−1.4～−0.62）	
呕吐时间（天）	1	200	WMD	−0.1（−0.34～0.14）	

注：如果 RR 值的 95%CI 范围横跨 1，或者 WMD 的 95%CI 范围横跨 0，表示与对照组比较差异不具有统计学意义，相当于 $P > 0.05$；RCT，随机对照试验；RR，相对危险；WMD，加权平均差异值（负值表示试验组较对照组缩短或减少）；NNT，需要治疗的病例数。

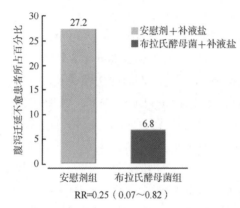

图 12-6　布拉氏酵母菌显著降低急性感染性腹泻迁延不愈的危险

最近意大利研究者完成了一项多中心、随机、对照临床试验，本次试验旨在比较包括布拉氏酵母菌在内的 5 种益生菌制剂治疗年龄 3～36 个月的、罹患急性胃肠炎患儿的临床疗效，571 例受试患儿随机分成 6 组，一组只接受口服补液盐（ORS，对照组），其余 5 组患儿在 ORS 基础上分别加用 5 种益生菌制剂，这 5 种益生菌制剂分别是 LGG、布拉氏酵母菌、克劳氏芽孢杆菌、混合菌株制剂（戴白氏乳酸杆菌+保加利亚乳酸杆菌+嗜热链球菌+嗜酸乳酸杆菌+两歧双歧杆菌）、肠球菌 SF68；试验结果表明，对照组患儿平均止泻时间是 115.5h，布拉氏酵母菌组患儿的平均止泻时间较对照组未见显著差异，但是由于本次试验未实施双盲入组，存在较大设计缺陷，另外受试者为欧洲儿童，试验过程包括急救车现场治疗（存在大量失访病例），这些因素是导致布拉氏酵母菌组与对照组未见统计学显著性差异的重要原因。

最近由 Myanmar 完成了一项 100 例急性腹泻患儿入组的 RCT，结果显示，布拉氏酵母菌可显著缩短急性腹泻病程［试验组和对照组平均病程分别是（3.08±0.95）天和（4.68±1.23）天］。

基于上述最新临床研究结果，把之前发表的荟萃分析进行更新后结果显示，基于总计 756 例急性腹泻患儿入组的 6 项 RCT 结果，布拉氏酵母菌可使儿童急性腹泻病程缩短 22h（加权平均病程减少 22h，95%CI：−26～−18h）。

总之，多项 RCT 结果表明，布拉氏酵母菌制剂可有效治疗儿童急性腹泻。

（二）小儿急性胃肠炎

一项在巴基斯坦完成的 100 例急性水样便腹泻患儿的 RCT 结果显示，布拉氏酵母菌制剂可显著降低急性腹泻患儿治疗后随访 2 个月内的复发率（0.32 vs 0.56，*P*=0.04，图 12-7）。

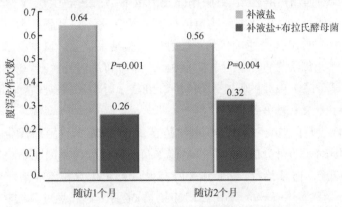

图 12-7　布拉氏酵母菌可降低腹泻的复发

最近，一项意大利学者完成的旨在评价布拉氏酵母菌对 3 个月至 5 岁儿童轮状病毒性腹泻疗效的前瞻性、随机、双盲、对照试验中，60 例水样腹泻或确认轮状病毒性腹泻患儿分别接受布拉氏酵母菌散（500mg/d）或安慰剂，治疗 5 天后干预组平均腹泻病程显著缩短 29h（60h vs 89h，WMD=−29，95% CI：−41.2～−16.8），平均住院时间缩短 17h（74h vs 91h，WMD=−17，95%CI：−33.46～−0.54），患儿平均发热时间缩短 11h（56h vs 67h，WMD=−11，95%CI：−23.04～−1.04），平均呕吐时间缩短 7h（48h vs 55h，WMD=−7，95%CI：−16.41～−2.41）需要静脉输液纠正脱水患儿比例大大降低[6.7% vs 16.7%，风险比（HR）=0.36，95%CI：0.06～2.01]。

目前经过临床试验检验后有效的益生菌制剂只有 LGG 和布拉氏酵母菌。欧洲儿科学会和欧洲国家儿科学会联合会（2018）颁布的特定临床条件和特定弱势群体儿童的临床实践中益生菌应用指南，系统综述了最新临床研究证据后，只推荐 LGG 和布拉氏酵母菌用于小儿急性腹泻的辅助治疗，辅助治疗急性腹泻的疗程 5～7 天，日服药剂量 250～750mg/d。中华预防医学会微生态学分会儿科学组（2017）发布《益生菌儿科临床应用循证指南》最高级别推荐布拉氏酵母菌治疗小儿急性腹泻。中华医学会儿科学分会消化学组（2016）制定的《中国儿童急性感染性腹泻病临床实践指南》强烈推荐 LGG 和布拉氏酵母菌用于治疗儿童急性感染腹泻病。

（三）迁延性/慢性腹泻

绝大多数腹泻患儿病程少于 1 周，少数患儿腹泻迁延不愈；WHO 把急性腹泻发作并持续超过 14 天或更长时间的腹泻定义为迁延性腹泻。慢性迁延性腹泻可造成患儿并发营养不良和严重的非肠道感染疾病。持续性腹泻的病死率及由此引发各种严重问题，尤其是发展中国家儿童的持续性腹泻，亟待临床医生提高治疗水平。

为了验证布拉氏酵母菌是否可显著改善持续性腹泻患儿的临床预后，在阿根廷完成了一项有 89 例持续腹泻患儿（年龄 6～24 个月）参加的随机、双盲、对照临床试验，入组患儿随机分成三组，一组服用巴氏消毒牛奶加入两种冻干活菌（干酪乳酸杆菌+嗜酸乳酸杆菌）

制成的 CERELA $10^{10} \sim 10^{12}$CFU/g（n=30），第二组服用布拉氏酵母菌制剂 $10^{10} \sim 10^{12}$CFU/g（n=30），第三组为对照组（n=29），只服用巴氏消毒牛奶，每天 2 次，连续服用 5 天，入组前检测受试患儿大便，40%患儿粪便肠道致病菌（轮状病毒、大肠杆菌、志贺菌、沙门氏杆菌）阳性，其中 27%患儿粪便轮状病毒阳性。试验结果显示，乳酸杆菌和布拉氏酵母菌可显著减少腹泻患儿每次大便次数（$P<0.001$），缩短腹泻病程（$P<0.005$）；另外，两种益生菌制剂均可显著减少患儿的呕吐次数（$P<0.002$）；对轮状病毒腹泻患儿进行分层分析，两种益生菌制剂疗效未见显著差异。

另一项在古巴进行的临床试验，40 例年龄在 6～36 个月、持续腹泻 3～4 周以上、确诊感染性腹泻的婴幼儿随机分成两组，一组接受布拉氏酵母菌制剂 500mg/d（n=20），另一组为对照组（n=20），连续治疗 1 个月；所有受试患儿接受替硝唑治疗贾第鞭毛虫感染（87.5%），或者接受磺胺甲噁唑联合甲氧苄啶治疗志贺菌；两组患儿基线特征可比性好，治疗结束时，布拉氏酵母菌治疗组患儿每日大便次数小于 3 次的比例显著高于对照组（65% vs 15%，P=0.002）。此外，虽然结果未见统计学差异，大多数治疗组患儿肠黏膜形态学恢复正常（35% vs 15%，P=0.2）。尽管本次试验设计存在一定局限性（如样本量小、缺乏隐蔽分配、无意向治疗人群分析），但是从临床和治疗经济学角度分析试验结果令人鼓舞，但尚需要进一步深入研究布拉氏酵母菌对持续性腹泻的疗效。

因此，上述随机对照临床试验结果显示：布拉氏酵母菌治疗儿童持续腹泻有效；尚需要大样本人群研究确定布拉氏酵母菌单独用药对持续性腹泻的疗效。

（四）旅行者腹泻

旅行者腹泻，尤其发达国家人群到发展中国家旅行发生的腹泻，是众所周知的公共卫生问题。在分离出的致病菌中，产毒性大肠杆菌和沙门氏杆菌占急性旅行者腹泻致病菌的 80%，Kollaritsch 等进行了布拉氏酵母菌对 1016 例从美国出发到全世界各地旅行患者的腹泻预防作用研究，结果发现对照组腹泻发生率为 40%，布拉氏酵母菌低剂量组（250mg/d）腹泻发生率 34%（P=0.019），布拉氏酵母菌高剂量组（1000mg/d）腹泻发生率 29%（$P<0.005$）。在 McFarland 等的一项评估益生菌制剂预防旅行者腹泻的荟萃分析中（收入 12 项临床试验），研究者认为，只有两种微生态制剂（布拉氏酵母菌制剂和嗜酸乳杆菌与双歧杆菌复方制剂）能有效预防旅行者腹泻发生。

（五）鼻胃饲相关性腹泻

对于经鼻胃饲途径提供肠道内营养的 ICU 患者，腹泻是常见并发症之一，在鼻胃饲提供肠内营养的同时给予布拉氏酵母菌制剂可显著降低腹泻发生率，在一项研究中发现布拉氏酵母菌可使鼻胃饲相关性腹泻发生率降低 50%。在另一项中重度烧伤、接受鼻胃饲肠内营养的患者入组的临床试验中，鼻胃饲同时给予布拉氏酵母菌制剂，可显著缩短腹泻时间，提高每日热量耐量。在另一项 128 例 ICU 患者入组的随机、双盲、对照临床试验中，布拉氏酵母菌可减少鼻胃饲期间腹泻发生天数（降低 14%～19%）[比值比（OR）=0.67，95%CI：0.50～0.90，P=0.0069]。布拉氏酵母菌对于腹泻高发患者的腹泻症状改善更为明显（腹泻高危患者亚层的腹泻改善率为 42%，全部受试者腹泻改善率为 25%）。

（六）AIDS 相关性腹泻

一项样本量为 35 例 AIDS 患者的随机、双盲、对照试验，观察布拉氏酵母菌连续给药 7 天（3000mg/d）治疗 AIDS 相关性腹泻的疗效，治疗组服药 7 天后有 61% 的患者腹泻症状消失，而对照组腹泻症状消失率仅为 12%。

（七）蓝氏贾第鞭毛虫引起的慢性腹泻

一项使用布拉氏酵母菌治疗 3 岁以下儿童由蓝氏贾第鞭毛虫引起的慢性腹泻的临床研究证实，布拉氏酵母菌连续治疗 1 个月（50mg/d）具有良好的治疗效果。

三、幽门螺杆菌感染

Szajewska 等完成了评价布拉氏酵母菌对幽门螺杆菌（Hp）阳性患者接受标准根治方案作用的系统综述和荟萃分析，纳入符合标准的 7 项 RCT、涉及 2200 例受试者，结果显示，布拉氏酵母菌可提高 Hp 根除率 11%（HR=1.11，95%CI：1.06～1.17，$P<0.0001$），其中，对儿童患者 Hp 根除率提高 13%（HR=1.13，95%CI：1.03～1.25，$P<0.0001$），干预组不良反应发生率显著降低 56%（HR=0.44，95%CI：0.31～0.64，$P<0.0001$）。

Vandenplas 等对 294 例接受标准三联根治 Hp 疗法的儿童进行了一项前瞻性随机对照试验，受试患儿在接受标准三联根治方案（奥美拉唑+克林霉素+阿莫西林，或奥美拉唑+克林霉素+甲硝唑，连续 14 天）的同时口服布拉氏酵母菌散（250mg/袋，2 次/日）或空白对照，治疗结束时干预组患儿腹泻发生率显著低于对照组（11.76% vs 28.26%，$P=0.004$），平均腹泻持续时间显著缩短[（3.17±1.08）天 vs（4.02±0.87）天，$P<0.001$]，干预组根治率有增高趋势，但未达到统计学显著性（71.4% vs 61.9%，$P=0.513$）。

卢俊会等对初次根除治疗失败的慢性胃炎患者（$n=400$）完成的随机对照试验研究发现，初始治疗失败在接受 14 天的新三联补救治疗（埃索美拉唑 + 阿莫西林 + 莫西沙星）基础上，口服布拉氏酵母菌散（250mg/袋，2 次/日，连续 14 天）停用后 4 周试验组按方案治疗（PP）和意向治疗分析（ITT）的根除率均显著高于对照组（$P<0.05$），不良反应发生率显著低于对照组（9.6% vs 17.9%，$P<0.05$）。

四、新生儿坏死性小肠结肠炎

土耳其 Demirel 等对 271 例早产儿（出生体重<1500g，同时孕龄<37 周）出生开奶后给予布拉氏酵母菌散剂（250mg/d），持续至出院，结果显示干预组早产儿喂养不耐受发生率显著降低（30% vs 62%，$P<0.001$），两组总体死亡率和坏死性结肠炎（NEC）病死率未见差异。

王祥等对 239 例早产儿完成的前瞻性随机双盲对照试验显示，患儿出生后 24h 内连续 30 天分别口服布拉氏酵母菌散（250mg/d）和安慰剂（麦芽糊精），干预组全胃肠营养时间显著缩短[16.5±6.7 天 vs（19.1±6.2）天，$P<0.05$]，NEC 发生率降低（0.83% vs 5.08%，$P<0.05$）。

五、炎 性 肠 病

目前有三项严谨的临床试验评估了布拉氏酵母菌治疗炎性肠病（IBD）的疗效，一项20 例患有活动性克罗恩病（CD）患者入组的随机双盲对照试验结果发现，在常规的治疗药物（柳氮磺吡啶或美沙拉嗪联合皮质激素类药物）基础上加用布拉氏酵母菌可显著改善临床症状；另一项单盲试验取得相同结果，32 例 CD 患者 3 个月内反复发作性回肠和结肠炎症，治疗组患者服用美沙拉嗪（500mg，2 次/日），同时服用布拉氏酵母菌（500mg/d），对照组服用美沙拉嗪（500mg，3 次/日），随访观察 6 个月内治疗组复发率明显下降（P=0.04）；另一项开放性试验评估 25 例左侧患有轻中度溃疡性结肠炎患者，超过 3 个月连续接受美沙拉嗪治疗，同时服用 4 周布拉氏酵母菌制剂（250mg，3 次/日），观察结果为治疗组有 68%患者的 Rachmilewitz 临床活动性指数（指标包括大便频率、便血等）显著改善。基于上述几项严谨的试验，需要进一步的随机对照临床试验证实布拉氏酵母菌治疗 IBD 的疗效。

另外，巴西 Consoli 等在一项小样本随机对照研究中，使 33 例 IBD 患者进行结直肠手术前 7 天连续口服布拉氏酵母菌散（100mg，0.5×10^9CFU/d），手术时取结肠黏膜测定细胞因子，发现布拉氏酵母菌组患者结肠黏膜细胞因子 IL-1β、IL-10 和 IL-23A 的 mRNA 表达显著低于对照组（分别是 P = 0.001、P =0.04 和 P = 0.03），术后患者感染发生率有降低趋势（13.3% vs 38.8%，P＞0.05）。研究提示布拉氏酵母菌可下调 IBD 患者肠黏膜相关炎症因子的基因表达。

六、肠易激综合征

在一项随机双盲对照临床试验中，以腹泻为主要症状的肠易激综合征患者接受布拉氏酵母菌制剂治疗后，大便次数显著降低（P＜0.05），粪便性状显著改善（P＜0.05）。

（郑跃杰 葛 兰）

参 考 文 献

卢俊会, 陈星, 马瑞军, 2017. 布拉酵母菌对幽门螺杆菌感染补救治疗的影响[J]. 胃肠病学, 22(6): 361-363.
万朝敏, 俞蕙, 方峰, 等, 2017. 布拉酵母菌预防婴幼儿抗生素相关性腹泻的多中心随机对照研究[J]. 中华儿科杂志, 55(5): 349-354.
王祥, 赵赛, 田兆方, 等, 2013. 布拉氏酵母菌预防早产儿坏死性小肠结肠炎的前瞻性研究[J]. 南京医科大学学报, 33(5): 669-671.
中华医学会儿科学分会消化学组, 2016. 中国儿童急性感染性腹泻病临床实践指南[J]. 中华儿科杂志, 54(7): 483-488.
中华预防医学会微生态学分会儿科学组, 2017. 益生菌儿科临床应用循证医学指南[J]. 中国实用儿科杂志, 32(2): 81-90.
Asmat S, Shaukat F, Asmat R, et al, 2018. Clinical efficacy comparison of *Saccharomyces boulardii* and lactic acid as probiotics in acute pediatric diarrhea[J]. J Coll Physicians Surg Pak, 28(3): 214-217.
Bin Z, Ya-Zheng X, Zhao-Hui D, et al, 2015. The efficacy of *Saccharomyces boulardii* CNCM I-745 in addition to standard *Helicobacter pylori* eradication treatment in children[J]. Pediatr Gastroenterol Hepatol Nutr, 18(1): 17-22.
Consoli ML, da Silva RS, Nicoli JR, et al, 2016. Randomized clinical trial impact of oral administration of *Saccharomyces boulardii* on

gene expression of intestinal cytokines in patients undergoing colon resection[J]. JPEN J Parenter Enteral Nutr, 40(8): 1114.

Das S, Gupta PK, Das RR, 2016. Efficacy and safety of *Saccharomyces boulardii* in acute rotavirus diarrhea: Double blind randomized controlled trial from a developing country[J]. J Trop Pediatr, 62(6): 464-470.

Demirel G, Erdeve O, Dilmen U, et al, 2013. *Saccharomyces boulardii* for prevention of necrotizing enterocolitis in preterm infants: a randomized, controlled study[J]. Acta Paediatrica, 102: e560-e565.

Guarino A, Albano F, Ashkenazi S, et al, 2014. European society for pediatric gastroenterology, hepatology, and nutrition/european society for pediatric infectious diseases evidence-based guidelines for the management of acute gastroenteritis in children in europe: update 2014[J]. J Pediatr Gastroenterol Nutr, 46(1): 132-152.

Johnston BC, Goldenberg JZ, Parkin PC, 2016. Probiotics and the prevention of antibiotic-associated diarrhea in infants and children[J]. JAMA, 316(14): 1484-1485.

Szajewska H, Canani RB, et al, 2016. Probiotics for the prevention of antibiotic-associated diarrhea in children[J]. J Pediatr Gastroenterol Nutr, 62(3): 495-506.

Szajewska H, Horvath A, Kołodziej M, et al, 2015. Systematic review with meta-analysis: *Saccharomyces boulardii* supplementation and eradication of *Helicobacter pylori* infection[J]. Aliment Pharmacol Ther, 41(12): 1237-1245.

Szajewska H, Kołodziej M, 2015. Systematic review with meta-analysis: *Saccharomyces boulardii* in the prevention of antibiotic-associated diarrhea[J]. Alimentary Pharmacol Ther, 42(7): 793-801.

Xu L, Wang Y, Wang Y, et al, 2016. A double-blinded randomized trial on growth and feeding tolerance with *Saccharomyces boulardii* CNCM I-745 in formula-fed preterm infants[J]. J Pediatr(Rio J), 92(3): 296-301.

第十三章

地衣芽孢杆菌和蜡状芽孢杆菌药理学

芽孢杆菌属细菌是一种能形成芽孢（内生孢子）的杆菌或球菌，它们对外界有害因子抵抗力强，分布广，存在于土壤、水、空气及动物肠道等处，部分菌种是导致食物中毒的病原体。地衣芽孢杆菌（菌株 BL20386）和蜡状芽孢杆菌（菌株 DM423）均为需氧性芽孢杆菌，是我国学者率先发现的无毒菌株。1981 年大连医科大学康白教授从土壤中分离并筛选出一株耗氧能力强，且无毒的蜡状芽孢杆菌（菌株 DM423），以此研制成新型益生菌制剂——促菌生。1986 年中国人民解放军第 203 医院吴铁林教授从正常待产妇女的阴道拭子分离培养出 1 株无毒革兰氏阳性需氧芽孢杆菌，经中国科学院微生物研究所鉴定为地衣芽孢杆菌（*Bacillus licheniformis*），即菌株 BL20386，并以此研制出另一种微生态制剂——整肠生，两种制剂不仅用于临床急慢性腹泻等胃肠病治疗，也广泛用于食品添加及动物饲养。

第一节　地衣芽孢杆菌和蜡状芽孢杆菌的特点

一、菌落形态及培养特征

地衣芽孢杆菌菌株 BL20386 为革兰氏染色阳性，细胞大小：$0.8\mu m \times (1.5\sim3.5)\ \mu m$，在肉汁培养基上的菌落为扁平、边缘不整齐、白色、表面粗糙皱褶，24h 后菌落直径为 3mm，有动力，培养 24h 后菌落趋于相互融合；细胞形态和排列呈杆状、单生。细胞内无聚-β-羟基丁酸盐（PHB）颗粒，中间型芽孢呈卵圆形，无荚膜，周围鞭毛，孢囊稍膨大；能通过果糖-6-磷酸途径产生乙酸与乳酸（图 13-1）。

蜡状芽孢杆菌菌株 DM423 菌体细胞杆状，末端方，呈短或长链，$(1.0\sim1.2)\mu m \times (3.0\sim5.0)\ \mu m$。革兰氏阳性，无荚膜，运动。菌落大、表面粗糙、扁平、不规则。菌体内有聚-β-羟基丁酸盐，产芽孢，芽孢圆形或柱形，中生或近中生，孢囊无明显膨大。伏-波（VP）试验阳性，甲基红（MR）试验阳性，发酵葡萄糖，水解淀粉（图 13-1）。

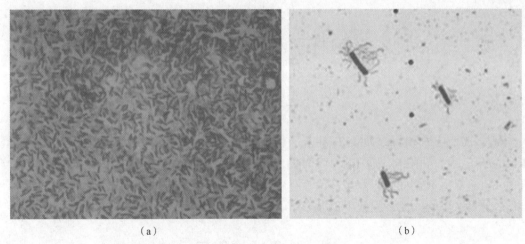

图 13-1 地衣芽孢杆菌 *Bacillus licheniformis*（a）和蜡状芽孢杆菌 *Bacillus cereus*（b）

二、生物拮抗

彩图 13-1

蜡状芽孢杆菌菌株 BL20386 体外拮抗试验显示：其对金黄色葡萄球菌 ATCC6538T、白念珠菌有明显的拮抗作用；对嗜酸乳杆菌在体外试验有共生作用而无拮抗作用；对出血性大肠杆菌 ETEC88-2364、福氏 F2a301 皆无拮抗作用。抗生素耐药试验菌株 BL20386 除对红霉素、庆大霉素、氯霉素和头孢菌素呈中度敏感外，对其他抗生素皆欠敏感。

蜡状芽孢杆菌 DM423 菌株对大肠杆菌、金黄色葡萄球菌、（福氏、宋内氏）志贺菌均未显示出任何抑制菌或杀菌作用。菌株 DM423 除对青霉素、磺胺嘧啶、红霉素耐药外，对其他抗生素都有不同程度的敏感，与菌株 BL20386 无明显差异。

三、生物耗氧试验

以菌株 BL20386 作吸氧或耗氧菌进行生物厌氧培养试验，结果表明菌株 BL20386 支持类杆菌、乳杆菌厌氧类杆菌、双歧杆菌及粪链球菌生长作用。菌株 DM423 支持类杆菌、双歧杆菌生长。

四、生物毒性

菌株 BL20386 急性毒性试验小白鼠腹腔注射剂量为 217.3mg/kg，试验小鼠经过 3～24h 观察，无一组出现异常反应和死亡，经 3 个月连续观察未发现异常反应，处死后解剖心、肝、脾、肺、肾等主要脏器也未见组织病理学改变；亚急性毒性试验中，经连续 10 天给试验小鼠灌服 BL20386 株活菌液 2 个不同剂量，对小鼠体重和外周血象均未产生有意义的影响；大剂量连续经口毒性试验（500mg/kg）中，全部试验小鼠皆未出现异常反应和死亡。菌株 DM423 急性毒性试验腹腔注射量 147.9mg/kg，大剂量连续经口毒性试验（500mg/kg）均出现不良反应。

第二节　地衣芽孢杆菌和蜡状芽孢杆菌的作用机制

一、生物屏障作用

　　菌株 BL20386 和菌株 DM423 生长条件要求低，能迅速定植在肠黏膜，在短时间内繁殖成为肠道的优势菌群，肠内定植时间长，同时支持和促进肠道厌氧菌的生长，从而和类杆菌、乳杆菌厌氧类杆菌、双歧杆菌等益生菌一起构成膜菌群，通过占位性保护作用阻碍其他病原菌的黏附入侵，起到生物屏障作用。

二、生物拮抗作用

　　菌株 BL20386 和菌株 DM423 在生长代谢过程能产生多种抗菌物质，如短杆菌肽、枯草菌素、多黏菌素、制霉菌素等直接作用于葡萄球菌、白念珠菌等发挥直接拮抗作用；地衣芽孢杆菌进入肠道后会持续性地对微生物起到生物耗氧效应，促进肠道内的生理性厌氧菌如双歧杆菌、乳酸杆菌、粪链球菌、类杆菌等的生长繁殖，抑制致病菌的生长，发挥间接拮抗作用，有利于保持肠道正常菌群的平衡。

三、生物夺氧作用

　　生物夺氧作用是菌株 BL20386 和菌株 DM423 有别于其他肠道益生菌的特殊作用。一方面，其生长条件要求低、生长繁殖快，同时这两种菌均为需氧菌，是有效的生物耗氧菌种，植入肠道后将会持续地对其微生境起到生物耗氧效应，支持肠道内以双歧杆菌为主的生理性厌氧菌菌群的增长；另一方面其通过产生有机酸、过氧化氢或其他物质抑制致病菌的生长繁殖。

四、产　酶　作　用

　　菌株 BL20386 在肠道生长繁殖过程中能产生多种酶，柏建玲等研究表明该菌能产生淀粉酶、蛋白酶和植酸酶，也能富产淀粉酶；有促进消化和提高食物利用率的作用。特别是植酸酶可使植酸磷降解为肌醇和磷酸，能提高磷的吸收。

五、促进免疫作用

　　菌株 BL20386 能增强机体的非特异性和特异性免疫反应，激活机体吞噬活性，提高抗感染能力。

第三节　地衣芽孢杆菌和蜡状芽孢杆菌的临床应用

地衣芽孢杆菌制剂"整肠生胶囊（菌株 BL20386）"和蜡状芽孢杆菌制剂"促菌生片（菌株 DM423）"应用于临床治疗已数十年，起初主要用于腹泻病的治疗，随着对益生菌认识的加深，其应用范围不断地拓宽。

一、腹泻及菌群失调

大量的临床及实验研究证实腹泻存在着肠道菌群紊乱，应用益生菌制剂能有效地防治各种腹泻病。细菌性腹泻存在厌氧菌减少、肠杆菌增加等菌群紊乱；国内刘恩权等采用多中心随机临床对照试验研究地衣芽孢杆菌胶囊治疗急性感染性腹泻及细菌性痢疾疗效，其临床总有效率为 96.5%，细菌清除率为 93.3%。

轮状病毒性肠炎是小儿常见病，研究表明轮状病毒性肠炎肠道中的正常厌氧菌特别是双歧杆菌明显减少，并且其数量的减少程度与临床症状的轻重密切相关。姜红、张凤莲等分别采用整肠生、促菌生治疗小儿轮状病毒性肠炎有确切疗效。

抗生素相关性腹泻是使用广谱抗生素造成肠道菌群失调而引起的腹泻，陆文婷报道 56 例外科因抗生素治疗不当而引起的肠道菌群失调经整肠生治疗总有效率为 92.7%；继发性腹泻在儿科临床上较为多见，往往由使用抗生素引起，其中肺炎继发腹泻最为常见，裴阳等报道整肠生可预防和治疗小儿肺炎继发腹泻；真菌性肠炎也是肠道菌群失调，由原籍厌氧菌减少、真菌大量繁殖所致，在临床上使用制霉菌素与整肠生联合比单用制霉菌素治疗真菌性肠炎的效果好。

二、肝脏疾病

肝病患者常存在肠道菌群紊乱，严重肝脏疾病，如重症肝炎、慢性活动性肝炎、肝硬化及急性肝衰竭等存在着内毒素血症；临床研究已证实严重肝病患者使用地衣芽孢杆菌辅助治疗能够改善病情。温雪梅等报道 86 例肝性脑病在综合治疗的基础上加用整肠生保留灌肠，可调节肠道菌群，使氨的产生和吸收减少，促进肝性脑病的好转。姜顺爱等对 60 例肝纤维化患者给予常规保肝降酶治疗外辅以整肠生口服，结果发现腹胀消失，肝脾肿大回缩，肠道菌群恢复，纤维化指标透明质酸、层黏连蛋白等水平下降。临床观察慢性重型肝炎患者口服整肠生胶囊可减轻高氨血症，肝硬化腹水伴自发性腹膜炎患者口服整肠生胶囊联合敏感抗生素治疗在腹痛、腹部压痛、腹泻消失及发热、腹水常规及培养检查方面与单用抗生素对照组比较，差异有统计学意义。

新生儿皮肤黄疸是儿科常见病，是多种肝胆疾病的重要表现，国内文献报道益生菌制剂对新生儿高胆红素血症、母乳性黄疸及婴儿肝炎综合征均有治疗作用。陈智勇等应用整肠生治疗新生儿高胆红素血症能有效降低血清胆红素浓度，不良反应少；薛明华等报道地衣芽孢杆菌胶囊治疗母乳性黄疸有效。

三、炎性肠病

炎性肠病包括溃疡性结肠炎和克罗恩病，临床研究发现在溃疡性结肠炎患者中存在菌群失衡、正常细菌数量减少，国外随机双盲安慰剂对照研究表明益生菌制剂对经抗生素治疗取得缓解的溃疡性结肠炎患者的囊袋炎具有预防复发作用；国内文芳报道对伴有抑郁患者联合应用氟哌噻吨美利曲辛和地衣芽孢杆菌能明显改善溃疡性结肠炎患者的症状，疗效肯定。

四、功能性胃肠道疾病

肠易激综合征、功能性消化不良、功能性便秘、新生儿及婴儿肠绞痛和儿童功能性腹痛均属于功能性胃肠道疾病，益生菌制剂能补充肠道生理菌，发酵糖、脂肪、蛋白质代谢产生乳酸、乙酸，促进胃肠蠕动，有利于恢复胃肠正常生理功能。于德顺等报道给予地衣芽孢杆菌胶囊治疗肠易激综合征，临床腹痛、腹胀、腹泻症状明显改善，与匹维溴铵片效果相当；徐正元等应用马来酸曲美布汀联合地衣芽孢杆菌治疗腹泻型肠易激综合征临床总有效率为 96.2%，单用马来酸曲美布汀有效率为 60%，认为马来酸曲美布汀联合地衣芽孢杆菌治疗腹泻型肠易激综合征有明显的协同作用。

五、慢 性 便 秘

益生菌在繁殖过程中产生有机酸，使肠腔 pH 下降，调节肠道正常蠕动，同时使肠管渗透压增高、水分的分泌增加，使粪便软化，从而缓解便秘。潘峰临床观察西沙必利与促菌生合用治疗慢性便秘 45 例，服药起效时间为 2～4 天，总有效率为 91%；石守印等联合西沙必利与整肠生治疗老年性便秘有效。

六、耳鼻咽喉疾病

泉鸿亮报道给予 200 例干燥性鼻炎、鼻窦炎、咽炎、慢性喉炎伴顽固性干咳、外耳道炎、化脓性中耳炎、变应性鼻炎及放疗、化疗后鼻腔、咽喉部干燥症患者尝试采用局部涂抹、喷雾、冲洗等方法使用整肠生混悬液全部有效，治愈 136 例，显效 54 例，有效 10 例，无任何不良反应。

七、精 神 疾 病

研究发现促菌生具有调节肠细菌活动并参与多巴或多巴胺代谢的作用。精神分裂症的症状是由于中脑边缘系统多巴或多巴胺功能活动过度，以及额前叶多巴胺活动性下降。张国礼 1984 年即报道促菌生临床治疗精神病有效，谭斌等进一步比较促菌生和氯丙嗪治疗精神分裂症的疗效及不良反应：结果显示促菌生+氯丙嗪组显效率 70%，有效率 30%；促菌生组显效率 16.6%，有效率 50%；氯丙嗪组显效率 30%，有效率 56.6%；促菌生组、促菌生+氯丙嗪组的药物不良反应明显少于氯丙嗪组，特别在锥体外系反应及失眠方面更加明显，显示促菌生治疗精神分裂症有确切疗效，在协同治疗时疗效更佳，且安全性较高。

八、其　　他

杨凯等报道 171 例手足口病患儿在给予阿昔洛韦、利巴韦林注射液治疗基础上给予整肠生治疗，与常规组比较体温迅速下降，口腔炎症及局部疼痛明显减轻，手足皮疹很快结痂，心肌酶下降明显，认为整肠生在小儿手足口病治疗中有积极的影响。王云峰等用促菌生联合抗真菌药物治疗婴儿口腔、皮肤念珠菌感染，疗效优于单用抗真菌药物。

（王文建）

参 考 文 献

陈智勇, 郭艺苹, 2010. 口服地衣芽孢杆菌胶囊治疗新生儿高胆红素血症 57 例疗效评价[J]. 福建医药杂志, 32(1): 134-135.

何英, 2007. 地衣芽孢杆菌胶囊联合制霉菌素治疗儿童真菌性肠炎疗效观察[J]. 中国药房, 18(11): 852-853.

姜红, 2010. 整肠生治疗小儿腹泻的疗效观察[J]. 当代医学, 16(28): 50-51.

姜顺爱, 滕岩, 景桂军, 等, 2009. 整肠生对肝纤维化患者血清 HA、LN 的影响[J]. 中国现代医生, 47(11): 130, 134.

陆文婷, 2005. 地衣芽胞杆菌活菌制剂(整肠生)治疗肠道菌群失调 56 例报告[J]. 中国微生态学杂志, 17(6): 465.

裴阳, 张宇, 张强, 2008. 整肠生在小儿肺炎继发腹泻中的应用[J]. 中外医疗, 27(11): 38.

谭斌, 何宇芬, 2004. 用微生态制剂—促菌生治疗精神分裂症的临床研究[J]. 中华实用中西医杂志, 4: 3150-3151.

温雪梅, 井桂君, 郝伟风, 等, 2008. 应用整肠生治疗肝性脑病的临床意义[J]. 中国现代医生, 46(27): 149.

文芳, 2009. 氟哌噻吨美利曲辛联合地衣芽孢杆菌治疗溃疡性结肠炎的临床观察[J]. 齐齐哈尔医学院学报, 30(24): 3057-3058.

徐正元, 王功成, 2007. 马来酸曲美布汀联合地衣芽孢杆菌治疗腹泻型肠易激综合征疗效分析[J]. 中华现代内科学杂志, 4: 827-828.

薛明华, 2009. 地衣芽孢杆菌胶囊治疗母乳性黄疸效果观察[J]. 中国乡村医药, 16(6): 33.

杨凯, 杜凤梅, 杨梅, 2009. 整肠生对手足口病的治疗影响[J]. 中国现代医生, 47(31): 59, 61.

于德顺, 冯计平, 朱亮, 等, 2009. 整肠生治疗肠易激综合征的临床研究[J]. 临床医药实践, 18(19): 508-509.

第十四章

益生菌的临床应用及安全性

第一节　益生菌的临床应用

　　益生菌作为发酵菌已广泛应用于制备酸奶、发酵奶、饮料及其他功能保健性食品。近年来益生菌药物应用于临床有较大的进展，已经证实益生菌对儿童及成人腹泻、炎性肠病、慢性肠炎、肝胆疾病、泌尿生殖疾病、过敏性疾病都具有确切的治疗效果。所涉及的益生菌菌种包括①双歧杆菌（包括青春双歧杆菌、短双歧杆菌、长双歧杆菌、两歧双歧杆菌、婴儿双歧杆菌）；②乳杆菌（胚芽乳杆菌、短乳杆菌、纤维二糖乳杆菌和嗜酸乳杆菌、保加利亚乳杆菌、干酪乳杆菌、发酵乳酸乳杆菌）；③粪肠球菌、链球菌（粪链球菌、乳链球菌、嗜热链球菌）；④酪酸梭菌；⑤芽孢杆菌（蜡状芽孢杆菌、地衣芽孢杆菌）；⑥枯草杆菌；⑦布拉氏酵母菌。

一、临床营养及治疗乳糖不耐受

　　益生菌在肠道内通过酶解作用可使蛋白质、脂肪及糖分解，有利于消化吸收。乳酸菌发酵后产生的乳酸，提高钙、磷、铁的利用率和维生素 D 的吸收；产生硫胺素、叶酸、维生素 B_6 和维生素 B_{12} 等水溶性维生素及生物素，增加铁的利用度和促进胆盐降解等。

　　乳糖不耐受症表现为小肠乳糖酶活性下降导致乳糖的吸收不充分，临床出现肠管内气体增多、腹部胀气和腹泻、量多的水样便等，常导致营养障碍。保加利亚乳杆菌、嗜热链球菌和嗜酸乳杆菌含有乳糖酶，可以促进乳糖的消化和吸收，使乳糖不耐受症状减轻。

二、治　疗　腹　泻

　　急性感染性腹泻病在全世界范围均为常见疾病，可由细菌及其毒素、病毒和真菌等引起。国内外大量的临床及实验研究证实，大多数腹泻均存在着肠道菌群紊乱，益生菌增加腹泻患者肠道内有益菌的数量和活力，能通过增强黏膜屏障、竞争性抑制病菌黏附，以及生物夺氧方式阻止病原菌的繁殖,抑制致病菌的生长,以恢复正常的菌群平衡,达到缓解腹泻症状的作用,对成人和小儿的急性腹泻、慢性腹泻等均有良好的预防和治疗作用。随机双盲对照临床试验证实临床上使用益生剂(LGG、罗伊氏乳杆菌、嗜酸乳杆菌 LB、保加利亚乳杆菌、嗜热链球菌、博拉德酵母菌)对急性腹泻病治疗有确切的效果,能够缩短病程、降低腹泻的严重程度。通常口服后 1 天内就有效。

乳杆菌、双歧杆菌、嗜热链球菌等益生菌对于轮状病毒性肠炎、抗生素相关性腹泻、艰难梭菌相关性腹泻、辐射诱发腹泻及旅行者腹泻等均有肯定疗效。

三、防 治 便 秘

益生菌在繁殖过程中产生有机酸,使肠腔 pH 下降,调节肠道正常蠕动,同时使肠管渗透压增高,水分的分泌增加,使粪便软化,从而缓解便秘。双盲对照试验证实干酪鼠李糖乳杆菌(*Lactobacillus casei rhamnosus*)Lcr35 可以显著增加婴儿慢性便秘时的排便次数,减少甘油灌肠剂的使用,效果与氧化镁相当;干酪乳杆菌(*Lactobacillus casei Shirota*)可减少成人便秘的发生率及降低严重度,既增加日常排便次数,又软化硬便;说明益生菌制剂在辅助治疗成人功能性便秘和小儿功能性便秘方面均有较好疗效。

四、治疗肠易激综合征

肠易激综合征(IBS)是一组包括腹痛、腹胀、粪便性状异常,而无形态学和生化指标异常的症候群。其发病机制复杂,近年来认为肠道微生态失调和细菌导致肠黏膜炎症与 IBS 的发生密切相关;已知 IBS 患者存在肠道菌群失调,突出表现为双歧杆菌和乳酸杆菌明显减少,而类杆菌、大肠杆菌和肠球菌显著增多。Brigidi 等应用混合活菌制剂 VSL#3 治疗 IBS,证实能明显缓解 IBS 患者的腹泻和腹痛,同时恢复失衡的肠道菌群;乳酸杆菌可显著改善 IBS 患者的腹痛、腹胀和粪便性状;双歧杆菌活菌制剂对控制 IBS 患者的腹泻也有明显效果,并且随着疗程的延长,疗效亦增加。新的研究发现,食用特定的益生菌不仅可以改善 IBS 成人患者肠道症状,还可改善心理问题,如焦虑、抑郁。

五、治疗和预防炎性肠病

炎性肠病(IBD)表现为肠道的非特异性炎症,包括溃疡性结肠炎、隐窝炎和克罗恩病,发病机制未明,目前认为肠道菌群失调为始动因素,导致肠黏膜屏障功能受损,进而激活 T 淋巴细胞产生细胞因子和炎症介质诱发肠道炎症。设计周密的随机双盲安慰剂对照研究表明益生菌制剂 VSL#3 对经抗生素治疗取得缓解的溃疡性结肠炎患者的囊袋炎具有预防复发作用,术后给予益生剂对囊袋炎的发生亦有预防作用;而非病原性大肠杆菌 Nissl 1917 株、双歧杆菌和乳杆菌可能具有与美沙拉嗪相似的维持轻中度溃疡性结肠炎缓解的疗效。循证医学分析显示益生菌对克罗恩病的治疗作用不大。

六、治疗幽门螺杆菌感染

幽门螺杆菌（Hp）感染是慢性胃炎和消化性溃疡的主要致病因素，也和胃癌的发生密切相关。一种质子泵抑制剂（PPI）联合两种抗生素的三联疗法是根除 Hp 的主要措施，但易产生细菌耐药性，并可出现肠道菌群失调，有 10%～35%的患者治疗失败。临床实践证实乳酸杆菌能有效根除 Hp，并减少抗菌药物副作用，乳酸杆菌杀灭 Hp 的机制主要为降低 Hp 脲酶活性，抑制 Hp 的定植和繁殖，分泌细菌素、过氧化氢和有机酸，抑制 Hp 的生长，阻止 Hp 对胃黏膜的黏附。Meta 分析显示，益生菌补充三联疗法能显著增加 Hp 的根除率，降低总不良反应的发生率；乳酸菌属、双歧杆菌及芽孢杆菌都可以减少抗生素所致的腹泻、恶心、呕吐、腹痛等副作用，增加患者的治疗依从性。

七、预防术后感染

细菌特别是内源性细菌在手术后感染的发病机制中发挥着重要作用。腹部手术如胃肠切除、肝移植和胰腺切除等创伤较大，术后机体免疫力低下，加上禁食、胃肠功能未恢复等易导致肠道菌群失调，细菌移位诱发全身感染，乃至发生败血症而危及生命。对腹部大手术后的患者给予含活乳酸杆菌和纤维素的肠内营养，术后感染率明显降低，术后应用抗生素的天数减少；研究认为益生菌可能是通过调整肠道黏膜免疫反应，包括降低炎性因子的表达，减少炎性细胞的浸润，增强黏膜屏障功能等而发挥作用的。

八、预防心血管疾病

高胆固醇血症是心血管疾病的重要危险因素，血胆固醇降低 1%可以使发生冠状动脉疾病的风险减少 2%～3%。研究表明乳杆菌、双歧杆菌和嗜热链球菌具有脱除胆固醇的能力，主要作用机制包括通过胆盐水解酶促进小肠内胆盐的水解，水解后的胆盐能与胆固醇发生共沉淀作用，促进食源性胆固醇肠道排出；乳酸菌在厌氧条件下生长繁殖，可以吸收生长介质中的胆固醇；益生菌菌体对胆固醇的同化作用；益生菌还产生短链脂肪酸抑制肝脏胆固醇合成。乳酸菌属和链球菌属的发酵产物具有抑制血管紧张素转换酶Ⅰ活性，能显著降低血管收缩压，而部分乳酸菌的细胞壁组分亦具有抗高血压作用。这些都提示益生菌对于心血管疾病具有积极作用，但需进一步研究证实。

动脉粥样硬化是冠心病、脑梗死、外周血管病的主要原因，是由多因素共同作用引起的，主要危险因素有高血压、高血脂、吸烟、糖尿病、肥胖和遗传因素等。研究人员发现，较以上传统因素造成的动脉粥样硬化，不明原因患上动脉粥样硬化的患者血液中由肠道细菌产生的有毒代谢副产物水平高，如氧化三甲铵（TMAO）、对甲酚硫酸盐、对甲酚葡糖苷酸和苯乙酰谷氨酰胺等代谢物，这项研究表明，改变肠道微生物组可以作为治疗动脉粥样硬化的一种新方法，可利用益生菌对抗肠道中的这些化合物，从而降低心血管疾病的风险。

九、防治肝脏疾病

肝硬化会导致肝功能障碍，使体内有毒物质增加、血氨等代谢产物浓度过高损伤中枢神经系统，则发生肝性脑病。双歧杆菌和乳杆菌活菌制剂抑制肠道腐败菌和产生脲酶细菌生长，从而降低肝炎、肝硬化和肝性脑病患者血液中的内毒素水平；益生菌还能减少肠道内氨及胺等毒性物质，促进毒物排出体外，用于肝性脑病的预防。益生菌可产生 H_2O_2 和天然抗生素类物质，抑制产胺腐败菌的生长，吸收肠道内毒素，减少内毒素的来源及其对肝脏的损伤。有研究者认为，致病细菌是肝硬化患者的其中一个主要炎症来源，由于炎症与感染关系密切，肠道微生物可能是高度准确地预测肝硬化患者是否应住院治疗的一个重要指标，但其预测的有效性尚需进一步证实。

皮肤黄疸是肝胆疾病的重要表现，新生儿黄疸（不包括肝内外阻塞所致黄疸）可由缺氧、感染、溶血、肝酶功能不足及肠肝循环增多等造成，表现为新生儿高胆红素血症、母乳性黄疸及婴儿肝炎综合征等。双歧杆菌、乳杆菌、粪链球菌和枯草芽孢杆菌等可能阻止肠道内直接胆红素转变为间接胆红素，减少胆红素的肠肝循环，从而减轻高胆红素血症。

十、抗　肿　瘤

益生菌的抗肿瘤作用主要体现在其生成的代谢产物可优化肠道菌群的组合，增强机体免疫功能，同时抗癌益生菌能降解亚硝胺，消除其致癌性，还可促进肠道蠕动，使有害菌和毒物排出人体。服用含有双歧杆菌、干酪乳杆菌的微生态制剂，可促进机体内吞噬细胞的活力，增强机体免疫功能，降解肠内亚硝胺等致癌物质，对癌细胞也有一定的抑制作用。实验室研究提示双歧杆菌能显著预防大肠癌的发生与发展，并能诱导其细胞凋亡。益生菌不仅拮抗致癌微生物，还抑制结肠细胞癌变及分化；但目前相关临床研究报道不多。研究发现益生菌 *L. casei Shirota* 可以减少膀胱癌的复发，但还有待于证实。肠道菌群是抗肿瘤免疫反应的主要因素，有研究表明 *Faecalibacterium* 和 *Clostridiales* 两种菌对抗 PD-1 免疫疗法有积极影响。长双歧杆菌、产气柯林斯菌和屎肠球菌能改善晚期黑色素瘤患者的免疫疗法应答。*Akkermansia muciniphila*（Akk 菌）是一种有抗肿瘤效果的"益生菌"，这在对肺癌和肾癌患者的研究中已得到证实。

十一、预防和治疗口腔疾病

链球菌和乳酸杆菌与龋齿的发生有关；致龋齿菌寄居于牙间隙的酸性环境中，利用食物中的糖类发酵生成酸。有报道短期服用含 LGG 的奶酪可显著减少唾液中变异链球菌和酵母菌等致龋齿病原菌的数目，有利于预防儿童龋齿；还有研究发现益生菌对于控制成人口腔念珠菌有效，国内报道应用双歧杆菌、嗜酸乳杆菌、粪链球菌、蜡状芽孢杆菌制剂思连康治疗复发性鹅口疮取得满意疗效。

乳酸乳球菌可预防和治疗牙周炎和口臭；双歧杆菌可以对菌斑积聚和牙龈炎症参数产

生积极作用；罗伊氏乳杆菌联合机械清创可以改善黏膜炎或种植体周围炎的临床参数；辅助使用益生菌显著改善了牙龈炎患者的微生物状况，并可以在慢性牙周炎中减少牙周探诊深度和临床附着水平方面获得额外的益处。

十二、预防和治疗呼吸道感染

呼吸道感染是常见病、多发病，无论成人还是儿童都深受其困扰。有报道双歧杆菌和肠球菌用于感冒、复发性鼻窦炎及支气管炎有效，益生菌可以提高呼吸道黏膜对病原菌的免疫。有学者认为婴幼儿患支气管炎、支气管哮喘时，微生态制剂能利用其微生物群刺激机体免疫系统，使抗体形成，提高机体的免疫功能，从而对小儿支气管炎、支气管哮喘达到较好的治疗效果。

十三、预防和治疗过敏性疾病

过敏性疾病诸如特应性皮炎、湿疹、过敏性鼻炎和哮喘、食物过敏等，其原因之一可能与年幼儿童暴露环境微生物感染机会减少有关。益生菌治疗过敏性疾病最显著的证据是给孕妇或6个月内新生儿服用LGG能预防特应性皮炎的发生，并且这一作用能持续至婴儿期以后。至少有三项随机双盲对照（DBPC）临床试验证实服用益生菌制剂能够明显减轻伴或不伴对牛奶过敏的特应性皮炎的临床症状，并且显示活的益生菌有效，灭活制剂无效；对IgE致敏的特应性皮炎有效，而对非IgE致敏者无效。一项随机、双盲、安慰剂对照试验证实联合益生菌和花生口服免疫治疗（PPOIT）可诱导脱敏，获得持久的临床效益，并持续抑制对花生的过敏反应。乳酸杆菌和双歧杆菌组成的益生菌组合能够帮助维持机体部分免疫系统的健康，它们能够通过增加机体调节性T细胞的比例来发挥作用，从而增加机体抵御花粉症的耐受性。对于有非严重性季节性过敏的患者，摄入益生菌治疗可使其生活质量得到改善。国内临床报道双歧杆菌、粪链球菌、枯草杆菌对婴儿湿疹有明确的疗效。研究发现，当女性在孕晚期或哺乳期服用胶囊形式的益生菌时，其子女患湿疹的风险降低了22%。但也有研究提示早期纳入益生菌会增加过敏原的致敏作用，这可能与所用菌种（LAFTI-L10）有关。

十四、预防和治疗女性阴道炎

乳杆菌是阴道正常菌群最重要、数量最多的常住菌，占阴道内常住菌的95%以上，它通过酵解阴道黏膜上皮细胞糖原产生乳酸进而维持阴道内酸性环境，抑制有害菌的过度生长，有利于阴道的自净作用，是维持阴道内菌群平衡的主要细菌。细菌性阴道病主要表现为阴道内乳酸杆菌显著减少或完全消失，滴虫性阴道炎属于性传播疾病，阴道分泌物的滴虫、支原体、链球菌及厌氧菌群增加，其他微生物变化不明显。研究使用乳杆菌为主的活菌制剂治疗细菌性阴道炎临床治愈率增高，阴道分泌物涂片可见大量的乳杆菌。乳杆菌能充分补充阴道中的乳杆菌数量，恢复阴道的酸性环境和自净作用，破坏致病菌的生态环境，从而预防和治疗细菌性阴道炎。目前国内已经有预防和治疗女性阴道炎的药物上市使用。

十五、预防新生儿坏死性小肠结肠炎

新生儿坏死性小肠结肠炎（NEC）是新生儿最常见的消化道疾病，多见于早产儿，是影响早产儿生命及生存质量的严重疾病。近年的研究证实，肠道正常菌群定植延迟可能是新生儿发生 NEC 的因素之一。动物实验表明，补充双歧杆菌能显著降低新生大鼠 NEC 的发生率。国外在新生儿 ICU 进行的临床回顾观察显示，预防性口服嗜酸乳杆菌和婴儿双歧杆菌活菌制剂可降低新生儿 NEC 的发病率及其相关联的死亡率；而一项前瞻性双盲随机对照研究证实，母乳喂养的同时补充乳杆菌和双歧杆菌使低出生体重儿 NEC 发病率从 5.3% 降低至 1.1%，相对风险减少 79%。加之益生菌可以促进肠道正常菌群建立，兼有胃肠动力作用，因此，强烈支持对早产儿补充益生菌。

十六、改善重症急性胰腺炎

重症急性胰腺炎发病急骤，累及脏器多，并发症多、死亡率高，保持肠屏障的完整性，有效地阻止细菌易化，减少全身炎症反应综合征和继发多器官系统功能障碍对其预后十分重要。有报道重症急性胰腺炎发病早期予以肠内营养时加入益生菌可减轻病情，减少并发症，缩短住院天数；但一项多中心随机双盲安慰剂对照研究发现益生菌治疗的重症急性胰腺炎患者出现感染性并发症或死亡增加，证实益生菌对重症急性胰腺炎患者有害，因此，目前益生菌的适应证尚有争议。

十七、增强疫苗接种反应

肠道共生菌对宿主免疫反应的进化具有重要作用，与肠相关淋巴样组织细胞相互作用产生自然抗体。益生菌及代谢产物能诱导产生干扰素，增加细胞分裂素，活化免疫细胞，促进免疫球蛋白的产生，提高非特异性免疫功能。婴幼儿应用益生菌较为普遍，有关益生菌调节免疫对疫苗接种的影响已受到关注。目前的研究结果表明益生菌可以改变单核细胞和 NK 细胞的功能，并诱导对疫苗产生相应抗体，可以改善机体对流感嗜血杆菌、轮状病毒、脊髓灰质炎和乙型肝炎等疫苗的接种反应，且不会有损害作用。

十八、预防医院内感染

已有一些在 ICU 内使用益生菌治疗诸如抗生素相关性腹泻、艰难梭菌相关性腹泻、急性胰腺炎、呼吸机相关性肺炎和脓毒症等全身性危重症的研究，结果显示益生菌的作用是有益的，但尚缺乏大规模设计严密的随机双盲试验的证实。

　　来自意大利的一项随机对照试验表明，益生菌乳酸菌 GG、维生素 B 和维生素 C 及锌混合物可以预防儿童医院内感染，缩短住院天数，其保护作用可持续到出院后的数月。一项由美国科学家进行的系统评价和 Meta 回归分析表明，及时使用益生菌可预防成年住院患者艰难梭菌感染（CDI）。另一项研究表明在增加益生菌的使用以预防医院内 CDI 的同时，可减少 PPI 的使用；已证实 PPI 是 CDI 发生的显著风险因素。

十九、婴幼儿保健

　　母乳喂养是婴儿获得以双歧杆菌为主导的肠道菌群、增强免疫功能和抗感染能力的最佳途径。母乳中含有一些与肠道生理菌双歧杆菌生长密切相关的生物因子，如双歧因子（人乳低聚糖）、SIgA、溶菌酶、乳铁蛋白等，双歧因子对双歧杆菌的生长具有极其重要的促进作用。对不同喂养方式婴儿粪便的菌群组成进行分子鉴定和检测，结果表明母乳喂养儿肠道菌群双歧杆菌占绝对优势，其次为乳杆菌和链球菌；人工喂养儿肠道菌群双歧杆菌比例明显低于母乳喂养儿，而大肠杆菌、类杆菌属等的比例较高。研究还证实双歧杆菌的存在可以降低肠道 pH，从而有利于铁、钙和维生素 D_3 的吸收，参与维生素 B_1、维生素 B_{12} 和叶酸的合成、吸收，有利于婴幼儿生长发育。因此，因种种原因不能进行母乳喂养时，可以通过补充益生菌和（或）益生元来保障人工喂养儿具有与母乳喂养儿相同的肠道细菌的组成特征，加强婴幼儿的肠道抗病能力，促进消化，增进食欲，改善厌食、偏食导致的营养紊乱，促进生长发育；新生儿期应用益生菌还能起到预防新生儿食物过敏的作用。

二十、防治神经系统疾病

　　肠道被称为人的"第二大脑"，机体存在着细菌-肠-脑轴调控系统。肠道菌群可以与大脑相互作用，影响人们的情绪、食欲甚至生物节律、学习记忆，一些精神疾病如焦虑、抑郁、自闭、精神分裂及神经退行性疾病等都和肠道微生物密切相关。有研究结果表明，多发性硬化症患者服用益生菌胶囊 12 周，可显著改善扩展的功能障碍状况量表（EDSS）评分、心理健康、炎症因子、胰岛素抵抗、HDL-胆固醇、总胆固醇/HDL-胆固醇和丙二醛水平。

二十一、治疗糖尿病和肥胖

　　糖尿病患者体内也存在肠道菌群紊乱现象。益生菌可以通过调节肠道菌相，使有益菌等附着在肠上皮细胞上。益生菌通过吸收葡萄糖进入菌体内，减少宿主的吸收，从而降低血糖水平。另外，益生菌可以降低循环中 LPS 的浓度，减少炎症反应，提高胰岛素敏感性，改善胰岛素抵抗，进而达到防治糖尿病的目的。研究发现在 2 型糖尿病患者中，益生菌具有中等程度的降血糖作用，可明显降低空腹血糖（FBG）。上海交通大学赵立平团队进行了一项非盲、平行对照的临床研究，把 2 型糖尿病患者随机分成两组，一组患者是常规治疗组，接受 2013 年版中国糖尿病学会患者教育和膳食指南的指导；一组患者接受一种高膳食纤维的营养干预。结果发现，高膳食纤维营养干预组在患者肠道中富集了一组特定的短链脂肪酸产生菌，而其他具有产生短链脂肪酸遗传潜力的细菌或没有发生变化，或显著下降。这组高膳食纤维富集的短链脂肪酸产生菌的丰度和多样性越高，通过增加胰高血糖素样肽-1 分泌，使受试者糖化血红蛋白改善得越好。富集这些短链脂肪酸产生菌能够减少损害代谢健康物质的细菌。以恢复这些短链脂肪酸产生菌为目标的营养干预，为 2 型糖尿病提供了新的基于生态学原理的防控方法。一项平行随机双盲安慰剂对照的临床试验发现，在糖尿病血液透析患者中补充 12 周的益生菌能够对葡萄糖稳态参数、一些炎症和氧化应激的生物标志物发挥有益的效应。一项荟萃分析表明，妊娠期间补充益生菌对葡萄糖代谢有益，另一项研究也发现，一种本土天然的益生菌（鼠李糖乳杆菌 HN001）可能能够降低女性妊娠糖尿病的风险，同时还会降低个体的空腹血糖水平。

肠道菌群紊乱在肥胖的发生发展过程中发挥着非常重要的作用。有大量实验证实，通过摄入益生菌，可以有效防治肥胖。益生菌可通过自身的直接作用减少脂肪吸收并促进脂肪消耗、改善肥胖患者机体炎症状态及免疫调节来降低肥胖个体的体重，但目前菌种的种类、给药方式等对儿童肥胖的效果及其干预机制有待于进一步研究。

第二节　益生菌的安全性

益生菌药物中主要使用的菌种如乳杆菌、双歧杆菌、粪链球菌和酪酸梭菌等主要分离自健康人肠道，作为人体的一部分，这些正常菌群是人类进化过程中形成的，并且有些菌株作为发酵菌种，应用已经有上百年的历史。来自肠道以外的菌株如布拉氏酵母菌、蜡状芽孢杆菌和地衣芽孢杆菌在临床应用也有几十年的历史，因此益生菌的安全性得到了时间的验证。迄今为止，在全球范围内极少有益生菌药物引起严重毒副作用的报道，但是应用活的微生物作为药物使用，其安全性始终应该引起重视和关注。目前对益生菌安全性的担心主要是药物所使用的菌株能否引起潜在的感染，是否能携带和传递耐药性及能否产生有害的代谢产物等。

一、潜在的感染

正常情况下，机体内处于平衡状态的肠道菌群不表现异常和致病性，而对宿主起一定的保护和健康促进作用；一旦这种平衡被打破，正常区系中的某些种也可能表现出致病能力，而在某种动物体内属于正常区系的菌株在另一种动物体内可能是潜在致病性的菌株。作为益生菌药物最基本的条件之一是益生菌菌株不引起感染。但当机体处于易感状态时，如肠道未成熟、炎症或免疫功能不全时，益生菌可能会突破肠壁，成为条件致病菌引起感染，这种现象称作移位。

国外已经有报道肺移植术后患者服用乳杆菌后发生乳杆菌肺炎和菌血症；Husni 等曾报道了 45 例应用乳酸杆菌制剂后出现乳酸杆菌菌血症或心内膜炎的病例，认为虽然乳酸杆菌血症本身致死性不高，但对有严重疾病的患者可导致死亡；而 Besselink 等进行了一项多中心随机双盲安慰剂对照研究，发现益生菌治疗的重症急性胰腺炎患者出现感染性并发症或死亡增加。国外还有个别报道免疫功能受损或有基础疾病的患者可以发生布拉氏酵母菌或枯草杆菌菌血症。因此，对特殊患者使用这些菌株时应引起重视。

益生菌菌株发生的感染表现多样，更多的报道是服用益生菌后出现菌血症，临床还可见感染后出现肝脓肿、肺炎、抗生素相关性腹泻、心内膜炎及关节炎、冠状动脉炎等，大多数感染和菌血症病例可以通过使用合适的抗生素得到有效治疗。Boyle 等研究认为几乎所有益生菌菌株引起的感染和菌血症均与潜在的免疫缺陷、慢性疾病或机体功能衰退相关，主要危险因素是机体功能衰退或伴有恶性肿瘤和未成熟的新生儿，腹泻、肠道感染、空肠造口术等导致肠道黏膜上皮屏障受损，心脏瓣膜病、中央静脉置管、同时服用益生菌耐药的广谱抗生素等也都可以增加感染发生的机会。此外，益生菌菌株的黏附特性与感染相关，过强的黏附能力可能会增加菌株在宿主中引起感染的机会。有报道称，从发生心内膜炎患者分离到的鼠李糖乳杆菌全部具有血小板凝集作用，而其他的菌株引起该反应者则只有一半。

二、携带并传递抗生素耐药性

由于抗生素的广泛使用，细菌耐药已成为重要的安全问题。耐药基因在抗生素选择性压力或环境作用下，可以在不同细菌之间相互传递，在肠道正常菌之间、肠道正常菌与致病菌之间存在着耐药基因转移现象。微生物体内的耐药基因存在于质粒上，耐药性微生物携带的某种耐药基因可能随着质粒的迁移而在不同种属之间进行传递。乳酸菌等具有主动或被动地通过接合质粒或转座子与其他细菌交换遗传物质的潜在能力，这种潜在的能力是其能够从其他细菌获得抗生素耐药性基因的前提。食物链就是耐药基因在肠内传播的主要途径，发酵乳品和发酵肉类食品在使用前未经过加热处理，就可能使得其中的菌株进入人类的胃肠道，与肠道的正常菌群或肠道的过路菌接触而传播耐药性基因，使原本敏感的菌株表现出耐药的表型。益生菌菌株的耐药性是由菌株本身所携带的天然耐药基因决定的，如果益生菌菌株携带耐药基因，耐药因子可能在不同菌群中传递而发生扩散，导致抗生素对患者无效。

从国内外资料来看，益生菌均耐受多种抗生素。国外对 34 株双歧杆菌和鼠李糖乳杆菌进行药敏试验，发现所有菌株均对氨曲南、环丝氨酸、卡那霉素、多黏菌素 B 和大观霉素耐药，对头孢噻吩、氯霉素、庆大霉素、磷霉素、甲硝唑、新霉素、链霉素、四环素和万古霉素亦表现不同程度的耐药性；国内报道 22 株乳杆菌和 9 株双歧杆菌均对下列抗生素敏感：氨苄西林、青霉素、亚胺培南、庆大霉素、阿莫西林、阿莫西林克拉维酸、加替沙星、红霉素、克林霉素、四环素、利福平和头孢噻肟；22 株乳杆菌对萘啶酸、万古霉素和磷霉素的耐药性较高，分别为 100%、72.63% 和 68.18%。在临床上通常推荐万古霉素用于治疗甲氧西林耐药的金黄色葡萄球菌感染，而许多乳杆菌菌株如罗伊氏乳杆菌和鼠李糖乳杆菌对万古霉素天然耐药，服用相应益生菌制剂可使病理条件下的机体对肠球菌和金黄色葡萄球菌产生耐药。

尽管目前还没有确切的证据证实临床使用益生菌能够引起抗生素耐药性的传递，但是这种潜在的威胁应该引起高度的关注。FAO/WHO 在制定的《食物中益生菌健康及营养评价指南》（2001 年）中强调，生产厂家有责任证实所使用的益生菌株没有传播耐药性和其他机会致病的危险性。考虑到保证安全的重要性，即使使用普遍认为安全的菌种，对益生菌株也应进行以下特性的试验：①抗生素耐药谱；②某些代谢特性（如 D-乳酸盐产生，胆汁解离）；③人体试验过程中副作用的评估；④进入市场以后副作用发生率的流行病学监测；⑤如果评估的益生菌株属于已知的能产生针对哺乳动物毒素的种属，必须检测其产生毒素的能力；⑥如果评估的益生菌株属于已知的能产生溶血的种属，必须检测其溶血活性。为确保安全，还应进行实验证实益生菌株对免疫受损动物不具有感染的能力。鉴于目前肠球菌已成为医院内感染的重要病菌，并且对万古霉素耐药菌株日益增多，FAO/WHO 建议益生菌中不宜使用肠球菌。

三、产生有害代谢产物

微生物在不同的生存环境下，其代谢特性有可能不完全相同；微生物代谢产生的复杂产物在不同的动物体内和动物不同的生理阶段，可能会发挥不尽相同的作用。益生菌可产生 H_2O_2 和天然抗生素类物质，减少肠道内氨及胺等毒性物质，抑制产胺腐败菌的生长，吸收肠道内毒素，减少内毒素的来源及其对肝脏的损伤，通过对有害菌的抑制而阻碍前致癌物质转化成活性致癌物，从而降低癌症的发病率。但是益生菌具有多种酶的活性，同样有可能产生对机体有害的代谢产物。一些具有潜在危害性的代谢产物和对机体有影响的代谢酶包括 D 型乳酸、氨基脱羧酶、硝基还原酶等。在正常人的肠道中，主要是肠道菌具有氨基脱羧酶的活性，具有氨基脱羧酶活性的菌株能够将食品来源的氨基酸脱羧产生生物胺，过量摄入生物胺会引起恶心、呕吐、发热等食物中毒症状；如果胺聚集的同时有亚硝酸盐存在，就有可能生成亚硝胺，该物质可以诱发肝癌。

口腔菌群在硝酸盐的还原中发挥重要的作用，尤其是乳杆菌，具有较强的硝酸还原酶活性；食物含有较多的硝酸盐成分，会被口腔中的细菌还原为亚硝酸盐。过量的亚硝酸盐会在胃中的酸性环境中引起婴儿的高铁血红蛋白血症，并且亚硝酸盐还是形成亚硝胺的前体；乳杆菌和双歧杆菌也具有硝基还原酶活性，但通常活性较低。

乳酸菌在生长过程中会产生一定量的乳酸，过多的乳酸会导致乳酸酸中毒，已有添加益生菌的药物（嗜酸乳杆菌和双歧杆菌）引发 D 型乳酸酸中毒的报道。类杆菌属和双歧杆菌属在大肠中能够降解结合型胆盐，如果在小肠内胆盐发生解离就会影响脂肪的消化吸收，在大肠内结合型胆盐没有解离也将影响肠肝循环，使脂肪的消化和吸收受到影响；部分肠道细菌可以产生糖苷酶或芳香氨基酶，破坏肠黏膜引起感染。

关于益生菌菌株是否能产生有害的代谢产物目前仅限于认识，其在临床上对具体患者的影响尚不清楚。

四、扰乱正常微生物区系导致过度免疫刺激

添加外源微生物可改变体内微生物区系的组成，引起体内微生态系统发生动态平衡的改变，部分正常菌株出现过度繁殖、异位定植、数量增多等不平衡状态，机体免疫反应也随之出现异常改变。Schwab 等报道健康小鼠通过非经口途径摄入益生菌时，其细胞壁组分会引起免疫不良反应，如发热、关节痛、主动脉和胆管的损伤或者自身免疫性疾病；这些不良反应都是由细胞因子介导的。

长期使用益生菌会引起肠道免疫系统的改变，这在新生儿表现尤为明显，补充益生菌有利于双歧杆菌、乳杆菌为主的肠道菌群建立，促进免疫系统的成熟。益生菌通过免疫刺激和免疫调节来发挥对机体的免疫作用，而免疫刺激和免疫调节作用具有两面性。实验研究证实乳酸菌能诱导产生抗炎因子 IL-12 和干扰素（IFN-γ），这些因子可抑制特异性免疫反应和过敏反应。益生菌还会影响妇女的正常妊娠，孕期 2 型辅助性 T 细胞（Th2 细胞）增多能保证产妇正常分娩，而 Th1 细胞增多则有流产倾向，临床试验亦提示益生菌有可能诱导 Th1 细胞产生 IFN-γ，进而导致流产。

五、转基因工程及生产时的安全性

益生菌也常常为基因工程技术所利用，目的菌主要是双歧杆菌和乳杆菌。通过分子克隆和基因重组技术，将外源基因（包括抑癌基因、抗性基因和酶基因）转入双歧杆菌或乳杆菌中，使之表达外源蛋白，然后让构建的新菌株再回到机体的肠道或瘤体内，并在肠道或瘤体内繁殖，目前研究热点是将抑癌基因转入双歧杆菌用于肿瘤的防治。由于转基因过程中的不确定性因素很多，可能导致目的基因不能实现定向转移表达，由此可能产生如非病原性菌株转变成病原性菌株、宿主范围改变、毒性改变等，因此，在选用或者构建菌种时，首先应该考虑选择安全、无毒副作用的菌株，并且应该确保这些菌株在长期使用后亦不会突变成为对动物、环境有害的菌株。

微生态制剂被认为是比较安全的一类药物，迄今为止在全球范围内没有微生态制剂引起严重毒副作用的报道。进一步研究发现安全性也存在菌株特异性问题，不能一概而论。粪肠球菌是典型的多种致病基因携带者，肠球菌已成为医院内感染的重要病菌之一，其对万古霉素耐药菌株日益增多，但是肠球菌 R0026 株及 SF68 菌株均被证实没有携带耐药基因；枯草芽孢杆菌属中的某些菌株同样能够产生毒性物质，但并不是所有的枯草芽孢杆菌都含有致病基因，通过分子生物学、免疫学和生物学检测枯草杆菌 R0179 株，显示其毒力因子，是安全的。

研究者还关注到微生态制剂中辅剂的副作用：部分益生菌制剂中含有牛奶成分，对牛奶过敏的患者则会发生相应的过敏症状。2015 年美国消化疾病周有学者报道美国超过半数在售的益生菌中含有麸质，这种蛋白质能诱发炎症，因而可能会加重乳糜泻患者的病情。

（王文建）

参 考 文 献

Bruzzese E, Fedele MC, Bruzzese D, et al, 2016. Randomised clinical trial: a Lactobacillus GG and micronutrient-containing mixture is effective in reducing nosocomial infections in children, vs. placebo[J]. Aliment Pharmacol Ther, 44(6): 568-575.

Dennis-Wall JC, Culpepper T, Nieves C Jr, et al, 2017. Probiotics(*Lactobacillus gasseri* KS-13, *Bifidobacterium bifidum* G9-1, and *Bifidobacterium longum* MM-2)improve rhinoconjunctivitis-specific quality of life in individuals with seasonal allergies: a double-blind, placebo-controlled, randomized trial[J]. Am J Clin Nutr, 105(3): 758-767.

Doron S, Snydman DR, 2015. Risk and safety of probiotics[J]. Clin Infect Dis, 60（Suppl 2）: S129-S134.

Gopalakrishnan V, Spencer CN, Nezi L, et al, 2018. Gut microbiome modulates response to anti-PD-1 immunotherapy in melanoma patients[J]. Science, 359(6371): 97-103.

Matson V, Fessler J, Bao R, et al, 2018. The commensal microbiome is associated with anti-PD-1 efficacy in metastatic melanoma patients[J]. Science, 359(6371): 104-108.

Montero E, Iniesta M, Rodrigo M, et al, 2017. Clinical and microbiological effects of the adjunctive use of probiotics in the treatment of gingivitis: A randomized controlled clinical trial[J]. J Clin Periodontol, 44(7): 708-716.

Pinto-Sanchez MI, Hall GB, Ghajar K, et al, 2017. Probiotic bifidobacterium longum NCC3001 reduces depression scores and alters brain activity: A pilot study in patients with irritable bowel syndrome[J]. Gastroenterology, 153(2): 448-459.

Routy B, Le Chatelier E, Derosa L, et al, 2018. Gut microbiome influences efficacy of PD-1–based immunotherapy against epithelial tumors[J]. Science, 359(6371): 91-97.

Samah S, Ramasamy K, Lim SM, et al, 2016. Probiotics for the management of type 2 diabetes mellitus: A systematic review and meta-analysis[J]. Diabetes Res Clin Pract, 118: 172-182.

Shin HS, Baek DH, Lee SH, 2018. Inhibitory effect of *Lactococcus lactis* on the bioactivity of periodontopathogens. J Gen Appl Microbiol[J]. J Gen Appl Microbiol, 64(2): 55-61.

Soleimani A, Zarrati Mojarrad M, Bahmani F, et al, 2017. Probiotic supplementation in diabetic hemodialysis patients has beneficial metabolic effects[J]. Kidney In, 91(2): 435-442.

Tompkins TA, Hagen KE, Wallace TD, et al, 2008. Safety evaluation of two bacterial strains used in Asian probiotic products[J]. Can J Microbiol, 54(5): 391-400.

Verholen F, Schori B, Haering G, 2016. Comment on the Safety of *Enterococcus faecium* SF68[J]. J Pediatr Gastroenterol Nutr, 62(1): e12.

Zhao L, Zhang F, Ding X, et al, 2018. Gut bacteria selectively promoted by dietary fibers alleviate type 2 diabetes[J]. Science, 359(6380): 1151-1156.

Zheng J, Feng Q, Zheng S, et al, 2018. The effects of probiotics supplementation on metabolic health in pregnant women: An evidence based meta-analysis[J]. PLoS One, 13(5): e0197771.

第十五章

微生态制剂的循证医学评价

第一节 循证医学概述

循证医学（evidence-based medicine，EBM）即遵循科学证据的医学，是近年来在临床医学领域内迅速发展起来的一门新兴学科。首任牛津大学循证医学中心主任 David Sackett 教授和牛津大学卫生科学研究院创院院长 Muir Gray 爵士于 1996 年通过《英国医学杂志》对循证医学做了如下阐述："循证医学是有意识地、明确地、审慎地利用现有最好的证据制订关于个体患者的诊治方案。实施循证医学意味着医生要参酌最好的研究证据、临床经验和患者的意见。"这篇简短的编者按是目前为止对循证医学最权威、最恰当的解释，也阐明了循证医学的核心思想：任何医疗决策的确定都应基于客观的临床科学研究依据；任何临床诊治的决策，必须建立在当前最好的研究证据与临床专业知识和患者的价值相结合的基础上。

一、循证医学基本思想

任何医疗决策都要基于临床研究所取得的最佳证据，即临床医生确定对患者的诊断、治疗方案及专家制订的临床诊治指南，都应依据现有的最佳临床研究证据而进行；证据是循证医学的基石，其主要来源是临床医学研究，特别是高质量的临床研究成果，以及对这些研究的 Meta 分析；运用循证医学思想指导临床实践，最关键的内容是根据临床所面临的问题进行系统的文献检索，了解相关问题的研究进展，对研究结果进行科学评价以获得最佳证据。

二、循证医学实践

循证医学实践就是结合临床经验和最好的临床证据为患者制订和实施诊疗方案的过程，主要包括提出问题、检索证据、评价证据的质量、结合临床经验和现有最好的证据对患者做出处理及效果评价（图 15-1）。

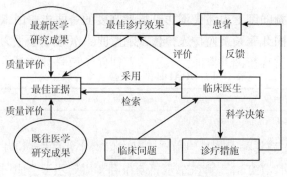

图 15-1　循证医学实践的基本路线

三、临床研究证据

临床研究证据及其质量的评价是循证医学的核心。临床研究证据繁多，主要来源于各个数据库、网站、杂志、会议论文及正在研究或未发表的研究等。

按照研究方法不同可将临床研究证据分为原始研究证据和二次研究证据两类。原始研究证据主要是对直接在患者中进行单个有关病因、诊断、预防、治疗和预后等试验研究所获得的第一手资料，进行统计学处理、分析及总结后得出的结论，主要包括单个的随机对照试验、交叉试验、队列研究、前-后对照研究、病例对照研究、非传统病例对照研究、横断面调查研究、非随机同期对照试验及叙述性研究等。二次研究证据是指尽可能全面地收集某个问题的全部原始资料，进行严格评价、整合处理和分析总结后得出的综合结论，是对多个原始研究证据再加工后得到的更高层次的证据，主要包括系统评价、Meta 分析、临床实践指南、临床决策分析、临床证据手册、卫生技术评估报告及卫生经济学研究等。临床研究证据也可按照研究的问题、用户需求或获得渠道等进行分类。

四、临床研究证据的分级和推荐强度

在科技发达的今天广泛开展医学研究，临床研究已经在医学的各个方向蓬勃发展，并由此产生了数量巨大的研究成果，这些都促进了临床工作的长足发展。不过这些研究成果的质量却是参差不齐的。英国牛津大学循证医学中心根据证据来源、科学性和可靠程度，主要根据证据来源的设计方案类型，制定了临床研究证据的分级和推荐强度标准，以治疗效果为例，不同的研究方法提供证据的强度由高到低依次为系统评价和 Meta 分析、随机对照试验、临床对照研究、无对照的病例系列研究、个人经验和观点等。随着证据评价的方法学不断进展，由世界卫生组织在内的 19 个国家和国际组织于 2004 年正式推出了"推荐分级的评价、制定与评估系统"（Grades of Recommendation Assessment，Development and Evaluation system，GRADE 系统），GRADE 系统比以往的分级系统更全面（表 15-1，表 15-2）。GRADE 系统不但考虑了研究的设计类型，还考虑了影响证据质量的其他因素，如①研究设计和实施的局限性；②研究结果的不精确（样本量小、结局事件发生少和效应估计值置信区间宽）；③研究结果不一致性（临床异质性和统计学异质性）；④间接证据；⑤发表偏倚。GRADE 证据推荐强度上也考虑了影响推荐强度的一些主要因素如证据的质量、利弊关系，同时也要兼顾患儿家长及监护人价值观和意愿、医疗成本。

表 15-1　GRADE 证据质量 4 个等级含义

质量等级	定　义
高（A）	非常确信真实效应值接近效应估计值
中（B）	对效应估计值有中等程度的信心：真实效应值有可能接近效应估计值，但仍存在两者大不相同的可能性
低（C）	对效应估计值的确信程度有限：真实效应值可能与效应估计值大不相同
极低（D）	对效应估计值几乎没有信心：真实效应值很可能与效应估计值大不相同

表 15-2　GRADE 推荐强度的定义

推荐强度	说明	表达
支持使用某项干预措施的强推荐	干预措施明显利大于弊	推荐使用
支持使用某项干预措施的弱推荐	干预措施可能利大于弊	建议使用
反对使用某项干预措施的弱推荐	干预措施可能弊大于利或利弊关系不明确	建议不使用
反对使用某项干预措施的强推荐	干预措施明显弊大于利	推荐不使用

五、在临床实践中使用最佳证据

如何判断临床研究证据的级别？需要应用临床流行病学原则和方法及有关质量评价的标准进行认真分析与评价，这对于工作繁忙的临床医生来说，往往较为困难，因此广大临床医生可以根据临床所遇到的问题，通过阅读相关专业领域循证评价的书籍，在短时间内获得大量新近最真实可靠且有临床重要应用价值的最佳证据。

临床医生直接面对患者并是患者诊疗措施的直接制订者，在临床实践中该如何使用这些最佳证据呢？最佳证据并不等于是对个体患者最恰当的决策，它只是回答了一个科学的一般性的问题，是该诊疗措施基于一定数量人群的平均效应，而各位患者有其自身的特殊性，这就要求临床医生利用最佳证据的同时要结合患者自身的特殊性及个人的临床经验为患者制订最适当的诊疗方案，也要注意考虑患者对选择具体诊疗措施的意见，医生和患者形成诊治联盟，使患者获得最好的临床结果和生命质量，并在这个过程中不断发现问题、处理问题。

总之，循证医学是临床医学实践在近年的一大进步，它促使高质量的临床研究证据在临床实践中被科学地、规范地采用，并大大提高了临床实践过程中的诊疗水平。

第二节　微生态制剂的循证医学评价

近年来随着微生态学的发展，微生态制剂的使用日益受到人们的关注，在许多疾病尤其是胃肠道疾病中广泛应用。微生态制剂，包括活菌制剂益生菌（如乳杆菌、双歧杆菌、不致病的酵母菌等）和益生元。虽然许多研究认为益生菌对多种疾病治疗有效，然而仅有少部分研究是进行了严格设计，采用 RCT 方法完成的。而且在小儿方面的研究也相对较少。益生菌在小儿胃肠疾病中的应用疗效如何，越来越受到儿科临床医师的关注。因此，笔者检索了 MEDLINE、EMBASE、Cochrane laboratory 数据库至 2018 年 10 月获取发表的关于益生菌治疗小儿胃肠疾病的系统评价及 RCT，用循证医学文献评价的方法对其疗效进行科学的评价。

一、防治腹泻病

（一）预防急性感染性腹泻

检索到已发表的 8 项 RCT 研究关于预防儿童急性感染性腹泻的疗效，其中 5 项与益生菌疗效相关，2 项与益生元的应用相关。

1. 益生菌应用的研究　第 1 项 RCT（A）在一个多中心研究中评价了 LGG 在学龄前儿童中的作用。参与试验的健康儿童每天至少摄入 200ml 含有乳杆菌 5×10^{10} CFU/ml 牛奶，并持续 30 周，评价儿童腹泻发生率及腹泻的严重程度，其结果显示使用益生菌组与对照组在出现腹泻的频率或严重性方面差异无统计学意义。

第 2 项 RCT（B）纳入了 971 例 4～6 月龄的健康婴儿，一组采用富含短双歧杆菌 C50 株（*B. breve* C50）和嗜热链球菌 065（*Streptococcus thermophilus* 065）的配方，对照组采用不含微生态的配方奶，共喂养 5 个月，评估了两组急性腹泻的发病情况。结果发现，虽然在腹泻的发病率和腹泻持续时间及因腹泻而住院的次数上，使用益生菌组和对照组没有明显差异，但前者腹泻症状要轻微一些，较少出现脱水病例，需要医疗会诊率低，且需要服用口服补液盐和改变喂养配方的儿童均少于后者。

第 3 项 RCT（C）纳入 118 名 3～24 月龄的健康儿童，比较了两种不同浓度（1×10^{7} CFU/g 和 1×10^{6} CFU/g）的含乳双歧杆菌 Bb12 株和嗜热链球菌的配方。研究采用不同浓度的含乳双歧杆菌 Bb12 株和嗜热链球菌的配方，结果显示在儿童腹泻发病率、生长状况及其他健康状况方面不同浓度组之间均无显著性差异，而与空白对照组相比，使用益生菌后儿童的抗生素使用频率降低。

第 4 项 RCT（D）比较了两种益生菌即乳双歧杆菌 Bb12 株和罗伊氏乳杆菌（*L. reuteri*）预防儿童感染性疾病的效果，浓度为 1×10^{7} CFU/g。试验纳入了 201 例 4～10 月龄的婴儿，随机分配到以上两种配方之一或作为空白对照的标准配方组中。研究发现在腹泻出现的次数及持续天数方面，两种益生菌的效果都优于标准配方。

2. 益生元应用的研究　第 1 项研究中进行了两个 RCT。研究在胃肠道疾病负担较重的贫困社区中进行，分别根据饮食中是否添加果糖、是否加锌进行分组，评价其对腹泻发病率的影响。结果发现食物中添加益生元（包括锌）对儿童腹泻发病率和医疗资源的使用等无明显影响。

第 2 项研究评价了含有益生菌和益生元的乳制品对儿童腹泻发病率的影响，共纳入 496 例 1～3 岁的幼儿，对研究对象的腹泻频率进行分析后，发现含有益生元和益生菌的乳制品可减少 20% 的儿童腹泻天数（C）。

目前，很多研究发现微生态制剂在儿童中使用安全，一个研究利用不良反应的监测系统监测了 0～18 岁儿童（2008～2013 年）使用益生菌和合生元的不良反应，结果显示没有发现明显的副作用报道，且耐受性好，但在预防儿童腹泻发病方面各研究结果均不一致，尚无充分的证据表明微生态制剂在预防儿童急性感染性腹泻方面有效，因此需进一步研究。

（二）治疗急性感染性腹泻

感染性腹泻是儿童常见疾病，在发展中国家 5 岁以下的儿童中每年有 240 万～330 万死于感染性腹泻。治疗主要包括补液治疗、对症支持治疗及合理使用抗生素。益生菌能调节肠道菌群的组成，拮抗肠道致病菌，近年微生态制剂被广泛用于治疗儿童急性感染性腹泻。共有 4 项 Meta 分析评价了益生菌治疗小儿急性腹泻的疗效。

第 1 项 Meta 分析包括 8 个 RCT，将益生菌与安慰剂进行比较，包括了 1～48 个月的急性感染性腹泻住院及门诊患儿 731 例。使用的益生菌为 LGG 及布拉氏酵母菌、罗伊氏乳杆菌。研究发现使用益生菌与安慰剂相比能降低腹泻持续超过 3 天的危险，RR=0.43，95%CI：0.34～0.53，NNT=4（即使用益生菌治疗 4 例急性感染性腹泻的患儿能防止 1 例持续时间超过 3 天腹泻的发生）。其中有 4 项 RCT 对轮状病毒腹泻进行了亚组分析，共包括 297 例患儿，研究发现乳杆菌 GG 株及罗伊氏乳杆菌与使用安慰剂相比能降低腹泻持续时间，平均减少时间为 24.8h，95% CI：-31.8～-17.9h。

第 2 项 Meta 分析包括了 9 个 RCT，共纳入 765 例急性感染性腹泻患儿，使用多种乳酸菌（乳杆菌 GG 株、罗伊氏乳杆菌、嗜酸乳杆菌、保加利亚乳杆菌）。研究发现益生菌与安慰剂相比能减少腹泻持续时间 16.8h，95%CI：7.2～28.8h。分析显示益生菌的剂量＞10^{11}CFU/48h 可能是最有效的剂量。使用益生菌没有明显的不良反应。

第 3 项 Meta 分析包括了 23 个 RCT 共 1449 例年龄＜18 岁的急性感染性腹泻患儿，除 2 个 RCT 使用布拉氏酵母菌外，其余都使用乳杆菌 GG。总的结果显示，益生菌与安慰剂相比能降低腹泻持续 3 天的危险性，RR=0.66，95% CI：0.55～0.77，减少腹泻持续时间 30.5h，95%CI：18.5～42.5h。

第 4 项 Meta 分析评价了布拉氏酵母菌治疗儿童急性感染性腹泻的效果，共纳入 5 个 RCT，包含 619 例 2 月龄至 12 岁的患儿（布拉氏酵母菌治疗组 310 例，对照组 309 例）。结果发现，与空白对照组相比使用布拉氏酵母菌可明显缩短腹泻的持续时间。

还有 2 项随机对照研究与益生元相关。第 1 项研究是多中心研究，评价了多种不消化碳水化合物（NDC）的混合物治疗儿童急性感染性腹泻的效果及安全性。NDC 包括了大豆多糖、α-纤维素、阿拉伯胶、果糖寡聚体、菊粉及抗性淀粉等。研究纳入 144 例 1～36 月龄的腹泻患儿。结果发现，使用这些益生元的试验组与对照组相比，48h 平均粪便量、腹泻持续时间、住院时间及临时静脉补液之间差异无统计学意义（C）。

第 2 项试验研究了含有鼠李糖乳杆菌（*L. rhamnosus*）LMG P-22799 株、菊粉、膳食纤维及锌、铁加量的婴儿配方治疗儿童急性腹泻的效果，共纳入 58 例 3～12 月龄的腹泻患儿。病原学检查以轮状病毒最多见（76%）。结果发现，空白对照组腹泻持续时间约为 2.45 天，而使用该类益生元的试验组腹泻持续时间则明显减少 1.63 天，未见明显不良反应。但试验尚无法确定治疗效果是制剂间的联合作用还是各制剂的单独作用。

目前证据表明，益生菌可有效缩短急性感染性腹泻的病程，尤其是婴儿及年龄较小的儿童，其中，乳杆菌 GG 株是最有效的微生态制剂，有效剂量为 $>10^{10}$ CFU，在疾病的早期使用更有效，而且没有明显的不良反应。但仍无充分证据表明益生元在治疗急性感染性腹泻方面有效，有待进一步研究。

（三）治疗迁延性腹泻

世界卫生组织（WHO）将迁延性腹泻（persistent diarrhoea，PD）定义为由感染开始的持续时间超过 14 天的腹泻。目前检索到 2 个随机对照研究。第 1 项研究评估了乳杆菌属和布拉氏酵母菌治疗儿童 PD 的效果，共纳入 89 例 6～24 月龄门诊和住院儿童。治疗菌株包括干酪乳杆菌（*L. casei*）、嗜酸乳杆菌及布拉氏酵母菌。40% 患儿粪便中分离出肠道病原，其中 27% 是轮状病毒。研究发现与对照组相比，使用乳杆菌属和布拉氏酵母菌明显减少了患者的大便次数和腹泻持续时间，同时也减少了呕吐症状，而在治疗轮状病毒感染方面差异无统计学意义。

第 2 项研究评价了乳杆菌 GG 株治疗儿童 PD 的效果，共纳入 235 例住院患儿，菌株用量为每天 2 次 6×10^{7} CFU。38.3% 的患者粪便培养阳性，以大肠杆菌最常见，其次是志贺杆菌和艰难梭菌。研究发现，空白对照组的腹泻平均持续天数约为 9.2 天，而微生态治疗组的腹泻平均持续天数则明显降低至 5.3 天，后者平均住院天数也明显减少（B）。

以上 2 项研究都是在印度儿童中开展的。研究结果表明，益生菌包括乳杆菌属和布拉氏酵母菌在治疗 PD 方面能减少大便次数和腹泻持续时间，并能缓解部分症状。不过目前关于益生菌在这方面作用的研究有限，主要限于个别地区人群，所以尚需多中心、大规模的临床试验进一步说明益生菌在治疗 PD 方面的应用前景。

二、防治抗生素和医院相关性腹泻

（一）预防抗生素相关性腹泻

抗生素相关性腹泻（antibiotic-associated diarrhoea，AAD）是使用广谱抗生素导致正常肠道菌群紊乱引起的急性肠黏膜炎症，可合并肠道机会菌感染（如变形杆菌、假单胞菌、非伤寒沙门氏菌等），重型患者在严重肠道菌群紊乱基础上往往继发有特殊条件致病菌感染，如艰难梭菌、金黄色葡萄球菌、白念珠菌等。

Cochrane laboratory 发表的系统评价对益生菌预防 AAD 进行了 Meta 分析，共纳入了 10 项 RCT，共有 1015 例治疗组儿童和 971 例对照组儿童，年龄从 1 个月到 15 岁不等。研究对象包括住院患者、初级保健中心及大学教学医院的门诊患者。纳入的研究中口服抗生素使用了 5 天至 15 天不等。所使用的益生菌包括乳杆菌（2×10^{10}～2×10^{11} CFU/d，乳杆菌 GG 株用量为 2×10^{11}～4×10^{11} CFU/d）、双歧杆菌属（8.25×10^{8}～3×10^{10} CFU/d）、链球菌属（8.25×10^{8} CFU/d）和布拉氏酵母菌（4.5×10^{10}～4.5×10^{11} CFU/d）。研究结果表明，使用益生菌后 AAD 的发生率从 37.5% 降到 8.9%，而对于预防 AAD 可能的最有效菌株包括乳杆菌 GG 株和布拉氏酵母菌，用量 5×10^{10}～4×10^{11} CFU/d，未发现严重的不良反应。

有 1 项 RCT 是以短期使用抗生素（7～10 天）治疗呼吸道感染的儿童为研究对象，其使用抗生素后出现的轻度腹泻不伴有脱水。研究结果显示，在使用抗生素的同时使用乳杆菌 GG 株者比不使用者能减少 AAD 的发生，RR=0.29，95%CI：0.13～0.61，NNT=6（即 6 例儿童使用抗生素的同时应用乳酸杆菌 GG 株治疗呼吸道感染能防止 1 例儿童出现 AAD）。另一篇 RCT 以 269 例 6 个月至 14 岁、用抗生素治疗中耳炎或上呼吸道感染的患儿为研究对象，治疗组为使用抗生素加 2 次/日布拉氏酵母菌 5×10^9CFU，对照组使用抗生素加安慰剂。研究发现治疗组腹泻发生率低于对照组，RR=0.3，95%CI：0.2～0.7，NNT=8（即 8 例儿童使用抗生素加布拉氏酵母菌治疗中耳炎或上呼吸道感染能防止 1 例儿童发生腹泻），并且未发现使用布拉氏酵母菌有不良反应发生。这是第一个 RCT 研究发现布拉氏酵母菌能防治小儿 AAD 的证据。另一个 RCT 研究对 157 例 6～36 个月的患儿使用了双歧杆菌和嗜热链球菌作为辅助治疗，研究发现使用益生菌与安慰剂相比能减少腹泻的发生，RR=0.52，95%CI：0.29～0.95，NNT=7（即 7 例儿童使用双歧杆菌和嗜热链球菌辅助治疗能预防 1 例 AAD 的发生）。

另 1 项 RCT 研究了儿童接受抗生素治疗急性支气管炎后益生元对肠道菌群的影响。该研究纳入了 140 例 1～2 岁儿童。使用的益生元包括果糖和菊粉，在抗生素治疗结束后连用 21 天益生元，发现使用益生元组与空白对照组的腹泻发生频率无明显差异，但前者肠道双歧杆菌明显增加。

从以上研究结果来看，益生菌中乳杆菌 GG 株、双歧杆菌、嗜热链球菌、布拉氏酵母菌在预防 AAD 方面有较明显的效果，耐受性较好，但是还有一些问题有待解决，如最有效的菌株及其用法的确定，益生菌在各年龄组预防 AAD 的效果差异，抗生素使用持续时间对预防效果的影响等。益生元预防 AAD 的证据少，尚待进一步研究确定。

（二）防治医院相关性腹泻

医院相关性腹泻是指接触医疗环境的患者发生的腹泻。儿童医院相关性腹泻常由肠道病原引起，以轮状病毒最为常见。医院相关性腹泻可延长患儿住院时间并增加医疗成本。有研究报道医院相关性腹泻发生率为 4.5%～22.6%。预防医院相关性腹泻的可能方法之一是使用微生态制剂。

共有 4 个 RCT 对由非腹泻原因住院的患儿使用益生菌防治腹泻的疗效进行了评价。其中有 2 项利用乳杆菌 GG 株进行研究。第 1 项：纳入 81 例 1～36 月龄的非腹泻住院儿童。治疗组每天 2 次口服乳杆菌 GG 株（6×10^6CFU），与使用安慰剂组进行比较，结果显示，对照组医院相关性腹泻发生率约为 33.3%，乳杆菌 GG 株组腹泻率明显减少到 6.7%。轮状病毒感染在试验组和对照组之间无明显差异，但治疗组轮状病毒性肠炎的发生率低于对照组，RR=0.13，95%CI：0.02～0.8，NNT=7，说明乳杆菌 GG 株不能阻止轮状病毒感染，但可以减少因轮状病毒感染而引起的产生临床腹泻的发生率（B）。第 2 项：纳入了 220 例 1～18 月龄的儿童，比较乳杆菌 GG 株和母乳喂养预防医院相关性轮状病毒感染的作用。研究发现，每天使用 1 次 10^{10}CFU 的乳杆菌 GG 株与空白对照组相比，在预防医院相关性轮状病毒感染方面无明显差异，RR=0.84，95%CI：0.55～1.29，在症状性轮状病毒性肠炎方面也未发现明显差异，而母乳喂养组和非母乳喂养组之间差异显著。

　　两项研究的结果不一致，且在方法学方面主要是乳杆菌 GG 株的用法不同（前者每天 2 次 6×10^{6}CFU，后者每天 1 次 10^{10}CFU），所以推测乳杆菌在预防医院相关性腹泻的效能可能与使用方法有关，需设计合理的研究与使用乳酸杆菌 GG 株 1～2 次/日的疗效作对照来进行评价。

　　有 2 项 RCT 评价了两歧双歧杆菌和嗜热链球菌在防治医院相关性腹泻的疗效。第一项 RCT 包括 55 例年龄为 5～24 个月的医院相关性腹泻患儿。发现加用两歧双歧杆菌和嗜热链球菌辅助的治疗组，医院相关性腹泻发生率（7%）低于用安慰剂作为辅助治疗的对照组（31%），轮状病毒性肠炎的发生率也低于对照组，而且病毒排出时间缩短，RR=0.3，95%CI：0.09～0.8，NNT=4。该项研究初步显示，益生菌能够预防儿童医院相关性轮状病毒腹泻，但该研究样本数较少，其临床效果有待于扩大样本量进一步研究。

　　另一项 RCT 包括 90 例看护中心年龄＜8 个月的健康儿童，尽管看护中心的环境与医院不同，但获得性腹泻的发生率是与医院相似的。研究发现在使用添加两歧双歧杆菌配方奶的治疗组与添加安慰剂的标准配方组在防治腹泻发生上差异无统计学意义，RR=0.7，95%CI：0.4～1.3。

　　目前，益生元在预防医院相关性腹泻方面的 RCT 发表很少。微生态制剂在预防医院相关性腹泻方面的有效证据有限，还需要进一步设计更加严密的实验来论证，为微生态制剂在这方面的应用提供依据。

　　综上所述，目前没有充分的证据显示益生菌在防治医院相关性腹泻上有确切的疗效，需要更多大型的前瞻性研究对其疗效进行进一步的论证。

三、预防坏死性小肠结肠炎

　　坏死性小肠结肠炎（NEC）是 NICU 中早产新生儿最常见的急腹症，以前对于益生菌治疗 NEC 的研究主要关注于其安全性及在调节肠道菌群方面的作用，而近年来研究显示微生态制剂可能通过阻止肠道细菌移位，抑制病原菌生长及刺激宿主免疫应答等而减少小儿 NEC 及相关并发症的发生。

　　多个 Meta 分析关于益生菌减少早产儿 NEC 的效果，总的结果为可以明显减少 NEC 的发病率（安慰剂组为 5.7%，而益生菌组为 2.4%，NNT=30），安慰剂组死亡率为 6.9%，而益生菌组死亡率为 4.54%，NNT= 42，最近的观察性研究的 Meta 分析也报道了单株或多株益生菌有较低的 NEC 和败血症的发生率。Baucells 等进行的系统评价中，乳杆菌和双歧杆菌在减少 NEC 的发病率比单独益生菌或其他多种菌株混合的效果好，但也有一些不同的研究结果。

　　一项纳入 9 个 RCT（n=1425）的 Meta 分析评价了益生菌预防早产儿严重 NEC 的效果及安全性。结果发现补充益生菌可降低出生体重大于 1000g 的早产儿罹患严重 NEC 的风险及死亡率，而益生菌对于出生体重小于 1000g 的早产儿的预防效果有待进一步研究。

　　另有一项新近的 Meta 分析纳入 11 个 RCT（n=2176），评价了益生菌预防出生体重小于 1500g 的早产儿（孕周＜34 周）罹患 NEC 的效果。结果显示补充益生菌能明确降低这些早产儿的发病率和死亡率，没有出现严重不良反应。

有一项 RCT 评价了乳杆菌在防治早产儿 NEC 方面的疗效。研究包括 585 例早产儿，治疗组使用标准配方奶加 1 次/日的乳杆菌 GG 株 6×10^9CFU，对照组为使用配方奶喂养加安慰剂，研究发现两组差异无统计学意义，RR=0.5，95%CI：0.15~1.6。

有一项 RCT 是来自我国的研究，包括 367 例 NICU 中母乳喂养的低出生体重儿，对比了加用益生菌和不加用益生菌在 NEC 发生率上的差别。所使用的益生菌为嗜酸乳杆菌和婴儿双歧杆菌，125mg/kg，2 次/日。与对照组比较，益生菌组发生 NEC 的概率更低，RR=0.2，95%CI：0.05~0.8，NNT=24。还有一项 RCT 研究评价了低出生体重儿喂养的同时辅以混合的益生菌（婴儿双歧杆菌、嗜热链球菌和两歧双歧杆菌）10^9CFU 1 次/日防止 NEC 的疗效，NEC 的发生率低于不使用益生菌的对照组，RR=0.3，95%CI：0.07~0.8，NNT=9。

来自土耳其的 5 个 NICU 的 400 例极低出生体重早产儿，给予益生菌（乳酸双歧杆菌）、益生元（菊粉）或合生元（乳酸双歧杆菌+菊粉）预防 NEC 的发生，各组 NEC 的发生率：益生菌（乳酸双歧杆菌）2.0%，合生元（乳酸双歧杆菌+菊粉）4.0%，而益生元（菊粉）12.0%，安慰剂组 18.0%，给予益生菌、益生元或合生元与安慰剂对比，开始肠内喂养的时间更短，院内感染脓毒症发生率更低，在 NICU 的时间更短，死亡率更低。

总体来说，目前的研究发现混合益生菌在降低低出生体重儿 NEC 的发生方面有一定的疗效，并且尚未发现严重不良反应。但对于免疫系统发育不全的婴儿，大剂量地给予活菌治疗也存在潜在的危险，需更多前瞻性的多中心研究来对其疗效及安全性提供更有力的证据。因此，在免疫系统发育不全的婴儿中使用益生菌应谨慎。

四、治疗消化道疾病

（一）治疗肠易激综合征

在国外一项关于儿童的研究报道，就诊于肠道门诊的儿童中有 25%~50%是因肠易激综合征（IBS）。有研究发现肠道菌群的改变将导致与 IBS 相关的肠蠕动紊乱、内脏超敏反应、免疫应答激活等。在理论上补充益生菌可以调节肠道菌群，减少致病菌的发酵作用，调节肠道蠕动，从而改善 IBS 症状。成人中已有研究证明益生菌在改善 IBS 症状上有一定疗效，近年来关于儿童中 IBS 的治疗研究增多，有 1 篇 32 个 RCT 研究评价了其疗效，益生菌与安慰剂对比，显示总的趋势可改善临床症状，特别是在改善感染后 IBS 的腹泻症状方面有一定的优势。研究发现在 50 例符合 IBS 诊断标准的患儿，使用乳酸杆菌 GG 株 6 周，与安慰剂相比在改善腹痛及其他胃肠症状上两组差异都无统计学意义。因此目前尚无证据显示益生菌在治疗小儿 IBS 上有效。

RCT 的系统评价有 11 个关于 4~18 岁人群的功能性腹痛研究，6 个便秘相关研究，采用罗伊氏乳杆菌 DSM 17938 与安慰剂对比，结果没有足够的证据说明其有效。

（二）治疗炎性肠病

炎性肠病包括溃疡性结肠炎（UC）和克罗恩病（CD）。肠道菌丛及肠道免疫有可能参与了炎性肠病的发病，因而微生态制剂对肠道菌丛及肠道免疫功能的作用可能对炎性肠病的治疗产生有利影响。有研究表明在小儿克罗恩病缓解期维持治疗期间在标准治疗法中补充 LGG，虽然患儿对乳酸杆菌有较好的耐受性，但其并没有延长患儿克罗恩病的缓解期。

（三）治疗功能性便秘

有研究报道在慢性功能性便秘患者中存在肠道菌群紊乱，而益生菌能调节肠道菌群，改善肠蠕动。针对儿童仅有 1 篇关于这方面的 RCT 研究，包括 84 例 2～16 岁功能性便秘的患儿，治疗组为使用乳果糖 1mg/（kg·d）加乳酸杆菌 GG 株 10^9CFU，对照组为使用同剂量的乳果糖加安慰剂，2 次/日，共使用 12 周，结果显示：两组对每周有 3 次以上的自主排便的疗效差异无统计学意义。目前尚无证据显示益生菌在治疗小儿功能性便秘方面有效。

（四）治疗幽门螺杆菌感染

幽门螺杆菌与很多胃肠道疾病有关，有文献报道益生菌对幽门螺杆菌的生长有抑制作用。有体外试验发现，各种益生菌（如詹氏乳杆菌、嗜酸乳杆菌和干酪乳酸杆菌）或者其代谢产物能抑制甚至杀死幽门螺杆菌。因此，益生菌作为幽门螺杆菌感染的辅助治疗可能产生一定疗效。

一项 Meta 分析纳入了 10 个 RCT（n=963），评价了以发酵乳为基础的益生菌制剂帮助根除幽门螺杆菌的效果，结果显示益生菌可提高幽门螺杆菌根除率 5%～15%，不过在改善不良反应方面的作用尚不肯定。有 1 篇关于儿童的 RCT 研究，包括 86 例幽门螺杆菌感染的患儿，治疗组为使用奥美拉唑、阿莫西林、克拉霉素加用含有干酪乳杆菌 DN-114001 株 10^{10}CFU 的发酵乳，对照组加用安慰剂，治疗 14 天。在治疗后 4 周通过检测粪便中幽门螺杆菌抗原来评价其疗效。研究发现治疗组在治疗幽门螺杆菌感染的疗效上优于对照组，RR=1.47，95%CI：1.1～2，NNT=4。不良反应的发生率两组差异无统计学意义。也有研究表明 LGG 联合标准三联治疗没有明显改善感染幽门螺杆菌儿童的幽门螺杆菌根除率及不良反应的发生情况。部分益生菌可能有助于提高幽门螺杆菌根除率，而对改善根除幽门螺杆菌治疗的不良反应的作用尚不肯定。

总体来说，益生菌在治疗小儿幽门螺杆菌感染的证据是有限的，有许多研究认为使用益生菌治疗小儿幽门螺杆菌感染须谨慎，应该进行更多的相关研究来论证其疗效。

五、防治过敏性疾病

有研究报道微生态制剂可用于防治小儿过敏性疾病，一项纳入 12 个 RCT（n=2080）的系统研究评价了益生菌预防婴儿变应性疾病或食物过敏反应的效果，结果提示尚无足够证据推荐使用益生菌预防小儿变应性疾病或食物过敏反应。虽然有报道使用益生菌可能降低小儿湿疹临床病例发生率，不过还有待进一步的高质量研究证实。

有研究表明作为益生元的低聚糖（包括中性短链半乳寡聚糖和长链果糖寡聚体）在小儿出生后 6 个月使用可明显减少小儿过敏症状的出现及感染，并且不影响小儿的正常生长。

近期有一项 Meta 分析，探讨合生元预防和（或）治疗特应性皮炎效果，包括 6 个治疗研究共 369 例 0～14 岁儿童，2 个预防研究共包括 1320 例 3 天到 6 个月婴儿，给予合生元治疗 8 周，结果显示支持使用合生元治疗特应性皮炎，特别是混合株的益生菌和 1 岁以上儿童的治疗；但合生元对于预防特应性皮炎的效果尚需进一步的研究评价。

六、治疗慢性肾脏疾病

研究显示，在慢性肾脏疾病时肠道微生态处于失衡状态，因此应用微生态制剂恢复肠道微生态平衡可作为治疗慢性肾脏疾病的一种辅助治疗手段。一项纳入 16 个 RCT（n=645）的系统研究评价了益生菌和（或）益生元治疗成人慢性肾脏疾病的效果（中等级到低级证据），但无确切的证据显示其对改善肾功能及临床症状有疗效，也尚无儿童的研究资料。

综上所述，微生态制剂已在多种儿科疾病中广泛使用。很多研究显示微生态制剂在儿童中使用安全，且耐受性好。

益生菌对治疗儿童急性感染性腹泻、预防 AAD 有效，混合益生菌对预防低出生体重儿 NEC 的发生有一定的疗效。

对于微生态制剂在预防儿童急性感染性腹泻和防治医院相关性腹泻、肠易激综合征、炎性肠病及功能性便秘等上尚无充分的证据表明其临床疗效，也无充分证据表明益生元在治疗急性感染性腹泻方面有效。

益生菌在治疗儿童迁延性腹泻、小儿幽门螺杆菌感染，防治小儿过敏性疾病方面可能有应用前景，但尚需多中心、大规模的临床试验进一步说明疗效。

对于部分研究存在样本量过小、设计不够严谨等问题，大多数研究是来源于发达国家无合并症的儿童；而且研究使用的益生菌种类也是非常有限的，而不同益生菌治疗小儿胃肠疾病的疗效是不同的，其许多作用机制仍未知。因此，需要更多的实验来研究不同种类益生菌的作用机制，为临床使用提供有力的理论依据。同时也需要更多关于小儿的前瞻性的临床研究，对益生菌在胃肠疾病中的疗效进行评价，为临床医师使用该类药物提供可靠的科学证据。

总之，如今微生态制剂的作用机制在科学研究中不断被阐明，关于微生态制剂对各种儿科疾病的临床疗效研究日益丰富，微生态制剂在儿科临床的应用范围也大为拓展。临床医师有必要掌握必要的循证医学知识和技能，以利于掌握微生态制剂的最新临床研究证据，将这些证据与个人的临床经验结合起来并结合患者的意见和实际情况，为患者制订最佳的诊疗方案，使患者得到最佳的临床疗效和预后。同时临床医师可利用通过循证医学得到的关于多种疾病治疗的最佳证据不断提高自身的业务水平，更好地服务于临床患者。

（万朝敏）

参 考 文 献

Alfaleh K, Bassler D, 2008. Probiotics for prevention of necrotizing enterocolitis in preterm infants[J]. Cochrane Database Syst Rev, (1): CD005496.

AllenSJ, Martinez EG, Gregorio GV, et al, 2010. Probiotics for treating acute infectious diarrhea[J]. Cochrane Database Syst Rev, (11): CD003048.

Arslanoglu S, Moro GE, Schmitt J, et al, 2008. Early dietary intervention with a mixture of prebiotic oligosaccharides reduces the incidence of allergic manifestations and infections during the first two years of life[J]. J Nutr, 138(6): 1091-1095.

Bernaola Aponte G, Bada Mancilla CA, Carreazo Pariasca NY, et al, 2010. Probiotics for treating persistent diarrhoea in children[J]. Cochrane Database Syst Rev, (11): CD007401.

Boyle RJ, Bath-Hextall FJ, Leonardi-Bee J, et al, 2008. Probiotics for treating eczema[J]. Cochrane Database Syst Rev, (4): CD006135.

Chang YS, Trivedi MK, Jha A, et al, 2016. Synbiotics for prevention and treatment of atopic dermatitis: a meta-analysis of randomized clinical trials[J]. JAMA Pediatr, 170(3): 236-242.

Deshpande G, Rao S, Patole S, et al, 2010. Updated meta-analysis of probiotics for preventing necrotizing enterocolitis in preterm neonates[J]. Pediatrics, 125(5): 921-930.

Dilli D, Aydin B, Fettah ND, et al, 2015. The propre-save study: effects of probiotics and prebiotics alone or combined on necrotizing enterocolitis in very low birth weight infants[J]. J Pediatr, 166(3): 545-551.

Hojsak I, Abdović S, Szajewska H, et al, 2010. *Lactobacillus* GG in the prevention of nosocomial gastrointestinal and respiratory tract infections[J]. Pediatrics, 125(5): e1171-e1177.

Johnston BC, Supina AL, Ospina M, et al, 2007. Probiotics for the prevention of pediatric antibiotic-associated diarrhea[J]. Cochrane Database Syst Rev, (2): CD004827.

Kalliomaki M, Kirjavainen P, Eerola E, et al, 2001. Distinct patterns of neonatal gut microflora in infants in whom atopy was and was not developing[J]. J Allergy Clin Immunol, 107(1): 129-134.

Lazzerini M, Ronfani L, 2008. Oral zinc for treating diarrhoea in children[J]. Cochrane Database Syst Rev, (3): CD005436.

McFarlane C, Ramos CI, Johnson DW, et al, 2019. Prebiotic, probiotic, and synbiotic supplementation in chronic kidney disease: a systematic review and meta-analysis[J]. J Ren Nutr, 29(3): 209-220.

Sachdeva A, Nagpal J, 2009. Effect of fermented milk-based probiotic preparations on *Helicobacter pylori* eradication: a systematic review and meta-analysis of randomized-controlled trials[J]. Eur J Gastroenterol Hepatol, 21(1): 45-53.

Srinivasjois R, Rao S, Patole S, 2009. Prebiotic supplementation of formula in preterm neonates: a systematic review and meta-analysis of randomised controlled trials[J]. Clin Nutr, 28(3): 237-242.

Steenhout PG, Rochat F, Hager C, 2009. The effect of *Bifidobacterium lactis* on the growth of infants: a pooled analysis of randomized controlled studies[J]. Ann Nutr Metab, 55(4): 334-340.

Szajewska H, Albrecht P, Topczewska-Cabanek A, 2009. Randomized, double-blind, placebo-controlled trial: effect of lactobacillus GG supplementation on *Helicobacter pylori* eradication rates and side effects during treatment in children[J]. J Pediatr Gastroenterol Nutr, 48(4): 431-436.

Szajewska H, Skórka A, Dylag M, 2007. Meta-analysis: *Saccharomyces boulardii* for treating acute diarrhoea in children[J]. Aliment Pharmacol Ther, 25(3): 257-264.

van den Nieuwboer M, Brummer RJ, Guarner F, et al, 2015. Safety of probiotics and synbiotics in children under 18 years of age[J]. Benef Microbes, 6(5): 615-630.

Wegh CAM, Benninga MA, Tabbers MM, 2018. Effectiveness of probiotics in children with functional abdominal pain disorders and functional constipation: a systematic review[J]. Clin Gastroenterol, 52（Suppl 1）.

第三篇

肠道菌群与临床

第十六章

肠道菌群与腹泻

第一节　概　　述

腹泻是由多病因、多因素引起的儿科常见疾病。临床上主要表现为排便次数增多及粪便性状改变，呈稀便、水样便、黏液便或脓血便，可伴有发热、呕吐、腹痛，重者可出现水、电解质、酸碱平衡紊乱及全身中毒症状。迁延性和慢性腹泻常伴有营养不良、贫血、免疫功能低下、生长发育迟缓等并发症。急性腹泻病因复杂，当腹泻导致组织缺血、缺氧和炎症介质释放时，胃肠黏膜是最先受累的部位，更容易受到损伤，引起肠胃炎。临床实验室检查表现为粪便水分增加，含未消化食物或脓血、黏血便，检出大量白细胞和脓细胞，微生物学实验室检查确诊为细菌感染、病毒感染、真菌感染、菌群失调、寄生虫感染等感染性疾病，较为常见的是病毒感染。

据报道，全世界每年腹泻发病次数至少是 50 亿例次，特别在婴幼儿中不仅发病率甚高，而且是其死亡的主要原因。根据 WHO 的统计，每年因腹泻死亡的人数不少于 500 万，主要是非洲及贫穷国家的儿童。在世界范围内，腹泻发病率居人类疾病发病率的第二位，仅次于上呼吸道感染。因此，腹泻成为各个国家，尤其是发展中国家一个沉重的疾病负担和经济负担，是发展中国家乃至全球的重要公共卫生问题。

婴儿期的肠道吸收功能对于成年以后的健康极为重要，这是由于人类大脑和神经突触的发育成熟是在生后的两年内完成的。因此，在此期间主要营养素的吸收对于人体大脑和神经元突触最理想的生长和发育起着非常重要的作用，而神经元突触的发生发育与人类的认知能力高度相关。尽管发育中的胎儿和母乳喂养的小儿，为了他们生长发育所需要的营养物质，甚至会掠夺营养不良的母亲体内的营养物质；可一旦分娩或断奶后，婴儿的生长发育则完全依赖养育人提供的食物和饮用水。在发展中国家，提供给儿童的食物和饮用水又常常被目前所认识的一系列肠道病原体污染。据统计，全球范围内 1/6 的人口（约 11 亿）喝不到安全的饮用水，4/10 的人口（约 26 亿）没有厕所使用。这两组数字仍在增加，到 2025 年，分别会达到 29 亿人和 42 亿人。由此造成巨大数量人群的肠源性感染，可能会导致腹泻的持续高发。

反复的感染性腹泻可直接损伤肠道的吸收功能，影响营养素的吸收，导致营养不良发生。尤其是婴幼儿时期的营养不良，可引起儿童生长发育迟缓。有资料表明，发育迟缓的儿童7岁时的身高比同龄儿矮8.2cm，9岁时的智商（IQ）降低10分，中度生长迟缓的儿童成年后劳动能力可损失2%~6%，重度生长迟缓的儿童成年后劳动能力可损失2%~9%，这会降低整个社会的劳动生产率。蛋白质缺乏可使IQ降低10~15分，缺铁性贫血可使IQ降低5~8分，碘缺乏可使IQ降低10~12分，成人碘缺乏也可使IQ降低10.5分。研究发现，一些特殊的肠道病原体感染，如肠集聚型大肠杆菌（enteroaggregative *E.coli*，EAEC）及隐孢子虫（*Cryptosporidium* spp.）感染，即使不出现腹泻症状，仍然影响小儿的生长发育。反复的肠道感染导致营养不良，营养不良又容易导致腹泻，从而形成恶性循环，严重影响儿童的生长发育，给社会发展带来潜在的损失，须引起重视。

近年来，宿主-肠道病原体-肠道菌群引起了人们密切的关注，甚至有学者把肠道菌群称为宿主内部的"微生物器官"（microbial organ），这个器官由种类和数量极其庞大的微生物群体组成，彼此又相互联系，与宿主细胞之间不断地进行信息交流，并且消耗、存储和重新分布能量，生理性地调控重要化学物质转化及通过自我复制来维持和修复自身的稳定。因此，肠道菌群在维护胃肠道内环境稳定和疾病时发挥着极其重要的作用。肠上皮细胞与微生物的相互关系、病原菌通过何种途径感染肠黏膜和肠黏膜炎症后引起肠道菌群失调等机制，对于阐明益生菌用于预防和治疗腹泻有着重要意义。

第二节　宿主肠上皮细胞-微生物的相互作用

肠上皮细胞（intestinal epithelial cell，IEC）是动物机体抵御病原微生物的第一道防线，是黏膜机械屏障、免疫屏障和化学屏障的重要组成部分，具有吸收和屏障双层功能。肠道中微生物数量庞大、种类繁多，根据其与宿主的关系，主要分为共生菌、条件致病菌和病原菌三类，在肠道屏障的构建中发挥重要作用。

IEC首先通过直接或间接方式对肠道微生物进行识别，区别自身与非自身，对自身物质（即共生菌）免疫耐受，对非自身物质（即病原菌）产生特异性免疫反应。IEC与肠道共生菌共同抵御肠道病原微生物，维持肠道健康；病原微生物侵入肠道时，IEC主要通过胞外分泌物和细胞表面黏液层双重屏障发挥作用，其中胞外分泌物主要包括黏蛋白、抗菌分子和抗微生物免疫球蛋白。肠道共生菌可以通过竞争识别位点，分泌抗菌物质，增加黏液分泌，诱导IEC更新、增殖和修复等方式抵御病原微生物，维护正常的肠黏膜屏障功能（图16-1）。在IEC抵御肠道病原微生物入侵过程中，病原微生物通过自身运动、分泌毒素和酶等破坏肠上皮屏障，直接接触IEC，对其进行损伤。因此，IEC和肠道菌群间相互作用，共同维持肠道内环境稳态。

肠道稳态一旦被打破，导致肠道菌群在种类、数量、比例、定位、生物学特性及功能上的异常变化，乳酸菌等益生菌显著减少，革兰氏阴性肠道病原菌过度繁殖，产生大量内毒素，使肠道通透性增加，肠腔内细菌移位到其他组织，引起肠源性感染，内毒素被大量吸收入血，通过TLR4激活转录因子NF-κB和AP1，促进TNF-α、IL-1β、IL-6、IFN-γ等炎症因子的释放，进一步加重肠黏膜屏障的损伤，更易导致肠道细菌移位及内毒素的吸收，

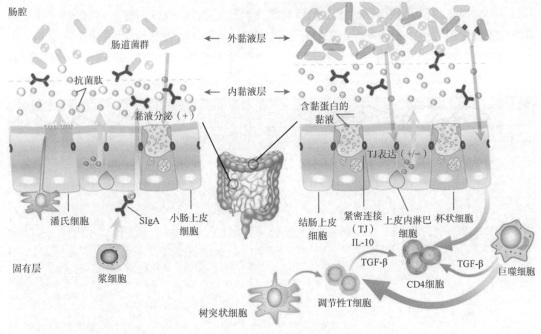

图 16-1　肠道黏膜屏障示意图

形成恶性循环，最终引起多脏器功能衰竭。

一、病原菌改变肠上皮细胞的结构和功能

  人体不断受到病原微生物如细菌、病毒和真菌的攻击，绝大多数病原体须要克服肠黏膜上皮细胞屏障，才能定植引起感染。上皮细胞屏障的结构基础是完整的肠上皮细胞和相邻肠上皮细胞之间的连接。细胞间的连接有紧密连接（TJ）、黏着连接和缝隙连接等，而紧密连接是肠上皮细胞间主要的连接方式，其功能是只允许离子及小分子可溶性物质通过，而不允许毒性大分子及微生物通过，这种特殊生理功能在肠道屏障的维护中起着举足轻重的作用。

  肠上皮细胞屏障对外界环境不是静止的屏障，而是处在相当复杂和动态变化中，与病原体不断进行相互交流。病原体-宿主相互作用的结果是紧密连接结构和功能遭到破坏，引发炎症反应及上皮细胞功能的改变（图 16-2）。液体和电解质转运过程的改变就是肠上皮细胞功能改变的结局。

  病原体通过分泌毒素、直接作用于肠细胞引起细胞内酶的功能和蛋白质表达的改变及黏附于肠细胞膜上等改变肠上皮细胞的特性。事实上，病原体的黏附被作为入侵上皮细胞的初次接触。肠细胞表面排列着监护上皮表面的一系列分子，这些分子通过结合各种病原体抗原决定簇而引起细胞的反应。例如，TLR4 和 CD14 两个分子协同识别 G⁻细胞壁的 LPS。肺炎球菌通过与血小板激活因子受体相互作用从细胞顶端转移至基底侧。大肠杆菌是借助细胞膜提供的受体而插入宿主细胞膜。其他细菌，如志贺菌、李斯特菌则是通过基底侧宿主细胞膜蛋白上皮 E-钙黏着蛋白（E-cadherin）识别，耶尔森菌是通过基底侧宿主细胞膜蛋

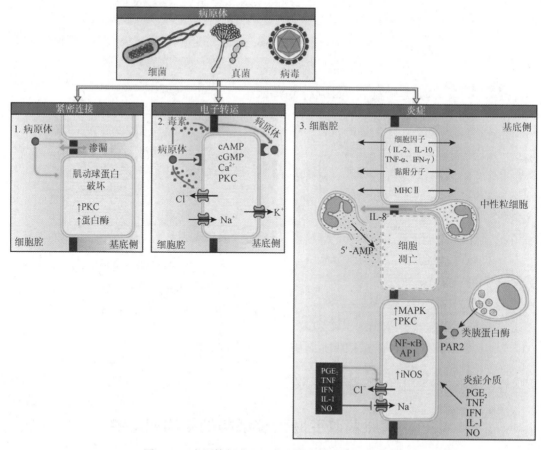

图 16-2　病原体侵袭肠上皮细胞的 3 种方式示意图

1. 直接与紧密连接的蛋白、蛋白激酶 C（PKC）和破坏肌动球蛋白的蛋白酶结合，改变紧密连接的结构和功能；2. 病原体与肠细胞膜结合并激活细胞内信使；3. 病原体黏附触发炎症因子、黏附分子和 MHC Ⅱ 的表达和分泌

白整合素（integrin）识别。其他宿主细胞膜组成成分如甘露糖受体、蛋白聚糖类、葡萄糖胺聚糖类、玻连蛋白和 CD66 蛋白等都是作为细菌黏附的受体。

真菌和病毒除通过与一系列蛋白质基础的受体——TLR 识别以外，还与上皮细胞顶侧表面丰富的多种碳水化合物分子结合。常见血型抗原鞘糖脂（glycosphingolipid）在白念珠菌感染中起着重要作用。病毒则与含寡糖的唾液酸和硫酸乙酰肝素蛋白聚糖（heparan sulfate proteoglycan，HSPG）结合。真菌和病毒病原体还与真核细胞膜的糖复合物如凝集素及由纤连蛋白或层粘连蛋白形成的细胞外基质的受体结合。

二、病原体驱使细胞内信号传导变化

肠上皮细胞受体是宿主启动固有免疫的一个主要特征。病原体结合和（或）胞内化的结果引起细胞内的信号变化，分泌趋化因子和宿主防御分子，转为吸引免疫细胞释放系列杀菌物质及细胞调节因子（图 16-3）。病原体和细胞二者相互作用的结果是细胞内和细胞外各种分子复合物的变化，对肠上皮细胞的液体和电解质的转移有着重大影响。例如，早期观察到鼠李糖脂假单胞菌（*Pseudomonas rhamnolipids*）和肺炎克雷伯菌的 LPS 通过与 TLR2 或 TLR4 结合可以抑制上皮 Na^+ 的吸收。病原体的黏附触发了多个细胞内的信号转导途径，如 MAPK、磷脂酰肌醇 3-激酶（PI3K）、蛋白激酶 C（PKC）、细胞内钙和 NF-κB 等。这几种信号转导途径的激活导致上皮细胞的 Na^+ 吸收被抑制，黏蛋白分泌增加。

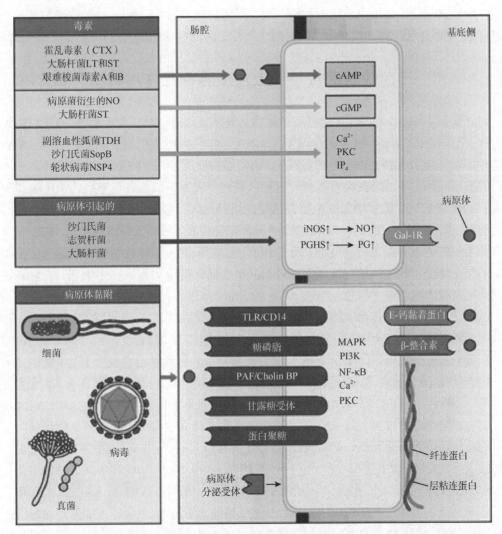

图 16-3　病原体通过分泌毒素、激活酶类及黏附宿主细胞膜而改变上皮细胞的离子转运

PGHS，前列腺素 H 合成酶；PG，前列腺素；PAF，血小板激活因子；PKC：蛋白激酶；IP_4：1,3,4,5-四磷酸肌醇；Gal-1R：甘丙肽受体-1；PGHS：前列腺素合成酶；Cholin BP：胆碱结合蛋白；PI3K：磷脂酰肌醇 3 激酶

有关囊性纤维化穿膜传导调节蛋白（cystic fibrosis transmembrane conductance regulator，CFTR）的研究备受关注。CFTR 是一种 cAMP/PKA 依赖的上皮 Cl^- 通道，同时又是某些膜转运蛋白的调节因子，属于 ATP 结合盒（ATP binding cassette，ABC）转运蛋白超家族的成员。CFTR 在哺乳动物中所有与分泌和吸收有关的上皮组织（如小肠、气道、胰腺、汗腺、心肌细胞、血管平滑肌细胞）中广泛表达。CFTR 的主要功能为调节 cAMP 依赖的 Cl^- 通道，介导跨上皮细胞的 Cl^- 交换，调节细胞内水钠的容量；调节 Na^+/H^+ 交换体 3（NHE3）。病原体感染肠上皮细胞，通过产生的毒素或与细胞膜受体结合，即刻改变

细胞内第二信使浓度，引起分泌转运的发生。两个转运蛋白：CFTR Cl⁻通道和 NHE3 的活性都通过细胞内的 cAMP 浓度变化进行调节。CFTR Cl⁻通道依赖 cAMP 激活减少 Cl⁻的分泌，NHE3 则减少 NaCl 的吸收。病原体可以直接与肠上皮细胞结合或通过激活 PKC 和蛋白酶，致使紧密连接的蛋白重新分布和降解，紧密连接被破坏。病毒-肠上皮细胞的相互作用也有数个细胞内信使的效应（见图 16-2），新近的研究发现细胞内的 Na^+ 转运也受到影响。

三、轮状病毒与肠上皮细胞相互作用机制

轮状病毒（rotavirus，RV）为呼肠孤病毒科轮状病毒属成员，为无囊膜的双链 RNA 病毒，由 3 层同心蛋白包裹 11 个分节段双链 RNA，编码 6 种结构蛋白（VP1~VP4，VP6 和 VP7）和 6 种非结构蛋白（NSP1~NSP6）。VP4 经胰酶裂解为 VP8 和 VP5 蛋白。其中 VP8 蛋白的抗原表位含有唾液酸结合区域，这一区域对于需要唾液酸进行感染的 RV 来说至关重要。VP5 含有一个能够增加细胞膜通透性，从而提高病毒侵入细胞能力的区域，这与有囊膜病毒（如流感病毒）类似。VP5 包含了病毒融合功能区域，负责病毒侵入。VP4 和 VP7 蛋白都与最初病毒和宿主细胞间的相互作用有关。它们通过顺序性、特异性地与宿主细胞表面不同受体分子相互作用触发细胞信号级联放大而促进 RV 侵入宿主细胞，在病毒侵入宿主细胞过程中担当重要角色。

过去认为，病毒与其受体的相互作用均依赖于唾液酸的存在。近年研究发现，对于 14 种人类 RV 来说，均为唾液酸非依赖的。人类 RV 受体主要为糖蛋白类，其中 N-连接型糖蛋白在 RV 感染中发挥的作用较 O-连接型更为重要。多种肠细胞表面分子是 RV 结合的受体，如整合素（integrin）和热激蛋白（heat shock protein，HSP）。有研究表明，整合素 $\alpha_2\beta_1$ 亚基可以与 VP4 的 DEG 序列结合；也有研究发现，细胞表面晚期抗原 VLA-2、VLA-4 参与了病毒黏附细胞的过程，且 RV 外壳蛋白 VP4 含有结合这些抗原的序列，使用针对这些抗原的抗体后可以阻断大约 30%的病毒感染。另有研究提出，RV 黏附细胞的过程是多步骤并且顺序发生的：RV 蛋白 VP8 先与唾液酸相互作用，使得 VP4 构象发生微妙变化；进而 VP5 可以与整合素 $\alpha_2\beta_1$ 作用，紧接着 VP5 与 HSP70 作用，VP7 与 $\alpha_v\beta_3$、$\alpha_v\beta_2$ 作用。而后三种作用是否为顺序发生或仅为选择性发生，目前尚不清楚。RV 进入细胞是通过受体介导的 Ca^{2+} 依赖的细胞内吞作用：当感染性的 RV 开始内吞进入细胞时，导致了 Ca^{2+} 从内吞小泡（vesicle）流向胞质。一旦内吞小泡中 Ca^{2+} 浓度低于稳定病毒外壳蛋白所需要的浓度时，外壳蛋白降解，病毒随着内吞小泡膜的溶解而进入胞质。在这个过程中。VP4 裂解后蛋白之一的 VP5 发挥了主要作用，它能够单独与细胞表面受体发生相互作用，从而介导病毒侵入宿主细胞。

RV 感染肠细胞，引起紧密连接相关蛋白，如 TJ 闭合蛋白（occludin）的分解或其分布的改变，但不伴有细胞完整性的破坏，致使细胞蛋白质运输受干扰，主要是阻断了蔗糖酶-异麦芽糖酶（SI）从高尔基体向刷状缘膜的运输，但不影响 SI 的生物合成及其成熟和稳定，亦不伴有明显的细胞破坏，推测其原因是病毒感染干扰了微绒毛细胞骨架的组建，从而使蛋白质的定位受到影响。

RV 非结构蛋白 NSP4 是一种肠毒素，在 RV 致腹泻中发挥了重要作用。研究表明，NSP4

是内质网特异性跨膜糖蛋白，其 N 端定位于内质网腔内，C 端延伸至感染细胞的胞质内，可作为胞质内 RV 内层颗粒的细胞内受体，在病毒形态发生过程中发挥辅助作用。层粘连蛋白 β3 和纤连蛋白-1 能够与 NSP4 结合。目前认为 NSP4 引发腹泻的可能机制如下：①NSP4 与受体结合激活了磷脂酶 C-肌醇三磷酸级联反应，动员细胞内 Ca^{2+} 库释放 Ca^{2+}，使细胞内 Ca^{2+} 浓度升高，导致 Cl^- 分泌增加；②NSP4 使细胞膜的通透性增加，同时改变了上皮细胞的完整性，影响物质吸收；③NSP4 阻止上皮细胞间紧密连接相关蛋白 ZO-1 的锚定，从而影响紧密连接和极化上皮的形成，NSP4 还可以进一步改变细胞内肌动蛋白的分布来发挥致病作用；④NSP4 肽段 114～135 对兔小肠刷状缘膜上的 Na^+-右旋葡萄糖同向转运有抑制作用，从而导致水、钠重吸收障碍。

四、肠道致病性大肠杆菌和宿主细胞间的相互作用

肠致病性大肠杆菌（EPEC）感染是引起小儿水样腹泻的主要因素。EPEC 感染宿主肠上皮细胞可造成黏附及擦拭性损伤（A/E），其主要特征为细菌与宿主细胞膜的紧密黏附，并伴有微绒毛的消失及由 F-肌动蛋白迁移到细菌黏附部位形成的脚踏板结构。A/E 损伤是由细菌染色体上的肠细胞脱落位点（locus of enterocyte effacement，LEE）基因簇编码的一系列致毒蛋白引发的。这些致毒蛋白由Ⅲ型分泌系统（T3ss：一个镶嵌在宿主细胞膜上的针状蛋白质结构，能将细菌分泌的其他毒力因子直接输送到宿主细胞内）转运到宿主细胞内发挥作用，瞬即产生 A/E 改变，诱导特异性的组织病理学改变。

紧密连接的各种功能依赖于细胞连接蛋白、细胞骨架蛋白的正常表达和分布，以及黏着连接的完整性。有研究发现，通过大肠杆菌 K88 感染体外培养的 Caco-2 细胞单层模型和大鼠灌胃实验，发现宿主细胞间的连接变得松散，闭合蛋白、密封蛋白-1、ZO-1 和 E-钙黏着蛋白的分布变得紊乱，表达量下降，提示紧密连接和黏着连接遭到破坏。研究还发现，随着 EPEC 的感染，紧密连接结构受到损伤，紧密连接形态的改变伴随着细胞旁通路的渗透性增加，导致紧密连接屏障功能的损坏。EPEC 感染肠上皮细胞后，促使闭合蛋白磷酸化，同时闭合蛋白也从细胞膜转移进入细胞质，肠上皮跨膜电阻抗（TER）也短暂降低。最近的研究发现 EPEC 效应蛋白 EspF 是改变肠上皮细胞紧密连接结构的关键因子。EspF 是一类 EPEC 分泌蛋白，具有多种功能如抗吞噬、诱导细胞凋亡、破坏紧密连接、引发中间纤维降解及水孔蛋白移位。

EPEC 能够调节宿主细胞内的一些信号转导途径，这也是 EPEC 产生黏附和脱落损伤的重要机制。EPEC 感染依靠完整的细菌Ⅲ型分泌系统和 EspB 导致宿主细胞内的磷酸肌醇膨胀，引起细胞内 Ca^{2+} 储备的释放和一系列信号转导途径的改变。Ca^{2+} 的升高将会激活钙依赖的肌动蛋白的裂解酶，这种酶可专一地分解微绒毛中的肌动蛋白，从而引起细胞骨架的破坏。EPEC 还可以激活 NF-κB 转录因子，导致 IL-8 转录的开始和多形核白细胞（PMN）的游走。PMN 游走并释放 5′-AMP，其转化为腺苷，并与腺苷受体结合，将导致肠上皮细胞 Cl^- 的分泌增加，最后引起水样腹泻。EPEC 感染也可以引起蛋白激酶 PKC 的激活，而 PKC 控制着肠上皮细胞的紧密连接结构，它的激活将导致上皮细胞的通透性增加。

目前研究发现，在体外 EspF 可以降低 TER 及改变肠上皮细胞紧密连接结构。肠上皮细胞间的紧密连接（TJ）构成了肠道的保护屏障，它可以阻止病原微生物的入侵。TJ 调控细胞间通透性，可以形成一道选择性屏障，只允许营养物质、水和溶质进入，而阻止大分子物质和病原菌通过。体外研究证明 EPEC 感染降低上皮细胞单层 TER，引起紧密连接蛋白解聚和移位，诱导闭合蛋白去磷酸化并从肠上皮解离，破坏紧密连接结构和屏障功能。肠道固有菌群对宿主具有重要作用，如促进营养物质代谢、促进宿主免疫系统的正常发育并维持其稳定性。

此外，肠道内固有菌群可以有效阻止其他病原微生物的定植，这一作用通常被称作"群落抵抗"（colonization resistance）。肠道固有菌群还可以促进肠黏膜上皮的发育。正常生理情况下，肠道菌群组成结构稳定。某些疾病状况下，如炎性肠病（IBD）、肥胖症甚至结肠癌常伴有肠道菌群失衡。

第三节　肠道菌群-肠道病原体-肠道炎症的相互关系

肠道菌群寄居在肠道的不同部位，通过特有的菌群结构、菌群活动、代谢产物等来影响机体的新陈代谢，维持机体内环境稳态。四门寄居在成年人类的微生物群包括厚壁菌门（如肠球菌属、链球菌属、梭菌属、乳杆菌属等）、拟杆菌门（如普雷沃菌属、拟杆菌属等）、变形菌门（如肠杆菌属、幽门螺杆菌属等）、放线菌门（如罗斯氏菌属、双歧杆菌属等）。厚壁菌门和拟杆菌门占肠道菌群总数的 80%。当然，对于肠道细菌，还应包括未被培养和命名的细菌。利用基因测序，发现了更多的肠道细菌，目前还在命名中。

然而，肠道细菌的组成比例并不完全是静态的，如人类出生后立即发生的变化，肠道的第一个居民是兼性厌氧细菌，包括大肠杆菌和厚壁门菌。这些细菌可以利用新生儿丰富的氧气，但是当氧化还原电位降低时，第 2 周就失去了这个优势。此时，两门专性厌氧菌（如梭菌、拟杆菌、双歧杆菌）接管。断奶后厌氧菌的组成更是占主要地位，以维持肠道微生态组成的稳定。除新生儿时期外，后天的环境因素也可能影响个体微生物群体的成员，这种环境调控的主要影响因素是饮食，安全的饮食是预防胃肠道疾病的基础。饮食习惯强烈影响肠道微生物菌群。在摄入高脂肪、高碳水化合物的西方饮食的宿主中，微生物群富含来自厚壁菌门并且表现为细菌突变体，这可能是因为厚壁菌门在从给定饮食的肉类和脂肪中提取能量更占优势。在完全不同的饮食中，如富含植物多糖的饮食，如素食人群中肠道菌群以放线菌门和拟杆菌门为主。然而，目前不同膳食模式通过肠道菌群调节代谢的机制尚不完全明确。

肠道表面与大量的共生和致病微生物直接接触，所以屏障尤其重要。肠道黏膜屏障作为防止微生物侵入人体的强有力防线，一般微生物是不能够破坏该屏障的。限制肠道菌群与肠上皮细胞的接触是通过肠上皮杯状细胞分泌黏液，以及各种抗菌物质来实现的。杯状细胞分泌的大量黏液，属于一种高度糖基化的蛋白质，能够抵抗消化酶侵入。哺乳动物的肠道表面覆盖着一层未附着在上皮细胞表面的松散黏液层，两者之间还有一层牢固地附着在上皮细胞上，这是肠内黏膜免疫的前线，由单层的柱状上皮细胞组成，包括肠细胞、神经内分泌细胞、M 细胞、潘氏细胞和杯状细胞。这些细胞的总和被称为肠上皮细胞，是免疫的活性成分。这种上皮细胞不是固定不变的，而是周期再生循环的。这可能是由于肠道菌群的功能性压力（即共生菌群的不断变化及病原体入侵）与肠道细菌的密切相互作用导致上皮屏障中的模式识别受体（PRR），特别是 Toll 样受体（TLR）和 NOD 样受体（NLR）的信号传导增加。该识别的下游作用包括用于呈递的抗原（Ag）的极化转运和增殖性（IL-7 和 IL-22）或抑制性（如 IL-25 和 IL-33）细胞因子的分泌直接影响特异性激活或抑制免疫细胞。

　　总之，肠道黏膜屏障在肠道中形成免疫防御的第一线，是一个不可渗透的屏障系统。这种障碍的完整性是免疫监测和抗原识别的关键。除了上皮屏障之外，参与肠道免疫系统的还有肠相关淋巴组织（GALT）；而肠组织常驻 T 细胞及特异性 T 细胞亚群中，分泌的癌胚抗原相关细胞黏附分子 1（CEACAM1）可以促进调节与控制肠道正常共生菌群和针对肠道病原体产生相关 IgA 等。所以说，肠道黏膜与共生菌群是互生互利的，肠道黏膜依赖着共生菌群，共生菌群居住在肠道黏膜。

　　经过几十年的研究，大量的实验和临床观察证明，肠道菌群在肠道炎症的发病机制中起关键作用。目前大部分学说都认为引发肠道相关性菌血症的前提是肠道菌群的严重失衡。有证据表明，在危重消化道疾病的急性期，肠道菌群成分组成发生快速变化。当检查严重肠炎患者的粪便时，发现正常共生微生物大量损失。同样，危重感染患者常见的肠外营养可导致保护性黏液层变薄，屏障完整性降低。所以，肠道黏膜与共生菌群的互生互利平衡一旦破坏，就会引发肠道相关的菌血症。

　　肠道相关脓毒血症发生后，目前对于肠道细菌入血引起的以 T 细胞免疫为主的机制研究很多。病原菌侵入肠组织引发一系列 T 细胞、巨噬细胞和骨髓细胞的免疫应答，如抗原附和的树突状细胞从肠道迁移至肠系膜淋巴结时，启动幼稚 T 细胞活化为 Th1 和 Th17 效应细胞，并回到外周血液循环，定植于肠黏膜固有层。Th1 和 Th17 源炎性细胞因子相互作用，并激活抗原提呈细胞和组织巨噬细胞，导致其他炎性递质的产生，包括 IL-1β、IL-6、IL-8、IL-12 和一氧化氮，从而更好地招募白细胞进入肠组织协助参与宿主防御系统。其中肠道 CD4 T 细胞是免疫反应中最重要的外周淋巴细胞亚群。每个 CD4 T 细胞都可控制炎性反应和产生免疫耐受。而通过调节肠道菌群来调节肠道免疫功能的说法在近年来也得到越来越多的关注。

　　最近的研究表明，肠道正常细菌通过菌群变化和对抗原的同源识别来刺激 CD4 T 细胞分化而参与适应性免疫应答的过程。肠道菌群对机体针对感染病毒和细菌免疫系统的影响，已经得到很好的确证，但是很难理解微生物群在没有 T 细胞和共同抗原的相互作用下是如何影响非黏膜 T 细胞反应的。有理论说某些细菌物种诱导促炎症（RORγt 表达 "Th17" CD4 T 细胞）或 T 细胞调节群体（表达 Foxp3 的 CD4 调节性 T 细胞）。这些变化是抗原特异性的（如来自微生物的抗原被 T 细胞亚群特异性识别），但由细菌代谢物和其中 T 细胞首先呈递抗原的细胞因子环境调节。

　　目前，肠道菌群和肠道炎症的免疫机制的关系还有待确证。然而，炎症发生后，在机体中肠上皮细胞被破坏，肠道菌群严重失调，这已经在临床和科研中都得到了共识。有研究对大鼠进行结肠切除手术，发现肠道组织受损后，肠道菌群的丰度和比例都发生了很大变化，肠杆菌属和肠球菌属比例升高，入侵肠道上皮细胞与肠杆菌属和肠球菌属密切相关。同时，发现粪肠球菌的特有明胶酶是肠组织黏膜吻合的关键成分，这给粪菌移植提供了重要的科学证据。但是可以确定的是，在炎症发生之前，首先是肠道菌群的失调，这是提示肠道炎症产生的风险之一。因此，给肠道添加益生菌（其他主要三门：拟杆菌门、变形菌门、放线菌门）调节肠道菌群，可让肠道免疫应答得到正常的调节、身体中免疫系统得到常见细菌产物的有效调节。虽然许多"未知区域"限制了研究者对肠道免疫的理解，但微生物群在诱导宿主免疫系统的系统耐受中起重要作用是不容置疑的。

此外，肠道免疫功能不仅依赖于肠道菌群，而且依赖于正常的肠上皮细胞及正常的组织结构，与共生微生态一起维持体内的平衡，提高宿主对入侵病原体的保护作用。

第四节　微生态制剂防治腹泻的作用机制

生命早期肠道菌群的定植及演替至 2～3 岁，其成熟度接近成年人水平，同时免疫系统也随之逐渐成熟。肠道菌群通过三个方面发挥对健康有益的作用：①合成作用，合成维生素/辅酶因子、生物活性信号分子如胺类和多聚合物等；②分解代谢/生物转化，对摄入不被消化的食物残渣、多糖或纤维素及药物等物质进行分解代谢或生物转化；③宿主-微生物之间相互作用，微生物群和宿主之间的信息交流，触发宿主肠上皮细胞功能改变及免疫系统改变。肠道菌群是维护宿主内外环境稳态的调控平台，对宿主的健康和疾病起着重要的作用。但是，婴幼儿期肠道菌群的结构和多样性极其脆弱，众多因素可导致菌群紊乱或失调，如分娩方式、早产、产科技术、喂养方式和饮食结构、生活习惯、疾病、过敏及抗生素使用等。因此，及时合理补充益生菌制剂，恢复正常肠道菌群结构或调整肠道菌群失调，有着重要和积极的临床意义。

微生态制剂指人工繁殖培育获得的有益活菌或死菌及其代谢产物，经过培养、发酵、干燥、加工等特殊工艺制成的微生物制剂，包括益生菌、益生元和合生元三种。

一、益生菌的作用机制

2001 年 FAO/WHO 工作小组把益生菌定义为给予足够数量的、能够对宿主健康产生有益作用的活的微生物。2012 年修订为当给予足够数量、活的微生物时，对宿主健康产生有益作用。特别强调：每一种益生菌都具有菌株特异性，不能由此推测其他益生菌具有相同作用，须证明该菌株对宿主健康的有效性；证明某一菌株对宿主健康有益作用不能等同于所有益生菌的特殊作用机制有关联。益生菌是经过驯化，可以通过发酵大量生产的细菌，不同于宿主乳汁、口腔和肠道等体内固有的有益菌，这些细菌仅存在个体中，可以通过现代生物技术检测到，与益生菌是完全不同的名词和概念。益生菌这一定义被国际益生菌和益生元科学协会（ISAPP）、食品科技协会（IFT）、世界胃肠病组织（WGO）及欧洲食品安全局所认可。需要指出的是，传统方法发酵酸奶制品及其他发酵食品中的微生物，不具备益生菌作用，特殊添加益生菌发酵制品除外。

常用的益生菌主要有双歧杆菌、乳杆菌、酪酸梭菌、肠球菌及布拉氏酵母菌等。近些年，大量的动物实验和临床干预应用研究证实，益生菌对人体有益作用的机制主要体现在四个方面：①干扰病原菌定植，在肠腔和黏液层黏附繁殖，与病原体竞争营养素，产生小分子有机酸（短链脂肪酸）和细菌素拮抗病原体；②增强肠上皮细胞屏障功能，与肠上皮细胞结合，产生黏液素、IgA 和防御素；③免疫调节，作用于肠 M 细胞、树突状细胞、巨噬细胞及潘氏细胞，产生淋巴因子调控 Th2 和 Treg 的应答；④通过分泌产生免疫系统信号和神经递质，如 γ-氨基丁酸（GABA）、色氨酸、血清素和儿茶酚胺等，通过肠-脑轴影响机体其他脏器和器官。因而，在益生菌菌属水平主要作用是合成维生素、拮抗病原菌、增强肠功能屏障和参与胆汁酸代谢等；在益生菌菌株水平体现在免疫调节、神经-内分泌作用和分泌特异性生物活性分子等。益生菌菌株黏附在肠道黏液层和肠上皮细胞后，进行繁殖和代谢而发挥作用。影响益生菌定植的因素较多，如宿主基因因素、肠道表型差异性、环境因素、饮食因素。因此，益生菌的长期定植是最受关注的课题，鲜有研究证实，益生菌不具备长期定植，停止服用益生菌，肠道菌群结构则再次逆转。

理论上口服益生菌是通过增加肠道厌氧菌的数量和减少潜在致病菌的数量来影响肠道细菌，刺激肠黏膜免疫机制、与潜在病原体拮抗/竞争的非免疫机制影响肠道的微生态平衡等，从而对人体起有益作用。据推测益生菌应该具有降低腹泻发生率和减少重症腹泻的作用，但在人类中尚未得到证实。原因可能是口服益生菌仅能短期定植在肠道，不能长期定植成为已经存在的肠道菌群中的成员。已有证据表明常见的益生菌在肠道定植的程度各不相同，可能与益生菌抵御上消化道的消化能力有关。益生菌还需具备能够黏附到宿主细胞或黏液上的能力，体外试验已证实益生菌能够黏附到肠上皮细胞，但在体内很难透过肠上皮细胞上的黏液层，即肠上皮的黏液层阻止益生菌的黏附。益生菌的其他作用还有降低肠道 pH，产生具有杀菌功能的小分子有机酸（乳酸、乙酸和丁酸）、过氧化氢和细菌素，释放保护肠道的代谢产物（精氨酸、谷氨酰胺、短链脂肪酸及结合亚油酸），结合和代谢有毒代谢产物，调节肠道蠕动和黏液的分泌量。

但是，口服益生菌要经受消化道的胃酸、胆汁酸和消化酶的灭活，以及消化液和胃肠蠕动的冲刷，目前没有确切的资料证实口服益生菌能有多少活菌被灭活或定植在肠道。因此，要求口服足够剂量的益生菌，如 Duggan 等提出口服剂量要每天 $>1\times10^{10}$ 才能维持结肠有适当数量的益生菌保证发挥功效。加拿大自然健康产品处（Natural Health Products Directorate）建议益生菌的每日剂量为 5×10^9，连续使用 5 天，也有使用每天 $1\times10^6\sim1\times10^9$ 最低效应剂量的报道。一般认为益生菌呈剂量-效应关系，但仍缺乏相关药代动力学的研究。

二、益生元的作用机制

益生元是 20 多年前由 Gibson 等提出的一个新的概念和名词，是指一种不被宿主消化酶消化的食物成分，能选择性刺激一种或几种肠内有益菌的活性或使其生长繁殖，起到增进宿主健康的作用。与益生菌不同的是，绝大多数的益生元是食物的组成成分，常见的益生元有低聚果糖、菊粉、低聚半乳糖、乳果糖和人乳低聚糖。很多种食物中天然存在低聚果糖，如小麦、洋葱、香蕉、蜂蜜、大蒜、韭菜，从菊苣根中可以提取低聚果糖或由酶制蔗糖合成。

益生元可选择性刺激一种或几种肠内有益菌的活性或为有益菌的生长繁殖提供能量，主要是刺激肠道内乳酸杆菌和双歧杆菌的生长。例如，小肠中的酶类无法水解母乳及食物中的低聚半乳糖，因而低聚半乳糖可进入结肠并进行发酵，提高小肠肠腔内短链脂肪酸（如乳酸、丁酸、丙酸和乙酸）水平，酸化小肠环境，降低肠腔 pH，富含短链脂肪酸的肠腔酸性微环境反过来又促进包括双歧杆菌和乳酸杆菌等益生菌制剂在消化道的生长繁殖。低聚果糖在结肠发酵可增加结肠双歧杆菌的数量，增加钙的吸收，增加粪便重量，缩短食物胃肠通过时间，具有降低血脂水平的可能。增加结肠双歧杆菌的数量可产生抑制潜在致病菌的复合物，降低血氨水平，合成维生素和消化酶等，从而有利于人体健康。此外，益生元发酵释放的短链脂肪酸还为结肠黏膜上皮细胞提供能量来源，刺激黏膜上皮细胞与微生物的"对话"。

假设连续摄入益生元制剂，可能通过刺激机体免疫系统而有助于预防婴儿和幼儿发生感染性疾病。一项大样本、设计良好的临床试验显示低聚糖强化谷类食物对婴儿腹泻无保护作用。另一项评估益生元治疗轻中度脱水幼儿急性感染性腹泻的疗效和安全性的多中心 RCT，选用大豆低聚糖、纤维素 α、阿拉伯树胶、低聚果糖、菊粉、抗性淀粉，同时使患儿口服补液盐制剂，试验设计推断：上述多种成分具有协同作用，可促进结肠腔内的发酵过程，降低腹泻次数，缩短腹泻病程，但是研究结果并未得出上述结论。由此可见，益生元不具有预防和治疗腹泻的作用。

欧洲共同体食品科学委员会建议在婴幼儿配方奶粉中添加低聚半乳糖和低聚果糖的总量上限为每 100ml 含 0.8g，二者比例为 9∶1。研究发现，每日摄入低聚果糖有效剂量为 4g，可刺激肠道双歧杆菌的增殖。目前益生元大多作为食品或药品的添加剂使用，很少单独作为药品应用于临床。

第五节　微生态制剂在腹泻的临床应用

微生态制剂是调整微生态失调、保持微生态平衡的有效物质，在治疗疾病、增强机体免疫力及提高人体健康状态等方面具有十分重要的临床意义。微生态制剂服用后直接寄生于肠道，成为肠道内正常的生理性细菌，可调整、重建肠道菌群间的微生态平衡，并呈占位性保护，与肠道黏膜上皮紧密结合形成生物膜，封闭致病菌的吸附、植入，调节抗炎与促炎因子之间的平衡，促进损伤上皮修复及增强上皮紧密连接，加强肠黏膜屏障保护作用，阻止细菌移位等。

通过大量循证医学证据证实益生菌对儿童腹泻病的治疗或预防有较好的效果，众多国际和国内组织推荐将益生菌应用于儿童腹泻病，如 2014 年欧洲儿童急性胃肠炎诊治指南、2015 年耶鲁/哈佛益生菌工作组会议的共识建议、2016 年中国儿童急性感染性腹泻病临床实践指南、2017 年世界胃肠病学组织（WGO）更新益生菌和益生元全球指南、2017 年中国益生菌儿科临床应用循证指南等。

一、在感染性腹泻中的应用

细菌、病毒等引起肠道感染时会导致感染性腹泻，腹痛、腹泻是其主要症状。感染性腹泻是微生态制剂最主要的适应证。有研究曾将 68 例感染性腹泻患儿随机分为两组，对照组单用美洛西林进行抗菌药物治疗，观察组在抗菌药物治疗基础上联合微生态制剂治疗；结果对照组总有效率为 64.7%，而观察组有效率高达 91.2%，显示出良好的治疗效果；观察组的其他各项治疗指标也明显优于对照组。还有研究回顾性分析了 90 例成人急性感染性腹泻住院患者的临床资料：患者随机分组，对照组给予环丙沙星常规治疗，实验组给予环丙沙星联合布拉氏酵母菌治疗；一个疗程后，实验组的临床疗效、止泻时间、痊愈时间均明显优于对照组。布拉氏酵母菌也能缩短儿童急性感染性腹泻病程，减少住院时间。病毒感染引起的腹泻，如病毒性肠炎，又名婴幼儿秋季腹泻。轮状病毒（rotavirus， RV）是其主要感染源，益生菌制剂对轮状病毒性肠炎疗效确切。有研究在常规治疗基础上联合双歧杆菌乳杆菌三联活菌片治疗 68 例轮状病毒性腹泻患儿，对照组仅给予常规治疗；结果两组疗效比较有显著性差异，临床症状改善程度比较也显示了明显差别。婴幼儿腹泻时常伴乳糖不耐受，轮状病毒感染时尤甚。有研究对 57 例轮状病毒感染继发乳糖不耐受的患儿，通过抗感染、补液、服用黏膜保护剂和微生态制剂联合乳糖酶治疗，轻重度病情患儿均获得良好疗效。

二、在抗生素相关性腹泻中的应用

抗生素相关性腹泻（ADD）是个日益严重的问题，而益生菌应用于预防 AAD 的治疗日趋广泛。2015 年 Cochrane 发布益生菌预防儿童 AAD 研究报告，共纳入 23 项 RCT 研究，入选儿童有 3938 例，年龄 2 周至 18 岁，实验所用益生菌为乳杆菌属、双歧杆菌属、芽孢杆菌属、酪酸梭菌、链球菌属、乳球菌属或布拉氏酵母菌等，单菌或复合制剂，剂量在 500 万～100 亿 CFU/d 不等。抗生素与益生菌同时应用，益生菌使用时间为 1～12 周。分析结果显示，益生菌组 AAD 发生率为 8%，安慰剂组为 19%（RR=0.46，95% CI：0.35～0.61，I^2 = 55%），具有显著性差异（GRADE 分析为中等质量）；所有益生菌制剂中，仅有 LGG 或布拉氏酵母菌剂量在 50 亿～400 亿 CFU/d 具有预防 AAD 发生的作用（NNT=10），并得出结论早产儿应用其他益生菌制剂预防 AAD 是有效及安全的。益生菌耐受性较好，偶有轻微副作用，如皮疹、恶心、腹胀、腹鸣或便秘等。

ESPGHAN 益生菌预防 AAD 工作组的结论与 Cochrane 一致，其他益生菌菌株或复合菌株制剂缺乏有效的证据。

2013 年美国胃肠病学会指南指出：益生菌能够有效降低 AAD，但并没有足够的证据证明益生菌能有效减少艰难梭菌感染的发生。在临床不能避免抗生素使用的情况下，益生菌可以作为一种预防措施。Cochrane 一项 Meta 分析研究报告纳入 23 项完整 RCT 研究，共 4123 名受试者，结果显示，益生菌组艰难梭菌相关性腹泻（CDAD）的发生率为 2%，安慰剂组为 5.5%（RR=0.36，95% CI：0.26～0.51），益生菌显著减少发生 CDAD 风险。最新一项 Meta 分析结果显示，鼠李糖乳杆菌和布拉氏酵母菌减少发生 CDAD 风险，减少率分别为 63.7%和 58.2%。

综上所述，抗生素导致肠道菌群紊乱，益生菌干预的最佳时机是致病菌繁殖或定植前，因此，益生菌早期干预可以有效减低 AAD 和 CDAD 的发生率，临床上在使用抗生素同时应用益生菌是合理有效的。益生菌用于预防的效果与抗生素的种类、抗生素的疗程及患者年龄、住院时间和并发症等危险因素有关，益生菌的数量和菌株对疗效也有一定影响，推荐剂量为≥50 亿 CFU/d（详见第二十一章）。

三、在炎性肠病中的应用

炎性肠病（IBD）是肠道发生的炎性病变，腹痛、腹泻甚至黏液血便是其主要症状，溃疡性结肠炎（UC）和克罗恩病（CD）是其常见的两种形式。肠黏膜免疫系统异常及由此造成的感染是致病的主要因素。肠道细菌可能通过如下一种或多种途径参与 IBD 的发病：①IBD 患者肠道菌群失调，肠道内致病菌增多，分泌肠毒素使肠上皮通透性增加；②致病菌分泌免疫抑制蛋白，导致黏膜免疫失调；③增多的致病菌直接侵袭损伤肠上皮细胞，破坏肠黏膜屏障。IBD 通过上述机制破坏肠道稳态，产生一系列不适当的免疫和炎症反应。益生菌类微生态制剂用于治疗炎性肠病，可以直接改善肠道菌群，促进肠内物质的转化；可以提高肠道上皮组织屏障功能，防止肠道细菌移位，进而减少肠道炎性因子，改善肠道环境，缓解或治愈炎性病症。故在 IBD 的治疗中辅以微生态疗法，可起到事半功倍的效果（详见第十八章）。

四、在肠易激综合征中的应用

肠易激综合征（IBS）是由功能改变而导致的，以腹痛、慢性或复发性腹泻为主要症状，兼有排便习惯或粪便性状异常的综合征。其诱因主要有①精神、神经因素：有心理疾病的人更易发生 IBS， IBS 患者受到精神刺激更易引起肠动力紊乱。国外研究也显示神经内分泌的调控加重了肠功能的紊乱。②肠道各种刺激因素：这些因素可以使肠道功能发生改变，使症状加重。肠道受到反复刺激后，处于高敏状态，使肠管产生了"易激性"。所以 IBS 合并精神心理障碍的患者治疗时可以合用微生态制剂。有研究对 60 例 IBS 患者用酪酸梭菌活菌胶囊联合氟哌噻吨美利曲辛片治疗 3 周后，患者消化道症状及精神状态明显好转，总有效率达 90%，明显高于对照组，也未出现明显不良反应，表明微生态制剂对 IBS 治疗有积极的促进作用。对肠道菌群失衡的 IBS 患者，补充微生态制剂是治疗的有效手段。微生态制剂可能通过调节肠道菌群、调节免疫功能，从而调节肠-脑轴紊乱和肠道高敏感性（详见第十九章）。

人体微生态系统正常与否在人体健康中发挥着举足轻重的作用。微生态制剂的应用对人体既有药理作用，又有营养作用。肠内微生态营养在提供必需营养素的同时还需提供人体的原籍菌群或原籍菌群加益生元，以维持肠黏膜的完整性，促进肠蠕动。微生态制剂在不同疾病中的使用上还缺乏有力的证据和实验数据，将来还需大量的临床研究进一步证实其有效性和安全性。

（金忠芹 武庆斌）

参 考 文 献

陈洁, 程茜, 黄瑛, 等, 2017. 益生菌儿科临床应用循证指南[J]. 中国实用儿科杂志, 32(2): 81-90.

武庆斌, 2017. 益生菌在儿童抗生素相关性腹泻病的应用[J]. 中国实用儿科杂志, (2): 23-26.

中华医学会儿科学分会消化学组,《中华儿科杂志》编辑委员会, 2016. 中国儿童急性感染性腹泻病临床实践指南[J]. 中华儿科杂志, 54(7): 483-488.

Beasley DE, Koltz AM, Lambert JE, et al, 2015. The evolution of stomach acidity and its relevance to the human microbiome[J]. PLoS One, 10(7): e0134116.

Deweerdt S, 2018. How baby's first microbes could be crucial to future health[J]. Nature, 555(7695): S18-S19.

Gay NJ, Symmons MF, Gangloff M, et al, 2014. Assembly and localization of Toll-like receptor signalling complexes[J]. Nat Rev Immunol, 14(8): 546-558.

Goldenberg JZ, Lytvyn L, Steurich J, et al, 2015. Probiotics for the prevention of pediatric antibiotic-associated diarrhea[J]. Cochrane Database Sys Rev, (12): CD004827.

Guarino A, Guandalini S, Lo Vecchio A, 2015. Probiotics for prevention and treatment of diarrhea[J]. J Clin Gastroenterol. 49 (Suppl 1): S37-S45.

Guarner F, Sanders ME, AI E, et al, 2017. World Gastroenterology Organisation global guidelines: Probiotics and prebiotics February 2017[M]. World Gastroenterology Organization: 1-6.

Harris VC, Haak BW, Boele van Hensbroek M, et al, 2017. The intestinal microbiome in infectious diseases: The clinical relevance of a rapidly emerging field[J]. Open Forum Infect Dis, 4(3): ofx144.

Hill C, Guarner F, Reid G, et al, 2014. Expert consensus document. The International Scientific Association for Probiotics and Prebiotics consensus statement on the scope and appropriate use of the term probiotic[J]. Nat Rev Gastroenterol Hepatol, 11(8): 506-514.

Khosravi A, Yánez A, Price JG, 2014. Gut microbiota promote hematopoiesis to control bacterial infection[J]. Cell Host & Microbe, 15(3): 374-381.

Linares DM, Ross P, Stanton C, 2016. Beneficial microbes: the pharmacy in the gut[J]. Bioengineered, 7(1): 11-20.

Lynch SV, Pedersen O, 2016. The human intestinal microbiome in health and disease[J]. N Engl J Med, 375(24): 2369-2379.

Ouwehand AC, 2015. The role of probiotics in digestive health[J]. Nutr and Diet, Suppl 7: 103-109.

Rodríguez JM, Murphy K, Stanton C, et al, 2015. The composition of the gut microbiota throughout life, with an emphasis on early life[J]. Microb Ecol Health Dis, 26: 26050.

Sánchez B, Delgado S, Blanco-Míguez A, et al, 2017. Probiotics, gut microbiota and their influence on host health and disease[J]. Mol Nutr Food Res, 61(1): 1-15.

Seillet C, Belz GT, Mielke LA, 2014. Complexity of cytokine network regulation of innate lymphoid cells in protective immunity[J]. Cytokine, 70(1): 1-10.

Staley C, Weingarden AR, Khoruts A, et al, 2017. Interaction of gut microbiota with bile acid metabolism and its influence on disease states[J]. Appl Microbiol Biotechnol, 101(1): 47-64.

Szajewska H, Guarino A, Hojsak I, et al, 2014. Use of probiotics for management of acute gastroenteritis: a position paper by the ESPGHAN Working Group for Probiotics and Prebiotics[J]. J Pediatr Gastroenterol Nutr, 58(4): 531-539.

Young VB, 2017. The role of the microbiome in human health and disease: an introduction for clinicians[J]. BMJ, 356: j831.

第十七章

肠道菌群与新生儿疾病

新生儿坏死性小肠结肠炎（necrotizing enterocolitis，NEC）是一种严重威胁新生儿特别是早产儿和低出生体重儿生命的灾难性疾病，是最严重的消化系统危重症。该病起病急，多无预兆，病情进展快，预后差，病死率高，需要手术治疗的 NEC 病死率更高。临床上多以腹胀、呕吐、腹泻、便血和喂养不耐受为主要症状，严重者可发生肠管坏死、穿孔和弥散性血管内凝血（DIC）；腹部 X 线检查以肠壁囊样积气为特征；NEC 可能发生在肠道的任何一个部位，但常发生的部位主要是小肠及结肠，尤其以回肠远端及升结肠近端最为常见；其特征性表现是消化道壁中性粒细胞等炎性细胞浸润、黏膜下水肿、出血和肠绒毛结构破坏，甚至出现消化道壁全层坏死或穿孔。NEC 多见于早产儿和低出生体重儿，胎龄越小，出生体重越低，NEC 发生率越高，病死率越高；随着新生儿救治技术的提高，在发达国家足月儿 NEC 病例已比较少见，仅占所有新生儿 NEC 的 10%，但我国新生儿 NEC 中，足月儿仍占较高比例。在过去 30 年中，随着新生儿科医疗救护技术水平的不断提高，早产儿、低出生体重儿存活率明显上升，伴之而来的是一些容易发生在这些新生儿中的疾病发病率却明显上升，NEC 就是其中之一。NEC 不仅增加长期住院的医疗费用，而且导致远期不良结局风险增加，如生长发育延迟、短肠综合征、反复感染、长期肠外营养相关的肝脏疾病等。更令人担忧的是，NEC 可导致远期神经发育迟缓；与相同出生体重的新生儿相比，NEC 患儿神经系统损害发生率显著增高。

第一节　早产新生儿胃肠道菌群定植的特点

新生儿肠道菌群受到分娩方式、胎盘及羊水、母亲因素（营养、体质指数、妊娠期体重增长、微生物结构等）、喂养方式及抗生素暴露等诸多因素的影响。

一、正常新生儿肠道菌群定植的过程

长期以来，人们认为子宫是一个无菌环境，胃肠道和胎粪在出生时是无菌的，出生后通过接触母体和环境导致微生物迅速定植。而目前越来越多的研究报道，在母孕期胎盘、

脐血管和羊膜腔中分离出微生物 DNA，表明胎儿在宫腔内就开始接触微生物菌落，胃肠道和皮肤菌群定植可能在宫内就已经开始。在胎儿期，肠道微生态主要由低密度的肠杆菌、葡萄球菌、链球菌、乳酸菌等构成，其菌群可能来自于羊水或母体肠道，即母亲与胎儿间存在"母亲-胎儿通路"；有学者推测微生物通过母体泌尿生殖道进入羊水，或可能从母体口腔和肠道转移到血液中，并通过血行播散到达胎盘，随后，微生物迁移到胎儿-胎盘界面，在胎儿吞下羊水后，最终可能在胃肠道定居。

肠道微生态系统处于动态变化中，新生儿出生后肠道微生物群的定植是胎儿宫内菌群定植的延续和强化，是一个连续而复杂的过程。分娩时，胎儿与母体阴道和肠道菌群接触，随着各种环境和母体菌群的摄入，在出生约 2h 后即有大肠杆菌、其他肠杆菌、肠球菌、链球菌和葡萄球菌等一些需氧菌与兼性厌氧菌在新生儿肠道迅速定植。在健康个体中，随着细菌数量不断增加，氧气逐渐消耗，这种微生物群相继被更多的厌氧菌优势微生物群取代，出现多种厌氧菌开始在肠道定植，在出生 24～48h 后厌氧菌进入肠道并成为主要菌群；在生后 1 周左右，逐步形成以拟杆菌、双歧杆菌、梭菌属细菌等厌氧菌为主的肠道菌群，其中，双歧杆菌在新生儿期和婴儿早期占主导地位。此外，在围生期，新生儿不仅接触到大量的多样性的细菌，还接触到各种生物，如病毒、真菌和寄生虫。断奶后，婴儿的肠道菌群组成不断向成人方向演变，多样化微生物菌群迅速在婴儿肠道中定植，形成与成人相似的肠道菌群模式，直至 3 岁逐渐趋于稳定。

对于大多数健康的新生儿，菌群定植是一个正常过程；围生期和出生后早期是建立微生物菌群的最关键时期，出生后新生儿肠道定植的细菌被认为是"正常"菌群，主要来源于母体和周围环境，随后喂养及外界等因素可刺激这些获得的菌群在其肠道内定植。微生物菌群定植不仅仅只是与宿主相互容纳，在肠道早期定植的菌群在促进和维持免疫应答平衡和出生后随即建立肠道屏障中发挥至关重要的作用；同时，肠道定植的菌群还提供营养物质，代谢不能消化的化合物，并在以后生命中防御条件病原体的定植。然而，所有在肠道定植的细菌并非都是有益的，由于新生儿免疫系统和肠道屏障都很脆弱，尤其是在早产和出生体重低的新生儿中更是如此，可能发生新生儿肠道菌群定植异常，甚至出现潜在的病原体定植。

二、新生儿肠道菌群定植的影响因素

胎儿皮肤和肠道菌群定植受母体微生物菌群（特别是那些栖息于远端肠道、口腔、阴道和皮肤的微生物菌群）、胎膜破裂时间、母体遗传学因素、药物和膳食等因素的影响。新生儿肠道菌群的发育模式进一步受到分娩方式和产后环境暴露、医疗操作、婴儿遗传因素、药物和进食、肠内喂养及固有免疫和适应性免疫系统成熟等因素影响，是多种因素综合作用的复杂过程，特别是在建立该生态系统的生命早期。其中，分娩方式、喂养方式、抗生素应用及出生后生活环境等因素是影响新生儿肠道细菌定植的最重要因素。

（一）分娩方式

分娩方式是新生儿肠道菌群建立的主要影响因素之一，也是影响肠道菌群组成的第一个围生期因素。阴道分娩儿经阴道分娩时主要接触母亲羊水、阴道、会阴区及母亲粪便中的微生物菌群，通过阴道分娩传递这些菌群，使新生儿获得肠道微生物，其菌群主要由乳酸杆菌、普氏菌和双歧杆菌构成；而剖宫产婴儿缺少这一传递过程，剖宫产儿出生时所接触的环境主要为周围"无菌"环境、医护人员消毒的手，以及母亲皮肤，构成以葡萄球菌为主的菌群结构。研究证实：在生后早期（1~24 周），经阴道分娩婴儿菌群组成无显著改变，剖宫产婴儿肠道厌氧微生物菌群形成延迟，优势化时间延迟，双歧杆菌水平在生后 4~8 周才达到正常水平，特别是双歧杆菌和类杆菌的定植晚于阴道分娩儿，在生后 1 周厚壁菌门细菌数目增加，放线菌门细菌数目降低，至生后第 8 周逐渐趋于稳定；剖宫产儿双歧杆菌和乳酸杆菌肠道定植率分别要到生后 1 个月和 10 天才能赶上阴道分娩儿的水平。有研究比较经阴道分娩与剖宫产新生儿粪便菌群组成上的差异，发现剖宫产新生儿乳酸杆菌等有益菌减少，致病菌比例增加，微生物多态性降低，且这种差异在生后 12 个月时仍持续存在。

（二）早产

对微生物组成有重大影响的因素是早产程度。环境因素和宿主免疫反应的成熟是早产儿肠道微生物菌群发育的主要因素，早产儿肠道菌群改变与不成熟的免疫肠道反应的相互作用触发促炎和抗炎细胞因子反应，从而影响早产儿形成与健康足月新生儿不同的肠道菌群定植模式，表现为早产儿肠道菌群缺乏多样性，以变形菌门和厚壁菌门（葡萄球菌）定植为主；早产儿肠道菌群的稳定形成推迟，从而增加早产儿肠道的炎症反应甚至更严重的免疫反应，并影响肠道屏障功能，容易发生肠道菌群"移位"，导致早产新生儿发生败血症、NEC 风险增加。早产儿由于存在宫内感染、胎膜早破、绒毛膜羊膜炎等感染高危因素，常需使用抗生素，则进一步造成肠道菌群定植过程延迟或损害。

（三）喂养方式

出生后喂养方式是影响肠道微生物群演替的重要因素。母体除通过自然分娩时从产道传递塑造生命早期肠道菌群，还会通过母乳喂养再次塑造，母乳喂养儿生命早期肠道菌群不仅来自母乳，尚有部分来自吸吮母乳时接触的乳晕皮肤。研究证实肠黏膜相关厌氧菌可通过母乳垂直传播，由母亲肠道传递到婴儿肠道：①母孕期内分泌变化增加了母亲肠道通透性，有利于细菌移位；②乳房皮肤菌群和婴儿口腔菌群逆行进入乳房帮助建立乳汁菌群；③母亲肠道菌群被免疫细胞选择性摄入，携带移位至乳腺，进入婴儿肠道。母乳喂养婴儿和配方乳喂养婴儿肠道微生物菌群的组成不同。业已证实，母乳喂养儿肠道菌群以双歧杆菌为主，与人工喂养儿相比，母乳喂养儿生后 1 周内肠道有大量双歧杆菌、肠球菌和肠杆菌定植，1 个月后双歧杆菌为绝对优势菌，母乳喂养儿肠道双歧杆菌数量明显高于人工喂养儿，其原因是母乳中存在双歧杆菌，其中的低聚寡糖可促进双歧杆菌生长，而人工喂养儿肠道中双歧杆菌数量少，并呈现多样性改变；同时，与人工喂养儿相比较，母乳喂养儿肠道菌群多样性更高。另一方面，配方乳喂养儿可能会形成复杂的微生物菌群（包括兼性厌氧菌、类杆菌和梭状芽孢杆菌），与母乳喂养相比较，人工喂养及固体食物喂养不仅会抑制婴儿肠道有益菌群（如双歧杆菌）的增殖，还会增加婴儿肠道有害细菌的种类和数量，主要包括拟杆菌和梭菌。

（四）环境因素

出生后，新生儿与环境中的微生物间持续相互作用显著影响其肠道微生物组成的形成。肠外营养或在暖箱中护理会延迟或损害肠道菌群定植过程。在 ICU 环境下，特别是随着在住院时间延长，抗生素的使用频繁，新生儿出生后微生物群组成的个体间差异将不明显，往往容易出现医院耐药性病原体在新生儿肠道中定居；在过度拥挤及资源贫乏的医院卫生条件下，婴儿肠道也容易被院内病原体侵染。

（五）抗菌药物应用

抗生素应用包括产前后母体应用及婴儿产后本身直接应用抗生素，均可能会延迟或损害肠道菌群定植过程。产前抗生素暴露不仅影响母亲菌群组成，导致母亲微生物菌群多样性下降，而且扰乱子代固有免疫，影响产道微生物向子代传递，造成新生儿出生肠道菌群组成模式改变，表现在放线菌和拟杆菌比例降低，而变形菌和厚壁菌增加。出生后抗生素应用影响新生儿微生物菌群定植的模式和演替；母亲产后的抗生素暴露会通过母乳使婴儿也暴露于抗生素，进一步增加婴儿肠道菌群的多样性。

（六）免疫功能

新生儿，特别是早产儿胃肠道和免疫系统发育不成熟，未成熟的胃肠屏障和免疫反应可能使新生儿更容易感染脓毒症。另一方面，肠道及其肠道微生物群落在调节局部肠道免疫功能、全身 T 细胞和中性粒细胞功能方面发挥重要作用，肠道菌群失调可能导致局部和全身免疫功能的异常改变，从而增加脓毒症的发病风险。

第二节　新生儿坏死性小肠结肠炎病因、危险因素及发病机制

有关 NEC 的病因和发病机制目前仍不肯定。传统认为，NEC 主要是早产儿和极低出生体重儿未成熟肠道的缺血性黏膜损伤所致；但近期研究表明，NEC 是一种包含产前和产后多种致病因素综合作用的结果。产前的绒毛膜羊膜炎，甚至产前抗生素暴露等造成肠道菌群多样性降低是发生 NEC 的产前危险因素；产后危险因素包括肠道遗传背景如 Toll 样受体多态性，新生儿免疫系统的未成熟，肠道屏障功能不成熟和肠道先天性防御机制降低（如肠道蠕动缓慢、黏液减少、SIgA 不足、消化液产生和组成成分改变、消化酶功能降低、肠黏膜上皮细胞间紧密连接不完整及通透性增加等），肠内喂养的快速引入和推进，配方奶喂养而不是母乳喂养，肠缺氧-缺血-再灌注，以及干扰正常新生儿肠道菌群定植的因素

和肠道菌群失调等；此外，羊膜早破、肠道内过量短链脂肪酸、先天性心脏病、低血糖、红细胞增多症、呼吸衰竭等也是 NEC 的危险因素。所有这些因素均有可能触发未成熟的消化道发生非正常的炎症反应和组织损伤，诱导激活炎性细胞因子，导致抗炎和促炎调节失衡，即包括肿瘤坏死因子、血小板活化因子、一氧化氮、IL-1、IL-6、IL-18、内皮素-1、白三烯、血栓素和氧自由基等在内的促炎分子上调，以及许多抗炎分子（前列环素、一氧化氮、多种生长因子，如转化生长因子、表皮生长因子、肝素结合表皮生长因子、胰岛素样生长因子和红细胞生成素、IL-10、IL-11、IL-12、谷氨酰胺和精氨酸）下调，即早产配方奶喂养改变肠道微生物群，引起未成熟小肠的炎症反应，从而引发多处肠道黏膜损伤和肠组织坏死，最终导致 NEC 发生。

一、早产及肠道发育不成熟

NEC 大多发生在早产儿，早产是 NEC 公认的重要危险因素。业已证实，早产儿胃肠道是一个易发生 NEC 的环境，这与早产儿肠道运动、消化功能、肠道血液循环、肠道屏障功能及肠道固有免疫功能未成熟密切相关。早产儿未成熟肠道的蠕动、消化、屏障功能和菌群定植等方面都不同于成熟肠道，早产儿胃肠容量小，胃肠壁薄，绒毛短小；各种消化酶分泌量少，各种酶的功能发育不完善；胃肠排空能力弱，肠蠕动过缓，肠内容物向下推进缓慢，肠内有害细菌和毒素积累增加了有毒物质与肠上皮细胞接触的时间，可能导致肠损伤，肠道内短链脂肪酸过多或肠道吸收减少可能通过降低肠道内 pH 导致直接和间接的肠损伤。近年来证实肠道是机体最大的免疫器官，早产儿胃肠道的免疫功能存在缺陷，包括肠上皮淋巴结功能障碍，SIgA、表皮生长因子等细胞因子的缺乏；这些因素使得早产儿未成熟肠道对肠道菌群的定植非常敏感，其肠道免疫系统可能无法控制肠道菌群的定植，同时，不同于成熟肠道，早产儿肠道黏膜屏障功能不完善与固有免疫的协同作用缺陷使得胃肠道对感染、缺血、缺氧等致病因素刺激产生过强和过度的炎症应答，导致肠黏膜屏障损害、病原体移位、炎症加重及组织损伤，从而引发 NEC。

二、喂养不当及配方奶喂养

NEC 大多发生在早产儿建立肠内喂养后，当配方奶渗透压过高（＞400mmol/L）或者奶量增加速度过快（每日＞20ml/kg）时，可造成早产儿原本发育不成熟的消化道黏膜损伤，为异位细菌定植创造条件，很大程度上增加 NEC 发病风险，使得细菌易侵入消化道壁内并繁殖，因此，不合理的肠道喂养和早期配方奶喂养都会增加 NEC 发生的风险。对于采用配方奶喂养的新生儿，一方面，配方奶缺乏母乳中所含的免疫球蛋白、免疫活性细胞等多种保护性因素；另一方面，乳液渗透性、配方奶喂养数量和频率、配方奶成分及其对肠道菌群的影响等，都可造成早产儿肠道黏膜损伤，从而增加 NEC 发病风险。

三、肠道菌群建立不完善、菌群失调及肠道感染

新生儿出生后一周内通过健康母乳喂养，可获得母乳中的有益菌如双歧杆菌、乳酸杆菌等定植，早期细菌种群具有高度多样性和低复杂性。而大多数早产儿在出生后无法常规喂养，肠道菌群建立出现延迟或异常。与足月新生儿相比，早产儿体内微生物的潜在致病菌比例更高。早产儿出生后进入 NICU 普遍使用抗生素，极低出生体重儿肠道细菌的多样性程度比较低，更容易菌群失调（肠道菌群组成不和谐），这可能成为 NEC 发生的一个独立危险因素。NEC 动物模型实验和临床研究都证实，细菌是新生儿发生 NEC 的一个关键角色，NEC 并不发生在无菌环境中，只有在接触微生物后才发生；因此，肠道菌群定植是 NEC 发生的先决条件和主要决定因素，肠道菌群失调是引发 NEC 的重要发病机制。研究表明，NEC 病例和对照组在胎粪微生物菌群组成上就存在差异；而且，在 NEC 发病前肠道内已经发生菌种数量减少及致病菌群出现，肠道菌群异常定植最终导致 NEC 发生。研究证实，临床确诊 NEC 前 2 周，肠道菌群中变形菌门相对丰度明显升高，厚壁菌门相对丰度降低，提示肠道菌群紊乱发生于 NEC 发病之前。最近一项研究显示，与对照组相比，早发型 NEC 发病早期厌氧芽孢杆菌丰度增加；而晚发型 NEC，发病前 6 天大肠志贺杆菌比例增加，发病前 3 天，阪崎肠杆菌显著增加。目前尚未发现引起 NEC 的单一致病菌；大多数 NEC 病例是散发的，无明显的季节性分布，偶有暴发流行。因此，至今为止，NEC 的发病是否存在特定致病菌尚无定论；由于各种培养难以找到病原菌，更可能是异常定植的胃肠道共生病原菌，在 NEC 发病机制中具有重要意义。

四、缺血、缺氧及再灌注损伤

目前普遍认为，NEC 的发生可能与多种因素导致肠道血管功能不全及随后的选择性肠系膜缺氧有关。任何引起肠黏膜缺血、缺氧相关损伤的因素，如脐动脉血流逆流、脐血管置管、换血疗法、输注去白红细胞、先天性心脏病、贫血、出生时低 Apgar 评分、窒息及酸中毒等都会增加 NEC 的发病风险，直接或间接引起肠黏膜屏障保护功能减低，增加细菌入侵的机会。对于足月儿或晚期早产儿，胃肠道缺血缺氧是诱发 NEC 的危险因素之一，患有动脉导管未闭、主动脉缩窄等先天性心脏病的足月儿，其循环功能异常致胃肠道灌注不足，易引发肠道黏膜缺血性损伤，进一步引起胃肠道炎症级联反应，最终引发 NEC。早产儿缺血缺氧病变并非 NEC 发生的主要因素，而胃肠道灌注不足使一氧化氮、内皮素等血管调控因子分泌异常引发炎症反应才是诱发 NEC 的主要因素之一。

五、免疫功能异常/Toll 样受体

未发育成熟的肠道存在诸多潜在的免疫缺陷，使早产儿肠道更易损伤，同时，未成熟的肠黏膜对损伤会发生过度的炎症反应，这可能是多种 NEC 发病机制中最后的共同途径。随着对 NEC 领域的深入研究，发现脂多糖受体 TLR4 在疾病的发病机制中起着重要作用。

胎儿消化道 TLR4 的表达随胎龄持续升高，早产儿消化道 TLR4 水平高，且缺氧和脂多糖的暴露增加 TLR4 的表达；研究证实，TLR4 在 NEC 患儿表达增加，TLR4 的激活可导致黏膜损伤和肠上皮细胞凋亡；超表达的 TLR4 甚至可以逆转母乳的保护作用，加速 NEC 的发生。同时，早产儿 TLR4 信号途径的负调控因子表达量均较足月儿低，导致早产儿未成熟的肠上皮细胞对病原体的刺激容易产生过度的炎症反应，因此，更易发生 NEC。

第三节　新生儿坏死性小肠结肠炎早期识别及诊断

一、新生儿坏死性小肠结肠炎临床特点及危险因素

NEC 以腹胀、胃潴留、呕吐、便血为主要表现，严重时出现肠坏死、穿孔、DIC、休克甚至死亡。参考 Short 等的标准，发病日龄在生后≤7 天者定义为早发型，>7 天后发病者定义为晚发型。早产儿 NEC 多为晚发型，可出现喂养不耐受、胃潴留、呼吸暂停等，严重者可有进行性腹胀、腹壁红斑等表现，合并肠穿孔；严重早产儿 NEC 有其他多系统累及，包括精神反应差、组织灌注不足、呼吸功能不全、心动过速或心动过缓、体温不稳定、高血糖或低血糖等；部分 NEC 病例需手术治疗，而在存活者中，约有一半患儿存留肠狭窄、短肠综合征、精神运动发育迟缓、营养不良、维生素吸收障碍、胆汁酸代谢障碍等后遗症。足月儿 NEC 多合并其他基础疾病，国外报道足月 NEC 病例多合并围生期窒息、紫绀型先天性心脏病、红细胞增多症、败血症、低血压（包括早发型败血症引起的低血压）和新生儿戒断综合征等；我国足月儿 NEC 人群合并小于胎龄比例高，母乳喂养比例低，NEC 起病时间较早产儿提前，即早发型多见，最常见的基础性疾病分别为窒息、败血症和肺炎。

二、新生儿坏死性小肠结肠炎临床诊断

（一）临床诊断

目前临床诊断 NEC 主要根据患儿的临床表现、腹部影像学检查结果及实验室检查结果综合判断。由于 NEC 缺乏特异性临床表现及实验室指标作为诊断依据，对于 NEC 的早期诊断很困难。1986 年 Walsh 对 Bell 在 1978 年提出的 NEC 临床分度标准做了修改。目前有关 NEC 的诊断多采用修正 Bell-NEC 分期标准：即 I 期表示亚临床或轻症 NEC，II 期 NEC 可确诊，III 期 NEC 病情危重，病死率极高。修改后的分期标准一直在国外得到广泛使用，依靠它进行诊断、指导治疗、评价预后。然而，该分期对早期患儿仍缺乏特异性诊断标准，如体温不稳、喂养不耐受、呕吐、腹胀、便血、血流灌注压低等非特异性表现，与早产儿胃肠道蠕动障碍、电解质紊乱或败血症诱发的肠梗阻有时难以鉴别；虽然在腹部 X 线平片上肠袢扩张、肠壁积气、门静脉积气等是 NEC 的特异性改变，但在早期症状往往不典型。有时往往延误对病情的判断，没有及时干预，导致病情迅速进展。因此，人们一直期待着有利于 NEC 早期诊断的实验室检测手段。修改后的 Bell 分期标准见表 17-1。

表 17-1　修改后的 Bell 分期标准

分期	分度	全身表现	消化道表现	X线特点
I A	可疑	体温不稳、呼吸暂停、心动过缓	胃潴留、轻度腹胀、粪便隐血阳性	正常或轻度肠扩张
I B	可疑	同 I A	同 I A，加鲜血便	同 I A
II A	典型 NEC——轻度	同 I A	同 I，加肠鸣音消失、伴或不伴腹部压痛	肠扩张、肠壁积气
II B	典型 NEC——中度	同 I，加轻度代谢性酸中毒、轻度血小板减少	同 I，加肠鸣音消失、明确的腹部压痛、伴或不伴腹壁蜂窝织炎或右下腹包块	同 II A，加门静脉积气、伴或不伴腹水
III A	进展 NEC——重度（肠损伤）	同 II B，加低血压、心动过缓、呼吸性和代谢性酸中毒、DIC、白细胞减少	同 I 和 II，加弥漫性腹膜炎征象、明显腹部压痛和腹胀	同 II B，加明确腹水
III B	进展 NEC——重度（肠穿孔）	同 III A	同 III A	同 II B，加气腹

（二）常规实验室检查

　　NEC 患儿的血常规检查结果多表现为感染特性，如贫血，白细胞计数异常升高或降低，中性粒细胞核左移，血小板、粒细胞总数和淋巴细胞计数均不同程度减少及未成熟中性粒细胞与总中性粒细胞比值升高等。通过血气分析和电解质测定，可了解 NEC 患儿的电解质紊乱和酸中毒程度，指导液体和静脉营养液的补充治疗。对 NEC 患儿的粪便检查可见外观色深，隐血试验结果呈阳性，镜检可见数量不等的白细胞和红细胞。对 NEC 患儿的血培养，如细菌培养呈阳性，则对于明确 NEC 病因具有一定意义。

（三）影像学检查

　　1. 腹部 X 线摄片检查　为临床诊断 NEC 的主要依据；具有 NEC 确诊意义的腹部 X 线摄片检查结果表现如下。①肠壁积气：表现为肠壁间有条索状的积气，主要见于小肠浆膜下部分，甚至整个小肠及结肠；②黏膜下气泡征：相较于肠壁积气，其对于诊断 NEC 的特异性降低；③门静脉积气：提示 NEC 病情严重，可见自肝门向肝内呈树枝状透亮影，可在 4h 内消失；④气腹征：提示已出现肠坏死穿孔，患儿取左侧卧位易于观察，在前腹壁间与肠曲间出现小三角形透光区。但在不成熟的婴儿中以上表现较难发现，且 NEC 患者具有穿孔的高风险，使用造影剂或灌肠剂是严格禁忌的。

　　腹部 X 线摄片检查诊断 NEC 缺乏特异性，对于 NEC 的临床诊断具有一定局限性。NEC 患儿腹部 X 线摄片提示肠壁间隙增宽、肠壁积气、气腹、门静脉积气等阳性时，往往病情已非常严重，因此，尽管目前 NEC 的主要影像学检查仍靠腹部平片，但不能将腹部 X 线摄片检查作为早期诊断的指标，对于 NEC 发病初期，可每 6~8h 复查 1 次腹部 X 线摄片以期能够尽早明确诊断。

2. 腹部彩色多普勒超声检查 采用腹部彩色多普勒超声对肠管形态及肠壁回声进行观察，有助于 NEC 早期诊断。NEC 的腹部彩色多普勒超声表现主要包括肠壁黏膜下或浆膜见气体回声、肠腔扩张积液、门静脉积气、腹水等。相对于 X 线检查，超声检查的优越性在于避免了 X 线的辐射，并且，彩色多普勒超声能可清晰地显现和动态观察肠壁厚度、肠道血流灌注、门静脉积气、腹水及肠道蠕动情况等情况，对于腹腔内的游离气体、肠段缺血的敏感性远优于 X 线检查；随着超声分辨率的显著提高，门静脉积气在腹部超声中发现率远较 X 线敏感性高，在肠穿孔患者中，超声可观察到无回声游离液体和肠壁变薄，而腹部 X 线平片中却没有检测到游离空气。因此，腹部彩色多普勒超声检查对于腹部 X 线摄片尚不能发现 NEC 特异性表现时，可早期发现 NEC。但如果 NEC 患儿腹部超声检测提示肠壁间隙增宽、肠壁积气、气腹、门静脉积气等阳性时，往往病情已非常严重。

3. MRI 由于肠壁积气很容易在 MRI 中被检测出，所以，MRI 也可用于 NEC 的诊断，但是检查时间长，大多数 NEC 患儿不能耐受此项检查，而且，检测早期肠系膜缺血较困难，故临床较少采用 MRI 对 NEC 进行诊断。

（四）生物标志物

1. 非特异性的炎性反应标志物 许多非特异性的炎性反应标志物，如 CRP、降钙素原（PCT）、血清淀粉样蛋白 A（SAA）、中性粒细胞 CD64（nCD64）、IL-6 及 IL-8 等，在 NEC 发生时都明显升高，可反映 NEC 患儿全身感染的疾病状态，作为 NEC 辅助诊断的实验室指标。但单独检测上述某项非特异性的炎性反应标志物的价值有限，最好将早期标志物如 IL-6、IL-8、nCD64 等与中晚期的标志物如 CRP、SAA、PCT 等相结合一起评价以获得最大诊断益处；而且，这些血清学炎性指标不能直接反映 NEC 患儿肠上皮细胞损伤、坏死的状态，难以与其他感染性疾病相鉴别，因此，对于 NEC 诊断比较局限，早期诊断的敏感性较差，往往需要多种指标综合评估。业已证实，CRP 是监测新生儿炎性反应的最常用指标，CRP 与 NEC 病情严重程度相关，当 CRP 显著升高，往往提示 NEC 已进展到比较严重的程度，甚至出现肠穿孔、腹腔脓肿和炎性腹部肿块等并发症的可能，可能需要手术干预。SAA 与 CRP 相仿，与 NEC 疾病严重程度呈正相关，且 SAA 和 NEC 的 Bell 分期保持一致，其结合疾病的临床症状和体征有助于早期把握 NEC 手术干预时机，并且和手术治疗后的预后效果有关，因此，对 NEC 的诊断和病情判断上，SAA 较 CRP 准确、敏感、可靠。PCT 是监测新生儿细菌感染的早期指标，在 NEC 早期就会出现 PCT 升高；PCT 水平持续升高是 NEC 患儿病情严重和进展的重要指标。IL-8 是 NEC 最相关的促炎细胞因子；有研究报道，IL-8 比肠型脂肪酸结合蛋白（I-FABP）对 NEC 的诊断价值更高；在术前 6h 内获得的 IL-8 水平与实际术中疾病严重程度相关，IL-8 可作为术前风险评估的合适标志物。因此，动态观察这些炎症标志物水平变化可反映 NEC 患儿的疾病严重程度，对临床诊疗有一定指导作用。

2. 特异性肠道损伤标志物 NEC 病情进展迅速、病死率高，即使存活者也容易出现远期并发症，如肠外营养相关性胆汁淤积、营养不良、短肠综合征、神经发育障碍、生长迟缓等，因此，NEC 早期诊断对治疗及预后都至关重要。近年来，国内外研究学者为早期识别 NEC，进行了大量 NEC 炎性标志物研究，除非特异性的炎性反应标志物外，反映肠道特异性炎症损伤的指标也是目前研究热点之一。近年来，有研究报道，肠型脂肪酸结合蛋白（intestinal fatty acid binding protein，I-FABP）、粪钙防卫蛋白（fecal calprotectin，FC）、肠三叶因子（intestinal trefoil factor 3，TFF3）、血清 β-葡萄糖苷酶（cytosolicβ-glucosidase，CBG）等对 NEC 的早期诊断及指导治疗有一定作用，利用这些特异性肠道炎症损伤标志物结合目前的诊断手段，将有助于提高 NEC 早期临床诊断率。

（1）I-FABP：是一种细胞质内小分子溶于水的蛋白质，在肠细胞内脂质代谢过程中发挥作用，性质稳定，仅存在于小肠及大肠成熟的肠黏膜细胞中，具有较好的器官特异性，正常情况下，I-FABP 仅有少量在血液循环中，当肠黏膜细胞的完整性被破坏时会被大量释放，在肠缺血 15min 后外周血中即可检出 I-FABP 升高，肠缺血 60min 后尿液中 I-FABP 含量升高，因此，I-FABP 是缺血再灌注导致肠黏膜损伤的敏感性生物标志物，而且，其数值与肠道受损情况、病情程度、预后等呈正相关，对疾病严重程度有预测作用，可以评估进展期 NEC 患儿的肠坏死情况，作为判断 NEC 早产儿是否需要手术干预和确定最佳的手术干预时间的指标之一。同时，I-FABP 可作为有效区分 NEC 和败血症/对照组的生物标志物。因此，可单独应用血浆或尿液的 I-FABP 评估肠道黏膜屏障功能完整性破坏的程度，用来协助 NEC 诊断及判断严重程度。有研究报道，尿液 I-FABP/肌酐（Cr）>2pg/nmol（或者更低）是 NEC 的诊断界值，在 NEC 发生 3 天内获取尿液 I-FABP 对诊断 NEC 有更强的准确性。但需注意的是，血液检测更易获得结果，新生儿期 24h 尿样本收集比较困难，特别是病情严重导致无尿时，就无法采用尿液分析。此外，当肠壁全层坏死、供应肠段无血供时，几乎没有 I-FABP 被释放到血流中，表明正常或接近正常的 I-FABP 作为单独指标不能评估 NEC 的严重程度。在 NEC 进展时 I-FABP 是增加的，但 I-FABP 浓度变化范围大，在血液中半衰期短，一些肠道广泛坏死患儿甚至具有低 I-FABP 水平，因此，使用血浆或尿液中的 I-FABP 浓度来诊断早期 NEC 的作用是有限的。

（2）FC：是急性炎性细胞活化的标志物。当肠道有炎症时，中性粒细胞活化后穿过肠壁进入肠腔，使粪便中 FC 水平上升，且与中性粒细胞排出量呈正相关，同时，粪便中的 FC 结构非常稳定，可对抗肠道细菌和蛋白酶的降解，且有抗热性，在粪便中能保持稳定大约 7 天；FC 样本收集简单无创，检测价格低，重复性好，测定粪便量少，可灵敏地反映肠道局部炎症程度，因此，FC 含量检测可用于诊断肠道炎症及肠上皮损伤程度，是诊断 NEC 良好的生物标志物，连续监测 FC 对 NEC 病情进展及预后情况的评估可能有一定帮助。但也有学者提出，目前有关新生儿期 FC 水平与胎龄、日龄间的相互关系尚不明确，有待于进一步研究观察；FC 变异度高，在不同研究有不同诊断界值，因此，难以用统一的标准作为临床的早期诊断指标。

（3）TFF3：是三叶因子家族的一员，能够减轻多种炎性因子介导的肠黏膜损伤，在肠道自我保护和减轻肠道炎性损伤中发挥重要作用。Yi 等动物实验证实，TFF3 可减轻 NEC 小鼠肠道损伤。但对于 NEC 早产儿 TFF3 水平的相关报道甚少，Ng 等发现 LIT 评分系统[肝型脂肪酸结合蛋白（liver fatty acid binding protein，L-FABP）、I-FABP、TFF3]可用于 NEC 严重程度的评估，在 NEC 组中 LIT 评分显著高于对照组，若以 4.5 作为评分截断值可判断 NEC 患儿是否需要手术干预（$P \leq 0.02$），其敏感度和特异度分别为 83% 和 100%；以 6 作为 LIT 评分截断值可判断 NEC 患儿能否存活，其敏感度和特异度分别为

78%和91%。仅在NEC组中，I-FABP、L-FABP、TFF3值呈正相关（$r=0.65$，$P<0.005$）。与I-FABP、L-FABP不同，TFF3的产生不会停止，说明动态检测TFF3有可能预测NEC的病情进展。

（4）CBG：属于GH1水解酶家族，代谢黄酮苷，具有解毒作用，主要定位于十二指肠、空肠、回肠和盲肠，其表达异常对肠道的缺血损伤具有特异性。研究表明，血清CBG浓度在肠组织缺血损伤早期即迅速升高，且随着缺血时间的增加进一步升高，但其他脏器表达水平的CBG并不明显升高，提示CBG有较好的组织特异性，而且，血清CBG浓度和NEC的病变分期有较强相关性，敏感度和特异度均高于CRP，因此，CBG可以作为肠缺血损伤的早期生化指标。但目前关于CBG的报道较少，对CBG的动态变化情况仍认识不足，CBG诊治NEC的价值还有待明确，仍需更多大规模研究进一步证实。

3. 肠道微生态　NEC临床研究和动物模型实验都证实，肠道菌群紊乱或失调可能与NEC发病有关；多项研究显示，在NEC发病前肠道内已经发生菌种数量减少及出现致病菌群，即肠道菌群失调先于NEC发病，婴儿肠道菌群的种类及数量变化与NEC患儿的预后有着重要的关系，因此，采用16S rRNA检测技术可检测肠道微生物，了解肠道微生态，对早期诊断NEC具有一定价值。采用高通量测序技术可全面描述肠道微生物群落的复杂性和多样性，具有通量高、测序快、准确度高等特点，是目前最先进的肠道微生态检测技术。但是，目前此项技术仍处于研究阶段，尚未应用于临床。

4. 氢呼气和甲烷试验　氢呼气和甲烷试验是一种准确、可重复、经济实用、可检查多种疾病的方法，临床上此项检测技术被广泛用于小肠细菌过度生长和碳水化合物代谢性疾病，以及与之相关疾病的临床诊断和指导治疗。肠道细菌过度生长是导致NEC的重要危险因素之一，而氢呼气和甲烷明显增加的新生儿，最后均被证实发生NEC。因此，氢呼气和甲烷试验可作为监测NEC所致肠道菌群异常和肠道吸收不良的手段之一。但是，氢呼气和甲烷试验由于特异度和敏感度较低，用于NEC诊断的实际操作难度较大，故尚未在临床推广应用。

5. 粪便挥发性有机化合物　虽然分子微生物菌群检测技术可以了解微生物菌群的组成，但无法获得其功能特征及其与宿主间的相互作用，无法揭示和理解导致临床表现的潜在病理生理学机制。因此，需要从代谢组学角度，利用新的生物标志物来提供更多关于细菌活性和宿主-微生物相互作用的信息。代谢组学，即对代谢产物的整个光谱的分析可作为新生儿NEC的一种早期生物标志物。挥发性有机化合物（volatile organic compound，VOC）是一些碳基化学物质，在正常的大气条件和温度下挥发，是周围气味和异味的主要来源。人类产生的VOC可能是外源性的（如药物），或在局部和全身（病理）生理代谢过程中产生，然后通过身体排泄物（如汗水、呼气、尿液、粪便等）排出。粪便VOC是可反映肠道微生物菌群组成、同期代谢活动及微生物与宿主相互作用的重要指标，因此，检测粪便中VOC可用于检测疾病潜伏期的肠道菌群异常组成和异常活性，包括新生儿迟发型败血症（LOS）和NEC。尽管临床上鉴别NEC和LOS有困难（即使在临床发病时），但从发生NEC的早产儿获得的粪便VOC谱与临床发病前2～3天的LOS婴儿所得粪便VOC谱就已经出现明显的不同，说明这两种疾病在发病前都存在着独特的微生物和代谢变化，从而允许在潜伏期间进行鉴别。有文献报道，在诊断NEC前2～3天，NEC患儿VOC可与对照组明显区分（95%CI：0.77±0.21，*P*=0.02，灵敏度：83%，特异度：75%），在诊断 NEC 前 0～1 天（95%CI：0.99±0.04，*P*≤0.01，灵敏度：89%，特异度：89%）时，VOC 明显增加。因此，粪便 VOC 检测不仅可以作为新生儿败血症和 NEC 早期生物标志物，还可以揭示疾病潜在的病因，阐明导致新生儿败血症和 NEC 确切的病理生理机制，并为利用微生态手段进行新生儿败血症和 NEC 防治提供理论依据。

第四节　新生儿坏死性小肠结肠炎治疗及预防

一、新生儿坏死性小肠结肠炎治疗

NEC 治疗是否及时，主要依靠医务人员对临床症状和体征的仔细观察。修改后的 Bell 分期标准对指导治疗很有帮助。早产儿一旦出现腹胀、胃潴留，就应该怀疑 NEC，立即进行治疗。NEC 没有特异的治疗手段，目前主要治疗方法包括胃肠减压在内的支持治疗、抗感染、血压维持，如有明确的肠穿孔或严重的肠坏死证据，则可行外科手术治疗；治疗方法、手术时机和方法的选择均需要根据患儿具体的病情综合决定，选择最优的治疗方案直接影响患儿的预后。

（一）药物治疗

该病进展迅速，目前尚无有效措施，以支持治疗为主，主要包括禁食、胃肠减压、应用广谱抗生素 7～10 天，血管活性药维持灌注，机械通气。一旦考虑和疑似 NEC，应立即禁食，持续胃肠减压，监测血压、尿量等组织灌注情况，在绝对禁食 7～14 天及胃肠减压的同时，开始支持治疗、肠外营养及使用血管活性药物，密切观察有无感染征象及疾病进展趋势，动态监测血常规、CRP、血气分析，有规律地连续监测腹部平片，随时评估病情，注意疾病进展情况，及时开始应用抗生素治疗。抗菌药物治疗一般在临床症状改善后持续 7～14 天，但目前对于哪些抗生素治疗更具有优势仍缺少大样本的随机对照研究。有研究表明，广谱抗生素与甲硝唑联合抗感染较单用广谱抗生素，并不能减缓 NEC 病情的进展，也无法降低 NEC 病死率。因此，临床医生应正确选择抗感染治疗方案。现推荐使用的广谱抗生素组合：氨苄西林、庆大霉素及甲硝唑；氨苄西林、头孢噻肟及甲硝唑；单独使用美罗培南或哌拉西林他唑巴坦；如果怀疑对 β-内酰胺类抗生素耐药，推荐使用万古霉素联合氨基糖苷类抗生素。经验性使用抗生素应结合医院的抗菌谱及感染流行情况选择恰当的抗生素，治疗 2 天后患儿症状基本可得到改善。

（二）手术治疗

约 50% 严重的 NEC 患儿需外科治疗，包括剖腹探查术、坏死肠段切除术、引流、肠造口术及肠移植，但手术指征、切除范围、预后尚存在很多争议。肠穿孔引起气腹是 NEC 手术治疗的绝对适应证。若进展到这一时期，患儿病情较重，手术预后难以预测。临床上为早期手术治疗 NEC，从而引出了相对手术适应证，包括积极规范的内科治疗后患儿临床表现仍然继续恶化，出现腹壁红肿、酸中毒、低血压、腹部平片上可见门静脉积气征象、腹水、腹膜穿刺阳性、肠袢固定、腹壁和血小板进行性减少。目前根据相对手术适应证进行手术治疗的临床干预逐渐被接受，因此，当临床上出现相似症状时应及早请外科会诊，及早进行手术干预治疗。在外科手术时机的选择中，公认的绝对手术指征是肠穿孔，但就肠穿孔以外的相对手术指征却始终未达成一致。

在外科治疗的手术方式选择中，剖腹探查-肠切除-肠造口术为治疗 NEC 的传统手术方法，优势在于能迅速干预，缺点在于必须考虑到肠外营养的需求、造口处排泄情况及水盐物质的丢失。造口术特殊的并发症包括造口回缩、狭窄、脱垂、梗阻及皮肤/伤口感染等问题。肠造口二期的返纳手术要求患儿体重超过 2kg，造口时间至少 4 周，避免腹腔内血管粘连。剖腹探查-肠切除-肠吻合术是另一种选择，能够避免对二期手术重建肠道连续性的强制性需求和因造口带来的体液丢失及电解质紊乱，对于切除多处坏死肠管，行多处吻合的情况，多数学者建议采纳该术式，但血流动力学不稳定的患儿也会出现切口裂开、组织发炎及水肿；吻合术同样存在潜在感染、多器官功能障碍、死亡等风险。对于重度的 NEC 采取一期吻合术是否合适目前仍需进一步研究证实。对极低出生体重儿 NEC 合并穿孔、不能耐受手术者，可先做腹腔引流；若病情在 24～72h 未改善再行剖腹探查术。因此，需要综合患儿的病情发展及相应术式的适应证选择最佳手术方案，减少病死率及并发症。此外，腹腔镜不仅可以用于早期诊断 NEC、明确手术指征，也能及时实行镜下手术治疗，减轻手术创伤和患儿痛苦，利于恢复，应用前景广阔。

二、新生儿坏死性小肠结肠炎预防

近年随着早产儿数量增多，NEC 发病率呈增高趋势，尤其是在极低出生体重儿（VLBW）及超低出生体重儿（ELBW）早产儿中。尽管业已证实早产、感染、小肠功能不成熟、全身和黏膜免疫反应不成熟、配方奶喂养，以及肠道缺氧-再灌注损伤是 NEC 的高危因素，但对其病因和发病机制了解仍非常有限，传统治疗如禁食、静脉营养、应用抗生素、胃肠减压及外科手术治疗等防治措施疗效欠佳，因此，如何预防 NEC 的发生，已成为研究的热点。鉴于 NEC 病因和危险因素的复杂性，必须采取综合措施进行 NEC 防治；加强围生期保健、避免早产和难产、提倡母乳喂养、抑制宿主对炎症刺激因子的反应、防止病原菌感染及营养因子促胃肠道成熟等仍然是目前有效降低 NEC 发病率、病死率，从而提高新生儿存活率的主要措施。

（一）预防早产

早产是唯一的一项已被流行病学研究证实的导致 NEC 发病的独立高危因素。新生儿出生体重越低，NEC 发病率越高。NEC 的发生与早产儿消化系统功能、结构发育不成熟密切相关，预防早产可以降低 NEC 发病率。孕期采取综合性预防措施，加强围生期保健，定期产前检查，做好孕期保健知识宣传，加强高危妊娠管理，预防感染，及时识别先兆早产的临床症状，可最大程度降低早产发生率。

（二）合理喂养

新生儿消化系统结构和功能的未成熟是发生 NEC 的基础，如何促进新生儿尤其是早产儿肠道结构和功能的成熟是预防 NEC 发生的根本。母乳是新生儿最好、最适合的营养品。与配方奶相比，母乳含有可促进小肠成熟，发挥抑制炎症反应、保护胃肠道黏膜的作用及增加局部免疫防御功能的物质，如巨噬细胞、淋巴细胞、SIgA、溶菌酶、营养因子（如表皮生长因子）及炎症因子（如 IL-10）等；母乳喂养可改变婴儿肠道益生菌，使双歧杆菌水平增加，从而抑制病原菌滋生；大量研究证实，适量、适度的母乳喂养能够降低新生儿的病死率及 NEC 发病风险；对有发生 NEC 风险的新生儿，相比配方奶粉，母乳喂养是最重要的预防措施之一，母乳喂养应作为早产儿的首选饮食方案。捐赠母乳喂养可显著减少 NEC 的发生，因此，在亲母母乳不足时捐赠母乳喂养也是较好的选择。早期母乳微量喂养可完善新生儿的小肠结构和功能，刺激胃肠道激素分泌，促进肠道内正常菌群建立，提高喂养耐受程度，降低早期 NEC 发病率。使用强化母乳喂养对于单纯母乳喂养的早产儿实现宫外追赶性生长是有必要的，相比以牛乳为原料加工而成的强化剂，以母乳为原料的强化剂能降低 NEC 的发病率及 NEC 需手术的比例。此外，接受部分母乳喂养较完全人工喂养具有保护作用。总之，应该大力提倡母乳喂养，建立母乳库，提高母乳喂养率，从而有效降低 NEC 发病率。

早期肠内营养对肠道发育成熟和肠道防御功能都至关重要，肠道中的营养物质和非营养物质（如表皮生长因子和多胺）均可以刺激肠上皮细胞的生长。与未接受肠内营养比较，出生后尽早开始肠内营养可以改善喂养耐受性，改善生长，降低脓毒症的发生率，减少住院天数，而且，尽早启动肠内营养并未增加 NEC 的发病率；延迟早产儿达到全肠道喂养时间并不能有效降低 NEC 病死率。同时，适当增加肠内喂养量可促进早产儿生长发育，而肠内喂养量增加过多、过快，则可增加 NEC 病风险。相反，早产儿早期肠内营养加量过慢可能导致肠黏膜萎缩和肠道功能紊乱，阻碍肠吸收功能发育，增加肠道感染，减缓肠道激素分泌，引起肠道过度的炎症反应，可能诱发 NEC 的发生。Jasani 等对 15 项观察性研究（n=18 160）使用随机效应模型的汇总结果表明：标准化喂养方案（SFR）显著降低 NEC 发生率（RR=0.22，95%CI：0.13～0.36，$P<0.000\,01$，I^2=74%），对两个时期（1978～2003年 vs 2004～2016 年）的对比研究，结果仍然显著，由此研究者认为 SFR 仍然是预防早产儿 NEC 的重要手段。因此，在 NICU 特别是早产儿中，需要选择适当的时间开始肠道喂养，应选用低渗或等渗的配方奶进行喂养，并严格掌控加奶速度，避免加奶速度过快或过慢导致肠黏膜损伤。早期微量喂养可刺激消化道成熟，增强消化道激素的释放及胃肠激素分泌、胆囊收缩素释放，增加早产儿肠道的血流量和肠蠕动的能力，改善后期消化道喂养的耐受性，减少和减轻胆汁淤积性黄疸，防止 NEC 的发生。

（三）补充益生菌和益生元

动物实验证实益生菌可以降低 NEC 的发生率或严重程度。临床试验结果表明，罗伊氏乳杆菌、鼠李糖乳杆菌、嗜酸乳杆菌、婴儿双歧杆菌、两歧双歧杆菌、鼠李糖乳杆菌、嗜热链球菌等益生菌制剂的应用，可降低 NEC 的严重程度，甚至减少其发病率。但补充益生菌菌株的选择、补充益生菌的时间、开始补充益生菌的日龄及剂量等，尚未形成统一标准，甚至短期和长期补充益生菌的安全性尚未明确。益生菌应用在免疫功能低下的新生儿，尤其是超/极低出生体重儿的安全性是值得关注的。在常规推荐之前还需要进一步的大样本对照研究。

益生元是不消化的膳食补充剂，通常为碳水化合物或黏蛋白，能改善肠道健康，促进有益的共生菌，增强对益生菌的保护作用。早产儿应用的益生元中含有 90%短链低聚半乳糖，10%长链低聚果糖，可通过促进双歧杆菌的定植生长，减少病原菌生长，初步证据表明益生元对免疫功能具有整体的积极作用。然而，摄入益生元可能出现可逆的负面影响，包括肠胀气、腹胀和腹泻。

（四）防治感染及合理应用抗菌药物

国外多中心前瞻性研究结果显示，新生儿 LOS 是导致 NEC 发生的危险因素，败血症引起的感染性休克患儿，甚至可能发生 NEC。除围生期脲原体感染外，轮状病毒、星状病毒及巨细胞病毒等病毒感染亦可增加早产儿 NEC 发病率。因此，各种病原体感染均与 NEC 的发生密切相关，积极预防和治疗新生儿感染，是预防 NEC 的主要措施。新生儿病房必须完善和落实各项规章制度，医务人员做好手部卫生，对新生儿尽可能减少不必要的有创操作，降低医院内感染发生率，同时对新生儿感染做到早期发现与及时治疗。

出生早期抗生素的应用可改变自然状态下的细菌定植，引起肠道菌群失调，甚至导致耐药菌大量生长。早期长时间经验性抗菌药物治疗，可明显增加 NEC 发病风险。因此，临床上应严格掌握新生儿的抗菌药物应用指征，避免滥用抗菌药物。

（五）慎用易导致新生儿坏死性小肠结肠炎的药物

一些药物的使用可能导致 NEC 发病率增高。业已证实，静脉注射丙种球蛋白是导致 NEC 发生的独立危险因素；新生儿接受 H_2 受体拮抗剂治疗，可能引起 NEC 发病率增高；此外，孕妇产前使用吲哚美辛与 NEC 发生有关。因此，新生儿尤其是早产儿，各器官、系统发育尚不成熟，对其用药时，应严格把握用药指征，权衡利弊，尽量避免使用容易导致 NEC 发生的药物。

（六）补充乳铁蛋白

乳铁蛋白（lactoferrin，LF）属于转铁蛋白家族中的成员，广泛存在于母乳、唾液、眼泪、呼吸道黏液和中性粒细胞的继发性颗粒中。LF 是乳汁中一种重要的非血红素铁结合蛋白，LF 是出生后即给予母乳喂养的新生儿所摄取的最重要蛋白质。尽管生后初期新生儿摄取的奶量较少，但是初乳中 LF 的含量很高，可达到 9g/L。成熟母乳中 LF 的含量下降至 2～3g/L，然而一直母乳喂养的早产儿所吸收的 LF 的量仍然很高。并且由于肠道发育极不成熟和喂养不耐受限制了早产儿摄入母乳所带来的益处。研究证实，LF 具有以广谱的抗微生物活性为主的多种生物学效应，主要包括增强抗病原微生物活性、建立健康的肠道菌群、促进肠道细胞生长和分化、促进肠道免疫系统的成熟。在过去 50 年，许多研究证实 LF 可以提高新生儿的肠道免疫功能，减少肠道细菌移位，具有减轻胃肠道损伤和抗感染的作用；

母乳中含有丰富 LF，母乳喂养新生儿的 NEC 发病率明显低于配方奶喂养新生儿。Pammi 等对补充 LF 预防早产新生儿 NEC 效果进行系统评价，共有 6 项 RCT 纳入，结果显示，无论是否添加益生菌，补充 LF 均可降低早产儿迟发性脓毒症和 NEC II 期或 III 期的发病率，且无不良反应，这为 NEC 防治提供了新的方法，但尚需要更多高质量的临床研究就补充 LF 预防 NEC 的最佳给药方案、所使用的 LF 类型（人或牛）和长期效果做出选择。

（七）补充精氨酸和谷氨酰胺

一氧化氮是肠道内主要的神经递质，由精氨酸通过一氧化氮合酶的作用产生，对肠道黏膜的血流灌注有重要作用，能保持肠道黏膜的完整性。精氨酸是体内合成一氧化氮的唯一底物，能够调节肠黏膜的血流量、炎性信号、屏障功能的修复。业已证实，出生早期血清低水平的精氨酸，与日后发生 NEC 相关，即低精氨酸血症的早产儿更易发生 NEC。口服和静脉注射精氨酸在动物模型中对 NEC 造成的损伤具有保护作用。临床应用 L-精氨酸防治 NEC 的临床试验研究显示：补充 L-精氨酸可明显降低 NEC 的风险及病死率，有效预防早产儿 NEC 的发生，未见副作用；对应用 L-精氨酸的早产儿随访至 36 个月，并未发生严重的神经发育异常。PS Shah 对早产儿补充精氨酸预防早产新生儿 NEC 的效果进行系统评价，该研究共纳入 3 项合格研究，涉及 3 个国家、285 例新生儿，其中 140 例补充精氨酸；与对照组相比较，补充精氨酸组早产新生儿发生任何阶段 NEC 风险显著降低（中等质量证据），差异有统计学意义（RR=0.38，95%CI：0.23～0.64）；为防止发生任何阶段 NEC，需要治疗以获得额外有益结果（NNTB）的人数为 6 人（95% CI：4～10 人）；与对照组相比，精氨酸组 NEC I 期（RR=0.37，95% CI：0.15～0.90）和 NEC III 期（RR=0.13，95% CI：0.02～1.03）的发生风险降低（中等质量证据），差异有统计学意义。该研究结果显示，早产儿服用精氨酸可预防 NEC 的发生，但由于纳入研究的总体样本量小，目前数据不足以支持做出推荐，需要开展多中心随机对照研究，重点关注 NEC 发病率，尤其是针对 NEC 更严重阶段（II 期和 III 期）。

促进对肠上皮细胞生长和肠细胞增殖与肠黏膜屏障完整性首选谷氨酰胺。有研究显示，低水平的血清谷氨酰胺水平与日后发生 NEC 相关；口服谷氨酰胺能够减轻 NEC 动物模型的肠道炎性损伤。然而，一个大型的多中心随机对照肠内摄入谷氨酰胺研究显示，谷氨酰胺并未显著降低早产儿 NEC 或脓毒症的发病率；另一个大型多中心肠外补充谷氨酰胺的研究中，谷氨酰胺也未能减少极低出生体重儿 NEC 或脓毒症的发病率。有研究报道，口服谷氨酰胺同时添加左旋精氨酸可以减少早产儿 NEC 发生。但目前说法不一，尚需进一步证实。

Garg 等系统评价分析了补充氨基酸预防新生儿 NEC 的效果，共纳入 15 项 RCT 研究、3424 例早产儿（氨基酸组 1711 例，对照组 1713 例）；精氨酸、谷氨酰胺及 N-乙酰半胱氨酸的剂量分别为 1.5mol/（kg·d）[261mg/（kg·d）]、1.5mol/（kg·d）[261mg/（kg·d）]及 0.3g/（kg·d）[16～32mg/（kg·d）]，结果显示：目前的证据并不完全支持氨基酸对新生儿 NEC 具有预防作用，仅有 3 项研究显示补充氨基酸（精氨酸、谷氨酰胺）可降低 NEC 的发生率，补充氨基酸与 NEC 死亡率显著降低无关。

（八）补充免疫球蛋白和表皮生长因子

免疫球蛋白是母乳中一个潜在的保护因子。新生儿免疫球蛋白水平低下，特别是 SIgA。尽管新生儿肠道中 SIgA 缺乏，但口服免疫球蛋白预防 NEC，几乎是无效的。静脉注射丙种球蛋白也未能显著减少 NEC、脓毒症的发病率或病死率。

表皮生长因子（epidermal growth factor, EGF）是胃肠道分泌物的重要组成部分，也是母乳中一个潜在的保护因子。EGF 也存在于羊水中并且已被证明能促进细胞增殖、迁移和生存，并且修复损伤的黏膜。值得注意的是配方奶中缺乏 EGF，补充 EGF 可减轻 NEC 的严重程度。

（九）应用红细胞生成素

红细胞生成素（erythropoietin, EPO）是一种负责调节红细胞产生的糖蛋白，EPO 受体也存在于肠道内，EPO 在出生前和出生后分别通过羊水和乳汁供给胎儿和新生儿。EPO 是母乳（和羊水）的组成成分之一，在肠道发育中发挥重要作用。研究表明，EPO 可促进肠道发育，增加细胞迁移和损伤细胞的修复，给出生体重 500~1250g 的早产儿应用 EPO 治疗贫血，可预防 NEC 的发生。一项回顾性队列研究显示给予 EPO 和未给予 EPO 的新生儿 NEC 的发生率分别为 12/260（4.6%）和 24/233（10.3%）。这为使用 EPO 预防 NEC 发生提供了依据。

第五节　益生菌防治新生儿坏死性小肠结肠炎

NEC 是新生儿期最常见的胃肠道急症，起病急、进展快、预后差，是早产儿主要死亡原因之一，已成为新生儿科较为棘手的疾病。NEC 病死率高，即使幸存，也可能发生肠狭窄、短肠综合征、反复败血症、依赖肠外营养等并发症，重症病例病死率和远期神经发育障碍发生率更高。尽管普遍认为 NEC 是一种复杂的多因素疾病，与早产、感染与微生物作用、配方奶喂养、小肠功能不成熟、全身和黏膜免疫反应不成熟及肠道缺氧-再灌注损伤有关，但是对 NEC 的病因和发病机制了解仍然非常有限，传统的治疗方法主要有禁食、静脉营养、抗生素控制感染、胃肠减压和外科治疗。由于传统的 NEC 治疗措施疗效欠佳，而早期识别和预防对其预后可起到积极作用，因此，人们试图通过多种新的有效措施预防高危新生儿发生 NEC，包括产前应用糖皮质激素，补充免疫球蛋白制剂，营养因子谷氨酰胺、精氨酸及多不饱和脂肪酸的应用，细胞因子如表皮生长因子、肠三叶因子、红细胞生成素的干预，以及预防性应用微生态制剂；其中，微生态制剂是近年来的研究热点。鉴于 NEC 发生与肠道菌群失调和异常定植密切相关，NEC 发病前肠道菌群已发生变化，而益生菌可调整或可能使肠道不正常的菌群定植模式正常化，因此，近年来，国内外学者提出预防性使用益生菌制剂可能会降低新生儿 NEC 发病率及病死率，并将益生菌用于 NEC 的防治，以期降低 NEC 患病率及死亡率。

一、临床研究

基于可信的动物研究结果，1999 年 Hoyos 等在哥伦比亚进行了一项为期 1 年的研究，对 1237 例新生儿在住院期间给予每天口服益生菌制剂 Infloran（嗜酸性乳杆菌和婴儿双歧杆菌活菌制剂，各 0.25×10^9CFU），观察其临床预后，并与前一年在同一 NICU 住院治疗而未补充益生菌的 1282 例病例进行比较。这项研究将所有新生儿都纳入研究对象，NEC 高危儿（出生体重<1500g）占该研究新生儿总数不到 10%。结果：对照组共有 85 例新生儿发生 NEC，35 例 NEC 患儿死亡；补充益生菌制剂的实验组只有 34 例发生 NEC，14 例 NEC 死亡；NEC 患病率从 6.6% 降至 2.7%，研究者认为每日口服嗜酸性乳酸杆菌和婴儿双歧杆菌活菌制剂无副作用；在 NICU 这个有限的范围内预防性口服嗜酸性乳酸杆菌和婴儿双歧杆菌可降低 NEC 发病率及其相关死亡率。这是第 1 篇描述益生菌可以降低 NEC 发生率的文献；此后，有关益生菌预防 NEC 的研究越来越多，大部分研究都支持益生菌降低早产儿 NEC 发病率、病死率的结论。Lin 等在台湾地区开展了一项前瞻性双盲随机对照研究来评价益生菌在减少极低出生体重儿的 NEC 发病率及降低其严重程度中的有益作用。该研究共有 367 名开始肠内喂养并且生后存活超过 7 天的极低出生体重儿（<1500g，平均体重为 1100g，胎龄为 28 周）入选此项研究，其中实验组 180 例新生儿每日两次喂服微生态制剂 Infloran（嗜酸乳酸杆菌 2×10^8CFU/d、婴儿双歧杆菌 2×10^8CFU/d）及母乳（亲母母乳占 70%，捐赠母乳占 30%），大约在出生 1 周开始，直至出院，对照组 187 例新生儿仅喂哺母乳。结果：极低出生体重儿预防性给予益生菌组 8 例死亡，2 例发生 NEC（≥Ⅱ期）；对照组 24 例死亡，10 例发生 NEC（≥Ⅱ期），其中 6 例发生严重 NEC（Ⅲ期），实验组无一例发生，血培养没有发现发生乳酸杆菌和双歧杆菌血症。实验组发生死亡或 NEC 者显著减少（实验组为 5%，对照组为 13%），确诊时 NEC 分期：NEC Ⅱ期或Ⅲ期（实验组为 1.1%，对照组为 5.3%），脓毒症（实验组为 5%，对照组为 19%），脓毒症或 NEC（实验组为 13%，对照组为 25%），脓毒症或死亡（实验组为 17%，对照组为 32%），由此可见补充益生菌后低出生体重儿 NEC 发病率从 5.3% 降低到 1.1%，相对危险度减少 79%，绝对危险度降低 4.2%，实验组死亡率亦显著降低，这意味着给予 24 例极低出生体重儿补充益生菌可预防 1 例 NEC 发生。提示：母乳喂养的同时补充益生菌可减少极低出生体重儿 NEC 发病率并降低其严重程度。Bin-Nun 在耶路撒冷进行了一项更为严格的、双盲安慰剂对照研究，探讨三联益生菌制剂 ABCdophilus（含有婴儿双歧杆菌、两歧双歧杆菌和嗜热链球菌）防治 NEC 的临床疗效，补充益生菌制剂组每天给予三联益生菌制剂剂量分别为婴儿双歧杆菌 0.35×10^9CFU/d、两歧双歧杆菌 0.35×10^9CFU/d、嗜热链球菌 0.35×10^9CFU/d，补充益生菌制剂组或安慰剂组都在喂养开始给药，直到 36 周胎龄为止，研究结果显示，两组在出生体重、胎龄及喂养方式上完全具有可比性，两组在母乳喂养和喂养耐受性分布方面相似；安慰剂组 NEC 发病率为 15%，补充三联益生菌制剂组仅为 5%，NEC 患病率显著下降；补充三联益生菌制剂组和安慰剂组 NEC Ⅱ期或Ⅲ期患病率分别为 1%、14%，补充三联益生菌制剂组 NEC 患病率较安慰剂组显著降低（$P=0.013$），另外，补充三联益生菌制剂组更少发生严重的 NEC；但两组脓毒症患病率没有显著性差异（两组分别为 43%、33%，$P=0.28$）。

一项多中心研究报道，将 434 例极低出生体重儿（接受母乳或母乳与配方奶粉混合喂养）随机分为两组，其中一组补充双歧杆菌和嗜酸乳杆菌，另一组不补充益生菌。结果：前者 NEC 诊断为 II 期以上的发病率明显少于对照组（分别为 4/217 和 14/217）。Jacobs 等在澳大利亚和新西兰的多中心研究（ProPrem 试验）纳入 1099 例极低出生体重儿，益生菌制剂为婴儿双歧杆菌、嗜热乳酸链球菌、乳酸双歧杆菌混合粉末，同样加入母乳或配方奶中，剂量 1×10^9CFU/d，分 1~2 次口服，对照组给予麦芽糖糊精。结果：实验组较对照组 II 期及以上 NEC 发生率降低（2.0% vs 4.4%）。Dilli 等在土耳其 NICU 中进行的一项前瞻性 RCT 研究，共纳入 400 例极低出生体重早产儿，随机分成益生菌组（乳酸双歧杆菌）、联合组（乳酸双歧杆菌+益生元菊粉），均添加至母乳或配方奶粉中使用 8 周，结果益生菌组（2%）及联合组（4%）严重 NEC 发生率较对照组（18%）明显降低，这提示益生菌（乳酸双歧杆菌）和益生元（菊粉）联合使用可降低极低出生体重儿 NEC 发病率，缩短达到完全肠外喂养的时间，败血症发生率低，缩短在 NICU 住院时间，降低病死率。

二、系 统 评 价

近年来，多项基于随机对照研究进行的 Meta 分析对益生菌在 NEC 防治中的临床疗效进行了更为客观的评价（表 17-2）。大量系统评价都证实口服益生菌可降低严重 NEC 发生率和病死率。Yan 等对已经完成的一些临床试验进行 Meta 分析，以确定益生菌是否可以减少新生儿 NEC 的发生率，27 项随机对照研究包括早产儿 6655 例，其中接受益生菌组 3298 例，安慰剂组 3357 例，益生菌组 NEC 发病风险显著降低（RR=0.35，95%CI：0.27~0.44，$P<0.001$）；Bell 分期≥II 期或胎龄<34 周的早产儿，益生菌和安慰剂组之间 NEC 发生率存在显著性差异（RR=0.34，95%CI：0.25~0.48，$P<0.001$；RR=0.39，95%CI：0.27~0.56，$P<0.001$）；死亡风险在益生菌组显著降低（RR=0.58，95%CI：0.46~0.75，$P<0.001$）。20 个 RCT 的 Meta 分析发现益生菌可明显降低发生 NEC 的风险（OR=0.43，95%CI：0.31~0.56）和病死率（OR=0.65，95%CI：0.52~0.81）。MA Underwood 等对已经发表的 41 项早产儿益生菌随机安慰剂对照研究结果进行系统评价，其中，37 项研究包括 NEC、脓毒症和（或）死亡的结局；尽管益生菌选择和给药剂量存在差异，一些荟萃分析仍得出相同的结论：益生菌降低早产儿 NEC、死亡和脓毒症的风险，并缩短母乳喂养的早产儿开始全肠内喂养的时间；此外，有 11 项对早产儿在一定时间内添加益生菌与未添加益生菌进行队列研究，并对这些研究进行 Meta 分析，显示使用益生菌可以降低 NEC 发生率和死亡率。虽然益生菌产品似乎有益于出生体重超过 1000g 的早产儿，但缺乏支持其对极低出生体重儿有利的数据；根据来自最小早产儿的 RCT 和队列研究的数据，虽然支持的程度不如较大的早产儿那样引人注目，但这些数据表明了益生菌潜在的好处，当然也没有确切的证据表明对这一人群有害。AT Rose 采用网络 Meta 分析（NMA）方法，对 NEC 的危险因素进行批判性分析，以探讨预防 NEC 的最有效菌株，该研究共纳入 51 例 RCT，涉及 11 231 例早产儿，结果显示大多数菌株或菌株组合仅在一个或几个 RCT 中进行研究观察，在 25 种益生菌联合治疗中，只有 3 种治疗显著降低了死亡率，7 种治疗降低 NEC 发生率，2 种治疗降低 LOS 发生率，3 种降低全肠道喂养（TUFEF）前的时间，在各个结果中没有

明显的菌株重叠；这种 NMA 仅在少数研究菌株或组合中显示出降低死亡率和发病率的功效，可能是由于 RCT 数量或大小不足，或者是由于对某些菌株确实缺乏疗效，为了更精确地确定最佳治疗策略，还需要采用具有最大疗效表观的菌株进行更大规模和具有充足说服力的 RCT。

表 17-2　早产儿益生菌研究的非加权总结

注册人数		NEC Ⅱ期和Ⅲ期		脓毒症		死亡	
益生菌组	对照组	益生菌组	对照组	益生菌组	对照组	益生菌组	对照组
7 项随机、安慰剂对照试验，每组早产儿≥200 名							
2520	2554	98	151	236	244	129	126
报告结果（%）		3.9	5.9	10	11	5.1	6.6
7 项队列研究，每组早产儿≥200 名							
6779	5099	201	299	648	530	498	434
报告结果（%）		3.0	5.9	11	13	7.3	8.5
37 项随机、安慰剂对照试验（包括上述 7 项较大试验中的婴儿）							
4710	4675	153	283	475	548	224	315
报告结果（%）		3.3	6.2	12	14	5.1	7.2
11 项队列研究（包括上述 7 项较大研究中的婴儿）							
7742	7592	224	408	737	667	556	493
报告结果（%）		2.9	5.3	12	14	7.7	9.0

2016 年，舒红文等对国内益生菌制剂治疗/预防 NEC 的 RCT 所收集的数据资料进行 Meta 分析，共纳入 9 篇 RCT 文献、2058 例新生儿，结果显示益生菌制剂预防 NEC 的效果优于对照组[OR=0.20，95%CI：$0.12\sim0.33$，$P<0.000\,01$]。研究者由此认为给予国内益生菌制剂治疗，可降低 NEC 的发生率。

总之，对低出生体重儿可给予口服益生菌预防 NEC 的发生，但是应用益生菌防止早产儿 NEC 发生并没有作为临床常规治疗手段，因此，需要大规模的、设计良好的实验研究证实其临床疗效，同时，对于早产儿，特别是<1000g 早产儿，需要明确补充益生菌的有效性和安全性。

三、益生菌防治 NEC 的机制

益生菌防治 NEC 机制目前尚不十分清楚，基于大量的临床和实验研究，推测其可能是通过以下几个方面发挥作用。

（一）调节肠道菌群定植，防治致病菌感染

早产儿生后因反复应用抗生素、延迟母乳喂养及长期住在 NICU 等，其肠道菌群多以致病菌为主，而有益菌如双歧杆菌则很少。益生菌可促进肠道微生态菌群多样化，协助建立一个正常的共生菌群，通过产生有机酸降低肠道 pH 等机制抑制致病菌的繁殖，生成过氧化氢和产生天然抗生素（即细菌素）杀死致病菌，与致病菌竞争黏附部位等预防病原菌的过度增殖，从而阻止潜在病原菌的侵袭，减少 NEC 发生风险。

（二）调节机体免疫，下调炎症级联反应

益生菌定植首先能够发挥固有免疫功能，包括增强肠道黏膜上皮细胞间紧密连接，增加黏液分泌，促进肠蠕动及产生多种代谢产物〔氨基酸（如精氨酸和谷氨酸）、短链脂肪酸〕，从而发挥其保护性营养作用；同时，益生菌不仅能提高特异性免疫应答，而且能提高非特异性免疫应答，它是通过激活巨噬细胞、提高细胞因子水平、增加 NK 细胞的活性和提高免疫球蛋白水平来发挥作用的；更为最重要的是益生菌可调节回肠 T 细胞数量，促进肠道黏膜分泌 SIgA，确保产生更快的免疫应答；通过减少炎性细胞因子如 IL-6、IL-8、TNF-α 等，增加抗炎细胞因子如 IL-10 的产生。

Toll 样受体（TLR）可由脂多糖、鞭毛蛋白分子所激活，脂磷壁酸还可通过细胞内信号途径产生细胞因子，从而激活转录因子，如 NF-κB。由肠道共生菌所介导的 TLR 信号是肠道上皮维持自身稳定和免受损伤的根本。适当释放 TLR4 信号对肠道免疫反应及肠发育有益，过度 TLR4 信号激活会引起肠道严重炎性反应而导致 NEC。益生菌可能通过减少特异性 TLR 介导的对肠黏膜上皮自身稳定作用和特异性影响特定免疫功能而发挥免疫调节作用。

（三）改善肠道屏障功能

益生菌可以通过增加黏液分泌、增强肠上皮细胞紧密连接、降低黏膜通透性等多种方式调节肠道防御机制和增强黏膜屏障完整性，抑制肠道细菌移位。生命早期提供益生菌，通过调节肠道微生态多样性，与致病菌竞争肠上皮细胞结合位点，分泌抗菌肽和细菌素有效抑制致病菌生长，促进有益菌群定植。

（四）其他作用机制

益生菌可影响肠道神经系统并增加肠蠕动，减少喂养不耐受，促进食物蛋白抗原的降解。有研究报道，益生菌可调节潘氏细胞功能，促进抗菌肽的分泌，从而预防 NEC。

综上所述，益生菌可通过酵解作用代谢产生各种数量不等的短链脂肪酸、乳酸、乙酸及丁酸，合成维生素，生成具用抗微生物作用的杀菌素和脂肪酸，通过改善肠黏膜屏障功能，减少肠黏膜通透性，降低促炎症反应，增强抗炎症反应，影响病原菌在肠道定植，降低 TLR4 信号传导及其他一些生物学作用，从而发挥预防 NEC 发生的作用。

四、益生菌预防 NEC 的方法

在日本、意大利和芬兰等国家，益生菌常规用于早产儿的时间已超过 10 年，目前未见严重不良反应报道；益生菌在新生儿病房中的应用历史，已经完成了从基础研究、队列研究、荟萃分析、常规应用到长期随访的一个完整的系列研究。虽然目前已有许多益生菌制剂在预防早产儿 NEC 中应用的研究，但不同研究者所选取的益生菌菌株、剂量、疗程存在较大差异，Meta 分析结果表明，早产儿预防性使用益生菌，尤其是联合应用多种益生菌能显著降低 NEC 发病率和病死率。目前，对于益生菌菌株选择、应用剂量、应用疗程等问题尚未达成共识，使得益生菌在实际临床应用中缺乏统一标准。在 2011 年发布于《BMC 医学》的早产儿益生菌使用指南中推荐的益生菌应用方法为自生后 7 天内可接受肠内喂养时开始，联合应用乳酸菌和至少一种双歧杆菌菌株，每天 3×10^9CFU，每日 1 次，持续至校正年龄 35 周以上或出院。

（一）益生菌适用的 NEC 人群

VLBW 和 ELBW 早产儿发生 NEC 风险最大，尤其是 ELBW 早产儿，业已证实，益生菌预防早产儿 NEC，特别是在出生体重 1000～1500g 的患儿中应用效果较好，因此，支持 VLBW 早产儿应用益生菌预防 NEC。美国指南通过对大量 RCT 证据进行分级后指出，益生菌主要适用于出生体重 1000～1500g 的早产儿。同时，患有先天性心脏病、胃肠道畸形、其他先天性缺陷、重度窒息等疾病，有脐血管置管史及临床表现不稳定的患儿应用益生菌的安全性尚未可知，因此，对于 VLBW 早产儿应用益生菌之前，需做风险-效益评估，对合并短肠综合征、先天性心脏病、胃肠道异常、有胃肠道手术史、NEC 后期新生儿，益生菌应用可能是有害的。益生菌在 ELBW 中的研究数量极少，仅有 2 篇 ELBW 早产儿 RCT 研究显示，应用益生菌不能降低 ELBW 早产儿 NEC 发生风险，其有效性和安全性还不确定，所以，尽管 ELBW 更易罹患 NEC，但目前在 ELBW 早产儿中应用益生菌缺乏证据，仍需进一步多中心大样本 RCT 研究。

（二）益生菌菌株和制剂的选择

临床上益生菌应用种类繁多，目前推荐菌株主要为鼠李糖乳杆菌、嗜酸乳杆菌、婴儿双歧杆菌、两歧双歧杆菌、干酪乳杆菌和布拉氏酵母菌等。益生菌的菌种、菌株及应用方式影响益生菌预防 NEC 的疗效，目前多数研究选用乳酸菌、双歧杆菌、酵母菌中的一种或几种用于预防早产儿 NEC。大量 RCT 文献显示，鼠李糖乳酸杆菌、嗜酸乳杆菌、婴儿双歧杆菌、分叉双歧杆菌和干酪乳杆菌等几种菌株的预防效果显著，联合应用至少两种益生菌比单独一种更有效，但预防 NEC 所需要的益生菌菌株仍需更多临床研究验证。为探究单一菌株或联合应用多种菌株对 NEC 的预防作用，Chang 等对 2001～2016 年发表的使用任一种益生菌预防早产儿 NEC 的 RCT 进行 Meta 分析，发现联合应用多种菌株能显著降低 NEC 的发病率和病死率，单一乳酸菌菌株能降低 NEC 发病率，但不能降低病死率，而单一酵母菌菌株或双歧杆菌菌株均不能降低 NEC 发病率或病死率，提示联合应用多种益生菌菌株能有效降低早产儿 NEC 发病率及病死率。但由于不同研究选用的乳酸菌、双歧杆菌菌株有较大差异，尽管临床中双歧杆菌和乳杆菌联合应用较为常见，但该研究结果无法确定联合应用哪几种菌株效果最优，且 Chang 等并未考虑益生菌应用剂量等对研究结果的影响，所纳入的部分研究使用的益生菌剂量较小，无法得出显著结果；同时，联合应用多种益生菌时，益生菌应用总量也相对增多，无法确定治疗效应是由于菌株间协同作用还是益生菌剂量增加所致。Arianna 等发表的荟萃分析显示，含有混合成分的益生菌比单一菌株更明显降低 NEC 发生率（RR=0.39，95%CI：0.27～0.56），其中常用混合益生菌制剂包括嗜酸乳杆菌和双歧杆菌，可降低 NEC 发生风险。但 Alfaleh 等的系统评价显示，单独使用乳杆菌或同双歧杆菌联合使用均是有效的。

（三）益生菌制剂的临床应用剂量

开始应用益生菌的时间报道各异，包括在生后 24h 内、生后第 3 天、生后第 1 次喂养时或第 1 周喂养耐受时，虽然没有有力证据明确益生菌的开始喂哺时间，但口服益生菌还是应在患儿腹部检查正常或临床可以肠道内喂养时开始。

在早产儿预防性使用益生菌的研究中，因各研究使用单位差距较大，研究者所采用的益生菌应用剂量范围差异很大，从 10^7CFU/d 至 10^{10}CFU/d 不等，常规剂量多为 $n×10^9$CFU/d。益生菌预防 NEC 指南中建议益生菌应用剂量为（ 0.056～6 ）$×10^7$～（ 0.056～6 ）$×10^9$CFU/d，目前尚未确定早产儿预防性使用益生菌合适的使用剂量，仍须进一步大样本研究。Sun 等对 2003～2017 年使用益生菌预防早产儿 NEC 的随机对照研究进行 Meta 分析，比较了应用益生菌剂量＜10^9CFU/d 和＞10^9CFU/d 的两组研究预防 NEC 的有效性，发现低剂量组预防 NEC 效果更好。Dutta 等探究了高剂量益生菌对粪便菌群的影响，研究比较了应用益生菌 10^{10}CFU/12h 和 10^9CFU/12h 两组早产儿粪便乳酸杆菌和双歧杆菌定植情况，发现并无显著性差异，提示高剂量益生菌预防 NEC 的效果并不优于常规剂量。由于研究者担心益生菌可增加败血症发生的风险，以上研究结果提示临床应用益生菌预防 NEC 可适当降低剂量，既不降低预防有效性，又能减少副作用的发生。此外，目前多数研究采用每日给予益生菌固定剂量，还有一些研究根据新生儿体重或摄入配方奶量来添加益生菌。益生菌应用剂量究竟采用个体化原则还是确定最适宜剂量尚有待更多研究探讨。

根据大量有显著效果且无不良反应发生的 RCT 研究结果，安全有效的益生菌剂量为（ 0.056～6.000 ）$×10^7$～（ 0.056～6.000 ）$×10^9$CFU/d，分为 1～2 次口服。而 2011 年指南则是取用中间剂量，建议对胎龄＜32 周早产儿予以 $3×10^9$CFU/d 为宜。

（四）益生菌制剂的临床应用疗程

在益生菌应用疗程方面，不同研究之间存在差异。多数研究从生后 7 天内开始应用益生菌，并持续至校正年龄 34 周以上或出院。由于以往研究益生菌应用疗程多在 28 天以上，Guthmann 等通过一项回顾性队列研究探讨短期益生菌应用对预防早产儿 NEC 的效果，该研究联合应用嗜酸乳杆菌和婴儿双歧杆菌各 10^9CFU/d，共 10～14 天，结果显示益生菌组 NEC 的发病率和病死率较对照组显著降低，尤其是在 ELBW 婴儿中效果明显，提示对于 ELBW 人群可短期应用益生菌，既能降低 NEC 发病率，又可降低益生菌相关败血症风险。目前关于短期益生菌应用有效性的研究较少，仍需更多数据进一步验证。总之，根据文献报道比较，支持当患儿临床稳定，腹部体征正常，适合开始肠内喂养时开始益生菌制剂口服，疗程持续 4～6 周，直至校正胎龄满 36 周或者新生儿出院。

（五）益生菌制剂的临床具体用法

可将益生菌制剂混合在 3ml 的母乳或配方奶中。需要特定的无菌操作技术人员准备。有关制备溶液的最佳渗透压目前尚无文献报道，曾有指南指出应根据生理原则将渗透压控制在 600mOsm/L 之内。

（六）监测不良反应及益生菌制剂储存和质量控制

研究显示，应用 LGG 后无不良反应发生，但临床仍有与益生菌有关的败血症个例报道，为提高安全性，建议在使用益生菌制剂的过程中应监测感染、不耐受、乳酸酸中毒、腹泻、呕吐和腹胀等不良反应。

建议将益生菌制剂存放于 2～8℃冰箱，依照厂家建议，每天至少查看 1 次冰箱的温度。在选择益生菌制剂前，应通过实验方法测定该产品菌株品种和剂量是否与说明书一致，确保产品质量安全。

五、益生菌和益生元预防 NEC 的异议

由于 NEC 的病因和发病机制的复杂性、早产儿胎龄或体重、益生菌菌株的特异性和产品质量等因素，益生菌预防 NEC 发生率效果不尽如人意。

（一）益生菌预防新生儿 NEC 疗效异议

1. 单一菌株还是多种菌株联合应用　Dani 等为评价服用乳杆菌 GG 对于减少早产儿尿路感染、败血症和 NEC 的发病率是否有效，对意大利 12 个 NICU 中的早产儿（均为孕周<33 周或体重<1500g）进行了一项多中心、双盲、安慰剂对照研究。585 例患儿被随机分组，实验组 295 例，自开始肠内喂养第一天开始给予含双歧乳杆菌 GG（$6×10^9$CFU/d）的标准乳，每日 1 次，到患儿出院为止，大约为 50 天，290 例给予安慰剂作对照。结果：两组临床症状相似，感染性疾病患病率都较低；实验组尿路感染发病率为 3.4%，NEC 发病率为 1.4%，对照组尿路感染发病率 5.8%，NEC 发病率 2.8%，尽管实验组 NEC 患病较对照组有所降低，但两组差异无统计学意义；实验组败血症发病率为 4.4%，高于对照组的 3.8%，其差异也无显著性，由此，Dani 认为补充益生菌并不能减少早产新生儿尿路感染、败血症和 NEC 发病率。英国的 PiPs 研究（n=1310）是迄今为止发表的样本量最大的 RCT，研究对象为胎龄 23～30 周的早产儿，随机分为实验组（n=654）和对照组（n=661），生后 48h 内开始口服短双歧杆菌 BBG-001，剂量（8.3～8.8）$×10^{10}$CFU/d，直至校正胎龄 36 周或出院。结果：两组患儿不仅 II 期及以上 NEC 发生率差别甚微（9% 与 10%），败血症发生率（11% 与 12%）和死亡率（8% 与 9%）也无明显差别。Lin 等在台湾地区进行的前瞻性双盲随机对照研究中，实验组新生儿每日两次喂服 Infloran（嗜酸乳酸杆菌 $2×10^8$CFU/d，婴儿双歧杆菌 $2×10^8$CFU/d）及母乳（亲母母乳占 70%，捐赠母乳占 30%）。Dani、PiPs 研究采用单一菌株，分别为双歧乳杆菌 GG 和短双歧杆菌 BBG-001，虽然样本量较大，研究质量高，但不能看出这两种益生菌在降低 NEC 发生风险中的显著作用，而 Lin 则采用乳酸杆菌和双歧杆菌二联制剂，发现其可显著降低早产新生儿发生 NEC 风险，这一结果提示单种益生菌制剂预防 NEC 发生的效果可能不如两者的联合制剂。但这一结论并未得到所有临床学者的一致认同。有学者提出：与配方乳喂养儿相比，母乳喂养儿 NEC 发病率显著降低，这不仅与配方乳缺乏免疫保护因素有关，还可能是由于母乳中含有的双歧因子、免疫球蛋白、

生长因子、乳铁蛋白及核苷酸等物质不仅有利于促进肠黏膜屏障功能和其他基本的肠道功能的成熟，还可促进乳酸杆菌和双歧乳杆菌在肠道内定植，从而降低早产儿发生 NEC 的危险性。因此，促进肠道正常益生菌定植是母乳防治 NEC 的机制之一。通过对 Lin 和 Dani 所报道的研究对象和方法进行比较，Bell 认为这两项研究出现不同结论的原因可能有①研究病例数不足。②所采用的益生菌菌株不同：Dani 等的研究为乳杆菌 GG，Lin 等的研究为嗜酸乳酸杆菌和婴儿双歧杆菌。③入选的研究对象的标准不同：Dani 等的研究中的入选对象为存活超过 2 周的极低出生体重儿，而 Lin 等进行的临床盲法随机研究的入选对象为存活超过 7 天的极低出生体重儿。同时，Bell 对这两项研究的荟萃分析显示：补充益生菌的新生儿发生 NEC 的相对危险度降低 67%，绝对危险度降低 2.5%（从 3.8% 到 1.3%），需要治疗的例数为 4 例。不同菌株预防 NEC 的作用不一样，甚至可能没有作用。特别是 PiPs 研究，选择的短双歧杆菌 BBG-001 可能是该研究的主要弱点，因为目前缺乏有关该菌在新生儿应用有临床效果的报道。

2. 益生菌防治新生儿 NEC 菌株选择　不同菌株的益生菌在预防早产儿 NEC 效果方面存在差异。目前市场上的益生菌产品组成成分各异，临床在选择益生菌产品前需对其有效性进行评估。PiPs 多中心 RCT 研究使 1315 例早产儿预防性应用短双歧杆菌（*B. breve*）BBG-001，结果显示 NEC 发生率、败血症发生率、病死率与对照组比较差异无统计学意义，认为没有证据表明 *B. breve* BBG-001 能预防 NEC。布拉氏酵母菌是真菌的一种，目前在新生儿中应用较少，临床上主要用于儿童，有两篇以布拉氏酵母菌为研究对象的随机对照研究显示，虽然喂养不耐受和临床败血症的发生率有所降低，但是在减少严重 NEC 发生方面并未显示明显效果。说明在益生菌的选择方面，还是应该以常用的双歧杆菌和乳酸杆菌为主。

3. 益生菌产品质量　益生菌产品质量控制情况会对其效果产生影响。不同国家对益生菌产品的管控水平存在差异，按照食品、保健品或药品进行管理，可能对益生菌产品质量造成影响。Lewis 等对市场上 16 种双歧杆菌制剂所含菌株成分进行验证，发现仅 1 种产品的菌株与成分表完全匹配，其他产品都存在实际与标注菌种或亚种的差异。由于不同种或亚种菌株在代谢能力与定植力方面存在差异，因此，益生菌产品成分的差异性可能影响此产品临床试验的准确性，临床在应用益生菌制剂预防 NEC 时可能因产品实际成分与证实有效的菌株不符而导致预防无效。

4. 不同出生体重和胎龄对预防效果的影响　目前多数试验选择的研究对象为 1500g 及 33 周以下患儿，大多数研究证实，益生菌预防早产儿 NEC，在出生体重 1000～1500g 的患儿中应用效果较好。有研究将 Ⅱ 期以上 NEC 发生率按照体重分层，1001～1500g 比 1000g 以下预防效果明显。现有研究所纳入早产儿多为 VLBW，ELBW 婴儿预防性应用益生菌的随机对照研究较少。目前以 ELBW 为对象的研究证实益生菌不能降低实验组 NEC 的发生率，可能是由于 ELBW 肠内喂养被打断频率高，应用抗生素机会多，益生菌在肠道定植的概率相对降低。但 PiPs 研究中未见上述差异，可能仍与单种益生菌制剂的应用导致总体预防效果欠佳有关。Rojas 等同样使用单种益生菌进行干预研究，研究者将出生体重限制在 2000g 以下，分层后结果显示 1501～2000g 体重的患儿与 1500g 以下患儿的 NEC 发生率差异无统计学意义。目前两篇最大样本量的研究（ProPrem 试验和 PiPs 试验）按胎龄进行分层，ProPrem 试验显示 28 周以上比 28 周以下 NEC 发生率明显降低，而 PiPs 试验显示两亚组患儿与各自对照组 NEC 发生率相近。

5. 益生菌预防新生儿 NEC 的远期影响　由于 NEC 可对婴儿远期神经系统发育造成不良影响，研究者进一步探究了益生菌在改善 NEC 患儿神经系统预后上的作用。Akar 等通过前瞻性队列研究比较益生菌组与对照组 VLBW 婴儿 18～24 个月时神经运动、神经感觉及认知上的差异。其研究结果表明益生菌组与对照组婴儿在神经发育和感知觉发展上无显著性差异，提示预防性使用益生菌并不能改善早产儿神经系统发育情况。由于 Akar 等的研究为前瞻性试验，其纳入婴儿仅少部分发展为 NEC，因此，益生菌在改善 NEC 患儿神经系统损害上的作用仍有待进一步确认。

（二）益生菌应用安全性异议

目前研究已证实微生态制剂在预防早产儿 NEC 中的作用已引起研究者广泛关注，多数研究已证实了益生菌使用的有效性和安全性，但目前尚缺乏益生菌应用的统一最佳标准，益生菌在改善神经系统远期预后上的作用也不明确，均有待通过大样本量多中心随机对照试验进一步验证。

（三）益生元防治 NEC 疗效异议

益生元是一种不能被胃肠道消化的营养物质，可以选择性地刺激一种或者多种益生细菌的生长，从而改善肠道菌群，减少致病菌的生长。商业应用的益生元最主要来源于植物，如低聚糖、低聚果糖和菊粉；人乳中含有益生元类的低聚糖，其促进肠道有益菌（包括新生儿肠道内的双歧杆菌和乳杆菌）生长。多项研究证实，在配方奶中添加低聚糖喂养婴儿，其肠道菌群与母乳喂养儿相近，趋向于以双歧菌占优势；早产儿补充益生元低聚糖也可以很好地耐受，使其肠道中双歧杆菌菌落数量明显增加，从而减少致病微生物的生长，加速胃肠道转运时间，与母乳喂养相同，可以软化和酸化粪便，而没有影响体重增长的不良反应。有研究报道，益生元可能具有与益生菌相同的功效，可常规在早产儿应用以预防 NEC。但单独使用益生元或合生元是否能降低 NEC 发生率，至今研究结论仍然不确定，且存在单个研究的样本量较小的缺点。为评价添加益生元对胎龄<37 周的新生儿 NEC 发病率、LOS和病死率的预防作用，苏朋俊等进行了一项系统评价，共纳入 7 篇预防性使用益生元防治新生儿 NEC 的 RCT 研究。结果：试验组 NEC 发生率低于对照组，但差异无统计学意义（ RR=0.73，95%CI：0.49～1.17，P=0.195）；试验组 LOS 发生率和病死率显著降低（ RR=0.71，95%CI：0.54～0.93，P=0.014；RR=0.40，95%CI：0.19～0.87，P=0.021）。由此研究者认为添加益生元可有效降低早产儿 LOS 发生率及病死率，但并没有降低发生新生儿 NEC 的风险。

第六节　益生菌在新生儿的其他临床应用

一、促进早产新生儿肠道正常菌群的定植和优势化

有研究报道，11 名 0～8 周婴儿在口服抗菌药物的同时，口服低压冻干的长双歧杆菌

（BB-536 菌株）、短双歧杆菌（BB-576 菌株）或嗜酸乳酸杆菌（LAC-343）制剂，剂量为一种菌株 3×10^9 个细菌或三种菌株每种 3×10^9 个细菌的混合物，每日餐时给药，一日 3 次，持续 5 天；在双歧杆菌或乳酸杆菌疗程结束时、疗程结束之后 5 天和 15 天分别采集粪便标本进行细菌分离，在疗程结束时 11 份标本中 9 份分离出所补充的益生菌，第 5 天 10 个标本中 7 个分离出，第 15 天 9 个标本中 2 个分离出，并且研究中未发现明显的副作用，研究者认为尽管这些菌种并非通常存在于人类肠道内的菌种，但口服这些益生菌可在应用抗生素治疗的婴儿体内短暂定植。有学者通过对低出生体重儿肠道菌群的动态观察，探讨口服短双歧杆菌对低出生体重儿肠道正常菌群定植的影响。结果：5 名服用短双歧杆菌的极低出生体重儿在出生 2 周内肠道出现短双歧杆菌定植；而对照组 5 名极低出生体重儿短双歧杆菌定植延迟到出生 6 周后；研究中未发现明显副作用。而后 Agarwal 等为了研究乳酸杆菌 GG 在早产新生儿肠道内的定植能力及其调节肠道微生态能力，对 71 例出生体重低于2000g 的早产新生儿进行了一项前瞻性随机研究，39 例出生体重小于 1500g 早产新生儿中，实验组 24 例，对照组 15 例，分别在治疗前及治疗后 14～21 天采集两组早产新生儿粪便进行厌氧菌和需氧菌培养。结果：在第 14 天时 1 例（4%）出现乳酸杆菌 GG 定植，到第 21天时出现 5 例（21%）乳酸杆菌定植。32 例出生体重 1500～1999g 早产新生儿中，实验组 23 例，对照组 9 例，在治疗前及治疗后 7～8 天采集粪便检测，实验组 4 例在生后 4 天出现乳酸杆菌定植（17%），8 天时 11 例（47%）发生乳酸杆菌定植，而且，发生乳酸杆菌定植仅局限于那些在乳酸杆菌治疗的 7 天中未应用抗生素的新生儿。研究者认为益生菌能否在早产新生儿肠道中定植与孕周和出生日龄及先前的抗生素治疗有关；尽管乳酸杆菌 GG 在新生儿尤其是体重低于 1500g 的早产儿的定植较少，但是能够明显影响早产新生儿肠道的定植模式。同样，Kitajima 等就补充双歧杆菌对极低出生体重儿肠道双歧杆菌定植情况先后进行两项研究，一项为 66 名极低出生体重儿的初步研究（副作用研究），另一项为 91名极低出生体重儿的前瞻性随机临床研究，并对其随访 3 年，91 名极低出生体重儿随机分为实验组和对照组，实验组患儿在生后 24h 以内给予含 0.5×10^9 个活短双歧杆菌 YIT4010的蒸馏水，每日 1 次，疗程为 28 天，每周收集一次粪便标本，共 8 周。结果：与对照组相比，补充益生菌的极低出生体重新生儿体重增加明显，未发现副作用；粪便菌群免疫组织化学显示 2 周龄时实验组极低出生体重新生儿肠道内双歧杆菌定植率为 73%，6 周时达到91%，对照组仅分别为 12% 和 44%。同时，实验组中，孕周越小的极低出生体重新生儿，肠道双歧杆菌定植越晚，而且应用抗生素治疗的患儿定植情况较差，提示：短双歧杆菌能够在未成熟肠道内有效定植，并且很少出现异常的消化道症状；研究者认为实验组极低出生体重儿体重增长加快可能是补充益生菌促进其肠道菌群稳定、提高喂养耐受及喂养增加的结果。

但也有学者对此提出异议。例如，有学者为了确定益生菌制剂（乳酸杆菌 GG）是否能够在早产新生儿的未成熟肠道内定植，如果能够定植，其定植是否的确能够减少院内致病菌如肠杆菌、肠球菌、酵母菌或葡萄球菌在肠道内的存留量，以及乳酸杆菌的定植是否对临床过程和结果有任何影响；对 20 名 33 孕周或更短的早产新生儿给予乳酸杆菌 GG 10^8CFU/次，每日 2 次，持续 2 周后发现，早产儿对乳酸杆菌 GG 的耐受性良好，并且该菌种能够在早产新生儿肠道内定植，但是乳酸杆菌 GG 的定植并未减少粪便中潜在致病菌的数量，而且也没有证据表明定植对这组特殊的新生儿有任何积极的临床意义。

二、提高早产儿喂养耐受性

早产儿应用益生菌制剂研究早期主要集中在提高早产儿喂养耐受性上。在日本进行了一项对 91 例早产新生儿喂养耐受的随机调查研究，研究对象平均胎龄为 28 周，出生体重为 1000g，补充益生菌为短双歧杆菌，5×10^9CFU/d，与对照组相比，补充益生菌组粪便中双歧杆菌定植明显增加（73% vs 12%），补充益生菌组肠道双歧杆菌定植缓慢，在出生后第 2 周、第 4 周及第 6 周，定植组分别为 73%、82% 和 92%，这些资料提示，随着早产新生儿逐渐成熟，肠道益生菌定植率明显增加；由于补充益生菌组较少发生喂养不耐受，该组早产新生儿可喂给更多牛奶，到 30 天研究结束时，与对照组相比，补充益生菌组体重增长更好。

三、预防早产新生儿感染

与足月新生儿相比，早产新生儿需氧菌定植较少，因此，更易发生优势菌种的过度生长。有研究显示：早产新生儿肠道定植的优势菌主要为抗生素耐药菌，易于导致潜在致病菌过度生长，尤其是在应用抗生素情况下；NICU 内早产新生儿肠道内主要为抗生素耐药菌定植，而耐药菌可使宿主儿感染性疾病传染给监护室内的其他新生儿；早产新生儿肠道定制模式异常可导致肠球菌和凝固酶阴性的葡萄球菌过度生长，而这两种细菌正是 NICU 中引起医院内感染的最常见细菌。有研究报道，9 名早产新生儿服用由粪链球菌、酪酸梭菌和肠系膜芽孢杆菌组成的益生菌制剂，持续 2 周，研究期间未用抗生素，研究前后进行粪便细菌培养和血浆内毒素及其他生化指标检测，结果发现在服用益生菌之前所有病例粪便中厌氧菌计数均低于需氧菌，尤其是双歧杆菌数量低于正常新生儿，并且有 2 例假单胞菌培养阳性和 4 例克雷伯杆菌阳性；服用益生菌制剂后厌氧菌包括双歧杆菌显著增加，而大肠杆菌、假单胞菌和克雷伯菌减少，厌氧菌与需氧菌的比值增加 5 倍，且内毒素的水平降低。因而认为益生菌可在肠道内定植，并促进双歧杆菌的生长，减少潜在病原菌数量，影响肠道菌群，减少肠腔内内毒素的生成和吸收，使血浆内毒素浓度降低和进入血液细菌数量减少。这提示新生儿补充外源性益生菌制剂能够通过改变肠道菌群降低潜在病原菌产生的内毒素，从而达到预防早产新生儿感染的目的。应用微生态制剂减少早产儿感染的可能机制如下：①加强针对细菌和细菌产物迁移的黏膜屏障；②降低新生儿 NEC 发病率；③增加肠内营养，减少静脉营养应用；④改变肠道菌群定植模式，使早产儿潜在致病菌如肠球菌定植减少，潜在有益菌定植增加；⑤调节免疫应答。

预防新生儿败血症最有效的途径包括良好的手部卫生，预防中心静脉相关血行感染，早期准确诊断及合理使用抗生素。母乳是新生儿最适宜的营养，除了抗感染成分之外，还提供免疫生物活性因子，并通过其生物活性成分影响肠道菌群和免疫系统的发育，以保护肠道免受病原体感染。大量研究证实，母乳喂养可减少发生败血症、坏死性小肠炎风险。抗生素无疑是目前治疗新生儿细菌感染的最有效措施，但也带来细菌耐药产生和传播、菌群失调及机会性感染等问题；此外，早期使用抗生素可以延迟或干扰新生儿正常菌群的建立和形成，从而造成机体定植抗力下降，带来一系列其他问题。业已证实，胃肠道异常定植与新生儿败血症和 NEC 的风险增加相关，因此，从微生态学理论出发，更加强调在合理使用抗生素同时，重视提高机体的免疫功能和保护有益菌群，其中，益生菌在新生儿细菌感染防治中的应用已引起国内外学者的关注。

Bonsante 等报道，2008 年开始，在 NICU 对所有早产新生儿（胎龄为 24～31 周）自出生开始至校正胎龄 36 周添加鼠李糖乳杆菌（每次 2×10^8 CFU，每天 2 次），结果共有 1130 例早产新生儿纳入研究，口服鼠李糖乳杆菌组未发现任何不良事件，与既往病例相比较，益生菌组 LOS 的发生率显著下降（OR=0.6；95%CI：0.40～0.89）。为探讨益生菌在 249 例早产儿中预防肠道念珠菌定植和 LOS 的作用，Garland 等在澳大利亚和新西兰进行了一项多中心、随机双盲安慰剂对照研究，探讨对胎龄<32 周且出生体重<1500g 的早产新生儿补充含有婴儿双歧杆菌、嗜热链球菌和乳酸双歧杆菌的益生菌复合制剂预防 LOS 的疗效。该研究共有 1100 例早产新生儿纳入，补充益生菌从开始喂养至出院回家或校正年龄足月，结果显示应用益生菌制剂预防早产新生儿 LOS 发生。为探讨胎龄≤32 周早产儿常规补充益生菌 LGG 或嗜酸乳杆菌+双歧乳杆菌复合制剂能否降低 II 期 NEC 和医院内感染，Uberos 等进行了一项回顾性队列研究，对常规补充益生菌制剂前后早产新生儿 II 期 NEC、LOS 发生率和死亡率进行比较分析，共纳入 261 例，其中，134 例没有常规补充益生菌，127 例有常规补充。结果：与没有补充益生菌组相比较，常规补充益生菌组 II 期 NEC、LOS 发生率和死亡率明显下降，由此研究者认为对于≤32 周早产儿，常规补充 LGG 或嗜酸乳杆菌+双歧乳杆菌复合制剂能降低 II 期 NEC 和 LOS 发生率及死亡率。为评价益生菌制剂 VSL#3 预防低出生体重儿发生新生儿败血症的效果，Sinha 等在印度农村进行了一项随机、双盲、安慰剂对照研究，研究者选择低出生体重儿出生后 3～7 天开始随机分组，668 例给予 VSL#3（10^{10} CFU/d），672 例给予安慰剂，持续 30 天，并随访 2 个月。结果显示低出生体重儿每天补充 VSL#3，持续 30 天，可使其发生新生儿败血症的风险下降 21%，特别是体重在 1.5～1.9kg 的婴儿发生新生儿败血症风险下降更为明显，而且，益生菌干预可使低出生体重儿发生败血症的时间延迟 15 天。近年来的报道显示，真菌引起 NICU 中早产新生儿感染发生率和病死率逐年增加，感染途径为经肠道传播。Manzoni 等的随机、对照、双盲研究亦证实新生儿出生后 1 个月内应用鼠李糖乳杆菌 GG 可明显减少真菌在肠道内定植。Romeo 等将婴儿随机分成三组：一组补充罗伊氏乳杆菌（LR），第二组补充 LGG，第三组无补充（对照）。平均胎龄为 33 周。与益生菌组相比，对照组的念珠菌粪便定植明显更高。LR 组中只有 1 名婴儿患上院内败血症；LGG 组有 2 名婴儿患上院内败血症，对照组有 9 名婴儿患上院内败血症。Roy 等开展了一项前瞻性、随机、双盲对照试验，探讨补充益生菌对新生儿真菌败血症的预防作用，共有 112 例早产新生儿纳入。结果显示补充益生菌组可以减少肠道真菌定植，减少侵袭性真菌败血症，更快实现完全肠道内喂养和减少住院持续时间。为探讨口服布拉氏酵母菌制剂及制霉菌素在预防极低出生体重儿真菌定植及侵袭性真菌感染方面的作用，Demirel 等进行了一项前瞻性、随机对照研究，181 例胎龄≤32 周且出生体重≤1500g 的早产新生儿随机分成两组，分别给予布拉氏酵母菌（n=91）或制霉菌素（n=90）治疗，结果显示两组早产新生儿粪便真菌定植率分别为 32.2%、27.0%

（ P=0.441），皮肤真菌定植率分别为 15.4%、18.9%（ P=0.532），两组间比较差异均无统计学意义；但布拉氏酵母菌组在喂养不耐受、临床诊断的败血症、脓毒症发病例数等方面显著低于制霉菌素组；由此研究者认为布拉氏酵母菌及制霉菌素均能够减少早产新生儿皮肤及粪便真菌定植和侵袭性真菌感染，而布拉氏酵母菌对于降低早产新生儿临床诊断发病率和脓毒症发病例数及减少喂养不耐受更为有效。为比较口服罗伊氏乳杆菌与制霉菌素预防低出生体重儿真菌定植和侵袭性念珠菌血症的作用，Oncel 等选择 300 例胎龄＜32 周且出生体重＜1500g 的早产新生儿进行了一项前瞻性、随机对照研究，将其随机分成两组，分别给予罗伊氏乳杆菌或制霉菌素，每周进行一次皮肤和粪便培养确定真菌定植情况，血培养确定侵袭性感染。结果显示，对于早产新生儿真菌定植和侵袭性真菌感染预防，预防性补充罗伊氏乳杆菌与应用制霉菌素一样有效，同时，预防性补充罗伊氏乳杆菌还在降低败血症发生率、提高喂养耐受性方面有更多的获益。Awad 等采用随机、双盲、安慰剂对照的研究方法，比较嗜酸乳杆菌灭活菌（KP）与活菌（LP）在降低新生儿败血症及新生儿 NEC 发病率中的作用，出生第一天即入住 NICU 的新生儿 150 例，LP组 60 例，KP 组 60 例，对照组 30 例，对入院时、入院第 7 天、研究结束时及怀疑有新生儿败血症或 NEC 者，分别取 1g 粪便进行微生物培养。结果：与安慰剂组相比较，LP组和 KP 组对 NEC 都具有预防作用，其绝对危险（AR）分别降低 16% 和 15%，新生儿败血症 AR 降低 18%，LP 组及 KP 组新生儿败血症和 NEC 发病率差别没有统计学意义；KP组早产新生儿 NEC 发病率较安慰剂组显著降低。因此，研究者认为灭活菌株与活菌作用相似，早期肠道内益生菌定植能够降低 NEC 及新生儿败血症的发生率。Angurana 等在印度北部一家教学医院 ICU 进行了一项随机、双盲、安慰剂对照研究，从细胞因子水平评价益生菌对严重脓毒症的预防作用。结果：与安慰剂组相比较，益生菌组序贯脏器衰竭评分明显降低，医院内感染发生率下降，在 ICU 住院时间缩短，补充益生菌 7 天可使严重脓毒症患儿血促炎细胞因子（IL-6、IL-12p70、IL-17）显著下降，抗炎细胞因子（TNF-α、IL-10、TGF-β1）显著升高。

为探讨肠内补充益生菌能否减少 NICU 中早产新生儿发生 LOS 的风险，Zhang 等对 2015年 8 月之前发表的相关文献进行系统评价，主要指标为经培养证实的细菌和（或）真菌性败血症，共纳入 27 项研究，其中，对 25 项研究、6104 例早产新生儿进行系统评价分析。结果：肠内补充益生菌可显著降低败血症发生风险（25 项 RCT；RR=0.83，95%CI：0.73～0.94）、细菌败血症发生风险（11 项 RCT；RR=0.82，95%CI：0.71～0.95）、真菌败血症发生风险（6 项 RCT；RR=0.57，95%CI：0.41～0.78）。这种益处在出生体重＜1500g 的极低出生体重儿中仍然明显存在（19 项 RCT；RR=0.86，95%CI：0.75～0.97）；但对于出生体重＜1000g 的超低出生体重儿效果不明显（3 项 RCT；RR=0.73，95%CI：0.45～1.19）。所有研究都没有报道出现所补充益生菌引起的全身性感染。由此研究者认为，现有的证据提示，补充益生菌是安全的，可有效减少 NICU 中早产新生儿发生 LOS 的风险，需要进一步明确理想的益生菌株、剂量、补充时期和持续时间；对于超低出生体重儿补充益生菌的疗效和安全性仍然需要有高质量和有充分说服力的 RCT 证实。Rao 等在 2015 年 8 月进行系统评价，共有 37 项 RCT、9416 例早产新生儿纳入，结果显示，补充益生菌可显著降低早产新生儿发生 LOS 的风险，补充益生菌组 LOS 发生率为 13.9%（675/4852），对照组为

16.3%（744/4564），RR 为 0.86，95%CI 为 0.78～0.94，$P < 0.001$，需要治疗的例数为 44，即便剔除有高风险偏倚的研究，仍然显示有显著性差异。结论：补充益生菌可以降低早产新生儿发生 LOS 的风险。Aceti 等根据早产新生儿的喂养类型（纯母乳喂养、纯配方奶喂养及混合喂养），就补充益生菌预防 LOS 发生的效果进行系统评价和 Meta 分析。共有 25 项研究纳入，补充益生菌可显著降低早产新生儿 LOS 发生率（RR=0.79,95%CI：0.71～0.88，$P < 0.0001$），根据早产新生儿的喂养类型，补充益生菌降低早产新生儿 LOS 发生率的有益作用仅限于纯母乳喂养的早产新生儿（RR=0.75，95%CI：0.65～0.86，$P < 0.0001$），在母乳喂养的婴儿中，仅有益生菌复合产品，而不是单一菌株产品，可显著降低早产新生儿 LOS 发生率（RR=0.68，95%CI：0.57～0.80，$P < 0.000\ 01$）。因此，研究者认为纯母乳喂养早产新生儿补充益生菌可降低 LOS 发生风险。Athalye-Jape 等在 2014 年 12 月检索所有的 RCT 和非 RCT 研究，对早产新生儿应用罗伊氏乳杆菌 DSM17938 进行评价。结果显示，早产新生儿补充罗伊氏乳杆菌 DSM17938 在促进早产新生儿肠内营养同时，可潜在地降低发生 NEC 和 LOS 的风险。为探讨在 NICU 里益生菌补充是否能减少早产新生儿真菌感染风险，Hu 等检索已经发表的关于早产新生儿补充益生菌对真菌感染影响的 RCT 报道，关注念珠菌定植和侵袭性真菌感染。共有 7 项 RCT、1371 早产新生儿纳入。结果显示，在 NICU，补充益生菌能够降低早产新生儿念珠菌定植风险，有限的资料支持补充益生菌可预防侵袭性真菌感染。为探讨益生菌和合生元对手术后患儿发生脓毒症的预防作用，Arumugam 等对益生菌和益生元对胃肠道手术后患儿发生脓毒症预防作用进行 Meta 分析评价。共有 1966～2015 年发表的 15 项 RCT 研究、1201 例患儿纳入。结果：给予益生菌和益生元可使手术后脓毒症的发生风险降低 38%（RR=0.62，95%CI：0.52～0.74，$P < 0.001$）。因此，对于选择性胃肠道外科手术治疗的患者，补充益生菌/合生元与发生手术后脓毒症风险下降显著相关，对于胃肠道手术治疗的患者而言，补充益生菌/合生元是一种有价值的辅助治疗方法。为探讨外科手术治疗患者术前补充益生菌/合生元的潜在益处和可能的风险，Wu 等对至 2015 年 10 月的 34 项 RCT 进行 Meta 分析评价。结果显示，对于手术患者，手术治疗前补充益生菌/合生元可有效预防和控制手术部位感染和脓毒症等其他感染并发症，值得推荐作为手术治疗患者的辅助治疗。综上所述，尽管益生菌选择和给药剂量存在差异，一些荟萃分析仍得出相同的结论：益生菌降低早产儿 NEC、脓毒症和死亡的风险，并缩短母乳喂养的早产儿开始全肠内喂养的时间。

第七节　益生菌在新生儿应用的安全性及副作用

益生菌如乳酸杆菌和双歧杆菌作为食品添加剂已有 20 余年,且正在越来越多地应用于各种疾病。在日本、意大利和芬兰等国家，益生菌常规用于早产儿的时间已超过 10 年，益生菌在新生儿病房中的应用历史，已经完成了从基础研究、队列研究、荟萃分析、常规应用到长期随访的一个完整的系列研究。但所采用制剂中所含的益生菌各不相同，作为食物添加剂推向市场缺乏相应的法规，而研究显示有些制剂根本不含有活的益生菌，而在另外一些制剂中却含有致病作用的微生物，因此，有必要制定相关的法规。

一、临床疗效

　　尽管大量研究表明口服益生菌对预防早产儿 NEC 有较好效果,并且近年已经有文献显示常规口服益生菌是安全有效的,但是这一治疗手段目前仍存在较多争议,仍然有许多问题妨碍益生菌作为预防 NEC 的方法在新生儿,特别是早产新生儿中得到常规的应用。首先是荟萃分析中纳入的随机对照研究的质量问题。例如,大样本 RCT 显示益生菌可降低严重 NEC 的发生率,但是两组病死率差别并不像荟萃分析中描述的那样显著,而且发生率降低主要集中在体重>1000g 组,而体重<1000g 组 NEC 发生率没有差别;随着目前早产儿救治技术的发展,超低出生体重儿存活率亦有所提高,而有关超低出生体重儿的文献研究并不多,唯一以超低出生体重儿为研究对象的研究结果同样显示口服益生菌对降低严重 NEC 发生率和病死率的作用不大。其次,每个试验中应用的益生菌种类、剂量、时机等都不一致,母乳喂养或配方奶喂养亦可影响试验结果。目前含有活菌的益生菌制剂种类繁多,不同的益生菌具有不同的作用,最合理的制剂尚未明确;对于某一种益生菌而言,其合适剂量、用法、是否为活菌及活菌具体数量等均不清楚,同样,对理想的益生菌复合制剂的选择仍不清楚,普遍认为二联或三联益生菌株可提供更大的保护作用,其应用剂量、每天应用次数与单一益生菌制剂的差别也不明确;但人们已经认识到母乳喂养和益生菌应用对肠道免疫功能的影响。最后,尽管大量研究表明应用益生菌可降低早产儿 NEC 发生风险,但目前尚无确切证据表明,临床症状改善与益生菌改善微生态菌群结构存在直接联系。肠道微生态菌群是复杂的,不能单纯把益生菌视为药物对待。因此,美国儿科学会、ESPGHAN 及某些专家认为,尽管益生菌对于构建正常肠道菌群结构是有益的,采用益生菌防治 NEC 展现出良好的应用前景,但是仍存在许多问题有待进一步解决,如应用菌株特异性、应用时间与临床疗效的关系、应用适宜人群和高危人群等,需要采用国家食品药品安全认证的益生菌产品,通过多中心、大样本 RCT 研究证实。

二、益生菌应用的安全性

　　益生菌制剂应用,特别是在高危人群中应用的安全性问题应引起重视。益生菌的安全性包括以下几方面:①益生菌菌株是否会导致潜在的感染;②益生菌菌株是否会产生有害的代谢产物;③益生菌菌株是否会携带和传递耐药性;④过敏反应;⑤益生菌长期定植问题;⑥益生菌长期效应及对个体远期影响问题。

(一)益生菌相关联的感染风险

　　益生菌被认为对健康人是无致病性的,但这些活的益生菌可能移位到局部引流组织或血液中,引起菌血症的可能性仍然存在。文献报道,有免疫缺陷或伴有其他疾病(如短肠综合征等)而导致免疫力低下者服用益生菌可发生益生菌相关联的感染。例如,有报道 1 名 6 周龄的男婴,进行先天性心脏修补手术后,应用乳酸杆菌 GG($1×10^9$CFU/粒胶囊)每日一粒,治疗顽固性腹泻,连续应用 20 天后出现乳酸杆菌性败血症。另有一名 6 岁的脑性瘫痪女童，长期需要胃部插管喂养，应用乳酸杆菌 GG（$1×10^9$CFU/粒胶囊）每日一粒，治疗疑似的抗生素相关性腹泻，应用 44 天后出现乳酸杆菌性败血症。虽然绝大多数临床试验证实使用益生菌并不增加早产儿败血症的风险，但由于临床试验研究所纳入的早产儿是经过严格选择的，往往排除了有染色体异常、胃肠道系统手术史、代谢性疾病、威胁生命的严重疾病的早产儿，因此，益生菌并非对所有早产儿都是安全的，应用益生菌可能存在更多的安全隐患。曾有文献报道 1 例超低出生体重儿口服益生菌后发生双歧杆菌性败血症；使用益生菌组体重最低的早产儿（＜750g）容易患败血症。Didari 等对截至 2013 年有关益生菌在人类和动物模型中使用的安全性研究进行系统评价，发现 NICU 中有严重疾病、手术史、免疫缺陷的新生儿更可能发生益生菌相关败血症，提示临床在给高危新生儿使用益生菌前需经过慎重考虑。但也有研究对此观点提出异议。例如，微生态制剂已经用于 HIV 感染患者，但未发现问题。有学者在对极低出生体重儿肠内双歧杆菌的定植情况进行深入研究时，首先以 66 名极低出生体重儿为研究对象探讨补充益生菌是否有副作用，研究分两组，A 组为早期短疗程即在生后 7 天以内应用益生菌，疗程在 7 天以内，B 组为后期长疗程即出生 7 天后开始应用，疗程超过 7 天，每名早产新生儿每日分 2～3 次服 1g 含有 10^9CFU 短双歧杆菌的冻干粉，结果未发现与该菌相关联的副作用，有双歧杆菌定植的婴儿表现出更好的体重增加和饮食耐受。在 Hoyos、Lin 及 Akiyama 临床应用研究中，亦未发现服用益生菌后的不良反应及益生菌相关联的感染发生。但是，上述这些研究病例数仍较少，并不足以完全证明益生菌应用的安全性。因此，仍需更多大样本随机对照研究来说明其安全性和有效性。

总之，尽管目前益生菌治疗所引发的全身感染都只是个例报道，但在机体存在免疫抑制状态、并存慢性疾病、体内置管或有移植物时，在常规应用益生菌治疗时必须谨慎小心；早产儿应用益生菌的安全性仍有待于进一步研究；需要进一步证实益生菌制剂在这些高危人群中应用是安全的，从而推动其在世界范围 NICU 中常规应用。

（二）益生菌耐药基因传递

益生菌另一个可能存在的安全隐患是耐药基因的传递。部分早产儿存在围生期抗生素暴露、出生后抗生素使用等情况，可能导致筛选出对抗生素耐药的益生菌，而益生菌可作为载体将耐药基因传递给肠道病原菌，使致病菌产生耐药性，对机体造成不利影响。益生菌是否会对机体免疫系统产生不良影响有待进一步研究确认。

（三）益生菌应用的远期影响

对肠道菌群与肠腔营养物质间，以及其与肠道微环境之间众多相互作用的了解仍处于早期阶段，新生儿期应用益生菌可能改变机体免疫反应和微生物与上皮细胞间的"对话"，因此，需重视新生儿在建立正常主要微生态链之前的人为干预措施所导致的许多远期影响和需面临的风险。尽管我们关注微生态制剂在早产新生儿中应用是否会出现远期不良反应问题，但美国 FDA 已经同意在足月婴儿配方奶中添加益生菌，现在已经在美国市场上广泛应用，可至今尚没有采用非培养技术进行肠道微生态和机体健康长期影响研究的系统评价。目前证据显示，益生菌未增加总体不良反应风险，没有患儿因服用益生菌引起远期不良反应的报道。

尽管益生菌定植肯定要优于 NICU 中特有的许多致病菌定植，但益生菌一旦早期定植，可能会持续定植，并阻止其他肠道正常菌群定植，从而改变正常的免疫系统的发展。对于益生菌，首要问题是需要了解其在肠道的定植率。例如，当乳杆菌作为一种益生菌制剂应用时，其肠道定植率有很大的差别，波动值为 60%~80%，而在早产新生儿肠道定植率更低，出生体重 1500~1999g 新生儿肠道定植率为 50%，出生体重＜1500g 新生儿仅为 25%。令人感兴趣的是研究发现孕妇口服益生菌可使新生儿发生短暂定植，由此提出是否有通过孕母口服益生菌来预防新生儿疾病的可能性。其次，尚不明确是否需要某种特别的益生菌株持续定植或是在某一特定时间定植。没有研究证实益生菌的肠道定植能力为疾病预防所必需，肠道定植是否预示益生菌是有效预防 NEC 发生的最重要因素仍不明确，有研究已证实灭活的益生菌或其 DNA 可能也是有效的。实验研究显示从益生菌获取的特定成分可减轻肠道炎症。最后，益生菌制剂在婴儿后期、儿童期及成人期才应用，则可能会被有效、迅速清除，同样，益生菌预防 NEC 也希望是短期定植，但在婴儿生命早期应用益生菌制剂，对个体微生态的长期影响缺乏研究资料，特别重要的是由于益生菌在刚出生新生儿肠道内定植，许多小儿可能会存在长期持续定植。目前关于新生儿应用益生菌的研究在医源性定植的长期后果方面仍有争议，需要我们对益生菌所产生的远期作用进行评价。早期一些研究主要证实特应性皮炎患者应用益生菌所产生的有益作用，而现有的研究正在逐渐得出应用益生菌可能产生不良效应这一完全相反的结论。这提醒人们必须重视在生命早期（新生期）应用益生菌制剂可能对机体健康的远期影响，特别在机体整个微生态和免疫系统产生某些长期效应（有益的或有害的），尽管实际的益生菌在微生态菌群中已经消失，但这种长期效应可能还会持续存在。

第八节　益生菌在新生儿应用的展望

正由于人们对益生菌在早产儿中应用安全性的担忧，因此，正在考虑采用可替代的制剂用于 NEC 等疾病的防治，如益生元、无活性的益生菌或益生菌成分。例如，微生物发酵后产物，如短链脂肪酸、乙酸盐、丙酸盐和丁酸盐可以发挥有益作用，但由于高含量的丁酸实际上可能对胃肠道上皮造成损伤，因此，其剂量范围的选择可能就面临挑战。

随着细菌宏基因组计划和代谢组学计划的开展，有学者提出不仅可通过改变饮食结构改变微生态菌群构成，更为重要的是可选择性产生某些益生菌的代谢产物，因此，通过饮食改变调控内源性肠道微生态菌群发挥促进健康作用成为可能。已出现了新一代的微生态制剂。人们对早产儿一些疾病，如 NEC 发病机制进一步了解，有针对性地应用基因工程益生菌防治早产儿疾病，将对促进其健康产生很大的作用。研究发现 NEC 的发生与多种炎症介质如白细胞介素有关，NEC 患儿血 IL-6、IL-1β、IL-8、IL-10 和 IL-1RA 浓度均增高，其中 IL-10 和 IL-1RA 被认为是肠道炎症性疾病的抑制性细胞因子，具有下调炎症反应的作用。所以现在有人应用基因工程益生菌来预防 NEC，这种基因工程产生的益生菌可在肠道内增殖，产生相应的细胞因子或导致炎症因子拮抗物增多，从而达到防治 NEC 的目的。这是第二代益生菌制剂研究发展的方向。

（吴　斌）

参 考 文 献

苏朋俊, 张志波, 黄英, 等, 2016. 益生元用于早产儿坏死性小肠结肠炎预防作用的 Meta 分析［J］. 国际儿科学杂志, 43(4): 336-339.

Aceti A, Maggio L, Beghetti I, et al, 2017. Probiotics prevent late-onset sepsis in human milk-fed, very low birth weight preterm infants: systematic review and meta-analysis［J］. Nutrients, 8(9): 1-21.

Akar M, Eras Z, Oncel MY, et al, 2017. Impact of oral probiotics on neurodevelopmental outcomes in preterm infants［J］. J Matern Fetal Neonatal Med, 30(4): 411-415.

Angurana SK, Bansal A, Singhi S, et al, 2018. Evaluation of effect of probiotics on cytokine levels in critically ill children with severe sepsis: a double-blind, placebo-controlled trial［J］. Crit Care Med, 46(10): 1656-1664.

Arumugam S, Lau CS, Chamberlain RS, et al, 2016. Probiotics and synbiotics decrease postoperative sepsis in elective gastrointestinal surgical patients: a meta-analysis［J］. J Gastro-intest Surg, 20(6): 1123-1131.

Berkhout DJC, Niemarkt HJ, De Boer NKH, et al, 2018. The potential of gut microbiota and fecal volatile organic compounds analysis as early diagnostic biomarker for necrotizing enterocolitis and sepsis in preterm infants［J］. Expert Rev Gastroenterol Hepatol, 12(5): 457-470.

Cortez J, Makker K, Kraemer DF, et al, 2018. Maternal milk feedings reduce sepsis, necrotizing enterocolitis and improve outcomes of premature infants［J］. J Perinatol, 38(1): 71-74.

Costeloe K, Hardy P, Juszczak E, et al, 2016. Bifidobacterium brev BBG-001 in very preterm infants: a randomised controlled phase 3 trial［J］. Lancet, 387(10019): 649-660.

Dermyshi E, Wang Y, Yan C, et al, 2017. The "GoldenAge" of probiotics: a systematic review and meta-analysis of randomized and observational studies in preterm infants［J］. Neonatology, 112(1): 9-23.

Dollings MC, Brown I, 2016. An integrated review of intestinal microbiota in the very premature infant［J］. Neonatal Netw, 35(4): 204-216.

Eaton S, Rees CM, Hall NJ, 2017. Current research on the epidemiology, pathogenesis, and management of necrotizing enterocolitis［J］. Neonatology, 111(4): 423-430.

Esposito F, Mamone R, Di Serafino M, et al, 2017. Diagnostic imaging features of necrotizing enterocolitis: a narrative review［J］. Quant Imaging Med Surg, 7(3): 336-344.

Garg BD, Kabra NS, 2018. Role of amino acid supplementation in the prevention of necrotizing enterocolitis in preterm neonates-a review of current evidences［J］. J Matern Fetal Neonatal Med, 31(17): 2349-2366.

Gilfillan M, Bhandari V, 2017. Biomarkers for the diagnosis of neonatal sepsis and necrotizing enterocolitis: clinical practice guidelines. Early Hum Dev, 105: 25-33.

Hackam D, Caplan M, 2018. Necrotizing Enterocolitis: Pathophysiology from a historical context［J］. Semin Pediatr Surg, 27(1): 11-18.

Hu HJ, Zhang GQ, Zhang Q, et al, 2017. Probiotics prevent candida colonization and invasive fungal sepsis in preterm neonates: a systematic review and meta-analysis of randomized controlled trials［J］. Pediatr Neonatal, 58(2): 103-110.

Jasani B, Patole S, 2017. Standardized feeding regimen for reducing necrotizing enterocolitis in preterm infants: an updated systematic review［J］. J Perinatol, 37(7): 827-833.

Martin IW, Tonner R, Trivedi J, et al, 2017. Saccharomyces boulardii probiotic-associated fungemia: questioning the safety of this preventive probiotic's use［J］. Diagn Microbiol Infect Dis, 87(3): 286-288.

Moschopoulos C, Kratimenos P, Koutroulis I, et al, 2018. The neurodevelopmental perspective of surgical necrotizing enterocolitis: the role of the gut-brain axis［J］. Mediators Inflamm, 2018: 7456857.

Nen J, Pammi M, 2017. Pathogenesis of NEC: impact of an altered intestinal microbiome［J］. Semin Perinatol, 41(1): 29-35.

Oddie SJ, YoungL, McGuire W, 2017. Slow advancement of enteral feed volumes to prevent necrotising enterocolitis in very low birth weight infants［J］. Cochrane Database Syst Rev, 8: CD001241.

Olsen R, Greisen G, Schroder M, et al, 2016. Prophylactic probiotics for preterm infants: a systematic review and meta-analysis of observational studies[J]. Neonatology, 109(2): 105-112.

Pammi M, Suresh G, 2017. Enteral lactoferrin supplementation for prevention of sepsis and necrotizing enterocolitis in preterm infants[J]. Cochrane Database Syst Rev, 6: CD007137.

Qian T, Zhang R, Zhu L, et al, 2017. Necrotizing enterocolitis in low birth weight infants in China: mortality risk factors expressed by birth weight categories[J]. Pediatr Neonatol, 58(6): 509- 515.

Rao SC, Athalye-Jape GK, Deshpande GC, et al, 2016. Probiotic supplementation and late-onset sepsis in preterm infants: a meta-analysis[J]. Pediatrics, 137(3): e20153684.

Rose AT, Patel RM, 2018. A critical analysis of risk factors for necrotizing enterocolitis[J]. Semin Fetal Neonatal Med, 23(6): 374-379.

Shah PS, Shah VS, Kelly LE, et al, 2017. Arginine supplementation for prevention of necrotising enterocolitis in preterm infants[J]. Cochrane Database Syst Rev, 4: CD004339.

Sherid M, Samo S, Sulaiman S, et al, 2016. Liver abscess and bacteremia caused by lactobacillus: role of probiotics? Case report and review of the literature[J]. BMC Gastroenterol, 16(1): 138.

Sulemanji M, Vakili K, Zurakowski D, et al, 2017. Umbilical venous catheter malposition is associated with necrotizing enterocolitis in premature infants[J]. Neonatology, 111(4): 337-343.

Sun J, Marwah G, Westgarth M, et al, 2017. Effects of probiotics on necrotizing enterocolitis, sepsis, intraventricular hemorrhage, mortality, length of hospital stay, and weight gain in very preterm infants: a meta-analysis[J]. Adv Nutr, 8(5): 749-763.

Terrin G, Stronati L, Cucchiara S, et al, 2017. Serum markers of necrotizing enterocolitis: a systematic review[J]. J Pediatr Gastroenterol Nutr, 65(6): e120-e132.

Uberos J, Aguilera-Rodriguez E, Jerez-Calero A, et al, 2017. Probiotics to prevent necrotising enterocolitis and nosocomial infection in very low birth weight preterm infants[J]. Br J Nutr, 117(7): 994-1000.

Underwood MA, Sohn K, 2017. The microbiota of the extremely preterm infant[J]. Clin Perinatol, 44(2): 407-427.

van den Akker CHP, van Goudoever JB, Szajewska H, et al, 2018. Probiotics for preterm infants: a strain-specific systematic review and network meta-analysis[J]. J Pediatr Gastroenterol Nutr, 67(1): 103-122.

第十八章

肠道菌群与炎性肠病

第一节 概　述

炎性肠病（IBD）是指原因不明的一组非特异性慢性胃肠道炎症性疾病，包括溃疡性结肠炎（UC）、克罗恩病（CD）、未定型结肠炎（IC）。CD 又称局限性肠炎、节段性肠炎，也有称为肉芽肿性结肠炎。19 世纪 30 年代 Crohn 等在《美国医学会杂志》上发表文章首次描述了该病的一些临床特征，到 20 世纪 60 年代中期 Lockhart-Mummery 等详细观察了本病的肠道病特征，并率先提出与其他疾病肠道病变的鉴别要点，至 1973 年 WHO 专门委员会定名为克罗恩病。UC 是 1875 年 Wilks 和 Moxoh 首先观察注意到该病的一些基本特征，到 1903 年 Wilks 和 Boas 根据其结肠病变特征性表现定名为溃疡性结肠炎，至 1973 年 WHO 专门委员会定名为慢性非特异性溃疡性结肠炎。而我国一直使用"溃疡性结肠炎"这一名称。目前，鉴于 CD 和 UC 有许多相同或相似的表现特征，故统称为 IBD。CD 与 UC 是同一疾病的不同表现，还是根本不同的两个疾病，仍存在着争议，这种争议至今尚无结论。

儿科 IBD 确切的发病率仍不清楚，有学者报道 CD 的年发病率为（0.2～8.5）/10 万，UC 的年发病率为（0.5～4.3）/10 万。英国 CD 发病率可能接近 10/10 万，UC 的发病率为 6.85/10 万，美国 10～19 年龄组 UC 的发病率为 2.0/10 万，CD 发病率为 3.5/10 万。据现有的报道显示，CD 的年发病率逐年上升，有接近或超过 UC 的趋势。从 1960 年到 1990 年，IBD 总的发病率显著增高。在所有 IBD 总数当中，20 岁以下 CD 患儿占 25%～30%，UC 占 20%。IBD 主要好发于欧美地区（特别是犹太人）20～30 岁的青壮年，亚洲及我国也并非少见。我国儿童中的 IBD 近些年屡见报道，但确切发病率仍然不清楚。

IBD 的病因和发病机制目前仍不清楚。但目前大多数研究认为：IBD 与种族、遗传、肠道免疫紊乱及生活环境、饮食嗜好、精神、情绪等诸多因素有相关性。欧美地区、犹太青壮年及有 IBD 家族史和患 IBD 单卵同胞兄妹（较双卵同胞兄妹）更容易发生 IBD，这说明 IBD 发生与种族、遗传有相关性，喜可乐饮料者、嗜好巧克力食品者、吸烟者、牛奶过敏者、经常使用口服避孕药者、经济贫困者及高度焦虑、情绪紧张者相对容易发生 IBD，这些因素与 IBD 发生也有相关性。目前绝大多数研究者的共识认为：众多外界和内在因素（特别是肠道各种感染、肠黏膜上皮细胞损伤、肠道微生态紊乱、食物及代谢影响等）共同作用和相互影响，导致肠壁炎症介质、细胞因子、氧自由基不断释放与堆积，从而引起肠道免疫功能紊乱（包括细胞免疫、体液免疫及一些非特异性免疫）。免疫紊乱与细胞因子、炎症介质等相互作用、互为因果，由此在有 IBD 易感背景及许多相关因素共同参与下的促成作用，最终导致 IBD 发生和发展。各种原因导致的肠壁损伤、炎症炎质、细胞因子释放和免疫紊乱在 IBD 的发病机制中起至关重要的作用。近年研究发现在 IBD 病灶中有肠道菌群移位和肠道微生态紊乱存在，因此，认为肠道微生态紊乱在 IBD 发病机制中也起到不容忽视的作用。

第二节 炎性肠病的诊断

UC 是一种慢性非特异性结肠炎症，病变主要累及结肠黏膜和黏膜下层，大多从远端结肠开始，逆行向近端发展，可累及全结肠甚至末段回肠，呈连续性分布，临床主要表现为腹泻、黏液血便、腹痛。CD 为一种慢性肉芽肿炎症，病变呈穿壁性炎症，多为节段性、非对称分布，可累及胃肠道各部位，以末段回肠和附近结肠为主，临床主要表现为腹痛、腹泻、瘘管和肛门病变；IC 指既不能确定 CD 结肠炎又不能确定为 UC 的结肠病变，病变主要位于近段结肠，远段结肠一般不受累，即使远段结肠受累，病变也很轻。UC、CD、IC 均可合并不同程度体重下降、生长迟缓和全身症状。国内近年来儿童 IBD 的病例数逐年上升，引起了儿科临床高度重视。临床上与 IBD 类似临床表现的疾病很多，但是对 IBD 诊断的组织学或血清学缺乏验证的金标准，如此导致鉴别诊断困难，目前 IBD 的诊断建立在全面评价临床表现、放射影像学、内镜检查和病理检查的基础上。

一、IBD 疑似病例的诊断

（一）病史和体检

病史中患儿腹痛、腹泻、便血和体重减轻等症状持续 4 周以上或 6 个月内类似症状反复发作 2 次以上，临床上应高度怀疑 IBD；常合并：①发热；②生长迟缓、营养不良、青春发育延迟、继发性闭经、贫血等全身表现；③关节炎、虹膜睫状体炎、肝脾肿大、皮肤红斑、坏疽性脓皮病等胃肠道外表现；④肛周疾病如皮赘、肛裂、肛瘘、肛周脓肿。

（二）实验室检查

1. 血液检查 全血细胞计数、血沉、C 反应蛋白、血清肌酐和尿素氮、血清白蛋白、肝功能、凝血功能检查、电解质和酸碱平衡、钙、25-羟胆钙化醇[25(OH)D$_3$]、叶酸、维生素 B$_{12}$、血吸虫抗体。

2. 粪便检查 粪便培养反复 3 次以上，新鲜便查找阿米巴滋养体多次，粪便集卵查找寄生虫卵，行粪便病毒学检查。

（三）内镜和组织学检查

1. 结肠镜检查 要尽量进入回肠末端，并进行多部位（回肠、盲肠、升结肠、横结肠、降结肠、乙状结肠、直肠）活检和组织学检查及抗酸染色。

2. 胃镜检查 尤其对怀疑 CD 患儿行胃镜检查。

（四）放射学检查

（1）胃肠造影尤其是小肠气钡双重造影。

（2）钡灌肠造影用于因结肠狭窄无法完成全结肠镜检查者。

（3）胸部 X 线检查。

（五）腹部 B 超

腹部 B 超对明确肠壁病变和肠外并发症有帮助。

（六）酌情进行下列检查

（1）怀疑小肠型 CD，为明确诊断，可行小肠镜检查和病理组织活检。

（2）胶囊内镜可用于排除小肠病变，但须在排除小肠狭窄后。

（3）CT、磁共振成像检查对 CD 的诊断有帮助。

二、IBD 诊断步骤

1. 临床怀疑 UC 时，推荐以下逐级诊断步骤

（1）粪便排除细菌性痢疾、肠结核、阿米巴痢疾、血吸虫病等。

（2）结肠镜检查和多点活检（暴发型者暂缓）。

（3）钡剂灌肠检查酌情应用，重度患者不推荐。

（4）根据条件进行粪钙防卫蛋白和乳铁蛋白检查，以了解炎症的活动性。

（5）血白细胞计数（CBC）、血沉（ESR）、C 反应蛋白和血浆蛋白水平、抗酿酒酵母抗体（ASCA）、核周型抗中性粒细胞胞质抗体（pANCA）、血气电解质、血清肌酐和尿素氮、肝功能、凝血功能检查等对诊断和病情评估有帮助。

（6）血钙、25(OH)D$_3$、叶酸、维生素 B$_{12}$ 水平的测定有助于营养状态的评估。

（7）结核感染相关检查，如胸部 X 线片、结核菌素试验和血清结核菌纯化蛋白衍生物（PPD）抗体检测等。

2. 临床怀疑 CD 时，推荐以下逐级诊断步骤

（1）结肠镜和胃镜检查及活检病理组织学检查，结肠镜须达到回肠末段，病变组织行病理检查，同时进行抗酸染色，若条件允许对病变组织采用特异性引物行结核 DNA 分析。

（2）行胃肠钡剂造影、腹部 B 超以帮助了解肠道病变。

（3）根据条件酌情选择胶囊内镜检查（须在排除小肠狭窄后进行）、小肠镜检查、CT、磁共振成像，有助于更好地了解肠道病变。

（4）胸部 X 线片、结核菌素试验和血清结核菌纯化蛋白衍生物抗体检测等。

（5）上述用于 UC 的结核感染相关检查和实验室检查同样可用来评价 CD 的活动性和严重度。

3. 疑难病例诊断步骤

（1）初发病例、临床与影像或内镜及活检改变难以确诊时，应随访 3～6 个月。

（2）如与肠结核混淆不清者应按肠结核做诊断性治疗，以观后效。

三、IBD 诊断标准

（一）UC 诊断标准

1. 根据以下临床表现和检查结果诊断 UC 确诊 UC：符合（1）+（2）或（3）+（4）；疑似 UC：（1）+（2）或（3）。

（1）临床表现：持续 4 周以上或反复发作的腹泻，为血便或黏液脓血便，伴明显体重减轻，其他临床表现包括腹痛、里急后重和发热、贫血等不同程度的全身症状，可有关节、皮肤、眼、口及肝胆等肠外表现。

（2）结肠镜检查：病变从直肠开始，连续性近端发展，呈弥漫性黏膜炎症，血管网纹消失，黏膜易脆（接触性出血），伴颗粒状外观，多发性糜烂或溃疡，结肠袋囊变浅、变钝或消失（铅管状），假息肉及桥形黏膜，肠腔狭窄，肠管变短等。

（3）钡灌肠检查：肠壁多发性小充盈缺损，肠腔狭窄，袋囊消失呈铅管样，肠管短缩。

（4）活检组织标本或手术标本病理学检查：①活动性。固有层内弥漫性、慢性炎性细胞及中性粒细胞、嗜酸性粒细胞浸润、隐窝炎或形成隐窝脓肿；隐窝上皮增生，同时杯状细胞减少；黏膜表层糜烂、溃疡形成。②缓解期。中性粒细胞消失，慢性炎性细胞减少；隐窝不规则，排列紊乱；腺上皮与黏膜肌层间隙增大，潘氏细胞化生。

2. 诊断应包括其临床类型、病变范围、严重程度、活动性

（1）临床类型：①初发型，既往无病史首次发作；②慢性复发型，病情缓解后复发；③慢性持续型，首次发作后可持续有轻度不等的腹泻、便血，常持续半年以上，可有急性发作；④暴发型，症状严重，血便每日 10 次以上，伴中毒性巨结肠、肠穿孔、脓毒血症等并发症。

（2）病变范围：直肠型、直肠乙状结肠型、左半结肠型、全结肠型。病变范围参考结肠镜检查结果确定。

（3）病情程度：轻度为患儿腹泻每日 4 次以下，便血轻或无，无发热、脉搏加快、贫血，血沉正常；中度为介于轻度与重度之间；重度为腹泻每日 6 次以上，伴明显黏液血便、体温在 37.5℃以上、脉搏加快、血红蛋白<100g/L、血沉>30mm/h。

（4）活动性：活动期、缓慢期。活动期：患儿有典型临床表现，结肠镜下黏膜呈炎症性改变，病理学检查显示黏膜呈活动期表现；缓解期：临床表现缓解，结肠黏膜病理检查呈缓解期表现。

（二）CD 的诊断标准

1. 综合临床表现、影像表现、内镜表现及病理检查结果诊断本病 采取排除诊断法，主要排除肠结核、其他慢性肠道感染性疾病、肠道恶性淋巴瘤。具有以下诊断要点：（1）（2）（3）者为拟诊，再加上（4）（5）（6）三项中任何一项可确诊。具有第（4）项者，只要加上（1）（2）（3）三项中任何两项亦可确诊（表 18-1）。

表 18-1　WHO 推荐的 CD 诊断要点

诊断要点	临床表现	影像表现	内镜表现	活检	切除标本
（1）非连续性阶段性病变		+	+		+
（2）铺路石表现或纵行溃疡		+	+		+
（3）全壁炎症病变	+（腹块）	+（狭窄）	+（狭窄）		+
（4）非干酪性肉芽肿、裂隙溃疡				+	+
（5）瘘管	+	+		+	+
（6）肛门部病变	+			+	+

（1）临床表现：慢性起病、反复发作的右下腹或脐周腹痛伴明显体重下降、发育迟缓，可有腹泻、腹部肿块、肠瘘、肛门病变及发热、贫血等。

（2）影像学检查：胃肠道钡剂造影、钡灌肠造影、CT 或磁共振成像检查见多发性节段性的肠管僵硬、狭窄，肠梗阻、瘘管。

（3）内镜检查：病变呈节段性、非对称性、跳跃性分布，阿弗他溃疡、裂隙状溃疡、铺路石样外观，肠腔狭窄、肠壁僵硬，狭窄处病变常呈跳跃式分布。

（4）手术标本外观：肠管局限性病变、跳跃式损害、铺路石样外观、肠腔狭窄、肠壁僵硬。

（5）活检组织标本或手术标本病理学检查：裂隙状溃疡、非干酪性肉芽肿、固有层中大量炎性细胞浸润及黏膜下层增宽呈穿壁性炎症。

2. 诊断应包括其病变范围、严重程度

（1）病变范围：分结肠型、小肠型、回结肠型。病变范围参考影像及内镜结果确定。

（2）临床严重程度：根据儿童 CD 活动指数（表 18-2）估计病情程度和活动程度及评价疗效，分不活动、轻度、中/重度。

表 18-2　儿童克罗恩病活动指数（PCDAI）

项目		评分
腹痛	无	0
	轻度，不影响日常生活	5
	中/重度、夜间加重、影响日常生活	10
便次/日	0～1 次稀便，无血便	0
	≤2 次带少许血的糊状便或 2～5 次水样便	5
	≥6 次水样便、肉眼血便或夜间腹泻	10

续表

项目		评分
一般情况	好，活动不受限	0
	稍差，偶尔活动受限	5
	非常差，活动受限	10
体重	体重增长	0
	体重较正常轻≤10%	5
	体重较正常轻≥10%	10
诊断时身高[*]	诊断时身高低于相应年龄正常身高1个百分位之内	0
或	或	
身高速率[**]	身高生长速率在-1个标准差之内	
	诊断时身高低于相应年龄正常身高1~2个百分位	5
	或	
	身高生长速率在-2~-1个标准差	
	诊断时身高低于相应年龄正常身高2个百分位之上	10
	或	
	身高生长速率在-2个标准差以下	
腹部	无压痛无肿块	0
	压痛或者无压痛肿块	5
	压痛、肌卫、明确的肿块	10
肛旁疾病	无、无症状皮赘	0
	1~2个无痛性瘘管、无窦道、无压痛	5
	活动性瘘管、窦道、压痛、脓肿	10
肠外疾病[***]	无	0
	1个表现	5
	≥2个表现	10
血细胞比容（%）	男/女（<10岁）≥33	0
	女（11~19岁）≥34	
	男（11~15岁）≥35	
	男（15~19岁）≥37	
	男/女（<10岁）28~32	2.5
	女（11~19岁）29~33	
	男（11~15岁）30~34	
	男（15~19岁）32~36	
	男/女（<10岁）<28	5
	女（11~19岁）<29	
	男（11~15岁）<30	
	男（15~19岁）<32	

续表

项目		评分
血沉（mm/h）	<20	0
	20~50	2.5
	>50	5
白蛋白（g/L）	≥35	0
	25~35	5
	≤25	10

注：活动指数 0~10 分为不活动；活动指数 11~30 分为轻度；活动指数 >30 分为中/重度。

*身高，与按年龄计算身高比较。

**身高生长速率，以厘米/年表示，需要超过 6~12 个月的测量方可得到可靠的身高速率，与正常身高相比标准差。

***肠外表现，1 周体温 >38.5℃超过 3 天、关节炎、葡萄膜炎、皮肤结节性红斑或皮肤坏疽。

（三）IC 的诊断

IC 诊断综合内镜、多部位活检病理、肠道影像学检查和临床资料及手术后组织病理做出。病变局限于结肠，近段结肠病变重而远段结肠病变轻，病理检查肯定为肠道慢性炎症性病变，但不能区分是结肠 CD 或 UC，也不提示淋巴细胞性或过敏性结肠炎，可考虑 IC。

（四）极早发型 IBD 的诊断

极早发型 IBD（very early onset IBD，VEO-IBD）是指 6 岁以下 IBD 患者，包括新生儿、婴儿及幼儿。VEO-IBD 患者发病年龄早、症状重，常见症状有腹痛、腹泻、黏液血便等，多表现为全结肠炎，但肠外表现少见，且传统的治疗方式如激素、免疫抑制剂等均疗效不佳，死亡率高。Benchimol 等报道 VEO-IBD 发病率约为 4.37/10 万，属罕见疾病。因其患者发病年龄早，并常有家族史，提示遗传因素可能占据相当重要地位。有报道显示有些单基因缺陷可导致 VEO-IBD，目前已发现的 VEO-IBD 致病单基因突变包括 ADAM17 基因突变影响肠道上皮屏障功能；Foxp3 基因突变影响 Treg 细胞功能；IL-10/IL-10R 基因突变致肠道炎性反应失调；NCF2 基因突变影响肌体对细菌的识别与清除；MSH5 基因突变导致原发免疫缺陷病等。诊断除常规血液及内镜检查外，基因测序及功能验证显得尤为关键及重要。

第三节　炎性肠病的治疗

儿童 IBD 的治疗目标主要是针对慢性非特异性炎症控制发作、维持缓解，维持正常生长发育，治疗着眼点是针对发病机制的各个重要环节予以阻断。IBD 的治疗首先要考虑疾病的部位和范围，此与治疗方法的选择、药物的反应及预后密切相关；其次，考虑疾病的活动度与严重度，不同期、不同程度的病变应采用不同的对策，估计预后，初发者治疗效果好，而复发者差。对于患者的全身情况和有无并发症应进行评估，有助于选择不同的治疗方法、预后估计和生活质量的评价。

治疗原则：①尽早控制症状；②维持缓解，预防复发；③评价内科治疗的效果，确定内外科治疗的界限，防治并发症。

一、溃疡性结肠炎治疗

溃疡性结肠炎（UC）的治疗并非治愈，目的在于控制症状、减少复发。治疗强度取决于症状严重程度，20%～30%的 UC 患者症状可自行缓解。

（一）轻症结肠炎

第一线药物是氨基水杨酸。柳氮磺吡啶是由磺胺吡啶和活性 5-氨基水杨酸相结合构成，这种连接可预防药物前体在上消化道被吸收，容许药物到达结肠，并在结肠被细菌分解成两种成分起效。柳氮磺吡啶剂量为 50～75mg/（kg·24h）（分 2～4 次），一般总剂量不超过 2～3g/24h。磺胺过敏是柳氮磺吡啶的主要副作用，发生率 10%～20%；其次有胃肠道反应（如恶心、腹痛）、头痛等。较少引起过敏的 5-氨基水杨酸［氨基水杨酸，40～60mg/（kg·d）］显示在治疗 UC 和预防复发上具有与柳氮磺吡啶相同的疗效。

氨基水杨酸也可灌肠给药，特别是对直肠炎有效；氢化可的松灌肠（100mg）对治疗直肠炎有较好疗效。年长儿灌肠用药为每天给药 1 次（通常睡前），连续 2～3 周（表 18-3）。

表 18-3　常用氨基水杨酸药物

制剂	作用部位	剂量	用法
局部或直肠用			
美沙拉嗪灌肠剂	左侧结肠	1～4g	临睡时
美沙拉嗪肛栓剂	直肠	0.5～1g	2～3 次/天
口服			
5-氨基水杨酸	结肠	45～60mg/kg	分 2～3 次
Asacol	结肠	30～50mg/kg	分 2～3 次
Pentasa	小肠、结肠	30～50mg/kg	分 2～3 次
Etisa	回肠、结肠	20～30mg/kg	分 2～3 次

（二）中度至重度全结肠炎或结肠炎

5-氨基水杨酸治疗无效者需加以糖皮质激素，通常选用泼尼松，开始剂量是 1～2mg/（kg·24h）（最大剂量 40～60mg）。若症状不是非常严重，此药可以早晨单剂使用以减轻肾上腺抑制作用。对重症结肠炎，激素每天 2 次或静脉给药，在 1～3 个月逐渐减量。激素治疗无效或激素依赖者有指征使用其他药物或外科手术。儿童应避免每天应用激素＞3个月，因其有生长迟缓、肾上腺抑制、白内障、骨质疏松、无菌性股骨头坏死、葡萄糖不耐受、易感染和容貌外观改变等多种副作用。有5%～10%患者超过6个月症状持续不缓解，对上述治疗无效。免疫抑制剂常用于氨基水酸类药物和激素治疗无效、激素依赖者，如硫唑嘌呤1.5～2.5mg/（kg·d）或硫嘌呤（6-MP）1～1.5mg/（kg·d）。环孢素用于顽固性难治性急性重症IBD。生物治疗药物是近些年才发展起来的，主要基于免疫活性细胞、巨噬细胞，特别是T淋巴细胞在免疫反应中的中心地位，针对其分化、转录、表达中的关键步骤，在细胞的分子水平进行干预，尤其针对各种促炎因子的阻断及抗炎因子的促进和补充，以达到消除炎症反应的目的。目前研究最多的是TNF-α。

近年来的研究发现，在UC患者血液、结肠黏膜组织、肠道灌洗液中，TNF-α明显增加，其中还发现大量活化的单核巨噬细胞和T细胞，抗TNF-α抗体通过与TNF的特异性结合，促进黏附分子下调，同时可使表达TNF的炎性细胞凋亡，从而使炎症消退。目前治疗IBD的抗TNF制剂主要有3种：英夫利昔单抗（infliximab）、阿达木单抗（adalimumab，D2E7）和赛妥珠单抗（certolizumab，CDP-870）。根据中国2007年IBD治疗规范的共识意见，英夫利昔单抗是唯一被推荐使用的抗TNF-α单抗，其适应证仅是传统治疗无效或有肛周病变的CD，但世界胃肠病组织2010年IBD诊疗指南中，3种抗TNF-α单抗均被推荐使用，而且适应证中除中重度CD、难治性和有肛周病变的CD外，还包括重度或激素及免疫抑制剂无效或不能耐受的UC患者。有证据显示TNF-α单克隆抗体英夫利昔单抗在治疗暴发性结肠炎中具有潜在作用。

（三）结肠切除术

结肠切除术应用于难治性、伴并发症及药物治疗无效的暴发性病例，无证据显示全静脉营养或持续肠内要素饮食对治疗重症UC有益，但全静脉营养有助于那些药物治疗失败、准备手术患儿的营养支持。

难治性或暴发性结肠炎外科治疗是全结肠切除术，理想方式是全结肠切除和直肠内复原相结合。这种手术保留直肠远段、拨离该处黏膜，拉下回肠末端，并在肛门内采用J形袋与回肠直接缝合。该方法保留患儿肛门排便功能，主要并发症为"囊袋炎"，可导致血性腹泻、腹痛及低热。与该方式其他手术适应证（如家族性结肠息肉病）相比，UC术后回肠囊袋出现并发症更频繁。UC囊袋炎发生率为30%～40%，一般口服甲硝唑有效。

UC为慢性疾病，考虑儿童处于特殊生长时期，在药物治疗疾病的同时，还需评估疾病儿童精神心理状况。心理治疗同样是儿童IBD治疗的一个重要环节，它包括患者和儿科医师共同参与对疾病症状和治疗的适当讨论、必要的儿童心理咨询、社会工作者对家庭的支持等。应鼓励UC患儿参加适宜于年龄的全部日常活动，病情发作期间适量减少。

预后：UC病程以疾病缓解和发作为标志，药物治疗起初对大部分患儿有效，且对许多轻症患儿持续有良好的治疗效果，预防性应用5-氨基水杨酸能获得长期缓解，但少数轻症患儿以后却出现顽固症状。病程超过10年，结肠癌变危险性逐年增加，因而自病程8～10年起需常规结肠镜检查，病理活检一旦发现有明显异型增生，需及时行结肠切除术。

二、克罗恩病的治疗

无论药物或外科手术切除均无法治愈克罗恩病（CD），治疗目的在于缓解症状、预防慢性炎症并发症（贫血、生长停滞）、预防复发和尽可能使黏膜愈合。治疗方法通常依据病变范围、炎症严重程度、年龄及是否伴并发症（脓肿）决定。

（一）轻症

轻症末端回肠或结肠 CD 最早曾使用氨基水杨酸治疗[40～60mg/（kg·d），最大剂量 3g]，药物在回肠和结肠释放活性 5-氨基水杨酸；柳氮磺砒啶可能对轻症 CD 有效，但对小肠病变无效。

（二）病变广泛或严重小肠、结肠病变

皮质激素[泼尼松 1～2mg/（kg·d），最大剂量 40～60mg]，病情缓解激素逐渐减量。经典方法是 3～4 周后开始逐渐减量并持续数月，减量根据个体调节，一般采用每 6～8 天减去每天量的 2.5～5mg（即 2.5～5mg/6～8d），至量约 0.5mg/（kg·d），然后在 6～8 天周期中隔天减去相同剂量，至最终泼尼松最小维持量隔天一次服用。此方案患者较容易耐受，但减量时病情仍可反复。另外，每天或隔天泼尼松维持疗法对预防疾病复发无效。长期使用激素会出现影响儿童生长、特殊面容等副作用，布地奈德（budesonide）因其对全身副作用少而逐步应用于临床。

有高达 40% 的 CD 患儿对激素不敏感或存在激素依赖现象，免疫抑制剂如硫唑嘌呤[1.5～2.5mg/（kg·d）]或 6-MP[1～1.5mg/（kg·d）]用于对激素无效或激素依赖者，但药效在用药后 3～6 个月才发挥作用，对急性期无益，治疗早期应用这些药物可减少治疗最初 1～2 年泼尼松累积剂量。

生物制剂：根据美国 FDA 关于英夫利昔单抗的报告，英夫利昔单抗的适应证包括难治性的 CD、激素依赖性的 CD、急性中重度的 CD、慢性难治性的 UC、IBD 并发其他系统性疾病（如强直性脊柱炎、坏疽性脓皮病、慢性葡萄膜炎等）。不良反应：①感染，应用英夫利昔单抗制剂可使 IBD 患者的机会性感染发生率增加，如细菌感染、分枝杆菌感染、侵袭性真菌感染等，极少部分患者可发生严重感染，包括肺炎、感染中毒症、蜂窝织炎、皮肤和泌尿系统感染等；②过敏反应；③自身抗体和药物性狼疮，长期使用英夫利昔单抗的患者，血清抗核抗体（ANA）和抗双链 DNA（ds-DNA）抗体的滴度增加，出现自身免疫反应；④淋巴瘤或恶性肿瘤，TNF-α 对肿瘤生长有抑制作用，因此使用英夫利昔单抗后对肿瘤的发生可能有一定的促进作用；⑤心力衰竭，目前对于心功能Ⅲ、Ⅳ级患者不主张使用英夫利昔单抗。英夫利昔单抗（静脉用 5mg/kg）可使 50%～70%患者症状明显改善，但该药疗效不稳定，可维持 4～8 周，需重复使用。

阿达木单抗通过结合膜表面的 TNF，活化补体和发挥抗体介导补体依赖性的细胞毒作用，不仅可以诱导 CD 的临床缓解，而且对应用英夫利昔单抗失败或不能耐受的病例有一定疗效。根据美国 FDA 决议，其临床适应证包括 CD 及 CD 合并类风湿关节炎、银屑病

关节炎的治疗。禁忌证包括活动性感染（如肺结核感染）、神经系统疾病、淋巴瘤等。不良反应包括局部注射部位的反应、重度感染、神经功能的损害及淋巴系统的影响（如淋巴瘤等）。

赛妥珠单抗于 2008 年被美国 FDA 批准应用于临床，其适应证包括中重度的 CD 患者。不良反应：注射部位的局部反应、上呼吸道感染、泌尿系统感染及关节疼痛。个别病例报道可以导致致命的感染并发症（如真菌、结核病、机会性感染等）。

（三）针对肛周瘘管的几种治疗

甲硝唑[10～20mg/（kg·d）]通常有效，但长期使用会引起神经变性、皮肤感觉异常；硫唑嘌呤和 6-MP 对肛周瘘管有效；英夫利昔单抗虽然有效但易复发。

（四）营养支持治疗

营养不良是 IBD 最常见的全身症状之一，发生率可高达 85%。其原因主要有以下几个方面：①进食可诱发腹痛、腹泻、梗阻和出血等胃肠道症状，造成患者进食恐惧，营养摄入减少。②由于肠管炎症、溃疡和腹泻的影响，导致肠黏膜表面营养物质丢失增加。③肠道不同部位和范围的病变对营养摄入有不同程度的影响，小肠吸收营养的作用大于结直肠，回肠的作用大于空肠。肠外瘘、肠内瘘及反复小肠（尤其是回肠）切除会导致肠管吸收面积减少，肠内瘘形成的肠袢使得细菌过度繁殖，不利于营养物质吸收。④活动期或合并感染的患者存在高分解代谢状态，增加能量消耗。⑤治疗药物（如激素、柳氮磺吡啶等）对营养和代谢产生的不良影响。营养不良造成的后果是削弱患者抗感染能力，影响手术切口和肠吻合口愈合，延长住院时间，增加手术并发症的发生率和病死率，降低生活质量，同时也是造成 IBD 儿童及青少年生长发育迟缓和停滞的主要原因。

营养支持治疗是 IBD 治疗中的一个重要组成部分。营养支持不但能够改善患者营养状况，提高生活质量，减少手术并发症，还能够诱导和维持 CD 缓解，促进黏膜愈合，改善自然病程。儿童和青少年活动期 CD 诱导缓解可推荐首选肠内营养（EN）治疗。EN 能促进缓解和肠黏膜溃疡愈合，并促进生长发育。对生长发育迟缓或停滞的儿童，推荐以 EN 维持缓解，虽然缺乏大宗病例的随机对照研究结果，但有证据表明 EN 可用于维持 CD 缓解，其疗效与 6-MP 相比无明显差异。不推荐使用 EN 诱导或维持 UC 缓解。

营养途径推荐遵循"只要肠道有功能，就应该使用肠道，即使部分肠道有功能，也应该使用这部分肠道"的原则，首选 EN。营养支持治疗用于诱导活动期 CD 缓解，推荐采用全肠内营养（EEN）。EEN 诱导缓解率高于部分肠内营养（PEN）。儿童和青少年患者的推荐疗程为 6～12 周。EN 制剂的种类有整蛋白配方、低聚（短肽）配方和氨基酸单体（要素）配方。应用这三类配方进行营养支持治疗，疗效并无明显差异，但不同个体、不同情况对不同配方的耐受性可能不同。EN 途径有口服及管饲（鼻胃管、鼻肠管、经皮内镜下胃造口术和手术胃造瘘）。营养治疗优点在于：①相对无副作用；②避免与激素治疗相关问题；③维持日间正常活动，有助于机体康复。营养治疗是儿童生长停滞最理想治疗手段，但对肛周和结肠病变效果不佳。

CD 初发和复发均为急性，伴明显疼痛、厌食、发热、腹部压痛和白细胞计数升高，此时较难与肠道感染（微小穿孔）区别，除静脉皮质激素应用外，必须早期静脉使用覆盖肠道菌群（革兰氏阴性菌和厌氧菌）的广谱抗生素，只有在明确没有感染前提下方可停止。腹部超声或增强 CT 是排除腹腔内脓肿、肠-肠或肠-结肠瘘管的最佳检查方法。

（五）外科手术

外科手术适用于特殊病例，肠切除术后复发率仍高（5 年内＞50%），再次手术危险性随手术次数而增加，术后并发症包括瘘管形成、狭窄、吻合口漏、粘连性不完全小肠梗阻和短肠综合征等。手术指征：病变局限于小肠或结肠，并对内科药物治疗无效；肠穿孔；狭窄伴不完全性小肠梗阻症状和顽固性出血。肛周脓肿除自发性溃破外一般需切开引流，肛周瘘管除药物治疗外，严重者可行瘘管切除术，但此手术必须在不损伤括约肌前提下方能实施。生长迟缓者联合内科药物及营养支持治疗。

外科手术应尽可能少地切除病变肠段，目前尚无证据显示切除肠段范围超过病变部位的手术方法预后优于仅切除病变肠段者，但却可减少发生短肠综合征危险。

（六）心理治疗

CD 心理治疗同样是疾病治疗的一个重要部分。此年龄阶段依靠自我调节战胜疾病一般较难，社会的理解支持和个人心理咨询相当重要，对疾病的不断认识是治疗的重要一方面，如果患儿对病情有正确认识和了解，病情通常更易稳定。美国克罗恩病和结肠炎基金会分会遍布全国。

（七）预后

CD 是一种发病率高但死亡率低的慢性疾病，虽经治疗症状仍不断反复且找不到原因。体重减轻和生长停滞在注意营养补充治疗后能有所好转，但仍有高达 15% 患儿会发生永久性生长落后，特别是那些慢性营养缺乏和经常使用大剂量皮质激素者。肠道外表现有硬化性胆管炎、慢性活动性肝炎、坏疽性脓皮病和骶髂关节炎等。

尽管典型发病在早期发展迅速，随后进展缓慢，但累及肠道病变范围随时间而扩大，并发症也随时间增多，包括肠狭窄、瘘管、肛周疾病、腹腔内或咽后壁脓肿等，几乎所有 CD 患儿因并发症之一最终需要外科手术治疗，且再次手术率也相当高。手术并不能治愈疾病，但不可避免的小肠再次切除术可并发短肠综合征，从而导致吸收不良；末端回肠切除导致胆酸吸收不良、腹泻和维生素 B_{12} 吸收障碍。长期 CD 结肠炎患儿结肠癌发生危险与 UC 相似，10 年以后需定期结肠镜检查。

三、极早发型炎性肠病的治疗

IBD 治疗以激素、5-氨基水杨酸、免疫抑制剂和生物制剂为主，但 VEO-IBD 患者对上述治疗反应不佳。同时，因患者发病年龄早，长期腹泻致营养不良，需要合适的肠内肠外营养支持改善营养状况及生长追赶。有文献报道提示抗感染、沙利度胺、美沙拉嗪控制肠道炎症，结合肠内肠外营养支持可能有部分疗效。

VEO-IBD 对于传统药物治疗反应不佳，且肠道炎症程度严重、持续，故相当部分患者接受部分结肠或结肠次全切除、回肠造口术，以期暂时控制病情发展。Pigneur 等报道 VEO-IBD 接受手术治疗患者的平均年龄为 24 个月。干细胞移植治疗有望成为一种新的治疗途径。

第四节　肠道菌群在炎性肠病发病机制中的作用

一、肠道菌群与炎性肠病发病的相关性

由于 IBD 的发病多见于直肠、结肠、回肠等肠道接触细菌最多的部位，最初许多学者推测肠道内某种病原体可能是 IBD 的潜在病因，并可能参与了 IBD 发病。多项研究发现，IBD 患者的肠道菌群构成及代谢与正常人群相比，菌群多样性减少，稳定性降低，其肠黏膜更容易受到细菌的侵犯，肠道有害菌群的增加会导致肠道内环境紊乱，这些变化对肠道炎症的发生有重大意义，其中尤以 CD 患者表现更明显。肠道菌群及其变化与 IBD 之间的关系是当前的研究热点，Sanderson 等发现在 CD 患者损伤的肠黏膜表面，副结核分枝杆菌 DNA 的检出率很高。另外，从 CD 病变呈现慢性肉芽肿性炎症患者的肠黏膜、肠系膜肉芽肿中可以分离出分枝杆菌，提示副结核分枝杆菌可能与 IBD 有关。Masseret 等采用大肠杆菌 DNA 探针检测了 33 例慢性复发性回肠 CD 患者回肠损伤肠黏膜处的 rRNA，其中 24 例患者能检出某一型大肠杆菌 rRNA（检出率 63.6%），而 21 例正常人中仅 9 例检出该细菌 rRNA（检出率 42.9%），CD 患者检出率明显高于正常人，由此可说明该型大肠杆菌与 IBD 的发病关系密切。UC 患者同样被证实其肠道菌群失调、菌群多样性降低。Fite 等用 RT-PCR 技术发现 UC 患者的肠黏膜活检标本中 100% 有脱硫弧菌属的硫酸盐还原菌（SRB），SRB 在大肠中将硫酸盐转化成硫化物，后者对结肠上皮有细胞毒作用，而用常规细菌鉴别法，大约有 92%UC 患者和 52% 非 IBD 患者的黏膜活检组织中发现 SRB。某些肠道菌群可引起肠道丁酸代谢紊乱，而丁酸代谢异常则导致肠黏膜 UC 样改变。Ohkusa 等用变形梭菌（*F. varium*）培养上清液灌注小鼠结肠细胞 24h 后的变化与用丁酸溶液（32mmol/L）灌注的变化相同，都出现黏膜下溃疡、炎性细胞聚集及细胞凋亡样表现。推测 *F. varium* 中致病因子为丁酸，后者对结肠 Vero 细胞有细胞毒作用。研究发现，UC 患者结肠上皮细胞氧化丁酸的能力较正常人群的结肠上皮细胞明显降低，局部高浓度的丁酸超过了病变区域的肠上皮细胞代谢处理能力，而直接造成对黏膜的损伤。随后在对活动性 UC 患者的结肠黏膜组织活检并进行免疫化学分析证实，*F. varium* 可侵入结肠黏膜并在隐窝内生存，其产生的丁酸直接对肠上皮有细胞毒作用。Schumacher 等在一项回顾性研究中，除了考虑细菌感染为 IBD 的首发原因外，还发现病毒感染也可能参与其中，在三个患者组织中发现腺病毒，一个患者中发现了肠病毒，另一个患者中发现有高滴度的巨细胞病毒（CMV）抗体并有血清学反应。虽然上述研究提示某些病原体可能参与 IBD 发病，但迄今为止流行病学资料尚未发现任何 IBD 特异性致病菌。临床上应用抗生素治疗 IBD 的疗效亦不明显，而激素治疗 IBD

却有效，因此难以用某一种特定的病原体感染的持续作用解释 IBD 的发病。

近年来肠道内固有菌群与 IBD 的关系一直为人们关注并研究。动物实验中，小鼠 DSS 模型存在肠道菌群变化，主要为拟杆菌和梭状芽孢杆菌增多；而用转基因或敲除基因方法造成免疫缺陷 IBD 动物模型中，在肠道无菌环境下不发生肠道炎症，但若重新恢复正常的肠道菌群状态，则出现肠道炎症。这些动物模型研究证实：①基因背景可影响 IBD 的表现及严重程度；②无菌环境下多数动物模型不能形成 IBD；③肠道菌群成分是形成 IBD 的必需条件。

虽然 IBD 的病因尚不甚明确，但众多研究证实，肠道菌群稳定性的改变、肠道易感性及肠黏膜免疫异常等因素共同促使了 IBD 的发生，其中环境因素引起的肠道菌群紊乱是免疫损伤过程的重要激发因素，被认为是 IBD 发病的第一个重要环节。

二、菌群紊乱与肠道免疫功能异常

一些学者认为 IBD 发病的触发点是环境因素引起肠道内有害菌与有益菌比例失调。肠道内有害菌增多，分泌的肠毒素使肠上皮通透性增高，病菌分泌免疫抑制性蛋白，导致黏膜免疫失调，增多的有害菌侵袭、损伤肠上皮细胞。某些过度生长的细菌能影响肠上皮细胞的能量代谢，导致上皮细胞损伤，诱发肠道炎症的发生。引起结肠上皮细胞的炎症反应在肠道内常存在着大量的细菌、食物抗原及其他种类的抗原，而肠相关淋巴组织（GALT）可保护宿主免受潜在病原体的攻击或由肠道内抗原引起的异常免疫反应。这是一个抑制和激活相互拮抗的过程。

通常引起消化道病变的免疫反应有以下几个特点：①在 IBD 炎症的肠段固有层中 T 细胞、B 细胞较非炎症区域表达更多的细胞活化标志物。②IBD 患者黏膜的 T 细胞表达的前炎症因子增加，UC 患者可能表现出来的是一系列 Th2 细胞激活的疾病，与 CD 的发病机制不同，但这种理论还未完全证实。③激活固有层 T 细胞引起炎症反应的是记忆性抗原，与引起正常黏膜免疫反应的抗原不同，其以引起组织增生为主。此外，抗原刺激诱导细胞凋亡与免疫细胞增生的机制在 IBD 患者中也是异常的。④与正常对照组比较，IBD 患者分泌血浆 IgA 细胞减少，而分泌血浆 IgG 和 IgM 的细胞增多，部分是针对原籍菌的。⑤在 IBD 患者中提呈抗原的肠上皮细胞激活的是 $CD4^+$ Th 细胞，而不是 $CD8^+$ Ts 细胞。在免疫反应异常的开始阶段，黏膜屏障的缺损似为一个重要的原因。在一个用 N-钙黏着蛋白阴性基因取代正常 E-钙黏着蛋白的小鼠模型中，其肠黏膜中既有正常的肠黏膜区域，也有较薄弱的区域，在其较薄弱的区域中表现出慢性 IBD 样改变。Dionne 等在活检组织中可以观察到，随着细菌的刺激，TNF-α、IL-1、IL-1RA 增加。在 UC 患者的直肠活检组织中，TNF-α 非刺激性分泌明显增加，且与炎症的严重程度相关联。脂多糖（LPS）在炎症组织中只适度地刺激 TNF-α 的分泌，而美洲商陆丝裂原（PWM）在 UC 患者和正常对照人群中都可引起 TNF-α 的分泌，在 UC 患者中引起更明显的增加。超抗原金黄色葡萄球菌肠毒素 A（SEA）可引起炎症效应，程度较 PWM 轻。SEB 在各组中是最强的 TNF-α 诱导剂，在炎症组织中尤为明显。IL-1 的分泌较 TNF-α 相对减少。SEA 的诱导作用较 LPS 强，但较诱导 TNF-α 的效应减弱。此外，IL-1RA 也是由细菌刺激产生的，IL-1RA/IL-1 相对稳定。在炎症组织中，炎症因子 TNF-α 和 IL-1 分泌增加，而抗炎因子 IL-1RA 只由正常肠上皮细胞分泌增加。由于细菌内毒素和 LPS 协同可增加肠黏膜的渗透性，LPS 或细菌毒素可在 IBD 患者的血浆中测得，菌群失调和（或）肠膜通透性增加会进一步引起内毒血症。Bene 等发现在 CD 及 UC 患者中抗微生物 Hsp65 抗体明显低于健康人群，在活动性 CD 及活动性、缓解期 UC 可测得低水平 Hsp65 抗体，故推测可能是由细菌 Hsp65 或其抗原决定簇引起的宿主针对肠道细菌感染的免疫反应紊乱亦参与其间。

过去一直认为肠上皮细胞只是被动地应对细菌的侵袭，但现在发现肠上皮细胞在对病原微生物的识别及随后的一系列反应中都起着积极的作用。用细菌内毒素刺激体外培养肠上皮细胞，可发现细胞低表达内毒素受体 TLR4。但近来有资料表明肠上皮细胞表达细胞内 TLR4，且只在内毒素区域表达。在内毒素的影响下，肠上皮细胞还可调节内毒素结合蛋白〔杀菌/渗透性增高蛋白（BPI）〕分泌。NF-κB 和丝裂原激活蛋白（MAP）激酶在肠上皮细胞内调节内毒素诱导的反应，而核受体 PPAR-γ 途径可抑制前二者的活化途径。在结肠炎模型中，治疗性激活 PPAR-γ 途径可减轻炎症的严重程度。

三、肠黏膜屏障功能缺陷、肠道通透性增高与肠道异常免疫反应

肠腔内菌群对肠道通透性改变的影响也引起了学者的注意。肠道屏障功能受损、通透性增高，导致肠腔内的抗原、内毒素等促炎症物质进入肠黏膜固有层，诱发免疫反应。Madsen 等探讨了先天性 IL-10 缺陷小鼠肠道通透性增高与肠道炎症的关系，置有菌环境中的基因缺陷小鼠 2 周龄时肠道尚未有损伤表现，肠道通透性即有增高，并且肠黏膜内 INF-γ、TNF-α 的浓度也开始增高，肠道通透性增高与 INF-γ、TNF-α 的浓度相平行。而置于无菌环境中的基因缺陷小鼠肠道通透性正常，肠黏膜内 INF-γ、TNF-α 的表达也正常。这项实验说明先天性 IL-10 缺陷小鼠对肠道菌群的黏膜免疫反应异常，导致肠道通透性增加，并且肠道通透性的增加先于肠道炎症的发生。目前已经识别 VEO-IBD 致病单基因突变包括 IL-10/IL-10R 基因突变，其突变致肠道炎症反应失调，可于婴儿期甚至新生儿期发病，以瘘管形成、肛周脓肿为突出表现。IBD 患者肠道通透性存在异常，但其原因目前仍有争议，可能与遗传、肠道炎症、环境因素等有关。肠道细菌在人 IBD 肠道通透性增高中的作用是否与动物结肠炎模型类似，尚需更多的研究证实。

四、遗传易感性

IBD 的发生具有一定的遗传易感性。NOD2/CARD15 被确认为是 CD 的第一易感基因，NOD2/CARD15 是一类细胞内重要的模式识别受体（PRR），这种受体能够识别细菌的肽聚糖片段，与 TLR 一样，NOD 在启动固有免疫和适应性免疫、维持黏膜免疫耐受的完整性方面具有重要的作用。动物实验显示，NOD2 缺乏小鼠肠上皮细胞分泌前炎症因子和细胞凋亡增加、肠道通透性增高，阻止致病菌定植的能力降低，加重 DSS 诱导的结肠炎病变。研究还发现，CD 患者 NOD2/CARD15 基因变异，可导致巨噬细胞不识别和缺乏清除侵袭

细菌的能力，潘氏细胞抗菌能力降低。

正常情况下，肠道免疫系统对肠道菌群处于免疫耐受状态，根据目前的研究结果推测，IBD 发生最有可能的机制是，易感人群 NOD2/CARD15 等基因的变异，导致个体肠道屏障功能受损、通透性增高，针对自身发生变化的肠道菌群不能耐受，最终造成肠道免疫系统对肠道菌群及其产物发生过强的免疫反应。

第五节　益生菌对炎性肠病的治疗作用

益生菌可直接或间接作用于肠上皮而发挥有益作用，改善肠道菌群，产生抗菌物质，增强肠屏障功能，调节黏膜免疫系统。IBD 患者肠道内菌群失调，正常菌群中的某些细菌如乳酸杆菌、双歧杆菌等数量明显减少。Favier 等发现活动性 CD 患者粪便中双歧杆菌量明显减少。Fabia 等发现 UC 患者活动期粪便中乳酸杆菌等厌氧菌含量明显减少，而恢复期粪便中乳酸杆菌量增多，与正常人相似。因此，有学者设想如果给 IBD 患者补充益生菌，纠正肠道内菌群失调，IBD 患者的病情可能会缓解。Guandalini 对 4 位男性青少年 CD 患者做了益生菌治疗试验，患者接受糖皮质激素治疗的同时口服 LGG，其中 3 位患者 1 周后临床症状有明显缓解，激素也很快减量。目前有关益生菌治疗 IBD 的临床研究非常多，主要为成年患者，有比较确定的证据显示，某些益生菌（VSL#3、大肠杆菌 Nissl 1917、LGG、双歧杆菌和布拉氏酵母菌）对维持 UC 的缓解及取得缓解的 UC 患者的囊袋炎具有预防复发作用，术后给予益生菌对囊袋炎的发生亦有预防作用。益生菌对于维持 CD 的缓解，以及预防 CD 术后复发的疗效未被证实（表 18-4）。

表 18-4　益生菌治疗 IBD 临床效果总结

疾病/研究者及时间	成年患者（例数）	益生菌	治疗时间（月）	研究类型	效果
CD					
Guslandi 等，2000 年	32	布拉氏酵母菌	6	随机	维持缓解
Prantera 等，2002 年	55	LGG	12	随机安慰剂对照	对术后复发无效
Schultz 等，2004 年	11	LGG	6	随机安慰剂对照	对中度及活动患者无效
Bousvaros 等，2005 年	75	LGG	24	随机安慰剂对照	对复发无效
Marteau 等，2006 年	98	LGG	6	随机安慰剂对照	对术后复发无效
Van Gossum 等，2007 年	70	约氏乳杆菌	12	随机安慰剂对照	对术后复发无效
UC					
Rembacken 等，1999 年	116	大肠杆菌 Nissle 1917	12	随机安慰剂对照	维持缓解
Venturi 等，1999 年	20	8 种菌混合制剂	12	开放	维持缓解
Ishikawa 等，2003 年	21	短双歧杆菌、两歧双歧杆菌和嗜酸乳杆菌	12	随机	维持缓解
Kruis 等，2004 年	327	大肠杆菌 Nissle 1917	12	随机	维持缓解
Cui 等，2004 年	30	肠球菌、双歧杆菌和嗜酸乳杆菌混合制剂	2	随机安慰剂对照	维持缓解

续表

疾病/研究者及时间	成年患者 （例数）	益生菌	治疗时间 （月）	研究类型	效果
Kato 等，2004 年	20	短双歧杆菌、两歧双歧杆菌 和嗜酸乳杆菌	3	随机安慰剂对照	活动性改善（临床 及内镜）
Tursi 等，2004 年	90	8 种菌混合制剂	2	随机	维持缓解
Furrie 等，2005 年	41	长双歧杆菌	1	随机安慰剂对照	活动期炎症缓解
Bibiloni 等，2005 年	32	8 种菌混合制剂	1.5	开放	诱导缓解
Zocco 等，2006 年	187	LGG	12	随机	维持缓解
Pouchitis（囊袋炎）					
Gionchetti 等，2000 年	40	8 种菌混合制剂	9	随机安慰剂对照	维持缓解
Gionchetti 等，2003 年	40	8 种菌混合制剂	12	随机安慰剂对照	预防术后急性发作
Kuisma 等，2003 年	20	LGG	3	随机安慰剂对照	无效
Mimura 等，2004 年	36	8 种菌混合制剂	12	随机安慰剂对照	维持难治复发患 者缓解
Kuhbacher 等，2006 年	15	8 种菌混合制剂	12	随机安慰剂对照	维持缓解
Gionchetti 等，200 年	23	8 种菌混合制剂	1	随机安慰剂对照	对急性患者治疗 有效

摘自 Haller D, Antoine JM, Bengmark S, et al, 2010. Guidance for substantiating the evidence for beneficial effects of probiotics：probiotics in chronic inflammatory bowel disease and the functional disorder irritable bowel syndrome[J]. J Nutr, 140（3）: 690S-697S.

有关益生菌治疗 IBD 的作用机制，目前有以下研究结果。

一、益生菌的抑菌作用

益生菌在肠道内定植后，能使失调的肠道菌群正常化，抑制肠道内致病微生物对肠上皮细胞的黏附，减少肠上皮细胞受损伤的机会，阻止细菌移位。益生菌在肠道内能与致病微生物竞争生长，有效抑制病菌繁殖。益生菌还能诱导肠黏膜上皮细胞表达黏蛋白（MUC），抑制致病菌黏附肠上皮细胞及向肠黏膜内移位，避免肠道免疫细胞的激活和炎症因子的释放。在一项随机对照的临床试验中，Ishikawa 等用含有双歧杆菌的牛奶（BFM）作为日常食物提供给 UC 患者，BFM 组剂量是 100ml/d，持续 1 年。试验结束后分别考察两组的肠镜表现、血液学检查及肠道菌群培养结果。发现在 BFM 组（入选 11 人）中有 3 人病情加重，而在对照组中（入选 10 人）中有 9 人病情加重。肠道菌群培养结果显示，BFM 组中肠杆菌属及丁酸盐类的浓度较对照组明显降低。故推测双歧杆菌有预防 UC 复发的作用。

二、益生菌调节肠道屏障功能和通透性

益生菌能调节肠上皮细胞间的连接，改善肠上皮的物理屏障功能。Madsen 等在先天性 IL-10 缺陷小鼠第 8 周结肠炎性损伤高峰时，给小鼠服益生菌剂（包含 4 种乳酸杆菌株：

L. casei、*L. plantarum*、*L. acidophilus*、*L. bulgaricus*；3 种双歧杆菌株：*B. longum*、*B. breve*、*B. infantis*；1 种链球菌株：*S. themophilus*），4 周后检测结肠上皮细胞屏障功能、肠黏膜中促炎性细胞因子的水平等。结果显示治疗组小鼠结肠上皮细胞屏障功能较未治疗组明显改善，结肠损伤指数明显降低，肠黏膜中促炎性细胞因子如 TNF-α、INF-γ 的表达下调。Shibolet 等发现在用微生态制剂治疗由不同诱导剂诱导的 UC 动物模型疗效有明显不同。采用上述益生菌剂（含 4 种亚型的乳酸菌、3 种亚型的双歧杆菌和一种链球菌）在治疗由巯基阻滞剂（碘乙酰胺）诱导的动物模型疗效明显，而对由硫磺二硝基苯酸（DNBS）诱导的动物模型几乎无疗效，微生态制剂的保护效应主要表现在结肠的损伤面积和结肠湿重减少，并伴有 PGE$_2$ 代谢物和髓过氧化物酶（MPO）减少，NOS 活性增加。巯基复合物在维持消化道上皮的完整性方面起到了重要的作用，有抗自由基的作用。碘乙酰胺诱导的 UC 动物模型反映了氧自由基损伤黏膜的生化过程，该研究揭示微生态制剂可能有增加内源性巯基复合物或清除氧自由基的作用。

　　益生菌对肠道通透性也有调节作用。Fabia 等对醋酸诱导的大鼠结肠炎用益生菌治疗进行了对照研究，在醋酸诱导大鼠结肠炎后分别给予 *L.reuteri* 和生理盐水灌肠，每天一次，比较诱导结肠炎后第 4 天肠组织 MPO 值和肠道通透性，*L.reuteri* 灌肠组的大鼠肠组织 MPO 值和肠道通透性较生理盐水灌肠组明显降低，说明 *L.reuteri* 能减轻肠道组织的损伤，降低肠道通透性。

三、益生菌能降解肠道内某些抗原物质，调节肠黏膜免疫功能

　　IBD 患者可能对肠道内某些食物等抗原成分存在不耐受，益生菌能降解肠道内这些抗原物质，从而下调人体免疫系统对肠道内抗原的高反应性。Sutas 等培养了对牛奶过敏的婴儿外周血单个核细胞（PBMC），并向 PBMC 的培养液中加入抗 CD3 抗体，以诱导 PBMC 分泌 IL-4，若同时在培养液中加入未经水解的酪蛋白后，细胞分泌 IL-4 增加，而加入经 LGG 水解的酪蛋白后细胞分泌 IL-4 水平明显下降，说明益生菌能修饰有害抗原物质的结构，降低抗原的免疫原性。

　　有学者研究了益生菌对肠黏膜免疫功能的调节作用。有实验证实，益生菌能下调 IBD 炎症肠段组织中促炎性细胞因子的表达。Borruel 等取 10 例 CD 患者炎症肠段切除的活检黏膜，并与几种肠道正常细菌共孵育 24h，与 *L. casei* 和 *L. bulgaricus* 共育的活检黏膜分泌 TNF-α 明显减少，黏膜上皮细胞层内 CD4 淋巴细胞数目也减少。Suhultz 用乳酸菌（*L. plantarum* 299V）治疗 IL-10 基因敲除的小鼠 UC 模型，发现炎症过程明显和缓，黏膜中 IgG、IFN-γ 和 IL-12 含量降低。如继续使用，则在组织学上可看到明显改善。在体培养中还发现活性乳酸菌可增强血液中吞噬细胞和腹膜中吞噬细胞的活性。由此推论，肠道正常细菌如乳酸杆菌、双歧杆菌等下调炎症肠组织表达促炎性细胞因子，可能是由于这些细菌与肠道组织中的免疫细胞之间存在信号传导，并起到调节免疫细胞的功能。

　　Neish 等用一种非致病性的沙门氏菌（*S.pullorum*）与培养的 T84 细胞共育，发现向培养的细胞加入该菌 1h 后再加入 TNF-α，T84 细胞内的 IκB 泛素化受抑制而不能被降解，NF-κB 不能被激活，促炎症性细胞因子的表达减少。因此推测，益生菌下调上皮细胞促炎

症性细胞因子的表达可能是通过抑制上皮细胞内的 NF-κB 的激活来实现的。

第六节 展　　望

一、益生菌治疗炎性肠病

虽然益生菌已应用于动物模型和 IBD 患者，并取得了一定的预期效果，但目前仍需要全面地了解益生菌在肠道内，尤其是在炎症肠道内的生物学行为和特征，以期充分发挥益生菌的治疗作用。在比较抗生素和微生态制剂的作用方面，Marotta 等设计了以下这个试验：选择 26 名缓解期 UC 患者随机分为两组，另选择对照组 15 人，分别测定其血常规、内毒素浓度、脂多糖结合蛋白（LBP）和巨噬细胞集落刺激因子（M-CSF）的浓度。然后一组给予甲硝唑（250mg，3 次/日），另一组给予复合微生态制剂 SCM-Ⅲ（包含嗜酸性乳酸菌和 *L. helveticus*、双歧杆菌及维生素类，3ml，3 次/日），各治疗 2 周，经过 6 周洗脱期后再进行交换治疗。在每次治疗前后对各组进行血液学检查。发现治疗组与对照组的内毒素水平无明显差别，而内毒素水平随着病程的迁延反复和病变范围的扩大可明显升高，SCM-Ⅲ有降低内毒素水平的作用，而甲硝唑无此作用。对于 M-CSF，SCM-Ⅲ有明显的下调作用，而甲硝唑对此亦无作用。在 LBP 水平及血浆抑制内毒素作用方面，SCM-Ⅲ组与甲硝唑组无明显差别。因此，研究者认为无论何种类型的 UC 患者都可长期加用微生态制剂治疗。但 Isolauri 等认为目前还需进一步研究和评价益生菌在治疗疾病时的确切疗效及安全性等方面的问题，如益生菌在肠道内是否也会发生移位等。

虽然微生态制剂有价廉、安全、无害等优点，但用于临床治疗 IBD 仍有一些需要解决的问题，如对不同的患者、在不同的发病阶段、选择何种细菌治疗、治疗的剂量、时间及如何与其他药物联合使用等。肠道菌群与 IBD 发病密切相关，随着对肠道黏膜免疫系统及 IBD 遗传易感性研究的不断完善，我们可以确信微生态制剂在治疗 IBD 方面将是一类非常有前景的药物。

二、粪菌移植治疗炎性肠病

调节肠道菌群紊乱，恢复宿主与肠道微生物之间的稳态，现已成为治疗 IBD 的新方向之一。粪便菌群移植（fecal microbiota transplantation，FMT，简称粪菌移植）作为一种可以重建肠道菌群的疗法被临床所关注，即将健康人粪便中的功能菌群，移植到患者胃肠道内，重建新的肠道菌群，恢复肠道功能。

英文数据库检索到最早关于 FMT 的临床应用报道为 1958 年 Eiseman 等使用粪便进行灌肠成功治疗了 4 例假膜性肠炎患者。而根据我国史料记载，FMT 最早可以追溯至 1700 年前，远远早于西方的报道。

FMT 是近年来新发展起来的治疗方法，尤其有助于减轻 IBD 症状，粪便中多种细菌在激活促炎 Th 细胞及抗炎调节性 T 细胞等方面都有重要作用，一些有益菌分泌的代谢产物，有助于减少促炎细胞 IL-2 及 IL-10 的产生。IL-10 在调节系统性免疫反应之间的信号通路及肠上皮细胞促炎因子的释放中都有重要作用。

（一）FMT 在 UC 中的应用

首例关于 FMT 治疗 UC 患者的研究由 Bennet 等报道于 1989 年的《柳叶刀》杂志，该患者达到临床症状持续缓解且组织学检查得到改善。2003 年，6 例重型、反复发作活动性 UC 患者实施 FMT 后，患者的临床症状、结肠镜检查、组织学检查结果均得到一定逆转。2012 年，一项对 62 例 UC 患者的回顾性分析显示，在接受 FMT 治疗的患者中有 67.7%得到临床症状的完全缓解。Anderson 等对 FMT 治疗 IBD 的 Meta 分析显示，63%的 UC 患者临床症状可以缓解，76%的患者可停用 UC 相关药物。2013 年 Kunde 等的单中心研究纳入了 10 例 7~20 岁的轻中度 UC 儿童和青年人。将由实验室制备的来自健康成年人供体的粪便样本 240ml 通过灌肠输入患者的肠道，1 次/日，共 5 次，1 周内完成。结果显示 33%的患者 1 周后获得临床缓解，78%症状得到改善，67%的患者在移植后 1 个月仍有临床应答，该研究表明 FMT 治疗 UC 患者时临床应答时间保持较长。虽然有大量文献报道 FMT 治疗 UC 患者有明显的治疗效果，但研究表明目前使用 FMT 治疗 UC 的证据是有限的，仅为几个小案例系列报告，仍有很多疑问，需要更多的研究支持。

（二）FMT 在 CD 中应用

目前 FMT 应用于 CD 患者的文献报道很少。Vermeire 等对 4 例顽固性 CD 患者实施 FMT 治疗，在移植后 2 周、4 周时检测发现，患者肠道菌群与粪便供体的肠道菌群基本趋于一致，患者的临床症状稍有改善，然而移植后 8 周再次检测时患者的肠道菌群又恢复至未移植前的水平，而且至 8 周时患者的临床症状仍然存在。由此看来，FMT 用于 CD 患者时症状缓解不明显，即使有症状稍缓解，维持时间也很短。关于 FMT 应用于 CD 患者是否有一定作用不十分清楚，需要大量的前瞻性、随机对照研究来提供治疗的循证医学证据。

（三）FMT 不良反应

FMT 应用于 IBD 的相关不良反应报道较多，部分患者在实施 FMT 后 2 周内会出现腹胀及肠道运动活跃等症状。Vermeire 等对 4 例 CD 患者实施 FMT，其中 3 例出现了发热、腹部轻压痛等不适。Angelberger 等 5 例中重度 UC 患者实施 FMT，结果 2 例出现症状加重。目前对于 FMT 应用于 IBD 患者的具体作用机制尚不清楚，移植的安全性仍需要关注。FMT 作为一项新的、未标准化的治疗方案，对于其应用的不良反应、潜在危险及长期的安全性，仍然知之甚少。

FMT 治疗 IBD 尚还在初始阶段，虽然提示临床有好的应用前景，但仍存在者很多问题，进一步需要有大规模、多中心的临床研究或者大样本的观察研究，确认 FMT 对 IBD 的疗效及安全性。

（蒋丽蓉　武庆斌）

参 考 文 献

何嘉怡, 黄志华, 2017. 粪菌移植在儿童炎症性肠病中的应用[J]. 中国微生态学杂志, 29(10): 1192-1196.

黄志华, 郑跃杰, 2017. 《儿童粪菌移植技术规范的共识》解读[J]. 中国微生态学杂志, 29(10): 1188-1191.

刘艳, 黄志华, 2017. 儿童粪菌移植现状及前景[J]. 中华实用儿科临床杂志, 32(7): 483-487.

中华医学会消化病学分会炎症性肠病学组, 2012. 炎症性肠病诊断与治疗的共识意见(2012 年·广州)[J]. 中华内科杂志, 51(12): 818-831.

Cammarota G, Ianiro G, Tilg H, et al, 2017. European consensus conference on faecal microbiota transplantation in clinical practice[J]. Gut, 66(4): 569-580.

Fang H, Fu L, Wang J, 2018. Protocol for fecal microbiota transplantation in inflammatory bowel disease: a systematic review and Meta-analysis[J]. Biomed Res Int, 2018: 8941340.

König J, Siebenhaar A, Högenauer C, 2017. Consensus report: faecal microbiota transfer-clinical applications and procedures[J]. Aliment Pharmacol Ther, 45(2): 222-239.

Pigneur B, Escher J, Elawad M, et al, 2013. Phenotypic characterization of very early-onset IBD due to mutations in the IL10, IL10 receptor alpha or beta gene: a survey of the Genius Working Group[J]. Inflamm Bowel Dis, 19(13): 2820-2828.

Zhang F, Luo W, Shi Y, et al, 2012. Should we standardize the 1700-year-old fecal microbiota transplantation[J]. Am J Gastroenterol, 107(11): 1755-1756.

第十九章

肠道菌群与肠易激综合征

第一节 概 述

肠易激综合征（IBS）是一种肠道功能紊乱性疾病，也是较常见的慢性胃肠疾病。其特征为伴随排便的腹部疼痛或腹部不适以及排便习惯的改变（腹泻、便秘），腹胀和排便紊乱是常见的伴随症状。目前相关调查显示亚太地区儿童 IBS 的患病率有所上升，平均为12.4%，其中中国为 13.25%，土耳其为 22.6%，斯里兰卡为 3.6%～7%，日本为 6.1%。另外南美地区为 3.8%～6.4%，非洲的尼日利亚为 16%，而根据罗马Ⅳ标准美国儿童 IBS 患病率为 4%～5%。

流行病学资料显示，IBS 的主要发病年龄为 15～65 岁，30～50 岁年龄组的患者往往首先就医。在某些情况下，症状可能回溯到童年时期。女性的 IBS 患病率往往较高。典型 IBS 症状在那些貌似健康的人群中很常见。英国的一项研究发现相当多的 IBS 患者报告生活质量很低：他们离开正常工作的时间较长，而且更多地到医疗机构就诊。由 IBS 导致的门诊占内科门诊量的 12%，占胃肠科门诊量的 28%。

腹痛为 IBS 的主要症状，伴有排便异常或便后缓解，有时进食可诱发症状。腹痛多位于下腹部或其他部位，工作或睡眠中腹痛很少发作。腹泻是另一症状，通常表现为大便次数增多，稀糊便，一般无脓血，禁食后腹泻停止。有的主诉便秘，或腹泻与便秘交替。有的伴有腹胀，往往白天症状明显。在儿童中以腹痛、腹胀、排便习惯及大便性状改变等表现最为常见，部分患儿还可有肠道外表现，包括疲劳、失眠、焦虑、抑郁、面色苍白、心悸、多汗、头晕、头痛、腰背痛，其中头痛在儿童及青少年中最为明显。

对胃肠功能性疾病，2016 年修订了新的罗马Ⅳ诊断标准，其中包括对青少年儿童肠易激综合征的诊断标准。诊断前至少 2 个月必须符合以下所有条件：①每个月至少有 4 天出现腹痛，且符合以下至少 1 项：a. 与排便相关，b. 发作时伴有排便频率改变，c. 发作时伴有大便性状改变。②伴有便秘的儿童，疼痛不会随着便秘的好转而缓解[如疼痛缓解则为功能性消化不良（FD），而不是 IBS]。③经过适当评估，症状不能用其他疾病来完全解释。

儿童 IBS 可按类似于成人的亚型进行分型，反映了主要的排便模式，如便秘型、腹泻型、便秘和腹泻交替的混合型和未定型 IBS。

IBS 的发病机制尚不明确，现有证据表明肠道动力改变、内脏敏感性增高以及肠-脑轴调节障碍是 IBS 发病的重要原因。越来越多的临床证据表明肠道菌群失调及肠道菌群介导的黏膜炎症可能与 IBS 有关。

第二节　肠道菌群在肠易激综合征发病机制中的作用

健康人的肠道中存在着大量的细菌，主要包括双歧杆菌属、乳酸杆菌属、类杆菌属、真杆菌属等。虽然整个肠腔内都存在大量细菌，但分布和密度不一。空肠段细菌含量很低，通常少于 $10^4 \sim 10^5$ CFU/ml，包括乳酸杆菌、酵母菌和厌氧链球菌等；回肠段，特别是回肠末端细菌浓度为 $10^6 \sim 10^7$ CFU/ml，以革兰氏阴性的专性或兼性厌氧杆菌为主；结肠段细菌数量远远大于小肠，为 $10^{11} \sim 10^{12}$ CFU/ml，98% 以上的细菌为专性厌氧菌，包括厌氧的革兰氏阳性菌如消化球菌、消化链球菌、肠球菌及不同种的肠杆菌科细菌等，总体而言厌氧菌占 99% 以上，需氧菌仅占不到 1%，这些正常菌群参与了机体对食物的消化和吸收过程，能够增强机体的免疫力，且与衰老、肿瘤的发生和其他多种疾病有关。当正常微生物群受宿主及外环境因素影响，其细菌群种类数、菌量、活性发生异常或定位转移时，肠道就易容纳外来细菌，原有平衡被破坏，出现菌群失调。近年来许多研究表明 IBS 与菌群失调有关。与正常人相比，IBS 患者的肠道菌群种类及多样性有明显差异，但不同研究结果得出的 IBS 患者肠道菌群变化不尽一致，这可能与人群的表型、饮食习惯及菌群检测方法不同有关。

Ng 等研究发现 IBS 组的肠道菌群多样性较健康组明显降低（$P<0.05$），其中拟杆菌门（$P=0.014$）和互养菌门（$P=0.017$）的相对丰度升高，放线菌（$P=0.004$）、黄杆菌纲（$P=0.028$）和 ε-变形菌纲（$P=0.017$）的相对丰度有所降低。Tana 等研究不仅发现 IBS 患者组中乳酸杆菌和韦荣球菌的增加，还发现这两种菌可能导致了 IBS 患者中短链脂肪酸如乙酸、丙酸、总有机酸水平的升高。Si 等采用细菌培养技术发现，IBS 患者粪便中双歧杆菌的数量较健康对照者明显减少，而肠杆菌的数量显著增加，而且 IBS 患者的细菌定植抗力明显降低。腹泻型和便秘型 IBS 患者的肠道菌群无明显差异。但 Malinen 等研究发现，腹泻型 IBS 患者肠道乳酸杆菌数量明显下降，而便秘型患者肠道韦荣球菌的数量显著增加。另有研究发现儿童 IBS 患者的肠道菌群间的相互作用较健康儿童减少。

抗生素的使用、心理和生理应激、食物等多种因素可诱发菌群失调，进而导致肠道微生态失衡。Maxwell 等前瞻性研究了治疗胃肠疾病时抗生素的应用与功能性肠病症状之间的关系，发现服用抗生素后患者功能性肠病的症状持续存在并有加重趋势，然而部分 IBS 患者经抗生素治疗后症状得到缓解。可以看出，抗生素的使用与 IBS 症状密切相关，但其正性或负性作用及肠道菌群在两者之间的作用还需进一步研究。应激是机体对不良刺激或应激情景的心理和生理反应，应激性事件可以促使 IBS 症状的发生和加重。与健康人群相比，IBS 患者常伴有严重焦虑、敌对情绪、忧伤抑郁、多疑、睡眠障碍等慢性或长期应激。已有研究证实，应激可以增强免疫细胞活性，改变消化道运动和内脏感受阈值。同时，也可以引起胃肠道菌群的显著改变。Bailey 等观察了母婴分离对灵长类动物肠道菌群的影响，发现乳酸杆菌数量在经过短暂增加后明显降低，同时志贺菌和弯曲杆菌增加。这可能是因为应激导致了胃肠生理改变，如抑制胃酸释放、改变胃肠运动、十二指肠碳酸氢盐产生增加等，而这种改变不利于乳酸杆菌的生存、黏附和复制，进而造成乳酸杆菌数量降低。此外，膳食结构对于肠道菌群的组成及代谢活动起着十分重要的作用。大量实验发现部分 IBS 患者存在食物耐受不良，可能与免疫异常、代谢异常、结肠酵解异常等有关，尤其是酵解产物如短链脂肪酸和活性氨共同作用可导致 IBS 症状发生。

近来研究将可加剧功能性胃肠道紊乱症状的短链可发酵的碳水化合物统称为FODMAP，包括可发酵的低聚糖（或称寡糖，oligosaccharide）、双糖（disaccharide）、单糖（monosaccharide）和多元醇（polyols）。这类碳水化合物在小肠不易被吸收，在结肠内经细菌发酵，可通过多种途径加剧 IBS 的临床症状。

由于胃肠道感染后常出现 IBS 的症状，故肠道固有菌群的变化可能是 IBS 的原因之一，并且可能持续数年。感染后肠易激综合征（post-infectious irritable bowel syndrome，PIIBS）是 IBS 中的一种，即急性肠道感染缓解后出现慢性或持续性胃肠功能紊乱的现象，PIIBS占 IBS 患者的 6%~17%，这些患者之前都有消化系统感染史。Thabane 等对由大肠杆菌O157：H7 和弯曲杆菌引起的急性胃肠患儿随访了 8 年，结果显示与对照组相比 IBS 的累积发病率明显增加（10.5% vs 2.5%；OR=4.6，95% CI：1.6~13.3）。

有研究报道发生于弯曲菌、沙门氏菌、志贺菌感染后的 PIIBS，这些患者在病程第 3个月出现肠嗜铬细胞、淋巴细胞、IL-1β mRNA 水平、肠道渗透性增加等表现。由此可推断在部分 IBS 患者中持续低度的肠道黏膜炎症是胃肠道症状及功能紊乱的生物学基础。同样在动物实验中也发现，随着感染后炎症因子的释放，急性短期的胃肠道感染可导致长期的胃肠道功能紊乱并改变消化道神经肌肉组织的生理功能。一项体外研究显示，大肠杆菌的某些可溶性因子可通过直接刺激平滑肌细胞增强结肠的收缩。另有动物实验显示，罗伊乳酸杆菌及其培养产物可减少疼痛反应并且明显降低背根神经节的传导活性从而缓解肠道的膨胀，深入研究发现其作用机制是通过改变肠道感觉神经的细胞离子通道来影响内脏的痛知觉，研究者以 PIIBS 患者肠道组织液刺激小鼠结肠，发现通过 TRPV1 信号通路可使痛觉神经持续敏感。

小肠细菌过度生长（small intestinal bacterial overgrowth，SIBO），通常以空肠和十二指肠液做细菌培养，菌落大于 10^5CFU/L 作为诊断 SIBO 的金标准。SIBO 这一概念有助于人们对 IBS 患者病理生理学的理解。正常情况下，小肠中汇集胃液、胆汁及胰液，并且蠕动较快，造成细菌定植困难，致使十二指肠和空肠内细菌数量降低。当出现胃酸分泌缺乏造成杀菌能力降低、胃动力减弱导致细菌在胃内潴留、小肠动力障碍、小肠结构异常、肠道存在异常通道、机体免疫功能下降，以及患有自身免疫性疾病或肝脏疾病等情况时，结肠内的细菌菌群便有机会转移至小肠内繁殖并生长，引起 SIBO。多项研究显示 IBS 常伴有SIBO 发生，并且 SIBO 的发生对 IBS 可能有促进作用，而纠正 SIBO 后 IBS 的症状可明显缓解，这些研究提示 SIBO 与 IBS 的发生有密切联系。由于肠道微生态环境复杂多变，肠道菌群受多种因素调控，因此，关于 SIBO 与 IBS 的相互关系仍存在着许多不同的观点。

第三节　益生菌对 IBS 的治疗作用

　　IBS 的治疗包括一般治疗、药物治疗及心理治疗等。由于 IBS 通常与饮食、应激和心理因素等相关，如果无法去除这些干扰因素，也要设法减小这些因素的影响。目前针对 IBS 的治疗被认为仅中度有效，人们还在不断寻找新的治疗方法。鉴于益生菌对 IBS 可能的作用，人们尝试用益生菌来治疗 IBS。美国及日本胃肠病学会对于 IBS 的治疗指南均指出益生菌治疗是有益的，但疗效不确定，需考虑个体化治疗。

　　有研究报道益生菌能改善整体症状，同时也有试验证实无效，还有报道其主要疗效不确定，但对次要结果，如腹痛、腹胀有效。然而即使是同一研究组对于各症状的疗效也不统一，原因可能是益生菌的种类及方法学的差异，因此 Ford 等对这些文献进行了系统综述来评价益生菌对 IBS 的疗效。文献检索（1946～2017）共 53 项 RCT 研究，纳入 5545 名患者，29 项试验采用多种益生菌制剂联合治疗，包括乳酸杆菌 F19、La5，鼠李糖乳杆菌，双歧杆菌 Bb12，VSL#3，嗜热链球菌，酵母菌，大肠杆菌等的不同组合，其中 1931 人的 21 项试验结果显示其疗效优于对照组（RR = 0.79，95% CI：0.68～0.91），但存在显著异质性。3073 人的 33 项试验采用 IBS 症状评分或腹痛评分的结果显示益生菌可改善整体症状，减轻腹痛、腹胀，但最终哪种益生菌或哪些益生菌联合治疗效果更优并无定论。对于益生菌相关的不良反应，益生菌组及安慰剂组差异无统计学意义。

　　另有一项对于儿童 IBS（8～17 岁）的随机双盲对照试验来评价益生菌制剂联合治疗的效果，以 3 种双歧杆菌（*infantis* M-63，*breve* M-16V，*longum* BB536）制成混合制剂，结果显示治疗组能显著改善 IBS 症状，尤其是腹痛症状。

　　目前许多研究提示益生菌联合治疗对于 IBS 有一定疗效。此外，还有研究报道乳杆菌属 NCC2461 在小鼠模型中可减缓感染后的肠道运动障碍。也有一些动物模型证实益生菌可改善内脏的高敏感性。嗜酸乳杆菌 NCFM 可诱导肠道细胞的大麻素及阿片类受体表达，因此可解释益生菌对内脏高敏感性的疗效。目前推测轻微的肠道炎症及后续的神经调控可能是驱动 IBS 病理生理变化的潜在病理因素，而益生菌具有一定的抗炎作用，有 RCT 研究报道婴儿双歧杆菌（*Bifidobacterium infantis*）35624 可使 IBS 患者体液循环中的 IL-12 和 IL-10 水平恢复常态。

　　在一项评价个体细菌种类的研究中，双歧杆菌改善症状的作用与抗炎细胞因子 IL-10 和促炎细胞因子 IL-12 相关产物的变化有关。观察显示益生菌具有抗炎效应，这和炎症性肠病如回肠隐窝炎中的效果一致。IL-10 是许多免疫调节细胞的产物，包括肥大细胞、B 淋巴细胞、Th1 和 Th2 淋巴细胞及单核巨噬细胞。其抗炎作用包括抑制 Th1 淋巴细胞产生 IFN-γ 和 IL-2，抑制 Th2 淋巴细胞产生 IL-4 和 IL-5，抑制单核巨噬细胞产生 IL-1β、IL-6、IL-8、IL-12 和 TNF-α，以及抑制自然杀伤细胞产生 IFN-γ 和 TNF-α。动物模型和人体研究均显示了特殊益生菌的免疫学调节作用。在实验性啮齿动物研究中发现罗伊氏乳杆菌可抑制由 TNF-α 介导的 IL-8 的产生。同样，鼠李糖乳杆菌也可通过多种信号通路增加 IL-10 受体的表达，抑制 NF-κB 的活性，增加肠道上皮细胞的紧密连接。

有两项研究报道了益生菌对结肠转运功能的作用，研究对象分别为以腹泻为主的 IBS 患者，以及以腹胀为主的 IBS 患者。与安慰剂组相比，以腹泻为主的 IBS 患者的结肠转运功能治疗前后的变化无显著差异；而在以腹胀为主的 IBS 患者中，调整肠道运输时间基线后，VSL#3 治疗组相对于安慰剂组能显著延迟结肠转运功能，这种对转运功能的影响与肠功能的恶化无关。Bazzocchi 等在 VSL#3 的开放式研究期间发现结肠反射引起的球状扩张明显减少，因此，进一步的研究可探索粪便延迟运输的机制、对结肠感觉的潜在影响和营养物质在结肠的发酵作用等。

此外，乳酸杆菌和双歧杆菌属能早期解离和吸收胆汁酸，进而降低结肠转运胆汁酸盐的负担。已知胆汁酸在回肠贮留的减少（因此会增加结肠的转运）可能是引起功能性腹泻症状的潜在病因。因此，益生菌的另外一个角色就是减少胆盐转运至结肠，避免了胆盐诱导的结肠分泌和黏膜通透性改变。结肠细菌正常代谢营养素底物到达结肠伴随气体形成和短链脂肪酸的产生，可进一步引起推进性收缩和加速运输或增强液体和钠在结肠的吸收。补充益生菌可引起结肠常驻菌群改变，改变结肠营养素底物的代谢，从而改变结肠运输和液体流动。

虽然目前对于 IBS 的治疗方法有限，但是随着医疗技术的进步，一些新兴的治疗方式正逐渐应用于临床。对于菌群治疗而言，目前的热点就是粪菌移植（fecal microbiota transplantation，FMT），这是一种将健康人肠道功能菌群分离后移植到患者肠道内，通过重建患者肠道菌群而治疗消化系统疾病的方法。近年来，其临床应用的报道越来越多，对于难治性艰难梭菌感染疗效确切。首个 FMT 治疗中重度 IBS-D 和 IBS-M 的 RCT 试验显示 FMT 有明显的疗效并且无不良反应，也有报道表明 FMT 治疗对 IBS-D 无效，还有报道 FMT 可改善嗳气和胀气症状。此外，益生菌代谢产物治疗、益生菌转基因治疗等都可能成为未来的治疗方向，例如，体外研究显示乳酸杆菌 NCIMB8826 的培养液可抑制肠道分泌 TNF 因子，乳球菌中转入人 IL-10 基因可治疗克罗恩病，改善临床症状。

总之，最近的 Meta 分析和系统综述证实了益生菌在 IBS 中的作用：单一或联合给予某些益生菌株能缓解 IBS 症状，如便秘、肠胃胀气和腹鸣。但是不同研究之间、不同益生菌株之间的作用和效力差别很大，益生菌在 IBS 中的效用与其他疾病一样，都是菌株高度特异的，而在全世界特定菌株的变异和剂型差异非常大。因此，推荐进行更长时程的试验，并关注菌种和菌株、最优剂量及获益最多的人群。

（黄　瑛　孙　桦）

参 考 文 献

陈洁, 2017. 调节肠道微生态治疗肠易激综合征[J]. 中国实用儿科杂志, 32(2): 95-98.

耿岚岚, 刘明南, 龙高, 等, 2017. 儿童功能性胃肠病罗马Ⅳ标准[J]. 中华儿科杂志, 55(1): 4-14.

欧枢, 贾玉杰, 2017. 肠道菌群失衡诱发肠易激综合征的机制[J]. 中国微生态学杂志, 29(6): 742-745.

王影, 李贞贞, 李先峰, 等, 2016. 肠道菌群与肠易激综合征的研究进展[J]. 中国微生态学杂志, 28(1): 117-120.

Balemans D, Mondelaers SU, Cibert-Goton V, et al, 2017. Evidence for long-term sensitization of the bowel in patients with post-infectious-IBS[J]. Sci Rep, 7(1): 13606.

Chang L, Lembo A, Sultan S, 2014. American Gastroenterological Association Institute technical review on the pharmacological management of irritable bowel syndrome[J]. Gastroenterology, 147(5): 1149-1172.

Devanarayana NM, Rajindrajith S, 2018. Irritable bowel syndrome in children: current knowledge, challenges and opportunities[J]. World J Gastroenterol, 24(21): 2211-2235.

Devanarayana NM, Rajindrajith S, Pathmeswaran A, et al, 2015. Epidemiology of irritable bowel syndrome in children and adolescents in Asia[J]. J Pediatr Gastroenterol Nutr, 60(6): 792-798.

Ford AC, Harris LA, Lacy BE, et al, 2018. Systematic review with meta-analysis: the efficacy of prebiotics, probiotics, synbiotics and antibiotics in irritable bowel syndrome[J]. Aliment Pharmacol Ther, 48(10): 1044-1060.

Fukudo S, Kaneko H, Akiho H, et al, 2015. Evidence-based clinical practice guidelines for irritable bowel syndrome[J]. J Gastroenterol, 50(1): 11-30.

Giannetti E, Maglione M, Alessandrella A, et al, 2017. A mixture of 3 bifidobacteria decreases abdominal pain and improves the quality of life in children with irritable bowel syndrome: A multicenter, randomized, double-blind, placebo-controlled, crossover trial[J]. J Clin Gastroenterol, 51(1): e5-e10.

Llewellyn A, Foey A, 2017. Probiotic modulation of innate cell pathogen sensing and signaling events[J]. Nutrients, 9(10).

Principi N, Cozzali R, Farinelli E, et al, 2018. Gut dysbiosis and irritable bowel syndrome: the potential role of probiotics[J]. J Infect, 76(2): 111-120.

Robin SG, Keller C, Zwiener R, et al, 2018. Prevalence of pediatric functional gastrointestinal disorders utilizing the Rome IV criteria[J]. J Pediatr, 195: 134-139.

Rodiño-Janeiro BK, Vicario M, Alonso-Cotoner C, et al, 2018. A review of microbiota and irritable bowel syndrome: future in therapies[J]. Adv Ther, 35(3): 289-310.

Sagawa T, Okamura S, Kakizaki S, et al, 2013. Functional gastrointestinal disorders in adolescents and quality of school life[J]. J Gastroenterol Hepatol, 28(2): 285-290.

第二十章

肠道菌群与幽门螺杆菌感染

幽门螺杆菌（*Helicobacter pylori*，*Hp*）是一个人类古老的微生物伙伴，是一种专寄生于胃黏膜的革兰氏阴性微需氧菌。早在 1875 年德国的解剖学家就发现了在人体胃黏膜表面上定植着螺旋菌，1982 年 Barry 等成功获取了 *Hp* 的纯培养，为了进一步证实这种细菌就是导致胃炎的罪魁祸首，Marshall 和另一位医生 Morris 不惜喝下含有这种细菌的培养液，结果大病一场。基于这些结果，Marshall 和 Warren 提出幽门螺杆菌涉及胃炎和消化性溃疡的病因学。1984 年 4 月 5 号，他们的研究成果发表在世界权威医学期刊《柳叶刀》（*Lancet*）上，立刻在国际消化病学界引起了轰动，掀起了全世界的研究热潮。2005 年 10 月 3 日，瑞典卡罗林斯卡研究院宣布，2005 年度诺贝尔生理学或医学奖授予这两位科学家以表彰他们发现了幽门螺杆菌以及这种细菌在胃炎和胃溃疡等疾病中的作用。世界各大药厂陆续投巨资开发相关药物，专业刊物《螺杆菌》杂志应运而生，世界螺杆菌大会定期召开，有关螺杆菌的研究论文不计其数。通过人体试验、抗生素治疗和流行病学等研究，越来越多的证据已经证实 *Hp* 感染是慢性胃炎、消化性溃疡、胃黏膜相关淋巴组织（MALT）淋巴瘤、胃腺癌的主要病因。近年来越来越多的临床资料表明，许多胃肠外疾病，如心脑血管疾病、血液系统疾病、生长迟缓、糖尿病（diabetes mellitus，DM）、自身免疫性疾病、过敏性疾病、哮喘、皮肤病、肝胆疾病、神经退行性疾病、骨疾病和眼部疾病等的发生均可能与 *Hp* 感染有关，科学家们对该病菌致病机制的认识也不断深入。

第一节 幽门螺杆菌感染的流行病学

Hp 在全球自然人群中的感染率超过 50%，经济落后、卫生条件差、文化水平越低，则 *Hp* 感染率越高。*Hp* 感染率随着年龄增加而增加。近年来，*Hp* 感染在儿童人群中的流行有所增多，但还是有限的。*Hp* 在人群中的流行率与患者所居住国家或地区的不同地理环境、社会经济状况、受教育程度、种族等因素有关，在人群或家族中的聚集性明显。在西方发达国家/地区儿童与青少年中一般很少有 *Hp* 定植，5 岁以下更是少见，50 岁以后 50% 以上的患者才有 *Hp* 血清学感染的依据，如法国 10 岁以内感染者仅有 3.5%（表 20-1）。与此相反，在发展中国家 *Hp* 感染率较高，10 岁即有一半人群感染 *Hp*，在阿尔及利亚冈比亚等国

报道，有 45%～90% 的儿童是在 10 岁前感染了 *Hp*。此外最近报道在人的一生中儿童期较成人期容易获得 *Hp* 感染，出生较早较出生迟的个体具有更容易获得 *Hp* 感染的危险。Pelser 等报道，在儿童中 *Hp* 感染率不仅很高，而且随着年龄增长而递增，3 个月至 1 岁为 13.5%，2～4 岁为 48.5%，5～9 岁为 67.3%，10～14 岁为 84.2%。*Hp* 感染在家庭内有明显的聚集现象。父母感染了 *Hp*，其子女的感染机会比其他家庭高得多。对感染 *Hp* 的家庭调查提示，有 *Hp* 感染者家庭中的"健康人"，*Hp* 抗体阳性率为 64%，明显高于同年龄组无 *Hp* 感染患者家庭的"健康人"，后者 *Hp* 抗体阳性率仅为 13%。总之，*Hp* 在发展中国家儿童中有较高的感染率（表 20-2）。

表 20-1　全球 *Hp* 感染概况

国家/地区	感染率（%）
墨西哥、中/南美洲	70～90
非洲	70～90
亚洲	50～80
东欧	70
西欧	30～50
美国和加拿大	30
澳大利亚	20

表 20-2　发展中国家 *Hp* 感染率

国家/地区	成人（>21 岁）（%）	儿童
非洲		
埃塞俄比亚	>95	48%（2～4 岁）至 80%（6 岁）
冈比亚	>95	95%（5 岁）
尼日利亚	91	82%（5～9 岁）
亚洲		
孟加拉国	>90	58%（0～4 岁）至 82%（8～9 岁）
中国	55	41%（3～12 岁）
印度	88	22%（0～4 岁）至 87%（10～19 岁）
西伯利亚	85	30%（5 岁）至 63%（15～20 岁）
斯里兰卡	72	67%（6～19 岁）
中东		
埃及	90	50%（3 岁）
约旦	82	
利比亚	94	50%（1～9 岁）至 84%（10～19 岁）
沙特	80	40%（5～9 岁）
土耳其	80	64%（6～17 岁）
中美洲		
危地马拉	65	51%（5～10 岁）
墨西哥		43%（5～9 岁）
南美洲		
玻利维亚		54%（5 岁）
巴西	82	30%（6～8 岁）至 78%（10～19 岁）
智利	72	36%（3～9 岁）
秘鲁		52%（3 岁）

上海市瑞金医院许春娣等报道，上海市 7~12 岁无症状学龄儿童人群平均 *Hp* 感染率为 40.93%，其中 7 岁组为 30.91%，8 岁为 34.93%，9 岁为 38.92%，10 岁为 46.11%，11 岁为 48.67%，12 岁为 47.30%。农村学生感染率为 49.83%，明显高于市区学生 31.49% 的感染率，即 *Hp* 感染率受社会经济水平的影响。此外，发现小儿 *Hp* 感染率还受父母职业和家庭条件、知识文化水平的影响，在教师、医生、会计、干部等类职员的家庭中，小儿 *Hp* 感染率仅为 32.74%，而在工人（含农工）、农民家庭中的感染率达 43.90%~47.93%。该院还对 *Hp* 感染儿童 HLA-DQAl 基因位点进行检测，并与阴性的正常儿童人群进行比较，发现这两组人群的等位基因频率存在异常分布：HLA-DQAl*03 等位基因频率明显低于 *Hp* 阴性人群，而 DQAl*05 等位基因频率显著高于无 *Hp* 者，说明这两种基因与 *Hp* 感染有关联。*03 基因对 *Hp* 具有免疫抵抗作用，而*05 基因具有易感作用，即免疫遗传因素在 *Hp* 感染的形成过程中起着一定的作用。

Hp 基因多态性菌种分布的研究表明，*Hp* 相关基因主要是 CagA 致病岛和 VacA 基因。VacA 基因又有三个信号区（S1m、S1b、S2）和两个中心（m1、m2），构成不同的基因亚型。各型菌株毒力不同，CagA（＋）型毒力较强；VacA 型中 S1/m1 型毒力强，S2/m2 型无毒力。CagA（＋）型与消化性溃疡、胃癌、非溃疡性消化不良关系密切。

Hp 的传播和感染者是否出现症状的确切机制目前尚不清楚。目前多数学者认为感染最有可能发生在患者的幼年时期，"口-口"或"粪-口"是主要的传播方式和途径。尤其在发展中国家，环境因素还包括污染的水源。有文献报道污染的胃镜可造成医源性传播，彻底清洗内镜设备即可避免其发生。

第二节　幽门螺杆菌感染的致病机制

一、致病机制

Hp 是一种革兰氏阴性、微需氧菌，环境氧要求为 5%~8%，在大气或绝对厌氧环境下不能生长。光镜下，它是一种 G⁻ 呈 S 形或弧形的细菌。采用新鲜培养物的湿涂片在相差显微镜下可见到形态典型、运动活泼菌体。电镜下，它是一种单极多鞭毛（4~7 条）、末端钝圆、菌体呈螺旋形弯曲的细菌，长 2.5~4.0μm，宽 0.5~1.0μm，鞭毛长 2~5μm。它在胃黏膜中常为弯曲、S 形或弧形（图 20-1），呈鱼排样排列，其形态随环境改变而改变，呈弯曲—杆状或弧形—圆球体状。鞭毛是 *Hp* 的运动器官，含有两种不同的鞭毛蛋白：FlaA 和 FlaB，这两种蛋白对于细菌的运动均是必需的，在定居过程中起"锚着"的作用，可以穿透覆盖于胃黏膜上皮的黏液层。它们在体内的黏附具有组织倾向性，如定居在胃化生细胞上，而不能与邻近的十二指肠上皮细

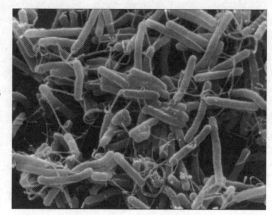

图 20-1　幽门螺杆菌示意图

胞黏附，它们可以与胃窦上皮细胞内的一种糖脂体（含唾液酸及硫脂糖脂体）黏附结合，使其黏附具有体内倾向性。

目前认为 *Hp* 的致病机制包括 *Hp* 的定植、毒素引起胃黏膜损害、宿主的免疫应答介导的胃黏膜损伤以及 *Hp* 感染后胃泌素和生长抑素调节失调所致胃酸分泌异常等。*Hp* 的致病因子很多，按其致病机制及特点，通常将 *Hp* 致病因子分成 4 大类：①与 *Hp* 定植有关的致病因子；②以损伤胃黏膜为主的致病因子；③与炎症和免疫损伤有关的致病因子；④其他致病因子。*Hp* 毒素及其致病因子与临床疾病密切相关（表 20-3、表 20-4）。

表 20-3　*Hp* 定植和生存的因素

动力	保护性酶
螺旋形	触酶
鞭毛（FlaA，KlaB）	过氧化物歧化酶（SOD）
对酸的抵抗	黏附作用
尿素酶	黏附因子（原纤维血凝素、胞外酶 S、AlpA/B、BabA）
热休克蛋白（HspA）	上皮细胞受体（Lewis B 抗原）
P 型 ATP 酶	磷脂酰-乙醇胺
铁摄取调节蛋白（Fur）	神经节苷脂（GM1，GM2，GM3）
抑制胃酸分泌的蛋白	黏液受体（MUC5AC）
抵抗酸的基因（*ureA*，*AtpF*）	其他定植物质
	γ-谷氨酰转肽酶（GGT），ceropin，cag E

表 20-4　*Hp* 可能的致病机制

损害胃黏膜屏障	免疫反应
毒素（VacA，CagA，IceA）	细胞免疫反应（Th1 应答为主）
尿素酶	体液免疫反应（IgG、IgA 等）
黏液酶与抑制黏蛋白分泌	自身免疫反应（抗原模拟）
脂多糖	逃避炎症和免疫反应
脂酶与磷脂酶	胃黏膜萎缩与增生
溶血素	腺体萎缩与肠化生
炎症反应	上皮细胞凋亡
胃上皮细胞应答	影响胃酸分泌
中性粒细胞的激活	胃酸分泌增多（非萎缩性胃窦炎所致，可导致十二指肠溃疡）
单核巨噬细胞的激活	胃酸分泌减少（萎缩性全胃炎所致，可导致胃癌）
肥大细胞脱颗粒	
炎症损伤	

二、炎性免疫反应

炎性免疫反应是 *Hp* 致病的重要病理、生理机制。*Hp* 感染可引起局部天然免疫，甚至获得性免疫异常，表现为 *Hp* 定植于胃黏膜表面，引起胃上皮细胞发生细胞骨架重组和酪氨酸磷酸化，进而激活 NF-κB。NF-κB 能促进上皮细胞释放趋化因子、细胞因子，招募树突状细胞（DC）等炎性细胞从血管内移行浸至胃上皮，诱发炎性免疫反应。

（一）免疫细胞介导的炎性免疫反应

1. T 细胞　*Hp* 感染时胃上皮细胞可递呈抗原，起到非专职性抗原提呈细胞的作用，进而介导免疫反应。宿主出现抗原特异性 T 细胞，主要是由于 CD4$^+$ T 辅助细胞在固有层内积聚。研究表明，慢性活动性胃炎与 CD4/CD8 T 细胞比例升高相关。T 细胞被激活后可引起辅助性 T 细胞 Th1 型和 Th2 型应答。Th1 细胞在胃黏膜内参与宿主免疫应答并分泌炎性介质 IL-12、IL-18、肿瘤坏死因子-α 和干扰素 γ。Th2 细胞参与黏膜表面的分泌性免疫应答和过敏反应，分泌 IL-4、IL-5、IL-6、IL-10 等细胞因子，有利于宿主清除细菌。调节性 T 细胞（Treg）是一种不同于 Th1 和 Th2 的效应性 T 细胞，具有免疫无能性和免疫抑制性，它通过细胞间接触和产生抑制性细胞因子发挥免疫抑制作用。Treg 细胞是生理性调节效应性免疫应答的一部分，在维持免疫耐受中具有重要作用，其数量和功能异常也会导致多种免疫性疾病的发生。目前研究认为，Treg 细胞在抑制病原体感染后机体产生的强烈免疫反应的同时，也保护了病原体，造成慢性感染。尽管 Hp 感染后机体能产生强烈的免疫反应，但细菌并不能被免疫反应所清除，感染将持续存在，这表明 *Hp* 可以逃逸宿主的免疫清除。Rad 等研究表明，*Hp* 感染可显著增加 CD4$^+$CD25 Treg 细胞的数量，而 Treg 细胞在 *Hp* 逃逸宿主免疫清除中起一定作用。Harris 等研究发现，Treg、细胞因子 IL-10 和转化生长因子 β 的显著增加与儿童胃炎发生率下降有关，表明 Treg 在儿童 *Hp* 感染中能抑制适应性免疫反应。Th17 细胞是最近新发现的 Th 细胞亚群，主要以产生 IL-17 为主要特征。Th17 细胞在介导与慢性炎性疾病及自身免疫性疾病相关的慢性炎症中发挥重要作用。Th17 细胞主要由 IL-6 和转化生长因子 β 诱导，并受 IL-23 的调控。Th17 细胞分泌的 IL-17 可以作用于多种细胞（如成纤维细胞、上皮细胞、内皮细胞、巨噬细胞等），促进趋化因子和炎性因子的分泌，进而招募多形核细胞。中性粒细胞聚集在多种自身免疫性疾病和微生物感染性疾病中发挥重要的作用。研究显示，*Hp* 感染患者胃黏膜 IL-l7 的 mRNA 及蛋白质水平均显著增高，*Hp* 治疗后 IL-l7 表达下调，并发现 IL-17 的产生受 IL-23 的调控。Shiomi 等研究报道在 IL-17 剔除的 C57BL/6 小鼠模型中，*Hp* 的定植量与胃部炎性水平同野生型小鼠相比显著减低，说明 IL-17 参与 *Hp* 感染后的炎性免疫反应。

2. B 细胞　*Hp* 感染患者的胃黏膜中存在大量 B 细胞，同时检测到高滴度的 IgG、IgM 和 IgA。在患者活检组织中，亦能观察到抗体包被细菌的现象，均提示存在活动性体液免疫反应。目前认为，*Hp* 诱导宿主免疫应答的途径包括 *Hp* 可溶性产物的被动吸收、上皮细胞直接内吞细菌抗原、抗原通过被破坏的胃上皮进入组织激发机体免疫应答。*Hp* 感染期间浸润黏膜固有层的大部分淋巴细胞是 B 细胞，这些 B 细胞能产生多种免疫球蛋白，其中主要是 IgA 和 IgG。胃活检标本培养细胞检测表明，抗 *Hp* 黏膜免疫球蛋白有 IgA（主要是分泌型 IgA）、IgG 和 IgM。在胃液中则仅存在 IgA 和 IgM，IgG 可能在胃内强酸环境下不稳定，而不易检测到。多数患者感染 *Hp* 后产生的全身免性反应，主要由 IgG 组成，不到一半的 *Hp* 感染者中可检测到血清 IgA，而血清 IgM 则罕见。但在自然获得性感染中，可观察到最初血清 IgM 反应，抗 *Hp* 的 IgG 抗体可在血清中持续存在数年。另外，Yamanishi 等研究发现，*Hp* 感染刺激浆细胞产生局部和全身 *Hp* 特异性抗体，此抗体多为非分泌型 IgA，且不能很好地与补体结合而清除细菌，反而造成宿主自身损伤，如自身抗体反应损伤胃上皮。

3. 肥大细胞 是源于骨髓的多潜能干细胞，广泛分布于胃肠黏膜及结缔组织，是 IgE 介导的速发型变态反应的效应细胞，同时也是炎性反应、黏液分泌的重要细胞。肥大细胞表面表达的受体与 IgE 抗体 Fc 段有高度亲和力，当肥大细胞与特异性 IgE 结合时，会刺激肥大细胞出现脱颗粒效应，引起生物活性介质通道开放，释放组胺、肝素、蛋白酶和嗜酸性粒细胞趋化因子等。既往研究表明，肥大细胞脱颗粒后，能分泌新合成前列腺素，白三烯 C4、D4、E4，血小板活化因子等炎性介质和 IL-8、IL-4、IL-5、IL-6、肿瘤坏死因子-α 等小分子物质，参与炎性免疫反应。Nakajima 等研究表明，*Hp* 感染引起的胃炎患者，其胃黏膜肥大细胞数量显著增加。另外，在 *Hp* 感染患者胃窦黏膜活检中发现肥大细胞的密度与中性粒细胞浸润的密度显著相关，特别是细胞毒素相关蛋白、细胞空泡毒素 s1/m1 型、血型抗原结合黏附素基因 2 阳性菌株。

（二）免疫分子的调节功能

1. Toll 样受体（TLR） TLR 是新近发现的天然免疫系统中的细胞跨膜受体及病原模式识别受体之一，通过识别病原微生物保守的结构基团（如病原体相关分子模式），从而激活信号转导途径，促进抗原提呈细胞的活化，激发天然免疫炎性反应，抵抗微生物感染。*Hp* 感染后定植于宿主胃黏膜上皮细胞表面，宿主通过 TLR 识别 *Hp* 并产生炎性反应和免疫反应。TLR 通过识别入侵病原体的病原体相关分子模式，激活胞内信号转导通路，诱导胃上皮细胞分泌各种细胞因子，促使胃黏膜产生炎性反应，启动天然免疫。TLR 中以 TLR2、TLR4、TLR5 识别 *Hp* 的研究为主，目前 TLR4 被认为是 *Hp* 定植胃黏膜上皮细胞的潜在受体之一。TLR4 可识别细菌的脂多糖，TLR4 与脂多糖相互作用，通过 TLR4/CD 途径激活单核巨噬细胞分泌细胞因子（如肿瘤坏死因子-α、IL-1、IL-6、IL-8 等）引起黏膜炎症。TLR5 可识别 *Hp* 的鞭毛蛋白，纯 *Hp* 鞭毛蛋白通过 TLR5 可激活核因子 κB 诱导胃黏膜引起炎性反应。Lee 等研究发现，*Hp* 鞭毛蛋白介导 TLR5 对人类胃上皮细胞具有非常弱的免疫刺激性，弱刺激性有利于 *Hp* 保持鞭毛功能和逃逸宿主免疫。TLR2 对 *Hp* 的识别作用目前尚不清楚，新近研究发现，TLR2 不仅可启动促炎免疫反应，还可激活代偿性的抗炎机制，它可刺激 IL-10 产生和招募 Treg，从而发挥免疫抑制作用。

2. 细胞因子 是由细胞分泌的具有生物活性的小分子蛋白物质的统称，介导多种免疫细胞间的相互作用。*Hp* 感染可致胃黏膜大量炎性细胞浸润及免疫反应、细胞因子增多及中性粒细胞的浸润蓄积，细胞因子在介导免疫炎性方面起重要作用。近年来对 IL-18 的研究较多，IL-18 是一种重要的细胞免疫调节因子，其功能是通过与细胞表面的 IL-18 受体结合而实现的。IL-18 能协同 IL-12 作用于 Th1 细胞、B 细胞和自然杀伤（NK）细胞，诱发干扰素 γ 产生、促进免疫细胞表达 Fas 配体、增强 Fas 介导的细胞毒作用，促进 T 细胞增殖，显著增强 Th1 细胞和自然杀伤细胞的细胞毒作用等。Yamauehi 等研究发现，*Hp* 感染相关性胃炎患者的胃上皮细胞和黏膜固有层单核细胞中 IL-18 水平显著增加，表明 IL-18 与胃炎密切相关。Dzierzanows-ka-Fangrat 等发现感染 *Hp* 的儿童胃窦黏膜 IL-8、IL-18、IL-1p 和 CD14mRNA 的表达以及巨噬细胞浸润情况均较 *Hp* 阴性儿童明显，说明上述指标在儿童 *Hp* 相关胃部炎性应答中发挥重要作用。

上述炎性免疫反应均可造成局部胃上皮细胞凋亡与增殖失衡，表现为上皮细胞过度凋亡，有利于糜烂和溃疡形成；而长期感染和慢性炎症，可引起端粒酶及调控基因表达异常，细胞过度增殖可发展为癌前病变。因此从这个意义上来说，*Hp* 感染所诱发的炎性免疫反应可能是引起胃黏膜病变的基础，且始终贯穿于慢性胃炎、萎缩性胃炎、胃黏膜肠上皮化生、不典型增生乃至胃癌的病理损伤演变过程。

第三节 幽门螺杆菌感染的临床表现

一、幽门螺杆菌感染与十二指肠溃疡

消化性溃疡的发病机制非常复杂，通常认为溃疡的发生是由于防御因素与损害因素之间的失衡。近年来有大量事实证明 *Hp* 在消化性溃疡尤其是十二指肠溃疡的致病中具有非常重要的作用。十二指肠溃疡均发生在 *Hp* 感染引起慢性胃炎的组织学基础上。流行病学研究表明，胃炎的分布、严重程度及进展情况与胃酸分泌和十二指肠溃疡的发生关系密切。而 *Hp* 为慢性炎症的主要病因，并存在于几乎所有的十二指肠溃疡患者。有研究显示 1%~6%的 *Hp* 感染者有溃疡病变，随访 10~20 年，有 10%~15%的患者发生溃疡。因此，*Hp* 感染人群发生十二指肠溃疡的风险为非 *Hp* 感染人群的 9 倍以上。临床资料证实，80%以上的十二指肠溃疡患者存在 *Hp* 感染。

一些研究资料显示，胃、十二指肠黏膜炎症在仅仅给予抗 *Hp* 治疗后就可改变、消退，溃疡得到永久性治愈。北京儿童医院 1200 例胃镜检查的 855 例 *Hp* 检测阳性患儿中，*Hp* 阳性率分别是胃溃疡为 85.0%，十二指肠球部溃疡的 90.3%。有趣的是，*Hp* 的根除改变了消化性溃疡的自然病程，1 年后溃疡的复发率从之前单用酸抑制剂治疗后的 80%下降到根除 *Hp* 治疗后的不到 3%，这与先前根除 *Hp* 感染就可根治消化性溃疡的观点一致。

在成人中已经证实了溃疡的发生与 *Hp* 某些菌株的感染及菌株的毒力因子有关，如 VacA、CagA 和 *Hp* 的外膜蛋白 BabA 等，而儿童感染的 *Hp* 菌株中 VacA、CagA 与胃肠道疾病的关系存在争议的事实也使小儿 *Hp* 感染与消化性溃疡的关系尚无定论。

二、幽门螺杆菌感染与小儿功能性消化不良

功能性消化不良（FD），是以反复发作的餐后饱胀、早饱、厌食、嗳气、恶心、呕吐、上腹痛、上腹烧灼感或泛酸为主要表现，而经各项检查排除器质性、系统性或代谢性疾病的一组常见临床症候群。罗马标准Ⅳ对 FD 的诊断更加明确及细化:FD 是肠-脑轴互动异常，强调其胃肠症状产生与动力紊乱、内脏高敏感性、黏膜与免疫功能改变、肠道菌群变化及

中枢神经系统调节功能异常有关。FD 发病机制包括胃运动功能的异常和由中枢或外周致敏、低度炎症和遗传易感性导致的内脏感觉过敏。进食后胃舒张能力下降所引起的胃适应性舒张功能障碍已得到证实。对胃电图和胃排空进行研究，有 50%的 FD 患儿胃电图异常，47%的患儿胃排空延迟。有 24%的儿童 FD 归因于急性细菌性胃肠炎的并发症。患有过敏性疾病和 FD 的患儿胃黏膜固有层中的嗜酸性粒细胞和肥大细胞数量增加，并且服用牛奶后肥大细胞会迅速脱颗粒。研究表明，使用恒压器检测，FD 患儿在进行近端胃气囊扩张时的感觉阈值比健康志愿者更低。

Hp 感染与功能性消化不良关系的研究结果差异很大，有些研究认为 Hp 感染是 FD 的病理生理因素之一，因为在成人中，功能性消化不良患者的胃黏膜内常可发现 Hp，检出率在 40%～70%。但大量的研究却表明，FD 患者的 Hp 感染率并不高于正常健康人，Hp 阳性和 Hp 阴性者的胃肠运动和胃排空功能无显著差异，且 Hp 阳性的 FD 患者经根除 Hp 治疗后其消化不良症状并不一定随之消失，进一步研究证实 Hp 特异性抗原与功能性消化不良无相关性，甚至 Hp 特异血清型 CagA 与任何消化不良症状或任何原发性功能性上腹不适症状均无关系。目前国内学者的共识意见为 Hp 感染为慢性活动性胃炎的主要病因，有消化不良症状的 Hp 感染者可归属于 FD 范畴。

三、幽门螺杆菌感染与胃癌

Hp 感染及胃癌形成的胃黏膜组织形态学演变模式为：Hp 感染相关急性胃炎—慢性活动性胃炎—萎缩性胃炎—肠上皮化生—非典型增生—胃癌。组织形态学研究表明，胃黏膜重度萎缩及肠上皮化生可增加胃癌发生的风险。Hp 感染可能起着先导作用，胃癌是 Hp 长期感染与其他因素共同作用的结果。

在众多回顾性与前瞻性的流行病学研究中，首先证实 Hp 感染与胃癌发生密切相关的是来自 Forman、Parsonnet 和 Nomura 的三组队列血清流行病学研究，结果显示胃腺癌人群血清 IgG 阳性有显著意义（比数比：2.8～6.0）。1998 年由 Watanabe 等首次报道单独应用 Hp 感染 5 周龄的蒙古沙土鼠诱发胃癌的动物模型，进一步支持了 Hp 与胃癌发生的关系。现有的共识意见主要认为胃癌的发生为多因素所致，但尚不清楚感染 Hp 后某些个体保持无症状而另一些却发展为疾病的原因。目前推测一个决定疾病结果的因素为获得 Hp 感染的年龄。Blaser 等报道，年龄较小时获得感染的男性患溃疡和胃癌的危险性增加，但不增加十二指肠溃疡的危险性，未感染的男性则无此现象。Mitchell 等的研究证实，宿主对感染的应答可能会随着年龄组的不同而产生差异，为获得感染的年龄可能会改变宿主-细菌的相互关系和潜在的临床结果的理论提供了有力的证据。在发展中国家，多数人获得感染的年龄在儿童早期，30～40 年的持续炎症会导致胃黏膜组织完整性受损，如果有合适的致癌协同因素存在就会发展为胃癌，这与 Blaser 等的研究结果，获得感染的年龄较早与胃癌危险性增加相关的说法一致。事实上，儿童很少发生胃腺癌。1960～1993 年，世界上仅报道了 17 例年龄小于 21 岁的原发性胃腺癌，其中只有 1 例小于 10 岁，其余平均年龄为 15 岁。

四、幽门螺杆菌感染与小儿缺铁性贫血

国内外有关 *Hp* 感染与小儿缺铁性贫血的报道较多。Choe 等检测了 375 名 10～15 岁（平均 12.9 岁）儿童的血红蛋白、血清铁和 *Hp* 抗体及生长发育状况，结果 16.8%（63/375）的儿童有 *Hp* 感染，8.5%（32/375）有缺铁性贫血，患缺铁性贫血儿童的 *Hp* 感染率为 31.3%（10/32），显著高于无缺铁性贫血儿童的 15.5%（53/343，$P=0.022$）。在另一项研究中，他们对 937 名 10～18 岁少儿进行血清流行病学调查，认为 *Hp* 感染与缺铁性贫血密切相关，且对于那些铁剂治疗无效的顽固性贫血患儿，根治 *Hp* 可能达到纠正贫血的目的。

Hp 引起小儿缺铁性贫血的机制目前还不十分清楚，目前的研究认为可能与以下机制有关：①*Hp* 与机体竞争铁。铁是 *Hp* 必需的生长因子，且 *Hp* 含有类似于铁蛋白的铁结合蛋白，能结合红细胞亚铁血红素中的铁，*Hp* 还能利用存在于胃黏膜及胃液的乳铁蛋白中的铁。②*Hp* 感染影响机体对铁的吸收和转运。*Hp* 感染可引起慢性萎缩性胃体胃炎，可损伤胃黏膜壁细胞，减少胃酸分泌，降低胃液维生素 C 浓度，影响肠道对亚铁的吸收。③*Hp* 感染增加铁的流失。*Hp* 感染使胃和十二指肠黏膜上皮功能紊乱，引起铁和含铁蛋白从胃和十二指肠黏膜中流失。④*Hp* 细胞膜外侧存在铁抑制蛋白，干扰人体内铁的正常代谢。

第四节　幽门螺杆菌与肠道菌群的关系

肠道菌群是人体最大的储菌库和内毒素池之一。一个生理性组合的肠道菌群对机体是有益的，而病理性组合的肠道菌群是有害的。正常情况下，肠道菌群及其代谢产物的产生和排泄与人体营养、人体免疫、机体的潜在致病性等有密切的关系。在病理因素的影响下，紊乱的肠道细菌和毒素可直接损伤肠黏膜，使肠黏膜屏障功能破坏，肠道细菌及其代谢产物如内毒素会出现移位。细菌或毒素移位与全身性炎症反应综合征（SIRS）的关系是相互的，在危重病时可形成恶性循环，病理性的肠道细菌及其代谢产物的产生和排泄对危重疾病的发生、发展和转归具有重要影响。因此应用先进的科学理论、思维和研究方法，并结合临床来研究、认识和理解胃肠道菌群与疾病的相互关系，对临床医学的发展具有重要意义。

Hp 感染人体后，不同个体临床转归不同，有证据表明 *Hp* 菌株与宿主、环境等多方面因素共同作用决定了胃部疾病的发生。由于胃酸、胃蛋白酶、胃黏液层和胃蠕动等理化因素，胃的微环境较为特殊，pH 一般处于 2.0 左右，一般细菌很难在胃内定植，这就形成了胃内独有的菌群结构。*Hp* 在胃部定植（感染）必定对胃内微环境、胃内微生态及肠道菌群结构有着重要的影响。以蒙古沙鼠为实验动物建立 *Hp* 定植模型，并应用 PCR-DGGE 及测序等分子生物学技术研究 *Hp* 定植前后胃内菌群结构的变化及其与 *Hp* 定植之间的相互关系，结果发现 *Hp* 的定植会引起胃内菌群结构的改变。这种改变主要体现在以下两个方面：①菌群的种类及数量都会受到因 *Hp* 定植而带来的影响。胃内主要菌种的主导地位不会受到影响，但 *Hp* 定植会竞争性抑制一部分细菌生长而引起菌群结构改变，其中以乳杆菌的改变较为明显。②经预处理液处理的胃内环境遭到破坏，菌群种类和数量大幅度减少，*Hp*

的定植又会在一定程度上改变胃内微环境，会对原本被预处理液清除的一些菌种起到促进恢复的作用。*Hp* 的定植对胃内菌群的影响表现为抑制和促进两个方面。研究还针对 *Hp* 感染相关疾病人群胃内菌群结构差异进行了比较分析。结果表明，在 *Hp* 感染相关疾病中，胃内菌群结构与 *Hp* 定植和疾病均有关：①随着病程的发展和病情的加重，胃内菌群结构会发生明显变化，菌群种类及数量会明显减少，胃癌患者胃内菌群结构相对更加单一；②*Hp* 定植情况也会对菌群结构产生影响，有 *Hp* 定植相对于无 *Hp* 定植的胃内菌群种类均有减少的趋势。另外，有研究证实，*Hp* 感染后，肠道菌群中的益生菌（乳酸杆菌、双歧杆菌）明显降低，表明 *Hp* 感染会影响益生菌在肠道的定植。

益生菌可通过多种形式抑制 *Hp* 的活性。大量实验证实，乳杆菌能够抑制 *Hp* 的生长，其作用与其产生的乳酸浓度有一定程度的相关。体外实验观察到唾液乳杆菌及乳杆菌WR22，能大量地黏附于胃上皮细胞，显著降低 *Hp* 在胃黏膜上皮细胞上的黏附密度。而乳杆菌 WR22 在死菌状态下也表现出相同的功能，只是抑制能力次于活菌状态。乳杆菌 LB株的培养液上清（LB-SCS）与 *Hp* 共同温育后，*Hp* 发生一系列超微结构的变化，细菌变成U 形甚至类球形，这些变化被认为可能是 *Hp* 死亡的一种形态学变化。扫描电镜显示，*Hp*与胃黏膜上皮细胞的刷状缘及黏液存在交互作用，而 LB-SCS 可以破坏这种作用。经LB-SCS 处理过的 *Hp* 仅黏附于细胞表面，显著降低了 *Hp* 的存活力。双歧杆菌培养液上清和枯草芽孢杆菌培养液上清在体外也能抑制 *Hp* 的生长，并且其抑制活性不受高温（100℃，10min）和 pH（3.0～10.0）的影响。Rokka 等发现胚芽乳杆菌在体外抑制 *Hp* 的活性主要和细胞壁有关，培养液上清也有较弱的抑制活性，并鉴定其有效物质的分子质量为 3～10kDa，经 100℃ 10min 灭活仍保持活性。悉生动物学实验发现无菌的小鼠口饲 *Hp* 后，*Hp* 很容易定植胃内并引起炎症反应，而在给予 *Hp* 的同时或提前口饲益生菌则可阻止 *Hp* 的黏附定植，表现为尿素酶活性显著下降和胃内炎症反应明显减轻。普通小鼠胃内也发现在乳杆菌作为优势菌群的情况下，*Hp* 难以定植或只能暂时性定植。多种益生菌联合应用可以协同抑制*Hp*，提示不同菌株之间功能上存在互补。总之，益生菌抑制 *Hp* 的形式是多样的，发挥抑制作用的可以是活菌或死菌，也可以是细菌的代谢产物，提示益生菌可通过多种途径发挥抑制作用。

第五节　幽门螺杆菌感染的治疗和存在的问题

多年的研究发现，幽门螺杆菌感染是慢性活动性胃炎、消化性溃疡、胃黏膜相关淋巴组织（MALT）淋巴瘤和胃癌的主要致病因素。1994 年世界卫生组织（WHO）国际癌症研究机构（IARC）将幽门螺杆菌定为 I 类致癌原。

发展中国家儿童 *Hp* 感染率高，且感染率随着年龄增加而急剧增长，*Hp* 感染还可引起营养不良、贫血和生长发育迟缓。多数学者主张儿童 *Hp* 感染需要进行治疗。目前第一种思路是疫菌接种引起非天然免疫反应，保护宿主不受 *Hp* 感染损害。第二种思路是抗生素多联疗法清除 *Hp*，但后者不但易出现细菌耐药性问题，而且由于抗生素应用可能引起菌群失调甚至真菌或霉菌感染。第三种思路是选择作用特异、直接、持久，无明显毒副作用的益生菌疗法，选择益生菌的原则是：①低 pH 环境能生存；②产生相当量抗菌物质来抵抗 *Hp* 或阻止其定植；③对 *Hp* 感染产生的 IL-8 具有抑制作用，既能够提高根治 *Hp* 的效果，又避免了许多副作用。

一、幽门螺杆菌感染的抗生素根除治疗

儿童 *Hp* 的治疗首先需确定根除治疗的适应证。2015 年国内《儿童幽门螺杆菌感染诊治专家共识》指出，符合下述四项之一者可判断为 *Hp* 现症感染：①细菌培养阳性；②组织病理学检查和快速尿素酶试验（RUT）均阳性；③若组织病理学检查和 RUT 结果不一致，需进一步行非侵入性检测，如尿素呼气试验（UBT）或粪便 *Hp* 抗原试验（SAT）；④消化性溃疡出血时，病理组织学或 RUT 中任一项阳性。

以下病症作为根除 *Hp* 的适应证：消化性溃疡、胃 MALT 淋巴瘤。以下情况可考虑根治：①慢性胃炎；②胃癌家族史；③不明原因的难治性缺铁性贫血；④计划长期服用 NSAID（包括低剂量阿司匹林）；⑤监护人、年长儿童强烈要求治疗。

（一）*Hp* 感染的根除治疗

1. 根除 *Hp* 的常用药物

1）抗生素：阿莫西林 50mg/（kg·d），分 2 次（最大剂量 1g，2 次/天）；甲硝唑 20mg/（kg·d），分 2 次（最大剂量 0.5g，2 次/天）；替硝唑 20mg/（kg·d），分 2 次：克拉霉素 15~20mg/（kg·d），分 2 次（最大剂量 0.5g，2 次/天）。

2）铋剂：胶体次枸橼酸铋剂（>6 岁），6~8mg/（kg·d），分 2 次（餐前口服）。

3）抗酸分泌药：质子泵抑制剂（PPI），奥美拉唑 0.6~1.0mg/（kg·d），分 2 次（餐前口服）。

2. 根除 *Hp* 的治疗方案

1）一线方案（首选方案）：适用于克拉霉素耐药率较低（<20%）地区，方案为 PPI+克拉霉素+阿莫西林，疗程 10 天或 14 天；若青霉素过敏，则换用甲硝唑或替硝唑。克拉霉素耐药率较高（>20%）的地区，含铋剂的三联疗法（阿莫西林+甲硝唑+胶体次枸橼酸铋剂）以及序贯疗法（PPI +阿莫西林 5 天，PPI +克拉霉素+甲硝唑 5 天）可作为一线疗法。

2）二线方案：适用于一线方案失败者，PPI+阿莫西林+甲硝唑（或替硝唑）+胶体次枸橼酸铋剂或伴同疗法（PPI +克拉霉素+阿莫西林+甲硝唑），疗程 10 天或 14 天。

3. 根除 *Hp* 的个体化治疗 个体化治疗是针对 *Hp* 根除治疗失败的患儿，分析其失败原因和提出处理方法。具体建议如下：

1）了解患儿以前治疗时用药的依从性，判断治疗失败的原因。

2）有条件者根据药敏试验结果选择有效抗生素，无条件者用分子检测方法（如原位免疫荧光杂交）检测克拉霉素的耐药性。

3）无条件行药敏试验，再次治疗时应尽量避免重复使用初次治疗时的抗生素或加用铋剂，对青霉家过敏的患儿可供选择的药物有限。能否选用氟喹诺酮类等药物，需根据儿童的年龄考虑使用。

4）延长治疗时间或加大药物剂（建议不超过药物说明书用量）。

5）抑酸剂在根除治疗中起重要作用，但 PPI 代谢的 *CYP2C19* 基因多态性会影响根除效果。因此，可选择作用稳定、疗效高、受 *CYP2C19* 基因多态性影响较小的 PPI，如埃索美拉唑，可提高根除率。

6）对多次治疗失败者，可考虑停药 3 个月或半年，使细菌恢复一定的负荷量，以便提高下一次治疗时 *Hp* 的根除率。

7）根除治疗失败，但症状缓解者，可暂缓再次根除治疗。

4. 根除 *Hp* 的辅助治疗　国内外成人 *Hp* 共识和 Meta 分析均指出联合应用微生态制剂可辅助治疗 *Hp* 感染，减少 *Hp* 根除过程中的不良反应，提高患者的依从性。微生态制剂是否可以提高儿童 *Hp* 的根除率，目前没有明确的结论。

5. 根除 *Hp* 的疗效判断　应在根除治疗结束至少 4 周后进行，即使患儿症状消失也建议复查，首选尿素呼气试验，符合下述三项之一者可判断为 *Hp* 根除：①UBT 阴性；②SAT 阴性；③基于胃窦、胃体两个部位取材的 RUT 均阴性。

（二）根除治疗的主要不良后果

抗菌治疗的主要不良后果是 *Hp* 耐药株的产生及耐药菌株的播散。

1. *Hp* 耐药的基本情况　近年来药物治疗 *Hp* 的根治率有所下降，耐药率在不同国家和地区不尽相同，成人 *Hp* 对甲硝唑耐药率为 50%～100%；克拉霉素开始应用时耐药率为 0，近年来欧洲报道 10%～15%耐药，国内上海、北京等地报道 5%～40%耐药；大多数学者认为 *Hp* 对阿莫西林较少耐药。儿童 *Hp* 感染的耐药率相对较低，波兰和日本报道儿童 *Hp* 株对甲硝唑的耐药率相同，为 8%～16%，对克拉霉素的耐药率为 18%，未见对阿莫西林耐药菌株的报道。

从耐药机制研究来看，*Hp* 耐药株产生的原因是自发突变或通过耐药信息传递而产生新的耐药株，自发突变率为 9.346‰。克拉霉素的突变主要是在 23S rRNA，突变位点大部分在 2144 位，小部分在 2143 位，由 A 突变成 G，突变位点可被 Bsa I（和 Bos I）识别。甲硝唑耐药是由于 rdxA 基因突变，rdxA 为编码对氧不敏感的还原型辅酶 Ⅱ（NADPH）硝基还原酶的基因，此酶表达使甲硝唑在 *Hp* 胞内有活性。rdxA 突变在 *Hp* 耐药株较为常见，但并非所有耐药株都有 rdxA 变异。基因突变的方式有易位突变、错义突变、片段缺失、片段插入（如 IS605 片段插入），*rdxA* 的 IS605 片段插入导致高耐药株也很常见［最小抑菌浓度（MIC）MIC＞256μg/ml］。阿莫西林是用于治疗 *Hp* 感染的唯一 β-内酰胺类药物，*Hp* 耐药菌株未检测到β-内酰胺酶，其耐药机制与青霉素结合蛋白（PBPs）的突变有关。

2. 抗生素治疗的主要危害　由于 *Hp* 的耐药，研究大多开展抗生素的多联疗法，但这样不仅会出现上述细菌的耐药性，还会因为多联抗生素使用而造成菌群失调、霉菌感染，甚至引起肝功能异常改变。陈洁等研究显示"奥美拉唑（洛赛克）+阿莫西林+克拉霉素"三联抗 *Hp* 治疗 7 天后患儿肠道菌群状态发生了明显的改变，出现不同程度的菌群失调，其中肠道原籍菌——双歧杆菌、乳杆菌和类杆菌数量明显下降，而肠杆菌数量明显增加。双歧杆菌/肠杆菌（B/E）值在治疗后明显下降，菌群肠道定植能力下降，酵母菌和产气荚膜梭菌的检出率亦有不同程度的增加。其原因可能是三联抗 *Hp* 治疗后，对肠道有益的厌氧菌数量下降，肠道对条件致病菌的抑制作用下降，导致致病菌检出率明显提高，需引起临床的高度重视。

此外，由于大量耐药菌株产生造成 *Hp* 根除率越来越低，加上 3~4 种抗生素联合用药，患者服药量大大增加，依从性大大降低，因此必须研究更为安全的治疗方法。

二、幽门螺杆菌疫菌的研制和开发

免疫接种是在大规模人群中预防和控制感染性疾病的经典、有效的方法，但是在疫苗研究中存在两大难题，一是高效保护性抗原的制备；二是经典的动物模型能证实免疫保护的有效性。

（一）高效保护性抗原是目前疫苗研制工作中的关键

早期 *Hp* 疫苗多采用 *Hp* 全菌抗原添加免疫佐剂，尽管这种方法在免疫实验动物中得到了较高的免疫保护率，但是由于 *Hp* 培养困难，且全菌抗原中有很多不需要的蛋白质成分，这些成分不仅会影响疫菌的效能，还可能引起病理免疫反应，从而诱发其他疾病。*Hp* 疫苗的研究已显示 *Hp* 的遗传水平具有极大的异质性，这可能造成 *Hp* 疫苗研制的困难。动物实验验证纯化的尿素酶和其他抗原组成的疫苗（如黏膜佐剂 LT）具有保护和治疗作用，但是 LT 不能用于人体。当然抗 *Hp* 疫苗应首推 DNA 疫菌,此类疫苗通过注射来自病原体的 DNA 来诱发保护性免疫应答。例如，Cag 致病岛是 *Hp* 环状基因组中长为 40kb 的 DNA 插入序列，可编码大约 40 种蛋白质，如果某抗原蛋白被确认，它可以将编码该蛋白抗原的 DNA 序列插入到载体基因组中，此微生物一旦被引入宿主，经过复制，即会产生目标蛋白质，宿主就可以产生针对该蛋白抗原的免疫应答。另一类治疗性疫苗通过接种传染因子表面的免疫原性抗原而获得阻止外来病原体复制和建立感染的免疫力，DNA 疫苗将有可能成为制备抗病原微生物的重要武器。新的疫菌接种技术可提供更容易的接种途径（微粒剂、鼻喷雾、口服等），可见 DNA 疫菌的研制将为抗 *Hp* 或根治 *Hp* 感染提供重要的思路。

（二）动物模型的开发

1. 幽门螺杆菌-小鼠模型（*H. pylori*-mouse model） 将已经驯化的幽门螺杆菌菌株在无胸腺和有胸腺的小鼠体内定居繁殖，此模型可用于疫菌的研究。

2. 鼬鼠螺杆菌-雪貂模型（*H. mustelac*-ferret model） 它是 2005 年前唯一被螺杆菌自然感染的动物模型，但是鼬鼠螺杆菌与幽门螺杆菌确有不同，如鼬鼠螺杆菌感染多半无炎症活动性成分等。

3. *Hp* 感染的蒙古沙鼠胃炎模型 动物感染过程与人类相似，尤其是 1998 年日本学者 Vatanabe 报道使用 *Hp* 长期感染蒙古沙鼠能成功诱发胃腺癌,这一动物模型研究为成功根治 *Hp* 提供了非常宝贵的材料。

近年来国内外有不少报道证实了体外和动物模型体内乳酸杆菌、乳酸球菌和少数双歧杆菌对 *Hp* 菌的拮抗抑制作用，如经乳酸菌作用后可使 *Hp* 发生一系列超微结构变化，包括抑制尿素酶活性，进而抑制 *Hp* 的定植和增殖。

一些乳杆菌还能分泌细菌素类物质，直接抑制 *Hp* 生长繁殖或作为抗生素-抗酸治疗的辅助制剂，预防 *Hp* 再感染。此外，乳杆菌还可抑制 *Hp* 感染所致的 IL-8 的分泌，降低胃黏膜的炎症反应，还有资料证实益生菌与抗生素联合应用更利于治疗 *Hp* 相关的胃炎、胃溃疡等疾病，既能防止抗生素应用引起的菌群失调，又能很好地抑制 *Hp* 感染及毒副作用。

当然，益生菌用于防治 *Hp* 相关的慢性胃炎、消化性溃疡及胃癌的研究还处于起始阶段，其作用机制和最佳防治方案等都需进行更深入的研究。

第六节　益生菌在幽门螺杆菌感染防治中的作用

生物体只有与环境相统一才能保证生命的延续。宿主有两个环境，一个是外环境，另一个是内环境。外环境包括空气、水和土壤等，对生物体的作用是间接的。内环境包括物理环境、化学环境和生物环境，是生物体的直接环境。内环境中的生物环境主要是正常微生物群。正常微生物群与其宿主都是生命，它们所构成的统一整体的生态系，在正常情况下保持动态生态平衡，因受外环境的波动常常出现生态失调。抗 *Hp* 的三联根治疗法，一方面治疗了 *Hp* 感染，而另一方面也打破了机体的微生态平衡。实际上，机体微生态平衡紊乱既可能是感染性疾病的起始诱因，又可能是感染性疾病导致的结果。感染与机体微生态平衡可互为因果、恶性循环，从而影响感染性疾病的治疗和转归，甚至威胁儿童生命。

儿童机体的正常微生物群不仅自身稳定性、平衡性差，又容易受诸多因素影响，导致机体微生态平衡紊乱。怎样才能使每时每刻都可能出现的微生态失调恢复生态平衡呢？以益生菌为核心的微生态疗法以其独特的优势日渐引起人们的重视。

微生态疗法是根据微生态学的基本原理，利用益生菌的生理作用，达到拮抗病原菌、维持微生态平衡的方法。临床常用的微生态制剂包括益生菌和益生元。益生菌是一类对宿主起有益作用的细菌，是构成人体正常菌群的主要成分，包括乳杆菌、乳酸链球菌和双歧杆菌等。益生元是一类可选择性刺激胃肠道中某些细菌生长而促进其发挥作用的非消化性食物成分。用益生菌来防治 *Hp* 感染具有作用持久、特异性好、无明显副作用等优点，具有广阔的临床应用前景。目前，益生菌已应用于临床以提高 *Hp* 根治率，同时减少抗生素引起的副作用，相关的基础研究也取得了很大的进展。

一、益生菌对幽门螺杆菌的抑制作用及临床应用研究

益生菌具有调节微生态失调、促进微生态平衡，生物拮抗、免疫等作用，已得到临床共识。目前有关益生菌对幽门螺杆菌的作用临床上也有较多的研究。

Sykora 等报道，将 86 例 *Hp* 感染的儿童随机分为两组，治疗组给予奥美拉唑、阿莫西林、克林霉素，并加用含有干酪乳酸杆菌 DN-114001 株 10^{10}CFU/d 的发酵乳，对照组给予安慰剂，疗程均为 14 天。在治疗后 4 周通过检测粪便中幽门螺杆菌抗原来评价其疗效。研究结果显示治疗组在治疗 *Hp* 感染的疗效上优于对照组。研究表明，摄入的 *L. reuteri*

ATCC 55730 菌能在胃肠道黏膜定植和生长，尤其在胃窦和十二指肠上部，而这些部位正是幽门螺杆菌最容易感染的部位。在体外实验中，*L. reuteri* 能有效抑制幽门螺杆菌的生长，但它是否对幽门螺杆菌感染的受试者有效仍需进一步证实。Imase 等采用随机双盲实验，研究了 *L. reuteri* ATCC 55730 菌对有幽门螺杆菌感染而无症状的志愿者的作用，一致的结果是补充 *L. reuteri* ATCC 55130 菌能降低幽门螺杆菌的水平。Sato 等（2002）比较了 *L. reuteri* ATCC 55730 菌和奥美拉唑对有幽门螺杆菌感染症状的患者的作用。结果表明，补充 *L. reuteri* ATCC 55730 菌较单独应用奥美拉唑为好，15 人中 9 人症状消失。目前的解释为 *L. reuteri* 能调节胃的 pH，结合抗病原菌而起作用。

益生菌在维持微生态平衡方面的独特优势，使得它的临床应用逐渐受到重视。*Hp* 感染患者单独使用益生菌，可观察到尿素酶活性降低和胃内炎症反应的减轻，提示益生菌可以抑制患者体内的 *Hp* 活性，但实验结果也表明单独使用益生菌制剂可能无法彻底根除患者体内的 *Hp*。目前在绝大多数的临床实验中，益生菌只是常规方案的补充，除提高根除率以外，降低药物引起的各种不良反应成为重要的观察指标。

目前已经进行了有关益生菌对 *Hp* 的根除率效果的许多临床研究。在 *Hp* 呈阳性的患者当中，Canducci 等（2000）评估了一个与标准 3 倍益生菌治疗量结合时 LGG 的使用状况。在接受益生菌组中，发现 *Hp* 根除率有显著增加。在另一项研究中，85 名无症状患者经检查后，被随机分成 4 组。所有的患者都接受一周 3 次的治疗，4 组分别为抗生素联合 LGG、布拉氏酵母菌组，嗜酸乳杆菌加双歧杆菌组、安慰剂组。4 组之间 *Hp* 根除率没有差别。感染了 *Hp* 的患者有的服用了含有约翰逊氏乳杆菌的发酵奶，有的服用了安慰剂，疗程为 3 周。在最后 2 周之内，所有的试验者都服用了克拉霉素，服用益生菌对根除率没有改善。另外，在受试者中，评估了约翰逊氏乳杆菌上清液对 *Hp* 的效果：随机给受试者进行服用奥美拉唑或者安慰剂的伴随治疗。治疗结束后的 4 周，不管是否为治疗组，[13]C-UBT 值仍显著低于干预治疗值。与这一治疗结果相反的另一项研究中，*Hp* 呈阳性的受试者在 8 周内摄取添加了嗜酸乳杆菌（*L. acidophilus*）（NAS）的奶产品作为唯一的治疗，结果 14 人中有 6 人的 *Hp* 被根除。接受 3 倍治疗量来根除 *Hp* 的患者，随机服用一份含有双歧杆菌和乳酸杆菌的酸奶为补充剂。通过 Meta 分析，服用 3 倍治疗量组较常规益生菌组有较高的根除率（服用 3 倍剂量组 *Hp* 的根除率为 91%；服用双歧杆菌和乳酸杆菌补充剂组 *Hp* 的根除率为 78%），两组间有显著差异。给 *Hp* 呈阳性的无症状女性服用含酪酸乳杆菌（*L. casei*）03、*L. acidophilus* 2412 和 *L. acidophilus* ACD 2117 的酸奶，在摄入酸奶 1 个月后，在大多数女性中，[13]C-UBT 值仍然呈阳性。虽然益生菌在体外试验表明其抑制 *Hp* 有效，但人体实验结果并不理想。

有 3 项研究评估了益生菌在 *Hp* 根除治疗阶段能否帮助阻止或减少与药物相关的副作用。第一项研究使用 LGG，第二项使用不同的益生菌制剂［LGG 或布拉氏酵母菌（*Saccharomyces boulardii*），或 *L. acidophilus* 和乳双歧杆菌（*B. lactis*）混合物］，最后一项是使用克劳氏芽孢杆菌（*B. clausii*）。三项研究的结果发现，益生菌在预防副作用中更优于安慰剂。

目前，对益生菌在 *Hp* 感染中的应用尚缺乏大规模相关循证医学的资料。2017 年美国胃肠病学院（ACG）发布的 *Hp* 感染治疗指南中指出，现有证据显示，双歧杆菌和乳杆菌可抑制幽门螺杆菌，含双歧杆菌和乳杆菌的益生菌制剂可以降低根除疗法的不良反应（OR=0.31，95% CI：0.12～0.79），提高根除疗法的治愈率（OR=2.07，95% CI：1.40～3.06）。但是，绝大多数试验在中国完成，存在高偏倚风险（缺乏盲法、隐匿性分配不充分），试验方案和所选益生菌产品存在很大差异。欧洲儿科胃肠病学、肝病学和营养协会（ESPGHAN）和北美儿科胃肠病学、肝病学和营养学会（NASPGHAN）联合共同发布的儿童 Hp 感染诊治指南中指出，单一菌株或复合菌株的益生菌制剂是否提高根除率还存在争议。尽管数项荟萃分析证明益生菌可提高 Hp 根除率，降低不良反应发生率。但是这些试验选择了不同的益生菌菌株和不同的活菌含量，难以得出有意义的结论。因此，需要进一步进行儿童人群的有效率研究，选择特定益生菌菌株，才能得出令人信服的益生菌有益 Hp 根除疗法的结论。但是在 Hp 感染患者的治疗过程中添加益生菌无疑具有积极的意义。

二、益生菌的作用机制及发展前景

大多数学者认为，乳杆菌等益生菌在胃内对 Hp 黏附和定植的抑制是其防治 Hp 感染的主要途径。此外，益生菌的某些代谢产物对 Hp 也具有直接的杀菌作用。乳杆菌等益生菌对胃黏膜上皮细胞的黏附能力较强，可竞争性地占据细胞表面的结合位点，形成空间位阻，进而干扰 Hp 在细胞表面的黏附。进一步的实验也证实益生菌对胃黏膜上皮细胞黏附能力的强弱对其抑制 Hp 的效果起重要作用，如唾液乳杆菌在体外黏附胃黏膜上皮细胞的能力强于嗜酸乳杆菌和干酪乳杆菌等菌株，体内实验也同样表明其抑制 Hp 的活性高于其他菌株。Hp 能在胃内定植的一个重要因素是可以产生大量的尿素酶，分解宿主体内的尿素，产生氨以中和胃酸，在菌体的周围形成一个相对高 pH 区，保护菌体免受伤害。益生菌代谢产物中的有机酸可以有效抑制 Hp 的尿素酶活性，通过增强胃酸的作用来抑杀 Hp，其中主要是乳酸菌的代谢产物——乳酸。正常条件下乳杆菌能够分泌 15～20mmol/L 的乳酸，可显著抑制 Hp 的尿素酶活性。除乳酸以外，益生菌的其他代谢成分也有抑杀 Hp 的作用，如肠球菌 TM39 能分泌一种类细菌素蛋白，对 Hp 的生长及胃黏膜上皮细胞的黏附起抑制作用。

Hp 能通过多种细菌表面组分和上皮细胞紧密结合，加强胃黏膜生物屏障作用。在动物模型中越来越多的证据显示，这种黏附在 Hp 相关的疾病结果测定中是重要的。在这个背景下，Mukai 等（2002）的研究尤其令人感兴趣。这些研究显示，9 株 L. reuteri 中的 2 株，即 JC-MA1081 和 TM105 能与去唾液酸-CM1 和硫脂结合，抑制两者同 Hp 糖脂类结合。该结果提示，经选择的 L. reuteri 菌株能够在 Hp 定植胃黏膜的早期阶段防止感染。这为进一步研究益生菌治疗 Hp 感染，提供了较好的依据。

Elliott 等的研究发现，Hp 感染影响和改变了胃内正常菌群的平衡，破坏了胃黏膜生物屏障作用。由于抗酸性强，乳杆菌在胃部的定植较其他细菌多，但在 Hp 感染后，胃部以革兰氏阴性菌为主的需氧菌增多，乳杆菌减少，革兰氏阴性菌就会优先定植在溃疡部位。而外源性补充乳酸杆菌，可以维持正常胃部的菌群，抑制 Hp 和（或）减轻炎症进程。乳杆菌菌株 WCFS1 在人体时可提高人胃黏膜紧密连接蛋白 ZO-1 和闭合蛋白的水平，离体时可使紧密连接蛋白定位于紧密连接处，从而改变和增强黏膜的屏障作用。

研究发现益生菌还可以通过释放细胞毒素及增加产生短链脂肪酸（SCFA）来抵御 *Hp* 感染。SCFA 是碳水化合物经过益生菌代谢的一个重要产物，能降低胃部的 pH；另外，SCFA 可以抑制幽门螺杆菌尿素酶，发挥抗 *Hp* 作用，且不依赖 pH 的改变。很多细菌能合成细菌素，如乳酸链球菌产生的乳酸链球菌素（nisin）、枯草芽孢杆菌产生的 Amicoumacin A、罗伊氏乳杆菌产生的罗氏菌素（reuterin）等可以抑制 *Hp* 的活动。

某些益生菌能定植于胃内，与 *Hp* 竞争黏附于胃黏膜结合位点，即所谓的"夺位"作用。Mukai 等研究发现，罗伊氏乳杆菌 JCM 1081 能与糖脂受体神经节四酰基氨醇和硫酸脑苷脂结合，抑制两者同 *Hp* 糖脂类结合，说明罗伊氏乳杆菌可拮抗 *Hp* 在胃黏膜定植。此外，益生菌可分泌某些抗细菌黏附的活性物质。李勋等发现，益生菌能分泌 *Hp* 竞争性黏附受体及代谢抗菌物质，通过刺激黏附蛋白的表达和稳定胃黏膜来阻止 *Hp* 在胃黏膜的定植。

有研究表明益生菌还可以调节细胞因子水平。*Hp* 感染后，*Hp* 与宿主相互作用，介导机体对细菌的免疫反应而导致 IL-6、IL-8、TNF-α 等一系列细胞因子表达上调，损伤胃黏膜上皮细胞。益生菌在此过程中可以平衡多种细胞因子水平，降低过度炎性反应，起到抗炎、抗氧化和保护胃黏膜的作用，同时促进 *Hp* 的清除。

以益生菌为核心的微生态疗法逐渐被接受并在临床中得到广泛的应用，取得了良好的效果。用益生菌来治疗 *Hp* 感染是一项有效的尝试，但仍存在诸多的问题。益生菌在上消化道的生物学行为尚未完全明了。例如，益生菌的作用机制、菌种和菌株的筛选、安全性评价、给药的途径及剂量、疗效的评估等都需要更深一步的研究，而目前的临床研究也不够完善，缺少多中心、大样本、设计合理的前瞻性研究。现阶段应加大对基础和临床研究的投入，按循证医学原则进一步完善微生态疗法，使益生菌在治疗 *Hp* 感染的过程中发挥更好的作用。

幽门螺杆菌的发现加深了人类对慢性感染、炎症和癌症之间关系的认识。这一发现还启发人们去研究微生物与其他慢性炎症疾病的关系。人类许多疾病都是慢性炎症性疾病，如局限性回肠炎、溃疡性结肠炎、类风湿性关节炎、动脉粥样硬化等。虽然这些研究目前还没有明确的结论，但为人体微生态学基础上的进一步研究和认识提出了又一新概念。

三、反馈机制：自然调节

近年来世界各国的胃肠病学学者都认为，*Hp* 在胃内的定植实际上防止了胃食管反流病（GERD）、巴雷特（Barret）食管及食管腺癌的发生。这一个微生态学重大发现，解决了 *Hp* 是致病菌还是生理菌的答案。胃癌是严重疾病，而食管癌是死亡率更高的疾病。探讨 *Hp* 的定植是否在正常情况下既不引发胃癌，又能防止食管腺癌是医学进一步的重要任务。为了厘清这个现象的机制，世界各国学者做了大量的有益的科研工作。

一些学者认为 *Hp* 菌种消失后患无穷。*Hp* 是唯一的能在酸性的人胃环境中定植和繁殖的细菌，并且能够通过胃液、血液（抗体）检查得到确认，而结肠、口腔、皮肤及阴道则不同，因为有大量其他正常微生物群的干扰。

携带 CagA 与 VacA 基因的 *Hp* 菌株是毒性最强的菌株,这个菌株的存在是消化性溃疡和胃癌的重要原因。但早在 1989 年 Blaser 课题组与美国国立癌症研究所的科学家们就进行了大量的研究工作,他们发现携带 *CagA* 基因的 *Hp* 能够明显地降低进展性食管癌及接近食管的胃上部腺癌的发生。而后荷兰 Cleveland 临床医院和 Erasmus 医学中心合作研究表明,*Hp* 消失与食管癌的发生确有相关关系。其后英国、巴西、瑞典等国的研究都得到了同样的结果。

在发达国家 *Hp* 感染率下降,*Hp* 定植率减少,流行病学研究证实,*Hp* 感染的减少与消化性溃疡和胃癌发病率下降是同步的。与此同时,自 1970 年以来,美国、英国、瑞典及加拿大等发达国家同时发生了食管癌的增加。在食管癌增加之前,两种食管疾病"GERD"及"Barret 食管"也同步增加了。事件的发生顺序是 *Hp* 感染率下降,"GERD"及"Barret 食管"增加,最终是食管腺癌上升。

美国的首席传染病学、内科学和微生物学家 Blaser 教授提出大量证据并进行了系列的研究。美国这一学派的学者认为:*Hp* 在胃溃疡和胃癌病因问题上值得商榷。*Hp* 是致病菌还是生理菌还不宜轻下结论。

Hp 为人体胃内唯一的正常菌成员,*Hp* 作为一个物种,其消失的后果是严重的。我们不能简单理解为治好了甲病而患上了乙病,而应看到一个物种的消失,与宏观世界物种的消失一样,其潜在的危险性是无穷的。*Hp* 是长期历史进化过程中形成的人类胃内正常菌群成员。这个成员的消失必将引起一系列不利的严重后果,限于目前的学术水平可能尚未察觉出来,但是其深远影响是肯定的。抗生素引起菌群失调,破坏生态平衡已是不争的事实。还有一点是一个与菌种变迁有关的重大问题,宿主与 *Hp* 菌株相互关系也是必须考虑的事情。如果菌种变异了,必然导致原来的微生物功能改变。菌种消失的原因和意义有待进一步的研究和阐明。

Hp 引起胃癌或因其消失引起食管癌是通信信息误导的结果。如果信息矫正了,这种恶性后果就可能被避免。信息误导,矫枉过正,信号正确,谬误可免。胃酸过高对 *Hp* 的生存不利,胃酸过低又有大肠杆菌之类的杂菌侵入胃内,破坏 *Hp* 的生境。*Hp* 起到对胃酸的调节作用成为人类胃生理功能的一部分。如 *Hp* 定植功能正常,不但不会发生胃癌,也不会发生食管癌,这将成为典型的微生态平衡的范例。

(王 梅 武庆斌)

参 考 文 献

何晨熙, 刘改芳, 2014. 益生菌在根除幽门螺杆菌治疗中的作用[J]. 胃肠病学和肝病学杂志, 23(7): 839-842.

李勋, 蔡英茂, 金花善, 2014. 双歧杆菌四联活菌联合三联及四联疗法对幽门螺杆菌根除率的分析[J]. 中外医疗, (1): 100-101.

唐路得, 张沿君, 高晓萌, 等, 2014. 幽门螺杆菌感染与慢性荨麻疹相关性的 Meta 分析[J]. 中华流行病学杂志, 35(3): 317-321.

熊晶晶, 黄永坤, 2017. 益生菌在儿童幽门螺杆菌感染中的应用[J]. 中国实用儿科杂志, 32(2): 106-110.

殷国锋, 江米足, 2016. 幽门螺杆菌感染与儿童胃肠道外疾病研究进展[J]. 中国实用儿科杂志, 31(7): 512-516.

中华医学会儿科学分会消化学组,《中华儿科杂志》编辑委员会, 2015. 儿童幽门螺杆菌感染诊治专家共识[J]. 中华儿科杂志, 53(7): 496-498.

Akcam M, koca T, Salman H, et al, 2015, The effects of probiotics on treatment of *Helicobacter pylori* eradication in children[J].

Saudi Med J, 36(3): 286-290.

Bagnis A, Izzotti A, Sacca SC, 2012. *Helicobacter pylori*, oxidative stress and glaucoma[J]. Dig Liver Dis, 44(11): 963-964.

Chey WD, Leontiadis GI, Howden CW, et al, 2017. ACG clinical guideline: treatment of *Helicobacter pylori* infection[J]. Am J Gastroenterol, 112(2): 212-239.

Eshraghian A, 2014. Epidemiology of *Helicobacter pylori* infection among the healthy population in Iran and countries of the eastern Mediterranean region: a systematic review of prevalence and risk factors[J]. World J Gastroenterol, 20(46): 17618-17625.

Jones NL, Koletzko S, Goodman K, et al, 2017. Joint ESPGHAN/NASPGHAN guidelines for the management of *Helicobacter pylori* in children and adolescents(update 2016)[J]. J Pediatr Gastroenterol Nutr, 64(6): 991-1003.

Kucukazman M, Yeniova O, Dal K, et al, 2015. *Helicobacter pylori* and cardiovascular disease[J]. Eur Rev Med Pharmacol Sci, 19(19): 3731-3741.

Mulak A, Bonaz B, 2015. Brain-gut-microbiota axis in Parkinson's disease[J]. World J Gastroenterol, 21(37): 10609-10620.

Ortiz-Princz D, Daoud G, Salgado-Sabel A, et al, 2016. *Helicobacter pylori* infection in children: should it be carefully assessed?[J]. Eur Rev Med Pharmacol Sci, 20(9): 1798-1813.

Papagiannakis P, Michalopoulos C, Papalexi F, et al, 2013. The role of *Helicobacter pylori* infection in hematological disorders[J]. Eur J Intern Med, 24(8): 685-690.

Shaban MM, Kandil HO, Elshafei AH, 2014. *Helicobacter pylori* seropositivity in patients with hyperemesis gravidarum[J]. Am J Med Sci, 347(2): 101-105.

Wang F, Liu J, Zhang Y, et al, 2015. Association of *Helicobacter pylori* infection with chronic obstructive pulmonary disease and chronic bronchitis: a meta-analysis of 16 studies[J]. Infect Dis(Lond), 47(9): 597-603.

Zhang B, Xu YZ, Deng ZH, et al, 2015. The efficacy of *Saccharomyces boulardii* CNCM I-745 in addition to standard *Helicobacter pylori* eradication treatment in children[J]. Pediatr Gastroenterol Hepatol Nutr, 18(1): 17-22.

Zhang Y, Du T, Chen X et al, 2015. Association between *Helicobacter pylori* infection and overweight or obesity in a Chinese population[J]. J Infect Dev Ctries, 9(9): 945-953.

第二十一章

肠道菌群与抗生素相关性腹泻

第一节　概　　述

抗生素相关性腹泻（antibiotic associated diarrhea，AAD）主要是指使用抗生素后导致肠道菌群紊乱而引起的腹泻，同时也包括抗生素本身的毒副作用导致的腹泻。AAD的定义为：在抗生素治疗2小时至2个月的过程中发生无法解释的腹泻，这种腹泻时间超过2天，每天2次以上不成形稀便或水样便。对于那些使用抗生素后，腹泻症状轻微，持续时间小于2天的患者，则不考虑患AAD。此定义对AAD流行病学的调查有着重要意义。此外，还要排除其他病因（炎症性肠病、肠易激综合征、食物不耐受等）。

几乎所有抗生素均可以引起儿童AAD，但以林可霉素、头孢菌素类、阿奇霉素、青霉素类（包括氨苄西林、阿莫西林等）为常见，尤其是第三代头孢菌素类抗生素。在泰国，阿莫西林/克拉维酸是儿科处方药中使用最多的抗生素。研究表明，225例儿童使用该药物AAD发病率为6.2%。有学者比较阿莫西林-克拉维酸、阿莫西林和红霉素的作用，AAD发病率分别为16.7%、6.9%和11.2%，以阿莫西林-克拉维酸引起AAD的发生率最高。但这项研究无法证实AAD与年龄和药物剂量的相关性。美国的一项研究显示，儿童使用各种抗生素所致AAD的发病率为11%。其中2/3以上的儿童在使用抗生素期间发生AAD，17%的患儿停止使用抗生素后，AAD的表现仍然持续存在，15%的患儿停用抗生素1周后发生AAD。发生AAD的时间是抗生素使用（5.3±3.5）天后。2月龄至2岁婴幼儿AAD发生率最高为18%（表21-1）。与AAD相关的抗生素有青霉素G和V（3%）、青霉素A和M（11%）、阿莫西林/克拉维酸（23%）、头孢菌素类（9%）、大环内酯类（8%）、复方新诺明（6%）及红霉素（16%）。阿莫西林/克拉维酸与其他种类抗生素比较，引发AAD的发生率最高，统计学有显著差异（$P=0.003$）。静脉使用抗生素AAD的发生率与口服抗生素几乎相同，主要取决于药物是否经过肝-肠循环。儿童使用阿莫西林/克拉维酸导致腹泻的相对风险系数是2.43（风险范围1.4～4.21），小于2岁儿童的风险系数是3.5（1.89～6.46）。因此，小于2岁和抗生素的种类是AAD的两个风险因素。成人AAD与儿童相似，在接受氨苄西林治疗的患者中，其发生率为5%～10%，而使用阿莫西林-克拉维酸的患者中，为

10%～25%，使用头孢克肟治疗的患者中，发生率为 15%～20%。接受其他抗生素治疗如头孢菌素类、氟喹诺酮、阿奇霉素、克拉霉素、红霉素、四环素，发生率仅为 2%～5%。近年由于抗生素广泛使用，甚至滥用，造成 AAD 明显增多，须引起临床医师的高度重视。

表 21-1　抗生素相关性腹泻（AAD）发生率

人群	年龄	国家	病例数	AAD 发生率
AAD 人群研究				
住院患者	>12 岁	瑞士	2462	4.9%
门诊患者	1 个月至 15 岁	法国	650	11%
门诊患者	4 个月至 14.5 岁	泰国	225	6.2%
AAD 临床试验（设对照组）				
住院患者	>50 岁	英国	56	33.9%
住院患者	1～36 个月	波兰	36	33.3%
住院患者	6～36 个月	巴西	77	31%
住院患者	>18 岁	美国	134	29.39%
住院和门诊患者	6 个月至 14 岁	波兰	127	23%
住院患者	儿童	日本	455	22.6%
门诊患者	>1 岁	英国	120	14%
艰难梭菌相关性腹泻				
住院患者	成人	法国	38	18.5%
住院患者	成人	爱尔兰	60	21/1000
住院患者（老兵）	成人	美国	60 590	29.2/10 000
住院患者	成人（居民）	美国	381 751	3.5/10 000

艰难梭菌感染（CDI）或艰难梭菌相关性腹泻（CDAD）是由致病性艰难梭菌过度增殖并释放毒素引起的肠道疾病，临床表现多样，从无症状感染到不同程度腹泻，严重者可出现暴发性或致死性假膜性肠炎、中毒性巨结肠、肠穿孔、弥散性血管内凝血等，CDI 占 AAD 的 10%～30%，是 AAD 的主要原因之一。CDAD 是 AAD 中的严重结肠炎类型，是严重院内感染性腹泻的主要病原菌。研究表明，10%～20% 的 AAD 与 CDI 有关。

随着抗生素越来越广泛的使用，CDAD 的发病逐年增加。瑞典的资料显示，1978 年 CDAD 患者有 86 例，1983 年有 553 例，1995 年有 5133 例，呈逐年上升趋势。美国疾病控制与预防中心（CDC）的数据显示，出院诊断中有 CDAD 的住院患者由 1996年的 31/10 万升高到 2005 年的 84/10 万，而加拿大和欧洲的数据也提示 CDAD 的报道率明显升高，尤其在超过 65 岁的高龄患者中（见表 21-1）。近年，一项针对欧洲 20 个国家 482 家医院的研究显示，2012～2013 年 CDI 的平均发病率为 7.0/10 000，与 2005 年（2.5/10 000）和 2008 年（4.1/10 000）相比，CDI 在欧洲的总体发病率呈上升趋势。2015 年韩国 Choi 等的一项研究报道，韩国 CDI 的发病率从 2008 年的 1.43/10 万，上升至 2011 年的 5.06/10 万，死亡病例从 2008 年的 69 例，上升至 2011 年的 172 例。一项综合了亚洲 51 项 CDI 研究的荟萃分析显示，在具有 CDI 危险因素的 37 663 例患者中，确诊 CDI 的有 4343 例，其中东亚地区所占比例较高（19.5%），亚洲地区 CDI 发病率为 5.3/10 000。在中国香港一项为期 9 年的研究显示，CDI 的发病率在 2006 年为 15.41/10 万，至 2014 年上升为 36.31/10 万，年均增长 26%，主要集中在年龄＞75 岁的老年患者。

儿童 CDI 也逐渐增多，一项研究通过对年龄在 5～12 岁的 250 例住院儿童，采用粪便培养和（或）粪便毒素测定的实验方法证实，艰难梭菌（CD）感染的阳性率为 18%。印度报道儿童 AAD 中的 CD 感染率为 3.6%。巴西报道门诊和住院儿童 AAD 中 CDAD 发生率为 6.6%～11.7%。美国一家儿童医学中心回顾性统计显示，从 2001～2006 年共发生了 513 例 CD 感染。2 岁以上儿童的感染率由 46% 上升至 64%。门诊患儿 CD 感染显著增加，以急诊部门增加最为显著，感染率由最初的 1.18/1000 上升至 2.47/1000（P=0.02）。住院患儿在研究期间，感染率呈下降趋势（1.024/1000∶0.680/1000，P=0.004）。美国的一项对照研究显示，1991～1997 和 2004～2009 年间儿童 CDI 的发病率从 2.6/10 万增加至 32.6/10 万。意大利的儿童社区获得性 CDI 发病率从 2007 年的 0.75/1000 增加至 2008 年的 9.8/1000。这些研究表明，儿童社区获得性 CDI 在逐年增加，原因可能是：一部分儿童是医院获得性 CDI，在出院数周或数月后发病；住院儿童携带 CD 无症状的人数增加，这些儿童出院后作为传染源，最终导致社区获得性 CD 感染率升高。

CDI 不断增加的同时，流行菌株也不断发生变化。据 2016 年欧洲一项多中心研究报道，2012～2013 年 CDI 菌株以 027 型（19%）、001/072 型（11%）和 014/020 型（10%）为主，与 2008 年相比，2012～2013 年由 027 型菌株引起的 CDI 发病率增长了 3 倍以上。我国首例 027 型菌株在 2012 年广州南方医院 1 例患克罗恩病的女性患者粪便中分离出来；随后，北京协和医院在 2016 年也报道了 027 型菌株，但均未造成暴发流行。

无论是否再次使用抗生素的情况下，有 15%～60% 的 CDI 患者会出现病情复发。美国十个地区动态检测结果显示美国医疗保健机构相关性复发性艰难梭菌感染率为 21%，社区相关性复发性艰难梭菌感染率为 14%。另一项对 520 例门诊患者的队列研究显示，30 天 CDI 复发累计概率为 17.5%，7 周内复发累计概率达 20.5%。复旦大学附属华山医院开展的一项调查结果显示，CDI 患者中复发比例高达 13.5%。复发的 CDI 相对于初次发生的患者病情更严重，更多患者会出现发热、肠绞痛和结肠炎等。

第二节　抗生素相关性腹泻的病因和发病机制

一、病　　因

口服或注射用抗生素在应用过程中均可发生腹泻，尤其在长期应用广谱抗菌药物后，敏感菌受到抑制而非敏感菌乘机大量繁殖。几乎所有口服抗菌药物均可引起腹泻，由于菌群交替所致，称为菌群交替性肠炎或与抗菌药物相关性肠炎。引起腹泻的抗生素有青霉素类、氨苄西林类、氯霉素、头孢菌素类、林可霉素、克林霉素、利福平等。绝大多数 AAD 的病原菌尚未明了。艰难梭菌是已被肯定的 AAD 病原体，25%～33% 的 AAD 由艰难梭菌引起。其他病原体如金黄色葡萄球菌、产肠毒素产气荚膜梭菌、产酸克雷伯菌和念珠菌属等病原体可能也会导致 AAD，值得临床关注。

二、发病机制

AAD 的病因、发病机制复杂，目前尚未完全清楚。

（一）肠道菌群紊乱

目前多数研究者认同抗生素使用破坏了肠道正常菌群是引起腹泻的最主要的病因。正常人体肠道生理菌群中 90% 以上是厌氧菌，少量是兼性厌氧菌和需氧菌，也有极少量过路菌（如肺炎克雷伯菌、金黄色葡萄球菌、铜绿假单胞菌、变形杆菌等）。肠道正常菌群在机体发挥着重要的生理功能：生物、化学、免疫屏障作用；促进机体代谢和营养作用；生物拮抗作用；免疫赋活作用；维持内环境稳定作用等。抗生素使用后，短期和长期的影响是肠道菌群的结构改变，多样性减少，菌群组成结构重新分布。肠道菌群结构的改变导致肠道可用资源和细菌种群之间相互作用的改变，开放病原菌侵入结合位点以及导致定植抗力的丧失，引起肠道菌群失调：一度失调是抗生素抑制了一部分细菌，而促进了另一部分细菌的生长，这就造成了某些部位的正常菌群在组成上和数量上的异常变化或移位，在诱发原因去除后可逆转为正常比例；二度失调是不可逆的比例失调，在一度失调基础上菌群由生理波动转为病理波动；三度失调表现为原来的正常菌群大部分被抑制，只有少数非正常菌群逐渐成为优势状态。肠道菌群紊乱时有益菌数量明显下降，条件致病菌数量异常增多，肠道黏膜屏障损伤，消化吸收代谢受到影响，从而导致 AAD（图 21-1，图 21-2）。抗生素主要使双歧杆菌、乳酸杆菌和肠球菌数量显著下降，肠杆菌在菌群中所占比例相对升高，以及一些条件致病菌数量增多（主要为艰难梭菌、产气荚膜梭状芽孢杆菌、金黄色葡萄球菌、产酸克雷伯杆菌、沙门氏菌属及白念珠菌等）。尤其是小于 2 岁的儿童，其肠道菌群处在发育和构建阶段，是 AAD 高发人群。总之，抗生素使肠道菌群紊乱是 AAD 发生和发展的基础。

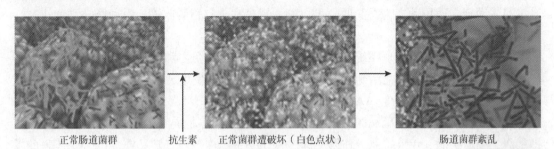

正常肠道菌群　　抗生素　　正常菌群遭破坏（白色点状）　　　　肠道菌群紊乱

图 21-1　抗生素相关性腹泻的发病机制示意图

（二）抗生素干扰糖和胆汁酸代谢

抗生素治疗后，肠道生理性细菌明显减少，多糖发酵成短链脂肪酸（SCFA）减少，未经发酵的多糖不易被吸收，滞留于肠道而引起渗透性腹泻（图 21-2）；抗生素应用使具有去羟基作用的细菌数量减少，特别是具有 α-去羟基功能的细

彩图 21-1

菌数量很低时，致使鹅脱氧胆酸的浓度增加，强烈刺激大肠分泌，常继发分泌性腹泻。

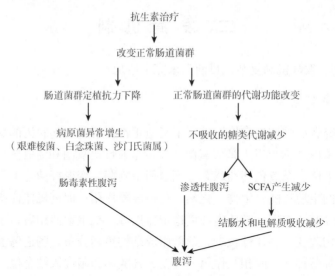

图 21-2 抗生素相关性腹泻病理生理机制

（三）宿主肠黏膜免疫应答模式变化

机体感染后易感性增高，肠腔内微生物相关分子模式（MAMP）发生改变，这种变化被宿主肠上皮细胞（IEC）表面的模式识别受体（PRR）所感知，肠上皮细胞与肠道优势菌之间的相互作用关系发生变化，导致肠壁的杯状细胞分泌的紧密连接蛋白量降低，增加了肠壁通透性，继而出现细菌移位和肠源性感染。

（四）抗生素的直接作用

变态反应、毒性作用可直接引起肠黏膜损害、肠上皮绒毛萎缩，引起细胞内酶，特别是双糖酶的活性降低，从而导致吸收障碍性腹泻；某些抗生素（如大环内酯类）是胃动素受体的激动剂，而胃动素为胃肠肽，可以刺激胃窦和十二指肠收缩，引起肠蠕动增快，导致腹泻、肠痉挛和呕吐。

婴幼儿胃酸度低，免疫系统发育不完善，血清免疫球蛋白和胃肠分泌型 IgA 较低，补体水平低，对外界环境变化耐受力差，使用抗生素后容易发生 AAD。低胎龄、低体重、低日龄为导致住院新生儿发生 AAD 的危险因素。除年龄因素外，抗生素的种类、数量、作用时间、联合使用以及基础病的严重程度也是发生 AAD 的重要影响因素，另外，质子泵抑制剂、肠道疾病、免疫抑制、住院时间、外伤手术、内镜检查、鼻饲等也与 AAD 的发生有关。

三、艰难梭菌相关性腹泻的发病机制

艰难梭菌（CD）菌株分为产毒素型和非产毒素型。正常情况下，肠道中的艰难梭菌受到双歧杆菌、拟杆菌等优势菌的抑制不会致病，只有在菌群失调情况下，产毒素型 CD 菌株大量增殖，在鞭毛和蛋白酶的协助下进入黏液层，黏附于肠上皮细胞释放毒素从而致病。产毒素型菌株包含一个致病性决定区（pathogenicity locus，PaLoc），其为19.6kb的基因组岛（图21-3）。绝大多数PaLoc含有5个基因，个别为6个基因。这5个基因依次是tcdA和tcdB基因，分别编码葡萄糖基转移酶毒素TcdA（毒素A，308kDa）和TcdB（毒素B，270kDa），负向调节基因tcdC、正向调节基因tcdD及膜孔蛋白基因tcdE。TcdA和TcdB的作用靶位是宿主细胞的Rho、Rac和Cdc阳性蛋白。TcdA/B引起宿主细胞中毒，导致紧密连接蛋白如闭合蛋白再分布，使肠上皮屏障功能改变。较长时间暴露毒素会导致宿主细胞凋亡。tcdC基因的多态性或部分碱基缺失可导致毒素A、B产生量增加。

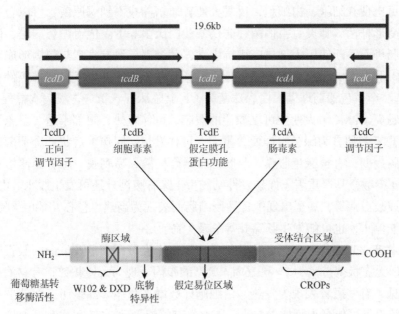

图 21-3　艰难梭菌致病性决定区——基因组岛功能示意图

　　毒素A是一种肠毒素，可以与肠黏膜刷状缘细胞上受体结合，改变细胞肌动蛋白骨架引起显著肠道炎症、液体分泌和黏膜损伤，还可导致血细胞凝集；毒素B是一种细胞毒素，可刺激单核细胞释放炎性细胞因子，引起肠黏膜细胞凋亡、变性坏死及脱落，对哺乳动物细胞产生细胞毒性作用。毒素B对肠道的损害作用是毒素A的10倍。既往认为毒素B仅在毒素A作用的基础上致病，但临床上发现了艰难梭菌A⁻B⁺菌株感染的病例，提示毒素B可单独致病。研究显示，毒素A羧基末端含有38个重复的基因序列，含有单克隆抗体PCH-4抗原决定簇，可用于CDI的特异性检测；毒素A羧基末端还包含Galα-3Galβ1B1-4GlcNAc糖类受体结合区，可能与毒素和肠道的结合有关。当肠道菌群失调时，毒素A和毒素B攻击宿主的细胞膜或肌动蛋白骨架，使其收缩、出血及坏死，增加肠上皮细胞通透性，引起肠液和电解质分泌增加，严重者可出现坏死和脱落的细胞与渗出纤维素及炎性细胞等形成伪膜（假膜）等临床表现。

　　除此之外，在某些变异菌株中还检测到另一种二元毒素（binary toxin），由位于致病性决定区外2个不同位置的染色体基因cdtA和cdtB编码，cdtA基因可阻断肌动蛋白片段合成而诱导细胞死亡，cdtB基因可介导毒素与细胞结合并进入细胞。另有研究显示，二元毒素基因与 tcdC 基因的部分缺陷密切相关，且 CDAD 的严重程度与这两个毒力因素相关。

第三节　抗生素相关性腹泻的临床表现

　　AAD 以腹泻为主要表现，其临床症状可轻可重。①轻型 AAD：患者仅表现解稀便 2～3 次/天，持续时间短，恶心、呕吐少见，便常规及粪便培养无异常发现，多数停用抗生素后可自愈。该型属于一、二度肠道菌群失调，易被临床医师忽视。②中型 AAD：患者肠道菌群失调在二度和二度以上，临床腹泻次数时多时少，有时呈小肠性腹泻，有时呈结肠性腹泻，大便可出现红细胞、白细胞，反复大便普通培养找不到病原菌，可以合并肠道机会菌感染（如变形杆菌、肺炎克雷伯菌、非伤寒沙门氏菌等）。值得注意的是，该型易被诊断为感染性肠炎而不断使用大剂量广谱抗生素，其结果导致抗生素与腹泻形成恶性循环，病情发展。③重型 AAD：患者在严重肠道菌群紊乱基础上往往继发有特殊条件致病菌感染（如艰难梭菌、金黄色葡萄球菌、白念珠菌等），其临床症状重，常腹泻水样便 10～20 次/天，假膜性肠炎（PMC）大便中可见漂浮的假膜，可伴发热、腹部不适、里急后重。金葡菌性 AAD 患者粪便多为绿色水样便，量大，可伴发热、腹痛等症状。金葡菌假膜性肠炎首先触发小肠病变，有黄绿色假膜，与肠黏膜结合松散，易剥脱。患者粪便培养有大量金葡菌繁殖。④少数极其严重者（如暴发性结肠炎）除有腹泻外还可发生脱水、电解质紊乱、低蛋白血症或败血症等，甚至出现中毒性巨结肠而表现为高热、恶心、呕吐及肠鸣音减弱，此时腹泻可能停止，也可能发生肠穿孔等危及生命。

　　CDI 的临床表现多样，包括无症状携带、轻至中度腹泻和危及生命的假膜性肠炎。住院患者的 CD 无症状携带率为 7%～26%。典型的腹泻表现为大便频数，有黏液或潜血，肉眼血便不常见，有些患者表现为发热、白细胞计数增高和痉挛性腹痛。腹部平片显示结肠扩张，巨结肠患者可伴有小肠梗阻与小肠扩张，有气液平面。CT 可发现肠黏膜水肿、指压征、结肠增粗、直肠炎、直肠周围炎、有或无腹水（图 21-4）。直肠镜或结肠镜检查是非常重要的诊断手段，可发现本病的特征性改变：多发性假膜，假膜呈黄白色斑点状，散在分布，大小不一，从数毫米至 30mm 不等，严重者可融合成片。假膜界限分明，周边黏膜相对正常或略有水肿（图 21-5）。病理可见假膜由纤维素、中性粒细胞、单核细胞、黏蛋白及坏死细胞碎屑组成（图 21-6）。严重的结肠炎可导致中毒性巨结肠、肠穿孔、多器官功能衰竭和死亡。

　　AAD 的严重程度与下列因素有关：①抗生素使用时间越长、联合使用抗生素种类越多，腹泻的发生率越高；高级广谱抗生素种类越多，引起腹泻的危险性越高。有报道称广谱抗生素引起 CDAD 的概率是窄谱抗生素的 10～70 倍。其中，林可霉素、克林霉素（氯洁霉素）＞人工合成青霉素＞头孢菌素；2、3 代头孢菌素易发 CDAD；喹诺酮类也可引起 CDAD；抗生素吸收不完全或分泌进入胆汁导致肠内高浓度的抗生素易发生 CDAD。②医疗操作、检查和各种治疗措施，特别是有肠道损伤性检查、治疗措施越多，引起腹泻的发生率越高。③便常规及普通培养的非特异性可使本病早期被误诊为一般的肠炎或菌痢，继续使用原先药物或加用针对杆菌的抗生素使腹泻加重。④是否继发有细菌感染以及何种细菌感染。

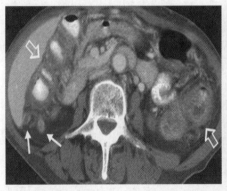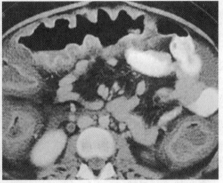

图 21-4　假膜性结肠炎 CT 表现示意图

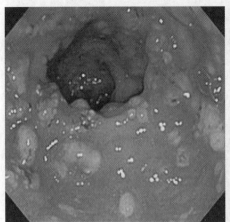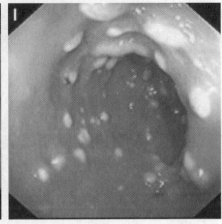

图 21-5　假膜性结肠炎结肠镜表现示意图

彩图 21-5

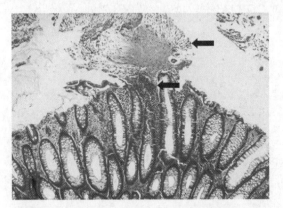

图 21-6　假膜性肠炎典型火山口损害病理示意图

彩图 21-6

第四节　抗生素相关性腹泻的实验室检查

一、便常规检查

白细胞大多在正常范围，较严重的病例可出现白细胞增多以及有红细胞，继发霉菌感染时也可直接发现病原。

二、肠道菌群失调的检查

使用抗生素后肠道菌群紊乱是发生 AAD 的基础，因此针对肠道菌群紊乱的检查是诊断 AAD 的基本检查。这类检查包括：①大便直接涂片革兰染色观察法：可以估计总细菌数和观察各类细菌组成比例的大致情况并由此判断肠道群紊乱程度。该方法简便快速，可直接发现肠道细菌量是否改变，革兰氏阳性菌与阴性菌的比例是否失调，球菌和杆菌的比例是否失调，有无真菌，因此涂片检查与培养结果对判断 AAD 有一定的帮助，可提供临床参考，尤其适用于不具备肠道细菌培养的基层卫生机构。②肠道各种细菌定量培养法：选择不同的培养方法对肠道细菌进行培养并计数和判断菌群比例，但培养法费时费力且只能培养部分肠道细菌。③分子生物学技术：是近年不断兴起和逐渐开展使用的检测肠道菌群方法，为诊断肠道菌群紊乱和 AAD 提供了快速、准确的检测方法，如荧光定量 PCR、PCR 变性梯度凝胶电泳（PCR-DGGE）、PCR 温度梯度凝胶电泳（PCR-TGGE）、基因芯片等。

三、针对继发细菌感染的特定检查

（一）粪便培养

为确定 AAD 有无机会菌（如变形杆菌、克雷伯杆菌等）感染，应将患者的粪便做厌氧和需氧培养以获得机会菌优势生长的证据，尤其对怀疑假膜性肠炎的病例应至少送 2 份粪便标本。大便厌氧培养对 CD 检出率较低，约为 68.2%，靠培养方法来诊断 CDI 很困难。

（二）艰难梭菌感染检查

1. 细胞培养毒素中和试验（cell culture cytotoxicity neutralization assay，CCNA） 可以检测出低至 1pg 的毒素，被公认为是检测艰难梭菌毒素的金标准，但是 CCNA 费时且复杂，故在临床实施困难。

2. 毒力生成培养（toxigenic culture，TC） 在 CD 培养的基础上进行毒素检测，灵敏度高，可获得菌株，分离菌可进一步用于基因分型，获知细菌传播机制，是流行病学研究的基础。

3. 酶免疫分析（enzyme immunoassay，EIA）**检测毒素** 临床上广泛采用酶联免疫吸附法（ELISA）直接检测粪便中的毒素 A 和毒素 B，该方法耗时短，成本低，特异性高，为快速诊断 CDI 的主要手段。ELISA 检测毒素 A+B 在大便培养结果出来前，具有 100%特异性和敏感性，可以作为快速、可靠的检测方法。Gate 等认为该方法在早期快速诊断 CDI 上具有实用价值。

4. 谷氨酸脱氢酶（glutamate dehydrogenase，GDH）**检测** 该方法具有非常高的敏感性和阴性预测值，但不能识别产毒 CD 菌株，通常作为 CDI 的初筛。

5. 核酸扩增（nucleic acid amplification，NAAT）　聚合酶链反应（polymerase chain reaction，PCR）方法主要应用实时荧光定量 PCR、RT-PCR 和环介导等温扩增技术等检测粪便标本中的产毒素 CD，该方法敏感性和特异性分别为 93.3% 和 97.1%，需要时间不超过 4h，符合快速、准确、定量的诊断要求，但价格昂贵，并且由于其敏感性高，一些无症状携带者在检测中也可能为阳性。随着分子生物学技术的发展，PCR 技术在未来可望能提供简单、特异的临床常规检查 AAD 的技术手段。

四、其他相关检查

多数 AAD 结肠镜检查并无特异性，但在 PMC 患者可见病变遍布全结肠，少数仅累及乙状结肠或直肠，偶有侵犯小肠者；肠壁附有 2～5mm 大小的斑块状假膜，有时可融合成更大的黄白色或黄绿色假膜，其间黏膜完整，外观可正常，也可红肿，脆性增加（图 21-5，图 21-7）。需特别指出的是在对危重患者进行肠镜检查时，有引起肠穿孔等严重并发症的危险。PMC 患者行腹部立位平片时见结肠扩张、结肠壁明显水肿、结肠袋扭转，偶在侧面见到假膜突起。腹部 CT 可见结肠壁增厚，可达 10～15mm，形成特征性的"手风琴征"（图 21-4）。

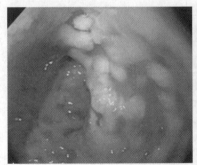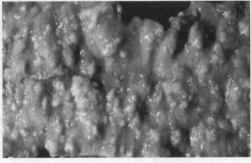

图 21-7　假膜性结肠炎结肠镜下黄白色或黄绿色假膜示意图　　　　彩图 21-7

第五节　抗生素相关性腹泻的诊断

无腹泻患儿在使用抗生素后发生腹泻并能排除基础疾病或其他相关原因所致的腹泻，即要考虑 AAD；若同时有肠道菌群紊乱证据，则诊断 AAD 基本成立。抗生素使用后出现严重腹泻，不但有肠道菌群紊乱证据，而且出现大量机会菌（如变形杆菌、克雷伯菌等）成为优势菌或检出特殊病原菌（CD、金黄色葡萄球菌、白念珠菌）感染证据也是诊断 AAD 的有力证据。

非特异性但可提示艰难梭菌感染的实验结果有白细胞增多、低蛋白血症（表示肠道疾病中的蛋白丢失）和大便镜检见白细胞。结肠的组织学变化囊括了从正常到假膜性肠炎病理表现之间的各种情况。假膜性肠炎并非常见，但较特殊，因为几乎所有病理情况都可以出现在艰难梭菌感染中。尽管腹部平片、CT、内镜可协助诊断，但往往是非特异性的，且相对不敏感,价格昂贵。疑为 CDI 存在,可采用两步法或三步法进行诊断(图 21-8,图 21-9)。如为假膜性结肠炎可以通过乙状结肠镜或病理学检查观察假膜而进行诊断。然而,通过这种直观检查技术查找到假膜时,只有 51%~55%与临床和实验室诊断 CDI 的结果相符,包括 CD 培养阳性及大便细胞毒素检测阳性。

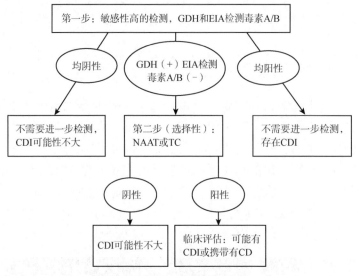

图 21-8　二步法诊断 CDI 步骤图

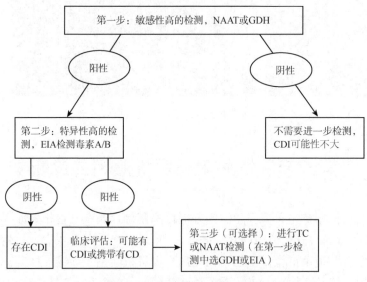

图 21-9　三步法诊断 CDI 步骤图

　　多次粪标本送检可提高敏感性。对 2~3 份标本进行酶联免疫分析虽然可以提高 5%~10%的诊断率,但也提高了检测费用。

第六节　抗生素相关性腹泻的预防治疗策略

一、立即停用抗生素或调整抗生素

一旦考虑本病，应停用原抗生素，避免进一步造成菌群失调。约 22%的病例在停用抗生素后 3 天内临床症状缓解。

二、尽早补充益生菌，恢复肠道正常菌群

抗生素使用后，肠道菌群的结构改变，多样性减少，菌群组成结构重新分布。肠道菌群结构的改变导致肠道可用资源和细菌种群之间相互作用的改变，开放病原菌侵入结合位点并导致定植抗力的丧失，诱导耐抗生素机会菌株的定植。因此，AAD 主要是由于肠道菌群紊乱所致，可在抗生素治疗期间或之后补充益生菌通过受体竞争、营养争夺、抑制上皮细胞和黏膜上的致病菌、产生抗菌物质、降低结肠 pH 和免疫刺激等机制，来维持或恢复肠道的菌群稳态，通过合适的、恰当的免疫反应（免疫调节和免疫耐受）维护宿主健康。目前通过益生菌防治 AAD 的证据正在不断增长。常用益生菌制剂包括双歧杆菌、乳杆菌、嗜热链球菌、酵母菌等，此外合生元和益生元也有相同或类似作用。

三、加强对症支持治疗

维护水、电解质及酸碱平衡，必要时可输注白蛋白或血浆等。静脉丙种球蛋白可针对 CD 毒素 A 和毒素 B，用于严重病例和复发病例。补充锌等微量元素可保护肠道黏膜，避免肠道进一步损伤。禁止使用、避免使用复方地芬诺酯（苯乙哌啶）、阿托品、咯哌丁胺等抗蠕动药物及麻醉止痛药等。

四、针对 AAD 中特殊细菌感染的治疗

以 CD 感染引起的腹泻（CDAD）的治疗较为困难。对有严重腹泻或明显结肠炎者，应该早期予以甲硝唑或万古霉素治疗。甲硝唑对厌氧杆菌和球菌都有较强的抗菌作用，其疗效确定，价格低廉，长期应用不会诱发二重感染，是目前治疗 CDI 的首选药物，往往用于初次、轻中度 CDI 的治疗。万古霉素对革兰氏阳性球菌和杆菌有强大的杀菌作用，口服不易吸收，在肠道的浓度极高，是甲硝唑的 50～200 倍，可在肠道积聚快速杀菌，但应用后容易选择性产生耐万古霉素的肠球菌，且价格高昂，目前主要用于治疗重症 CDI 患者、对甲硝唑耐药者、口服甲硝唑不能耐受或疗效欠佳者及复发者的治疗。有效的万古霉素和（或）甲硝唑治疗而症状缓解后，可有 15%～35%的复发率，也有报道复发率高达 55%，往往出现在停药后 2 个月内，原因是原菌株的再感染或不同菌株的再感染。由于甲硝唑或万

古霉素有停药后多次复发的现象以及其本身也可以引起艰难梭菌性肠炎的问题，可应用其他治疗药物如非达霉素、利福昔明替加霉素等，其中非达霉素是一种大环内酯类药物，抗菌谱窄，对肠道正常菌群影响小，疗效与万古霉素相当，但复发率更低，有可能成为 CDI 患者口服治疗的一线药物。其他新药：一种是贝洛托单抗，对抗艰难梭菌毒素 B 的人类单克隆抗体，用于年龄≥18 岁以上，正接受抗菌药物治疗的感染患者和具有复发高风险患者的 CDI；另一种是 Tolevamer，一种聚苯乙烯吸附剂，作用机制是结合艰难梭菌毒素 A 和毒素 B。

粪菌移植是近几年新兴的治疗 AAD 方法，主要是将健康人粪便中的功能菌群，通过鼻胃管或鼻十二指肠管、胃肠镜介导、灌肠等方式移植到患者胃肠道内，重建新的肠道菌群，实现对肠道内外疾病的治疗。

粪菌移植对成人复发性 CDI 有较好的治疗效果，2014 年一篇系统综述纳入了 576 例复发性艰难梭菌感染患者，经标准抗菌药物治疗后仍有多次复发且腹泻症状明显，应用粪便菌群移植后的治愈率达 87%，且未发现明显不良反应。粪菌移植治疗在成人复发性 CD 感染中效果明确，但在儿童方面研究不多，Russell 等对 10 例 CDI 患儿进行粪菌移植治疗，2 例经鼻饲，8 例经结肠镜输入，90%（9/10）的患儿无效，仅 1 例症状立即得以缓解，随访 4 年无复发，且无明显不良反应发生。国内上海交通大学附属儿童医院采用粪菌移植治疗 1 例 13 月龄 CDI 男婴，该患儿甲硝唑联用万古霉素疗效欠佳，反复复发，后予以母亲为供体的粪菌移植治疗，次日临床症状完全缓解，大便 1 次/天，随访 4 周无复发。因此粪菌移植可能是儿童 CDI 安全有效的治疗方法。另外，静脉注射免疫球蛋白（150～400mg/kg）的保守免疫疗法可用于对其他疗法不敏感的患者。对于念珠菌感染可给予制霉菌素、氟康唑等治疗。

五、严格掌握使用抗生素的指征

抗生素应用的种类越多、剂量越大、疗程越长，发生 AAD 的风险也就越高，尤其是 CDAD 的风险会更大。因此，限制抗生素的使用是降低 AAD 发病最根本、最有效的方法。使用抗生素宜根据患儿具体病情选用对肠道菌群影响较小的药物，尽量选用窄谱或 AAD 发生率低的抗生素。Carling 等在 6 年的时间里对抗生素处方进行了如下 3 种干预管理：选择性用药、缩短疗程、将静脉用药改为口服给药，同时限制三代头孢菌素（包括氨曲南）的处方量，结果表明对抗生素的这种管理确实大大降低了 CDI 的发病率（$P=0.002$），同时也降低了耐药革兰氏阴性杆菌感染的发病率（$P=0.02$）。

六、感染控制措施，预防 CD 感染

绝大多数 CD 是外源性感染，而医院环境是 CD 的主要来源。医护人员的手、环境表面、病房用品和医疗器械、感染患者等是潜在医院 CD 的来源。研究显示，住院患者感染 CD 的风险随住院时间延长呈线性增长，住院 4 周后可高达 40%。因此，加强对医院环境的管理对 CDI 的预防至关重要。与其他医院内感染一样，首先要强调医护人员手卫生在预

防 CD 感染中的重要作用。研究显示，医院监护人员的手 59% CD 培养阳性，多项研究也证实医护人员在接触每个患者后洗手可明显降低 CD 医院内感染的发生率，但遗憾的是医护人员实际洗手的频率很低。由于 CD 的芽孢对酒精不敏感，建议用含氯己定的消毒剂或肥皂洗手以提高清除率。同时，戴手套与手卫生相结合可进一步降低传播 CD 的风险。工作服表面也存在污染 CD 的可能，因此医护人员在接触 CDI 患者时应注意穿防护服、戴手套以避免接触传播。环境方面，建议用含氯的消毒剂或其他杀芽孢制剂消毒环境，同时对可能污染 CD 的病房用品和医疗器械进行严格消毒和及时更换，以减少 CD 的院内传播。研究证实，严格消毒医院环境不仅可降低 CDI 的发生风险，还可降低医护人员手上该菌的携带率，从而直接降低 CDI 的发病率。

第七节　益生菌在预防抗生素相关性腹泻中的作用

由于抗生素改变肠道菌群的结构，菌群多样性减少和菌群组成结构重新分布，导致肠道可用资源和细菌种群之间相互作用的改变，健康的肠道菌群稳态被破坏。恢复或重建健康肠道菌群的措施有补充益生菌、特异性改变肠道菌群组成、应用活性的益生元和粪菌移植。策略是停止使用抗生素或使用窄谱抗生素；在肠道菌群紊乱后、致病菌繁殖前及时进行干预。

益生菌生物功能的机制：①减低 TNF-α 产生和增加 MUC2 表达，减少肠上皮凋亡和增加黏蛋白产生，增强肠屏障功能；②增加丁酸产生或上调防御素和抗菌肽水平，增强宿主抗微生物多肽产生；③产生小分子有机酸，减低肠腔 pH，以及产生细菌素或小菌素发挥抗菌作用；④直接或间接产生阻止致病菌黏附的蛋白，与致病菌竞争上皮结合黏附位点，发挥竞争拮抗作用；⑤减少 IL-8 分泌或阻断反调节因子 IκB 降解，阻断促炎症分子，增加 IgA 产生，增强黏膜免疫等免疫调节模式；⑥阻断致病菌群体感应信号，干扰致病菌群体之间的联系。由此，益生菌作为功能性营养素，类似于药品（国内已作为药品）广泛应用于儿科临床，治疗急性感染性腹泻、肠易激综合征、AAD、炎症性肠病、过敏性疾病等。

一项对 25 个随机对照试验包括 2810 名患者的荟萃分析表明，益生菌显著降低 AAD 的相对风险为 57%。Szajewska 等研究显示使用益生菌制剂使发生 AAD 的风险从 28.5% 降低到 11.9%，使用益生菌后平均每 7 个接受抗生素治疗的儿童中只有不到 1 个儿童发生 AAD。一项由英国西米德兰的卫生技术评估小组（West Midlands health technology assessment group）指导完成的 23 个随机对照试验的研究结果表明，益生菌显著降低 CDAD 的相对风险为 46%。使用不同益生菌预防 AAD 的 5 项荟萃分析试验，评估不同的益生菌、剂量、治疗时间、治疗结束的端点和研究的人群等，分析结果表明，所用益生菌均能降低 AAD 风险。研究表明，鼠李糖乳杆菌 GG 和布拉氏酵母菌预防 AAD 效果突出。可能与这两种菌作为最常用的研究实验益生菌有关。循证医学数据库的系统回顾报道的大量文献表明，鼠李糖乳杆菌 GG 和布拉氏酵母菌在预防儿童 AAD 方面前景广阔。文献认为鼠李糖乳杆菌 GG 和布拉氏酵母菌每日提供 50 亿集落生成单位（CFU）是临界值。

国内一项 Meta 分析研究结果表明，LGG、布拉氏酵母菌和双歧杆菌+乳杆菌+嗜热链球菌复合制剂预防 AAD 的发生率明显低于对照组，RR 值分别为 0.38、0.19 和 0.24。嗜酸乳杆菌+婴儿双歧杆菌、乳酸双歧杆菌+嗜热链球菌和长双歧杆菌+LGG（KL53A）+植物乳杆菌（PL02）等复合制剂预防 AAD 的发生率与对照组差异不显著，RR 值分别为 0.47、0.52 和 0.47。汇总分析结果显示益生菌预防 AAD 的发生率明显低于对照组，差异有统计学意义（RR=0.36）。

几项研究评估了益生菌预防新生儿、婴幼儿和儿童 AAD 的作用，结果表明，嗜酸乳杆菌和保加利亚乳杆菌复合剂的剂量为 2 亿 CFU/d 对儿童使用阿莫西林引起的 AAD 无预防保护作用。乳双歧杆菌和嗜热链球菌作为添加剂加入婴儿配方粉中、芽孢乳杆菌和低聚果糖复合剂、嗜酸乳杆菌和婴儿双歧杆菌复合剂以及丁酸梭菌 MIYARI 等益生菌预防婴儿和儿童 AAD 均有作用。

几项评估益生菌预防成人 AAD 的研究表明，屎肠球菌 SF68 可减少成人 AAD（由 27% 减低到 9%）；长双歧杆菌酸奶可减少红霉素相关的胃肠道症状；几个大样本的研究中数种益生菌均可减少抗幽门螺杆菌治疗引起的胃肠道副作用。更有趣的是，鼠李糖乳杆菌 GG、布拉氏酵母菌、嗜酸乳杆菌和婴儿双歧杆菌复合剂可显著减少治疗相关引起的腹泻（RR=0.16，95% CI：0.04～0.56）。尽管上述研究结果令人鼓舞，但缺乏重复性，无足够证据表明可以用于预防成人 AAD。

从理论上说，CDI 的发病与正常肠道菌群失调有关，服用益生菌有助于恢复正常菌群，有利于 CDI 的预防和治疗。因此，益生菌可以作为治疗 CDI 的辅助药物，益生菌具有直接降解 CD 毒素或增加对毒素 A 和毒素 B 免疫反应的作用。一项荟萃分析研究表明，在使用万古霉素或甲硝唑治疗 CDI 的同时加用益生菌，可显著降低 CDI 的风险（合并 RR=0.59，95% CI：0.41～0.85，P=0.005）。有多个益生菌菌株证实对 CDI 有效，如布拉氏酵母菌、双歧杆菌属和乳杆菌属等，但缺乏大样本随机双盲对照实验研究。当前的益生菌制品所含细菌的种类和数量各异，缺乏标准化管理，且有造成血源性细菌或真菌感染的潜在风险。

Neut 等的一项基础研究表明，细菌类益生菌容易被抗生素影响（平均敏感度为 62%），意味着细菌类益生菌与抗生素同服时，药效会被削减；唯有真菌类益生菌菌株——布拉氏酵母菌，其天然耐受抗生素，可以同时与抗生素服用且不影响疗效。

益生菌用于预防的效果与抗生素的种类、抗生素的疗程、年龄、住院时间及并发症等危险因素有关，益生菌的数量和菌株对疗效也有一定影响，推荐剂量为≥50 亿 CFU/d。

（刘作义　葛海霞　武庆斌）

参 考 文 献

刘昊, 徐修礼, 张瑞雪, 2017. 艰难梭菌感染实验室检测方法进展[J]. 中国感染控制杂志, 16(1): 89-93.

武庆斌, 2017. 益生菌在儿童抗生素相关性腹泻病的应用[J]. 中国实用儿科杂志, 32(2): 98-101.

肖咏梅, 王佳怡, 车艳然, 等, 2014. 粪便微生物移植治疗幼儿重症伪膜性肠炎 1 例并文献复习[J]. 中国循证儿科杂志, 9(1): 37-40.

Borali E, Ortisi G, Moretti C, et al, 2015. Community-acquired *Clostridium difficile* infection in children: a retrospective study[J]. Dig Liver Dis, 47(10): 842-846.

Borren NZ, Ghadermarzi S, Hutfless S, et al, 2017. The emergence of *Clostridium difficile* infection in Asia: a systematic review and meta-analysis of incidence and impact[J]. P LoS One, 12(5): e0176797.

Cammarota G, Ianiro G, Gasbarrini A, 2014. Fecal microbiota transplantation for the treatment of *Clostridium difficile* infection: a systematic review[J]. J Clin Gastroenterol, 48(8): 693-702.

Cheng JW, Xiao M, Kudinha T, et al, 2016. Molecular epidemiology and antimicrobial susceptibility of *Clostridium difficile* isolates from a university teaching hospital in China[J]. Front Microbiol, 7: 1621.

Crobach MJ, Planche T, Echert C, et al, 2016. European society of clinical microbiology and infections disease: update of the diagnostic guidance document for *Clostridium difficile*　infection[J]. Clin Microbiol infect, Suppl 4: S63-S81

Davies KA, Longshaw CM, Davis GL, et al, 2014. Underdiagnosis of *Clostridium difficile* across Europe: the European, multicentre, prospective, biannual, point-prevalence study of *Clostridium difficile* infection in hospitalised patients with diarrhoea(EUCLID)[J]. Lancet Infect Dis, 14(12): 1208-1219.

Gogineni VK, Morrow LE, Malesker MA, 2013. Probiotics: mechanisms of action and clinical applications. J Prob Health, 1: 101.

Goldenberg JZ, Lytvyn L, Steurich J, et al, 2015. Probiotics for the prevention of pediatric antibiotic-associated diarrhea. Cochrane Database Syst Rev, 12: CD004827.

Guarino A, Canani RB, 2016. Probiotics in childhood diseases: from basic science to guidelines in 20 years of research and development[J]. J Pediatr Gastroenterol Nutr, 63 (Suppl 1): S1-S2.

Ho J, Dai RZW, Kwong TNY, et al, 2017. Disease burden of *Clostridium difficile* infections in adults, Hong Kong, China, 2006—2014[J]. Emerg Infect Dis, 23(10): 1671-1679.

Huang H, Wu S, Chen R, et al, 2014. Risk factors of *Clostridium difficile* infections among patients in a university hospital in Shanghai, China[J]. Anaerobe, 30: 65-69.

Lau CS, Chamberlain RS, 2016. Probiotics are effective at preventing *Clostridium difficile*-associated diarrhea: a systematic review and meta-analysis[J]. Int J Gen Med, 9: 27-37.

Lessa FC, Mu Y, Bamberg WM, et al, 2015. Burden of *Clostridium difficile* infection in the United States[J]. N Engl J Med, 372(9): 825-834.

Neut C, Mahieux S, Dubreuil LJ, et al, 2017. Antibiotic susceptibility of probiotic strains: Is it reasonable to combine probiotics with antibiotics?[J]. Med Ma Infect, 47(7): 477-483.

Russell GH, Kaplan JL, Youngster I, et al, 2014. Fecal transplant for recurrent *Clostridium difficile* infection in children with and without inflammatory bowel disease[J]. J Pediatr Gastroenterol Nutr, 58(5): 588-592.

Surawicz CM, Brandt LJ, Binion DG, et al, 2013. Guidelines for diagnosis, treatment, and prevention of *Clostridium difficile* infections[J]. Am J Gasroenterol, 108(4): 478-498.

Szajewska H, Canani RB, Guarino A, et al, 2015. Probiotics for the prevention of antibiotic-associated diarrhea in children[J]. J Pediatr Gastroenterol Nutr, 62(3): 495-506.

第二十二章

肠道菌群与肝胆疾病

肝脏与胃肠道在解剖和功能上密切关联，共同组成了人体的消化系统。一方面肝脏通过门静脉接受经肠道吸收的各种营养物质，合成白蛋白、糖类、脂肪、胆固醇、凝血因子等；同时清除来自肠道中的各种有害物质如内毒素、氨、吲哚、酚等毒素。这些营养及有害物质许多是经过肠道菌群的代谢作用产生的。另一方面，肠道中正常菌群通过对摄入食物中蛋白质、碳水化合物和脂类的代谢作用，对人体肝脏的代谢功能形成一种必要的补充，如维生素 K 和短链脂肪酸只能由肠道菌群合成，这些物质是人体必需的。此外，肠道有益菌还能够降低氨的产生，并可利用氨作为氮源，减轻肝脏的解毒负荷。肝脏中的 Kupffer 细胞数量大，占人体内单核巨噬细胞的 80%，具有活跃的变形和吞噬功能，能清除来自肠道门静脉系统中的细菌及内毒素等微粒物质，构成了机体对逃逸胃肠黏膜免疫监视的抗原和毒素的第二道重要防线。已经证实肠道菌群的存在是维持 Kupffer 细胞激活的前提，悉生动物研究表明，无菌动物肝脏中 Kupffer 细胞数量明显减少，接种菌群后其数量恢复。研究还证实，正常情况下门静脉系统中有极少量的肠道细菌移位和微量的肠源性内毒素，这对保持 Kupffer 细胞处于"觉醒"状态具有重要作用。

胆道是将肝脏分泌的胆汁输送至十二指肠的管道系统，胆汁是一种组成和功能均十分复杂的液体，其中胆汁酸可作为乳化液促进脂肪酸和脂溶性维生素的吸收；胆汁还可作为排泄液促进胆汁酸、胆色素、胆固醇、重金属等的排泄。胆汁对肠道菌群具有重要的调节作用，可以抑制肠道革兰氏阴性菌的过度生长，维持厌氧菌的优势，胆盐还可与内毒素结合形成难以吸收的复合物，抑制内毒素移位。胆汁酸和胆红素进入肠腔以后，一部分被排泄，另一部分经肠肝循环再次进入肝脏，在其排泄和肠肝循环中，肠道菌群发挥了必不可少的作用。

大量的实验和临床研究证实，在严重的肝胆疾病中，肠道菌群可以发生显著的变化，造成肠道菌群失调和黏膜屏障功能受损，由此可以引起肠道有害代谢产物、肠道细菌和内毒素移位，导致继发感染，激活机体免疫系统，引起异常免疫反应，进一步加重原发疾病，形成恶性循环。因此，肠道菌群紊乱在严重的肝胆疾病的病理生理中具有重要的作用和地位。

第一节　胆红素代谢与黄疸

黄疸是指血清中胆红素增高，巩膜、黏膜、皮肤、体液等处因胆红素沉着而呈现的黄染的症状与体征。一周内足月新生儿血清总胆红素＜25.7μmol/L（1.5mg/dl）以间接胆红素增高为主。出生一个月以后小儿血清总胆红素为 1.7～17.1μmol/L（0.1～1mg/dl）。血清胆红素仅轻度增加（17.1～34.2μmol/L），临床上肉眼看不出黄疸时称为隐性黄疸。由于受血清白蛋白含量和结合胆红素的能力、血管通透性、组织、脂肪及肤色等因素的影响，在新生儿期血清胆红素达 68.4μmol/L 以上时，肉眼才能识别黄疸。

一、新生儿胆红素代谢

胆红素名称来自于拉丁语（bilis，bile，rubber，red），1864 年由 Städeler 首先应用描述胆汁中色素的颜色。胆红素系血红素和血红蛋白的降解代谢产物，由 3 个次甲基桥连接的 4 个吡咯环组成，由于血红素 4 个次甲基桥键断裂的机遇差别，故生成的胆红素构型不同，分别有胆红素 IXα、IXβ、IXγ、IXδ 4 种。尽管胆红素构型不同，但化学基本结构是铁原卟啉 IX。微粒体中，在血红素加氧酶（MHO）的作用下，次甲基碳桥断裂，生成一系列代谢产物，包括胆绿素、胆红素、胆素原和胆素。由于胆绿色在体内含量极少，胆素原又无色，故胆红素是主要的化合物。

（一）胆红素的产生和循环

胆红素 70%～80%来源于衰老红细胞的血红蛋白，20%～30%来自早期胆红素（early bilirubin）或称支流或短路胆红素（shunt bilirubin）。早期胆红素主要为骨髓中未成熟红细胞的血红蛋白以及肝脏和其他组织中极少量含血红素的非血红蛋白物质，如细胞色素、肌红蛋白、过氧化氢酶、过氧化物酶、色氨酸吡咯酶等。

成人红细胞寿命为 120 天，新生儿红细胞寿命为 85±15 天，且血红蛋白的分解速度较成人快，1g 血红蛋白分解产生约 34mg 胆红素，成人每天产生胆红素 3～4mg/kg，而足月儿每天产生 6～8mg/kg（8.5±2.3mg/kg）胆红素。血红蛋白的血红素部分在血红素加氧酶（MHO）的催化下，并在分子氧、还原型辅酶 II（NADPH）、NADPH-细胞色素 P_{450} 还原酶参与下血红素 IX 的 α 次甲基碳桥被氧化断裂，释放一氧化碳（CO）及铁（Fe^{3+} 变为 Fe^{2+}）形成胆绿素 IXα。胆绿素 IXα 进一步在胆绿素还原酶及 NADPH 作用下生成胆红素。

微粒体 MHO 根据其活性部位分为血红素加氧酶 I 型和 II 型，I 型以肝脾活性最高，II 型主要位于脑中。MHO 活力受到某些物质的抑制，如锡-原卟啉（Sn-protoporphyrin，SnPP），它是一种人工合成的血红素类似物，能竞争性抑制 MHO 的活力，从而阻断胆红素的产生。临床上已将 SnPP 用于治疗新生儿 ABO 溶血和 Crigler-Najjar 综合征。

（二）胆红素在血液中运输

单核吞噬细胞系统的胆红素进入血液循环，在血液中与白蛋白联结后转运至肝脏，故胆红素与白蛋白结合是胆红素在血浆中转运的主要形式。游离胆红素与白蛋白结合，一方面有利于胆红素在血液中转运，同时也能阻止胆红素自由通过生物膜，在一定程度上减少了胆红素对组织细胞的毒性作用。胆红素与白蛋白结合受血浆白蛋白含量，某些有机阴离子如脂肪酸、氢离子、磺胺类、水杨酸类等影响。在低蛋白血症、低血糖、缺氧、酸中毒和感染时，胆红素与白蛋白联结减少，易发生胆红素脑病。

（三）胆红素在肝细胞内代谢

胆红素在肝细胞内代谢包括肝脏对胆红素摄取、结合和排泄三个重要步骤。

1. 肝细胞对胆红素的摄取 肝脏具有门静脉和肝动脉双重血供，门静脉将胃肠道吸收的营养和某些有毒物质输入肝内，进行复杂的代谢处理。肝动脉是肝的营养血管，为肝供氧。门静脉血中肝血供占 70%～75%，肝动脉血占 25%～30%。因此血流通过肝血窦较缓慢，这就使得白蛋白联结胆红素很容易从血浆进入内皮细胞和肝细胞之间的 Disse 间隙。

目前对肝细胞摄取胆红素的详细机制尚未完全清楚，但与下列机制有关：①肝细胞膜的特异载体系统，在位于血窦表面的肝细胞膜上可能有与胆红素结合的载体蛋白系统，它能结合包括胆红素在内的某些有机离子，如磺溴酞钠（BSP）、靛青绿、玫瑰红、卟啉等。丙磺舒、利福平等药物也能与胆红素竞争此载体系统，影响胆红素的摄取。②Y 蛋白和 Z 蛋白是肝内的二种色素受体蛋白，Y 蛋白又称谷胱苷肽-S 转移酶或配基结合蛋白（GS），Y 蛋白为碱性蛋白，分子量约为 45 000，pH 8.9，存在于肝、肾和小肠。Z 蛋白是一种可溶性酸性蛋白，分子量为 12 000，半衰期 3.2 天，存在于肝、心、脂肪、肾、骨骼肌及肠黏膜等组织中。新生儿刚出生时，Y 蛋白的含量极低，仅为成人的 5%～10%，5～10 天后才达到成人浓度。胆红素与 Y 蛋白和 Z 蛋白结合后，即以胆红素-Y 蛋白或胆红素-Z 蛋白形式运送到肝脏内质网。

2. 肝细胞与胆红素的结合 当胆红素与 Y 或 Z 蛋白结合后，形成胆红素-Y 蛋白或胆红素-Z 蛋白运送到滑面内质网中，在尿苷二磷酸葡萄糖醛酸基转移酶（UDPG）的催化下，形成水溶性、不能透过半透膜的结合胆红素。胆红素绝大部分和 β-葡萄糖醛酸结合，称为胆红素 β-葡萄糖醛酸酯（胆红素 β-葡萄糖醛酸苷），由于胆红素葡萄糖酸苷可与偶氮试剂直接反应，故又称结合胆红素或直接胆红素。由于胆红素分子中有两个丙酸基的羧基与 β-葡萄糖醛酸结合，故其结合物有胆红素 β-葡萄糖醛酸单酯和胆红素 β-葡萄糖醛酸双酯。成人胆汁中胆红素 70%～80%是胆红素 β-葡萄糖醛酸双酯，20%～30%是胆红素 β-葡萄糖醛酸单酯。然而，由于正常婴儿肝脏内 β-葡萄糖醛酸转移酶活性不足，故胆汁中胆红素 β-葡萄糖醛酸双酯含量比成人少，占 10%～30%，而 β-葡萄糖醛酸单酯占 70%～90%。苯巴比妥及其他促胆汁分泌的药物在光面内质网能促进 UDPGT 的活性。

3. 肝脏对胆红素的排泄作用 结合胆红素经胆道排泄到了肠腔，在小肠内进一步代谢，经细菌和肠黏膜上上皮细胞的刷状缘上 β-葡萄糖醛酸苷酶的作用，将结合型胆红素脱去葡萄糖醛酸基，变成未结合型胆红素，后者部分被重吸收入血循环，形成胆红素的肠肝循环，另一部分胆红素进入大肠后由细菌逐渐还原成尿胆原（粪胆原），80%的尿胆原随粪便排出，20%的尿胆原被重新吸收入血，随胆汁和尿排出。初生的新生儿从肠道吸收胆红素增多，原因包括：①新生儿胆汁中的胆红素葡萄糖醛酸单酯较多很容易转变成胆红素；②肠道内细菌缺乏或肠道菌群少，特别是参与胆红素变成粪胆原（尿胆原）的大肠杆菌和梭状芽孢杆菌缺乏，使胆红素变成粪胆原减少。③肠黏膜细胞内 β-葡萄糖醛酸苷酶活性（β-GD）较高，能将结合胆红素水解成葡萄糖醛酸及未结合胆红素，后者又被肠黏膜重吸收，经门静脉到达肝脏；④胎粪内含胆红素 100～200mg，若延迟排便则导致胆红素肠肝循环的吸收增加。新生儿胆红素代谢见图 22-1。

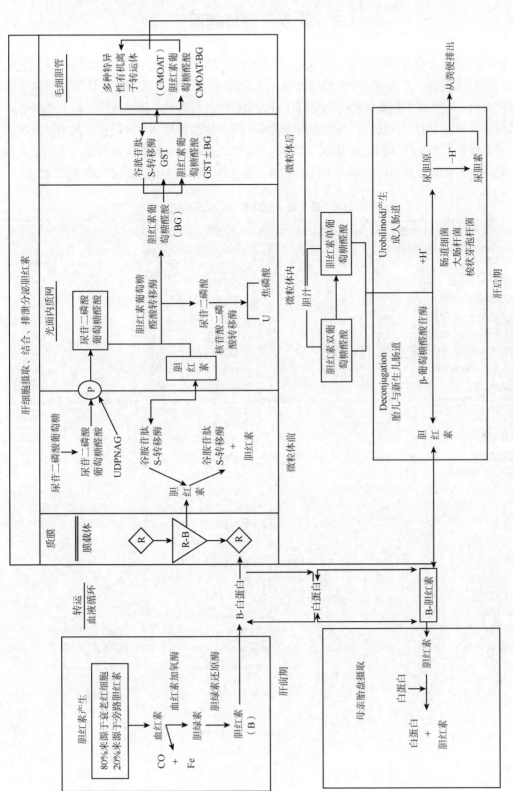

图22-1 新生儿胆红素代谢示意图

二　黄疸分类与病因

　　黄疸的病因十分复杂，故临床分类很多。按其发生部位，分为肝前性黄疸、肝细胞性黄疸和肝后性黄疸。按发病机制分为胆红素产生过多、肝细胞处理胆红素功能障碍和胆红素排泄障碍；按肝细胞超微结构的病变部位分为微粒体前性黄疸、微粒体性黄疸及微粒体后性黄疸；按其发生的常见病因，分为溶血性黄疸、肝细胞性黄疸和胆汁淤积性黄疸；按血清胆红素类型分为高未结合胆红素血症、高结合胆红素血症和混合性高胆红素血症。新生儿和婴儿期高未结合胆红素血症常见病因见表 22-1。婴儿期高结合胆红素血症病因见表 22-2。

表 22-1　高未结合胆红素血症常见病因

来自血红素的非结合胆红素增加	红细胞增多症
溶血性疾病（遗传或获得性）	糖尿病母亲婴儿
同种免疫性溶血	胎-胎输血
Rh 血型不合	脐带延迟结扎
ABO 血型不合	非结合胆红素转运到肝细胞的量减少
其他血型不合	右侧充血性心衰
遗传性球形红细胞增多症	门腔静脉分流术
遗传性椭圆形红细胞增多症	通过肝细胞膜的胆红素摄取下降
婴儿固缩红细胞增多症	可能为酶缺陷（如 Gilbert）
红细胞酶缺陷	竞争性抑制
葡萄糖-6-磷酸脱氢酶	Lucey-Driscoll 综合征（家族性暂时性新生儿黄疸）
丙酮酸激酶	其他
己糖激酶	先天性甲状腺功能低下
血红蛋白病	垂体功能低下
镰刀状红细胞贫血	缺氧
地中海贫血	酸中毒
其他	细胞内非结合胆红素贮存下降（Y 蛋白和 Z 蛋白减少）
脓毒血症	竞争性抑制
微血管病	发热
溶血-尿毒症综合征	生物转化下降（结合）
血管瘤	新生儿黄疸（生理性）
机械性外伤（心瓣膜）	抑制（药物）
无效红细胞生成	遗传性（先天性非溶血性黄疸）
药物	Crigler-Najjar 综合征 I 型（完全性酶缺陷）
磺胺	Crigler-Najjar 综合征 II 型（部分缺陷）
维生素 K	肠肝循环增加
母用催产素	肠梗阻
酚类消毒剂	先天性肠道闭锁
感染	先天性巨结肠
体内出血	囊性纤维变
头颅血肿	幽门狭窄
颅内出血	母乳性黄疸
皮下出血	

表 22-2　婴儿期高结合胆红素血症病因分类

1. 肝外胆道疾病	原发性胆汁酸代谢障碍
胆管闭锁	继发性胆汁酸代谢障碍
胆管结构异常	肝脑肾综合征（Zellweger 综合征）
胆总管囊肿	线粒体肝病
胰胆管合流异常	其他代谢病
自发性胆管破裂	α₁-抗胰蛋白酶缺乏症
肿瘤、结石	囊性纤维病
2. 肝内疾病	特发性垂体功能低下
特发性	甲状腺功能低下
特发性新生儿肝炎	新生儿铁沉积病
持续性肝内胆汁淤积	婴儿铜负荷过剩
肝动脉发育不良（Alagille 综合征）	家族性噬血细胞淋巴组织细胞增多症
非综合征型	精氨酸代谢障碍
严重的肝内胆汁淤积伴进行性肝细胞病变	中毒
胆盐输出障碍	肠道外营养相关性胆汁淤积、药物、食物（毒蕈）
复发性肝内胆汁淤积	5. 与感染有关的胆汁淤积
良性复发性肝内胆汁淤积	败血症（内毒素血症）、尿道感染、胃肠炎
遗传性胆汁淤积伴淋巴水肿（Aagenaes 综合征）	梅毒
3. 解剖异常	结核
先天性肝纤维化或婴儿多囊病（肝脏和肾脏）	弓形体病
肝内胆管囊性扩张（Caroli 病）	李斯特菌病
4. 代谢或内分泌疾病	先天性病毒感染
氨基酸代谢障碍、酪氨酸血症	巨细胞病毒（CMV）
脂质代谢障碍	单纯疱疹病毒
胆固醇沉积病	柯萨奇病毒
尼曼-匹克病	埃可病毒
戈谢病	风疹病毒
糖代谢障碍	乙型肝炎病毒
半乳糖血症	丙型肝炎病毒（非甲非乙型病毒）
遗传性果糖不耐受症	细小病毒 B19
糖原贮积病Ⅳ	

三、黄疸的诊断

（一）黄疸的临床确立

　　轻微的黄疸极易忽略，故应提高警觉性，在良好的自然光线下仔细观察巩膜、黏膜及皮肤等处有无黄疸，若上述部位出现黄染，称为胆红素代谢异常性黄疸。应注意排除其他原因引起的假性黄疸，长期大量摄食胡萝卜素丰富的食物，如黄瓜、西红柿、西瓜、柑橘等，以及某些药物（阿的平）可导致手足掌及皮肤发黄，但巩膜无黄染，血清胆红素值正常。

（二）病史

1. 年龄 新生儿和婴儿期黄疸的常见原因：生理性黄疸、母乳性黄疸、Rh 血型和 ABO 血型不合溶血病、先天性甲状腺机能减退、幽门狭窄、败血症、低氧血症、低血糖症、半乳糖血症、果糖不耐变，以及 Crigler-Najjar 综合征、梅毒、乙型肝炎、CMV 肝炎等。各种感染，尿道感染、结核感染等。内分泌疾病，先天性甲状腺机能减退、21 三体综合征等。结构异常，如胆道闭锁、胆总管囊肿、肝内胆管扩张（Caroli）、自发性胆总管破裂、新生儿硬化性胆管炎、胆道缺如综合征。代谢性肝病，如 α_1-抗胰蛋白酶缺乏、囊性纤维变、胆汁酸合成障碍、进行性家族性肝内胆汁淤积等。

儿童常见的病因有各种因素引起溶血性贫血、病毒性肝炎、代谢性肝病（以 Wilson 症最多见）、自身免疫性肝病、中毒及药物性肝病、肠道感染（细菌、寄生虫）、肿瘤等。

2. 家族史 家族中有无肝炎，特别是母亲有无乙型肝炎病史，遗传代谢性肝病，特别应注意兄弟姐妹中有无 Wilson 症、先天性溶血性和非溶血性黄疸等疾病。

3. 药物史 许多药物能引起肝细胞损害和胆汁淤积，常见有利福平、氯丙嗪、异烟肼（雷米封）等。应询问近期有无输血、血浆制品等。

4. 应注重流行病学资料 是否来自血吸虫病疫区、钩端螺旋体病流行地区，有无疫水接触史，在华支睾吸虫疫区应询问有无食生的或未煮熟的鱼虾等。

（三）伴随症状与体征

1. 黄疸的发展及演变 新生儿期出现黄疸且进行性加重，皮肤黄染呈黄绿色者，粪便呈白陶土色应考虑胆道闭锁；黄疸呈波动性且逐渐下降，皮肤呈暗黄色多，见于肝细胞性黄疸。

2. 粪便颜色 病毒性黄疸肝炎粪便呈黄色，淤胆型肝炎患儿粪便颜色为黄色—淡黄色—白色，经治疗后逐渐变黄色，胆道闭锁者粪便为持续白陶土色，当血清胆红素达一定浓度时粪便呈浅黄色。

3. 小于胎龄儿 应考虑宫内感染、Alagille 综合征、代谢性肝病等。

4. 发热 急性病毒性肝炎在黄疸出现前常有低热、黄疸出现后热退至正常，金黄色葡萄球菌败血症高热持续不退，恶性组织细胞病黄疸出现后发热持续不退，胆管炎发热伴有寒战，常发生在上腹部绞痛之后，随之出现黄疸。

5. 腹痛 胆道蛔虫发作时常有右上腹阵发性绞痛，病毒肝炎常有肝区胀痛或隐痛，慢性胆囊炎或胆石症，常有右上腹不适或绞痛。

6. 皮疹 黄疸伴皮疹见于组织细胞增生症、败血症、皮肤黏膜淋巴结综合征等。

7. 肝脾肿大 急性肝炎时，肝脏轻度或中度肿大，质地软，肝硬化肝脏先大后小质地坚硬，表面能触及结节，肝硬化伴门脉高压者脾脏明显肿大。

8. 其他 持续性黄疸伴生长迟缓者，见于 Crigler-Najjar 综合征、α_1-抗胰蛋白酶缺乏、过氧化酶体病、胆汁酸代谢异常、尼曼-匹克病、进行性家族性胆汁淤积等。持续性黄疸伴代谢性酸中毒应考虑代谢性疾病。黄疸伴神志改变和出血为重症肝炎的表现。

9. 腹水　见于各种原因引起的肝硬化伴门脉高压、胆管自发性破裂。

（四）实验室检查

1. 血液学检查　红细胞破坏过多（血红蛋白及红细胞减少，尿内尿胆原增加）、红细胞代偿性增生（网织红细胞增多、外周血中红细胞呈多染性并出现有核红细胞、骨髓幼红细胞增生）以及血管内溶血（血浆游离血红蛋白增加、血红蛋白尿、血浆出现高铁血红蛋白）等征象均提示溶血。抗人球蛋白试验、酸溶血试验、糖水溶血试验、Rous 试验、异丙醇试验、葡萄糖-6-磷酸脱氢酶、丙酮酸激酶以及红细胞形态学检查等有助于明确溶血病因。

2. 尿液检查　①尿色呈葡萄酒或洗肉水样、隐血试验阳性而镜检红细胞很少者，为急性溶血所致血红蛋白尿；②尿色呈茶水样提示胆红素或尿胆原增加。将尿盛于试管内，摇荡后上层泡沫呈黄色，提示胆红素存在（正常尿泡沫无色）；③尿三胆试验证明尿胆原或尿胆素增加者，提示溶血性或肝细胞性黄疸，胆红素阳性者提示肝性或阻塞性黄疸。肝摄取或结合功能障碍时，间接胆红素增高所致黄疸，尿胆红素应阴性，且尿胆原不增加。

3. 血清酶试验

（1）主要反映肝细胞损害的酶类：①转氨酶：主要指丙氨酸转氨酶（ALT、GPT）和天门冬氨酸转氨酶（AST、GOT）。而 ALT 比 AST 对反映肝损害更具特异性。弥漫性肝实质病变，如病毒性肝炎时，ALT 活性变化与临床表现大体一致。重症肝炎时，一度上升的 ALT 可随病情恶化而降低。肝硬化活动期 ALT 轻或中度增高，代偿期为正常或轻度升高。②腺苷脱氢酶（ADA）：肝细胞损害时，ADA 值升高，其变化大体与转氨酶一致，但急性肝损害恢复期 ADA 常较 ALT 恢复慢，更能反映肝脏的残存病变。阻塞性黄疸时 ADA 正常或轻度升高，有助于肝细胞黄疸的鉴别。③谷胱甘肽硫转移酶（GST）：肝细胞损害时，该酶活性升高，其增高幅度为重症肝炎＞慢性肝炎＞急性肝炎＞肝硬化。重症肝炎 GST 水平持续升高，ALT 进行性降低，呈"GST/ALT"分离现象，是预后不良的标志。

（2）主要反映胆汁淤积的血清酶类：①碱性磷酸酶（ALP、AKP）：血清 ALP 在小儿主要来自骨骼，成人主要来自肝脏。部分胆道梗阻时，ALP 升高大大早于其他指标，也更迟恢复正常。胆汁淤积时，血清 ALP 升高显著。②γ-谷氨酰转肽酶（γ-GT，GGT）：正常人血清 GGT 主要来自肝脏。在肝内 GGT 主要分布于肝细胞浆和胆管上皮中。胆汁淤积、肝内炎症或癌肿时 GGT 升高。③亮氨酸氨基肽酶（LAP）：为一种广泛分布于各组织内的蛋白酶。但仅在肝胆、胰疾患时血清酶活性才增高。在肝外、肝内胆汁淤积、肝癌时血清 LAP 增高明显。④5'核苷酸酶（5'-NT）：为一种磷酸酯水解酶，在肝脏主要存在于胆小管和窦状隙面肝细胞膜内。在胆管损伤性疾病如胆汁性肝硬化，5'-NT 增高幅度常高于 ALP。

（3）其他实验室检查：慢性肝病时，血清总蛋白及白蛋白减少，A/G 倒置，血清蛋白电泳 γ 球蛋白明显增高。胆汁淤积性黄疸及肝细胞性黄疸时，均有凝血酶原时间延长，但前者在注射维生素 K 后可以纠正。

4. 常见病原学及免疫学检查（表 22-3）

表 22-3　常见病原学及免疫学检查

疾病	免疫学检查
甲型肝炎	血清 HAV-IgM
乙型肝炎	血 HBsAg、HBC-IgM、HBV-NA、HBV-NA 聚合酶
丙型肝炎	RT-RCR、HCV RNA、抗 HCV
巨细胞病毒感染	CMV 尿培养、CMV-IgM
弓形体	弓形体 IgM
风疹	风疹 IgM
单纯疱疹	病毒培养
梅毒	梅毒血清测试（VDRL）
人免疫缺陷病毒	密螺旋体抗原试验
	抗 HIV，免疫球蛋白，CD4 计数
人类细小病毒 B19	IgM 抗体
自身免疫性肝炎	抗核抗体（ANA），抗线粒体抗体（AMA），抗平滑肌抗体（SMA）

5. 特殊检查

（1）B 型超声检查：腹部 B 型超声检查能清晰地显示胆囊的外表和大小，观察有无畸形、结石、炎症及肿瘤等，还能探测肝内、外胆管及其分支有无扩张及梗阻，并查明其部位及原因，为黄疸的鉴别诊断提供有力的帮助。B 超检查方便，无损伤，无痛苦，又可重复多次检查，常作为诊断黄疸的影像学检查中的首选。

（2）CT：对胆汁淤积性黄疸的诊断价值较高，可显示胆管扩张及胆囊增大，并常可找到梗阻的原因（结石、肿瘤）。CT 还可以很好地显示胰腺各部分及其周围的淋巴结。

（3）内镜下逆行性胰胆管造影（ERCP）和经皮肝穿刺胆道造影（PTC）：ERCP 和 PTC 二者均可以显示胆管是否有扩张、狭窄、梗阻、结石或肿瘤等。ERCP 还可以同时显示胰管。B 超检查肝内胆管无明显扩张或考虑梗阻部位较低时，或疑有胰腺病变者可考虑先做 ERCP。B 超检查肝内胆管明显扩张者先做 PTC 为好。

（4）磁共振胆管成像（MRCP）：利用胆管内含有相对处于静止状态的液体，并显著长于周围组织的 T_2 弛豫时间的特点，采用重 T_2 加权脉冲序列突出显示液体信号，而实质性器官呈低信号，故能获得类似 ERCP 的图像，清楚地显示胆囊、胆总管、肝总管、左右肝管和肝内胆管。MRCP 已应用于淤胆型婴儿肝炎综合征与胆道闭锁的鉴别诊断。Han 报道 MRCP 诊断胆道闭锁（EHBA）的敏感性为 100%，特异性为 96%，准确性为 98%。Jaw 等报道 MRCP 的准确性为 100%。Norton 等报道 MRCP 诊断 EHBA 的敏感性为 90%，特异性为 77%，准确性为 82%。对 16 例 EHBA 和 20 例肝炎综合征（HIS）进行 MRCP 检查。MRCP 诊断 EHBA 的敏感性为 87.5%，特异性为 95%，准确性为 91.6%，显示有假阳性和假阴性的病例存在。

（5）核素肝胆显像：^{99m}Tc-IDA 类化合物静脉注射后迅速被肝细胞摄取，3～5min 心影即消失，仅见肝影清晰显示，有时也可见肾盂显影，但很快消失。10min 左右肝内、外胆管，胆总管，十二指肠和小肠相继显影，肝影逐渐变淡，肠影越来越浓。胆囊一般在 15～30min 开始显影。正常情况下胆囊和肠道显影不迟于 60min。

胆道闭锁：影像特点为肝脏早期摄取相对较好，胆囊和肠道延迟至 24h 仍不显影，肝内放射性滞留。但如果就诊时为病史较长患儿（如＞3 个月），亦可表现为肝脏摄取放射性严重减少。

婴儿肝炎：肝脏摄取放射性显著减少，心、肾显影浓，心影消退慢。胆囊、肠道显影，但显影延迟常见，应注意延迟显像。肝功能受损严重或胆汁淤积者可能出现肠道持续不显影。加做苯巴比妥试验可减少误诊。

（6）动态持续十二指肠液检查：可应用婴儿十二指肠引流管进行十二指肠液检查的有：①直观有无胆汁，对于淤胆型肝炎与胆道闭锁进行鉴别诊断；②诊断胆系感染明确病原菌；③诊断胆道的寄生虫感染。

（7）病理检查：①经皮肝穿活检：对肝脏弥漫性病变，如肝内胆汁淤积性黄疸、慢性活动性肝炎、不明原因的肝硬化的诊断具有重要意义，对婴儿肝炎综合征与胆道闭锁进行鉴别诊断，前者为严重的弥漫性肝细胞病变、小叶结构紊乱、炎性细胞浸润和灶性肝细胞坏死，而胆道闭锁表现为胆道增生、胆栓形成、基本肝小叶完整。②腹腔镜检查：可直接观察肝脏、肝外胆道系统、胆囊和腹膜等脏器的形态结构，有目的地在病变部位选择性进行肝活检。③剖腹探查：对病因不能明确诊断者，尤其疑为胆道闭锁者，可考虑剖腹探查，并取活组织检查。

四、黄疸鉴别诊断要点

（一）新生儿和婴儿期

对新生儿和婴儿期持续性黄疸、粪便颜色浅黄或白色，首先应鉴别诊断是淤胆型婴儿肝炎综合征还是肝外胆道闭锁。

（二）儿童期

对儿童期黄疸鉴别诊断应遵循下列步骤进行：
1. 首先排除溶血性黄疸。
2. 依据血清标志诊断病毒性肝炎。
3. 注意药物性肝炎。
4. 儿童期未明原因的黄疸应除外 Wilson 症。
5. 有发热、出血、肝脏肿大应考虑肝脏的浸润性病变。
6. 十二指肠引流除外胆道寄生虫病。
7. ERCP 和 PTC 可除外胆管结石、肝脏肿瘤、硬化性胆管炎和 Caroli 综合征。
8. 对轻度持续黄疸且临床良好的患儿，排除溶血性黄疸后应考虑先天性高胆红素血症。

9. 重视自身免疫性肝病的检查。

（三）婴儿肝炎综合征与胆道闭锁的鉴别诊断

1. 3 天检查方案 1982 年，我国台湾大学建立了一套 3 天检查方案对婴儿期胆汁淤积进行病因诊断和鉴别诊断，达到了快速有效的效果。这种方法经 126 例胆汁淤积患儿的应用，确诊率已达到 96.8%，无一例胆道闭锁漏诊，但有 4 例肝内胆汁淤积的患儿进行了不必要的剖腹手术（表 22-4）。

表 22-4　新生儿早期胆汁淤积的 3 天检查方案

1. 详细病史及体检（第 1 天）
2. 每日观察粪便颜色
3. 血液检查
生物化学（第 1 天）：肝脏功能，α_1-抗胰蛋白酶，甲胎蛋白，半乳糖血症筛查
氨基酸谱血清学（第 2 天）：CMV、单纯疱疹、风疹、弓形体抗体（IgG 和 IgM）及 2 周后血清对比
VDRL 血液学（第 1 天）：凝血酶时间，血涂片
4. 尿液检查（第 1 天）：尿常规，细菌培养，CMV 培养，氨基酸尿筛查
5. 肝胆超声影像（第 2 天）
6. 胆道闪烁扫描（第 2 天或第 3 天）
7. 十二指肠液颜色分析（第 2 天或第 3 天）及同位素计数：对有淡黄色或土色粪便的患儿与胆道闪烁扫描同步进行
8. 肝脏组织学检查（第 1 天或第 2 天）
9. 母亲"TORCH 血清学"抗体检查（第 1 天）

2. 7 天检查方案 华中科技大学同济医学院附属同济医院自 1987 年以来建立了 1 周内对 IHS 与 EHBA 的鉴别诊断方法，对 600 多名患儿进行应用，确诊率为 98.8%（表 22-5）。

表 22-5　IHS 与 EHBA 鉴别诊断 7 天检查方案

第 1 天	病史、体检、观察记录粪便颜色
	①血生化检查：总胆红素，1 分钟胆红素、SALT、γ-GT、5'-NT、总胆汁酸、血糖、凝血酶原时间、血气、血氨检查
	②TORCH 血清学抗体检查、尿 CMV 快速培养
第 2 天	③尿有机酸分析
	④肝胆 B 超检查
	⑤婴儿十二指肠引流术
	有胆汁　除外 EHBA
	无胆汁　持续引流
第 3 天	分析化验结果、十二指肠液持续引流、核素肝胆显像、血生化结果
第 4 天	无胆汁十二指肠液持续引流、肝胆 MRCP 检查
第 5 天	十二指肠液无胆汁、核素肝胆检查胆道无显像、B 超无胆囊或胆囊收缩率<35%，MRCP 肝总管、胆总管及左右肝管无显像，和小儿外科讨论确定手术时间
第 6 天	再次评价上述检查结果、完善术前各项准备
第 7 天	手术探查、肝组织病理学检查

3. 婴儿黄疸诊断与鉴别诊断程序表（图 22-2）

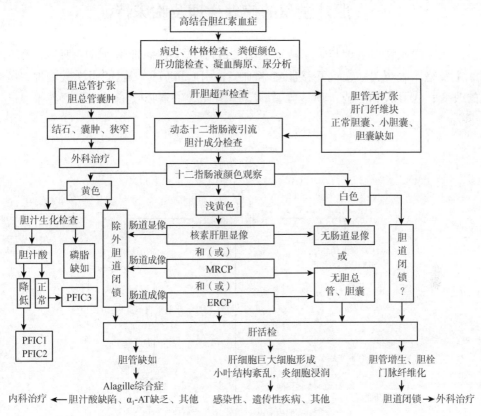

图 22-2 婴儿黄疸诊断与鉴别诊断程序

第二节 婴儿胆汁淤积的诊断与治疗

生理学定义：胆汁淤积系指毛细胆管胆流减少或正常胆汁量进入十二指肠内障碍（衰竭）。临床学定义：胆汁淤积系指正常从胆汁中排泄的物质（如胆红素、胆汁酸、胆固醇等）在血液中和肝外组织潴留，并产生相应的临床表现。病理学定义：胆汁淤积系指在肝细胞内和胆小管内有胆色素的沉积。目前认为，胆汁淤积是各种病因引起肝细胞和（或）毛细胆管病变，或由胆管病变导致胆流减少或进入十二指肠内衰竭。2004 年北美儿科学会提出胆汁淤积标准：总胆红素<85μmol/L，结合胆红素>17μmol/L 或总胆红素>85μmol/L 时，结合胆红素比例>20%。2005 年美国肝病研究协会（American Association for the Study of Liver Disease，AASLD）首先提出婴儿肝内胆汁淤积综合征的概念。婴儿胆汁淤积肝病系指婴儿期（包括新生期）由各种原因引起的肝细胞毛细胆管胆汁形成减少或胆汁流障碍，导致正常通过胆汁排泄的物质（胆红素、胆汁酸、胆固醇等）在肝细胞内和毛细胆管、胆管淤积，导致血结合胆红素升高，临床表现为病理性黄疸、肝大和（或）质地改变，肝功能异常。现欧美儿科学会和胃肠肝脏营养学会共同制定胆汁淤积指南，强调结合胆红素>17μmol/L，应进行胆汁淤积的评估。

一、胆汁淤积的病理生理及临床特征

婴儿胆汁淤积病理生理与临床特征见图 22-3。从下述病理生理改变所见，婴儿胆汁淤积的主要临床表现为：①高直接胆红素血症，引起黄疸；②血清胆汁酸增加；③粪便颜色的改变；④肝大和（或）质地异常；⑤脂溶性维生素吸收障碍；⑥营养不良，生长发育迟缓。

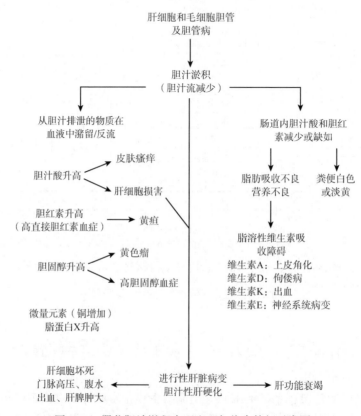

图 22-3　婴儿胆汁淤积病理生理与临床特征示意图

胆汁的形成是一个十分复杂的过程，依赖于参与胆汁分泌的肝细胞内微器及其功能的完整性（图 22-4）。肝细胞膜分为窦膜、侧膜、毛细胆管膜，两个邻近肝细胞的胆管组成毛细胆管，胆管系统以毛细胆管作为起始点，集合成胆小管、小叶间胆管和间隔胆管（图 22-5）。胆汁包括毛细胆管胆汁和胆管胆汁。从肝细胞直接分泌入毛细胆管的胆汁和通过旁细胞间隙或旁细胞途径分泌入毛细胆管的胆汁称毛细胆管胆汁，其量占胆汁的 2/3；由胆管上皮生成的胆汁称胆管胆汁，占胆汁的 1/3。毛细胆管胆汁形成是通过：①跨细胞途径，即肝窦膜进入肝细胞，再穿过毛细胆管膜进入毛细胆管；②旁细胞途径，即通过两个肝细胞间的旁细胞间隙，穿过紧密连接，进入毛细胆管；③混合途径，即通过肝窦膜进入肝细胞，再通过基底侧膜进入旁细胞间隙，穿过紧密连接进入毛细胆管（图 22-6）。胆管胆汁的形成，是血浆中的水和溶质直接通过胆管上皮细胞进入胆管，形成胆管胆汁。

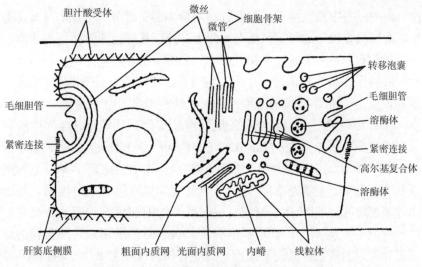

图 22-4　参与胆汁分泌的肝细胞微器示意图

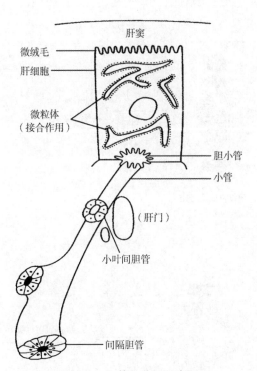

图 22-5　胆管的分级示意图

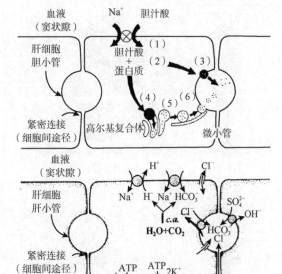

图 22-6　胆汁生成示意图

（1）在钠钾 ATP 酶提供能量之下，细胞内钠离子被泵出和细胞外的钾离子进行交换。

（2）当肝细胞内存在钠离子化学梯度时，钠离子回入肝细胞，随胆汁酸和其他阴离子进入细胞。

（3）当肝细胞和毛细胆管腔形成胆汁酸的化学梯度时，胆汁酸很快移出细胞进入毛细胆管腔内。

（4）随胆汁酸进入毛细胆管腔，钠离子和水分经紧密连接进入毛细胆管腔形成胆汁流。

（5）微丝的肌动蛋白收缩使毛细胆管内的胆汁排泄至胆小管。

在胆汁形成的过程中按其是否依赖胆汁酸而分为两个部分：依赖胆汁酸部分和不依赖胆汁酸部分。毛细胆管胆汁的形成包括上述两个部分，其形成的胆汁各占 50%，而胆管胆汁是不依赖胆汁酸部分，主要通过水和电解质的分泌和重吸收来完成。

胆汁淤积可发生在胆汁排泄过程中的任何部分，其发生的部位不同，胆汁淤积的发病机制也不尽相同。肝内胆汁淤积的主要原因是毛细胆管胆汁生成衰竭，引起胆汁生成衰竭的机制有：①肝细胞膜结构、功能和酶的活性的变化，可导致肝细胞摄取与转运功能失常，导致胆汁淤积；肝细胞内的 Na^+-K^+ ATP 酶的活性若受到抑制使胆盐非依赖性胆汁流生成减少。②细胞骨架功能完整性对胆汁的排泄作用十分重要。围绕毛细胆管周围的微丝依靠其张力，使胆汁排泄至胆小管。微丝的收缩依靠肌动蛋白收缩，若肌动蛋白失去功能，微丝不能收缩，胆汁在毛细胆管内淤积。③毛细胆管的通透性改变，可引起溶质弥散，使胆汁内的水流减少，渗透梯度丧失，引起胆汁淤积。毛细胆管的通渗性改变常与微丝功能异常同时存在。④胆管阻塞，在胆管任何途径上发生梗阻，均可造成胆汁淤积（图 22-7）。

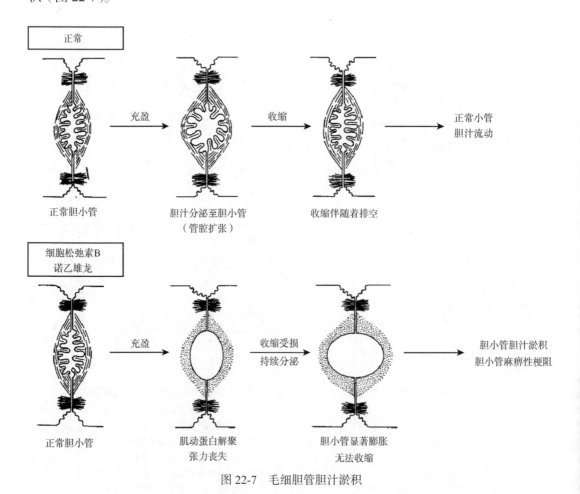

图 22-7　毛细胆管胆汁淤积

二、胆汁淤积的分类

（一）Dellert SF and Balistreri WF 的分类

具体分类见表 22-2。

（二）Suchv FJ 的分类

具体见表 22-6。

表 22-6　胆汁淤积分类

新生儿肝炎	北美印第安人胆汁淤积
特发性	Nielsen 综合征（Greenland Eskimos）
病毒性	良性复发性胆汁淤积
巨细胞病毒（CMV）	新生儿 Dubin-Johnson 综合征
疱疹病毒（单纯疱疹）	代谢障碍
风疹病毒	α_1-抗胰蛋白酶（α_1-AT）缺乏
呼吸道肠道病毒 3 型	囊性纤维变
腺病毒	新生儿铁沉积病
肠道病毒	内分泌疾病
细小病毒 B19	脑垂体功能低下
乙型肝炎病毒	甲状腺功能低下
人免疫缺陷病毒	氨基酸代谢障碍
细菌和寄生虫	酪氨酸血症
细菌性败血症	高氨血症
李斯特菌	酯类代谢障碍
结核	尼曼-匹克病
弓形体	戈谢病
疟疾	胆固醇沉积病
胆道梗阻	尿素循环障碍
胆管病	糖代谢障碍
胆道闭锁	半乳糖血症
胆总管囊肿	遗传性果糖不耐症
非综合征肝内胆管缺如	糖原贮积病Ⅳ
肝动脉发育不良（Alagille 综合征）	线粒体障碍（呼吸链）
自发性胆总管破裂	过氧化酶体病
肝内胆管扩张症（Caroli 病）	肝脑肾综合征
先天性肝纤维化	其他溶酶体病
胆管结石	胆汁酸合成障碍
其他	中毒性
胆汁黏稠/黏液阻塞	药物
胆石症	肠外营养
肿瘤	氢氧化铝
胆汁淤积综合征	其他
进行家族性肝内胆汁淤积（胆汁酸转运障碍）	休克/低血容量
Ⅰ型（进行性肝内胆汁淤积症、Byler 病）	组织细胞增生症
Ⅱ型（毛细胆管胆汁酸泵障碍）	新生儿红斑狼疮
Ⅲ型（毛细胆管磷酸酯转运障碍）	印第安儿童肝硬化
复发性	先天愚型
反复发作性肝内胆汁淤积伴下肢淋巴水肿（Aagenaes 综合征）	嗜血细胞综合征

三、胆汁淤积实验室及特殊检查

（一）综合评估

病史、体格检查（包括家族史、妊娠史、分娩史、有无肝外畸形、粪便颜色等）。

血清总胆红素（直接胆红素、间接胆红素）、血清胆汁酸、血清 SALT、碱性磷酸酶（AKP）、γ-谷氨酰转肽酶（γ-GT）、5′-核苷酸酶（5′-NT）、凝血酶原时间（PT）、凝血因子、血清白蛋白、血糖（空腹）、血清胆固醇、血清氨基酸。

血常规、血小板计数。

血培养、尿培养、其他分泌物培养。

腹水胆汁检查和细菌培养。

（二）选择特异性诊断方法

影像学检查：磁共振胆管成像（MRCP），核素肝胆显像，肝胆 B 超，长骨、头颅骨 X 线片，胸部 X 线片。

病毒学检测（乙肝全套、HBV-DNA、TORCH、EBV、细小病毒 B19、HIV 等）。

病毒培养。

代谢病筛查：尿氨基酸、血清氨基酸、尿有机酸、汗氯试验、血清 α_1-AT、血 T_3、T_4、TSH、血清铁、铁蛋白、尿胆汁酸分析、血胆汁酸分析。

遗传性代谢性肝病的基因检测：Alagille 综合征，家族性肝内胆汁淤积Ⅰ型、Ⅱ型、Ⅲ型，Citrin 缺陷等。

红细胞 1-磷酸半乳糖尿苷酰转移酶测定。

十二指肠液检查。

骨髓穿刺检查。

皮肤成纤维细胞培养。

腹腔镜或内镜检查。

肝穿刺（免疫组化、电镜观察、病毒培养、酶检测等）。

剖腹探查和术中胆管造影检查。

（三）胆汁淤积诊断与鉴别诊断程序

参见第一节婴儿黄疸诊断与鉴别诊断程序。

（四）胆汁淤积的治疗

1. 利胆药 能促进肝细胞分泌和排泄胆汁，增加胆汁在肠道的排泄，从而消除临床症状及改善肝功能，常用的药物有以下几种。

（1）熊去氧胆酸（ursodeoxycholic acid，UDCA）：已广泛用于各种肝内胆汁淤积的治疗，能改善瘙痒，剂量为 10～20mg/（kg·d），分 2 次口服。副作用有腹泻、肝细胞损害等。

（2）考来烯胺（消胆胺）：为一种阴离子结合树脂，口服后在肠道中能与胆汁酸结合，增加胆汁酸的排泄，剂量为 0.25～0.5g/（kg·d），在早餐前后顿服或分次口服，对胆道闭锁无效。

（3）茵栀黄口服液：每次 3.0ml，3 次/天。

（4）大黄：0.5g/（kg·d），分次泡服。

（5）苯巴比妥：能诱导肝细胞微粒体葡萄糖醛酸转移酶和 Na^+-K^+ATP 酶的活性，促进胆汁的排泄，剂量为 5～10mg/（kg·d），分次口服。

（6）利福平：其利胆的作用机制迄今不明，可能通过诱导肝细胞微粒体酶，增加 6-β 羟化和葡萄糖醛酸化而改善胆汁酸的代谢。剂量为 10mg/（kg·d）。毒副作用有肝细胞损害、肾功能损害、溶血性贫血等。

（7）S-腺苷蛋氨酸：是一种含硫的氨基酸类似物，在肝细胞的转甲基中起重要作用。通过转甲基作用：①增加细胞膜磷脂的合成；②增加细胞膜的流动性和 K^+-Na^+ATP 酶活性，促进胆汁酸的转运，增加胆盐的摄取和排泄；③增加谷胱甘肽的合成，故具有解毒和肝细胞保护作用。剂量为 60mg/（kg·d），口服或静脉注射。

（8）微生态制剂的治疗：选用乳酸杆菌、双歧杆菌等制剂。

2. 免疫抑制剂　皮质激素具有抑制免疫、消炎，促进胆汁分泌的作用，对各种肝内胆汁淤积具有良好的疗效，但副作用大，能抑制免疫功能，婴儿慎用。泼尼松 1～2mg/（kg·d），分次口服。

3. 营养管理　根据情况适当补充碳水化合物、蛋白质、脂肪及微量营养素。

胆汁淤积性肝病患儿脂溶性维生素吸收障碍，给予维生素 A 5000～25 000IU/d，25（OH）维生素 D400 IU/d，维生素 E 25 IU/（kg·d），维生素 K 2.5～5mg/（kg·d），根据临床反应和相应监测结果进行调整；水溶性维生素供给不少于正常推荐量；补充元素铁 6mg/（kg·d）1 个月后进行评估，根据结果调整剂量；给予锌 1mg/（kg·d）。按推荐量补充其他微量元素及矿物质。肝功能降低严重影响维生素的储存，如叶酸等。特殊遗传代谢性肝病的营养治疗见表 22-7。

表 22-7　特殊遗传代谢性肝病的营养配方

疾病名称	营养配方
酪氨酸血症	限制食物中酪氨酸和苯丙氨酸，肝移植，对羟基苯基丙酮酸酯双氧化酶抑制剂（NTBC）治疗
半乳糖血症	无半乳糖及含乳糖饮食
糖原贮积病	高淀粉饮食，玉米粉
	木糖，葡萄糖，半乳糖，甘露糖
遗传性果糖不耐受	果糖由葡萄糖、麦芽糖代替
新生儿肝内胆汁淤积症（NICCD）	无乳糖饮食，中链脂肪酸
Wilson 症	低铜饮食+补锌

4. 肝移植　对部分难治性胆汁淤积可考虑肝移植。

第三节 微生态制剂在肝胆疾病中的应用

一、动物实验研究

（一）急性肝内胆汁淤积动物模型肠道菌群变化

研究结果显示：①急性肝内胆汁淤积可导致肠道菌群失调，肠道菌群紊乱则加重胆汁淤积。②肝功能受损后存在肠道菌群紊乱，其紊乱程度与肝功能受损程度一致。③胆汁淤积时有明显的细菌移位与内毒素血症，内毒血症进一步加重肝功能损伤。

（二）急性肝内胆汁淤积动物胆汁细胞因子的代谢变化

研究表明，细胞因子介导了肝内胆汁淤积。肝细胞和胆管上皮细胞的损伤释放出细胞因子及炎症介质，通过刺激胆管细胞的凋亡和增生，激活纤维形成过程，诱发胆管周围循环的损伤，诱导组织相容性抗原的表达使胆管细胞死亡、胆管增生、产生门脉炎症和胆汁形成及排泄障碍而发生胆汁淤积。研究结果显示：①胆汁淤积时胆小管上皮细胞及肝细胞微粒体合成 γ-GT、5′-NT 增加，胆小管上皮细胞及肝细胞通透性增加，细胞间紧密连接破坏。②胆汁淤积导致 Kupffer 细胞、肝细胞、内皮细胞和 Ito 细胞的活化而使细胞因子异常分泌。细胞因子间的相互诱生以及肝脏对细胞因子的灭活能力下降，细胞因子在肝内蓄积，加重肝损害。③胆汁淤积刺激巨噬细胞、Kupffer 细胞分泌 TNF-α、过氧化物酶、白细胞介素、白三烯等致炎因子使肝星状细胞、肝细胞合成 iNOS，使 NO 产生增加，NO 通过活化分子氧，产生超氧阴离子与膜蛋白及酶蛋白结合，与 TNF-α 相互作用介导肝损伤。

（三）急性肝内胆汁淤积动物胃肠消化间期移行性肌电复合波（MMC）的变化

胃肠消化间期运动是一种饥饿状态下的周期性、时相性运动，表现为清醒、空腹状态下静息与收缩蠕动往复的运动形式，这种收缩活动起源于胃窦或十二指肠，向离口方向传播并可达结肠近端。其主要作用是清除消化道分泌物、脱落细胞、食物残渣及细菌，防止肠道内细菌过度生长。急性胆汁淤积时，胃肠 MMC 节律运动出现异常，胆流终止，胃肠 MMC 节律消失，随着肝脏病变的逐渐恢复，胆汁引流量逐渐增加，大鼠 MMC 节律开始逐渐恢复，但 MMC 周期延长，是引起肠道细菌移位与内毒素血症的机制之一。

（四）急性肝内胆汁淤积大鼠肝脏组织 NF-κB 和 MCP-1 的变化

NF-κB 是引起胆汁淤积的重要因子之一。它是体内广泛存在的早期、敏感、快速的介导细胞内信号传递的调节基因转录的重要核转录因子。MCP-1 是趋化因子家族 CC 亚族中的一员，是强有力的单核细胞趋化因子和激活剂。实验结果显示，急性肝内胆汁淤积时 Kupffer 细胞中的转录因子 NF-κB 被激活，并诱导 TNF-α 和 IL-6 的转录释放。肝组织中的

MCP-1 mRNA 表达量显著增加。

（五）大鼠肝移植与肠道微生态变化

在肝脏移植的手术过程中，移植物的缺血再灌注损伤和移植排斥损伤是移植物失功能的两大原因。"肠-肝轴"和"肝脏-微生态轴"与肝脏功能和肠胃功能紧密联系，因而，两者之间相互作用、相互影响。①大鼠肝移植中缺血再灌注损伤时，血清 ALT/AST、MDA 和血浆内毒素水平增多，肠道的双歧杆菌和乳酸球菌明显减少，而大肠杆菌和肠球菌显著增多，同时伴随细菌移位至肾脏明显增多。应用双歧杆菌和乳酸球菌能显著增加肠道内双歧杆菌和乳酸球菌的数量，降低血浆内毒素和 ALT 水平，粪便上清 SIgA 含量明显升高，血浆 TNF-α 水平明显降低，肝脏和肠黏膜结构损伤和炎症反应减轻。②大鼠肝移植后移植排斥的肠道微生态变化。有人通过 DGCE 指纹图谱分析和定量 PCR 技术研究了肝移植急性排斥反应大鼠的肠道微生态，结果显示，肝移植急性排斥反应可造成大鼠肠道菌群结构显著失调，瘤胃球菌和毛螺菌科减少，而肠杆菌科、拟杆菌科增多，导致细菌移位和内毒素水平增加。

二、临 床 研 究

人体的消化道是地球上生物定植密度最高的生态系统之一，正常成人消化道内有 1000～1150 种菌群寄生，消化道菌群所形成的微生态系统，具有强大的代谢和调控能力，对人类的健康发挥着重要作用，被称为"超级生物体"。肠道菌群具有保护肝脏的重要作用。

（一）微生态制剂对新生儿高胆红素血症的作用

临床研究结果表明，细菌类的益生菌、共生菌和真菌类的益生菌均对新生高胆红素血症有效，但缺少大标本、随机、双盲对照的循证医学证据。益生菌治疗新生儿高胆红素血症作用机制包括：①对新生儿免疫系统的发育及保护其免受肠道感染和过敏的侵袭。②在肠道内将寡糖降解产生乳酸和乙酸（醋酸），改变肠道内 pH 环境，促进肠道蠕动和抑制 β-葡萄糖醛酸苷酶的活性，阻止结合胆红素分解为未结合胆红素，使胆红素重吸收减少。③降低体内脂肪酸的作用，有助于血浆白蛋白竞争胆红素结合位点，减少游离胆红素的增加。研究资料表明，对新生儿高胆红素血症的治疗在应用益生菌的基础上联合蓝光照射治疗、肝酶诱导剂苯巴比妥、中药茵栀黄口服均有良好效果。

（二）微生态制剂对婴儿肝炎综合征肠道菌群的影响

胆汁是一种重要的肠道菌群的调节剂，文献报道，在肝硬化患者及胆道闭锁的动物模型中因缺少适量的胆汁分泌进入十二指肠而导致肠道菌群的过度生长及细菌移位。大肠杆菌、变形杆菌属等需氧菌及梭菌等厌氧条件致病菌显著增多，而正常肠腔内占优势的厌氧菌，如双歧杆菌、真杆菌、拟杆菌数量显著减少，从而引起肠道屏障功能破坏，导致细菌及其他物质从肠道进入血液循环中，启动全身炎症反应，造成器官功能障碍。实验证明胆汁淤积型动物模型存在肠道菌群紊乱。对于胆盐调节肠道菌群的确切机制仍需进一步的研究，但可能包含了通过胆盐在组织内蓄积引起对细菌生长的直接作用，以及胆盐诱导、胆汁酸受体（FXR）调节、肠道黏膜的抗菌作用等间接作用。婴儿肝炎综合征胆汁淤积时进入肠道的胆汁酸盐减少，血胆红素增加，SIgA 减少及过多的胆红素和胆盐持续刺激 Kupffer 细胞，使 Kupffer 细胞中的转录因子 NF-κB 活化并诱导 Kupffer 细胞中 TNF-α 和 IL-6 的转录释放，破坏肠道黏膜屏障，从而造成患儿肠道菌群严重失调，细菌和内毒素得以大量入血，使肝功能进一步受损，同时加重胆汁淤积。胆汁淤积与肠道菌群紊乱具有相关性，即胆汁淤积可引起肠道菌群紊乱，反之，肠道菌群紊乱可加重胆汁淤积，两者互为因果，形成恶性循环。

（三）微生态制剂对肝硬化患者细菌移位的作用

细菌移位（bacterial translocation，BT）是指细菌与细菌产物从肠腔进入肠系膜淋巴结（mesenteric lymph nodes，MLN）和其他肠外器官与部位。BT 可分为生理性移位与病理性移位，前者在正常情况下发生，与局部免疫有关，而后者却是许多疾病过程中导致局部与全身性感染的重要原因。

Chen 等对 36 例肝硬化患者和 24 例健康者的粪便菌群分析发现，肝硬化组与健康组比较，在门水平、科水平均有部分菌群差异具有统计学意义，这种差异与肝功能评分、患者预后密切相关。Bajaj 等进行的横断面研究显示，肠道菌群与肝硬化严重程度相关；对肝硬化患者肠道菌群随着时间的稳定性和进入失代偿时的纵向变化进行前瞻性研究，提出了肝硬化稳态失调率（cirrhosis dysbiosis ratio，CDR）的概念，即肠道土著菌与非土著菌种类的比值，比值较低显示稳态失调，提示肝硬化患者伴随肠道菌群的进行性改变而疾病进展，失代偿时变化更加显著。Bajaj 等分析 102 例肝硬化患者和 32 例健康对照者的粪便及唾液菌群发现，肝硬化时唾液和粪便均存在菌群失调，唾液的炎症反应更严重、防御能力下降，而且在 90 天内住院患者唾液稳态失调较未住院患者更明显。研究表明，肝硬化患者整体的黏膜免疫可能存在缺陷。Qin 等利用定量宏基因组学的方法（对特定环境中全部微生物总的 DNA 进行生物信息学分析的方法）分析 98 例肝硬化患者和 83 例健康对照者的肠道菌群发现，75 245 个菌种基因的丰度在两者间差异有统计学意义，其中 15 个菌种基因可以作为预测肝硬化的生物标志物，且预测价值较高。此研究还发现，肝硬化患者肠道较丰富的菌种中 54% 来自于口腔，在口腔防御能力下降时口腔菌群侵入肠道，导致肠道菌群稳态失调。总体来说，肝硬化患者肠道菌群的变化以潜在致病菌比例的增加、土著菌比例下降为特点，而不同病因所致肝硬化患者粪菌特点相似。因此，肝硬化患者肠道菌群发生了显著改变，且这种改变与其严重程度及并发症的发生相关。

对肝硬化患者而言，BT 是自发性菌血症与自发性细菌性腹膜炎形成的重要步骤，并与门脉高压、肝性脑病等并发症的病理过程有关。其中，多种机制参与了 BT 的过程。在肝硬化患者中，肠菌过度生长、肠黏膜屏障受损与宿主免疫防御缺陷是 BT 的三大危险因素。其中，若宿主防御机制未受损，即使肠中细菌过度生长或肠屏障通透性增高，也不会发生 BT。

Owens 等的动物试验证实，一肠段中某细菌株的数量与 MLN 中该菌株的数量呈正相关，提示细菌过度生长是 BT 的一个重要危险因素。大量研究显示，在正常肠道中，虽然厌氧菌的数量占绝对优势，但它极少移位，同时它还能限制肠内其他细菌的增殖、过度生长与移位。相比之下，需氧革兰氏阴性菌很容易移位。研究进一步证实，肝硬化患者存在肠道菌群失调，主要表现为结肠中革兰氏阴性细菌等过度生长，而正常情况下占优势的厌氧菌数量减少，同时还发现，在肝硬化患者中，肠道中的细菌可向上定居增殖。BT 可由肠内细菌过度生长（IBO）促发，而 IBO 反过来又可因肝硬化患者肠活动力下降与肠普萘洛尔通过时间延长而产生。研究结果显示，对肝硬化患者应用普萘洛尔与西沙比利能加快肠通过时间，降低 IBO 与 BT 的发生率。其中 Perez 等提示，细菌过度生长（BO）与肠通透性增加必须同时存在才能发生 BT，若单清除 BO，即使肠通透性无改变，BT 发生率也可以减少。由此可见，BT 更大程度上是 BO 的结果，而小部分是肠屏障功能损害的结果。另外，肝硬化门脉高压症导致胃肠道淤血及组织水肿、肠蠕动减慢、肠清除能力降低和肠内 pH 改变等机制，也能破坏肠内微生态环境，引起肠道菌群紊乱和比例失调。

1. 肠黏膜屏障　肠道黏膜是外界物质与内源性微生物相互作用的主要部位。这是一个由细胞与相关成分组成的黏膜层，该黏膜层通过黏膜血流、黏膜分泌、表面亲水性、防御产物与上皮细胞功能参与宿主的防御机制。①黏膜血流减少、氧的释放减少和局部缺氧损伤黏膜屏障功能，可促使 BT 发生。对于肝硬化患者而言，低血容量、感染、休克导致的内毒素与细胞因子大量释放时，极有可能通过该机制损伤黏膜屏障。②紧密连接（tight junction，TJ）破坏，该结构存在于上皮细胞之间，维持上皮通透性，阻止肠道细菌与毒素等大分子物质的通过。大量因素如胆汁、丁酸盐与 IFN-γ 等，均可通过其特有机制破坏 TJ，增加肠通透性，在败血症、炎性肠病等众多疾病的发病过程中起到重要作用。在肝硬化患者中观察到的肠上皮结构改变主要包括细胞间隙加宽、血管充血、水肿、纤维肌增生、纤毛/隐窝比例下降、黏膜肌层增厚及炎症。Ramachandran 等的研究证实了肝硬化患者的肠黏膜氧化应激与肠细胞线粒体功能的改变可导致肠结构改变。Kalff 等的实验显示，黏膜脂多糖可通过招募炎性细胞，释放大量炎症前细胞因子如 TNF 与 IFN-γ，使上皮通透性增高。Pascual 等对肝硬化患者应用乳果糖/甘露醇进行的试验证实，肠通透性增高与肝病进展平行，与临床并发症的发生亦密切相关。

在肠腔内，SIgA 位于黏液层，它不参与免疫应答，但能有效结合/聚集细菌，抑制细菌对肠上皮细胞的黏附。这种由 IgA 抗体介导的功能称为免疫排斥。Spaeth 等在肝硬化大鼠体内发现 SIgA 分泌减少，但它与 BT 之间的具体关系目前尚不清楚。另外，肝脏也是肠SIgA 的一个重要来源，其分泌的 SIgA 随胆汁进入肠腔，参与肠道局部免疫。肝硬化患者SIgA 分泌入胆汁减少，也可降低对致病菌的局部抑制能力。

2. 益生菌的作用　益生菌可通过调节免疫功能和产生下调细胞因子合成的物质发挥作用。

（1）减少细胞间通透性的病理变化：增强免疫力，减少对 Kupffer 细胞的刺激。肝脏非实质细胞如内皮细胞和 Kupffer 细胞不仅表达 TNF-α 和 IL-1β 的受体，而且有能力表达TNF-α、IL-1β、IL-6 和其他肝脏急性期反应的调节因子。Kupffer 细胞是迄今为止最活跃的细胞，不仅刺激肝内释放炎性细胞因子而增强全身性反应，而且增强肝细胞细胞因子的自分泌和旁分泌刺激。肝细胞也能表达和分泌炎性细胞因子，这些细胞因子进一步刺激相邻的肝细胞和附近的 Kupffer 细胞表达 TNF-α 和 IL-6。

近年来很多学者发现乳酸杆菌能增强机体的免疫力。Desimone 等给 15 位老年人服用冻干的双歧杆菌和嗜酸乳杆菌制成的胶囊，发现其能显著减轻结肠的炎性病变，虽不会改变 T、B 淋巴细胞的比例，但是增加了 B 淋巴细胞出现在外周血中的频率，表明双歧杆菌和嗜酸乳杆菌能调节免疫和炎性反应。

由于胆汁淤积时肝脏的解毒功能降低而通过肠肝循环的毒性产物的量明显增加，而肠道菌群紊乱、失调，使毒性代谢产物的肠道降解量明显减少，进一步从肠道吸收入血的毒性产物增加，使肝脏的解毒负担更加加重，毒性代谢产物对肝脏 Kupffer 细胞的刺激也随之增加，故致炎细胞因子的量增加。动物实验证明，在灌服异硫氰酸萘酯（ANIT）之前预服乐托尔散剂 3 天及中毒后继续服用 2 天，其中的嗜酸乳杆菌菌体及其代谢产物不仅促进双歧杆菌和嗜酸乳杆菌自身生长，还使嗜酸乳杆菌菌体及体内的双歧杆菌和嗜酸乳杆菌对肠上皮细胞的相互作用增强，从而使机体的体液免疫和黏膜免疫增强。双歧杆菌和嗜酸乳杆菌对肠道菌群失调也起到一定的纠正作用，故经由肠肝循环排泄到肠道的毒性代谢产物在肠道的降解增加，从肠道再入血的毒性产物减少，使肝脏 Kupffer 细胞的刺激减少，活化的 Kupffer 细胞数也随之减少，故 TNF-α、Il-6 的产生就相应减少。

有研究证实乳杆菌能刺激抑制剂 IL-10 的释放，Gonzalez 通过实验观察肝炎损伤程度及转录因子 NF-κB 活性时发现，IL-10 能明显抑制 NF-κB 的活性，抑制 TNF-α 和巨噬细胞炎性蛋白 2（MIP-2）的 mRNA 表达，减轻肝内中性粒细胞浸润和肝内水肿，从而阻断巨噬细胞的渗出和炎症细胞的进一步募集，不仅使细胞因子如 TNF-α、IL-6 的合成相对减少，而且使细胞因子间的相互诱生作用降低。另外，由于嗜酸乳杆菌菌体及其代谢产物增强了机体免疫功能和肝脏解毒功能，肝脏对急性期反应的调节因子的灭活能力也相应增强。

（2）产生下调细胞因子合成的物质：嗜酸乳杆菌虽然不产生过氧化氢酶，但能产生参与氧化呼吸链反应的黄素蛋白酶，因而产生一定量的 H_2O_2，从而能下调细胞对 TNF-α 的反应，这种下调作用是由于 H_2O_2 使细胞对 TNF-α 结合能力降低。单核巨噬细胞 TNF-α 的生成受到活性氧的调控，TNF-α 能诱导巨噬细胞产生活性氮，TNF-α 能增强 IFN 诱导巨噬细胞产生活性氮。TNF-α 致靶细胞产生活性氮和 IFN 致巨噬细胞产生活性氮都是通过细胞自分泌 TNF-α 的作用，靶细胞对 TNF-α 的敏感性与 MnSOD 基因表达有关。

（四）非酒精性脂肪性肝病

非酒精性脂肪性肝病（NAFLD）是一种与胰岛素抵抗（IR）和遗传易感性密切相关的获得性代谢应激性肝损伤。其疾病谱包括单纯性脂肪肝（NAFL）、非酒精性脂肪性肝炎（NASH）及其相关肝硬化和肝癌。随着生活水平的提高和生活习惯的改变，NAFLD 患病率逐年上升，在我国普通成人中已达 15%～20%，西方发达国家更是高达 30% 以上。目前认为肠道微生态的改变在 NAFLD 形成过程中起着关键作用。肝脏与肠道微生态不仅在解剖上，而且在功能上都有着密切的联系。

NAFLD 是代谢综合征在肝脏的表现，而肠道微生态的构成和功能改变可以通过影响能量吸收和储存、产生肥胖、促进胰岛素抵抗等机制影响物质代谢，这些均与 NAFLD 或从 NAFL 进展至 NASH 有关。

NAFLD 患者存在肠道微生态失调。正常人胃肠道细菌分为六大门，即硬壁菌门（含瘤胃球菌属、梭菌属、乳杆菌属、真细菌属、粪菌属、罗氏菌属等）、类杆菌门（含类杆菌属、普雷沃菌属等）、放线菌门（含柯林斯菌属、二裂菌属等）、蛋白菌门（含埃希氏菌属、脱硫弧菌属等）、疣微菌门（含阿克曼菌属等）及阔古菌门（甲烷短杆菌属等），以硬壁菌和类杆菌两门最为常见。而 NAFLD 存在肠道微生态失调，包括胃肠道菌群改变、细菌移位和小肠细菌过度生长等。研究显示，NAFLD 和肥胖者胃肠道类杆菌减少，硬壁菌增加，硬壁菌/类杆菌比率明显升高。菌群改变是体质量增加和脂肪积聚的独立危险因素。儿童胃肠道二裂菌属和金黄色葡萄球菌属的比例失衡是肥胖和 NAFLD 的危险因素。NASH 患者肠道双歧杆菌、类杆菌等专性厌氧菌显著减少，而金黄色葡萄球菌和肠杆菌、肠球菌、酵母菌等兼性厌氧菌显著增加。长期高脂饮食人群胃肠道真菌、梭菌属、二裂菌属减少，革兰氏阴性菌增加，均提示肠道菌群与肥胖之间具有一定关联。

肠道微生态失调时，肠道菌群紊乱及肠黏膜屏障功能障碍引起肠道黏膜通透性增加，促进肠道来源促炎症因子及肠源性内毒素进入肝脏，通过激活 Toll 样受体、核苷酸结合寡聚化结构域（NOD）样受体等途径，加剧肝细胞发生炎性损伤和氧化应激，促进胰岛素抵抗、NAFLD 和代谢综合征的发生与发展。而且，肠道菌群紊乱（如大肠杆菌增多）可导致内生性乙醇增多，内生性乙醇不仅能单独损害肝脏，更能通过其氧化产物乙醛，通过增加过氧化物产生、氧化应激等渠道损害肝脏，诱导及加重 NAFLD 的发生发展。

肠道微生态在 NAFLD 的发病机制中的重要作用得到广泛认同，已将益生菌、益生元、谷氨酰胺等调整肠道微生态的药物用于防治 NAFLD 的临床实践，但仍需得到更多的临床证实。

（五）肝移植患者术前和术后肠道微生态变化

国内 Wu 等收集了 190 例临床粪便和血清标本，其中 28 例为健康志愿者，51 例肝硬化患者和 111 例肝移植受者，研究肝移植患者术前和术后肠道菌群的变化，监测血浆内毒素、炎症因子和粪便中 SIgA 的含量，并分析肠道菌群变化与移植受者炎症因子改变的相关性。结果发现，在肝移植受体中，肠道优势菌群真细菌类（subacteria），*Bifidobacterium* spp.、*Feacalibacterium prausnitzii* 和 *Lactobacillus* spp. 明显降低，而 *Enterobacteriaceal* 和 *Enterococcus* spp.明显升高，随着肝移植后时间延长，除了 *Enterococcus* spp. 外，其余菌群均显示恢复至正常水平。血浆内毒素、IL-6 和粪便 SIgA 含量在肝硬化患者均增高，而肝移植受者无变化。

（六）肝性脑病肠道微生态变化

肝性脑病主要表现为认知功能的障碍，肝脏功能的改变会影响中枢神经系统的功能。肝脏是联系肠道与大脑的"枢纽"，流经肠道的血液通过门静脉进入肝脏，随体循环到达大脑。有研究表明，肝硬化会降低肠道的动力，进而导致细菌的过度生长，使感染的风险提高。

肠道微生物群对肝性脑病的发生有非常重要的作用。一些肠道细菌产生尿素酶，可以将尿素水解为氨基甲酸盐和氨。临床上大多数肝性脑病的治疗措施是针对这些产氨细菌。

有研究显示，肝性脑病患者的肠道微生物群组成发生了变化，进而改变了氨的产生和释放。在肝性脑病的患者中，毛螺旋菌科、瘤胃菌科比正常人更少，而肠杆菌科、分枝杆菌科、产碱杆菌科、乳杆菌科和明串珠菌科的数量比正常人更丰富。

肝硬化患者肠道的蠕动降低，这可能导致肠道菌群过度生长。同时，小肠黏膜的结构和功能的完整性受到破坏导致"肠漏"，肠道通透性增大，促进了肠道菌群的移位。肠道内的细菌和氨等细菌产物经肠黏膜进入门静脉，并且由于肝脏清除能力下降，这些细菌产物进入体循环，导致系统性的炎症反应：机体释放 IL-1、IL-6、TNF、IFN，导致循环和远端器官（肺、肾、脑、心脏等）的功能障碍，进而引起肝性脑病。

氨可以改变血脑屏障对某些氨基酸的通透性。高血氨使脑产生更多的谷氨酰胺，同时更多的谷氨酰胺被释放到脑外，导致芳香族氨基酸向脑内的转运增多。对实施门腔静脉分流术的小鼠使用谷氨酰胺合成抑制剂 L-甲硫氨酸亚砜亚胺后，中性氨基酸在脑部的积累减少，脑部的氨浓度增加。某些氨基酸与神经递质结构类似，可以与递质受体结合但无法发挥神经递质的作用，从而导致了神经系统的功能紊乱。

此外，研究发现，氨会影响肌酸的代谢和转运，进而影响大脑的能量供应以及大脑功能。在加入氯化铵的脑细胞培养液中，神经细胞的发育受到了抑制，并常常伴随细胞内肌酸含量的降低。说明氨对神经细胞的毒性与肌酸的含量紧密相关（图 22-8）。

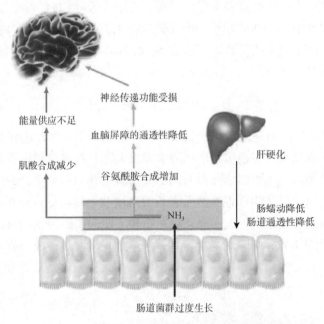

图 22-8　肠道微生物群对肝性脑病的影响机制

总之，肠道菌群在胆汁酸和胆红素的代谢和排泄中发挥着重要的作用，胆汁淤积与肠道菌群紊乱互相影响；肝硬化等严重肝病能够造成肠道菌群紊乱和黏膜屏障功能受损，由此引起的肠道细菌和内毒素移位又可进一步加重肝脏疾病，形成恶性循环；这些均为在临床上使用微生态制剂提供了依据。目前微生态制剂已经应用于肝硬化、肝移植后、婴儿肝炎综合征等胆汁淤积、母乳性黄疸、新生儿黄疸等肝胆疾病的辅助治疗，并且取得了一定的效果，但仍然需要进一步的临床和基础研究。

（黄志华）

参 考 文 献

董琛, 黄志华, 2018. 婴儿胆汁淤积性肝病的诊断及鉴别诊断[J]. 中华实用儿科临床杂志, 33(19): 1441-1447.

董永绥, 2013. 婴儿胆汁淤积性肝病研究进展及展望[J]. 中国实用儿科杂志, 28(4): 241-245.

龚四堂, 2013. 婴儿胆汁淤积性肝病营养治疗[J]. 中国实用儿科杂志, 28(4): 258-260.

黄志华, 李雪松, 2013. 婴儿胆汁淤积性肝病的营养治疗[J]. 临床儿科杂志, 31(10): 901-904.

Bajaj JS, Betrapally NS, Hylemon PB, et al, 2015. Salivary microbiota reflects changes in gut microbiota in cirrhosis with hepatic encephalopathy[J]. Hepatology, 62(4): 1260-1271.

Bajaj JS, Heuman DM, Hylemon PB, et al. The cirrhosis dysbiosis ratio defines changes in the gut microbiome associated with dysbiosis[J] cirrhosis and its complications[J]. J Hepatol, 2014, 60(5): 940-947.

Bajaj JS, Ridlon JM, Hylemon PB, et al, 2012. Linkage of gut microbiome with cognition in hepatic encephalopathy[J]. Am J Physiol Gastrointest Liver Physiol, 302(1): G168-G175.

Compare D, Coccoli P, Rocco A, et al, 2012. Gut-liver axis: the impact of gut microbiota on non alcoholic fatty liver disease[J]. Nutr Metab Cardiovasc Dis, 22(6): 471-476.

Dhiman RK, 2013. Gut microbiota and hepatic encephalopathy[J]. Metab Brain Dis, 28(2): 321-326.

Fawaz R, Baumann U, Ekong U, et al, 2017. Guideline for the evaluation of cholestatic jaundice in infants: joint recommendations of the North American Society for Pediatric Gastroenterology, Hepatology, and Nutrition and the European Society for Pediatric Gastroenterology, Hepatology, and Nutrition[J]. J Pediatr Gastroenterol Nutr, 64(1): 154-168.

Jin C, Flavell RA, 2013. Innate sensors of pathogen and stress: linking inflammation to obesity[J]. J Allergy Clin Immunol, 132(2): 287-294.

Li DY, Yang M, Edwards S, et al, 2013. Nonalcoholic fatty liver disease: for better or worse, blame the gut microbiota?[J]. JPEN J Parenter Enteral Nutr, 37(6): 787-793.

Lin CS, Chang CJ, Lu CC, et al, 2014. Impact of the gut microbiota, prebiotics, and probiotics on human health and disease[J]. Bi-Omed J, 37(5): 259-268.

Lozupone CA, Stombaugh JI, Gordon JI, et al, 2012. Diversity, stability and resilience of the human gut microbiota[J]. Nature, 489(7415): 220-230.

Miyake Y, Yamamoto K, 2013. Role of gut microbiota in liver diseases[J]. Hepatol Res, 43(2): 139-146.

Mouzaki M, Comelli EM, Arendt BM, et al, 2013. Intestinal microbiota in patients with non-alcoholic fatty liver disease[J]. Hepatology, 58(1): 120-127.

Rai R, Saraswat VA, Dhiman RK, 2015. Gut microbiota: its role in hepatitisc encephalopathy[J]. J Clin Exp Hepatol, 5(Supple 1): S29-S36.

Skowronska M, Albrecht J, 2012. Alterations of blood brain barrier function in hyperammemia: an overview[J]. Neurotox Res, 21(2): 236-244.

Torres DM, Williams CD, Harrison SA, et al, 2012. Features, diagnosis, and treatment of nonalcoholic fatty liver disease[J]. Clin Gastroenterol Hepatol, 10(8): 837-858.

Tremaroli V, Backhed F, 2012. Functional interactions between the gut microbiota and host metabolism[J]. Nature, 489(7415): 242-249.

Yang LH, Cai J, Chen DF, 2012. Alteration and significance of intestinal flora in patients with NASH[J]. J Clini Hepatol, 28(2): 124-126.

第二十三章

肠道菌群与内源性感染

第一节 概 述

感染（infection）是微生物与宿主相互作用的一种生物学现象，引起感染的微生物来自宿主以外，称为外源性感染（exogenous infection）；来自宿主自身正常微生物群称为内源性感染（endogenous infection）。外源性感染在 19 世纪末和 20 世纪初，曾经对人类造成极大的威胁，如各种烈性传染病的流行，鼠疫、霍乱、天花、流感等，夺去了亿万人的生命，给人类留下了惨痛的历史回忆。进入 20 世纪 50 年代，随着人类社会的进步及科学技术的发展，特别是各种预防接种的推广，抗菌药物的使用以及卫生条件的改善，绝大部分外源性感染得到了有效的控制。但是由于抗菌药物广泛应用引起了耐药性增加、对宿主正常菌群的影响以及对环境的污染等一系列新的问题；另外，随着先进的医疗技术的应用，各种侵入性诊断治疗技术、各种抗肿瘤和免疫抑制药物的使用、器官移植等，使得各种危重病人的生命得以延长，造成了免疫受损宿主（immuno compromised host）普遍增加，这些因素导致了内源性感染持续增多。与外源性感染不同，内源性感染又称机会性感染（opportunistic infection），其病原体来源于宿主体内的正常微生物群，正常情况下，这些菌群不仅不对宿主致病，而且能够通过占位效应、营养竞争、分泌抑菌或杀菌物质、刺激宿主免疫等，形成一道生物和免疫屏障，抵抗外来病原微生物的入侵，与宿主处于动态平衡状态，两者形成共生关系。一旦正常菌群与宿主的微生态平衡受到破坏，则正常菌群可以转化为条件致病菌，引起内源性感染。

肠道菌群引起的内源性感染是通过肠道菌群失调和肠道细菌及内毒素移位两种方式来实现的。正常情况下，肠道菌群存在于特定的空间，在种类、数量和比例上维持稳定的状态，如果肠道菌群在种类、数量及比例上发生改变，则出现菌群失调；肠道菌群及其产物离开原来特定的空间，转移到其他部位，则出现细菌和（或）内毒素移位，由此引起各种内源性感染。目前在临床上内源性感染的病原体主要来源于肠道的正常菌群，如大肠杆菌、肺炎克雷伯菌、铜绿假单胞菌、鲍曼不动杆菌、阴沟肠杆菌、变形杆菌、葡萄球菌、念珠菌等。在抗菌药物压力下，这些病原体可以形成耐药性及传播性，使感染由内源性向外源性演变，流行环节难以切断，感染难以控制。例如，产超广谱 β-内酰胺酶（ESBL）的大肠杆菌和肺炎克雷伯菌、多重耐药（MDR）或泛耐药（PDR）的铜绿假单胞菌和鲍曼不动杆菌、耐甲氧西林的金黄色葡萄球菌（MRSA）和凝固酶阴性的葡萄球菌（MRCNS）、耐万古霉素的肠球菌（VRE）等。

第二节　肠道菌群失调

肠道菌群失调（intestinal dysbacteriosis）指定居于肠道的正常菌群在种类及数量上发生改变，超过正常范围，表现为肠道菌群中占绝对优势的 G⁺杆菌（绝大部分为厌氧菌）减少，而 G⁻杆菌增多，G⁺/G⁻及杆/球菌比例减少。严重者肠道原有菌群几乎消失，代之以少见的葡萄球菌、梭菌、真菌等。肠道菌群失调也称为菌群比例失调。轻度的菌群失调可能没有明显表现，严重的菌群失调可出现肠道功能紊乱如腹泻等，甚至造成二重感染和全身感染。长期的菌群失调能够影响宿主的代谢、营养和免疫，参与许多慢性疾病的发生和发展。

一、肠道菌群失调的病因

（一）抗菌药物

抗菌药物的发现以及广泛应用拯救了千万人的生命，但人类也为此付出了沉痛的代价。一方面，由于抗菌药物的广泛使用，耐药性细菌的产生和传播目前已经成为细菌感染中的一个严重的问题；另一方面，抗菌药物在消灭致病菌的同时，也杀灭了肠道中大量的正常菌群，造成肠道菌群失调，使得条件致病菌或耐药菌增加。使用抗菌药物是目前引起肠道菌群失调的最常见的原因，抗菌药物对肠道菌群的影响取决于抗菌药物的种类和抗菌谱、给药途径、使用时间及患者年龄和病情等。使用的抗菌药物种类越多，抗菌谱越广，使用时间越长，患者年龄越小，越容易出现肠道菌群失调；口服给药比胃肠道外给药更容易出现肠道菌群失调。

（二）腹泻病

大量的临床和实验研究证实，各种急性腹泻病包括轮状病毒等病毒性肠炎，细菌或真菌感染性肠炎，以及肺炎继发性腹泻发生时都存在肠道菌群失调。这是由于引起腹泻的病毒、细菌及其毒素对肠黏膜造成损害，并且大量繁殖，导致肠道菌群失调。迁延性和慢性腹泻病病因复杂，但往往也伴随着肠道菌群失调，腹泻常与肠道菌群失调互为因果。

（三）炎症性肠病

炎症性肠病（IBD）包括溃疡性结肠炎（UC）和克罗恩病（CD）等，是一组病因和发病机制迄今未明的慢性肠道炎症性疾病，近年大量的实验和临床研究资料显示，肠道菌群失调参与了 IBD 的发病过程，具体见相关章节。

（四）肠易激综合征

肠易激综合征（IBS）的病因和发病机制目前尚未明确，可能与多种因素有关，包括精神心理因素、内脏感觉异常、胃肠动力学异常、脑肠肽、免疫异常等。近年来流行病学研究发现，胃肠道细菌感染和应用抗菌药物与 IBS 的发病密切相关；对患者的实验研究提示，IBS 患者中较普遍地存在着小肠细菌过度生长及结肠发酵异常，这些作用的进一步机制均可能涉及肠道菌群的变化。目前的研究也直接证实了在 IBS 患者中存在着肠道菌群失调。

（五）胃肠道手术后

胃肠道手术可以改变胃肠道生态环境而造成肠道菌群失调，如胃肠切除、吻合等较大手术。

（六）肝硬化

肝硬化时由于门脉高压导致肠道淤血、组织水肿和胃肠蠕动减慢；另外，肝功能损害致使胆汁和胆酸分泌减少，这些因素均可以造成肠道菌群失调。

（六）胆汁淤积

胆道闭锁和婴儿肝炎综合征是婴儿胆汁淤积的常见原因，动物实验和临床观察表明，胆汁淤积时，进入肠道的胆汁减少或缺乏，可以造成肠道菌群失调，并且胆汁淤积与肠道菌群失调具有相关性，两者互为因果，形成恶性循环。

（七）其他

其他因素包括放疗及化疗药物（如甲氨蝶呤），制酸剂[如西咪替丁（甲氰咪胍）等 H_2 受体拮抗剂]和质子泵抑制剂，手术及器械性检查，长期禁食（如胃肠道外营养等），肠梗阻，全身免疫功能低下，营养不良等。

二、肠道菌群失调的临床表现

肠道菌群失调轻者可无明显临床表现，出现临床症状者称为肠道菌群失调症，在原发病的基础上，出现腹泻、腹胀、腹痛、腹部不适等，少数患者可伴有发热、恶心、呕吐。严重患者可以出现脱水、电解质紊乱、酸中毒、低蛋白血症。腹泻为肠道菌群失调症的主要表现，腹泻的次数和粪便的性状依肠道菌群失调程度不同而不同。临床上依据肠道菌群失调的严重程度，常分为以下 3 度。

Ⅰ度（轻度）：为潜伏型，只能从细菌定量上发现变化，临床上常无不适或有轻微排便异常，在诱因去除后如停用抗菌药物或其他化疗药物等，可自然恢复。

Ⅱ度（中度）：呈慢性过程，临床上表现为慢性腹泻，类似慢性肠炎、慢性痢疾、溃疡性结肠炎等。在诱因去除后，菌群失调不能自然恢复，仍会持续相当长时间，需要治疗才能纠正。

Ⅲ度（重度）：又称菌群交替症或二重感染，肠道菌群中各种细菌的比例发生非常明显的改变，肠道中的原籍、常住菌大部分被抑制，只有少数菌种过度繁殖占绝对优势，如葡萄球菌、梭状芽孢杆菌、大肠杆菌、肺炎克雷伯菌、铜绿假单胞菌、变形杆菌、白念珠菌等。临床表现为严重腹泻及肠功能紊乱，依据病原不同，常给予特殊名称，如艰难梭菌肠炎（严重者表现为假膜性肠炎），葡萄球菌肠炎，铜绿假单胞菌肠炎，念珠菌肠炎等。病情严重者，这些病原菌可以引起全身侵袭性感染，如血流感染、肺炎、多发脓肿等。

三、肠道菌群失调的实验室检查

（一）粪便直接涂片法

涂片法是采取新鲜粪便厚涂片，革兰染色（G）后在显微镜下计数细菌总数，计算 G^+ 杆菌：G^- 杆菌：G^+ 球菌：G^- 球菌的比例，并且观察各种细菌的形态学特征，来估计肠道菌群是否正常的方法。正常粪便中 G^+ 杆菌（绝大多数为厌氧菌，主要为双歧杆菌、拟杆菌、优杆菌等）占绝对优势，其次是 G^- 杆菌或球菌，有少量酵母样真菌。涂片法的参考值为：G^+ 杆菌 >90% 为正常型，G^+ 杆菌 10%～90% 为中间型，G^+ 杆菌 <10% 为异常型。在重度菌群失调时，涂片法可以见到大量的酵母菌、葡萄球菌、梭菌等。

粪便标本涂片法具有直接、简便、快速的优点，是目前临床广泛应用的方法，但该方法比较粗糙，结果判断需要一定的经验，常用于筛查。认真规范的细菌涂片报告会给临床带来有价值的信息。细菌涂片是观察菌群平衡的窗口。

（二）粪便定量培养法

粪便细菌定量培养法又称为肠道菌群分析，具体过程为：收集新鲜粪便标本，定量稀释后接种于各种细菌的选择性培养基，进行厌氧和需氧细菌培养 24～72h，然后通过菌落形态和涂片革兰染色鉴定（必要时进行生化鉴定），最终计算出每克粪便中含有多少个某种细菌的菌落形成单位（colony forming units，CFU）。通过比较各种细菌的 CFU，可以精确得出粪便中各种细菌的数量和比例。在所检测的细菌中，可以选择厌氧菌中的双歧杆菌、拟杆菌、优杆菌、消化性球菌、乳杆菌及梭菌和需氧菌中的肠杆菌、肠球菌、葡萄球菌和酵母菌等。正常参考值：双歧杆菌，10^7～10^{10}CFU/g；拟杆菌，10^8～10^{11}CFU/g；优杆菌，10^7～10^{10}CFU/g；消化性球菌，10^7～10^9CFU/g；乳杆菌，10^5～10^8CFU/g；梭菌，10^4～10^6CFU/g；肠杆菌，10^5～10^8CFU/g；肠球菌，10^4～10^7CFU/g；葡萄球菌，10^3～10^7CFU/g；酵母菌，10^2～10^4CFU/g。在临床上，为了简便操作，有时仅计算双歧杆菌/肠杆菌（B/E）值，来评估肠道菌群的状况，B/E>1 表示正常，B/E<1 表示菌群失调，B/E 值越低，提示菌群失调越严重。

肠道菌群分析是经典的肠道菌群检测方法，但操作复杂、成本较高，所需时间较长，在临床上没有获得广泛应用。目前多用于研究和作为评价其他检测方法时的标准。另外，肠道菌群分析不能分离培养标本中不可培养的细菌，而目前认为粪便标本中可培养的细菌仅占细菌总数的 30%～40%。

（三）分子生物学方法

分子生物学方法是应用分子生物学技术检测标本中细菌特异性核酸而达到分析肠道菌群的方法。分子生物学方法不仅可以检测肠道菌群中能够被培养的细菌，还可以检测到目前的培养方法尚不能够培养的细菌，更全面地反映肠道菌群的变化。此外，分子生物学方法具有敏感、准确、安全、快速的特点。目前用于肠道菌群检测的方法还有聚合酶链反应（PCR）技术、16S rDNA基因序列分析、变性梯度凝胶电泳、温度梯度凝胶电泳、基因芯片技术、荧光原位杂交等，但是这些方法具有对技术要求高、费用高的缺点，在一定程度上限制了其临床上的应用。特别需要注意的是，在建立分子生物学技术检测肠道菌群时，除要求具有高敏感性和特异性以外，还需要满足多重检测和定量检测的特点，这样才能够反映肠道菌群中各种细菌的种类及数量上的改变，这一点与一般的分子诊断技术不同。国内黄永坤等建立的实时荧光定量PCR，能够采用从粪便中提取的细菌DNA来直接进行定量和定性分析，用于临床多种疾病的检测，取得了较好的结果，值得在临床推广，以下介绍该方法的原理。

实时荧光定量PCR（real-time fluorescent quantitative PCR）是由美国于20世纪90年代末推出的一种新的核酸定量技术。其工作原理是：PCR产物与荧光染料SYBR Green在PCR反应过程中结合后形成荧光信号，随着PCR产物的增加，荧光信号积累增强，通过检测荧光信号可以实时监测PCR反应进程；通过与预先制备的标准曲线进行比较，可以对未知样品实现定量分析。在实时荧光定量PCR中，产物的扩增和分析全过程均是在单管封闭条件下进行，克服了常规PCR反应中容易污染、假阳性高的缺点。与其他分子生物学技术相比，实时荧光定量PCR具有省时省力、敏感性高、特异性强、操作简单快速的特点。关于扩增靶基因的设计，目前可以采用细菌16S rRNA或某种细菌的特异性核酸片段，因细菌16S rDNA具有在细胞中相对稳定、分子大小适中，具有保守区和可变区交错排列的独特结构，是目前理想的靶分子。

（四）高通量测序技术

高通量测序技术（high-throughput sequencing）又称下一代测序技术（next-generation sequencing technology，NGS），一次能对几十万到几百万条DNA分子进行序列测定，又被称为深度测序（deep sequencing）。高通量测序技术应用于肠道菌群分析包括16S rDNA测序和宏基因组测序，其中前者针对细菌核糖体的16S亚基，主要用于标本中细菌群落的组成分析，后者能检测出标本中所有微生物基因序列（包括细菌、真菌及病毒等），不仅能够分析微生物群落的组成，还可以分析基因的功能等。与前述定量PCR、基因芯片技术和荧光原位杂交技术等只能够检测已知的标记基因不同，16S rDNA测序和宏基因组测序直接对样本的DNA进行测序，然后通过与数据库的比较和生物信息分析，还原样本中所有的（包括已知和未知）细菌或微生物组成。很显然，高通量测序技术是研究微生物群和检测菌群失调最理想的方法，但是由于费用、时间及正常值等原因，目前在临床实践中还没有得到常规应用，仅用于研究。

值得注意的是，在高通量测序技术中，微生物群落的组成常以门（Phyllum）、纲（Class）、目（Order）、科（Family）、属（Genus）分类水平进行表达和分析，目前的高通量测序能将微生物大部分鉴定到属水平，这与临床医生日常工作中以细菌的种（Species）水平来分类和分析有所不同。

四、肠道菌群失调的诊断

肠道菌群失调症的诊断依据有：①有引起肠道菌群失调的原因；②肠道菌群失调症的临床表现如腹泻、腹胀、腹痛、腹部不适等；③肠道菌群失调实验室检查异常。上述①和②为临床诊断依据，也是诊断肠道菌群失调症的必需条件，如果在实验室检查中出现任何一项异常即可诊断。

五、肠道菌群失调的治疗

（一）积极治疗原发疾病，纠正诱发因素

积极治疗各种原发疾病，如各种腹泻病、炎症性肠病、肠易激综合征、肝硬化、胆汁淤积等，在这些疾病中，大部分情况下，无须使用抗菌药物治疗，如果需要，尽量用窄谱抗菌药物短期应用。在腹部围手术期的处理中，避免滥用抗菌药物预防感染。在使用制酸剂、抗肿瘤化疗药物时，可以补充益生菌药物，以减少这些药物对肠道菌群的影响。

（二）改善机体免疫功能，纠正营养不良

全身状况如机体免疫功能和营养状态也是影响肠道菌群的重要因素之一，对有免疫功能低下和营养不良的患者，应该及时纠正。另外，避免长期禁食对肠道菌群的影响。

（三）积极使用微生态制剂，纠正菌群失调

益生菌是目前临床使用最为广泛的微生态制剂，可以依据菌株的来源和作用机制，分为原籍菌制剂、共生菌制剂和真菌制剂。原籍菌制剂所使用的菌株来源于人体肠道原籍菌群，服用后可以直接补充原籍菌发挥作用，如双歧杆菌、乳杆菌、粪链球菌、酪酸梭菌等。共生菌制剂所使用的菌株来源于人体肠道以外，与人体原籍菌有共生作用，服用后能够促进原籍菌的生长与繁殖或直接发挥作用，如芽孢杆菌、枯草杆菌等。真菌制剂有布拉氏酵母菌。

益生菌为活的微生物，因此应避免与抗菌药物同时服用，以免影响疗效。若需同时应用抗菌药物以控制严重感染，可错开服药时间，两者最好间隔 2～3h，胃肠道外使用抗菌药物影响较小。含酪酸菌、芽孢菌和布拉氏酵母菌的制剂对抗菌药物不敏感，可以与抗菌药物同时使用。

益生菌安全性良好，可以用于所有肠道菌群失调的预防和治疗。

（四）选择性使用针对特定致病菌的抗菌药物

如出现二重感染和全身感染，应该选择性使用抗菌药物，治疗特定致病菌的感染，如艰难梭菌、葡萄球菌、铜绿假单胞菌和念珠菌感染等。

第三节　肠道细菌及内毒素移位

肠道是人体最大的细菌及内毒素储存库，但在正常情况下，并不损害机体的健康，这完全依赖于机体完整的肠道屏障功能，如果肠道屏障受损，肠道正常菌群离开原来特定的生存空间，转移到其他部位，称为肠道细菌移位。细菌移位包括横向移位和纵向移位，横向移位（水平移位）即细菌由原来的生存部位向周围转移，如下消化道细菌向上消化道转移，下消化道细菌向胆道转移，下消化道细菌转移到呼吸道等。纵向移位即细菌由黏膜表面突破黏膜层及黏膜下层向纵深转移，如肠道内细菌突破肠道黏膜屏障进入肠系膜淋巴结或门静脉系统，进一步到达远离肠道的其他器官。肠道细菌移位可以引起各种内源性感染，肠道内毒素移位至血液，则引起肠源性内毒素血症。肠道细菌和（或）内毒素移位参与了许多严重疾病的病理生理过程，如脓毒症、多器官功能障碍综合征（MODS）、重型胰腺炎、严重肝病、严重创伤和烧伤等。

一、肠道屏障功能障碍

大量的动物实验及临床观察表明，肠道细菌和内毒素的移位是由于肠道黏膜屏障功能损伤、肠道通透性增加所致。正常人体肠道黏膜屏障是由生物屏障、机械屏障、化学屏障、免疫屏障和肠-肝轴五部分构成的。

（一）生物屏障（生态屏障）障碍

正常人体肠道含有 $10^{13}\sim10^{14}$ 个细菌，其中绝大多数为厌氧性细菌，其总数是潜在致病的革兰氏阴性细菌的 $100\sim1000$ 倍，这些厌氧性细菌是肠道的原籍菌群，具有对抗肠道中或外源性致病菌或潜在致病菌定植繁殖的能力，构成了肠道的生物屏障。当大量使用广谱抗菌药物时，这些敏感的厌氧菌就会被杀灭，失去其保护作用，而使得潜在致病的革兰氏阴性细菌直接与肠上皮细胞黏附与定植，引起细菌移位。另外，严重感染、创伤、烧伤及放射损伤等因素在破坏肠黏膜机械屏障的同时，也使定植在肠上皮细胞表面的专性厌氧菌可以随着上皮细胞的脱落而脱落，使得潜在的致病菌大量生长繁殖，导致细菌移位。

（二）机械屏障障碍

肠道机械屏障包括肠道上皮细胞及细胞间完整的紧密连接和肠蠕动。当肠道黏膜上皮细胞完整性受损，肠蠕动停滞时，就可能造成细菌移位。肠道上皮细胞及细胞间紧密连接的完整性的维持依赖于肠道局部的血液灌注、供氧及营养。正常情况下，胃肠道的血液供应占心输出量 20%，严重创伤、烧伤、休克等危重情况下，一方面，由于交感神经兴奋及体液因子如血管紧张素Ⅱ、加压素的增加，引起内脏血管收缩，全身血液再分布，使血流主要分流至生命器官，如心、脑及肾，而供应肠道的血流明显减少；另一方面，由于机体应激，处于高分解代谢状态，对血流及供氧的需求增加，使得肠道处于绝对或相对的缺血缺氧状态。加之肠道黏膜本身的高代谢特性，很容易遭受缺血缺氧性损伤，造成肠黏膜上皮细胞的脱落与坏死。缺血纠正后引起的缺血-再灌注损伤，可以释放氧自由基及使细胞内钙浓度增高，激活磷脂酶 A_2 释放花生四烯酸并激活补体系统，这些强烈的炎症介质可以进一步损伤肠道黏膜。

（三）化学屏障障碍

机体胃肠道分泌的胃酸、胆汁、胰蛋白酶、溶菌酶、肠液和黏液层等，以及肠道菌群产生的大量短链脂肪酸（SCFA）如乙酸、丙酸、乳酸、酪酸等，可以抑制条件致病菌和过路菌的生长，在维持特定部位的菌群稳定方面发挥一定的作用；胆汁中的胆盐还能与肠道中的内毒素结合，形成不被吸收的复合物，阻止内毒素的移位。若肠道中这些化学物质分泌减少，如胆汁分泌和排泄障碍、胃酸和肠液分泌减少时，可能造成肠道细菌移位。

（四）免疫屏障障碍

肠道相关淋巴组织（GALT）是体内重要的免疫器官，具有双重作用，一方面它们能够防止潜在致病菌的黏附和移位；另一方面，作为免疫器官，GALT 在受到肠缺血再灌注损伤及感染时，又能产生及释放细胞因子和其他炎症介质，引起全身炎症反应及肠道黏膜损伤，导致肠通透性增加及细菌移位。

（五）肠-肝轴障碍

肝脏中的 Kupffer 细胞具有活跃的变形和吞噬功能，能够清除来自肠道门静脉系统中的细菌及内毒素等微粒物质，构成了机体对逃逸胃肠黏膜免疫监视的抗原和毒素的第二道重要防线。当肝功能受损时，Kupffer 细胞的清除率降低，可以引起细菌和（或）内毒素移位。另一方面，在 Kupffer 细胞吞噬细菌及内毒素的过程中，Kupffer 细胞被活化，又可以释放许多前炎症因子，如 TNF-α、IL-1 和 IL-6 等，继而启动炎症介质的"瀑布效应"，进一步加重肠黏膜及远端器官组织损伤，这种存在于肠肝之间的免疫损伤的循环放大效应，参与了很多危重病，如脓毒症、肝性脑病、多器官功能障碍综合征（MODS）和重症胰腺炎等疾病的发病机制。

肠道屏障功能障碍的高危因素：引起肠道屏障功能障碍的病因尚未完全明确，但与下述因素有关。①肠道疾病：肠道梗阻、炎症性肠病肠、菌群失调。②其他消化系统疾病：重症急性胰腺炎、重症胆管炎、梗阻性黄疸、肝硬化等。③危重疾病：严重创伤、烧伤、大量失血、休克、严重感染等。④其他：营养不良、长期使用肠道外营养、化疗及放疗等。

二、肠道屏障功能障碍与细菌及内毒素移位的检测

确定肠道细菌移位最可靠的方法是肠系膜淋巴结中培养出细菌，但这需要在腹部手术时取得，在临床上显然很难实施，这也限制了人们对人类疾病中细菌移位的深入了解。分

子微生物学技术的进展为检测肠道细菌移位提供了新的视角，可以通过扩增和检测外周血液或其他体液中肠道细菌的 DNA 片段来明确是否存在细菌移位。目前在临床和研究中更多的是采用替代方法评价肠道细菌及内毒素移位，包括血液和粪便同时培养出肠道细菌、鼻胃管吸引物的培养、肠道免疫标志物检测和肠道通透性测定。检测肠道通透性和肠道屏障功能的方法有如下几种。

（一）尿乳果糖和甘露醇比值（L/M）

乳果糖和甘露醇在肠道内的吸收途径不同，乳果糖的分子量为 342.3（直径 0.92nm），主要通过小肠黏膜上皮细胞间的紧密连接而吸收；而甘露醇的分子量为 182.2（直径 0.67nm），主要通过小肠上皮细胞细胞膜上的毛细气孔主动吸收。二者在小肠内不被代谢，受肠腔内渗透压影响较小，从肠道吸收入血后由尿中排除，故进行尿中准确的定量检测，即可反映肠道的吸收量。肠道黏膜屏障损伤导致上皮细胞间的结构发生改变而使其通透性增加，这可造成乳果糖的吸收量增加，而从细胞膜途径吸收的甘露醇的吸收量并无大的变化。因此尿中 L/M 比值增大，说明肠通透性增高，肠屏障功能损害。常用的测定方法有比色法、酶学法、气相色谱法、气-液相色谱法等，后两种方法可避免干扰、方法简便、准确性高，现多采用这两种方法测定。

（二）血 D-乳酸测定

D-乳酸是细菌发酵的代谢产物，肠道中多种细菌均可产生，人体内不具备将其快速分解的酶系统。肠黏膜上皮细胞损伤，细胞间紧密连接破坏，肠通透性增加后，肠道中的 D-乳酸经受损黏膜进入血循环，故测定血中 D-乳酸含量可反映肠黏膜损伤程度和肠道通透性变化。目前均采用改良的酶学分光光度法进行检测，一般实验室即可完成，近年被越来越多的研究所采用。

（三）血浆内毒素水平检测

血浆内毒素是存在于革兰氏阴性细菌细胞壁中的脂多糖，以肠杆菌属的细胞壁尤为多见。正常情况下，肠道中的内毒素几乎不可能进入血循环，当肠道屏障功能障碍时，内毒素穿过肠黏膜，进入血循环，形成肠源性内毒素血症。因此，循环血中检测出内毒素，而又缺乏革兰氏阴性细菌感染的证据时，即可认为存在肠道屏障功能障碍。目前内毒素的测定方法主要采用鲎试剂偶氮显色法，近来有内毒素测定仪问世，使检测更为方便。

（四）血浆二胺氧化酶活性测定

二胺氧化酶（diamine oxidase，DAO）是人类和所有哺乳动物肠黏膜上层绒毛细胞胞质中具有高度活性的细胞内酶，以空肠、回肠活性最高。该酶在小肠黏膜上层绒毛中水平高，活性也强，在其他组织中则含量少、活性低。DAO 的活性与绒毛高度和黏膜细胞内的核酸和蛋白质合成密切相关，是反映小肠黏膜结构与功能的理想指标。肠黏膜细胞受损、坏死后该酶释放入血，或随坏死脱落的肠黏膜细胞进入肠腔内，导致血浆和肠腔 DAO 活性增高。由于 DAO 在外周血中活性稳定，因而可通过测定其在外周血中变化，反映肠黏膜状态，其主要反映肠黏膜上皮损伤与修复情况。目前 DAO 测定的方法有放射活性测定法和分光光度计测定法，后者方法简便、经济快速、重复性好、结果稳定，在临床上应用较多。有的研究表明，血 DAO 变化与内毒素、血 D-乳酸、尿 L/M 比值及小肠组织病理变化基本一致，且其变化更早，更为灵敏，是反映肠屏障功能障碍的敏感指标。

（五）血肠型脂肪酸结合蛋白检测

脂肪酸结合蛋白（fatty acid binding protein，FABP）是一组低分子量（15kDa 左右）胞液蛋白，在长链脂肪酸的摄取、转运及代谢调节中发挥着重要作用。目前已发现至少存在 9 种不同类型的 FABP，肠型 FABP（I-FABP）仅存在于肠道黏膜，具有较好的器官特异性。I-FABP 在肠黏膜绒毛处的含量高于陷窝，由于黏膜层对缺血最为敏感，在肠缺血的早期，I-FABP 能较早释放，且在缺血时细胞膜的通透性增大，其分子可以通过细胞膜而释放入血。因此检测周围血中的 I-FABP 水平可以反映黏膜缺血和肠道通透性。目前采用酶联免疫吸附试验进行检测，具有简便快速的优点，已有研究表明，I-FABP 检测具有较高的特异性和敏感性。

（六）同位素检测

^{51}Cr-EDTA、^{99m}Tc-DTPA 和 ^{125}I-白蛋白是常用的测定肠道通透性的同位素探针。口服这些同位素探针后检测尿液中放射性活度，可以反映肠道通透性。该检测的优点是容易监测，但结果易受半衰期影响、准确性差、不能联合应用，妨碍了其在临床上的广泛应用。另外，探针具有放射性，测定时对人体有害，儿童更不宜应用。

（七）肠黏膜 pH 测定

肠黏膜缺血性在肠道屏障功能障碍发生、发展过程中起关键作用，故监测肠黏膜有无缺血是了解肠屏障功能状况的重要手段，而肠黏膜内 pH（pHi）是反映肠黏膜氧合情况的可靠指标。如果肠黏膜 pH 降低，表明肠黏膜缺血缺氧，肠道屏障功能可能有受损。pHi 可以使用胃肠道黏膜张力计测定，但操作比较繁琐，临床应用不多。

（八）血液细菌学检测

血液细菌培养阳性而无其他明确的感染病灶，提示可能有细菌移位。但是血培养受使用抗菌药物等因素影响，阳性率低，并且需要时间较长。应用聚合酶链反应（polymerase chain reaction，PCR）技术，对血中少量细菌 DNA 进行扩增检测，具有敏感性高、快速、不受使用抗菌药物影响等特点，已经用于临床诊断和研究。现有研究资料显示，PCR 技术检测血中细菌 DNA 能准确反映肠道细菌移位并预告感染和脓毒症的发生，是一项很有前途的检查方法。

（九）其他检测

其他检测包括肠道菌群监测（细菌培养或分子生物学检测）、粪便 SIgA 测定、肠黏膜活检等，具有一定参考价值。

三、肠道细菌及内毒素移位相关性疾病

肠道屏障受损是造成细菌及内毒素移位的主要原因，肠道菌群失调和全身免疫功能异常则可加重肠道屏障功能障碍，促进移位的发生。肠道移位的细菌通常为需氧的革兰氏阴性菌如大肠杆菌、肺炎克雷伯菌、假单胞菌等。一些厌氧细菌如脆弱类杆菌及消化链球菌等也可发生移位，在严重念珠菌和艰难梭菌感染中，也存在着移位。而在肠道内数量上占优势的专性厌氧菌如双歧杆菌及乳杆菌等并不发生移位。肠道细菌移位可以引起各种内源性感染包括血流感染、脓毒症、肺炎、腹腔感染等。内毒素是革兰氏阴性菌细胞壁的脂多糖（lipopolysaccharide，LPS）成分，正常肠黏膜可允许少量内毒素通过进入门静脉，维系着肝脏网状内皮系统处于激活状态。如果肠道屏障受损导致大量内毒素进入血液，则引起肠源性内毒素血症。血液中的内毒素可以作用于单核巨噬细胞系统，使之释放大量细胞因子和炎症介质，导致各个器官的损伤；可以激活血管活性物质如缓激肽、组胺、5-羟色胺等，导致血管舒缩功能紊乱，引起低血压和休克；还可以损伤血管内皮，诱发弥散性血管内凝血（DIC）等。肠道屏障功能障碍，引起细菌及内毒素移位，激活免疫细胞释放大量细胞因子，造成脓毒症和多器官功能障碍综合征（MODS），进一步又损害肠道屏障，形成了一个恶性循环（图23-1）。这一过程参与了许多危重疾病如脓毒症、MODS、重型胰腺炎、严重肝病、严重创伤、烧伤等的发生和发展。

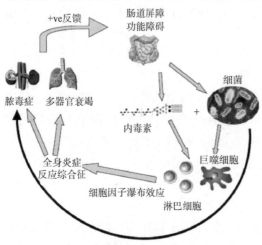

图 23-1　肠道细菌及内毒素移位相关性疾病

（一）多器官功能障碍综合征

MODS 是由严重感染、创伤、烧伤、失血等损伤因子作用于机体所致的一种失控的炎症反应。这种反应一经启动，内外源性炎症介质呈"瀑布效应"（cascade effect）而难以控制，造成广泛的组织损伤，死亡率高达 70%，MODS 已成为现代医学的难题之一。在 MODS 的致病机制中，目前有炎症介质、缺血-再灌注损伤及肠源性感染 3 种假说，其中肠道功能障碍在一定程度上与 3 种假说均有密切关系。另外，由于危重患者广泛使用广谱抗菌药物，造成肠道菌群失调，削弱了肠道屏障能力。以上因素均可造成肠道屏障功能障碍，而肠道屏障功能障碍又在这些疾病导致的 MODS 中发挥重要作用，一方面，肠道屏障能力降低所致的细菌及内毒素移位，引起内源性感染和肠源性内毒素血症，作用于全身免疫系统，启动或加重炎症介质的"瀑布效应"，导致 MODS；另一方面，肠道相关淋巴组织作为产生细胞因子的器官，在严重感染及缺血-再灌注损伤等情况下，直接产生、释放炎症介质，进一步启动或放大全身炎症反应。因此，有人认为肠道是 MODS 的"始动器"或"放大器"，在 MODS 发生发展中起枢纽作用。

（二）肝脏疾病引起的感染

业已证明严重肝脏疾病，如重症肝炎、慢性活动性肝炎、肝硬化及急性肝功能衰竭等存在着内毒素血症，其发生率为 58%～100%，而且容易继发细菌性感染。严重肝病引起肠道细菌和内毒素移位的机制为：①肝脏功能障碍，Kupffer 细胞对进入门静脉系统的细菌及内毒素的清除能力下降；②门静脉压力增高引起肠道黏膜水肿，通透性增高；③门静脉与体循环分流，使门静脉中的细菌和内毒素绕过肝脏直接进入体循环血液。内毒素血症既可加重原来的肝脏损害，又可诱发全身性代谢及血流动力学紊乱。内毒素不仅可以直接损害肝细胞，导致肝细胞坏死；还可以通过活化 Kupffer 细胞，释放促炎症介质如 TNF、IL-1、IL-6、NO、氧自由基而间接损害肝细胞，形成肝病—肠源性内毒素血症—继发性肝损害的恶性循环，在肝脏疾病发生、发展、维持、恶化中起主导作用。最近研究表明，肠源性内毒素血症在重症肝病导致的多脏器功能衰竭，如肝肾综合征、DIC、肝昏迷、肝肺综合征（hepatopulmonary syndrome，HPS）等，以及慢性肝炎反复活动和重症化过程中起重要的作用。

（三）重型急性胰腺炎

脓毒症是导致重型急性胰腺炎（SAP）死亡的主要原因，SAP 患者大约有 1/3 发生脓毒症，脓毒症主要由肠源性革兰氏阴性杆菌感染引起，提示重症急性胰腺炎时肠道屏障功能发生障碍。SAP 患者由于胰腺炎症导致微血管渗漏，使得大量液体丢失到"第三间隙"，引起内脏血管收缩，也引起黏膜缺血。此外，液体复苏后的再灌注损伤对肠屏障功能有破坏作用。缺血再灌注后肠黏膜跨膜糖蛋白 CD44 显著减少，提示黏膜的完整性受损，肠道的通透性增加。肠屏障功能障碍时革兰氏阴性菌的数量增加，显著改变肠道的微生态。SAP 起病后数小时，调节肠道动力的胃肠多种激素分泌紊乱，小肠动力明显下降，动力异常导致细菌过度生长并黏附于肠壁，释放大量内毒素导致肠屏障功能障碍。SAP 时，促炎症性因子如 TNF-α、血小板活化因子（PAF）、IL-1、IL-6、IL-8 等的释放促进了全身炎症反应，释放氧自由基和一氧化氮，这种过度的炎性反应引起抗炎物质释放增多，而这一过程可导致免疫抑制。另外，SAP 时长期应用全肠外营养（TPN）可造成肠黏膜细胞群减少，黏膜萎缩，绒毛高度、蛋白质及 DNA 含量减少，肠腔 SIgA 亦明显减少，肠道黏膜屏障功能损害而增加胰腺感染的机会，从而增加应激反应和持续的炎症状态。

（四）长期禁食或胃肠道外营养

由于肠上皮细胞 70% 的营养供应来自肠腔内的直接吸收，在经过禁食及长期的肠外营养后，肠黏膜处于饥饿状态，肠黏膜细胞萎缩，肠细胞间紧密连接部分发生分离和增宽，使细菌及其产物通过细胞旁通路进入肠系膜淋巴结和门静脉循环，造成细菌移位，引发肠源性感染。

（五）医院获得性肺炎

医院获得性肺炎（HAP）是指患者在入院时既不存在也不处于潜伏期，而是在医院内发生的肺炎。HAP 是最常见的医院内感染，也是危重患者医院内感染的主要死亡原因。依据其病原体来源，可以分为外源性感染及内源性感染，外源性感染病原体来自患者以外的地方，大多数可以通过消毒隔离等措施预防及控制；而内源性感染病原体来自患者本身，如体表、体腔等，其中主要为肠道，难以预防。目前认为，有相当一部分 HAP 的病原体是由肠道细菌移位至呼吸道造成的。大量的研究已经证实，口咽部及肠道细菌的定植与 HAP 的发生密切相关。随着患者在重症监护病房住留时间的延长，口咽部及气管内革兰氏阴性细菌的定植率高达 87%～100%，2/3 医院内呼吸道感染患者，在发病前证实有同一细菌的定植。危重患者肠道细菌移位至口咽部，下行引起下呼吸道感染的因素是多方面的：危重患者由于意识障碍，通常缺乏正常的吞咽及咳嗽反射；由于不能经胃肠道进食，可能造成肠黏膜的萎缩及肠蠕动减少；气管插管破坏了气道的正常黏膜屏障，为细菌的下行提供了途径；为预防应激性溃疡使用抗酸剂降低了胃的 pH；广泛应用抗菌药物造成肠道菌群失调等。2004 年，El-Solh 等对入住 ICU 的老年患者，首次应用脉冲凝胶电泳（PFGE），从基因分型角度研究牙菌斑细菌移位与 HAP 致病菌之间关系，直接证实了大部分 HAP 病原菌（71%）来自患者牙菌斑和口咽部细菌移位。

（六）中毒性肠麻痹

中毒性肠麻痹是胃肠功能衰竭的主要表现之一，常常并发于严重感染、严重创伤、烧伤、休克等。一方面，机体在应激状态下，胃肠黏膜水肿、糜烂，形成广泛溃疡；黏膜屏障功能破坏，细菌和毒素移位进入血循环，导致全身炎症反应，由此引起胃肠功能衰竭。另一方面，在中毒性肠麻痹时，肠道蠕动减弱或消失导致肠内容物不能推进，引起肠腔积气和液体滞留，又可加重胃肠道血液循环障碍，供血供氧不足，形成恶性循环。在这一病理生理过程中，肠道屏障功能障碍和细菌及内毒素移位发挥了重要的作用。

（七）其他疾病

肠道蠕动是非免疫防御的重要机制，肠梗阻时，由于肠内容物滞留导致细菌过度繁殖，同时肠内容物滞留压迫肠壁，影响血液供应，可以造成肠上皮缺血缺氧，引起肠黏膜损伤。炎症性肠病、放疗、化疗及某些药物等也可损害肠黏膜，导致肠通透性增高。

四、肠道屏障功能障碍与细菌及内毒素移位的防治策略

（一）积极治疗原发疾病

严重感染、严重创伤、烧伤、休克、急性重型胰腺炎、严重肝脏疾病等危重患者可出现肠道屏障障碍，而肠道屏障受损又可加重这些原发疾病的病情，两者互相促进，形成恶性循环。因此，在肠道屏障功能障碍与细菌及内毒素移位的防治中，首先要积极治疗原发疾病，防止进一步加重肠道屏障损伤。

（二）增加肠道血流灌注及供氧

由于肠道黏膜本身的高代谢特性，肠道黏膜对缺血及缺氧非常敏感。血流灌注不足及缺氧可以损伤肠黏膜；缺血再灌注损伤可进一步加重其损伤。因此，提高肠道的血流灌注及供氧是维持肠道黏膜屏障功能完整、阻止细菌移位的基础措施。为此一方面要积极补充液体，纠正低血容量；另一方面要使用合适的血管活性药物，如多巴胺及多巴酚丁胺等，这些药物能引起肠道等内脏血管扩张，改善内脏的血液循环及供氧。值得注意的是，全身血流动力学及供氧指标不能完全反映内脏的供血及供氧情况。对志愿者的研究证实，循环血量减少 15%时，虽然没有引起心率、血压及心排血量等全身性改变，但可使内脏血流减少 40%。

（三）营养支持

全身营养能维持机体的免疫功能，增强肝脏 Kupffer 细胞功能，防止肠道黏膜萎缩，维持其屏障功能完整，从而减少细菌和内毒素移位。胃肠道内营养可以对肠黏膜局部起营养作用，并通过刺激分泌肠道激素，促进肠道黏液分泌和肠蠕动，维持肠道黏膜上皮结构及功能的完整，因此应该尽量采用胃肠道内营养。如果胃肠道内营养不能进行或不能满足营养需求，则应采用胃肠外营养，但其实施的时间不宜太长。近年的研究还发现，一些特殊营养物质，如谷氨酰胺、精氨酸、多不饱和脂肪酸、核苷酸、重组人生长激素等，对肠道黏膜有特殊的营养作用。这些物质能够改善肠道黏膜上皮细胞的代谢，维持肠道黏膜屏障功能的完整，增强对肠结构和功能的保护作用，其中研究较多的是谷氨酰胺和重组人生长激素。大量的动物和人体实验已经证实，谷氨酰胺和重组人生长激素能够刺激肠黏膜上皮再生和修复、降低肠黏膜通透性、减少细菌移位的发生，并且发现两者有协同作用。目前这两种物质已添加入肠道外营养中。

（四）维护保持正常肠道菌群

正常肠道细菌，特别是专性厌氧菌是构成肠道生物屏障的主要成分，并且在维持机械屏障和免疫屏障完整中也发挥着重要的作用。维护保持正常肠道菌群主要包括合理应用抗菌药物和使用微生态药物两方面。

1. 合理应用抗菌药物　长期使用广谱抗菌药物是造成肠道菌群失调的最常见的原因。应用微生态学观点，选择使用抗菌药物就是要尽量选用不干扰或少干扰机体定植抗力的抗菌药物；如果一定要使用影响定植抗力的抗菌药物时应选择有针对性的窄谱抗菌药物，短疗程适当剂量使用，并且尽量选用胃肠道外给药途径。根据对定植抗力的影响，抗菌药物可以分为两类：①干扰定植抗力抗菌药物：大剂量青霉素、氨苄西林（氨苄青霉素）、阿莫西林（羟氨苄青霉素）、哌拉西林（氧哌嗪青霉素）、头孢氨苄、头孢哌酮、头孢曲松、头孢他啶、头孢克肟、头孢吡肟、林可霉素、克林毒素（氯林可霉素）、甲硝唑、替硝唑、诺氟沙星（氟哌酸）、氧氟沙星（氟嗪酸）、司帕沙星；②不干扰定植抗力抗菌药物：红霉素、罗红霉素、多黏菌素、多西环素（强力霉素）、复方新诺明、妥布霉素、新霉素、阿米卡星（丁胺卡那霉素）、萘啶酸、头孢克洛、西司他汀（泰能）、氨曲南。

2. 使用微生态药物　微生态药物包括益生菌和益生元，益生菌能够直接补充肠道有益菌，恢复肠道微生态平衡，修复肠道菌膜屏障，提高肠道定植抗力，抑制条件致病菌的过度生长。此外，益生菌还能促进肠上皮细胞黏液分泌及 SIgA 的分泌，调节机体对致病菌的免疫反应。目前应用益生菌预防和治疗由于细菌及内毒素移位引起的内源性感染已经引起全球的广泛关注和重视，主要使用的是含乳杆菌、双歧杆菌和布拉氏酵母菌的药物，但由于研究所用的菌株、研究的对象等不同，目前的研究结果并不一致。据最新的综合资料，益生菌能够明显降低肝移植、重型急性胰腺炎和严重肝病的内源性感染发生率；对于能否降低大手术，包括腹部手术术后的感染率，结果尚不一致；对于 ICU 患者目前研究不多，最近 Forestier 等随机、双盲对照研究显示，口服乳杆菌能够降低 ICU 患者的呼吸道铜绿假单胞菌的定植和感染。

益生元是一类不能被人体宿主消化和吸收，而能够选择性地刺激肠道有益菌生长的物质，包括菊粉、低聚果糖（FOS）、低聚半乳糖（GOS）、大豆低聚糖、乳果糖等，目前用于临床的益生元主要为乳果糖。乳果糖一方面可通过刺激双歧杆菌等有益菌的生长来抑制肠杆菌科细菌等生长，以减少内毒素的产生；另一方面，乳果糖也可直接灭活内毒素，并通过其酸性代谢产物促进肠蠕动，加快肠道细菌及毒素的排除，而几乎无任何毒副作用。目前乳果糖已经广泛应用于严重肝病的治疗。

（五）选择性肠道脱污染

选择性肠道脱污染（selective decontamination of digestive tract，SDD）和选择性口咽部脱污染（selective oropharyngeal decontamination，SOD）是指通过局部应用不被吸收的抗菌药物，选择性地抑制口咽部和肠道革兰氏阴性细菌、金黄色葡萄球菌和酵母菌，而保留肠道专性厌氧菌，维持机体的定植抗力，达到减少或消除机体内源性细菌库和内毒素池释放的一种措施，也称为抗菌药物的生态疗法。SDD 和 SOD 在 20 世纪 80 年代首先应用于控制血液、肿瘤患者粒细胞减少时的内源性感染，并取得了令人鼓舞的效果，此后有关 SDD 和 SOD 的研究报道日趋增多，应用的范围扩大至入住 ICU 的危重患者（特别是机械通气），包括大型手术、烧伤、创伤、器官移植、肝硬化等。所用药物及方案也由原来的单纯口服多黏菌素、妥布霉素、新霉素、萘啶酸、两性霉素、复方新诺明、吡哌酸、诺氧沙星（氟哌酸）等增至全身应用头孢噻肟等。虽然 SDD 和 SOD 已经在临床应用 20 余年，但由于研究设计和所使用的的方案不同，对于其效果和风险一直存在争议。

人们对于 SDD 和 SOD 的担心主要是预先应用抗菌药物进行脱污染是否会选择出耐药菌株和是否引发耐药细菌感染的增加，如多重耐药（MDR）的革兰氏阴性杆菌、耐甲氧西林的金黄色葡萄球菌（MRSA）和耐万古霉素的肠球菌（VRE）。在 MDR 革兰氏阴性杆菌、MRSA 和 VRE 流行率比较低的地区和单位进行的大量研究表明，没有证据显示 SDD 和 SOD 会增加耐药菌株的感染。但是在这些耐药菌株流行比较高的地区，SDD 和 SOD 是否会引起耐药菌株感染的增加是人们一直担心的问题，最近的一些研究和 Meta 分析证实，即使在耐药菌株高的地区，SDD 和 SOD 也没有增加耐药菌感染。总之，SDD 和 SOD 是一种非常有前途的防治危重症患者内源性感染的措施，但在被普遍推广以前，可能还需要进行更多的临床研究。

（六）其他药物

研究证实，中药如大黄、丹参等对肠黏膜屏障具有一定的保护作用。另外，肠动力药能够刺激恢复肠蠕动，促进肠道中过路菌及毒素的排除。

第四节　肠道菌群与艰难梭菌感染

艰难梭菌感染（CDI）和艰难梭菌相关性腹泻（CDAD）是由肠道致病性（产毒性）艰难梭状芽孢杆菌过度增殖并释放毒素而引起的以肠道为主要表现的感染性疾病，是严重肠道菌群失调的表现之一。由于广谱抗菌药物的大量使用，抗生素相关性腹泻（AAD）或抗生素相关性肠炎（AAC）的发病日益增多，艰难梭菌肠炎是目前已知的抗生素相关性肠炎的主要原因之一，占 AAC 的 20%～30%，也是伪膜性肠炎（PMC）的病因。绝大多数 CDI 属于高危患者的内源性感染，但由于艰难梭菌易产生耐药性，在外界存活时间长，具有较强的传播性，容易向外源性感染转变，可以在医院内和护理机构中暴发流行。　近年来，艰难梭菌流行株出现了基因变异，其产生毒素的能力增加，如高毒力株 027/NAP1/BI（核酸分型为 027，脉冲场凝胶电泳分型为 NAP1，限制性内切酶分型为 BI）在欧洲和北美的暴发流行，严重病例数、复发率和病死率均明显上升，已经给该病的临床诊断和治疗提出新的挑战。

一、病因及发病机制

艰难梭菌是一种厌氧的革兰氏阳性芽孢杆菌，分布于人和动物的肠道及粪便中，约占人体肠道菌群的 3% 以下，芽孢具有较强的抵抗力，可在外界环境存活数周至数月。本菌属于条件致病菌，是否致病主要取决于该菌的数量和产生毒素的量。在正常情况下，肠道中的艰难梭菌受到双歧杆菌、拟杆菌、优杆菌等优势菌群的抑制而处于劣势，不会致病，只有在菌群失调的情况下，艰难梭菌产毒菌株大量增殖并释放毒素，才会导致 CDI。

发生 CDI 的高危因素有使用抗菌药物、高龄、住院等，其中使用抗菌药物是最主要的危险因素。几乎所有的抗菌药物均可诱发本病，以林可霉素、克林霉素、半合成广谱青霉素、头孢菌素最常见，最近研究提示，喹诺酮类也是导致 CDI 的主要危险因素之一。国内调查发现，使用头孢他啶、头孢曲松、哌拉西林、亚胺培南/西司他丁容易发生 CDI。抗菌药物无论单独或联合使用，口服或肠道外给药均可致病，但抗菌谱越广、联合使用抗菌药物种类越多、使用时间越长及口服使用，发生 CDI 的危险性越高。60岁以上老年人、住院时间长、病情危重、免疫力低下（肿瘤化疗，移植，长期卧床）、医疗干预措施多（机械通气，透析，肠内营养）、腹部大手术、使用抗肠蠕动药物（如阿托品）、抑酸剂（如质子泵抑制剂）、H_2 受体拮抗剂和炎症性肠病也是发生 CDI 的危险因素。CDI 的发病模式见图 23-2。

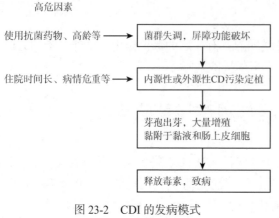

图 23-2　CDI 的发病模式

CDI 是由产生毒素的艰难梭菌菌株介导的，当使用抗菌药物等破坏了正常结肠菌群后，内源性或外源性艰难梭菌大量增殖，在鞭毛和蛋白酶的协助下，进入黏液层，黏附于肠上皮细胞，产生毒素。产毒菌株至少可以产生两种外毒素：毒素 A 和毒素 B（TcdA 和 TcdB）。一般认为，毒素 A 为肠毒素，可以与肠黏膜刷状缘细胞上毒素受体结合，改变细胞肌动蛋白骨架，引起腹泻和肠炎；毒素 B 为细胞毒素，引起肠黏膜细胞凋亡、变性、坏死和脱落，毒素 B 仅在毒素 A 损伤肠黏膜细胞基础上而致病。但近十多年来，临床上出现的毒素 A 阴性而毒素 B 阳性的艰难梭菌的暴发性流行，证实毒素 B 无须毒素 A 的预先作用，可以直接致病，引起肠道局限性炎症。目前认为，毒素 A 也有一定的细胞毒性作用，但弱于毒素 B，这两种毒素攻击宿主细胞膜或肌动蛋白骨架，从而使其收缩、出血及坏死，增加肠上皮的通透性，引起肠液和电解质分泌增加，严重者坏死和脱落的细胞与渗出纤维素及炎性细胞等形成假膜。毒素 A 是主要的致病因子，它通过激活巨噬细胞、肥大细胞及中性粒细胞而引起炎症变化；毒素 B 则对多种细胞产生病理效应，是假膜性肠炎的标志物。少数菌株还可以产生一种二元毒素（clostridium difficile binary toxin，CDT），该毒素可以导致细胞骨架破坏，增强毒素 A 和毒素 B 的作用，引起严重病变。另外，产毒菌株还可以产生动力影响因子和热敏毒素，参与致病。

二、病 理 变 化

CDI 病变可发生于肠道的任何部位，以结肠，特别是乙状结肠最多见。在轻症患者中，结肠黏膜可能仅仅显示轻微的炎症或水肿，甚至肉眼观察正常。在较重的患者，病变广泛并且严重，呈节段性受累，初期隐窝表浅上皮肿胀、变性，少数细胞脱落，间质水肿，可见轻度中性粒细胞浸润和血管扩张，可有微血栓形成。病变继续进展，上皮细胞变性脱落增多，基底膜破坏，肠腔出现纤维素渗出，与炎性细胞连同脱落的上皮细胞、黏液和坏死细胞碎片形成初期的假膜，紧覆于隐窝开口处，使黏液和脱落上皮及渗出的炎性细胞不能排出而导致隐窝扩张。随着病情的进一步进展，病变范围扩大，假膜也增多，大小不一，微有突起，有的呈点状，有的融合成片状，严重时整个肠段被假膜所覆盖。假膜呈黄绿色或棕色，质软而脆，剥离后裸露出溃疡面。未融合的假膜之间可以见到正常水肿之黏膜，肠腔扩张，腔内液体增多。组织学上，假膜由纤维素、中性粒细胞、单核细胞、黏蛋白以及坏死细胞碎片所组成。黏膜固有层内有中性粒细胞、浆细胞及淋巴细胞浸润。腺体因黏液排泄受阻而扩张并充满黏液，有的甚至破裂。黏膜下层因炎症和黏液出而增厚，伴有血管扩张、充血及血栓形成。坏死一般限于黏膜层，有的向黏膜下伸展，偶有波及肠壁全层而导致肠穿孔。

三、临 床 表 现

CDI 临床症状轻重不一，可以从无症状的携带者、轻中度腹泻，到暴发性或致死性假膜性肠炎。腹泻通常在抗菌药物治疗的 1～10 天出现，但也有 1/3d 的患者可在治疗结束后才出现症状，最晚可于停药后 3 周内发病。腹泻可以为水样泻、绿色黏液便、黏液血便、隐血阳性，大量血便罕见，严重者大便排出斑块条索状假膜。常伴有上腹痉挛性疼痛和腹胀、发热和外周血白细胞显著增高。腹泻一般在停药后 5～8 天即停止，个别可持续 2～3 周，甚至 2 个月。应该注意，在极少数合并麻痹性肠梗阻的患者，除发热和腹痛外，还可以有恶心、呕吐、明显腹胀、脱水、精神萎靡、心动过速等表现，由于肠道分泌液和粪便存留于运动障碍、扩张的肠道中，患者无明显腹泻或无大便排出。

严重患者可并发脱水、酸中毒及电解质紊乱、低血容量型休克、低蛋白血症及严重水肿、中毒型巨结肠、肠穿孔、弥散性血管内凝血（DIC）、肾功能衰竭和脓毒症，甚至死亡。中毒型巨结肠是指结肠明显扩张伴有严重的全身中毒症状的临床诊断，腹部 X 线平片显示小肠扩张、气液平面和由于肠黏膜下水肿出现的拇指样印迹征。中毒型巨结肠可以并发肠穿孔，临床出现严重腹痛、压痛和反跳痛、腹肌紧张、肠鸣音减弱或消失，腹部 X 线检查腹腔内有游离气体。

暴发性 CDI，以前称为严重有并发症的 CDI，是指出现低血压或休克、肠梗阻或中毒型巨结肠。

四、实验室检查

（一）粪便检查

粪便常规检查可以无异常，或有脓细胞和白细胞增多，隐血试验呈阳性；如果大便排出假膜，应送病理学检查，可以见到假膜由纤维素、中性粒细胞、单核细胞、黏蛋白以及坏死细胞碎片所组成。粪便菌群失调检测包括粪便直接涂片法和菌群分析，可有菌群失调表现，有助于诊断。

（二）血液学检查

血液常规检查可有白细胞计数增高，可高达 20×10^9/L 以上，且以中性粒细胞为主，C-反应蛋白（CRP）增高。血液生化检查可有电解质紊乱，常有低钾、低钠及低蛋白血症。如有 DIC，可有相应血液学异常。

（三）内镜检查

大多数病例累及远端结肠，可弯曲乙状结肠镜检查即可发现异常，镜下可见直肠、乙状结肠黏膜充血、水肿、糜烂、溃疡，有多发性隆起的斑片或融合为大片的灰绿色褐色假膜覆盖黏膜面，假膜脱离处可见溃疡，假膜邻近的黏膜可呈水肿、充血，触及易出血。有些病例侵及较近端的结肠而远端结肠并不受累，特别是假膜性病变主要发生在左侧结肠或全结肠，少数累及回盲部，需要进行结肠镜检查。

（四）X 线检查

腹部 X 线平片无特殊发现，严重病例可显示肠麻痹或肠曲扩张，可见气液平面，由于结肠水肿，可出现拇指样印迹征。腹部 CT 扫描对假膜性肠炎或暴发性 CDI 有一定诊断价值，特征性改变包括结肠壁增厚、结肠周围索条状影、手风琴征（accordion sign）、双晕征或靶环征（double-halo sign or target sign），腹水提示可能有低蛋白血症。

钡剂灌肠在早期或轻型患者无特殊改变，在晚期和重病者可见结肠蠕动增快、黏膜增厚，肠曲痉挛、扭曲、黏膜溃疡等。虽然钡剂灌肠可进一步显示黏膜异常的细节，但是对活动性或重症病例可使病情加重，有穿孔的危险，故一般不主张施行。

（五）病原学检查

1. 细菌培养 艰难梭菌属专性厌氧，常规厌氧培养生长不良，对培养基的要求较高，需要用环丝氨酸头孢西丁果糖琼脂选择性培养，在该培养基生长的菌落呈黄色，为粗糙型，脂酶、卵磷脂酶为阴性，在紫外线照射下呈黄绿色荧光。最近证明改良的环丝氨酸-甘露醇琼脂（M-CMA）和环丝氨酸-甘露醇-血琼脂（M-CMBA）从粪便检出艰难梭菌的效果更好。粪便培养艰难梭菌需 3～4 天才能得到结果，只有小部分实验室能够进行，多次粪标本送检可提高敏感性。值得注意的是，在正常小于 1 岁婴儿的粪便中，经常可以检出艰难梭菌，在成人检出率明显降低。细菌培养的优点是能够检测艰难梭菌对抗菌药物的敏感性，并且可以对分离的菌株进行分子生物学分型和流行病学分析。细菌培养敏感性最高，但不能确定其是否产生毒素，要确定菌株是否产毒素，需要进一步进行细胞毒试验。艰难梭菌厌氧培养结合细胞毒试验已经成为评价其他实验室检测方法的标准。

2. 艰难梭菌共同抗原检测 艰难梭菌在繁殖过程中会产生谷氨酸脱氢酶（glutamate dehydrogenase，GDH），采用酶免疫分析（EIA）检测粪便中 GDH 抗原可以快速确定粪便标本中艰难梭菌的存在。但该方法不能确定艰难梭菌是否产毒素。

3. 细胞毒试验测定毒素 采用细胞培养技术进行细胞毒试验可以检测毒素 B 或确定菌株是否产毒素，是目前毒素测定最为敏感的试验，可以检测出大约 10pg 的毒素 B，该方法也具有高度的特异性，被认为是检测毒素的金标准。但是细胞培养分析需要一定的条件和技术，且要待 24～48h 后才可得到结果，在临床应用受到一定的限制。

4. 酶免疫法测定毒素 采用 EIA 直接检测标本中毒素抗原，具有快速、简便、准确的优点，是目前缺乏细胞培养条件的实验室首选方法，但敏感性（70%左右）低于细菌培养和细胞毒试验。要得到最佳的结果，检测腹泻粪便样本需要新鲜或在 24h 内收集，且在 2～8℃冷藏。毒素的阳性检出率随结肠炎的严重程度而升高，其变动范围为从应用抗菌药物后最常见类型的单纯腹泻的毒素检出率 20%，到明显假膜性结肠炎的毒素检出率 90%以上，而在健康成人，其粪便毒素的检出率几乎为 0。检测毒素 A 或毒素 A 和 B 的试剂盒已经市场化，后者检测全面，值得推荐，因为有少数的艰难梭菌菌株只产生毒素 B。目前也有新型的酶联试剂盒，能对 GDH 及毒素抗原同时检测，从而提高了灵敏度和特异度。

5. 毒素基因检测　核酸扩增试验（nucleic acid amplification test，NAAT）目前已经成为 CDI 快速诊断越来越重要的工具。已经有多种商用基因诊断试剂盒问世，用于粪便中毒素基因的直接放大检测，如使用 real-time PCR 检测毒素基因。与细胞毒试验金标准相比，NAAT 具有灵敏度极高、特异度稍低等特点。

五、诊断及鉴别诊断

在接受抗菌药物治疗过程中，患者一旦出现腹泻、发热、腹痛、白细胞增高等症状，应高度警惕 CDI 的存在，否则将会延误治疗。CDI 的确诊依赖于粪便中检测到艰难梭菌毒素或细菌培养出产毒素株，其中 EIA 测定毒素简便快速，但敏感性不如细胞毒试验和产毒素细菌株的培养。粪便中 EIA 检测 GDH 抗原虽然不能确定艰难梭菌是否产生毒素，但简便、快速、敏感性高，常用于筛查。NAAT 检测毒素基因具有最高的敏感性。由于细菌培养和细胞毒试验测定毒素比较复杂，在临床上没有常规开展，所以应用于临床诊断的检测主要是 NAAT、EIA 检测 GDH 和毒素。

另外，由于当前假膜性肠炎罕见于葡萄球菌等病原引起，粪便或内镜检查发现假膜则高度提示 CDI。非特异性但可提示艰难梭菌感染的实验结果有白细胞增多、低蛋白血症和大便镜检见白细胞。乙状结肠镜和结肠镜检查、腹部 CT 检查可协助诊断，但往往是非特异性的，对鉴别其他结肠炎有帮助。CDI 与其他原因引起的 AAD 的临床鉴别见表 23-1。

表 23-1　艰难梭菌感染（CDI）与其他原因引起的抗生素相关性肠炎（AAD）的鉴别

特征	CDI	其他原因引起的 AAD
表现	腹泻，常有结肠炎的表现，如发热、腹痛、粪便白细胞增高等	腹泻，通常轻到中度，无结肠炎的证据
CT 或内镜所见	有结肠炎的证据	一般正常
粪便毒素测定	阳性	阴性
流行类型	可以流行	散发
对治疗的反应		
终止抗菌药物治疗	可以缓解，常持续或进展	通常可以缓解
口服甲硝唑或万古霉素	有反应	无适用指征

各种病原体都可能引起腹泻，其大便形态也各有其特点。例如，细菌性的感染性腹泻（痢疾杆菌等）有明显的里急后重感和脓血便；轮状病毒性肠炎为黄色稀水便，酸臭味；真菌性腹泻大便呈泡沫样；寄生虫性腹泻如阿米巴痢疾大便为果酱色。因此，积极查找病原学依据对临床诊断和鉴别诊断具有重要意义。

六、治　疗

治疗的关键在于及早认识，及时停用原抗菌药物，应用抗艰难梭菌的抗菌药物，服用调整肠道菌群药物，以及给予补充液体和补充电解质等支持治疗。在用药时应避免使用复方苯乙哌啶、阿托品、咯哌丁胺及麻醉止痛剂等抑制肠蠕动的药物，以免肠内毒素蓄积及掩盖症状。也应避免应用抑酸药物如质子泵抑制剂等。

（一）停用原抗菌药物

原则上，一旦考虑本病，首先应停用原抗菌药物，避免进一步造成菌群失调，如果因原发疾病必须使用抗菌药物时，尽量选用窄谱、对肠道菌群影响小的抗菌药物，胃肠道以外给药。容易引起肠道菌群紊乱，造成抗菌药物相关性腹泻的抗菌药物有克林霉素、广谱青霉素类和头孢菌素类；大环内酯类、氨基糖苷类、磺胺类和喹诺酮类则不易引起。对许多 CDI 患者，在停用引起腹泻的抗菌药物以后反应良好，并且不会导致感染的复发。

（二）针对艰难梭菌的抗菌药物治疗

对有严重腹泻或明显结肠炎表现者，或者病情不允许停用原抗菌药物，或者停用原抗菌药物后仍然不能有效改善腹泻者，应该早期经验性使用针对艰难梭菌的抗菌药物治疗，待诊断确立后，再决定是否终止或继续治疗。

1. 万古霉素　其抗菌谱窄，对革兰氏阳性球菌和杆菌呈现强大的杀菌作用，对厌氧的艰难梭菌及耐甲氧西林的葡萄球菌尤为显著，且口服不易吸收，能在肠道积聚较高浓度快速杀菌，是治疗 CDI 的理想药物，已经被列入一线治疗药物。一般为口服，成人：125mg，4 次/天；儿童：20～40mg/（kg·d），分 4 次，疗程 10～14 天或更长。

2. 非达霉素（fidaxomicin，Dificid）　是一种大环内酯类抗生素，主要是通过抑制细菌的 RNA 聚合酶而产生迅速的抗难治梭状芽孢杆菌感染作用。与万古霉素比较，其体外活性更强，全身吸收少，并且对肠道菌群影响小。临床研究已经证实非达霉素和万古霉素有相似疗效，复发率低，安全性更好，也被列入成人 CDI 的一线治疗，但是在<18 岁儿童中缺乏安全性和有效性研究。

3. 甲硝唑　对厌氧性革兰氏阳性、阴性杆菌和球菌都有较强的抗菌作用，且双歧杆菌对其耐药，长期应用不会诱发二重感染，价格低廉，疗效迅速确切。一般口服给药，成人：250mg，4 次/天，或 500mg，3 次/天；儿童：30mg/（kg·d），分 4 次，疗程 10～14 天，但不能短于 10 天，否则容易复发。值得注意的是，静脉滴注、肛门栓塞应用甲硝唑均能迅速吸收，但疗效不如口服好，可能与其在肠道积聚的浓度较低有关，如患者病情危重不能口服甲硝唑者，可以静脉滴注。

根据 2017 年美国感染病学会（IDSA）/美国医疗保健流行病学学会（SHEA）指南推荐，对于成人，万古霉素或非达霉素是治疗 CDI 的一线药物，甲硝唑作为替代治疗药物。而对于儿童，万古霉素和甲硝唑均被列入治疗 CDI 的一线药物，严重的 CDI，万古霉素优于甲硝唑。这些药物对大多数艰难梭菌感染都有效，如果治疗无效，需要评估依从性，寻找其他诊断依据，以及检查是否存在梗阻或中毒型巨结肠，因为这些症状的存在会阻止药物到达病变部位。对于存在梗阻的患者，需要使用大剂量的万古霉素口服制剂（500mg，4次/天）才能使药物达到结肠内，或者通过胃管或肛管注射万古霉素或甲硝唑。对于极少数病情严重的患者，如果对甲硝唑或万古霉素无效，需要进行肠切除。治疗的预期效果是希望能够在 1 天内控制发热，在 4～5 天内控制腹泻。有严重合并症患者（中毒型巨结肠、肠梗阻、肠穿孔、血压过低）可以联合用药。口服万古霉素，500mg，4 次/天和（或）静脉用甲硝唑，500mg，每 8 小时 1 次；儿童：静脉 20mg/（kg·d），分 4 次。对合并肠梗阻者，静脉用甲硝唑的同时，给予万古霉素灌肠。

4. 其他抗菌药物 其他抗菌药物如杆菌肽、替考拉宁、夫西地酸等亦可用于治疗 CDI，但应用较少。与甲硝唑及万古霉素相比，杆菌肽疗效较差且价格较高，仅用于不能口服甲硝唑或万古霉素者。替考拉宁和夫西地酸疗效与甲硝唑或万古霉素近似，但无口服制剂。

利福平和利福昔明均有抗艰难梭菌的活性，后者口服肠道不吸收，可在肠腔内达高浓度，具有良好的安全性，但耐药菌株的出现限制了其应用。雷莫拉宁是一种新的糖肽类抗菌药物，主要作用于革兰氏阳性菌。该药物优点是肠道药物浓度高，与万古霉素无交叉耐药，能减少毒素产生，有效杀死芽孢并防止其再生。临床研究发现，雷莫拉宁治疗 CDI 的有效率与万古霉素相似，复发率高于万古霉素，但差异无统计学意义。

（三）益生菌

益生菌已经广泛地应用于抗菌药物相关性腹泻，包括艰难梭菌肠炎的治疗和预防，并取得了较为肯定的效果，使用的药物含有双歧杆菌、乳杆菌、粪链球菌、酪酸梭菌、芽孢杆菌和布拉氏酵母菌等益生菌。随机对照临床研究（RCT）结果显示，布拉氏酵母菌和 LGG 对艰难梭菌肠炎的效果更好。

（四）支持治疗

对重症患者，应加强支持治疗，如积极纠正水、电解质紊乱，纠正低白蛋白血症等。静脉丙种球蛋白既提高免疫力，又可拮抗毒素，还能形成免疫复合物激活补体系统，有利于清除病原体，推荐在重症患者使用。

对肠麻痹和中毒型巨结肠患者应积极处理，密切观察患者病情变化，防止肠穿孔、肠出血等严重并发症的发生。

（五）外科手术

少数重症或难治性假膜性肠炎患者，经过甲硝唑和万古霉素治疗效果不佳者，可以采用全结肠切除或部分结肠切除术。

（六）复发及治疗失败后的治疗

易复发是本病的特点之一，发生率可达 20%～25%，尤其是使用抗艰难梭菌药物疗程过短时。通常在甲硝唑或万古霉素停用 3～21 天（平均 6 天）出现症状的反复就提示感染复发。复发的原因还不十分明了，可能与以下因素有关：①原有治疗未能将艰难梭菌芽孢完全杀灭，当其转为繁殖体后再次引发肠炎；②外源性细菌进入肠道，引发新一轮的感染；③机体免疫功能低下；④肠道微生态环境未能恢复，缺乏对抗艰难梭菌的足量正常菌群。复发的危险因素有年龄在 65 岁以上、女性、既往 CDI 的次数较多、合并基础疾病、长期应用非抗艰难梭菌的其他抗菌药物、血清抗艰难梭菌毒素 A 抗体水平低等。最近一项 Meta 分析发现，质子泵抑制剂的应用是艰难梭菌感染复发的原因之一，胃酸的减少增加了艰难梭菌营养细胞和孢子通过胃的机会，从而导致 CDI。

一旦复发，应重新开始抗菌治疗。先前使用甲硝唑的患者，可改用万古霉素；先前使用万古霉素的患者，可重新使用，依然有效。有 3%～5% 的患者可以出现 6 次以上的复发，对于反复复发的患者，需要治疗 4～6 周来控制艰难梭菌感染，使肠道正常菌群能够重建。对于此类需要长时间治疗的患者，可以采用万古霉素间歇给药或递减疗法，这样既可以对肠道正常菌群影响最小，又可以待芽孢转为繁殖体后再予以杀灭。间歇给药即每隔一天给予万古霉素 125mg 口服；递减疗法即给予万古霉素 125mg，4 次/天，共 7 天；2 次/天，共 7 天；1 次/天，共 7 天；每 2 天 1 次，共 6 天，每 3 天 1 次，共 9 天，总疗程 36 天。其他治疗包括使用阴离子交换树脂来吸收艰难梭菌毒素［如考来烯胺（消胆胺）4g，3 次/天］，大剂量蒙托石制剂能否对吸附毒素有益，还在进一步的动物实验和临床评价中。

粪菌移植是将健康者粪便中的功能菌群移植到患者肠道中，重建肠道微生态平衡，以治疗特定的肠道和肠道外疾病。尽管粪菌移植的作用机制尚不完全清楚，但是由于特定疾病的肠道菌群紊乱的复杂性、患者菌群的个体性及现有益生菌菌株作用的有限性等，这种把健康人粪便中混合的有益菌群及其代谢产物直接移植入患者肠道中的治疗方式，可以克服以上现有的不足，具有充分的理论根据，并且可能具有广阔的前景。近年来，粪菌移植在治疗艰难梭菌肠炎中的效果得到了肯定，有效率达 90% 以上，已经被列入治疗第 2 次及以上 CDI 复发的治疗方式。也有资料证实，某些益生菌，特别是布拉氏酵母菌用于艰难梭菌复发的治疗效果确切。

七、预　防

预防 CDI 发生的根本措施为合理应用广谱抗菌药物，避免肠道菌群失调。对于 CDI 患者，应该实施隔离，并对环境特别是患者的粪便进行消毒处理。艰难梭菌芽孢对消毒剂有高度耐受性，生存期较长，使用含氯消毒剂如漂白粉对此病原有效，过氧化氢可以杀死环境中的孢子。医务人员在接触患者前后应正确洗手。

较多的研究显示，益生菌在高危人群中，对预防抗生素相关性腹泻和艰难梭菌肠炎有效，由于其安全、使用简便，值得推广。

第五节　肠道菌群与念珠菌感染

真菌是广泛分布于自然界中的一大类真核细胞微生物，种类繁多，依据其对人体的致病情况，分为致病性真菌、机会致病性真菌和对机体有益的真菌。其中，致病性真菌包括球孢子菌、组织胞质菌及芽生菌等，一般局限在某些地区发生，主要在正常人群中引起全身性感染；机会致病性真菌又称条件致病性真菌，包括念珠菌、曲霉菌、隐球菌、马尔尼菲青霉、毛霉菌属等，主要引起免疫功能受损机体的感染，是目前临床真菌感染的主要类型。依据感染真菌的来源，分为外源性真菌和内源性真菌，前者主要为存在于环境中的真菌，包括隐球菌、曲霉菌、毛霉菌以及部分念珠菌；后者则是指正常定植于人体表面和对外相通的腔道中的真菌，主要为念珠菌。在一定条件下，内源性感染可以向外源性转变，在特定环境中传播。目前念珠菌是深部真菌感染最常见的病原菌。

念珠菌是人体正常菌群之一，广泛存在于人体口咽部、胃肠道、皮肤和阴道。据统计，在人体胃内，每毫升内容物含念珠菌数 $0\sim10^2$CFU，空肠为 $0\sim10^2$CFU/ml 内容物，回肠为 $10^2\sim10^3$CFU/ml 内容物，结肠为 $10^2\sim10^6$CFU/ml 内容物。念珠菌作为人体正常菌群的组成成员，在正常情况下对机体的有益作用目前尚不清楚，但是受到正常菌群内部各个成员的互相制约与拮抗、局部黏膜细胞的机械屏障和免疫屏障，以及完整的全身免疫功能等作用，与人体处于共生状态，并不引起致病。一旦这些防御机制出现障碍，即可发生念珠菌感染。近几十年来，随着广谱抗菌药物、免疫抑制剂和抗肿瘤药物的广泛应用、各种导管的留置及呼吸机的普及，加之对念珠菌感染诊断水平的提高，临床上念珠菌感染呈明显增多趋势，因此从这个角度讲，真菌感染的增多是医学科学和技术进步不可避免的结果。

一、病原学及发病机制

念珠菌是一种假丝酵母菌，菌体呈圆形或椭圆形，革兰氏阳性，直径为 $2.5\sim5\mu m$，比一般细菌大 $5\sim6$ 倍。在培养基、组织和分泌物中均能产生假菌丝，延长的芽生细胞极似菌丝，故名假菌丝，假菌丝在结节处形成芽生孢子，有时在末端形成厚壁孢子，因此念珠菌为双相真菌，可以为酵母相和菌丝相，两者可互相转化。当感染时，念珠菌常常呈菌丝相，菌丝相的毒力强于酵母相。念珠菌在常规培养基中生长得比细菌慢，在琼脂中 $2\sim3$ 天后才会生长较明显，血培养则可能需要 $2\sim7$ 天。念珠菌约有 100 多种，但对人类致病的仅有 7 种，其中以白念珠菌（ *Candida albicans* ）为常见，占念珠菌感染的 70%～80%，其次为热带念珠菌（ *Candida tropicalis* ），光滑念珠菌（ *Candida glabrata* ），近平滑念珠菌（ *Candida parapsilosis* ），克柔念珠菌（ *Candida krusei* ）等。近年来念珠菌感染的种类发生了明显的变化，主要是非白念珠菌如光滑念珠菌和克柔念珠菌等的感染明显增多，这种改变对临床选择用药物比较重要，因为不同的种类的念珠菌对咪唑类药物治疗的反应存在着差异。

尽管念珠菌可以产生毒素和分泌蛋白酶、磷脂酶等，广泛侵袭组织和细胞，具有一定的致病性，但其是否能够引起人体感染，主要取决于局部的防御机制，如正常菌群内部的互相制约、局部的机械屏障和免疫屏障，以及完整的全身免疫功能，特别是中性粒细胞、单核吞噬细胞和 T 淋巴细胞介导的细胞免疫功能。引起念珠菌感染的高危因素有：①长期应用广谱抗菌药物，造成菌群失调；②应用糖皮质激素，造成机体免疫力降低；③应用抗肿瘤化疗和（或）放疗药物，一方面造成中性粒细胞减少，另一方面破坏了皮肤黏膜完整性；④骨髓和实体器官移植后，长期使用免疫抑制剂，造成 T 淋巴细胞数目或功能下降等免疫功能降低；⑤先天性免疫功能异常，特别是细胞免疫功能低下和吞噬细胞数量及功能异常，如联合免疫缺陷病和慢性肉芽肿病等；⑥人类免疫缺陷病毒（HIV）感染；⑦血管内置管、气管内插管等器械操作，破坏了正常人体皮肤黏膜屏障功能；⑧基础疾病，如肿瘤、糖尿病、结核、严重烧伤、营养不良，以及危重患者等免疫功能低下人群。

与其他真菌感染不同，念珠菌感染主要是内源性感染，菌群失调可以造成念珠菌大量增殖，引起局限性念珠菌感染，如在皮肤可引起皮肤念珠菌病，在阴道可引起念珠菌性阴道炎，在口咽部可引起口腔念珠菌病，在肠道可引起念珠菌性肠炎等。如果局部皮肤黏膜屏障受损和（或）全身免疫功能降低，念珠菌可以移位，主要是肠道移位进入血流，引起念珠菌血症和播散性念珠菌病，出现支气管肺、泌尿道、骨关节、心内膜、眼、肝脏和脾脏等侵袭性念珠菌感染，患者死亡率明显增加。根据念珠菌侵犯不同器官和不同的发病阶段，组织病理改变可呈现炎症性（如皮肤、肺）、化脓性（如肾、肺、脑）或肉芽肿性（如皮肤）。黏膜病变以其坏死组织、纤维素及大量菌丝和芽孢形成假膜，假膜脱落后形成灶性糜烂和溃疡；内脏病变多呈肉芽肿改变；急性播散型病灶显示灰白色的微小脓肿。病灶内可找到孢子及假菌丝，外围有中性粒细胞及组织细胞浸润。血管受累呈急、慢性血管炎改变，易破裂出血，亦可见微血管内血栓形成。严重免疫抑制者炎症反应较轻，仅见念珠菌及坏死组织形成的脓肿。

二、临 床 表 现

根据念珠菌感染和侵犯的部位不同，其临床表现不同，可以分为浅表感染和深部感染，前者包括皮肤念珠菌病和黏膜念珠菌病，后者包括内脏念珠菌病。侵袭性感染是指在正常没有念珠菌定植的部位或组织器官如血液、胸腔积液、腹水、脑脊液、肺、肝、脾、骨关节等处发生的念珠菌感染。

（一）皮肤念珠菌病

儿童皮肤念珠菌病是儿童常见的浅部真菌病，发病年龄以新生儿、婴幼儿为主，随着年龄的增大，发病率降低。儿童以念珠菌性间擦疹和丘疹型念珠菌病最常见。

1. 念珠菌性间擦疹　是最常见的皮肤念珠菌病，好发于新生儿和较小的婴儿，以肥胖多汗者多见。皮疹好发于腹股沟、臀沟、腋窝、颈褶处等皱褶部位，因这些部位容易被汗液或尿液浸渍，有利于真菌生长。尿布性皮炎大部分或部分也是由是由念珠菌引起。典型改变为明显的红斑疹，界限清楚，外周常有散在红色丘疹、疱疹或脓疱，呈卫星状分布。也可有脓疱、水疱、丘疹及鳞屑样皮损，水疱破裂后形成湿润的糜烂面，基底潮红，有时有少量渗液。

2. 指（趾）间糜烂　实际上是念珠菌性间擦疹的一种类型，皮疹以第三、第四指（趾）间最为常见。指（趾）间皮肤浸渍发白，去除浸渍的表皮后呈界限清楚的湿润面，基底潮红，可有少量渗液。自觉微痒或疼痛感。

3. 丘疹型念珠菌病　多见于肥胖儿童，夏季好发，可与红痱并存。皮疹为绿豆大小扁平暗红色丘疹，边缘清楚，上覆灰白色领圈状鳞屑，散在或密集分布于颈后部、胸背、臀或会阴部等非皱褶部位。

4. 念珠菌性甲沟炎和甲念珠菌病　念珠菌性甲沟炎表现为甲沟红肿，或有少量溢液，但少有化脓，稍有疼痛和压痛，病程慢性。甲念珠菌病表现为甲板混浊、有白斑、变硬、表面有横嵴和沟纹，高低不平但仍有光泽，且不易破碎。

5. 先天性皮肤念珠菌病　又称新生儿皮肤念珠菌病，比较少见，可见于母亲患念珠菌性羊膜炎的婴儿，病损为全身广泛性的红色斑丘疹或脓疱疮。脓疱破裂后有湿润的糜烂面，以后干燥、脱屑痊愈。早产儿或有早破水的婴儿可发生播散性病变。

6. 慢性皮肤黏膜念珠菌病　常伴有某些免疫缺陷或内分泌疾患，如甲状旁腺、肾上腺功能低下等，特别是先天性胸腺瘤。常常从婴儿期开始发病，但也可发生于新生儿期。念珠菌广泛感染皮肤、黏膜和甲板，但除消化道以外，很少累及其他内脏。

（二）黏膜念珠菌病

1. 口腔黏膜念珠菌感染（鹅口疮）　表现为在颊、齿龈或舌黏膜上有散在、大小不等的奶酪样白色斑块，附着的斑块或薄膜容易揩去，去除后可见潮红湿润基底。病灶比较小，可无症状，有时比较广泛，可延伸到食管。若累及口角则有口角糜烂、皲裂等，有疼痛感。鹅口疮在出生 1 周内的新生儿是非常普遍的现象，经过局部治疗，很快可以消失，但有的患者可以持续数周。年长儿自发性鹅口疮并不常见，多数见于近期接受过抗菌药物治疗、体弱多病或严重疾病的晚期患者。在哮喘患者，由于长期吸入糖皮质激素治疗，容易出现鹅口疮。对于没有其他原因可解释的鹅口疮，或持续存在、反复发作时应当考虑 HIV 感染。

2. 生殖器念珠菌病　包括女性阴道炎及男性龟头包皮炎，在儿童罕见。

（三）深部念珠菌感染

1. 消化道念珠菌病　最常见，好发于食管和肠道。食管念珠菌病常由口咽念珠菌下行感染引起，可出现恶心、呕吐、拒食、吞咽困难等，年长儿可诉胸骨下痛、烧灼感及吞咽痛。X 线检查可见食管狭窄、蠕动改变，食管黏膜可呈颗粒状影像，食管镜检查可见白色厚膜，表浅溃疡。如继续向下发展出现念珠菌肠炎。念珠菌肠炎常常由于长期使用广谱抗菌药物等引起菌群失调所致，病变累及结肠，表现为腹胀、腹泻，或腹泻便秘交替出现、大便次数不等，呈黄绿色水样、豆腐渣样或泡沫样、黏液样便，有发酵气味。严重者可出现肠道黏膜溃疡，伴有脓血样或血样便。腹痛及压痛不明显。

2. 支气管肺念珠菌病　呼吸道念珠菌病多由血源播散或继发感染，主要表现为支气管炎和肺炎。念珠菌性支气管炎症状较轻，有咳嗽、咳少量白色黏液痰或脓痰；胸部 X 线表现为肺纹理增多、增粗、模糊。念珠菌性肺炎呈急性肺炎或伴败血症表现，畏寒、发热、咳嗽、咳白色黏液胶冻样痰或脓痰，带血丝，甚至有咯血、呼吸困难等；一般情况较差，双肺可闻及湿啰音。胸部 X 线可见两肺中及下部斑点状、不规则片状、融合而广泛的实变阴影，肺尖部病变少见，偶尔有空洞或胸腔积液，可以伴肺门淋巴结增大。继发性念珠菌肺炎胸部 X 线检查可以呈阴性，特别是使用免疫抑制剂的患者；少数患者影像学表现为肺间质病变，亦可呈粟粒状阴影或趋于融合，CT 检查可以提高敏感性，但缺乏特异性。

3. 泌尿道念珠菌感染　常由于血源播散或自尿道逆行感染而引起，可表现为肾盂肾炎、膀胱炎和尿道炎，患者有尿急、尿频、尿痛、排尿困难或血尿等症状发生。念珠菌聚集成块可以阻塞输尿管而引起阻塞性肾疾病。尿液中有念珠菌管型提示存在肾组织感染。无症状性念珠菌尿有时可以是播散性念珠菌病的唯一表现，但这种情况更常见于器械检查、留置导尿管或尿道解剖结构异常。

4. 其他部位念珠菌感染　包括念珠菌性心内膜炎、心肌炎、脑膜炎、骨髓炎、骨关节炎、眼内炎等。

5. 念珠菌血症 患者出现寒战、发热、皮疹、肝脾增大、白细胞计数增高等，血培养可有或无念珠菌生长。

6. 播散性念珠菌病 常常发生于严重中性粒细胞减少症、免疫受损、烧伤患者或长时间予重症监护的患者，分为急性和慢性。急性播散性念珠菌病出现多个器官同时受累的表现，有发热等全身中毒症状和多发性脓肿形成。慢性播散性念珠菌病，即肝脾念珠菌病，表现为慢性发热、不同程度的腹痛和肝功能异常、不能分离出细菌、对抗菌药物治疗无效，超声或 CT 扫描可发现肝脾有多处圆形病灶，必须做组织活检来确诊。

三、实验室检查

（一）涂片染色镜检

对各种标本直接进行涂片、革兰染色或其他特殊染色镜检是最简单、实用的实验室诊断方法，简便、快速，可作为感染的初筛方法。直接镜检对于浅表感染的诊断最有帮助，发现大量菌丝和成群芽孢有诊断意义。如只见芽孢，特别是在口咽分泌物、痰或阴道分泌物中可能属于正常定植菌或携带菌，临床意义有限，而从无菌部位采集的标本中发现念珠菌即可确定感染。菌丝的存在表示念珠菌处于致病状态。

（二）分离培养

从各种标本中分离培养出念珠菌对诊断具有重要的作用。但是用于分离念珠菌的培养基与细菌不同，并且念珠菌的生长速度比细菌慢，一般需要 48～72h，血培养可能需更长时间，培养的阳性率受影响的因素比较多，即便是有播散性病变或心内膜炎，血培养也有 10%～40%为阴性。分离培养的优点是可以获得病原菌进行耐药性检测。分离培养阳性的诊断价值取决于标本的来源，如果从正常定植部位分离到念珠菌，临床意义不大；而从正常无菌部位如血液、胸腔积液、腹水、脑脊液、各种活检组织中分离阳性，则可以确诊。正确收集的尿液中出现念珠菌，不论其数量多少，均提示有真正的感染存在。应特别注意，如果从正常消毒过的部位培养出念珠菌，不要视其为污染。

（三）组织病理学检查

对各种实体组织活检的病理学检查，如果发现真菌感染的特征性病理改变，或通过特殊的组织化学或细胞化学方法检获酵母菌细胞和（或）假菌丝，即可诊断。原位杂交技术检测具有更高的敏感性，已经用于念珠菌的组织病理学检查。

（四）念珠菌抗原成分及念珠菌代谢物检测

1,3-β-D 葡聚糖是真菌细胞壁的主要成分之一，人体的吞噬细胞吞噬真菌后，能持续释放该物质，使血液及体液中含量增高（浅部真菌感染无类似现象）。G 试验是检测血清或体液中 1,3-β-D 葡聚糖抗原的一种方法，其原理为 1,3-β-D 葡聚糖可特异性激活鲎变形细胞裂解物中的 G 因子，引起裂解物凝固，故得名。G 试验操作简便、快速，有比较高的敏感性和特异性，能够很好地将念珠菌的定植与感染区分开，适用于除隐球菌和接合菌（毛霉菌）外的所有深部真菌感染的早期诊断，尤其是念珠菌和曲霉菌，因此该试验不能区别侵袭性念珠菌与曲霉菌感染。G 试验已经在美国和欧洲的一些国家获得批准使用，在我国应用也较多。

甘露聚糖也是念珠菌细胞壁的主要成分，已经被用于念珠菌感染的抗原检测中。有研究发现，可检测的甘露聚糖血症与念珠菌血症有关，表明该检测法具有临床应用价值。事实上，在真菌学检测前几天到几周就可以观察到甘露聚糖血症阳性结果。该方法对新生儿重症监护病房中念珠菌病的检测和鉴定颇有优势，敏感性和特异性均在 95% 左右，但该方法对于一般患者的敏感性较低，只有 67%。甘露糖是甘露聚糖的水解产物，利用气相色谱法测定血清甘露糖浓度，也被用于诊断深部念珠菌病，此方法特异性高，定量准确。

（五）分子生物学技术检测

分子生物学技术如限制性内切酶分析、随机扩增多态性 DNA（RAPD）、原位杂交技术、聚合酶链反应（PCR）等已经用于检测和鉴定临床标本和培养阳性标本中的念珠菌，但还没有在临床广泛应用。

四、诊　　断

皮肤黏膜念珠菌病和念珠菌性食管炎、肠炎，往往具有典型临床特征，并且容易获得可靠的标本进行检测，根据其临床表现，结合涂片染色镜检、分离培养和组织病理学检查容易得到确定诊断。

侵袭性念珠菌感染，其临床表现与其他细菌感染无法鉴别，X 线及其他辅助检查往往也缺乏特异性，因此其诊断主要依赖于实验室检查。在目前的实验室检查中，如果标本来源于正常菌群的定植部位如皮肤黏膜、口咽部或肠道，检测到念珠菌很难区分是定植还是感染；而正常无菌部位的标本比较难以获得，并且由于在一些病灶中真菌数目少，病原菌生长缓慢，诊断的阳性率不是很高。另外，侵袭性念珠菌感染如果不早期治疗，死亡率很高，快速的诊断和有效的治疗非常重要。因此，目前国内外针对侵袭性念珠菌感染均采用分级诊断模式，用于指导临床早期治疗。分级诊断是依据患者有无高危因素、临床证据、微生物学证据和组织病理学检测证据 4 部分，把诊断分为确诊、临床诊断、拟诊 3 个级别，以便于对不同分级的患者分别采用确诊治疗、临床诊断治疗及拟诊治疗。

拟诊是指仅有宿主高危因素和临床证据，而无微生物学检查证据。宿主高危因素包括：①基础疾病：早产儿、低出生体重儿、先天发育异常、慢性疾病和重度营养不良等。②原发性免疫缺陷病：各类原发性免疫缺陷病，尤其是联合免疫缺陷病、细胞免疫缺陷病和慢性肉芽肿病（CGD）等。③继发性免疫功能低下：抗肿瘤药物导致外周血中性粒细胞减少；长期应用广谱抗菌药物、糖皮质激素以及其他免疫抑制剂；骨髓移植和器官移植后；HIV 感染和其他严重病毒感染等。④侵入性操作：包括血管内留置导管、留置导尿管、气管插管或气管切开、机械通气、腹膜透析、血液净化和胃肠外营养等。临床证据包括：①下呼吸道感染：发热、咳嗽和肺部体征经抗菌药物治疗无好转或好转后再次出现发热、咳嗽和肺部体征。影像学提示肺部病变经抗菌药物治疗无好转或肺部出现新的非原发病的浸润影。提示肺念珠菌病的征象：结节影和肺实质浸润并存，少有空洞形成。血行感染或播散者，多呈弥漫粟粒状阴影。念珠菌可引起侵袭性支气管感染，影像学主要表现为中央支气管和细支气管炎征象，如肺纹理增多、小斑片阴影、小叶中心性结节、树芽征、细支气管壁增厚，这些征象可单独出现，但常与肺部实变混合存在。②其他组织器官感染：如中枢神经系统感染、泌尿系统感染、感染性心内膜炎、骨髓炎、骨关节炎、眼内炎等。

临床诊断是指有宿主高危因素、临床证据和有临床诊断意义的微生物学检查。有临床诊断意义的微生物学检查包括：①合格痰标本直接镜检发现菌丝，且培养连续 2 次以上分离到同种念珠菌；②支气管肺泡灌洗液经直接镜检发现菌丝，念珠菌培养阳性；③未留置尿管的情况下，连续 2 份尿样培养均呈酵母菌阳性，或尿检见念珠菌管型；④血液标本真菌细胞壁成分 1,3-β-D 葡聚糖抗原（G 试验）连续 2 次阳性；⑤血液标本真菌甘露糖检测阳性。

确诊是指有宿主高危因素、临床证据，以及组织病理学检测证据和（或）有确诊意义的微生物学检查。组织病理学检测证据包括从非黏膜组织采用针吸或活检取得标本，通过组织化学或细胞化学方法检获酵母菌细胞和（或）假菌丝，以及真菌感染的病理改变。有确诊意义的微生物学检查包括在通常无菌而临床表现或放射学检查支持存在感染的部位（血液、胸腔积液、腹水、脑脊液、活检组织等，不包括尿道、鼻窦和黏膜组织），在无菌技术下取得的标本，其培养结果呈阳性。

五、治　疗

（一）局部抗真菌治疗

局部抗真菌治疗主要适用于皮肤黏膜念珠菌病。对皮肤念珠菌病患者，外用抗真菌药治疗一般可达到良好效果，可以局部外用含有制霉菌素、两性霉素 B 或咪唑类药物的霜剂或搽剂，如克霉唑、咪康唑或酮康唑霜等。严重的尿布皮炎，可同时涂擦作用轻微的皮质激素类霜剂，如 1% 氢化可的松。另外，保持病变部位干燥，可使用烤灯或制霉菌素粉。对于鹅口疮的婴儿，口腔内使用制霉菌素混悬液即可，方法为喂奶后在颊褶处涂制霉菌素 10 万单位，每日 4～6 次直至痊愈。因该药不能为人体所吸收，制霉菌素必须与病灶完全接触。年长儿可将该药配成漱口液使用（20 万～50 万单位，每日 4 次）。但不论哪种药物可能需要较长时间的治疗或增加给药次数。用甲紫（龙胆紫）（0.5%～1%）棉签涂擦患处，对难治性病例有效。

对于单纯念珠菌肠炎的患者，首先尽可能停用抗菌药物和糖皮质激素；使用益生菌药物如含双歧杆菌、乳杆菌、酪酸梭菌、布拉氏酵母菌的药物；同时可以使用不被吸收的制霉菌素口服治疗，每日使用剂量新生儿为 20 万～40 万 U，<2 岁为 40 万～80 万 U，>2 岁为 100 万～200 万 U，均分 3～4 次。也可使用大蒜素口服，剂量为每次 10～20mg，每日 3 次。腹泻严重者可以加用肠道黏膜保护剂如双八面体蒙脱石（思密达）等。

（二）全身抗真菌治疗

主要适用于各种侵袭性念珠菌病及严重的皮肤黏膜念珠菌感染。与侵袭性真菌感染的分级诊断相对应，其治疗也为拟诊治疗（经验治疗）、临床诊断治疗和确诊后治疗。依据使用药物的多少，也可分为单药治疗与联合治疗。

1. 拟诊治疗（经验治疗） 由于侵袭性念珠菌病感染死亡率高，延误治疗则常导致死亡。为此，经验性抗真菌治疗尤为重要。高危念珠菌感染患儿，临床和影像学表现提示念珠菌感染（拟诊）时，在积极寻找病因同时，应开始经验性抗真菌治疗。经验治疗一般选择抗菌谱较广的抗真菌药物，常用药物为伏立康唑、伊曲康唑、卡泊芬净。

2. 临床诊断治疗 即先发治疗，患儿符合临床诊断，其抗真菌治疗已有较强的选择性用药指征，应依据真菌种类、药敏结果、临床病情和患儿耐受性选择用药。

3. 确诊治疗 即靶向治疗，针对确诊患儿，应依据真菌种类、药敏结果、临床病情和患儿耐受性选择用药。

4. 儿童抗真菌药物 抗真菌药物，特别是新的抗真菌药物在成人中的效果和安全性已经有较明确的认可，但在儿童应用较少，经验有限，有的药物说明书没有明确规范儿科的用药剂量，有的还明确指出"尚无用于儿童的资料，除非用药益处大于潜在危险时，不得用于儿童"。以下所列部分药物的剂量，是儿科临床医生为挽救患儿生命，在家属签署知情同意书后，经临床实践探索的经验剂量，供参考。

氟康唑：适应证为隐球菌病和念珠菌病（对光滑念珠菌为剂量依赖敏感，对克柔念珠菌无活性），对曲菌感染无效。不同年龄儿童推荐剂量如下：①>4周的患儿：深部真菌感染，6mg/（kg·d），每日给药1次；严重威胁生命的感染，12mg/（kg·d），每日给药1次。②2~4周的患儿：剂量同上，每2天给药1次。③<2周的患儿：剂量同上，每3天给药1次。

伊曲康唑：适应证为曲菌病、念珠菌病、隐球菌病和组织胞浆菌病，对镰刀霉菌活性低，毛霉菌无效。用法：每次6mg/kg，前2日每日2次，以后改为每日1次。口服制剂每日6~8mg/kg，分2次服用。

伏立康唑：适应证为曲菌病、念珠菌病，镰刀霉菌病，对接合菌无活性。本品应用参照说明书中的儿童用量和用法。

卡泊芬净：适应证为念珠菌病和曲菌病，对隐球菌、镰刀霉菌属及毛霉菌属无活性。儿童第一天3mg/（kg·d），之后1~2mg/（kg·d）或50mg/（m²·d）。

两性霉素 B：适应证为曲菌病、念珠菌病、隐球菌病和组织胞浆菌病等。儿童剂量为0.5~1mg/（kg·d）；两性霉素B脂质复合物为3~5mg/（kg·d）。

抗真菌治疗的时间长短，因病情而异，侵袭性肺部真菌病的患儿一般均在免疫功能低下的情况下发病，给药时间不宜过短，一般为6~12周，甚至更长，一般治疗至临床症状消失，影像学提示病变基本吸收。肝脾念珠菌病应治疗至所有病灶消失为止，或是影像学检查已钙化时。总之，要对病情进行综合分析，要追踪观察，治疗应个体化。

5. 儿童抗念珠菌感染药物选择 对于侵袭性念珠菌病，如果病情稳定，可以首选氟康唑口服或静脉给药，也可选用伊曲康唑。如果鉴定为耐氟康唑的非白念珠菌感染，则选用伏立康唑口服、棘白菌素类或两性霉素 B 静脉给药。如果病情不稳定，应联合用药，使用两性霉素 B 联合氟康唑，或两性霉素 B 联合氟胞嘧啶。美国感染性疾病学会（IDSA）建议，两性霉素 B 联合氟康唑可用于念珠菌血症的治疗，而两性霉素 B 联合氟胞嘧啶可用于念珠菌血症、肝脾念珠菌病、念珠菌脑膜炎、念珠菌心内膜炎及念珠菌眼内炎。

（三）拔除或更换各种体内置管

对于血管内置管的患者，如果有念珠菌血症，应立即拔除或更换，有时仅仅拔管就能起到治愈的作用。对于有留置导尿管，并发生泌尿道念珠菌感染的患者，要拔除尿管；气管插管患者如发生支气管肺念珠菌感染，也要及时更换。

（四）外科手术

对于有脓肿形成者，有时需行外科引流术；念珠菌感染性心内膜炎患者，如果抗真菌治疗效果不佳，需要切除感染的心脏瓣膜；对于经过积极治疗，病灶仍然不能吸收的患者，也需要手术切除。

六、预　　防

随着广谱抗菌药物、糖皮质激素、免疫抑制剂、抗肿瘤药物使用的增加，器官移植的广泛开展，以及各种侵入性诊疗技术应用的增加，真菌感染的发病率明显增多，特别是侵袭性念珠菌病的死亡率很高，而目前又缺乏早期诊断方法，因此预防更显得重要。

（一）保护肠道菌群，控制和去除高危因素

口咽部和肠道是体内念珠菌定植的主要部位，也是造成内源性感染的来源。保护肠道菌群主要是避免肠道菌群紊乱和失调，包括合理使用抗菌药物、积极进食或应用肠道内营养维持正常肠道功能、减少误吸等。使用益生菌药物补充肠道内正常菌群来抑制念珠菌的生长，在理论上可能有一定的效果，但很少有关于此方面的研究报道。

控制和去除高危因素，包括早期正确治疗原发疾病，尽量减少各类留置导管，合理应用糖皮质激素和免疫抑制剂，加强对肿瘤和器官移植等免疫抑制患者的支持保护等。

（二）医院感染控制技术和措施

侵袭性念珠菌病主要发生在住院的、有免疫功能受损的患者。此外，部分念珠菌以及曲霉菌、隐球菌和毛霉菌等广泛存在于环境中，是造成真菌感染的外部来源，因此，医院感染控制技术和措施对侵袭性真菌感染的预防是非常有效并且是必需的。阴暗潮湿的环境有利于真菌的生长和繁殖，应该保持房间的通风、采光、清洁和干燥，定期对病房进行消毒。加强对留置导管，特别是深静脉导管患者的护理与及时更换导管。加强对呼吸机管路，特别是湿化器的更换清洗和消毒。对侵袭性念珠菌病患者，应该实施隔离。医务人员认真洗手是一项最为基本且非常有效的预防措施，可以防止医院内交叉感染。

（三）预防性治疗

预防性治疗是指在具有发生侵袭性念珠菌感染高危因素的患者中，预先应用抗真菌药物以预防感染的出现。目前主要是造血干细胞移植和某些实体器官（如肝、心、肺）移植的围手术期预防用药，包括接受高强度免疫抑制治疗的骨髓移植患者、急性淋巴细胞白血病诱导阶段粒细胞缺乏并同时接受大剂量糖皮质激素的患者、淋巴瘤接受利妥昔单抗或嘌呤类似物联合化疗而出现粒细胞及淋巴细胞双重减少的患者，以及重症再生障碍性贫血(再障）患者等。预防性治疗的疗程长短不一，主要取决于宿主危险因素的改善，如造血干细胞移植后患者造血重建后、重症再障患者白细胞恢复 2×10^9 个/L 以上，可终止预防。预防治疗阶段比较合适的药物是氟康唑和伊曲康唑，而具体选择应根据院内真菌、药敏及耐药的情况而定。

（四）选择性肠道脱污染（SDD）和选择性口咽部脱污染（SOD）

最近几年，几项大样本、多中心临床研究结果显示，SDD 和 SOD 均能够有效减少危重患者口咽部及气管内的细菌和念珠菌的定植率，降低医院内感染，特别是下呼吸道感染的发病率；在一定程度上降低患者的死亡率。目前常用的 SOD 方案为局部和口服妥布霉素、多黏菌素和两性霉素 B，从入住 ICU 开始直至返回普通病房；SDD 方案则是在 SOD 方案的基础上，从入住 ICU 开始连续静脉使用 4 天头孢噻肟。但这一方面可能还需要进行更多的临床研究。

第六节　肠道菌群与小肠细菌过度生长综合征

正常情况下，由于胃肠道各个部位的解剖结构和生理功能不同，其定植菌群的组成和定植水平有明显的差异。由于胃酸的作用和胃具有较大的流动性，绝大多数细菌不能在胃内定植与生长（幽门螺杆菌等例外）。在十二指肠和小肠近端（空肠），每毫升肠内容物含有细菌数为 $10^3 \sim 10^4$ CFU，菌群主要由需氧或兼性厌氧菌如乳杆菌、肠球菌和链球菌组成，菌群含量相对较低是由于 pH 低、蠕动快和消化液的快速流动所致。进入小肠远端（回肠），定植菌群的种类和数量逐渐增多，为 $10^7 \sim 10^8$ CFU/ml 肠内容物，并且构成了小肠近端稀有菌群与结肠中大量菌群的移行区。结肠是胃肠道菌群定植的主要部位，由于该部位营养供给充足、蠕动和消化液流动较慢、氧化还原电位较低，有利于菌群的定植和繁殖，菌群的含量最高，为 $10^{10} \sim 10^{11}$ CFU/ml 肠内容物，并且菌群种类复杂多样，主要由专性厌氧菌如拟杆菌、优杆菌、双歧杆菌及消化性球菌等组成。

小肠细菌过度生长（SIBO）是指由于各种原因造成小肠内细菌的过度繁殖与生长，细菌的数量明显增多，或菌群的构成发生改变，以结肠型厌氧菌如肠杆菌、拟杆菌、梭菌等占优势，引起一系列临床症状的综合征。一般以成人十二指肠或空肠近端液培养菌落数超过 10^5 CFU/ml，或儿童超过 10^4 CFU/ml 为判断标准。

一、病   因

正常机体有许多的防御小肠细菌过度生长的机制，如胃酸分泌，肠道蠕动，回盲瓣的抗倒流作用，肠液中 SIgA 的作用，胆汁、胆酸和胰腺分泌液的抑菌作用，以及正常的肠道解剖结构等，如果这些防御机制发生障碍，则出现 SIBO。SIBO 见于很多原发疾病，在原发疾病中往往有多种机制导致 SIBO，SIBO 又参与了这些原发疾病的发生和发展，两者经常形成恶性循环。

（一）小肠解剖结构异常

Billroth Ⅱ式部分胃切除术后输入襻淤滞，手术造成的盲襻（端侧吻合）导致肠内容物滞留局部（即所谓盲襻综合征），从而引起小肠细菌过度繁殖；胃-结肠瘘、胃-回肠瘘管等疾病是由于远近端异常交通从而造成小肠污染；各种原因（狭窄、粘连、炎症、肿瘤）引起的肠梗阻；十二指肠或空肠多发憩室；回盲瓣因疾病被破坏或因手术切除，而失去其抗倒流作用。

（二）小肠动力障碍

硬皮病、糖尿病性自主神经病、甲状腺机能低下、特发性假性肠梗阻等都可致小肠动力减弱而引起小肠淤滞，胃排空延缓、胃肠动力异常，细菌在小肠停留时间过长，引起 SIBO。

（三）胃酸缺乏

慢性萎缩性胃炎、强抑酸药物治疗溃疡病或手术引起的持续性胃酸低下，导致其不能有效抑制细菌生长。

（四）胆汁酸和胰酶缺乏

胆道梗阻、慢性胰酶炎等引起的胆汁酸和胰酶缺乏，不仅使其抑菌能力减弱，而且因食物消化不全为发酵菌提供营养而致细菌过度生长。

（五）严重肝病

严重肝炎、肝硬化等肝病患者由于肝功能损害引起神经体液因素的明显变化，交感神经兴奋，副交感神经抑制，肠道分泌、吸收减少，运动减弱。特别是门脉高压时，肠道淤血、水肿，肠壁局部抵抗力减弱，可出现小肠微绒毛受损。由此造成肠道微环境遭到破坏，局部免疫防御机制受损导致结肠内细菌向小肠移位，发生 SIBO。

（六）肠易激综合征

肠易激综合征（IBS）的病因和发病机制目前尚未明确，可能与多种因素有关，包括精神心理因素、内脏感觉异常、胃肠动力学异常、脑肠肽、免疫异常等。IBS 与 SIBO 关系密切，临床检测显示，30%～85% 的 IBS 患者存在着小肠细菌过度生长及结肠发酵异常，近年来流行病学研究也提示，胃肠道细菌感染、应用抗菌药物和肠道菌群紊乱与 IBS 的发病密切相关。部分学者认为 SIBO 是引起 IBS 的原发因素，但另有学者认为 IBS 患者由于各种因素导致的胃肠动力和内脏感觉异常，可以继发 SIBO。

（七）克罗恩病

约 25%的克罗恩病患者可以出现 SIBO，其原因可能是回盲瓣功能丧失或（和）大肠-小肠瘘形成，有研究显示，SIBO 更容易发生于克罗恩病手术后患者。

（八）短肠综合征

短肠综合征减少了肠道吸收面积，使更多的食糜快速进入肠道，为细菌提供了较多的底物，可以造成肠道细菌过度生长；另外，手术切除回盲瓣以后，也促进了结肠细菌向小肠的移位。SIBO 常常加重短肠综合征的病情，延长患者对胃肠道外营养的依赖时间，在儿童可以导致肠功能衰竭。

（九）乳糜泻

乳糜泻（coeliac disease，CD）又称麦胶性肠病，是遗传易感者摄入麸质（小麦、大麦、稞麦、燕麦等）后，由免疫系统介导的以乳糜样腹泻为主的全身性疾病。研究显示，部分（9%～55%）乳糜泻患者存在 SIBO，特别是对去麦胶饮食无反应的患者。

二、病理生理变化

细菌在小肠过度生长繁殖，通常不是由单一种细菌的过度增殖，而是由于结肠细菌向小肠的移位，少数情况下，是由于小肠本身的细菌增殖所致。过度生长的细菌，通过干扰机体的消化酶、吸收和代谢作用，对机体的消化和吸收功能造成明显的影响。

由于细菌过度生长引起的小肠黏膜上皮细胞刷状缘受损，可以降低双糖酶的活性，由此肠道内的糖类物质被细菌发酵代谢，产生短链脂肪酸、H_2 或 CO_2 的等气体，造成腹胀、腹部不适和腹痛；由于糖的吸收障碍，增加肠道内渗透压，引起腹泻。肠道黏膜受损引起的肠道通透性增加，可以造成蛋白丢失性肠病。大量增殖的厌氧菌可以使结合胆酸分解为游离胆酸，游离胆酸不能使脂肪消化，由此影响脂肪吸收而引起脂肪泻和脂溶性维生素 A、维生素 D、维生素 E 的吸收不良。正常情况下，维生素 B_{12} 在小肠远端吸收，当小肠近端细菌过度生长时，维生素 B_{12} 在小肠近端被大量的细菌所利用，而影响了正常维生素 B_{12} 的吸收，造成维生素 B_{12} 缺乏，引起大细胞性贫血和神经病变。由于细菌能够合成叶酸和维生素 K 等，所以这两种维生素缺乏不明显。

小肠中细菌大量增殖，可以产生大量有害代谢物质如氨、D-乳酸和内源性脂多糖，吸收入血后引起机体急慢性毒性反应，尤其是肠源性内毒素血症能够刺激前炎症因子的释放，在绞窄性肠梗阻、肠缺血综合征、重症胰腺炎、重症肝炎、肝硬化等疾病的恶化过程中起着十分重要的作用。

小肠细菌过度生长不仅可引起机体功能障碍，还可以造成小肠的结构改变。动物实验观察到，SIBO 小肠黏膜上皮细胞出现空泡，绒毛和隐窝增生，固有层有淋巴细胞、浆细胞及多形核白细胞浸润。这些黏膜上皮细胞的病变，可以进一步导致消化和吸收障碍。

三、临床表现

SIBO 的临床表现依据其在原发疾病中的作用和原发基础疾病的不同而异。SIBO 可以无临床症状，或表现为腹胀、腹部不适、腹痛、腹泻等非特异性症状；严重者可有吸收不良的表现（如体重下降、脂肪泻、营养不良和低蛋白性水肿）、肝功能受损、皮肤表现（酒糟鼻或红斑痤疮）、关节疼痛，以及各种营养素缺乏，如维生素 B_{12} 缺乏引起的大细胞性贫血和神经病变，维生素 D 缺乏引起的低钙性抽搐和代谢性骨病等。叶酸和维生素 K 缺乏常不明显。

由于小肠细菌过度生长增殖，产生大量的内毒素，在出现肠屏障功能受损时，可以出现细菌和内毒素移位，引起内源性感染和肠源性内毒素血症等。

四、实验室检查

在有可能引起 SIBO 的原发基础疾病中，出现腹胀、腹部不适、腹痛、腹泻等非特异性消化不良症状，或出现胃肠吸收不良、各种营养素缺乏表现者，均应考虑存在 SIBO，但这些症状和体征缺乏特异性，也可能是由原发基础疾病所致，因此对 SIBO 的诊断主要依赖实验室检查。

（一）小肠液细菌培养

小肠液细菌学检查是检查 SIBO 的最直接的方法。检查前最好停用抗菌药物和益生菌药物 1 周以上，空腹 8h 以上，在无菌技术下通过胃镜或小肠镜，或采用特殊的防污染导管进入小肠后，吸取小肠液进行厌氧和需氧定量细菌培养。如果每毫升小肠内容物细菌培养计数超过 10^5CFU，或细菌培养中以拟杆菌、优杆菌和消化性球菌等结肠的厌氧菌占优势，即可诊断 SIBO。

该方法被认为是诊断 SIBO 的金标准，但由于取得小肠液标本比较困难，并且容易受污染，厌氧和需氧定量细菌培养需要特殊条件和技术，操作复杂而费时，不适宜临床推广应用，仅用于科学研究。另外，目前的技术几乎无法取得远端小肠液标本，可能造成假阴性。

（二）呼气试验

呼气试验是指口服产生 H_2 或 CO_2 的试验餐后，经肠道菌群分解产生 H_2 或 CO_2，并从肺呼出，通过测定呼气中 H_2 或 CO_2 含量变化以反映肠道菌群变化的试验。呼气试验具有简便、迅速、无创伤等优点，是目前应用于 SIBO 诊断最广泛的方法。根据试验餐所用基质的不同，呼气试验有以下几种。

1. 氢呼气试验（hydrogen breath test，HBT）　是目前应用最广泛的呼气试验。人类组

织细胞不产生 H_2，正常情况下，从饮食中摄入的适量糖类物质在到达结肠前一般均能被小肠吸收，肠道细菌发酵代谢未被吸收的糖是人体呼出气中 H_2 的唯一来源，因此正常呼气中仅含极微量的 H_2。但如果摄入多量的糖类物质，肠内含量达 2g 以上，即可被肠道中过度生长的细菌代谢发酵，所产生的 H_2 大部分从肠道排出，14%～21%被吸收入血液循环，经肺排出，呼气中的 H_2 量即可明显增加。应用氢气检测仪可以测定呼气中微量 H_2 的存在，此时通过测定呼气中氢出现的时间及水平变化，即可反映小肠内细菌有无过度生长。氢呼气试验的方法包括气相色谱法和气敏电阻法。气相色谱法是利用氢离子探头或以氩气为载体的热导气相色谱仪，近年来采用空气为载体的固相探头检测。气敏电阻法采用电化学的方法使呼出气体中 H_2 氧化生成水，用液晶显示，以百分之一浓度或 ppm* 表示 H_2 含量，其敏感度达 1～200ppm。依据试验餐基质的不同，氢呼气试验有葡萄糖氢呼吸试验（GHBT）和乳果糖氢呼吸试验（LHBT）。

葡萄糖氢呼气试验：正常时葡萄糖在小肠上段吸收迅速完全，不能到达结肠，故服葡萄糖后无氢气产生。若口服一定量的葡萄糖后呼气中 H_2 明显上升，说明小肠上段有细菌过度生长。其诊断标准为：①基础呼气 $H_2 \geqslant 20ppm$ 为阳性。②试餐后呼气氢浓度上升超过12ppm 为小肠细菌过生长阳性，反之为阴性；由于罕有葡萄糖吸收不良者，葡萄糖氢呼气试验诊断小肠细菌过度生长是特异性最高的呼气试验。与小肠液细菌培养对比，葡萄糖氢呼气试验的敏感性和特异性分别为 62%～91%和 75%～100%，比乳果糖氢呼气试验的敏感性及特异性均高。

乳果糖氢呼吸试验：由于葡萄糖主要在近段小肠吸收。对于发生在远端的小肠细菌过生长检查有困难，乳果糖氢呼吸试验则弥补了这一不足，因为乳果糖是一种不吸收糖，口服后将全部进入结肠，由细菌代谢发酵。如果存在小肠细菌过生长，部分乳果糖会提前分解，形成所谓"双峰图形"，可诊断小肠细菌过度生长，一般认为第 1 峰系小肠内细菌过生长所致，第 2 峰系结肠细菌所致。与小肠液细菌培养对比，乳果糖氢呼气试验的敏感性和特异性分别为 55%～71%和 44%～88%。

2. ^{14}C-D-木糖呼气试验　是较为敏感和特异的试验，底物为 ^{14}C 标记的 D-木糖。木糖主要在近端小肠吸收，也可以被革兰氏阴性需氧菌代谢发酵，当小肠中过度生长的细菌含有革兰氏阴性杆菌时，即可以发酵木糖产生 $^{14}CO_2$，引起呼气中 $^{14}CO_2$ 增加。大量的实验已经证实 ^{14}C-D-木糖呼气试验对于小肠细菌过度生长诊断有很高的可靠性，与小肠液细菌培养对比，其敏感性和特异性均可达 90%，是比较理想的呼气试验，但由于 ^{14}C 具有放射性，不能用于儿童及孕妇。另外，应注意 ^{14}C-D-木糖呼气试验阳性必须有过度生长的革兰氏阴性杆菌。有研究显示，如果在小肠液培养发现缺乏足够的革兰氏阴性杆菌时，木糖吸收试验的可靠性不明确。

3. ^{14}C-甘氨胆酸呼气试验　是最早应用的呼气试验，底物为 ^{14}C 标记的甘氨胆酸。该试验的原理是基于小肠中高浓度的细菌能分解胆汁酸。口服 ^{14}C 标记的甘氨胆酸后，正常人绝大部分在回肠吸收，循环到肝脏再排入胆道，仅极小部分排至结肠而从粪中排出；另一部分则代谢成 $^{14}CO_2$，通过肺排出。在小肠内有大量细菌繁殖、回肠切除或功能失调时，由肺

---

* 1ppm=1μl/L。

呼出 $^{14}CO_2$ 和粪内 $^{14}CO_2$ 的排出量明显增多，可达正常人的 10 倍。尽管胆酸呼气试验能监测出细菌过度生长，但该试验不能与回肠的损害或切除引起的吸收不良相鉴别，而且也无法区别胆盐丢失所致的假阳性。另外，与小肠液细菌培养对比，其敏感性和特异性均不高，现多已放弃使用。

（三）血清脱结合胆汁酸测定

结合型初级胆汁酸随胆汁分泌入肠道后，在小肠远端及大肠中细菌作用下，发生水解、脱氧，转变为脱结合胆汁酸，在大肠中通过被动扩散进入门静脉，进行肝肠循环。小肠细菌过度生长时，细菌对胆汁酸水解、脱氧增多，导致血清脱结合胆汁酸浓度升高。由此测定血清脱结合胆汁酸水平可以反映小肠细菌过度生长。影响该方法的因素有肝脏血流、小肠中胆汁酸总数、肝肾清除率、空肠被动吸收率等，可与葡萄糖呼吸试验结合进行，以提高诊断的敏感性和特异性。

（四）对氨基苯甲酸（PABA）尿排泌率测定法

PABA 结合胆酸如对氨基苯甲胆酸、熊去氧胆酸-对氨基苯甲酸口服进入消化道后，可被细菌胆酸水解酶水解，释放出 PABA，迅速吸收后从尿中排出。正常人 PABA 结合胆酸主要在大肠中水解，尿液中 PABA 排泌率在服用胆酸后 4～6h 内升高，因此检测尿液中 PABA 可以反映小肠细菌过度生长情况。PABA 尿排泌率测定法为非侵入性、非放射性检测；对氨基苯甲胆酸等只被细菌胆酸水解酶水解，不受胰酶、肠酶的影响；PABA 吸收迅速、安全、容易检测，但 PABA 吸收排泌受小肠吸收功能、肾功能、肝脏功能影响。

五、诊　断

患者存在引起 SIBO 的原发基础疾病，在临床上有消化不良和吸收不良的表现，如腹胀、腹部不适、腹痛、腹泻（包括脂肪泻）、体重下降、营养不良、低蛋白性水肿、贫血等，同时实验室检查提示有小肠细菌过度生长，即可以诊断 SIBO。

在 SIBO 的实验室检查方法中，呼气试验简便、快速、无创，具有比较理想的敏感性和特异性，是目前应用最多的诊断方法，但要注意有多种因素可以影响该检测的结果。例如，肠道中细菌的不完全发酵，肠道内缺乏发酵产氢菌群，试验前口服抗菌药物、促动力药等均可能造成假阴性；而肠道转运过快，底物很快到结肠，又可以出现假阳性。因此，有时需要多种检测互相进行补充。小肠液细菌学检查操作复杂，对条件和技术要求高，几乎无法用于临床。

六、治　疗

SIBO 的治疗比较复杂，并且根据原发基础疾病的不同，需要个体化。治疗方法包括基础疾病治疗、营养支持、周期性选择使用抗菌药物和选择性使用益生菌药物等。

（一）基础疾病治疗

尽可能纠正造成小肠细菌过度生长的原因，小肠解剖结构异常如盲袢、瘘管形成等可以采用外科手术。

（二）营养支持治疗

针对吸收不良、体重降低、营养素缺乏者，必须积极治疗。饮食应个体化，口服效果不佳者可以通过鼻胃管给予肠内营养配方。严重者应该给予去乳糖饮食，减少单糖的供给，增加脂肪（中链甘油三酯），以满足热量需要。维生素 B_{12} 吸收不良者肌内注射维生素 B_{12}；有其他维生素缺乏者，可以静脉补充。

（三）选择性抗菌药物治疗

周期性理论上应该针对过度增殖的细菌使用敏感的抗菌药物治疗，以抑制其生长，但在临床上常常无法进行小肠液细菌培养检测。另外，过度生长的细菌往往是多种细菌，每种细菌对抗菌药物的敏感性不同，因此很难作出统一选择。目前的抗菌药物治疗多是经验性的，不推荐使用广谱抗菌药物。长期应用抗菌药物可能造成菌群失调和二重感染，并且增加耐药风险，所以抗菌药物应该周期性使用，一般每 4 周治疗 1 周。

利福昔明（rifaximin）是一种半合成的利福霉素类衍生物，对革兰氏阳性菌及阴性菌、需氧及厌氧细菌均有抑菌作用，口服后基本不被肠道吸收，以原形由粪便排出，在全身其他器官中基本不存留，因此不良反应极少。利福昔明已经应用于用于克罗恩病、腹泻型 IBS、肝硬化、肝性脑病等患者的治疗，取得了确切的效果。资料显示，利福昔明可以改善 33%～92% SIBO 患者的症状，清除 80% 患者的过度生长细菌。成人剂量：一般推荐 600～800mg/d，7～10 天一个疗程，周期性使用，大剂量（1200～1600mg/d）使用效果更好。儿童剂量：6～12 岁儿童，每次 0.1～0.2g，每日 4 次；12 岁以上儿童剂量同成人；6 岁以下儿童不建议使用。

其他用于 SIBO 治疗的抗菌药物有甲硝唑、诺氟沙星、阿莫西林-克拉维酸、四环素、新霉素、复方新诺明（SMZCo）等，但这些药物的效果均不如利福昔明好。另外，注意四环素不能用于 8 岁以下儿童，诺氟沙星等喹诺酮类药物不能用于 18 岁以下儿童。

（四）益生菌药物

益生菌和益生元具有抑制某些致病菌生长、增强肠道屏障功能、减轻肠道炎症反应等作用，已经用于 IBS、克罗恩病、肝硬化等患者的治疗，取得了一定的效果。但对于 SIBO 的治疗，目前证据有限，有待进一步的临床研究。

（五）胃肠动力药物

西沙必利等胃肠动力药可以增强小肠平滑肌收缩的幅度，显著改变空腹的小肠周期性活动，减少口盲转运时间，促进细菌和内毒素的排泄，减少小肠细菌的过度生长。部分资料显示，胃肠动力药单独或联合使用抗菌药物可以发挥一定的效果。

（郑跃杰）

参 考 文 献

陈实, 练海燕, 2009. 小肠细菌过度生长的诊断方法评价[J]. 国际消化病杂志, 29(2): 125-128.

中国医学会 "念珠菌病诊治策略高峰论坛" 专家组, 2011. 念珠菌病诊断与治疗: 专家共识[J]. 中国感染与化疗杂志, 11（2）: 81-95.

中国中西医结合学会皮肤性病专业委员会, 中华医学会皮肤性病学会真菌学组, 2011. 黏膜念珠菌病治疗指南[J]. 中国真菌学杂志, 6（4）: 232-235.

中华医学会儿科学分会呼吸学组, 2009. 儿童侵袭性肺部真菌感染诊治指南（2009 版）[J]. 中华儿科杂志, 47(2): 96-98.

中华医学会呼吸病学分会感染学组, 中华结核和呼吸杂志编辑委员会, 2007. 肺真菌病诊断和治疗专家共识[J]. 中华结核和呼吸杂志, 30(1): 821-834.

Adike A, DiBaise JK, 2018. Small intestinal bacterial overgrowth: nutritional implications, diagnosis, and management[J]. Gastroenterol Clin North Am, 47(1): 193-208.

Daneman N, Sarwar S, Fowler RA, et al, 2013. Effect of selective decontamination on antimicrobial resistance in intensive care units: a systematic review and meta-analysis[J]. Lancet Infect Dis, 13(4): 328-341.

Gatta L, Scarpignato C, 2017. Systematic review with meta-analysis: rifaximin is effective and safe for the treatment of small intestine bacterial overgrowth[J]. Aliment Pharmacol Ther, 45(5): 604-616.

Ghoshal UC, Ghoshal U, 2017. Small intestinal bacterial overgrowth and other intestinal disorders[J]. Gastroenterol Clin North Am, 46(1): 103-120.

McDonald LC, Gerding DN, Johnson S, et al, 2017. Clinical practice guidelines for Clostridium difficile infection in adults and children: 2017 update by the Infectious Diseases Society of America（IDSA）and Society for Healthcare Epidemiology of America（SHEA）[J]. Clin Infect Dis, 66(7): 987-994.

Pappas PG, Kauffman CA, Andes DR, et al, 2016. Clinical practice guideline for the management of candidiasis: 2016 update by the Infectious Diseases Society of America[J]. Clin Infect Dis, 62（4）: e1-e50.

Price R, MacLennan G, Glen J, et al, 2014. Selective digestive or oropharyngeal decontamination and topical oropharyngeal chlorhexidine for prevention of death in general intensive care: systematic review and network meta-analysis[J]. BMJ, 348: g2197.

Price RJ, Cuthbertson BH, SuDDICU Collaboration, 2016. Selective decontamination of the digestive tract and oropharynx: after 30 years of debate is the definitive answer in sight?[J] Curr Opin Crit Care, 22(2): 161-166.

Sánchez-Ramírez C, Hípola-Escalada S, Cabrera-Santana M, et al, 2018. Long-term use of selective digestive decontamination in an ICU highly endemic for bacterial resistance[J]. Crit Care, 22(1): 141.

Wang H, Zhang W, Zuo L, et al. 2014. Intestinal dysbacteriosis contributes to decreased intestinal mucosal barrier function and increased bacterial translocation[J]. Lett Appl Microbiol, 58(4): 384-392.

Wiest R, Albillos A, Trauner M, et al, 2017. Targeting the gut-liver axis in liver disease[J]. J Hepatol, 67(5): 1084-1103.

Wiest R, Lawson M, Geuking M, 2014. Pathological bacterial translocation in liver cirrhosis[J]. J Hepatol, 60(1): 197-209.

Zhong C, Qu C, Wang B, et al, 2017. Probiotics for preventing and treating small intestinal bacterial overgrowth: a Meta-analysis and systematic review of current evidence[J]. J Clin Gastroenterol, 51(4): 300-311.

第二十四章

肠道菌群与过敏性疾病

过敏性疾病又称变态反应性疾病,包括变应性鼻炎(又称过敏性鼻炎)、过敏性结膜炎、过敏性哮喘、特应性皮炎、荨麻疹、食物过敏等,在世界各地均很常见,并且发病率逐年增高,已经成为全球性的健康问题,受到了全世界的高度关注。不同的年龄,引起过敏性疾病的主要过敏原和临床表现形式不同,1岁以内婴儿以食物过敏引起的特应性皮炎/湿疹及胃肠道等表现为主,2~3岁后,食物过敏和特应性皮炎/湿疹可以缓解,但吸入性过敏原引起的过敏性鼻炎、过敏性结膜炎、过敏性哮喘等占主要地位,这一过程称为过敏进程,估计约有1/5的儿童会经历这一进程。因此,在儿童期防治过敏性疾病,对阻断过敏进程,进一步减少或控制成人过敏性疾病有非常重要的意义。

过敏是由免疫机制介导的高敏反应,可以是体液(抗体)免疫或者是细胞免疫机制介导的免疫反应。既往认为,过敏的免疫学基础是源于Th2的过度表达(Th1/Th2平衡学说),Th2细胞分泌的IL-3、IL-4、IL-5和IL-13等增高,刺激B细胞产生IgE增多和嗜酸性粒细胞活化、增殖,释放各种促炎性介质及细胞因子,引起过敏性慢性炎症。但近年发现,效应性Th1和Th2细胞受调节性T细胞(Treg)的控制,Th1细胞不能有效抑制Th2细胞介导的炎症反应,而且Th1细胞因子也参与了免疫反应。过敏性疾病增加的确切原因尚不清楚,大多数学者认为与"生活方式西方化"导致小儿的肠道菌群的载量减少有密切关系。研究表明,早期接触细菌及其细菌产物能使有倾向发生过敏的机体获得保护作用。卫生学说也证实早期微生物暴露的减少与过敏性疾病高发密切相关。正常的肠道菌群能使Treg恰当表达,调节免疫的平衡,降低过敏的风险。

第一节　过敏性疾病流行病学

全世界过敏性疾病的患病情况存在明显的差异。不同国家之间,同一国家不同的地区之间均存在差异,总体上西方工业化的国家中患病率最高。全球不同国家特应性皮炎患病率为20%~30%,过敏性鼻炎患病率为1%~40%,哮喘患病率为1%~18%。全球儿童食物过敏患病率为6%~8%,以2~3岁儿童较为普遍,明显高于成人的食物过敏患病率

（1%～2%）。由于过敏性疾病在儿童时期逐渐成为常见多发病，以及其对儿童健康的危害日益增加而受到广泛关注。以哮喘为例，患病率在全球范围内呈上升趋势，以每 10 年 10%～50%的速度增加。2000 年调查显示我国城市儿童哮喘平均患病率为 1.97%，2010 年增加至 3.02%。我国儿童过敏性鼻炎患病率约为 10%，区域性调查显示我国儿童特应性皮炎患病率为 7%～20%。造成过敏性疾病患病率差异的因素包括种族、遗传因素、性别、年龄、环境、社会经济状况等。

过敏性疾病的发病取决于遗传因素与环境因素，由于人类基因表型不可能在短时期内发生明显变异，因此对近 40 年来过敏性疾病发病增加的原因研究主要针对环境因素。在很长的时间内，研究集中在哮喘和其他过敏性疾病形成的主要危险因素方面，如暴露于环境中鸡蛋牛奶制品、动物皮毛和尘螨等，并试图致力于通过避免接触这些物质来减少过敏反应的形成，降低过敏性疾病的发病率。但可靠的研究并没有显示出预期结果，而且近几十年间暴露吸入过敏原机会的减少并没有阻止过敏性疾病发病的继续增加。相反，一些前瞻性研究表明，年幼期暴露过敏原虽然增加了暂时的致敏机会，但同时也诱导了免疫耐受的形成，可能是过敏性疾病的保护因素。

对过敏性疾病的流行病学研究发现，在感染高发地区（农村或与牲畜家禽接触较多区域）、多同胞家庭成长或一岁以内早期入托的儿童，其过敏性疾病的发生率较低。据此提出了"卫生学说"（hygiene hypothesis），该学说认为，婴幼儿期接触一定的细菌、寄生虫、病毒等感染有利于抑制过敏性疾病的发生与发展。"同胞效应""早期入托效应"也是通过增加感染机会发挥作用。有关年幼儿童感染性疾病对过敏形成的影响比较复杂。已明确呼吸道感染是婴幼儿喘息和气道阻塞的主要诱发因素之一，但其以后对哮喘和其他过敏性疾病的作用仍有争议，较为肯定的是呼吸道合胞病毒感染能够增加哮喘和其他过敏的危险性。一项研究表明，哮喘、过敏性鼻炎和特应性皮炎与弓形体、甲型肝炎病毒和幽门螺杆菌经粪口传播的食源性感染呈明显负相关，而与经其他途径（呼吸道）的感染如麻疹、腮腺炎、风疹、水痘、巨细胞病毒和单纯疱疹病毒感染无关。研究者认为发达国家过敏性鼻炎和哮喘的流行主要与粪口感染的减少、共生菌和致病菌对肠相关淋巴组织（GALT）刺激改变有关。

"卫生学说"是解释近几十年来哮喘和其他过敏性疾病在全球范围内逐年增加的最主要、最重要机制。在过敏状态下，Th2 的免疫反应（合成 IL-4、IL-5、IL-6、IL-13）占据主导，超过 Th1 的免疫反应（合成 IL-1、IL-2、IL-12、IFN-γ 和 TNF-α）。为预防妊娠流产，妊娠早期细胞因子的平衡就会偏向 Th2，在临产前细胞因子又会偏向 Th1，这种变化在胎盘组织和脐血检测中已得到证实。研究发现胎儿的这种生理性 Th1 调整机制缺失会导致过敏性疾病发生。在免疫系统发育成熟期间，原始 Th0 针对抗原反应能合成 Th1 和 Th2 的细胞因子，如果在出生后免疫系统所暴露的是过敏原而不是微生物成分如内毒素，Th2 占主导的免疫反应就会发生。相反，同时暴露过敏原和微生物成分便会触发过敏原（抗原）特异性 Th1 免疫反应的发生。几年之后，再次暴露微生物，Th1、Th2 细胞的比例仍然不会发生变化，这是由于为数不多的原始辅助性 T 细胞与常见的过敏原发生了免疫反应。特异质的儿童免疫系统发育延缓，6 岁才能达到成人样的细胞因子模式。近些年的研究发现，除 Treg 调节 Th1/Th2 平衡外，Th17 也起到重要的作用。Treg 包括 Th3 细胞、Treg1 细胞、

CD4$^+$CD25$^+$抑制性 T 细胞等。Th17 细胞是 CD4$^+$T 细胞，健康成人外周血仅 CD4$^+$T 细胞的 1%主要分泌 IL-17。

正常的肠道微生物群能够诱导和维持口服免疫耐受，通过 Treg 对 Th1/Th2 发挥调节作用。胎儿及初生时免疫反应表现为 Th2 优势，随着生后暴露环境微生物刺激，免疫反应逐渐向 Th1 转化，达到 Th1/Th2 平衡。由于社会经济发展、公共及个人卫生状况改善，"过度卫生"的环境使年幼儿童暴露环境微生物感染机会减少，造成机体对过敏原的免疫应答仍向 Th2 偏移。近年越来越多的研究发现，微生物感染可能是通过影响 Treg，以实现对 Th1 和 Th2 功能的调控。

"卫生学说"仍然存在着一些问题，如不能解释为何在 Th2 为主的过敏性疾病增加的同时，以 Th1 为主的自身免疫病（糖尿病）、呼吸道感染与喘息等也增加等。另外，较多的出生以后的队列研究发现，剖宫产儿、配方奶喂养及生命早期使用抗菌药物均是发生过敏性疾病的危险因素，而这些因素的共同作用是影响肠道菌群的建立和形成；随着人们对肠道菌群在免疫系统发育和成熟，特别是在黏膜免疫耐受中发挥作用的认识提高，"卫生学说"已经延伸为"菌群学说"（microflora hypothesis）。

第二节　过敏性疾病肠道菌群变化

近几十年来过敏性疾病发病的显著增加及在不同国家的较大差异和肠道菌群在婴幼儿免疫系统发育中的作用提示，与生活方式和（或）地域因素相关的肠道菌群差异可能是全球过敏性疾病发病增加不均一的主要原因。较多的横断面研究表明，在过敏性疾病的高发和低发地区，或同一地区的过敏性疾病儿童和正常儿童之间，其肠道菌群存在着明显差异。Bjorksten 等对爱沙尼亚（低发地区 29 例）和瑞典（高发地区 33 例）2 岁过敏性疾病儿童及正常儿童粪便菌群进行了研究，发现过敏性疾病儿童乳杆菌和双歧杆菌计数低，而需氧菌如大肠杆菌和金黄色葡萄球菌比例及计数增高，爱沙尼亚儿童中的产乳酸杆菌较瑞典儿童更常见。Bottcher 等通过检测 13 个月过敏性疾病婴儿（25 例）及正常婴儿（47 例）粪便中菌群相关代谢产物特征，发现过敏性疾病婴儿粪便中丙酸、异丁酸、丁酸、异戊酸和戊酸水平降低，而与艰难梭菌相关的异己酸明显增高，提示过敏性疾病婴儿和正常婴儿肠道菌群及其代谢存在差异。Alm 研究了 69 例来自人智学（anthroposophic）生活方式家庭（特征为食用自然发酵的蔬菜，在家中分娩，限制使用抗生素、退热药和疫苗）和 59 例来自普通家庭 2 岁以下儿童粪便菌群，发现从未使用过抗生素的儿童粪便中肠球菌和乳酸菌明显增高，母乳喂养和素食儿童肠球菌明显增高，在家庭中分娩出生的婴儿乳酸菌的多样性多于医院出生者，研究者认为生活方式是影响肠道菌群的一个重要因素，在人智学生活方式下成长的儿童，其肠道菌群的变化是这些家庭过敏性疾病发病率低的原因。进一步的研究显示不同型别的双歧杆菌及其功能在过敏患儿和正常儿童中也存在着差异。Ouwehand 等发现过敏患儿（50 例）粪便中双歧杆菌以成人型含量高为特征（青春双歧杆菌含量高），而正常婴儿以两歧双歧杆菌含量高为特征，从过敏患儿分离的双歧杆菌菌株对肠黏液的黏附力明显低于正常婴儿。Young 等观察了新西兰 Ghana（低发地区）和英国（高发地区）25～35 天婴儿粪便中的双歧杆菌，研究表明 Ghana 地区婴儿粪便中均含有婴儿双歧杆菌，而其他婴儿则不完全如此，并发现两歧双歧杆菌、长双歧杆菌和假小链双歧杆菌能诱导脐血树突状细胞表达 CD83 和产生 IL-10，诱导 Th2 免疫反应，而婴儿双歧杆菌不具有此作用。在过敏患儿与正常儿童中，肠道菌群组成的差异在不同研究中可能不尽相同，但过敏患儿粪便中双歧杆菌数量减少或型别的差异这一结果在所有研究中是一致的。

以上横断面研究无法证实肠道菌群与过敏性疾病之间的因果关系。Kalliomaki 等采用常规细菌培养、检测粪便脂肪酸和荧光定量原位杂交三种技术，对 76 名过敏高危婴儿在生后 3 周及 3 个月时进行分析，发现 1 岁时 29%（22/76）出现皮肤过敏原检测阳性，过敏和非过敏婴儿在 3 周时粪便脂肪酸组成已存在明显差异，原位杂交显示过敏婴儿粪便中梭菌含量较高，而双歧杆菌减少。另一项前瞻性研究对 24 例爱沙尼亚（低发地区）和 20 例瑞典（高发地区）儿童进行了 1 年的菌群测定，分别于生后 5～6 天、1 个月、3 个月、6 个月、12 个月进行，发现在日后出现过敏的儿童中，新生儿期肠球菌减少，12 个月内双歧杆菌减少，而在 3 个月时梭菌含量增高，6 个月时金黄色葡萄球菌含量增高。进一步研究证实，肠道菌群的多样性减少可能是过敏性疾病发病的原因之一。一项研究采用 454 高通量测序技术研究了 20 例湿疹患儿和 20 例健康儿童在 1 周、1 个月和 12 个月的肠道菌群多样性和组成，发现 2 岁时 IgE 相关的湿疹患儿在出生 1 个月时肠道菌群多样性减少（主要是拟杆菌门），在 12 个月时主要由革兰氏阴性杆菌组成的变形菌门的多样性减少。同一研究者还发现 7 岁时发生哮喘的患儿与出生后 1 周和 1 个月时肠道菌群多样性降低密切相关，而过敏性鼻结膜炎、湿疹和过敏原皮肤点刺试验阳性与此无关，婴儿期发生 IgE 相关湿疹随后出现哮喘的患儿肠道菌群多样性明显降低。以上研究均表明，在过敏性疾病出现症状之前，肠道菌群紊乱已经存在，而非继发现象。总之，肠道菌群紊乱是近几十年来过敏性疾病增加和发病的重要因素之一，但具体由哪些菌群的减少或增多导致，仍然需要做进一步的研究和探讨。

第三节　肠道菌群在肠道免疫发育成熟和过敏中的作用

肠道菌群是个复杂的生态系统，受宿主、饮食、疾病、微生物、抗生素和环境等多种因素的影响。肠相关淋巴组织（GALT）是人体最大的免疫器官，全身 70%～80% 的免疫细胞分布在其中。新生儿出生时胃肠道是无菌的，免疫系统的发育成熟度也比较低，但很快有种类繁多的细菌定植。随着细菌的定植，肠道微生物群建立，此后在不断进行构建和演替过程中，刺激机体产生大量的淋巴细胞和淋巴组织，促进全身免疫系统和黏膜免疫系统的正常发育并逐步成熟，这其中也包括 GALT 的发育和成熟。GALT 在未成熟的初期，在对肠道微生物群产生耐受的同时，也有助于免疫系统诱导产生下述 2 种显著对立的作用：①适度、恰当地针对病毒和细菌病原体的炎症反应调控免疫防御机制的发育；②促进对食物抗原产生免疫耐受的极其复杂的免疫机制。

越来越多的研究证实，肠道菌群在出生后免疫系统发育成熟过程，特别是免疫耐受中起至关重要的作用。一项研究发现在无菌小鼠中，不能诱导 Th2 介导的免疫耐受，而在新生小鼠重建肠道菌群后则能形成口服免疫耐受，对年龄大的小鼠无此作用。Vonder Weid 等则发现乳杆菌能抑制 T 细胞增殖，减少 Th1、Th2 细胞因子释放，同时能诱导调节性 T 细胞产生 TGF-β 和 IL-10，预示着免疫耐受形成。进一步的研究表明，肠道菌群对免疫发育的作用是通过树突状细胞（DC）实现的。Drakes 等的研究显示，益生菌能上调人骨髓来源的 DC 表达 CD80、CD86、CD40 和 MHC Ⅱ 类分子，增加 IL-10 的释放，但在功能上益生菌没有促进同种 T 细胞增殖的能力。Braat 等的研究则证实，用鼠李糖乳杆菌刺激成熟的 DC，在人体内体外均能降低 T 细胞的增殖反应，减少 Th1、Th2 细胞因子的分泌，这一作用不是通过上调调节性 T 细胞因子实现的，提示益生菌通过其他机制调节 DC 功能而降低 T 细胞反应。他们的另一项研究发现乳杆菌和肺炎克雷伯杆菌虽然均能诱导 DC 成熟，使其表达 CD83 和 CD86，但激活 Th1 细胞的受体主要在肺炎克雷伯杆菌诱导的 DC 上表达，而乳杆菌诱导的 DC 产生 TNF-α、IL-6、IL-8 和 IL-12 减少，证实益生菌与致病菌对 DC 调节的差异导致不同的免疫反应。Hoarau 等的研究进一步提示，益生菌对 DC 的作用是由 TLR2 途径介导的。这一结果与以前的一项研究相符，该研究证实 G$^+$细菌（肠道菌群主要为 G$^+$细菌）的肽聚糖（PGN）和脂磷壁酸（LTA），与 G$^-$细菌的 LPS 一样，可以诱导 DC 成熟，其作用是由 TLR2 介导的。另外的两项研究进一步显示，不同的乳酸菌菌株对 DC 的成熟及其分泌有不同的作用。此外，越来越多的研究证实调节性 T 细胞在免疫耐受中发挥关键的调节作用。肠道菌群及其代谢产物可以通过诱导产生调节性 T 细胞和 IL-10、TGF-β 等，参与黏膜免疫耐受的形成；肠道菌群还能够刺激 SIgA 的分泌，增强黏膜屏障的防御机制。

　　菌群通过对固有免疫和适应性免疫的作用，保护宿主免于发生过敏反应。围生期暴露于微生物伴随着固有免疫受体 TLR2、TLR4 和 CD14 的增加，而在过敏的学龄期儿童 PBMC 这些受体表达降低。固有免疫信号可以通过调节性树突状细胞（DCreg）和促进 Th1 免疫反应，调节 B 细胞抗体的同种型转换，还可以通过调节性 T 细胞（Treg）发挥作用。人类在长期的进化过程中，肠道菌群甚至包括一些寄生虫被肠道固有免疫系统识别为无害，当作"老朋友"对待，所表现出来的是免疫耐受或调节作用，而不是免疫反应。固有免疫系统对微生物如病毒、细菌、真菌和寄生虫的识别是通过各种 TLR 来实现的，如 TLR2 识别寄生虫和 TLR9 识别乳酸杆菌等作为无害的"老朋友"，通过诱导成熟 DC 的一种非常模式，即 DC 保持调控 Treg 的能力，而起到免疫调节作用。如果环境因素造成这种重要的 Treg 活力下降，即发生免疫调节的失常。细菌肽聚糖细胞内的受体——核苷酸结合寡聚化结构域蛋白 2（nucleotide-binding oligomerization domain 2，NOD2）的多形性与哮喘的易感性有关。在"老朋友"的诱导下，DCreg 和 Treg 通过介导分泌 IL-10 和 TGF-β 使"老朋友"免受宿主免疫系统的杀灭，而长期生存下来。一旦"老朋友"发生改变，DCreg 不可避免地攻击自己，肠内容物和过敏原等将与免疫系统发生反应导致过敏性疾病、炎性肠病和自身免疫性疾病的发生。近几十年来由于工业化、城市化、公共及个人卫生状况改善、生活方式的变化、广泛使用抗菌药物及广泛进行预防接种等，这些均减少了年幼儿童暴露环境微生物感染的机会，造成肠道菌群"程序化建立"延迟或紊乱，导致机体免疫反应仍然维持于 Th2 优势或免疫耐受不能形成，引起过敏性疾病的发生和增加。

　　肠道菌群紊乱还会影响呼吸道黏膜免疫耐受的形成。Noverr 等使用头孢哌酮结合白念珠菌灌胃，建立了小鼠肠道菌群紊乱模型，当首次吸入烟曲霉后，发现不需要以前的致敏，即可以诱导小鼠出现肺部典型的过敏性反应，而不使用抗生素的小鼠则不出现此反应。此后他们又使用两种基因背景的小鼠（BALB/c，C57BL/6），用两种过敏原（烟曲霉和 OVA）进行实验，结果显示肠道菌群紊乱的作用与基因背景和抗原无关，而需要 IL-13 的参与。这直接证实了肠道菌群紊乱能够导致肠道以外——呼吸道过敏反应的发生，提示气道耐受与口服耐受可能同时起作用。最近的研究表明，肠道菌群的代谢产物——短链脂肪酸（short chain fatty acid，SCFA），特别是丁酸、乙酸和丙酸作为 T 细胞亚群分化增殖的关键因素，在对抗过敏中发挥了重要的作用。G 蛋白偶联受体（G protein-coupled receptor，GPCR）43（GPR43）是游离脂肪酸 2 受体，SCFA 与 GPR43 结合以后，介导结肠中 Treg 增殖和 IL-10 产生的增加，GPR 缺陷小鼠 IL-10 表达显著减少，并出现气道过敏性炎症。食物中复杂的多糖是菌群产生 SCFA 的主要底物，有研究证实在鼻暴露尘螨提取物之前，喂食低纤维饲料小鼠的肺组织中 IL-4、IL-5、IL-13 和 IL-17A 明显增加，气道中黏液产生增加，杯状细胞增殖，循环 IgE 增高。而高纤维饲料喂食的小鼠这些细胞因子降低，黏液分泌正常。纤维的摄入改变了肠道菌群的组成，高纤维饲料喂食小鼠肠道丹毒丝菌科增加，而低纤维饲料组拟杆菌科和双歧杆菌科增加。进一步研究证实补充丙酸盐能够增加 Foxp3$^+$CD25$^+$CD4$^+$Treg 的数量和动员 DC 前体细胞的造血生成。以上研究说明肠道菌群产生的 SCFA 不仅在肠道局部发挥下调炎症作用，还可以进入血液循环，影响骨髓中抗原提呈细胞的前体细胞，调节宿主的免疫生态平衡，对其他部位黏膜免疫发挥调节作用。

　　关于肠道菌群在调控儿童免疫成熟和过敏疾病发生中作用的研究，得到了流行病学及许多临床研究的证实，已经改变了既往对过敏性疾病的预防策略。流行病学研究建议在生命早期（1 岁以内）"高抗原暴露"可适当地"训练"免疫系统，并阻止儿童过敏性疾病的发生；而减少"抗原暴露"一方面可减少对免疫系统的刺激，另一方面可促使基因易感个体的致敏免疫反应失调。例如，美国进行的一项在城市环境中针对 1 岁以内婴儿暴露过敏原和微生物对 3 岁时发生持续性喘息和过敏影响的队列研究，纳入了 560 名过敏高危婴儿（母亲或父亲患有过敏性疾病或哮喘），结果显示 3 岁以内累积暴露与过敏原致敏和反复喘息发生率呈正相关，但是 1 岁以内暴露蟑螂、老鼠和猫与反复喘息发生率呈负相关，屋尘中细菌特别是厚壁菌门和拟杆菌门的含量与过敏和过敏性喘息发生率呈负相关，证实 1 岁以内高暴露过敏原和细菌有助于减少 3 岁时过敏和反复喘息。

第四节　益生菌防治过敏性疾病的作用机制

　　基于肠道菌群紊乱在过敏性疾病发病中作用的认识，以及益生菌具有的免疫调节作用及增加黏膜屏障功能，近年来国内外进行了许多益生菌在过敏性疾病中的作用机制研究。

　　在食物过敏方面，牛奶蛋白过敏是婴幼儿最常见的食物过敏反应。2011 年的一项研究显示口服鼠李糖乳杆菌能够降低 Th2 免疫反应，如高反应性评分和血清中全牛奶蛋白（CMP）特异性 IgG1 抗体，而促进产生 Th1 免疫反应包括增加 IFN-γ 和 CMP 特异性 IgG2a

抗体。另外的一项研究结果显示，口服由 8 种益生菌组成的制剂 VSL#3，可以调节机体免疫平衡，使 Th2 免疫反应向 Th1 免疫反应转变来减轻虾过敏原蛋白引起的严重食物过敏反应。另有研究发现，口服双歧杆菌可以降低卵清蛋白（OVA）致敏小鼠血清中 IgE 和 IL-4 水平，显著增加血清中 INF-γ 和脾脏中 Treg 及 IL-10 阳性细胞水平，并且还能够调整肠道菌群，增强肠道屏障功能和减少细菌移位。最近的研究还证实，酪酸梭菌 CGMCC0313-1 菌株能够明显减轻 β-乳球蛋白（BLG）诱发食物过敏小鼠的症状，增加 SIgA 和 CD4$^+$ CD25$^+$ Foxp3Treg 的数量，恢复 Th1/Th2 和 Th17/Treg 的失衡，改善肠道病理组织学变化。

在气道过敏方面，早在 2007 年就有研究报道口服罗伊氏乳杆菌（*Lactobacillus reuteri*）能够明显抑制 OVA 致敏的气道过敏小鼠气道中嗜酸性细胞的浸润，并且降低肺泡灌洗液（BALF）中肿瘤坏死因子、单核巨噬细胞趋化蛋白-1、IL-5 和 IL-13 的水平，认为口服益生菌可能在治疗过敏性气道疾病中具有潜在的作用。此后许多的动物实验研究证实使用益生菌包括干酪乳杆菌、鼠李糖乳杆菌、动物双歧杆菌、短双歧杆菌、婴儿双歧杆菌和植物乳杆菌等，均可以降低血清中总 IgE 及 OVA 特异性 IgE、IgG1 水平，降低 IL-4、IL-5 等细胞因子的水平，减少肺泡灌洗液中嗜酸性粒细胞数量，减轻致敏气道炎症和降低气道高反应性。进一步的研究发现益生菌的作用是通过 Treg 发挥的。口服 LGG 和乳酸双歧杆菌（Bb-12）能够全面抑制所有的哮喘表现，包括降低气道高反应性、抗原特异性 IgE 和肺嗜酸性细胞的浸润，益生菌还能抑制脾中的淋巴细胞增殖，减少肠系膜淋巴结 Th2 细胞因子（IL-4、IL-5 和 IL-10）分泌，明显增加肠系膜淋巴结分泌 TGF-β 的 CD4$^+$/CD3$^+$ T 细胞。另外一项研究发现鼠李糖乳杆菌能够抑制气道高反应性、总 IgE 产生、肺嗜酸性粒细胞炎症和脾脏中淋巴细胞增殖，血液中 IFN-γ 和 IL-4、IL-5 和 IL-13 降低，而脾脏中 CD4$^+$CD25$^+$Foxp3$^+$ Treg 明显增加，使用抗 CD25 单克隆抗体则能阻断上述作用。最近的研究还证实，婴儿双歧杆菌 CGMCC0313-2 株和酪酸梭菌 CGMCC0313-1 株均能够明显降低 OVA 诱导的气道过敏小鼠的肺阻力，减少肺部炎症、肥大细胞脱颗粒和气道重塑，并且使 OVA 特异性 IgE/G1 表达降低，Th1/Th2 失衡得以纠正，抗炎症因子 IL-10 增加，病理组织学变化得到明显改善。

第五节　益生菌对过敏性疾病的临床防治研究

一、辅 助 治 疗

目前已有很多的研究表明益生菌对特应性皮炎的治疗有效。早在 1997 年，有学者对特异质婴儿应用益生菌表明具有临床疗效。研究对象是特异质湿疹和可疑牛奶蛋白过敏的婴儿，采用随机双盲对照，两组均给予深度水解乳清蛋白奶粉喂养，益生菌组奶粉强化有鼠李糖乳杆菌。1 个月后进行评价，益生菌组的评分较对照组得到显著改善，粪便的 TNF-α 和 α$_1$-抗胰蛋白酶的含量亦平行下降。对母乳喂养伴有湿疹的特异质婴儿，益生菌组辅以强化有乳酸双歧杆菌或乳杆菌 GG 配方奶粉，对照组则为普通配方奶粉，2 个月后，血浆可溶性 CD4 和尿嗜酸性阳离子蛋白-X 的水平同步下降，特异质湿疹的严重度评分也明显降低。益生菌对 IgE 相关疾病的患者治疗有效，已经证实血浆嗜酸性阳离子蛋白（ECP）水平在治疗期间下降。一项对疑为牛奶过敏（IgE 相关）的湿疹婴儿的研究，采用鼠李糖乳杆菌治疗，疗程为 4 周，安慰剂组采用相应饮食回避。治疗结束后，两组的评分指数无显著性差异，但在疗程结束后 4 周，再次进行评估，益生菌组的评分指数较安慰剂组显著下降。有多项随机双盲对照（DBPC）临床试验证实服用益生菌制剂能够明显减轻伴或不伴对牛奶过敏的特应性皮炎的临床症状，并且显示活的益生菌有效，灭活制剂无效；对 IgE 致敏的特应性皮炎有效，而对非 IgE 致敏者可能无效。关于益生菌对湿疹治疗的机制，一项对特应性皮炎的婴儿口服 8 周发酵乳杆菌（*L. fermentum*）后的研究表明，就外周血单核细胞对过敏原如 OVA、β-乳球蛋白、屋尘螨和疫苗（破伤风类毒素、白喉类毒素），对肠道菌群（加热致死的乳酸杆菌）、加热致死的金黄色葡萄球菌、葡萄球菌肠毒素（SEB）及植物凝集素（PHA）等反应产生的细胞因子 IL-5、IL-6、IL-10、IL-13、IFN-γ 和 TNF-α 进行比较，发现对 PHA 和 SEB 反应的细胞因子 Th1 型的 IFN-γ 显著增加，对 SEB 反应的 IFN-γ 增加使得特应性皮炎患者症状得到明显改善，对 OVA 反应的 IL-13 显著减低，但其他过敏原、疫苗及其他刺激物则未出现反应。

另有报道证明，几种益生菌菌株可改善肠道屏障功能。在患特应性皮炎的儿童中，鼠李糖乳杆菌 19070-2 与罗伊氏乳杆菌 DSM 12246 联合应用可改善肠道通透性。添加嗜酸双歧杆菌 Bb-12 的婴儿配方奶，也可降低脆弱的早产儿的肠道通透性。补充 LGG 可改善肠道屏障功能和克罗恩病、特应性皮炎及食物过敏患儿的临床状态，并可在成人中保护肠黏膜屏障完整性、抵御吲哚美辛引起的通透性改变。有特应性反应的成人，补充动物双歧杆菌亚种乳双歧杆菌（Bb-12），可通过恢复肠黏膜屏障功能改善患者的状态。益生菌还通过诱导 Th1、Th3 和 Tr1 类型的细胞因子起到减缓过敏性炎症的作用。

关于益生菌对湿疹的治疗研究，大多数显示有效，但也有无效的报道。国际上推荐，湿疹伴有牛奶蛋白过敏者使用 LGG 和乳双歧杆菌（*B.lactis*）。国内在这方面也进行了大量的临床观察，大多数菌株显示对婴幼儿湿疹有比较确定的治疗效果。

对过敏性鼻炎和过敏性哮喘的辅助治疗研究也有报道，但例数比较少，结果存在差异，初步的结果提示乳杆菌和双歧杆菌制剂对缓解过敏性鼻炎症状有一定的作用，但对过敏性哮喘作用不明显。

二、预　防

过敏性疾病的预防仍然是人类面临的挑战之一，在这一方面益生菌已经显示出了潜在的、诱人的效果。至今已经有几十项随机对照研究评价了益生菌药物对过敏性疾病的预防作用，大多数使用乳杆菌和双歧杆菌制剂，主要针对有过敏性疾病家族史的高危人群。最近的一项系统综述纳入了 17 个 RCT 研究，共 4755 儿童［益生菌组 2381 例，对照组 2374 例，观察益生菌对婴儿过敏性疾病（湿疹、过敏性鼻结膜炎、哮喘和喘息）］的预防，使用益生菌包括在妊娠后期和（或）出生 1 个月内使用，结论是益生菌能够明显降低湿疹的风险，特别是使用混合菌株组，但对哮喘、喘息和过敏性鼻结膜炎作用不明显。为此 2015 年国际过敏组织（WAO）在益生菌对过敏性疾病预防指南中认为，尽管目前使用益生菌预防儿童过敏疾病的证据不足，但是推荐在以下情况使用可以获益：①对于过敏性疾病高风险的婴儿，母亲在妊娠后期使用；②对于过敏性疾病高风险的婴儿，母亲在哺乳期使用；③对于过敏性疾病高风险的婴儿，出生以后婴儿使用。推荐使用 LGG、乳双歧杆菌（ *B.lactis* ）和其他双歧杆菌或混合菌株。国内临床使用的益生菌药物还没有这方面的临床应用报道。虽然过敏体质有一定的遗传倾向，但目前还没有可靠的遗传学和免疫学标志物来确定过敏性疾病的高危人群。通常认为以下是过敏性疾病的高风险人群：①父母双方均患有过敏性哮喘、过敏性鼻结膜炎或者特应性湿疹/皮炎，其子女发生过敏反应的概率为 40%～60%，是正常婴儿的 4 倍；②父母一方或同胞中患有过敏性疾病，其发病的概率为 20%～40%，是正常婴儿的 2 倍。由于剖宫产、配方奶喂养、1 岁以内比较长时间使用抗生素也是发生过敏性疾病的高危因素，所以这些人群也属于高风险人群。

除了益生菌菌株作用的特异性以外，对过敏性疾病预防干预的开始和持续时间可能也是影响其效果的主要因素，最新的一项针对益生菌对过敏（特别是食物过敏）的预防的系统综述和 Meta 分析显示，母亲在妊娠后期（1～3 个月）开始使用和出生后新生儿持续使用益生菌明显降低过敏（特别是食物过敏）的风险，而仅在妊娠期或仅出生以后使用作用比较弱。

第六节 展 望

在全世界范围内，过敏性疾病已经成为常见疾病，并且发病率逐年升高，受到了全球的关注。随着流行病学调查和实验研究证实肠道菌群紊乱与过敏性疾病发病关系的确定，以及肠道菌群对黏膜免疫系统发育成熟和免疫系统调节作用的研究和深入，在临床上应用益生菌药物治疗和预防过敏性疾病受到广泛的重视，这在目前全世界过敏性疾病逐渐增加的情况下，具有非常重要的现实意义，也有非常诱人的前景。益生菌能够刺激免疫系统的成熟，研究表明益生菌对湿疹的辅助治疗和预防有一定的效果。但补充益生菌的临床试验，取得耐受、候选的益生菌还没有达到理想的、对宿主和其肠道菌群有利的个性化程度。未来的研究应该注意采用统一的过敏症状的临床诊断及评价标准，特定的菌株、剂量及疗程的评价，患者的过敏性疾病表型，以及如何控制抗生素和母乳喂养等混杂因素的影响等。

（武庆斌 郑跃杰）

参 考 文 献

郑跃杰, 2017. 益生菌在儿童过敏性疾病的应用[J]. 中国实用儿科杂志, 32(2): 114-117.

郑跃杰, 2018. 婴幼儿肠道菌群和益生菌新进展[M]. 北京: 人民卫生出版社: 116-150.

中华预防医学会微生态学分会儿科微生态学组, 2017. 益生菌儿科临床应用循证指南[J]. 中国实用儿科杂志, 32(2): 81-90.

Abrahamson TR, Jakobsson HE, Andersson AF, et al, 2012. Low diversity of the gut microbiota in infants with atopic eczema[J]. J Allergy Clin Immunol, 129(2): 434-440.

Abrahamsson TR, Jakobsson HE, Andersson AF, et al, 2014. Low gut microbiota diversity in early infancy precedes asthma at school age[J]. Clin Exp Allergy, 44(6): 842-850.

Fiocchi A, Pawankar R, Cuello-Garcia C, et al, 2015. World Allergy Organization-McMaster University Guidelines for Allergic Disease

Prevention(GLAD-P): Probiotics[J]. World Allergy Organ J, 8(1): 4.

Jang SO, Kim HJ, Kim YJ, et al, 2012. Asthma prevention by *Lactobacillus rhamnosus* in a mouse model is associated with CD4(+)CD25(+)Foxp3(+)T cells[J]. Allergy Asthma Immunol Res, 4(3): 150-156.

Juan Z, Zhao-Ling S, Ming-Hua Z, et al, 2017. Oral administration of *Clostridium butyricum* CGMCC0313-1 reduces ovalbumin-induced allergic airway inflammation in mice. Respirology, 22(5): 898-904.

Liu MY, Yang ZY, Dai WK, et al, 2017. Protective effect of *Bifidobacterium infantis* CGMCC313-2 on ovalbumin-induced airway asthma and β-lactoglobulin-induced intestinal food allergy mouse models[J]. World J Gastroenterol, 23(12): 2149-2158.

Prescott SL, Dunstan JA, Hale J, et al, 2005. Clinical effects of probiotics are associated with increased interferon gamma responses in very young children with atopic dermatitis[J]. Clin Exp Allergy, 35(12): 1557-1564.

Wang H, Li Y, Feng X, et al, 2016. Dysfunctional gut microbiota and relative co-abundance network in infantile eczema[J]. Gut Pathog, 8: 36.

Wu CT, Chen PJ, Lee YT, et al, 2016. Effects of immunomodulatory supplementation with *Lactobacillus rhamnosus* on airway inflammation in a mouse asthma model[J]. J Microbiol Immunol Infect, 49(5): 625-635.

Zhang GQ, Hu HJ, Liu CY, et al, 2016. Probiotics for Prevention of Atopy and Food Hypersensitivity in Early Childhood: A PRISMA-Compliant Systematic Review and Meta-Analysis of Randomized Controlled Trials[J]. Medicine(Baltimore), 95(8): e2562.

Zhang J, Su H, Li Q, et al, 2017. Oral administration of *Clostridium butyricum* CGMCC0313-1 inhibits β-lactoglobulin-induced intestinal anaphylaxis in a mouse model of food allergy[J]. Gut Pathogens, 9: 11.

Zuccotti G, Meneghin F, Aceti A, et al, 2015. Probiotics for prevention of atopic diseases in infants: systematic review and meta-analysis[J]. Allergy, 70(11): 1356-1371.

第二十五章

肠道菌群与代谢性疾病

第一节　概　述

根据 WHO2017 年报告，截至 2016 年底，全球有 19 亿成年人超重（BMI 为 25.0～29.9kg/m^2），超重患病率为 39%；另外有 6.5 亿人患肥胖症（BMI＞30kg/m^2），肥胖症患病率达 13%；相比 1975 年，成人肥胖症患病率增加近 3 倍。世界范围内，超重和肥胖导致的死亡人数高于体重过轻造成死亡人数的 4 倍，超重和肥胖是导致糖尿病、缺血性心脏病和某些癌症发病率增加的重要原因。

更令人震惊的是，全球儿童青少年肥胖症人数相比 40 年前增加了 10 倍！据《柳叶刀》（*Lancet*）杂志 2017 年发表的一项调查结果显示：全球青少年重度超重人数（年龄标化后平均 BMI 大于 1SD）达 1.9 亿，肥胖症者（年龄标化后平均 BMI 大于 3SD）1.25 亿，平均每 5 个青少年就有 1 例患肥胖或超重。2016 年全球有 4100 万名学龄前儿童超重，超重儿童可能成为肥胖的成人，他们可能更早地罹患糖尿病和心血管疾病，从而加剧过早死亡和残疾风险，因此，儿童肥胖成为 21 世纪面临的最严峻的公共卫生挑战之一。

糖尿病（尤其是 2 型糖尿病）是肥胖的并发症之一。2016 年 WHO 的全球糖尿病报告指出，世界上有 4.22 亿人患有糖尿病，这个数字是 1980 年的近 2 倍；成人糖尿病患病率由 1980 年 4.7%上升到 2014 年的 8.5%，妊娠糖尿病已成为第三类糖尿病，糖尿病孕妇生产的后代日后患上 2 型糖尿病的风险大大增加。糖尿病已成为全球主要死亡病因之一。

肥胖症不仅仅是糖尿病的高危因素，还是其他许多疾病的高危因素，如高脂血症、高尿酸、高血压、非酒精性肝病、动脉粥样硬化、心血管疾病和某些癌症。一个不争的事实是，全球范围内与肥胖相关的代谢失调疾病的患病率（如 2 型糖尿病、冠心病、动脉粥样硬化及非酒精性脂肪性肝病等许多慢性代谢性疾病）也呈现出稳步增长的趋势，如何遏制和治疗肥胖及相关代谢性疾病，成为亟待解决的公共健康问题。

传统观点认为，肥胖等慢性疾病的快速增长是由能量摄入过多、消耗减少而造成的能量代谢不平衡导致的。尽管研究者们提出了各种可能的假设和理论，但是，从饮食结构改变到肥胖和糖尿病等代谢性疾病发生之间的重要分子过程和机制，依然未形成共识。因此对肥胖、2 型糖尿病等代谢性疾病预防和治疗的方法也没有根本性的突破。

　　临床研究发现，脂肪积累和全身慢性低度的系统炎症是肥胖等代谢性疾病患者普遍具有的两大临床表征，近几年来越来越多的证据表明，肠道菌群同肥胖、胰岛素抵抗等代谢性疾病的发生发展密切相关。不当的饮食结构引起的肠道菌群结构失调在代谢综合征发生发展过程中扮演了极为重要的角色。换句话说，肠道菌群是连接饮食结构失调与慢性代谢性疾病发生之间的重要桥梁。一方面，肠道菌群帮助消化宿主自身无法利用的复杂碳水化合物，使宿主从食物中获得更多的能量，通过影响宿主能量代谢相关基因表达，参与宿主脂肪存储的调控，促使宿主增加脂肪积累；另一方面，肠道菌群与伴随代谢综合征的系统性慢性低度炎症的发生有关，因此肠道菌群已经成为预防和治疗代谢性疾病的新靶标。

　　本章节重点介绍最近十五年人体肠道微生物群落与人体健康和疾病的互作关系，尤其对肠道菌群调节人体营养素和能量代谢稳态，相关肠道菌群结构失衡通过"肠漏"、内毒素血症、全身低水平炎症导致胰岛素抵抗、脂肪过度蓄积等方面的研究成果进行阐述，并系统回顾以菌群为靶点的营养干预手段防止慢性代谢性疾病的国内外研究进展，希望为儿科医生临床治疗儿童肥胖症及代谢性疾病提供借鉴和方法。

第二节　肠道菌群与宿主共同进化

　　人体肠道内定植着复杂的微生物群落，种类包括细菌、病毒、真菌，数量超过 1000 种，其总重量高达 1～2kg，细胞总数达 10^{13}～10^{14} 个，细胞总量几乎是人体自身细胞的 10 倍，编码的基因数量至少是人体自身基因的 100 倍。数量如此庞大的微生物群体，通过长期与宿主的共同进化，提供了宿主不具备的酶和生化代谢通路。肠道菌群的基因组信息的总和被称为"肠道元基因组"（gut metagenome），是控制人体健康的"人类第二基因组"，与人体的基因组一起，通过与环境条件的相互作用，影响着人体的生理代谢。

　　肠道菌群的结构和组成是在长期进化过程中与人类双向选择的结果。人类在生命进化的早期阶段，时常要面对食物缺乏和病原体的侵袭，对于人类物种而言，生存最重要的选择是忍受饥饿的能力和对病原体的免疫防御能力，这种选择使得宿主更加有效地利用能量，并且把多余的能量储存起来，以便在食物缺乏时再利用。而微生物引发的感染过程不断刺激和成就了宿主免疫系统的强大，尤其是在周期性传染病流行导致人口剧减之后。上述综合因素的长期选择造就了今天的人类生物体高效利用和储存能量、强壮而高度敏感的免疫功能。然而，面对持续营养过剩的 21 世纪，这种曾经是优点的代谢模式却成了肥胖及相关代谢性疾病的发病原因。

　　人类个体的肠道菌群是从出生的第一年开始建立的，个体在幼儿到成人的发育成长过程中，肠道菌群的种群构成受宿主因素、外界环境、肠道内微环境及肠道菌群本身变化的影响。肠道微生物菌群建立的早期阶段也是个体建立正常肠道微生态的关键调节期，食物在这一时期是最重要的影响因素，这一时期肠道菌群健康与否决定了该个体成年后的肠道生理功能和疾病的发生发展。

　　当婴儿期以母乳为主食时，肠道中双歧杆菌属的婴儿长双歧杆菌、短双歧杆菌和两歧双歧杆菌占优势，这三种双歧杆菌的基因组编码了能充分利用母乳寡聚糖的代谢酶，印证了食物链和环境适应性理论。婴儿的肠道菌群结构组成在出生一年后开始向成年个体的菌群结构转变，在两岁左右就已经完全同成年个体的肠道菌群结构相似了。成年人肠道菌群有两个属占优势地位，分别是普雷沃杆菌属（*Prevotella* spp.）和拟杆菌属（*Bacteroides* spp.），在来自非洲农村的、饮食富含高纤维素的儿童人群，以及来自马拉维和委内瑞拉的、饮食中富含植物性多糖（如玉米和红薯）的儿童和成年人群肠道中，普雷沃杆菌属的丰度很高；相反，来自美国的、食物中富含高脂高糖的人群肠道中，拟杆菌属的丰度更高。研究证实，拟杆菌属与长期食用富含动物性蛋白和饱和脂肪酸为主的饮食高度相关，而普雷沃菌属则同碳水化合物及寡糖为主的饮食相关。国内外学者开始以研究肠道菌群的结构变化作为切入点，来探讨膳食营养与肥胖等代谢性疾病之间的关系。

　　肠道菌群与宿主免疫系统之间也存在着相互影响和相互依赖的关系。个体的固有免疫系统和适应性免疫系统在发育过程中都受到肠道菌群的影响，肠道菌群不仅是人体最大的外周免疫器官，也是个体出生后免疫系统后天发育的"训练基地"。最新研究证实，妊娠期母亲口腔、肠道和阴道微生物及代谢产物影响着胎儿遗传物质 DNA 甲基化过程等表观遗传发育，塑造着胎儿肠黏膜转录基因表达。SIgA 是人体黏膜免疫系统的重要成分，肠道特定共生细菌可诱导其释放。保护黏膜表面不受损，并且有利于人体和微生物互利共生；固有免疫系统能够识别一般的微生物相关的分子（MAM），如细胞壁成分（脂多糖和肽聚糖）和鞭毛蛋白，Toll 样受体（TLR）是宿主用于识别这些抗体的几种蛋白之一。当 TLR 不存在或者发生突变，就不会正常形成肠道及黏膜免疫系统；肠道共生菌对抑制炎性反应、促进免疫耐受非常重要，并且这种影响通过 TLR 实现。不仅仅固有免疫系统受肠道菌群的影响，适应性免疫系统同样与肠道菌群密切相关，有研究表明，T 细胞的发育与分化同时受自身或非自身识别机制和肠道菌群的共同影响。

　　黏膜免疫系统同肠道菌群拥有非常复杂的相互关系。肠黏膜及定植在肠道内的微生物构成了保护宿主抵御病原菌入侵的第一道屏障。一方面，肠道特定菌属诱导肠上皮杯状细胞分泌黏液，肠菌代谢产物 SCFA 中的丙酸和丁酸通过肠上皮细胞表面特定的受体（GPR41 和 GPR43）诱导肠上皮 L 细胞分泌抗菌多肽，促进黏膜下 T 细胞分化成熟和分泌 SIgA，肠道特定菌属能促进肠上皮表达紧密连接蛋白，保护肠屏障，维持肠壁的完整性；另一方面，肠道菌群中的有益菌如双歧杆菌、乳酸菌等，能够与产各种代谢毒素（如细胞毒素、免疫毒素和遗传毒素）的有害菌竞争，防止各种细菌代谢毒素进入血液。当肠道有益菌群丰度减少，则依赖于肠道有益菌作用的肠黏膜屏障功能发生障碍，通透性增加，形成"肠漏"，来自肠腔的腐败菌和代谢产物脂多糖进入体循环，引发人体全身炎症性应答。

　　经过数百万年的共同进化，肠道微生物群落与人体形成了互惠互利和相互依赖的关系。人类肠道内定植的数量巨大的微生物群体已经成为人体密不可分的共存"环境"因素，肠道菌群已经被看作是后天获得的一个重要"器官"。肠道菌群可提供宿主自身不具备的酶和生化代谢通路，影响人体的消化、营养及药物代谢、肠屏障功能、免疫及维生素合成等各个方面。人体肠道菌群可以看作是机体中的一个细菌器官：由不同的细胞系组成，并且细胞之间及细胞与宿主之间可以相互沟通；消耗、储存和再分配能量；调节重要的化学转化；通过繁殖进行自身维护和修复。

目前的研究推测，肠道菌群可能是在与人的遗传体质相互作用下导致肥胖及相关代谢性疾病发生的一个重要环节。对于这个中间环节的深入研究，很有可能使我们对肥胖、糖尿病、高脂血症等代谢性疾病的发生、发展机制取得全新的认识，进而引起诊断、预测、预警和治疗的根本性变化。

第三节　肠道菌群与肥胖

2014 年 WHO 更新了超重和肥胖的定义："可损害健康的异常或过量脂肪积累"，体重指数（BMI）是粗略反映超重和肥胖程度的指标，超重定义为 BMI$\geq$25kg/m^2，肥胖定义为 BMI$\geq$30kg/m^2。超重和肥胖的发生是宿主的遗传特性与高脂饮食和缺乏体力活动的生活方式共同作用的结果。

近几年有关肠道菌群参与人体能量代谢的调控，以及肠道菌群异常诱发和影响肥胖症等代谢性疾病发生发展的研究取得了飞速进展。人们比以往更深刻地理解了肠道菌群异常与肥胖症发病之间的因果关系。2004 年美国华盛顿大学的 Jeffery I. Gordon 研究小组首次报道肠道菌群可以通过调控小鼠的基因表达来调节小鼠的脂肪代谢，提出"肠道菌群是调节脂肪存储的环境因子"。随后他们完成的一系列研究发现：无菌动物食用高热量的饲料不会肥胖，而肥胖表型可以随着菌群在动物个体间转移。2013 年上海交通大学教授赵立平实验室通过临床试验发现，一种称为"阴沟肠杆菌"的肠道条件致病菌是造成肥胖的直接元凶之一，阴沟肠杆菌可以产生内毒素，能够让本来食用高脂饲料不产生肥胖的无菌小鼠发展出严重的肥胖症，同时能够引起小鼠炎症和胰岛素抵抗，也可以关闭消耗脂肪需要的基因，激活合成脂肪的基因；首次证明了肠道细菌与肥胖之间具有直接因果关系。

一、肠道菌群对宿主能量代谢的调节

肠道菌群在能量代谢过程中起着重要的调节作用。与人类共同进化了数百万年的、庞大的人体肠道微生物菌落提供了宿主不具备的代谢酶和生化代谢通路，其中的一个主要代谢功能就是发酵那些不能被小肠吸收的食物残渣和上皮细胞分泌的黏液，通过发酵降解多糖（淀粉、纤维素、半纤维素、胶质）和不被吸收的寡糖来产生能量，代谢的终极产物是 SCFA。SCFA 又在宿主能量代谢中发挥重要调控作用。一方面，SCFA 中的丙酸和丁酸是宿主肠黏膜吸收和利用的能量底物，并且这一过程的中间代谢产物为微生物自身的生长和增殖提供能量和营养物质，肠道菌群可以通过帮助消化利用宿主自己不能利用的营养物质，使其获得更多能量。另一方面，SCFA 通过诱导肠上皮内分泌细胞释放多种代谢相关激素（如肽 YY、胰高血糖素样肽-1、瘦素）影响宿主食欲中枢，调节摄食行为。此外，肠道细菌还参与了维生素的合成及各种离子如钙、镁、铁的吸收，间接影响能量代谢。

美国华盛顿大学的 Gordon 教授课题组研究发现，在给予相同食物（含 57% 碳水化合物，5% 脂肪）的情况下，无菌小鼠在肠道内重新定植了正常菌群后比无菌时每天消耗食物量少29%，体脂肪总量却增加了 42%，提示肠道菌群能够帮助宿主消化多糖而从食物中获取更多的能量。将遗传型肥胖小鼠的肠道菌群移植到野生型无菌小鼠体内，后者 2 周后的脂肪存储量就显著超过移植了健康小鼠菌群的对照组，表明肥胖表型可以随菌群在不同个体间发生转移，就是说：肥胖菌群是可传染的。该课题组的进一步研究发现，肠道菌群促进身体脂肪总量的增加反映的是脂肪细胞显著的过度肥大，而非其数量的增加。菌群的定植增加了宿主肠道内葡萄糖的吸收，以及血清中的葡萄糖和胰岛素含量，从而增加了两种基础转录因子（ChREBP 和 SREBP）表达，诱导了肝脏的脂肪合成。微生物发酵产生的 SCFA 可以刺激肝脏中脂肪代谢相关的酶。三酰甘油通过脂蛋白脂肪酶（LPL）的中介作用，从肝脏进入循环系统，进而被脂肪细胞吸收。肠上皮细胞可以产生一种 LPL 的抑制因子：禁食诱导脂肪细胞因子（FIAF），而肠道菌群能够调控 FIAF 的表达。通过比较无菌鼠和正常野生鼠及 FIAF 基因敲除鼠，证实 FIAF 是体内具有重要生理作用的 LPL 调控因子，而且是菌群诱导的脂肪存储（肥胖）增加的重要中介因子。这一系列的研究，有力地证明肠道菌群作为一种环境因素，参与了宿主脂肪存储的调控，是肥胖发生的重要原因。上述 Gordon 教授课题组研究表明，肠道菌群是一种"内化的环境"因素，通过发酵膳食中不被宿主利用的糖类，提高宿主从食物摄取能量的效率，肠道菌群还可以通过调控宿主基因表达来调节宿主的脂肪代谢。

肠道菌群对宿主能量存储的影响作用有以下几个方面：①肠道细菌能够发酵食物中宿主自身不能消化、分解的物质，将其转化为 SCFA 等小分子物质，从而为宿主提供能量，促进脂肪的合成和存储；②肠上皮细胞产生的 FIAF，能够抑制 LPL 的作用，进而促进宿主利用自身的脂肪，而研究表明，肠道菌群可以通过抑制 FIAF 基因的表达，促进 LPL 的表达，从而促进脂肪细胞中三酰甘油的储存；③肠道菌群可以促进脂肪合成基因（Fas 和 Acc）及其调节蛋白（ChREBP 和 SREBP-1）基因的表达，从而促进三酰甘油在肝脏脂肪细胞中的积聚；④AMP 活化的蛋白激酶（AMPK）在宿主能量代谢过程中起关键作用，肠道菌群能够降低肝脏和肌肉的 AMPK 活性，从而抑制依赖 AMPK 的脂肪酸氧化作用；⑤SCFA 不仅是宿主肠道上皮细胞重要的能量来源，也是一种重要的信号分子，可激活肠上皮嗜铬细胞表面的两种 G 蛋白偶联受体（GPR41 和 GPR43），受体激活后释放胃肠肽类激素 PYY，PYY 抑制食物的摄入，抑制胃肠排空、胰腺和肠道的分泌及肠道蠕动。

二、肠道菌群与慢性全身性低水平炎症

1908 年的诺贝尔奖得主——梅契尼柯夫提出："肠道细菌中的某些成员产生的毒素，可能是人得病和衰老的根源。"现代研究证明，肥胖症和相关代谢性疾病患者都有一个共同的病理表征，即体内存在着低度的、系统性的慢性炎症，那么肠道菌群与肥胖症和代谢性疾病患者中普遍存在的全身性低水平慢性炎症之间是什么关系呢？

高脂饮食诱导的肥胖和代谢综合征与肌肉、肝脏和脂肪组织中多种致炎因子的表达量增加有关，比如 IL-1、TNF-α、MCP-1 和 IL-6 等，这些标志物都参与破坏胰岛功能和胰岛素抵抗形成的过程。高脂饮食导致的肥胖小鼠中，各个代谢器官组织中的多种炎性因子表达量均显著增加。研究表明，这些因子均参与胰岛素抵抗的形成。胰岛素受体底物 1（IRS-1）是胰岛素信号转导通路中的重要信号蛋白，血液中的炎性因子 TNF-α 水平上升，促进了

IRS-1-丝氨酸磷酸化，而 IRS 丝氨酸位磷酸化干扰正常酪氨酸的磷酸化，从而影响宿主体内胰岛素的信号传导，导致 IRS-1 对胰岛素的敏感性下降，进而引发胰岛素抵抗。

近来，比利时法语鲁汶大学的 Patrice D. Cani 等找到了一类细菌相关的因子——脂多糖（LPS），将高脂饮食与代谢综合征联系起来，对肠道菌群与代谢稳态之间的关系提出了新假说。LPS 是革兰氏阴性菌细胞壁成分，死亡的革兰氏阴性菌释放的 LPS 与结合蛋白形成复合物，然后被免疫细胞表面 CD14/TLR4 受体识别，激活免疫细胞引发一系列的胞内反应，形成炎症。LPS 的重要受体 CD14 是在单核细胞、巨噬细胞和中性粒细胞表面表达的一种复合功能的受体蛋白。给 CD14 基因敲除小鼠饲喂高脂饲料或注射低剂量 LPS，不会诱发代谢失调的症状，并且正常饲料喂养的 CD14 基因敲除小鼠对胰岛素的敏感性增加。如果小鼠在饲喂高脂饲料的同时服用抗生素，可减少循环系统内毒素水平，从而避免了出现代谢性失调的症状如脂肪组织发炎、巨噬细胞浸润、氧化应激等。

Cani 实验组进一步研究发现，经过 2~4 周的高脂食物饲喂后，小鼠体内 LPS 水平比对照组增加 2~3 倍，但是远远低于败血症个体中的水平，他们把这种由 LPS 诱发的宿主全身性低水平炎症反应称为"代谢性内毒素血症"。同时，与用小鼠标准饲料（富含碳水化合物）喂养的动物相比，高脂组小鼠肠道内双歧杆菌属和 *E.rectale -Cl. coccoides* 的丰度显著下降；给小鼠灌喂益生元（寡聚果糖）来维持肠道内双歧杆菌的数量，发现双歧杆菌能够增加肠上皮细胞紧密连接蛋白的表达，进而增强肠屏障的功能，减少内毒素的入血，最终使小鼠能够抵抗高脂饮食引起的代谢性内毒素血症的发生，以及肥胖等代谢综合征。为了证明 LPS 是触发代谢失调的因子，研究者给小鼠注射低剂量的提纯 LPS，使其血液中内毒素水平与高脂组相同。实验数据表明，上述两组动物空腹血糖、肥胖、脂肪变性、脂肪组织巨噬细胞浸润、肝脏胰岛素抵抗、高胰岛素血症等生理改变相似。上述研究有力地证明了肠道菌群产生的内毒素与高脂饮食诱导的代谢失调密切相关。

肠道菌群引起全身内毒素血症的作用机制：长期高脂高蛋白和低纤维的膳食能够诱导肠道菌群改变，破坏肠道菌群的稳态，一方面肠道内产 LPS 的条件致病菌数量增加，而具有保护肠屏障功能的有益菌（如双歧杆菌）数量降低；另一方面，具有维持肠腔免疫稳态（SIgA 和抗生素、抑制炎症应答的 Treg 细胞）和诱导黏液分泌作用的有益菌代谢产物（SCFA）减少，进而导致肠屏障功能受损，肠道通透性增加，导致"肠漏"发生，肠腔大量 LPS 通过肠道进入体循环，引发代谢性内毒素血症。

三、肠道菌群与肥胖的因果关系

肥胖是代谢综合征的重要风险因素，肥胖相关的炎症在癌症发生发展中起到重要的作用，肥胖引起高血压、高血脂、胰岛素抵抗等代谢综合征，并导致 2 型糖尿病、心血管疾病和癌症，最终增加了死亡率。肥胖是遗传、环境等多种因素共同作用的结果，尽管遗传因素在肥胖形成过程中起重要作用，但是环境因素仍被认为是近年来超重及肥胖人数迅速增长的主要原因。肠道菌群是"内化的环境"因素，近些年研究发现，肥胖等代谢性疾病的发生发展与不合理饮食引发的肠道菌群紊乱之间存在密切关系，不合理的饮食习惯破坏了肠道菌群结构，从而产生免疫毒素，破坏肠道屏障功能，造成毒素入血，导致全身性的慢性炎症，引发胰岛素抵抗、脂肪过度积累及大小血管被破坏，不断推动代谢综合征的发展，最终形成糖尿病等疾病。越来越多基础和临床研究证实，肠道菌群结肠异常是引发肥胖等代谢性疾病的重要病因。

我国学者赵立平研究小组以小鼠为模型，发现了一些肠道菌群中的特殊物种与代谢综合征的发生和发展密切相关，如包含多种致病菌的变形菌门。他们对高密度脂蛋白基因敲除（ApoA-1$^{-/-}$）鼠（具有遗传性糖耐量受损和脂肪过度积累）和野生型小鼠分别给予高脂饲料或正常饲料，发现野生型高脂饮食组小鼠摄入了最大量的高脂饲料，肠道菌群结构改变最显著，同时也表现出最严重的肥胖和糖耐量受损表型，提示饮食结构和肠道菌群在代谢综合征的发生过程中比基因的作用更大。另外发现双歧杆菌在这两个基因型的高脂饲料组均检测不到，而变形菌门下的一种具有硫酸盐还原和产内毒素功能的脱硫弧菌科（Desulfovibrionaceae）的细菌数量在糖耐量损伤小鼠中明显提高，尤其野生型高脂饮食组最明显。

这与临床肥胖症和 2 型糖尿病的人群研究发现相一致，即代谢性疾病患者肠道中内毒素产生菌的数量显著增加，血液中内毒素水平显著上升。提示内毒素可能是导致肥胖症发生的直接原因。他们在临床研究中发现一种可产生内毒素的条件致病菌——阴沟肠杆菌，在 1 例体重高达 175kg（BMI 高达 58.8kg/m^2）的肥胖患者肠道内过度增长，细菌数量占总菌量的 35%，该患者经过膳食干预 4 周后，阴沟肠杆菌的数量迅速下降，膳食干预 23 周后，该菌降至检测不到的水平，与此同时患者体重下降到 51.4kg，高血糖、高血压、高血脂等症状也恢复至正常水平。经过进一步分离提纯，他们得到一株阴沟肠杆菌菌株 B29，接种给无菌小鼠后，饲喂高脂饲料时，无菌小鼠发生严重的肥胖和胰岛素抵抗症状。研究结果表明，来自肥胖患者的阴沟肠杆菌菌株 B29 导致高脂饲料小鼠的肥胖。肥胖症患者肠道内产内毒素菌群过度增长是导致肥胖和胰岛素抵抗发生的重要原因，而不是肥胖发生发展的结果。

研究发现饮食因素是决定肠道菌群构成的最主要原因。赵立平研究小组发现，饮食对肠道菌群结构变异的贡献达 57%，而宿主基因对肠道菌群变异的作用不超过 12%。他们对成年小鼠连续 14 周喂饲高脂饮食后发现，小鼠的肠道菌群与正常饮食的小鼠有显著性差异，同时有明显的肥胖和胰岛素抵抗等代谢综合征的症状。紧接着对原先食用高脂饮食的小鼠连续饲喂 10 周的正常饮食，从第 4 周开始其肠道菌群结构就与正常饮食小鼠无显著性差异，至第 10 周已经与正常饮食小鼠的肠道菌群结构基本一致，表明因不良饮食遭受破坏的肠道菌群结构可以通过科学的膳食和营养干预得到恢复，宿主的代谢和健康状况也可以得到改善，通过饮食调控肠道菌群，未来可能是治疗或者管理肥胖的策略之一。

第四节　肠道菌群与糖尿病

糖尿病是由于机体血糖自平衡失调而表现出高血糖症状的慢性综合性疾病，既是肥胖的并发症，又是一系列代谢相关性疾病的糖代谢异常表现，伴随着全身慢性轻度炎症。2 型糖尿病是以胰岛素抵抗和胰岛素分泌不足为病理生理基础的内分泌代谢性疾病。我国 2

型糖尿病流行病学调研显示，过去 40 年成人 2 型糖尿病患病率已经从 1980 年的 0.67% 飙升至 2013 年的 10.4%，现有 1.1 亿糖尿病患者，5 亿人糖尿病前期；而中国儿童糖尿病患病率呈爆炸式增长，年发病率达 6/10 万，发病增长超过 14%，高于国际平均水平，而中度肥胖儿童的糖尿病发生率正常人的 4 倍，高度肥胖儿童高达 30 倍以上。庞大的患病人群给家庭和国家造成巨大的经济负担，研究肥胖相关代谢病的发生机制和有效的防治方法已经刻不容缓。

糖尿病是由于血糖自平衡失调而表现高血糖症状的慢性综合性疾病，国际糖尿病联盟关于代谢综合征全球共识中明确指出：肥胖是发生糖尿病（主要指 2 型糖尿病）的独立危险因素之一。肥胖人群中，糖尿病患病率是普通人群的 5 倍以上，与此同时，有 80% 的 2 型糖尿病患者合并肥胖症，关于肥胖导致胰岛 B 细胞功能受损的病理机制，主要包括脂毒性和糖毒性机制。脂毒性机制强调，肥胖者体内含有过量的游离脂肪酸，远远超过进入胰岛 B 细胞胞质内的脂肪酸氧化能力，过量游离脂肪酸具有胰岛 B 细胞的毒作用，诱导 B 细胞凋亡。糖毒性机制体现在，肥胖者体内脂肪酸代谢产物增加，肝糖产生及输出增多，肌肉对葡萄糖摄取和处理减少，导致糖代谢氧化和糖的生物利用减少，因此肥胖与 2 型糖尿病关系密切。

肠道菌群作为一种"内化的环境"因素，也参与了 2 型糖尿病发生发展过程。Gordon 研究小组报道，相比无菌小鼠，正常饲养的小鼠更容易发生胰岛素抵抗，他们在 2004 年的研究结果显示，肠道的一种细菌——多形拟杆菌可以调节宿主体内 PPAR-γ 受体的转运和活性，可能参与了胰岛素抵抗的发生和 2 型糖尿病的发生发展。2012 年我国华大基因科学家通过对 345 名中国人的肠道微生物进行宏基因组关联分析，共鉴定出约 6 万个糖尿病相关的分子标记，从分子层面上明确了糖尿病患者与非糖尿病人群在肠道微生物组成上的差异。2013 年我国赵立平研究小组从中国肥胖症患者粪便中分离提取出一种能释放内毒素的革兰氏阴性肠杆菌——阴沟肠杆菌，这种菌能够让本来食用高脂饲料不产生肥胖的无菌小鼠发展出严重的肥胖症，同时能够引起小鼠炎症和胰岛素抵抗，也可以关闭消耗脂肪需要的基因，激活合成脂肪的基因，证明了肠道菌群与高脂饮食相互作用引起人体发生肥胖和糖尿病的机制。

肠道菌群紊乱诱导和促进 2 型糖尿病发生发展的作用机制如下。

（1）LPS 引起的胰岛组织慢性炎症是 2 型糖尿病的重要发病机制之一。革兰氏阴性菌成分 LPS 是强效促炎因子，高脂饮食通过肠道菌群失调引发革兰氏阴性菌数量增多、肠壁通透性增加或肠道菌群移位，肠腔 LPS 进入体循环激活胰岛细胞引发低度慢性炎症，炎症一方面通过多种途径导致胰岛 B 细胞结构受损和功能障碍，促进 B 细胞凋亡，导致胰岛素分泌不足；另一方面还引起血管内皮细胞结构和功能异常，导致胰岛素在人体组织细胞中转运障碍，不能发挥正常作用，引起胰岛素抵抗。

（2）高脂饮食引起肠道菌群失调，肠道有益菌群代谢产物 SCFA 缺乏，SCFA 依赖的肠上皮 L 细胞分泌脑肠肽功能障碍，引起胰岛细胞功能受损、胰岛素抵抗的发生。

（3）肠上皮 L 细胞在肠道细菌发酵膳食纤维释放的 SCFA 诱导下，分泌各种生长因子，如 PYY、GLP-1，后者有多种促胰岛素作用，如直接降血糖、降低胰岛细胞凋亡的速率、通过"肠菌-胰岛轴"增加胰岛素的敏感性、刺激胰岛素分泌。高脂饮食引发肠道菌群失调则抑制 PYY、GLP-1 分泌，导致糖尿病发生。

第五节 肠道菌群与高脂血症

血脂是血清中胆固醇（TC）、三酰甘油（TG）和类脂（如磷脂）等物质的总称，与临床密切相关的血脂主要是胆固醇和三酰甘油。在人体内胆固醇主要以游离型的胆固醇及胆固醇酯形式存在；三酰甘油是由甘油分子的 3 个羟基被脂肪酸酯化形成。血脂不溶于水，必须与载脂蛋白（Apo）结合成脂蛋白（LP）后才能溶于血液并被运送至相应组织进行代谢。高脂血症（hyperlipidemia）是指人体脂类代谢异常，主要表现为低密度脂蛋白（LDL）升高和高密度脂蛋白（HDL）降低。

现代医学认为，一定程度的低密度脂蛋白升高可诱发动脉粥样硬化的形成，进而导致动脉粥样硬化性心血管疾病（ASCVD）的发生，其中 75% 致动脉粥样硬化性脂蛋白为低密度脂蛋白，此外还包括富含三酰甘油的脂蛋白残粒，后者在三酰甘油升高的情况下会起较大作用；低密度脂蛋白浸入动脉壁后，可导致动脉粥样硬化的发生与发展；仅低密度脂蛋白升高就能引发 ASCVD。因此，高脂血症是导致动脉粥样硬化进而形成心脑血管事件的主要因素之一，有效防治血脂异常是预防心脑血管疾病的重要途径。临床中为了降低 ASCVD 的发生风险，降低低密度脂蛋白就成为首要目标。

高脂血症多无明显的症状体征，但研究证明，成年期最常见的致死性疾病——冠心病的病理改变早在儿童时期就已出现，并与增高的血浆胆固醇及三酰甘油水平呈正相关，因此预防儿童时期高脂血症具有重大意义。我国缺乏儿童高脂血症的流行病学资料，早年对北京地区的 19 593 名 6～18 岁儿童青少年血脂水平的调查发现，儿童高脂血症［胆固醇 ≥5.20mmol/L 和（或）三酰甘油≥1.70mmol/L］总检出率为 9.61%，在国际上仍处于较低水平，但近年有上升趋势。

肠道菌群、高脂饮食、高脂血症三者间有着紧密的联系。肠道菌群中具有大量人体自身缺乏的基因，参与宿主营养素、代谢和能量贮存，宿主的脂代谢与肠道菌群之间存在密切的互作关系，肠道菌群的宏基因组释放胆固醇氧化酶、抑制肝脂肪合成酶的活性、调节胆固醇在血与肝脏中的重分布、影响胆盐的肠肝循环。高脂饮食和高脂血症改变肠道内营养素来源和氧化还原状态、破坏正常菌群赖以生存的微环境，造成肠道菌群结构异常，改变宏基因组的脂代谢相关酶的活性，造成脂代谢紊乱。

研究证实，肠道特定的有益菌群（乳酸杆菌属、双歧杆菌属、肠球菌属）直接参与胆固醇代谢，正常肠道菌群通过以下三种途径降低血胆固醇水平：①膳食胆固醇在富含胆固醇氧化酶的肠道菌群作用下生成胆固烯酮，再进一步被功能菌群降解成粪固醇和胆固烷醇，随粪便排出体外，人体健康时肠道有益菌群富含胆固醇氧化酶，加速胆固醇的降解，维持体内胆固醇的正常水平；②结肠正常菌群发酵膳食纤维素释放 SCFA，SCFA 可影响结肠上皮表达 Acc1 和 Fas，这是两种参与肝脏脂肪合成的关键酶，可通过抑制肝脏脂肪合成酶的活性及调节胆固醇在血与肝脏中的重分布，降低外周血三酰甘油和胆固醇水平；③肠道某些功能菌群（如乳酸杆菌属、双歧杆菌属、肠球菌属、大肠杆菌属）直接释放胆汁酸水解酶，将结合胆汁酸转变为游离胆汁酸，阻止胆汁酸的肠肝循环吸收进入肝脏组织，促进肝脏利用胆固醇合成胆汁酸，这样使血中的胆固醇更多地被肝组织利用和转化，实现了降低血胆固醇的作用。而在肠道菌群失调时肠道乳酸杆菌属、双歧杆菌属和梭菌属丰度降低，上述肝脏利用转化血胆固醇的过程被削弱，导致血胆固醇水平升高。

Martinez 等报道仓鼠肠道双歧杆菌浓度与高密度脂蛋白呈正相关。Grill 等报道，通过对有菌动物粪便和无菌动物粪便胆固醇的定量分析，发现有菌动物排泄胆固醇含量高，而无菌动物应用胆固醇饲料时，血液中积累的胆固醇含量是食用同样饲料有菌动物胆固醇含量的 2 倍。我国学者对乳酸菌及其发酵乳制品对血脂的影响进行了研究，发现乳酸菌包括嗜酸乳杆菌、双歧杆菌、干酪乳杆菌、嗜热链球菌、屎肠球菌、植物乳杆菌等都具有降胆固醇的效果，它们大都作用于血清三酰甘油、胆固醇、高密度脂蛋白、低密度脂蛋白而产生降血脂作用。上述研究表明，肠道菌群参与调控体内胆固醇吸收和转化。

近年，众多学者将目光投向对肠道菌群与脂代谢分子机制的研究上，肠道菌群影响脂代谢的作用主要通过如下两条途径：第一，直接调节宿主脂肪存储基因（FIAF）的表达活性，促进宿主脂肪积累。FIAF 基因负责编码脂蛋白脂肪酶（LPL）的抑制因子，LPL 可以促进脂肪的积累，有菌动物体内 FIAF 基因会受到菌群抑制，FIAF 开关被关闭，LPL 发挥活性，导致宿主大量脂肪累积。肥胖患者肠道内史氏甲烷短杆菌丰度异常增加，通过抑制 FIAF 因子生成和降低 AMPK 活性，促进肠道脂肪的吸收，增加三酰甘油在脂肪细胞中的积累，加速肥胖进程。第二，肠道菌群失调导致全身慢性低水平炎症状态，影响脂代谢。高脂饮食显著增加肠道产 LPS（导致全身慢性低水平炎症的关键病因）条件致病菌的数量，引发代谢性内毒素血症。

高脂饮食、高脂血症可以引起肠道菌群失调，肠道菌群失调又可以加重脂代谢紊乱，从而造成了恶性循环，这种恶性循环在高脂血症的发生发展中起着重要的作用。因此，通过对肠道菌群的有效调节来预防或治疗代谢性疾病会是一种有效的方法。

第六节　代谢性疾病治疗战略的新靶点：肠道菌群调整

一、益生菌治疗

根据 2001 年 FAO 和 WHO 对益生菌的定义：足量摄入后对宿主产生有益健康作用的活的微生物。这个定义不仅被科学界广泛接受，还成为益生菌研发生产行业和各国政府监管部门规范执行的概念。

科学家们研究证实，肠道菌群异常是肥胖症和各种代谢综合征发生发展的重要病因，而益生菌的作用靶点是肠道菌群，因此理论上推测益生菌干预治疗肥胖和代谢性疾病是有效的。近年，越来越多的人体临床试验证实了这一点。截至目前，共有 3 篇由不同研究者在不同时间发表的荟萃分析，结果显示，益生菌可改善血脂异常人群的总胆固醇酯、LDL-C和三酰甘油水平。一篇荟萃分析结果显示，连续 12 周口服多菌株高活菌量益生菌产品能显著改善绝经后肥胖女性的代谢综合征的各项血生化指标。2 篇荟萃分析显示益生菌可降低初诊 2 型糖尿病患者的空腹血糖水平；2017 年发表的 1 篇荟萃分析显示，益生菌能降低妊娠高血糖孕妇的血糖水平，提高胰岛素敏感性。1 篇荟萃分析结果显示，口服益生菌可改善初诊高血压患者的收缩压和舒张压。

Guo 等对纳入标准的、包括 485 志愿者参加的 13 项 RCT 进行系统综述，荟萃分析显示：每天摄入 1×10^8CFU/d、含乳酸杆菌和双歧杆菌的复合益生菌可降低血脂异常患者的总胆固醇酯（WMD=−6.40mg/dl，95%CI：−9.93～−2.87mg/dl，$P<0.05$）和 LDL-C（WMD=−4.90mg/dl，95%CI：−7.91～−1.90mg/dl，$P<0.05$），但是研究发现这个剂量对 HDL-C 和三酰甘油无效。Shimizu 等完成的荟萃分析纳入 33 项 RCT 的 1624 例受试者，结果发现，益生菌可降低血脂异常人群的 LDL-C（WMD=−7.3mmol/L，95%CI：−10.0～−4.4mmol/L，$P<0.0001$）和三酰甘油（WMD=−0.17mg/dl，95%CI：−0.27～−0.07mg/dl，$P=0.001$）水平，但也发现疗效存在高度异质性，特定益生菌才有效。Yucheng 等在另一项荟萃分析中纳入 13 项 RCT（976 名志愿者），结果也显示益生菌可降低三酰甘油（WMD=−0.26mmol/L，95%CI：−0.40～−0.12mmol/L，$P<0.001$）和 LDL-C（WMD=−0.23mmol/L，95%CI：−0.36～−0.10mmol/L，$P<0.001$）水平，同时发现存在显著菌株差异（$I^2=62.8\%$；$P=0.034$）。

Szulińska 等在一项前瞻性随机双盲对照试验中，将 81 名绝经期后高加索肥胖妇女随机分三组，分别给予高剂量益生菌（1×10^{10}CFU/d）、低剂量益生菌（2.5×10^9CFU/d）和安慰剂，连续干预 12 周后发现，高剂量多菌株复合益生菌（由 9 种菌株同等剂量组成）显著改善绝经后肥胖妇女的多项代谢指标（尿酸、血糖、血胰岛素、胰岛素抵抗指数），降低内毒素水平，上述治疗高剂量组疗效优于低剂量组。低剂量益生菌在改善受试者的多项血脂指标（LDL-C、HDL、TC、TG）更明显。

Nikbakht 等完成的荟萃分析评价益生菌/合生元对体重超重/肥胖症、2 型糖尿病、非酒精性脂肪性肝炎患者的辅助治疗效果，纳入 20 项 RCT、1002 名志愿者，结果显示，益生菌/合生元制剂可降低受试者空腹血糖值（WMD=−0.18mmol/L，95%CI：−0.37～−0.06mmol/L，$P=0.05$）。此外，他们总结益生菌改善 2 型糖尿病患者的疗效有如下特征：①有效干预时间 >8 周；②益生菌制剂优于酸奶；③日摄入活菌量 $>10^{10}$CFU/d 者有效；④对基线空腹血糖 >7mmol/L 者疗效显著；⑤复合菌株优于单一菌株。

Bonnie 等完成的评价益生菌改善糖尿病孕妇的血糖血脂作用荟萃分析，共纳入 4 项高质量 RCT，涉及 288 例糖尿病孕妇，连续 6～8 周给予符合益生菌干预（日摄入活菌量 $>1\times10^9$CFU/d），结果显示益生菌显著降低糖尿病孕妇的 HOMA-IR 指数（WMD=−0.69，95%CI：−1.24～−0.14，$P=0.01$）。

Khalesi 等完成的评价益生菌辅助治疗高血压疗效的荟萃分析结果显示，口服益生菌显著降低受试者的平均收缩压（WMD=−3.56mmHg，95%CI：−6.46～−0.66mmHg，$P=0.02$）和舒张压（WMD=−2.38mmHg，95%CI：−3.84～−0.93mmHg，$P=0.001$），同时发现影响疗效的因素包括干预时间、日摄入活菌量、多菌株复合制剂、高血压病程。

益生菌辅助治疗肥胖症和代谢性疾病的作用有如下特点：①干预时间不少于 8 周；②对未经治疗的初诊糖尿病、高血压、高脂血症患者的效果明显，如基线空腹血糖 >7mmol/L 及基线血压 $>130/85$mmHg；③日摄入活菌量在数百亿到数千亿（$1\times10^{10}\sim1\times10^{11}$CFU/d）者效果明显；④益生菌制剂效果优于益生菌酸奶；⑤多菌株复合制剂优于单一菌株产品。

经动物实验研究，益生菌对抗高脂饮食所致肥胖症和代谢综合征的分子作用机制如下：①调节宿主脂肪吸收存储相关的基因表达，抑制肠上皮细胞分泌的 LPL 抑制因子（FIAF），以及两种糖脂代谢相关基础转录因子（ChREBP 和 SREBP-1）的表达，影响肝脏脂肪和糖原合成、提高胰岛素敏感性；②通过代谢产物（SCFA）激活肠黏膜固有层淋巴细胞，诱导 Treg 聚集和活性，促进抗炎细胞因子（IL-10）分泌，降低促炎细胞因子（IL-1、IL-6、IL-8、TNF-α）水平，改善全身低水平炎症；③促进肠黏膜杯状细胞分泌黏液、上调紧密连接蛋白基因表达，加固肠黏膜屏障功能、抑制"肠漏"；④促进肠上皮相关内分泌细胞分泌 PYY、GPL-1、瘦素等代谢激素，通过修饰"肠-脑轴"的神经内分泌反馈环，调控食欲中枢活动；⑤纠正高脂饮食所致肠道菌群结构异常，提高有益菌群丰度，减少致病菌数量，减少肠源性内毒素产生。

二、益生元治疗

益生元概念最初是 1995 年由 Gibson 和 Roberfroid 提出来的，指"通过选择性促进结肠某些少数细菌生长繁殖和（或）活性，有益于宿主健康的非发酵食物成分"。此后科学界对益生元定义进行了持续辩论，并对原定义进行了多次修订，定义的基本特征被保留。2008 年 FAO 将益生元描述为"一类赋予宿主与微生物群调制相关的健康获益的非营养性食品成分"，这一概念在行业引起广泛争议，该定义不再要求是发酵后或肠道菌群的代谢产物，也不再强调是调节肠道菌群结构的物质，按照该定义，抗生素也可以看作是一种益生元。2017 年 ISAPP 提出益生元的新定义，"是一类能够被宿主体内的菌群选择性利用并转化为有益于宿主健康的物质"，新定义结合近年对人体微生态与健康和疾病关系的最新医学研究成果，在原来定义基础上扩展了益生元的概念和内涵：第一，可以是非碳水化合物，如酚类、黄酮类；第二，胃肠道不再是唯一靶点，而是扩展到人体其他部位，如呼吸道、泌尿生殖道；第三，益生元不仅限于食物。尽管"益生元"已成为一种被消费者广泛接受的概念，但其定义并未在科学界形成一个持续、清晰且广泛的共识。

在益生元种类上，按照最初 Roberfroid 的定义，只有菊粉和乳寡聚糖两种完全符合益生元的描述。2008 年 FAO 的定义将益生菌种类扩展到十余种［菊粉、低聚果糖（FOS）、低聚半乳糖（GOS）、大豆低聚糖（SOS）、低聚木糖（XOS）、寡聚异麦芽糖（IMO）、焦糊精、膳食纤维、抗性淀粉及其他不消化寡聚糖］。

一般我们理解的益生元是指能够选择性地刺激宿主肠道内一种或几种有益菌的活性或生长繁殖，又不能被宿主消化和吸收的食物寡聚糖。不是所有的寡聚糖都是益生元，如寡聚甘露醇（MOS）就不符合益生元的标准，MOS 可能会给宿主带来健康效应，但是在结肠内极少被共生菌（双歧杆菌属和乳酸杆菌属）发酵利用。目前只有两种不消化寡聚糖完全符合益生元的分类标准，分别是低聚果糖（FOS）和低聚乳糖（GOS）。

食物寡聚糖必须同时符合以下 4 点条件才被认为是益生元：①在上消化道不被水解也不被吸收。②选择性地被结肠一种或几种细菌发酵利用。③优化结肠肠道菌群结构，有利于宿主健康。④对宿主产生健康效应。另外，益生元需要完成人体临床试验后才能够确定其是否是益生元。益生元的分子结构对于其发挥的生理效应十分重要，因为这些分子结构决定了哪种微生物能够将其作为碳源和能量来源。

益生元对机体健康的促进作用日益受到关注，而现有相关临床研究多数涉及 GOS、菊粉和 FOS、膳食纤维等几种益生元。现有研究数据显示，益生元在促进钙和其他矿物质吸收、改善免疫、增加肠道酸性、降低结肠直肠癌风险、改善代谢综合征的"三高"指标（高血糖、高血脂、高血压）、潜在影响炎性肠病转归、调节排便频次、减少婴幼儿的感染等方面均有作用。

肠道菌群异常是导致代谢性疾病发生发展的重要原因，益生元以肠道菌群为靶点，选择性提高肠道产 SCFA 的菌群丰度，逆转高脂饮食所致肠道具有黏膜保护作用的有益菌群数量减少，强化肠黏膜屏障，减少肠源性毒素进入体循环，改善全身低水平炎症。2018 年 Yuan 等完成的系统综述和荟萃分析评价抗性淀粉对高脂血症患者的辅助疗效，共纳入 20 项 RCT 研究（n=771），结果显示长期服用抗性淀粉显著降低总胆固醇酯（WMD=-7.33mg/dl，95%CI：-12.15～-2.53mg/dl）和 LDL-C 水平（WMD=-3.40mg/dl，95%CI：-6.74～-0.07mg/dl），抗性淀粉降低总胆固醇具有量效关系，起效时间至少 4 周。

2017 年加拿大 Nicolucci 等完成了菊粉干预治疗 7～12 岁超重/肥胖健康儿童的前瞻性随机双盲对照试验，连续 16 周每天口服菊粉 8g 可显著降低肥胖儿童的 BMI、总体脂肪量、脂肪率和躯干脂肪率，志愿儿童体重和体重-年龄的 z 评分无显著变化。进一步研究发现，干预组患儿肠道菌群结构向正常对照靠近，全身炎症因子（CRP、LPS、IL-6）水平降低，提示菊粉通过调整肠道菌群，改善内毒素血症，降低全身低水平炎症，发挥抗肥胖作用。2017 年我国学者周宏伟在一项随机双盲对照试验中，对 35 例健康受试者连续 14 天分别口服 16g/d 的 FOS 或 GOS，14 天后发现志愿者的口服糖耐量显著提升，肠道双歧杆菌和产丁酸菌群数量增多。另外，2018 年 Bomhof 等初步研究发现，连续 36 周每天摄入 16g FOS 可显著降低非酒精性脂肪性肝炎患者的全身炎症水平，改善脂肪性肝炎的 NAS 评分，36 周后干预组患者粪便双歧杆菌丰度增加，梭菌属第XI簇丰度降低。

动物实验探索益生元对抗肥胖和代谢综合征的作用机制如下：①提高肠道有益菌群丰度，重建肠菌平衡，减少内毒素产生；②激活肠黏膜上皮固有免疫细胞，促进肠上皮增殖和黏液分泌，改善"肠漏"。③诱导肠上皮分泌 PYY 和 GLP-1 等肠激素，增加饱腹感，减少摄食量。

三、饮 食 疗 法

饮食是影响肠道菌群结构的主要因素，越来越多的研究开始关注饮食结构和生活方式对肥胖和代谢性疾病的治疗作用。"热量限制"，只是适当减少每日的热量摄入，不会造成营养不良。Chia-Wei Cheng 等研究发现，连续 5 个月的每周 5 天类禁食（第 1 天给予标准能量膳食的 50%，第 2～4 天给予标准能量膳食的 10%，连续标准膳食到第 10 天，反复循环 5 个月），可显著降低晚期 2 型糖尿病（T2DM）大鼠血糖和血浆胰岛素水平，提高大鼠胰岛 B 细胞再生、逆转 B 细胞衰竭。他们又对健康大鼠进行同样实验，结果表明周期性类禁食同样也能促进健康大鼠胰岛 B 细胞再生。进一步分子学机制研究显示，周期性禁食提高健康鼠胰岛 Ngn3 基因表达，促进胰岛组织细胞更新（A 和 B 细胞数量减少，增加了非 A 非 B 细胞数量），促进新生胰岛 B 细胞分泌功能，逆转 1 型糖尿病和 2 型糖尿病小鼠症状。我国赵立平实验室开展了为期近 4 年的小鼠全生命周期营养、热量控制和锻炼的对照研究，分别将进食低脂和高脂膳食的小鼠分为 3 组（吃饱、七成饱、吃饱+自愿锻炼），结果显示，长期低脂饮食七成饱的小鼠一生的体重低并且基本保持稳定，糖代谢和脂代谢状况良好。节食的动物其体内的内毒素结合蛋白的浓度是最低的。进一步的研究表明，能量限制饮食可以促进肠道有益菌（乳酸杆菌属）的生长、延缓宿主老化相关基因表达、改善肠屏障功能障碍、减少内毒素入血，从而降低体重和体脂肪量。此外，实验发现间断性禁食还可改善大鼠的中枢神经系统疾病，如多发性硬化症、自发性脑膜炎。

传统中医药食同源理论和大量食疗养生验方经过了数百年验证有效，但是用西方药理学无法解释临床功效，因而得不到西方医学界的认可和接受，这些不被人体吸收的中药的作用靶点不是人体细胞，极有可能是肠道菌群。我国赵立平实验室采用药食同源的食品为主的营养配方干预治疗 123 名肥胖患者，93 名肥胖患者完成了整个干预周期，包括 9 周的严格干预期和 14 周的维持期，在干预前、9 周和 23 周对志愿者进行了各项临床指标和肠道菌群分析。干预结束后，受试者的平均体重下降 5.79kg，肠道中产内毒素的机会致病菌显著减少，保护肠壁的有益菌双歧杆菌显著增加，同时患者的胰岛素敏感性增加，肠黏膜屏障功能恢复，进入血液的毒素减少。2018 年他们采用基于我国传统中医药食同源配方开发出来的全营养素组合物完成了对 2 型糖尿病患者的干预试验，2 型糖尿病志愿者在口服阿卡波糖基础上，一组志愿者接受全营养素组合物，另一组接受 2013 版中国糖尿病膳食指南的教育和饮食推荐，干预 28 天后，全营养素组合物干预组持续降低 2 型糖尿病的血糖指标（空腹血糖、餐后血糖和 HbA1c），疗效优于对照组，同时伴随着粪便 pH 降低，外周血 GPL-1 升高。另外还发现干预组粪便中有 15 种产 SCFA 的菌群丰度显著升高，这 15 种菌种丰度与 2 型糖尿病患者临床各项代谢指标改善高度相关，其中产丁酸的基因丰度持续升高，而释放吲哚和硫化氢的基因丰度持续降低。

2018 年 Yamamoto 等系统综述了各种膳食对妊娠期高血糖孕妇的改善作用和子代出生体重的影响，纳入 18 项符合标准的 RCT、2269 例志愿者孕妇，接受至少 2 周饮食干预（包括低碳水饮食、控制脂肪饮食、大豆蛋白饮食、能量限制饮食、高膳食纤维饮食），荟萃分析结果显示：饮食干预可显著降低高血糖孕妇的空腹血糖（WMD=−4.07mg/dl，95%CI：−7.58～−0.57，P=0.02）和餐后 2 小时血糖值（WMD=−7.78mg/dl，95%CI：−12.27～−3.29，P=0.0007），减少孕妇处方降糖药次数（HR=0.65，95%CI：0.47～0.88，P=0.006），降低子代出生体重（WMD=−170.62g，95%CI：−333.64～−7.60，P=0.04），子代巨大儿的风险下降 51%（HR=0.49，95%CI：0.27～0.88，P=0.02）。

上述研究结果表明，科学、合理的饮食结构和营养摄入量，可以通过调整肠道菌群结构、强化肠黏膜屏障功能、减少肠源性毒素进入体循环，达到降低身体炎症、改善宿主机体代谢和健康状况的目的。

四、抗生素治疗

肠道菌群是引起肥胖和代谢性疾病的重要病因，药品或饮食均可影响肠道菌群的组成和代谢功能，抗生素，尤其是广谱抗生素和吸收率低的药物均可影响肠道菌群组成。Cani等用肠道吸收不良的广谱抗生素（阿莫西林和新霉素）处理高脂饮食喂养小鼠和 ob/ob 小鼠，结果显示经过抗生素处理后，高脂饮食和 ob/ob 基因型肥胖小鼠肠道菌群结构都发生了变化，伴随着代谢性内毒素血症改善和小鼠盲肠 LPS 浓度降低，观察到两组小鼠所有代谢性指标和炎症指标都得到了明显改善：体重减轻，总脂肪量减少，内脏脂肪组织炎症、过氧化反应及单核细胞浸润改善，此外，还观察到 CD14 基因缺失小鼠外周组织炎症和代谢损伤减轻。研究者得出结论，肠道菌群参与调控了肠壁通透性，无论是药物还是高脂饮食通过调节肠道菌群均可影响实验动物的血浆 LPS 浓度。

Membrez 等选用合并胰岛素抵抗的两种不同动物模型（一种是 ob/ob 基因型肥胖小鼠，一种是高脂饮食诱导肥胖小鼠）分别给予抗生素处理，他们选用了诺氟沙星和阿莫西林，目的是最大限度地抑制小鼠肠道的需氧菌和厌氧菌。两种抗生素联合处理 2 周后，两种肥胖合并胰岛素抵抗的小鼠都显示出禁食血糖值和口服葡萄糖耐量指标的显著改善。此外，糖代谢指标的改善与摄食量无关，作用机制研究发现抗生素改善 ob/ob 小鼠的内毒素血症作用是通过提高小鼠体内的脂联素（一种由脂肪组织分泌的胶原样蛋白质，具有抗糖尿病、抗动脉粥样硬化、抗炎等作用）水平而实现的。

然而，用广谱抗生素治疗肥胖患者并不现实，因为广谱抗生素破坏肠道的正常菌群，降低肠黏膜的定植抗力，并诱发多药耐药致病菌的出现。采用其他生态治疗战略，尤其是饮食疗法和益生元、益生菌，可能是肥胖症和代谢综合征治疗的更为切实可行的办法。

第七节　展　望

肠道菌群是诱发肥胖的"内化的环境"因素，该因素驱动着近 20 年西方国家日趋严重的肥胖症患病率。饮食、肠道菌群、宿主三者之间关系密切，肥胖个体的肠道菌群不同于纤瘦个体，更加突现了至今尚未完全清楚的宿主与肠道菌群相互作用的重要性。同样，高脂肪等西化饮食由于可发酵糖类成分的含量低，导致高脂饮食动物肠道菌群的种类和丰富度有别于高纤维膳食的肠道菌群，高脂肪低纤维饮食直接影响了肠道菌群结构，引发肠道通透性增加、肠源性内毒素血症并启动炎症反应，最终导致胰岛素抵抗和体重增加/肥胖。一系列的实验研究证明了肠道菌群与宿主肠黏膜之间存在密切的"相互对话"，这种"对话"通过糖类发酵所释放的产物如丁酸，或者细菌直接刺激肠上皮细胞间的紧密连接有效维持肠黏膜屏障功能，预防食物诱发的代谢性内毒素血症。细菌发酵释放的 SCFA 还在调节下丘脑摄食中枢刺激饱腹感方面发挥着重要作用。

婴儿早期肠道菌群的正常植入对于其成年后体重调节也有重要意义，肥胖个体的肠道菌群结构不同于纤瘦个体，肥胖型肠道菌群提高了该个体的食物能量获取效率，削弱了控制饮食或胃旁路手术所致的体重减轻。然而并不是所有的研究者都同意肥胖症个体肠道菌群中拟杆菌门、厚壁菌门比值发生改变这一观点，对纤瘦与肥胖个体的肠道菌群变化还需要深入研究，尤其是要综合运用各种分析技术并克服每个单一分析技术的局限性。

总之，通过对代谢性疾病和肥胖的动物模型进行的机制研究，以及对少数小样本健康受试者的试验观察，已经认识到肠道菌群在哺乳类动物能量代谢和体重调控方面的独特作用。现有的研究结果支持某些食物成分通过调节肠道菌群结构、依赖细菌发酵产物而发挥健康保护和疾病治疗作用，但肠道菌群与肥胖和代谢性疾病之间的关联至今我们还一知半解，今后还需要大样本前瞻性的人群试验确定肠道菌群参与哺乳类动物能量代谢的调控作用。

（葛 兰）

参 考 文 献

Amar J, Burcelin R, Ruidavets JB, et al, 2008. Energy intake is associated with endotoxemia in apparently healthy men[J]. Am J ClinNutr, 87(5): 1219-1223.

Cani PD, Amar J, Iglesias MA, et al, 2007. Metabolic endotoxemia initiates obesitiy and insulin resistance[J]. Diabetes, 56(7): 1761-1772.

Cani PD, Bililoni R, Knauf C, et al, 2018. Changes in gut microbiota control metabolic endotoxemia induced inflammation in high-fat diet-induced obesity and diabetes in mice[J]. Diabetes, 57: 1480-1481.

Cheng CW, Villani V, Longo VD, et al, 2017. Fasting-Mimicking diet promotes Ngn3-Driven β-cell regeneration to reverse diabetes[J]. Cell, 168（5）: 775-788.

Garcia-Larsen V, Ierodiakonou D, Boyle RJ, et al, 2018. Diet during pregnancy and infancy and risk of allergic or autoimmune disease: A systematic review and meta-analysis[J]. PLoS Med, 15（2）: e1002507.

Gregg EW, Shaw JE, 2017. Global health effects of overweight and obesity[J]. N Engl J Med, 377(1): 80-81.

Kim CH, 2017. Microbiota or short-chain fatty acids: which regulates diabetes[J]. Cell Mol Immunol, 15(2): 88-91.

Li G, Xie C, Gonzalez FJ, et al, 2017. Intermittent fasting promotes white adipose browning and decreases obesity by shaping the gut microbiota[J]. Cell Metab, 26(4): 672-685.

Makki K, Deehan EC, Backhed F, et al, 2018. The impact of dietary fiber on gut microbiota in host health and disease[J]. Cell Host & Microbe, 23(16): 705-715.

NCD Risk Factor Collaboration, 2017. Worldwide trends in body-mass index, underweight, overweight, and obesity from 1975 to 2016: a pooled analysis of 2416 population-based measurement studies in 128·9 million children, adolescents, and adults[J]. Lancet, 390(10113): 2627-2642.

Pan F, Zhang L, Lim, et al, 2018. Predominant gut *Lactobacillus murinus* strain mediates anti-inflammaging effects in calorie-restricted mice[J]. Microbiome, 6(1): 54.

Rothschild D, Weissbrod O, Segal E, et al, 2018. Environment dominates over host genetics in shaping human gut microbiota[J]. Nature, 555(7695): 210-215.

Soto M, Herzog C, Kahn CR, et al, 2018. Gut microbiota modulate neurobehavior through changes in brain insulin sensitivity and metabolism[J]. Mol Psychiatry, 23(12): 2287-2301.

Szulińska M, Łoniewski I, Bogdański P, et al, 2018. Dose-Dependent effects of multispecies probiotic supplementation on the lipopolysaccharide（LPS）level and cardiometabolic profile in obese postmenopausal women: a 12-week randomized clinical trial[J]. Nutrients, 10(6): E773.

Taylor BL, Woodfall GE, Kellow NJ, et al, 2017. Effect of probiotics on metabolic outcomes in pregnant women with gestational diabetes: a systematic review and Meta-analysis of randomized controlled trials[J]. Nutrients, 9(5): E461.

Wang L, Mullin G, et al, 2018. Dietary alteration of the gut microbiome and its impact on weight and fat mass: a systematic review and Meta-analysis[J]. Genes, 9(3): E167.

Yamamoto JM, Kellett JE, Corcoy R, et al, 2018. Gestational diabetes mellitus and diet: a systematic review and Meta-analysis of randomized controlled trials examining the impact of modified dietary interventions on maternal glucose control and neonatal birth weight[J]. Diabetes Care, 41(7): 1346-1361.

Yuan HC, Meng Y, Chen LY, et al, 2018. Meta-analysis indicates that resistant starch lowers serum total cholesterol and low-density cholesterol[J]. Nutrition Research, 54: 1-11.

Zhao L, Zhang F, Ding X, et al, 2018. Gut bacteria selectively promoted by dietary fibers alleviate type2 diabetes[J]. Science, 359(6380): 1151-1156.

Zmora N, Bashiardes S, Elinav E, et al, 2017. The role of the immune system in metabolic health and disease[J]. Cell Metabolism, 25(3): 506-521.

第二十六章

粪 菌 移 植

粪菌移植即粪微生态移植（fecal microbiota transplantation，FMT），是将健康人粪便中的功能菌群，移植到患者胃肠道内，重建新的肠道菌群，实现肠道及肠道外疾病的治疗。在临床实践中，FMT 是将经过医学规程严格筛查的健康个体（供体）的新鲜或冻存粪便经稀释、过滤制备的粪菌液、粪便中的天然抗菌物质通过鼻胃管、十二指肠空肠管、胃镜、结肠镜、直肠导管等技术移植到患儿消化道内，重建肠道菌群平衡，恢复肠道菌群的多样性，修复肠黏膜屏障，调控炎性反应，维持肠道内环境稳定，达到对特定肠内和肠外疾病的治疗。

FMT 作为重建肠道菌群的最有效手段，主要用于治疗艰难梭菌感染（CDI），平均治愈率为 87%～90%，对其他一些菌群失调相关性疾病，如炎性肠病（IBD）、肠易激综合征（IBS）及代谢综合征等多种疾病的治疗和探索性研究。假设 FMT 最终被证明可以用来有效治疗肠道菌群相关性疾病，如特定状态（或特定类型）的难治性肠道感染、难治性炎性肠病、癫痫、肝病、肿瘤合并的肠道疾病、糖尿病合并的神经病变及自闭症合并的过敏症等，将是里程碑式的突破性医学进展。我国学者张发明、杨永生和黄志华等在此领域进行了有意义的研究和探索，获得了重要进展。

关于 FMT 在儿童患者应用的疗效与安全性的循证资料甚少。儿童 FMT 的适应证、供菌者的选择和筛查、粪菌液的制备条件和方法、移植的方法与途径、FMT 的近期和远期安全性、FMT 的监管等问题均必须应用微生态理论、FMT 相关法律法规和循证医学逐一解决。

第一节　粪菌移植的发展历程

医学史记载，东晋（317～420 年）时期，葛洪著《肘后备急方》记载用新鲜的粪汁或发酵的粪水治病："饮粪汁一升，即活。"明代李时珍所著的《本草纲目》记载了多达 20 多种用人粪治病的疗方。1958 年，美国 Eiseman 等最终用他人的粪水灌肠挽救了 4 名外科术后发生难治性腹泻并生命垂危的患者。2012 年以前，西方的文献一直认为，利用 FMT 给人类治病的记录最早出现于 1958 年的美国。经过数十年的发展，终在近年得到重视，主要用于复发性艰难梭菌感染的根除治疗和炎性肠病的治疗。但在 2012 年，张发明等将人类利用 FMT 治病的医学史从 1958 年推到至少 1700 年以前，此医学史已被《新英格兰医学杂志》《科学》等杂志广泛引用。

1978 年以后，艰难梭菌感染才被认为是假膜性肠炎的主要原因，并与抗生素的使用密切相关，FMT 最终逐渐得到重视。

1989 年，Bennet 等报道了通过粪清灌肠治愈溃疡性结肠炎的经验，虽然仅 1 例，却拓宽了 FMT 的临床范围，也提供了新的移植途径。

1989 年，澳大利亚 Borody 医生及其同事用结肠镜将粪便上清液注入到大肠，以治疗慢性便秘、溃疡性结肠炎、克罗恩病等肠道疾病。FMT 的适应证再一次得到拓宽。

2003 年，美国 Aas 等报道用鼻胃管输入粪清液治疗复发性艰难梭菌感染。该研究从 1994 年开始，总计纳入 18 例患者。结果显示，15 例治愈，2 例死于非相关性疾病，1 例治疗失败。结果表明，无论是经胃还是经十二指肠给入粪菌，均获得良好疗效。

2012 年，Hamilton 等发表了第一篇用标准冻存粪菌实现 FMT 的临床结果。报道称共治疗了 43 例艰难梭菌感染，成功率为 95%。这为粪菌库的建立奠定了重要基础。

2012 年，Vrieze 等报道用经鼻-十二指肠（空肠）管输入粪菌悬液的方法，对 18 例代谢综合征患者进行治疗。将健康、"苗条"捐粪者的粪菌移植到代谢综合征患者肠道内，结果发现患者的胰岛素敏感性在 6 周后即显著上升。该研究强调了重建正常肠道菌群对治疗代谢综合征的价值。

2013 年，van Nood 等在《新英格兰医学杂志》发表了第一篇针对 FMT 的随机对照临床研究。有意思的是，该研究进展到中途，就以为 FMT 的疗效太好而从伦理的角度考虑取消了原定对照组的研究计划。结果表明，FMT 对艰难梭菌感染的治疗效果显著优于万古霉素。

尽管 FMT 的临床疗效突出，但其在 2013 年以前一直只被认为是"民间偏方"。直到 2013 年初，华盛顿大学 Surawicz 教授领衔的合作组将 FMT 写入临床指南，用于复发性艰难梭菌感染的治疗。这在 FMT 医学史上具有里程碑式的意义。

2013 年，张发明等报道 FMT 成功治疗严重克罗恩病合并肠内瘘感染，为 FMT 适应证扩大到腹腔感染性病变或脓肿提供了新依据。2015 年，Cui 等报道 FMT 直接或者联合激素治疗脱离激素依赖型状态，提出 FMT 升阶治疗策略（step-up FMT strategy）。2016 年，中华预防医学会微生态学分会儿科微生态学组讨论并制定儿童 FMT 技术规范的共识。

我国学者张发明又进一步阐述该策略的整合治疗学价值。2016 年，日本研究者报道了 FMT 成功治疗高剂量激素依赖的溃疡性结肠炎案例；FMT 成功治疗急性移植物抗宿主反应的激素依赖和激素抵抗。印度研究者则用 FMT 治疗严重酒精性肝炎但又不适合使用激素的患者，取得明显疗效。这些研究为传统概念中免疫性疾病的治疗开拓了新的视野，其发挥作用的关键是依靠整体菌群。

很多研究希望寻找到某些特定的细菌和特定的信号途径来阐释肠道菌群与疾病的关系，也取得了重要进展。当今的科技已经取得了空前的发展，但是利用人类给人治病的现实需求仍处于无可替代的形势。FMT 的临床疗效启发科学家反思现代生命科学对疾病认知方式存在的局限性，人类对细菌的认识正在从寄希望于单一的特定细菌转向整体菌群，这种从具体向整体的转变是微生物与疾病关系研究领域在近 20 年的重要认识突破。因此，配方菌群（synthetic microbiota transplantation，SMT）或者称为 mini-FMT，则可望发挥相似或仅次于 FMT 的临床疗效，在与 FMT 相同或不同的治疗需求层面有其重要价值。

第二节　粪菌移植的临床应用与技术规范

一、FMT 的基本理论

　　肠道微生态复杂性堪比机体的一个器官系统，在健康与功能上发挥极其重要的作用。研究证明，健康人体消化道有近百万亿微生物，包括细菌、真菌、病毒、噬菌体等，构成了人体消化道的微生物群，对人体的健康起非常重要的作用。健康成人胃肠道菌群1000 余种，总量达 $10^{13}\sim10^{14}$ 个，10 倍于人体细胞总量，是人体基因总量的 150 倍。健康人消化道的绝大多数微生物对人体有益。其主要功能包括参与营养素的生物利用，促进短链脂肪酸和必需营养素的生成，防御病原体的定植，促进肠道黏膜和肠上皮屏障的发育功能，指导婴幼儿免疫系统的发育，并帮助建立适当的口服免疫耐受，预防炎症性、特应性及自身免疫性疾病，调节能量平衡，产生代谢产物，促进肠道感觉及运动功能的发育和维持。近年来，基于宏基因组学的研究进展，肠道菌群的分子进化分为①厚壁菌门（65.0%～79.4%），多数为革兰氏阳性菌，包括芽孢杆菌属、李斯特菌属、葡萄球菌属、肠球菌属、乳杆菌属、乳球菌属、明串珠菌属、链球菌属、梭菌属和优杆菌属等；②拟杆菌门（16.9%～32.0%），包括拟杆菌属和黄杆菌纲；③放线菌门（2.5%），为革兰氏阳性菌，包括双歧杆菌属和微球菌属等；④变形菌门（1.0%），为革兰氏阴性菌，包括大多数肠道致病菌，如沙门氏菌属、克雷伯菌属、志贺菌属、埃希菌属、结肠耶尔森菌属、假单胞菌属和弧菌属等；⑤梭杆菌门（＜0.1%），为革兰氏阴性菌，包括梭杆菌属；⑥疣微球菌门（0.1%）；⑦蓝细菌门（＜0.1%）。这些消化道中的大多数微生物对人体必不可少，消化道微生态平衡是肠道微生态的核心，肠道细菌与人体经历长期的互相选择和基因进化，彼此间相互依存、相互作用、相互制约，形成动态、稳定的生理平衡，是人体健康的基础。如果正常肠道微生物群之间、正常微生物群与其宿主之间的微生态平衡遭到破坏，就会导致许多相关性疾病，FMT 的核心是重建肠道菌群的平衡，修复肠道黏膜屏障。

二、FMT 适 应 证

　　近年来越来越多的研究显示了 FMT 对于各类疾病的治疗作用。其中，FMT 治疗被报道最多的适应证为 CDI，包括难治性、复发性及重度 CDI。其他适应证还包括 IBD、IBS 和不明原因腹痛、腹泻、便秘，以及非胃肠道疾病如慢性疲劳综合征、代谢综合征（肥胖、2 型糖尿病）、自身免疫性疾病（特发性血小板减少性紫癜）、神经系统疾病（孤独症谱系障碍、多发性硬化、帕金森病）等。近年来越来越多的研究显示了 FMT 对于各类疾病的治疗作用。

三、FMT 操作流程

（一）儿童供体筛查标准

开展 FMT 必须通过所在单位医学伦理委员会审查和批准，具备熟练的儿童胃镜或肠镜操作技术、十二指肠空肠插管技术和 FMT 必备条件等。供者包括患儿母亲、患儿同胞，以及健康儿童；无论哪种来源供者均需进行严格筛查。鉴于儿童生长发育的特点，对于健康儿童供菌者，需生长发育正常，且与患儿同性别、同年龄段；对于 1 岁以内的婴儿供菌者，需生长发育正常，且为自然分娩的母乳喂养儿；对于患儿母亲供菌者，要求心理健康、无焦虑、无消化系统症状及非月经期内。通过病史询问及问卷方式：①排除消化系统疾病，如慢性腹泻、便秘、IBD 等；②排除自身免疫性疾病及风湿性疾病等，如类风湿关节炎、慢性淋巴细胞性甲状腺炎、1 型糖尿病等；③排除近半年内有使用过可对肠道微生物有影响的药物，如抗生素、质子泵抑制剂、类固醇等。初筛合格后，则行进一步检查，包括血清学检查常见病原体，如甲型肝炎病毒（HAV）、乙型肝炎病毒（HBV）、丙型肝炎病毒（HCV）、EB 病毒（EBV）、人类免疫缺陷病毒（HIV）、结核感染 T 细胞斑点试验（T-SPOT）、弓形体、风疹病毒、巨细胞病毒、单纯疱疹病毒等；食物过敏原测定；血常规检查；肝肾功能检查；淋巴细胞亚群测定；血型测定；粪便检查（粪常规及粪便培养）；常见致病生物，包括细菌、真菌、病毒及寄生虫检查；其他检查包括胸部 X 线片、腹部超声及 ^{13}C 呼气试验。

（二）粪菌液制备

关于粪便稀释液的选择，生理盐水、无菌水、牛奶等均曾报道用于粪便稀释；目前暂无关于粪便稀释液的种类与疗效的相关报道，但大多数文献均采用无菌生理盐水。在无氧环境下，将新鲜粪便与生理盐水充分混匀并均质化过滤，然后迅速移植至受者体内。此外，亦可将获得的新鲜粪菌液加入无菌甘油后置于-80℃作为冰冻样本保存 1～8 周，即"便便银行"或"粪菌银行"，该预处理库的存在将有利于患儿在短时间内接受治疗。为避免细菌死亡或变异，应在 6h 内及时移植；但也有学者认为，对粪便进行冷藏处理不影响临床疗效，其可能的原因为冷冻储存没有破坏有效菌株。我们采用从供体收集新鲜粪便并迅速置于厌氧袋运输至 FMT 操作室；在厌氧箱内提取粪菌液，将每克粪便加 5ml 生理盐水充分混匀，用 3 层无菌纱布过滤 2 次，就得到新鲜粪菌液。在 1～2h 完成移植。

（三）受者准备

准备包括血常规、肝肾功能、免疫全套、食物过敏等，以及肠道菌群的检测。当有发热、肠梗阻、肠穿孔、肠出血、多器官功能衰竭及严重免疫缺陷者，不宜进行 FMT。

（四）粪菌液移植途径和剂量

在 1989 年之前，FMT 大多采用保留灌肠的方式；随着时代发展，FMT 实施途径也不断多元化，从 1991 年的鼻胃管到 2000 年的结肠镜，再到 2010 年的自控式灌肠。近些年来，与传统方式相比，口服粪菌胶囊治疗复发性 CDI 不仅疗效显著，且更简易安全。关于粪菌移植量，有研究报道，成人粪菌液容积＞500ml 时，97%的成人 CDI 患者得到缓解，＜200ml 时，仅有 80%得到缓解。研究资料显示，移植粪便质量＜50g，可使 CDI 复发的风险增加 4 倍。目前暂建议儿童粪菌液移植量为每次 5ml/kg（每 1g 粪便加 5ml 生理盐水），移植方式及次数应视疾病种类、严重程度及移植效果而定。

（五）FMT 安全性

FMT 的临床安全性包括术中、近期和远期 3 个阶段。术中风险包括麻醉风险、肠穿孔、消化道出血、腹膜炎等。近期风险包括一过性腹泻、腹胀、腹痛、低热等移植后不良反应，以及传染性和（或）非传染性病原体的传播、细菌移位和脓毒症等。远期风险包括肥胖症、2 型糖尿病等。

目前为止，尚未见 FMT 引发的不良事件报道。一项多中心回顾性试验报道显示，在因接受免疫抑制治疗进而引起免疫功能低下的患者中，复发性和（或）难治性 CDI 单次 FMT 治愈率高达 78%（62 例），这些患者至少在移植 12 周内无复发；在剩余的 18 例患者中再次行 FMT，其中有 8 例治愈，整体治愈率高达 89%。该研究提示，即使在免疫功能低下患者中实施 FMT，也是有效且安全的。但仍需要更多的数据来评估其安全性。

四、粪菌移植的临床应用

（一）FMT 在儿童肠道疾病中的应用

1. 儿童复发性或难治性 CDI　自 1978 年开始，艰难梭菌被认为与抗生素相关性腹泻有关，随着广谱抗生素的广泛使用，全球范围内艰难梭菌相关性腹泻发生率不断升高，患者病死率及感染复发率升高。艰难梭菌感染的临床表现轻重不一，包括无症状、轻度腹泻、结肠炎和严重的假膜性肠炎等。近年来，随着抗生素的广泛使用，CDI 的发病率越来越高。在过去的 10 年里，儿童和成人 CDI 的发病率增加了 1 倍，其中儿童发病率最高的年龄段在 1～4 岁。常规治疗 CDI 的抗生素有万古霉素、甲硝唑和非达霉素等。经抗生素初阶段治疗后 CDI 的复发率为 10%～20%，但经抗生素第二阶段治疗后 CDI 的再次复发率高达 45%～60%。目前，普遍认为导致 CDI 难以控制的一个重要原因是抗生素滥用导致的肠道菌群紊乱，CDI 是院内腹泻的主要原因，其在住院患者中的发病率为 0.1%～1%。来自北美和欧洲地区的数据表明，20%～27%的 CDI 是社区获得性的，社区获得性 CDI 的发病率为 0.02%～0.03%。美国的一项调查显示，儿童 CDI 的中位发病年龄为 3 岁，在总住院患儿中的发病率为 0.335%；CDI 患儿往往有更长的住院时间、更高的结肠切除率和院内死亡率。有关研究显示，甲硝唑治疗 CDI 的失败率高达 35%，万古霉素治疗的失败率为 31%，而 FMT 治疗复发性 CDI 的成功率在 90%以上。2013 年，《美国胃肠病学杂志》发表了关于 FMT 治疗 CDI 的建议，内容包括患者的肠道准备、治疗剂量、患者和供体的评估等。与成人复发性 CDI 的 FMT 治疗研究相比，对儿童复发性 CDI 进行 FMT 治疗的研究不多，且以病例报告为主。儿童复发性 CDI 的 FMT 治疗主要通过上消化道（即经鼻胃管或经幽门管）

或下消化道（即经结肠镜）途径移植，治疗的成功率达 90%~100%。现阶段大量临床研究表明 FMT 对复发性 CDI 的治疗已取得良好的效果，治愈率约为 90%。Brandt 等开展的一项多中心经结肠镜 FMT 治疗 CDI 的长期随访观察报道，FMT 治疗症状缓解率可达 91%。2013 年，一项随机对照临床试验表明 FMT 治疗复发性 CDI 的疗效明显优于抗生素组（缓解率 94% vs 23%~31%）。鉴于 FMT 临床上的显著疗效，美国传染病学会（IDSA）目前已将 FMT 治疗方案列入复发性 CDI 的治疗指南中，并规定对于超过 3 次的复发性和难治性 CDI，应首先考虑应用 FMT。

2010 年 Russell 等首次报道了经鼻胃管途径 FMT 治疗难治性 CDI 患儿（益生菌、甲硝唑、万古霉素、利福昔明和硝唑尼特治疗失败）的研究，在移植后 36h 内症状完全缓解，随访 6 个月未复发，且无不良反应。Kronman 等回顾性分析了 FMT 治疗 10 例儿童复发性 CDI，90%（9/10 例）的 CDI 患儿临床症状缓解，艰难梭菌毒素检测阴性，仅 1 例 2 月龄婴儿 FMT 治疗无效。10 例患儿均能耐受 FMT，未发生严重不良事件。肖咏梅等用 FMT 治疗 1 例 13 月龄 CDI 致重症难治性假膜性肠炎患儿，移植 24h 后症状缓解，每日排便 1 次，仅于 FMT 当天有轻度腹泻和恶心，随访 4 周，未观察到其他不良反应。

临床资料显示，FMT 治疗儿童复发性及难治性 CDI 安全、有效，但仍需要大规模的随机对照研究进一步证实。临床医师也需了解 CDI 的临床特点，并有效把握 FMT 的时机。对于复发性 CDI 相关性腹泻，符合以下条件可考虑实行 FMT：①在早期抗生素治疗后出现持续性反复发作；②水样便腹泻，每天至少 3 次，持续 2 天以上；③粪便艰难梭菌毒素检测阳性。

2. 儿童 IBD IBD 是一种慢性复发性非特异性肠道炎症性疾病，包括溃疡性结肠炎（UC）、克罗恩病（CD）和未分类 IBD（IBD-U）。其病因及发病机制尚未完全明确，目前普遍认为与环境因素、遗传易感性、肠道免疫异常及肠道菌群失衡等有关。越来越多的证据表明肠道菌群失衡与 IBD 发生发展密切相关。

FMT 用于治疗 IBD。一项纳入 17 篇病例报道，共 41 例 IBD 患者的系统评价报道 FMT 可使 63%的 IBD 临床缓解，76%的患者停用 IBD 相关药物且消化系统症状减少。2003 年 Borody 等一项回顾性分析表明，UC 患者采用连续 5 天粪液保留灌肠，此后 1~13 年随访中，患者病情基本获得缓解。这项 13 年的随访研究说明 FMT 治疗 UC 长期有效。然而，也有研究认为 FMT 治疗 UC 效果差。Angellerger 等对 5 例经标准治疗无效的中重度活动性 UC 患者（Mayo 评分为 6 分）经鼻空肠管和灌肠 2 种途径行进行 FMT 治疗，仅 1 例患者有临床应答，但进一步随访至 12 周时无一例临床缓解。

2012 年，Severine 等将 FMT 应用于 4 例难治性 CD 患者[均对激素、免疫调节剂或 TNF-α 单抗不耐受，患者通过鼻肠管注射供者粪液，共 3 次。8 周后，4 例患者的临床症状、内镜观察和活检均未获益。1 篇 Meta 分析显示，共纳入 18 篇研究，包括 8 篇病例报道，9 篇队列研究，1 篇 RCT，结果显示约 45%的患者达到临床缓解，UC 的缓解率达 22%，CD 的缓解率达 60.5%。

FMT 治疗儿童 IBD 的有效性和安全性数据比较少，且 FMT 治疗 IBD 患儿的临床疗效结论不一。2013 年，Kunde 等报道了 9 例轻中度 UC 患儿实施 FMT 的结果，患儿父母为供菌者，采用灌肠的方式进行移植，6 周后随访，3 例达到临床缓解。

Suskind 等的一项前瞻性研究中纳入 9 例 12～19 岁的轻中度 CD 患儿，经鼻胃管进行 FMT，随访 2 周、6 周、12 周。结果显示，2 周后 78.0%的临床症状缓解，随访至 6～12 周，55.6%在停用其他药物的情况下仍达到临床缓解，未见严重不良反应。但在 UC 患儿未见获益。

截至 2016 年底，关于 FMT 治疗儿童 IBD 的病例报道或研究报道共 9 篇，包括 33 例患儿。其中男性 20 例，女性 13 例，年龄为 1～20 岁。根据 IBD 类型，分为 22 例 UC，10 例 CD（其中 1 例合并 CDI），1 例 IBD-U（合并 CDI）。这些患儿的发病持续时间为 0.6～7 年，最小发病年龄为 3 个月。根据病变累及部位分类，UC 可分为全结肠炎型 17 例、左半结肠炎型 2 例、直肠炎型 3 例；CD 患儿的病变累及部位包括末端回肠、结肠、回结肠，合并或者不合并上消化道病变。22 例 UC 患者接受 FMT 后，1 例不能耐受而终止，7 例无临床应答，14 例有不同程度的临床缓解；仅少数接受 FMT 的患儿有轻度不良反应（包括一过性发热、腹胀、腹痛、腹泻），未见严重不良事件。

3. IBS 是一种以腹痛或腹部不适伴排便习惯改变为特征的功能性疾病。国内外许多研究发现，IBS 的发生与肠道菌群失调密切相关。Si 等研究发现 IBS 患者与健康志愿者相比，IBS 患者的双歧杆菌比例明显降低，肠杆菌比例明显升高。目前治疗 IBS 的主要方法包括解痉药、止泻药、抗抑郁药及改善肠道微生态治疗等。益生菌能重建 IBS 患者的肠道微生态。从某种意义上说，FMT 可能较益生菌更为有利。一项 13 例难治性 IBS 患者接受 FMT 治疗的研究结果显示，症状有所改善者占 70%，包括腹痛（72%）、排便习惯（69%）、消化不良（67%）、腹胀（50%）和排气（42%）。

4. 儿童功能性便秘 慢传输型便秘（STC）以结肠动力减弱和传输时间延长为主要特征。研究表明，STC 患者的粪便菌群有特征性改变，表现为专性厌氧菌相对减少伴随潜在的致病菌和真菌相对增多，而肠道菌群的变化又将影响胃肠动力。FMT 治疗后患者肠道菌群的改变可引起肠道神经内分泌系统和免疫系统的改变，进而引起结肠动力增加。2015 年，国内一项应用 FMT 治疗 STC 的临床研究，随访至第 8 周临床症状改善率为 60.0%（12/20 例），治愈率为 35.0%（7/20 例），随访期间无明显不良反应。邹标用 FMT 治疗儿童难治性功能性便秘 4 例，观察到肠道有害菌减少，有益菌增加，不动杆菌属、瘤胃球菌属在 FMT 后出现下降，其中不动杆菌属的相对丰度由移植前的 9%下降到移植 1 个月后的 4%，2 个月后下降到 0.27%。拟杆菌属、芽孢杆菌属、柔嫩梭菌属、罗斯氏菌属、*Blautia* 在 FMT 后出现上升，其中拟杆菌属的相对丰度由移植前的 4.36%上升到移植 1 个月后的 10%，2 个月后上升到 21.6%；柔嫩梭菌属的相对丰度由移植前的 2.5%上升到移植 1 个月后的 15%，2 个月后维持在 8.99%左右。脱硫弧菌属、嗜血杆菌属和胃瘤菌属在 FMT 后出现下降，其中嗜血杆菌属的相对丰度由移植前的 3%下降到移植后的 0.05%，*Anaerostipes* 和真杆菌属在 FMT 后出现上升，其中真杆菌属的相对丰度由移植前的 2%上升到移植后的 4%。FMT 有效改善了临床症状，具有疗程短、治疗方便、无明显不良反应等优点。

5. 过敏性结肠炎 随着过敏性疾病发病率的不断增高，食物过敏也逐渐受到关注。过敏性结肠炎（AC）是婴儿时期常见的一种消化道疾病，是由外来食物蛋白引起、非 IgE 免疫介导的，以直肠和结肠炎性病变为主要表现的过敏性胃肠道疾病之一。AC 的发病机制可能与非 IgE 介导的食物过敏导致肠道内菌群失调、肠道黏膜屏障受损有关。AC 主要的治疗方式包括过敏食物回避及水解蛋白配方奶或氨基酸配方奶喂养。研究表明，联合使用益生菌和深度水解蛋白配方奶的 AC 患儿较单纯用深度水解蛋白配方奶的 AC 患儿血便消失更快，进一步证实肠道菌群在 AC 的发病过程中起非常重要的作用，同时也为通过回避过敏食物及水解蛋白配方奶或氨基酸配方奶喂养后临床症状仍不缓解的难治性 AC 患儿的治疗提供了新的思路。应用 FMT 治疗 AC 患儿相关病例的文献报道较少，华中科技大学同济医学院附属同济医院儿科自 2014 年 8 月来采用 FMT 治疗难治性 AC 婴儿（母乳喂养婴儿经母亲回避可能的过敏性食物或人工喂养婴儿换氨基酸配方奶症状不缓解或反复）共 18 例，有效率为 88.9%（16/18 例），除治疗当日有 2 例患儿出现轻度腹胀及呕吐外，其余患儿未观察到不良反应，且随访 2 年未见明显不良反应。

（二）FMT 在儿童非肠道疾病中的应用

孤独症谱系障碍（ASD）是一种复杂的神经生物学疾病，影响患者的社会交往，导致其行为、兴趣或活动受限，呈现重复、刻板的行为模式。ASD 患病率呈上升趋势，但其发病原因目前仍未被充分阐明。患者主要表现为语言学习障碍及缺乏社交能力，高达 70% 的患者并发胃肠道症状，并且这种症状与 ASD 的严重程度相关，这表明人类肠道中肠道菌群可能与 ASD 有关联，微生物-肠-脑轴是一种双向"通信系统"，为肠道微生物与大脑、大脑与肠道微生物的相互交流提供便利。肠道菌群在情绪、认知和内脏痛方面发挥重要作用，因此认为该疾病也与肠-脑轴紊乱有关。Patterson 等通过动物实验证明肠道微生物群失调会导致神经发育障碍，从而诱发行为和生理异常。越来越多的研究表明儿童孤独症患者存在肠道菌群紊乱，动物实验也表明孤独症模型鼠肠道内脆弱类杆菌数量明显增多。因此，改变孤独症患儿的肠道菌群可能会改善患儿的行为和脑功能。越来越多的研究者对 FMT 在孤独症儿童中的实施及疗效感兴趣。有研究显示，对 13 例 ASD 儿童进行肠道菌群分析，发现与 9 名正常儿童相比，ASD 儿童肠道内梭状菌属的数量和种类明显增多。有报道表明，2 例 ASD 患儿在接受 FMT 治疗后，孤独症样症状有所改善。

由美国亚利桑那州立大学 Dae-Wook Kang 等组成的研究团队开展了一项小规模的双盲临床试验，在 18 名 ASD 患儿中评估了菌群移植治疗（MTT）对肠道菌群构成及胃肠道症状和 ASD 症状的影响。

菌群移植治疗包括 2 周的抗生素治疗，1 次肠道清洗，随后再进行粪便微生物移植（起始高剂量，随后逐日降低剂量，持续 7~8 周）。胃肠症状评定量表评估显示，治疗结束时，患儿的便秘、腹泻、消化不良与腹痛等胃肠道症状减少了约 80%，并且这些改善在治疗后可持续 8 周。同样，临床评估显示，治疗后患儿的 ASD 症状显著改善，且在治疗结束后 8 周改善仍可持续。菌群与噬菌体深度测序分析显示，供体微生物群成功地部分定植，患儿的肠道菌群环境也得到改善。具体而言，随访 8 周期间，患儿总体的肠道菌群多样性及双歧杆菌属、普雷沃菌属、脱硫弧菌属的丰度均有显著提升。

FMT 可改变 ASD 患儿的肠道微生物组与病毒组，从而改善其胃肠道症状与 ASD 行为表现，且胃肠道症状、ASD 症状及肠道微生物群的改善在治疗结束后至少持续 8 周，这表明该治疗方案具有长期效应。

五、安全性评估

9 篇文献（33 例）均未报道严重不良反应。有 3 篇文献报道了不良反应，包括 2 例艰难梭菌相关性腹泻，1 例中等程度腹痛。其余均为一过性轻度不良反应，包括发热、腹胀、轻度腹痛、腹泻、呕吐等，上述症状于移植后 2 天内可自行缓解。另外诸如鼻塞、咽部不适等并发症主要与移植过程中鼻胃管放置操作相关。Shimizu 等报道 1 例传统方法治疗无效的中重度 UC 患儿，在接受连续 5 次 FMT 治疗后症状加重。尽管在接下来的 FMT 治疗中，该患儿病情获得缓解，但值得注意的是，FMT 有加重肠道炎症活动的风险。并且 FMT 相关风险不仅于此，特别是对儿童受体，更需关注伴有长期影响的不利表型的传递风险。动物实验已经证实生理、代谢和免疫表型可通过 FMT 传递。人类证据也显示 FMT 可能改变受体代谢表型，这意味着 FMT 可能会对受体的代谢健康产生有害影响。因此，关于 FMT 的长期安全性，如对远期感染、肿瘤、自身免疫性疾病、内分泌疾病等，以及与儿童息息相关的生长发育、神经、免疫系统发育等的影响，仍需长期随访。

六、FMT 存在的问题与对策

针对 FMT 的安全问题也是争论不休，主要集中在诸如粪便来源、捐赠者的筛选、接受 FMT 后患者的其他并发症的发生，以及 FMT 疗法在医疗领域尚且缺乏一套国际标准。因此，应依据儿童肠道菌群的特点，精准化开展临床实践。

儿童和青少年处于不断生长发育的过程，在解剖、生理、免疫功能和病理等方面与成人均有所不同。肠道菌群与人类共进化、共发育、共代谢，并互相调节。在新生儿和婴幼儿时期，肠道菌群的种类、功能与成人有显著差异。婴儿期是健康儿童微生物群建立的关键时期。微生物在肠道内的早期定植经历了妊娠期、分娩期、婴儿期和幼儿期 4 个阶段。肠道在子宫内快速地发育，胃肠道系统以往被认为是无菌的，近期研究证明，在妊娠期，胎儿的脐带血、羊水、胎盘及胎粪中能检测到较低水平的几种益生菌。分娩期及出生数天内，母亲阴道-粪便及皮肤的菌群进入新生儿消化道中建立自身新的微生态系统。自然分娩的儿童肠道微生态系统和母亲的阴道及肠道中的微生物组成十分相似。而剖宫产出生的儿童，肠道菌群在细菌的种类、数量均有明显的差异性，特别是双歧杆菌数量较低甚至缺乏。婴儿期以后，随着母乳喂养或婴儿配方粉喂养，婴儿获得更多种类的微生物，肠道微生物数量及多样性发生显著变化。随着辅食的添加，进一步促进了肠道微生态系统的发育。幼儿期添加多种固体食物后，肠道内微生态进一步发育，菌群的数量及多样性逐渐稳定，建立起一个自身独特而稳定的微生物生态系统。此期菌群脆弱，容易受各种因素影响，稳定性和多样性差，易发生肠道菌群失调相关性疾病，如坏死性小肠结肠炎、肠绞痛、胃肠道感染、腹泻、便秘、抗生素相关性腹泻、全身过敏性症、支气管哮喘、乳糜泻、2 型糖尿病、IBD、肥胖、心理疾病、类风湿关节炎、IBS、结肠癌。儿童 FMT 是依据微生态理论，用健康供菌者的肠道菌群进行移植。

规范儿童 FMT 临床应用研究应注意以下几方面：

1. 应先期进行伦理申请和审批方案 FMT 是一个备受关注和热议的问题，尽管越来越多的研究为 FMT 提供了具有绝对优势的证据，其接受度也正在逐渐提高，但其应用并未得到普遍认可，所以 FMT 应严肃科学进行，防止滥用。目前，我国儿童 FMT 尚处于临床研究阶段，仅数家儿童机构开展了有限的临床研究工作，积累的经验甚少，特别是缺乏循证医学证据，具有一定的医疗风险。因此，儿童 FMT 必须完成伦理审查和审批、临床试验注册、组织专家认真评估，开展正规的临床研究和试验。

2. 严格掌握 FMT 的适应证 关于儿童 FMT 的适应证、安全性和有效性的临床数据非常有限，主要用于治疗儿童复发性或难治性 CDI 和（或）IBD。FMT 治疗未合并 IBD 的CDI 患儿的治愈率在 92% 左右，并未出现严重不良反应和并发症。FMT 治疗复发性或难治性 CDI 具有显著效果，2013 年被写入美国 CDI 治疗的临床实践指南。FMT 对儿童 IBD、儿童食物过敏、孤独症及慢性腹泻病尚处于临床研究阶段。

3. 供体必须严格筛查 供体的选择是 FMT 成功与不良事件发生的最重要因素，绝不可随便纳入或随便接受捐赠者粪便，应严格制定供体的筛查与评估标准。儿童 FMT 的供体选择除与成人一样外，还需依据儿童微生态理论进行选择。目前有限的资料建议供者的筛选可以先通过病史和初步的实验室检查，采用排除法进行初筛。建立健康、预筛的供者库有利于 FMT 的开展。华中科技大学同济医学院附属同济医院儿科学系采用献血类似的供体调查问卷，并进行相关的实验室检查进行筛查，符合条件才能纳入，方能进行严格的标准血清学和粪便检测。

4. 粪菌液的工艺 必须严格建立粪菌液制备工艺，不断探索样本采集、分离和纯化技术，制备过程应在生物安全柜中按无菌操作进行，技术人员在制备过程中应戴手套、口罩。供体粪便应新鲜（<2h），最好收集新鲜粪便后立即进行，每次 FMT 后应留 5ml 粪菌液进行细菌培养。FMT 途径主要根据疾病的种类、病变的部位决定，如全消化道病变者可采用上、下消化道途径联合进行移植，结肠病变者可采用下消化道途径进行移植。

5. 严格观察 FMT 的不良反应 儿童 FMT 的安全性与疗效临床资料十分有限，需要大样本、前瞻性研究来明确。FMT 的风险包括近期和远期风险。近期风险有腹痛、腹部不适、腹胀、嗳气、腹泻、便秘、肠鸣、呕吐及一过性发热，严重不良反应包括内镜检查的相关并发症，如肠穿孔、出血、麻醉风险、传播传染源或肠道菌群改变引起相关疾病，如肥胖、糖尿病、动脉粥样硬化、IBD、结肠癌、IBS 等。

6. 建立儿童 FMT 的合作团队 合作团队包括儿科消化科团队、儿童重症抢救室团队、儿外科团队和儿科实验室团队。合作团队应具备儿科微生态理论知识，具有熟练操作胃肠内镜、胃空肠插管和直肠导管技术及危重症抢救技能，善于与患儿家长和患儿建立可信沟通的技巧。

七、展　　望

肠道菌群与人体健康的重要关系已经在众多研究中得到证实，肠道菌群紊乱导致便秘、IBS、IBD、神经系统疾病、心血管疾病、肥胖、代谢综合征、过敏性疾病和自身免疫性疾病等发生。FMT 对伴有肠道微生态严重紊乱的多种疾病是一种有前景的治疗方案,除艰难梭菌性肠炎外,其他适应证还需要更多研究证据。FMT 不仅包含患者肠道中含量减少的有益菌群,同时还包含菌群生存结构与空间。然而 FMT 目前尚未达到成熟的阶段,这一治疗方法国际上还没有一套完整的技术流程,包括对粪便供体的筛选标准,粪便的运输保藏,适合进行 FMT 的患者筛选等。FMT 的远期安全性需要进一步探讨,还需要更多的研究证据。

(黄志华　武庆斌)

参 考 文 献

何嘉怡, 黄志华, 2017. 儿童粪菌移植[J].中国实用儿科杂志, 32(2): 129-132.

何嘉怡, 黄志华, 2017. 粪菌移植在儿童炎症性肠病中的应用[J]. 中国微生态学杂志, 29(10): 1192-1196.

黄志华, 郑跃杰, 2017. 《儿童粪菌移植技术规范的共识》解读[J]. 中国微生态学杂志, 29(10): 1188-1191.

刘艳, 黄志华, 2017. 儿童粪菌移植现状及前景[J]. 中华实用儿科临床杂志, 32(7): 483-487.

舒赛男, 黄志华, 2017. 聚焦儿童粪菌移植[J]. 中华实用儿科临床杂志, 32(7): 481-483.

田宏亮, 丁超, 龚剑锋, 等, 2015.粪菌移植治疗慢传输型便秘 20 例临床研究[J].中国实用外科杂志, 35(8): 873-875.

肖咏梅, 王佳怡, 车艳然, 等, 2014. 粪便微生物移植治疗幼儿重症伪膜性肠炎 1 例并文献复习[J]. 中国循证儿科杂志, 9(1): 37-40.

杨云生, 2015.消化道微生态研究聚焦与展望[J]. 中华内科杂志, 54(5): 396-398.

杨云生, 王子恺, 2014. 粪菌移植的研究进展[J]. 胃肠病学, 19(1): 1-5.

张发明, 范志宁, 季国忠, 2012. 粪菌移植的概念、历史、现状和未来[J]. 中国内镜杂志, 18(9): 930-934.

张发明, 龙楚彦, 李潘, 2017. 粪菌移植体系的整体整合医学思考[J]. 生命科学, (7): 37-45.

中华预防医学会微生态学分会儿科微生态学组, 2016.关于儿童粪菌移植技术规范的共识[J].中国微生态学杂志, 28(4): 479-481.

周德生, 何清湖, 2013. 《五十二病方》释义[M].太原: 山西科学技术出版社: 175-176.

邹标, 黄志华, 舒赛男, 等, 2018. 粪菌移植治疗儿童难治性功能性便秘 4 例[J].中国微生态学杂志, 30(12): 1414-1419.

Borody TJ, Brandt LJ, Paramsothy S, 2014. Therapeutic faecal microbiota transplantation: current status and future developments[J]. Curr Opin Gastroenterol, 30(1): 97-105.

Cammarota G, Ianiro G, Tilg H, et al, 2017. European consensus conference on faecal microbiota transplantation in clinical practice[J].Gut, 66(4): 569-580.

Fang H, Fu L, Wang J, 2018. Protocol for fecal microbiota transplantation in inflammatory bowel disease: a systematic review and Meta-analysis[J].Biomed Res Int, 2018: 8941340.

König J, Siebenhaar A, Högenauer C, 2017. Consensus report: faecal microbiota transfer-clinical applications and procedures[J].Aliment Pharmacol Ther, 45(2): 222-239.

Kronman MP, Nielson HJ, Adler AL, et al, 2015. Fecal microbiota transplantation via nasogastric tube for recurrent Clostridium difficile infection in pediatric patients[J]. J Pediatr Gastroenterol Nutr, 60(1): 23-26.

Zhang F, Luo W, Shi Y, et al, 2012. Should we standardize the 1700-year-old fecal microbiota transplantation[J]. Am J Gastroenterol, 107(11): 1755.